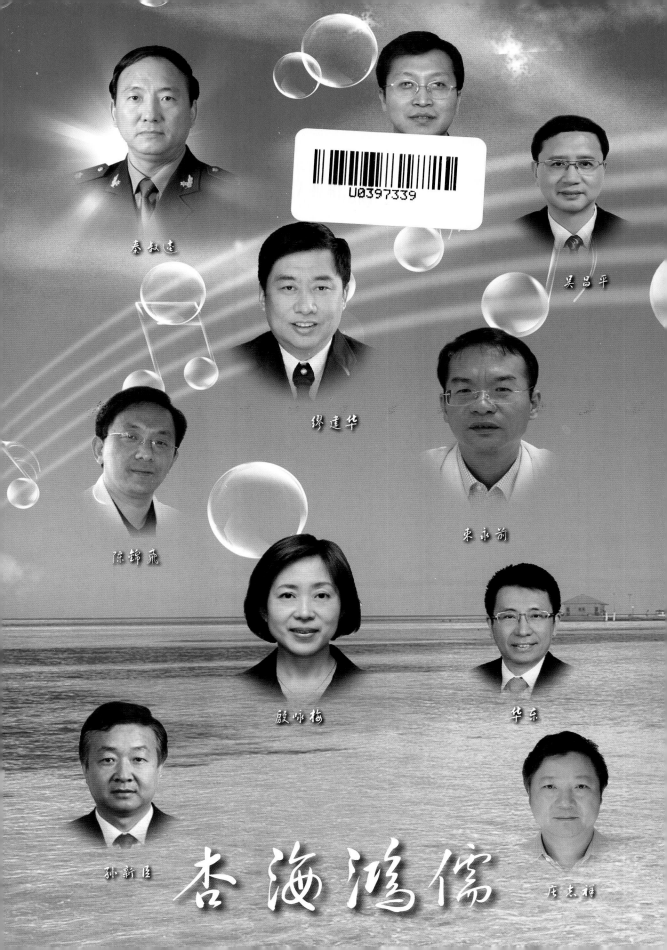

秦叔逵

吴昌平

缪建华

陈锦飞

束永前

殷咏梅

华东

孙新臣

居志祥

杏海鸿儒

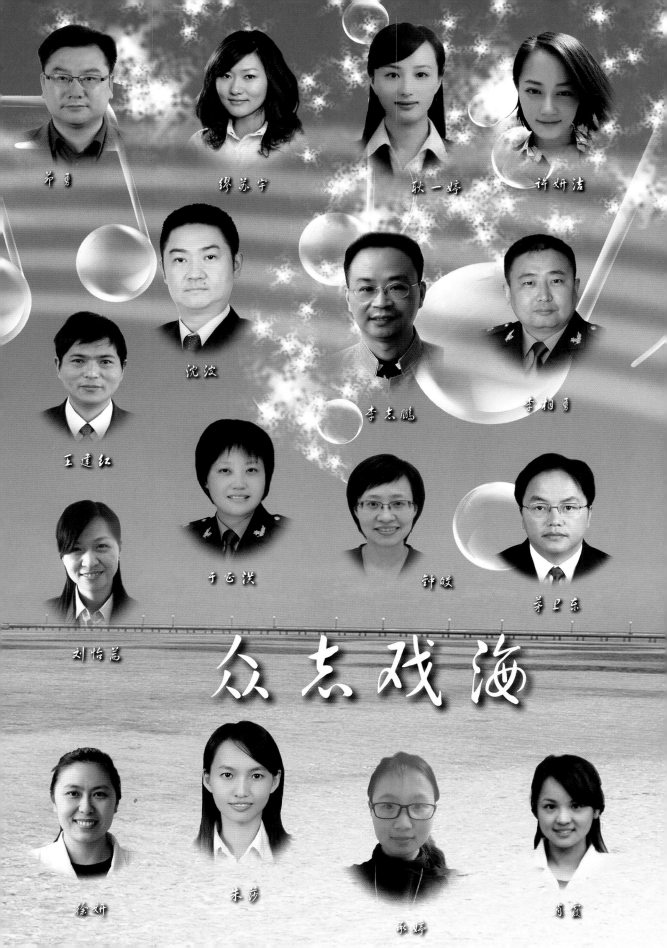

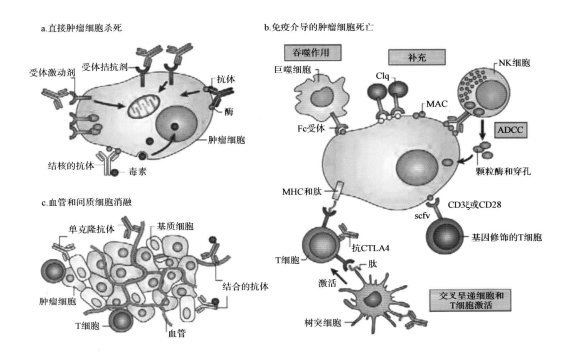

a.直接肿瘤细胞杀死

受体激动剂
受体拮抗剂
抗体
酶
结核的抗体
毒素
肿瘤细胞

b.免疫介导的肿瘤细胞死亡

吞噬作用
补充
NK细胞
巨噬细胞
Clq
MAC
Fc受体
ADCC
颗粒酶和穿孔
MHC和肽
CD3ξ或CD28
scfv
基因修饰的T细胞
T细胞
抗CTLA4
肽
激活
树突细胞
交叉呈递细胞和T细胞激活

c.血管和间质细胞消融

单克隆抗体
基质细胞
肿瘤细胞
结合的抗体
T细胞
血管

图 6.1　肿瘤靶向治疗的作用原理

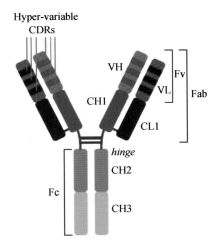

Hyper-variable
CDRs
VH
Fv
VL
Fab
CH1
CL1
hinge
CH2
Fc
CH3

图 6.2　抗体的结构示意图

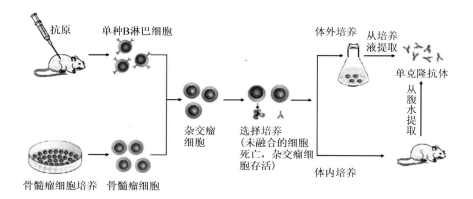

图 6.3　人工制备单克隆抗体的过程

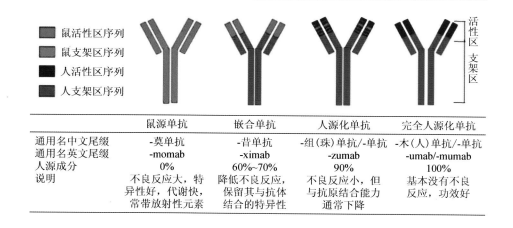

图 6.4　各种类型单抗的比较

	鼠源单抗	嵌合单抗	人源化单抗	完全人源化单抗
通用名中文尾缀	-莫单抗	-昔单抗	-组(珠)单抗/-单抗	-木(人)单抗/-单抗
通用名英文尾缀	-momab	-ximab	-zumab	-umab/-mumab
人源成分	0%	60%~70%	90%	100%
说明	不良反应大,特异性好,代谢快,常带放射性元素	降低不良反应,保留其与抗体结合的特异性	不良反应小,但与抗原结合能力通常下降	基本没有不良反应,功效好

图例:
- 鼠活性区序列
- 鼠支架区序列
- 人活性区序列
- 人支架区序列

活性区　支架区

恶性肿瘤相关治疗临床应用解析

荣誉主编　秦叔逵　冯继锋

主　　编　缪建华　束永前

副 主 编　吴昌平　殷咏梅　华　东　陈锦飞
　　　　　沈　波　庄志祥　茅卫东　茆　勇

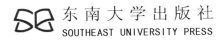

东南大学出版社
SOUTHEAST UNIVERSITY PRESS

·南京·

内容提要

本书较为全面地介绍了目前恶性肿瘤的主要治疗手段及其实践概要,包括肿瘤治疗学的发展简史,药理药效学知识和临床应用情况,特别是治疗适应证的掌握、有效性、安全性、注意事项以及有关细节等。作者们根据循证医学和精准医学的新进展,结合自己的临床和研究经验教训,对于上述一系列问题进行了系统而客观的阐述,严谨求实、深入浅出,还介绍了东西方对于生死观认识上的差异、人文关怀和身心治疗等理念。

本书可读性强,临床医护人员通过阅读可以从更高的层次去认识肿瘤,有助于采用全新的思维去制定肿瘤治疗策略,服务于患者。

图书在版编目(CIP)数据

恶性肿瘤相关治疗临床应用解析 / 缪建华,束永前
主编. —南京:东南大学出版社,2016.5
 ISBN 978 - 7 - 5641 - 6468 - 3

Ⅰ. ①恶… Ⅱ. ①缪…②束… Ⅲ. ①癌-诊疗
Ⅳ. ①R73

中国版本图书馆CIP数据核字(2016)第086679号

恶性肿瘤相关治疗临床应用解析

主 编	缪建华　束永前	文字编辑	接雅俐
电 话	(025)83793329/83790577(传真)	电子邮箱	liu-jian@seu.edu.cn
出版发行	东南大学出版社	出 版 人	江建中
地 址	南京市四牌楼2号	邮 编	210096
销售电话	(025)83794561/83794174/83794121/83795801/83792174 83795802/57711295(传真)		
网 址	http://www.seupress.com	电子邮箱	press@seupress.com
经 销	全国各地新华书店	印 刷	南京工大印务有限公司
开 本	787mm×1092mm 1/16	印 张　26.5	字 数　650千字
版 次	2016年5月第1版	印 次	2016年5月第1次印刷
书 号	ISBN 978 - 7 - 5641 - 6468 - 3		
定 价	70.00元		

编写委员会

序

恶性肿瘤是全球性常见高发疾病,严重地威胁人类的健康和生命。两千多年来,人类与肿瘤进行了长期和艰苦卓越的斗争,积累了丰富的经验以及无数的教训。随着医学科学的发展,当今,恶性肿瘤的治疗业已进入个体化精准治疗的新时代,然而医学界对于肿瘤的认识仍然比较肤浅,多数肿瘤发生、发展和转移播散的具体机制尚不清楚,"知其然,而不知其所以然",因此,临床上面对部分肿瘤患者的求助时往往决策困难,相关治疗亦似盲人摸象。

有鉴于此,由缪建华、束永前主编等积极思考和发起组织,国内多位临床肿瘤学专家和学者精诚合作,充分发挥集体智慧,共同编写了《恶性肿瘤相关治疗临床应用解析》一书。该书较为全面地介绍了目前恶性肿瘤的主要治疗手段及其实践概要,包括肿瘤治疗学的发展简史,药理药效学知识和临床应用情况,特别是治疗适应证的掌握、有效性、安全性、注意事项以及有关细节等。作者们根据循证医学和精准医学的新进展,结合自己的临床和研究经验教训,对于上述一系列问题进行了系统而客观的阐述,严谨求实、深入浅出,还介绍了东西方对于生死观认识上的差异、人文关怀和身心治疗等理念。

本人有幸先睹了该书的样稿,个人认为是一本很有价值的临床参考书,其内容丰富,先进新颖,可读性强,临床医护人员通过阅读可以从更高的层次去认识肿瘤,有助于采用全新的思维去制定肿瘤治疗策略,服务于患者。谨此作序,并且予以推荐。

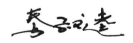

二〇一五年十一月

前言

　　恶性肿瘤严重威胁人类健康，几千年来人类与肿瘤疾病做了艰苦卓越的斗争，积累了丰富的经验。随着人们对恶性肿瘤认识的不断深入，当今恶性肿瘤的治疗已经进入了基因治疗、分子靶向治疗的时代，然而人们对肿瘤的认识还很肤浅，肿瘤发生发展的许多机制还不能解释清楚，肿瘤的治疗还存在没有根本解决的无奈。由于没有最好的肿瘤治疗手段，临床医生对众多肿瘤患者的求助往往面临着艰难的决策。

　　由缪建华、束永前、吴昌平、华东、沈波、茆勇、庄志祥等共同主编，江苏省多名著名肿瘤学专家教授参与编写的《恶性肿瘤相关治疗临床应用解析》，全面介绍了目前人类治疗恶性肿瘤的主要手段临床应用情况，其中概括了这些治疗的发展史、临床应用的药理毒理机制、临床应用适应证、注意事项、临床疗效以及临床获益情况。对当今最热门的基因突变理论、自然因素对肿瘤发生的影响、肿瘤的发生发展趋势都作了阐述。从3千年前的传统医学对肿瘤的认识到近代掀起的肿瘤细胞毒治疗，到以外科手术为主的肿瘤的局部治疗，现代的肿瘤分子靶向治疗、基因治疗、生物反应调节剂治疗、营养支持治疗和姑息治疗都作了客观的回顾和介绍，特别是在肿瘤的人文关怀章节中介绍了东西方文化对生命的认识，让人们知道在不能为的时候，姑息也是一种作为，对症治疗，营养支持治疗同样可使患者获得最大收益，终末期的患者获得人文关怀，有尊严地安详离世也应该成为医生的责任，所以肿瘤的治疗应包括身心的同时治疗。

　　临床工作者通过这本书的学习可以从更高的层次认识肿瘤，用更全面的思维来制定具体的肿瘤治疗策略。

二〇一五年十月

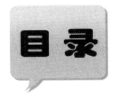

第一章

恶性肿瘤的发生趋势

世界卫生组织下属的国际癌症研究机构（International Agency for Research on Cancer, IARC）于2014年4月3日，在位于法国里昂的总部发表了《2014年世界癌症报告》。该报告显示，2012年全球癌症患者和死亡病例都在令人不安的增加，新增癌症病例有近一半出现在亚洲，其中大部分在中国，中国新增癌症病例高居第一位。在肺、胃、食道和肝等4种恶性肿瘤中，中国新增病例和死亡人数均居世界首位。尽管如此，因为中国的人口基数大，中国并未进入2012年癌症发病率和死亡率最高国家的行列。

全球发生率和生存率趋势调查比较提示存在较大的区域差距，获得早期诊断和最佳治疗的资源存在差异可能是其中的原因。全球范围内癌症生存率的持续监测可为癌症患者和研究者提供不可或缺的信息。了解肿瘤的发展趋势可以为人们制定肿瘤防治策略，遏制癌症蔓延提供有力的依据。

第一节　恶性肿瘤的时代分布

《2014年世界癌症报告》由世界卫生组织下属的官方癌症机构国际癌症研究中心负责，来自40多个国家的250多位科学家参与编撰，对全球180多个国家的28种癌症的总体情况和流行趋势进行了全面描述和分析，这也是6年来首篇概述全球癌症情况的报告。报告显示，全球癌症负担目前正在以惊人的速度不断加重，平均每8个死亡病例中就有1人死于癌症，2012年全世界共新增1 400万癌症病例并有820万人死亡。与之相比，2008年的数据分别为1 270万和760万。中国2012年新增307万癌症患者并造成约220万人死亡，分别占全球总量的21.9%和26.8%。2012年，全球总数的一半以上癌症新增病例和癌症死亡人数发生在欠发达地区，分别为56.8%和64.9%。我国癌症发病率接近世界水平，但死亡率高于世界水平，报告根据现有数据预计，由于全球人口增长和老龄化，全球癌症病例将呈现迅猛增长态势，由2012年的1 400万人，逐年递增至2025年的1 930万人，到2035年将达到2 400万人，同期癌症死亡人数也将从每年820万飙升至1 300万。非洲、亚洲和中南美洲的发展中国家癌症发病形势最为严峻。

1. 国际癌症流行病学发展趋势

国际癌症研究机构的全球肿瘤流行病统计数据提示世界范围内诊断的最常见癌症依次为肺癌（180万，13.0%）、乳腺癌（170万，11.9%）和结直肠癌（140万，9.7%），最主要致死癌症为肺癌（160万，19.4%）、肝癌（80万，9.1%）和胃癌（70万，8.8%）。

肺癌是癌症中发病率最高的病种，也是全球男性、发达国家女性癌症死亡率最高的病种，在发展中国家女性死亡率仅次于乳腺癌。2012年，全球共有约180万肺癌新增病例，同期肺癌导致的死亡病例超过160万。值得注意的是中国女性中肺癌发病率为20.4/10万，其肺癌发病率甚

1

至超过了一些女性吸烟率较高的欧洲国家,文章进一步分析该原因可能是因为室内空气污染(使用通风不佳的燃煤灶及厨房油烟)所致,文章所提到的另一些引起肺癌的危险因素包括职业暴露、环境致癌物(石棉、三氧化二砷等)及户外空气污染,研究显示包括中国在内的东亚国家,50%的肺癌死亡率归结于户外小分子颗粒物的吸入。文章还指出,肺癌发生率及趋势的全球变化,主要反映了各国家烟草流行的程度和时间先后,在一些西方国家,烟草流行得非常早,且高峰发生在上个世纪中期,这些国家的男性肺癌死亡率已经开始下降,女性则保持稳定,而在另一些吸烟流行高峰出现较晚的国家,虽然女性肺癌发病率增长,但男性的发病率也开始下降,与之相比中国、印度及一些非洲国家吸烟人数仍在增加,刚到或未到高峰,这些国家肺癌的发病率目前几十年内仍会继续增长,因此文章指出,肺癌是最可防治的癌症之一,通过禁烟和降低吸烟率可有效降低肺癌的发生,对于肺癌高风险的人群,文章提出螺旋CT检查能早期发现肺癌从而使重度或长期吸烟人群的肺癌病死率降至16%~20%,但这也存在高比率的假阳性、多次CT检查放射量积累及不必要的活检、手术等不足,同时文章也表明筛查后更需要后续有效的治疗手段,因此在医疗资源匮乏的国家推行肺癌筛查,可能并不能因此获益。

其次,在发展中国家,超过22%的死亡由传染性病原体导致的癌症造成,例如由乙型和丙型病毒性肝炎引起的肝癌、由人乳头状瘤病毒感染导致的宫颈癌,以及由幽门螺旋菌导致的胃癌等都有上升趋势。此外,全球人口增加以及老龄化也是癌症负担加重的原因之一。

随着肿瘤早期诊断率的提高,肿瘤治疗学的进步,肿瘤的5年生存率也在发生变化。2015年,《临床肿瘤杂志》(CA:A Cancer Journal for Clincians, CA Cancer J Clin)期刊在线发布了《2012全球癌症统计》的全文,在CONCORD-2研究中,加拿大多伦多Partnership抗癌中心的Allemani博士等通过对以人口为基础的登记数据进行中心分析,研究者共收集了来自67个国家的279个癌症登记处数据,25 700 000位成年癌症患者(15~99岁)及75 000位儿童(0~14岁)患者入组,监测癌症类型如下:成人胃癌、结肠癌、直肠癌、肝癌、肺癌、乳腺癌(女性)、宫颈癌、卵巢癌和前列腺癌,以及成人和儿童白血病。结果显示:大多数发达国家的结肠癌、直肠癌和乳腺癌患者的5年生存率呈现稳步上升。

世界卫生组织总干事陈冯富珍女士说,癌症的总体影响"无疑"将对发展中国家打击最大。随着越来越多发展中国家民众的生活水平改善,饮食结构发生变化,发展中国家民众患癌症的机会大幅增长。

2. 中国癌症流行病学发展趋势

全球癌症患者激增,我国癌症发病率接近世界水平,但死亡率高于世界水平。世界卫生组织的数据略低于中国自己的统计。我国20世纪70年代的全人口、全死因回顾调查和90年代的1/10人口死因回顾抽样调查,基本摸清了我国特有人群的肿瘤死亡分布情况和变动趋势,使我国的肿瘤防治工作置于科学的基础上。

据1990—1992年调查资料,我国以消化道肿瘤死亡为主,男性肿瘤死亡的前四位是胃癌、肝癌、肺癌、食管癌,女性肿瘤死亡的前四位是胃癌、食管癌、肝癌、肺癌,与发达国家的肿瘤谱显然不同。从1973—1992年的20年间,肿瘤死亡上升了12%,占死因的17.9%,居死因的第2位。

我国20世纪70年代恶性肿瘤死亡顺位为胃癌、食管癌、肝癌、肺癌及宫颈癌;20世纪70年代以来,我国恶性肿瘤死亡率呈明显上升趋势。由于主要影响因素为人口年龄结构的变化、暴露于不良的生活方式及环境污染。90年代的死亡顺位为胃癌、肝癌、肺癌、食管癌及结直肠癌。

而到2000年,我国恶性肿瘤新发病例200万左右,死亡人数100万左右。现患病例300万左右,恶性肿瘤死亡顺位为肺癌、肝癌、胃癌、食管癌及结直肠癌。2006年国家卫生部和科技部在全国开展了第 3 次死因调查,结果显示:恶性肿瘤死亡率比 20 世纪 70 年代中期增加了 83.1%,比 90 年代初期增加了 22.5%。

按性别分析,恶性肿瘤死亡率男性明显高于女性。按地区分析,城市的死亡率明显高于农村。恶性肿瘤为城市首位死因(占城市死亡总数的 25.0%),农村为第二位死因(占 21.0%)。从不同肿瘤死因来看,肺癌、结直肠癌、胰腺癌、乳腺癌死亡率城市明显高于农村;而肝癌、胃癌、食管癌、宫颈癌死亡率农村较高。

2012 年《中国肿瘤登记年报》对中国肿瘤发病和死亡状况解析,年报覆盖了全国 29 个省,采纳了 72 个肿瘤登记处的数据覆盖人口 8 500 万,反映我国肿瘤登记覆盖地区 2009 年恶性肿瘤的发病率和病死率。全国肿瘤登记中心发布的 2012 年数据显示,中国每年新增癌症病例约 350 万,约有 250 万人因此死亡。总体肿瘤发病率:每 10 万人中有 286 人患癌(2.86‰),一生中 22% 的概率患癌。总体肿瘤病死率:每 10 万人中有 181 人患癌死亡(1.81‰),一生中 13% 的概率患癌死亡。从性别上分析:男性癌症发病率和病死率均高于女性,分别是 1.3:1 和 1.65:1。一生中,男性患癌概率为 26%,女性为 19%,男性患癌病死率为 17%,女性为 9%。发病年龄:40～45 岁为 1.55‰;50 岁以上人群发病率大幅上升,占全部发病的 60% 以上,60 岁以上发病率超过 1%;80～85 岁最高,发病率达 1.6%。发病率逐年上升,特别是武汉 6 年上升一半以上(57%)。未来的 20～30 年间,我国的恶性肿瘤病死率将继续上升。我国农村肿瘤病死率的上升趋势明显高于城市。

20 年数据显示,中国癌症发病呈现年轻化趋势,我国恶性肿瘤的发病率和病死率都呈逐步增加的趋势,恶性肿瘤居城市居民死因的首位;在农村恶性肿瘤居死因的第 3 位。在我国危害最严重的恶性肿瘤为胃癌、肺癌、肝癌、食管癌、大肠癌、白血病、恶性淋巴瘤、子宫颈癌、鼻咽癌、乳腺癌。包括乳腺癌、肺癌、结肠癌、甲状腺癌等发病年龄均低于此前年龄,其中肺癌近年来有明显增加的趋势。就地区而言,监测数据显示,城市地区的结直肠癌发病率上升速度快。

第二节　恶性肿瘤的地域分布

无论在发达国家还是发展中国家,癌症都是严重威胁人类健康的主要疾病。然而,超过 60% 的癌症病例都主要集中在非洲、亚洲以及中南美洲等低收入和中等收入地区,这些国家的癌症死亡病例更占到全球总数的近 70%。这与医疗卫生基础设施和服务落后有很大关系,同时中低收入国家在癌症预防方面滞后也是一个不容忽视的原因。

癌症是与环境密切相关的一类疾病,80%～90% 的癌症是环境因素作用的结果。癌症分布于世界各地,但在地理分布上具有很大的差异性。

1. 恶性肿瘤发病的地域特征

《2014 年世界癌症报告》报告中,癌症发病率排在前 5 名的国家分别是丹麦、法国、澳大利亚、比利时和挪威。中国也不是癌症病死率最高的国家,据统计,癌症病死率排名最靠前的分别是蒙古国、匈牙利、亚美尼亚、塞尔维亚和乌拉圭。报告提醒人们关注癌症的几大趋势:首先是由烟草使用引发的癌症在世界各地显著增加,特别是在印度、中国、俄罗斯等国。

尽管癌症在发展中国家日趋严重,发达国家的癌症发病率仍高于发展中国家。世界上最易发生癌症的人群仍是美国黑人、北美和欧洲国家的居民,但中国人口基数庞大,因此成为世界上癌症病死数最高的国家。中国患上消化道癌(胃癌、食管癌和肝癌)的死亡人数要占全部癌症死亡人数的 60% 以上;妇女则以子宫颈癌为多发,占女性癌症死亡人数的 18% 以上,稍低于胃癌的死亡人数。一些经济发达的国家则以患肺癌和下消化道癌为主,女性则以患乳腺癌为常见。不少癌症在地理分布上具有明显的聚集现象,形成某种癌症的高发区域。

肺癌仍是最普遍和最致命的癌症,在有些国家和地区肺癌已成为发病率和病死率最高的恶性肿瘤。2012 年有 180 万肺癌新增病例,占癌症总发患者数的 13%。在 2012 年肺癌发病的总数中中国约占此类病例的 1/3 以上。在男性中,肺癌的发病率很高,特别是在欧洲、东亚、北美等地区,而撒哈拉沙漠以南的非洲发病率较低。女性肺癌北美、北欧和西欧、澳大利亚、新西兰、东亚高发,且病死率是所有癌症中最高的。中国约占肺癌新发病例的 1/3 以上。高发区主要集中在东北和云南的矿产业比较集中的高发地区,这些区有着共同的特点,那就是矿产业比较集中,严重污染的空气让大量致癌物质侵蚀人们的肺部,诱发癌症。实际上,随着我国肺癌的发病率快速上升,地域和性别差异越来越不明显。专家表示,吸烟、长期遭受空气污染和职业中接触致癌物,是增大患肺癌风险的主要因素。而超过一半由于环境因素死亡的肺癌病例发生在中国。中国女性的肺癌发病率非常高(20.4/10 万),甚至高于某些欧洲国家,但中国女性的抽烟率很低。这可能是由于煤炭燃料和烹饪油烟造成的室内污染。

2012 年胃癌的发病率在肺癌、乳腺癌、结直肠癌和前列腺癌之后,位于第 5 位(951 000 例,占总数的 6.8%)。事实上,在 1975 年,胃癌是世界上最常见的肿瘤。胃癌在发展中国家发生率很高,全世界有一半的胃癌发生在中国。胃癌高发区主要集中于东北亚的日本、韩国和中国的西北及沿海各省,如上海、江苏、福建、辽宁、山东、甘肃等较为突出。究其原因主要与暴饮暴食、饮酒过度等因素有关。另一个重要原因是饮食习惯,比如爱吃高盐、腌制的食品,特别是没腌透的食品,其中含有较高的致癌物亚硝酸盐。辽宁和山东人喜欢喝酒、饮食偏咸,而江苏、福建地区的人爱吃腌制食品,所以这些地方胃癌发病率就相对高一些。还需要提醒的是,有慢性消化系统疾病的人患胃癌的几率也比常人高很多,如果在这个基础上又合并幽门螺杆菌感染,那就更危险了。

食管癌高发区主要集中于东亚北部(中国的华北、中原、西北)、中亚(伊朗里海东岸等)、南亚(新加坡、印度)、南部非洲(津巴布韦、南非约翰内斯堡等)和拉丁美洲(波多黎各、巴西圣保罗等)。亚洲食管癌高发带从土耳其、苏联向东经中亚至中国西北、华北及日本仙台,其中尤以中国华北及里海沿岸的分布更为突出。食管癌主要分为鳞状细胞癌和腺癌,在癌症较高发的地区,90% 的病例为鳞状细胞癌,但在食管癌低发的美国,鳞状细胞癌仅占 26%。食管癌高发区的地理环境多属气候偏干旱的低山丘陵或沙漠、半沙漠土地贫瘠的地域。在这些区域,饮食存在着一定特点。包括蔬菜和水果摄入量少,饮水温度高。在亚洲,人乳头癌病毒(human papilloma virus,HPV)的感染率也非常高。有人认为 HPV 感染与食管鳞状细胞癌有直接关联。在西方国家,食管癌的主要诱因是酗酒和抽烟。中国华北太行山区食管癌高发与当地水、土及当地居民的某些生活习惯、营养状况等均有密切的关系。饮食因素是可控。长期吃得过快、过粗、过烫或饮酒,都可能反复灼伤或损伤食管黏膜,从而诱发癌变。

肝癌主要分布于中国东南沿海、东北吉林及东南亚和东南非等地区。国际抗癌联合会(International Union Against Cancer,UICC)将世界男性肝癌发病率划分为 3 组:第一组,肝癌发病率超过 5.0/10 万的地区,其中有中国沿海地区、莫桑比克马普托、南非约翰内斯堡、夏威夷的日本血统居民、尼日利亚、伊巴丹、新加坡的中国血统居民和乌干达坎帕拉等;第二组,发病率为(3.1~5.0)/10 万的地区,如日本、丹麦等;第三组,发病率在 3.0/10 万以下的地区,有英国、美国、智利、瑞典、冰岛、牙买加、波多黎各、哥伦比亚和南斯拉夫等国。但是,大洋洲、西欧和北美等历史上长期低发的地区,肝癌的发病率正在增加。

1975 年至 2011 年,美国肝癌的发病率增加了 2 倍多。这一增加可能是由于在 20 世纪 60 年代至 70 年代美国毒品滥用所导致的丙肝病毒感染增加，以及目前不断增加的肥胖和糖尿病的患病率。相比之下，在历史上高发的地区，如中国和日本，肝癌患病率正在下降。这与这些国家不断改善卫生状况，减少 HCV 和 HBV 的感染率有着密切关联。

中国肝癌发病率处于第一组内，全国 90％以上的肝癌高发区位于江苏、上海、浙江、福建、广东和广西等省、自治区、直辖市的沿海平原、大河口岸及近陆岛屿，形成一个狭长的中国肝癌高发地带。目前认为肝癌的发生与乙型肝炎病毒感染与黄曲霉素等因素有着密切的关系。肝癌高发区恰恰位于温暖、潮湿的地理环境中，在那种环境中粮食作物易被黄曲霉菌及其所产生的毒素污染。动物实验也证明黄曲霉素具有很强的致肝癌作用。

乳腺癌在西方国家占女性癌症发病的第一位，20 世纪 80 年代至 90 年代，西方国家乳腺癌的发病率上升了大约 30％，达到发病率的最高峰，主要原因在于生育减少、绝经后的激素替代疗法以及乳腺筛查的普遍应用。2000 年后，乳腺癌发病率逐渐减少，这是因为美国、英国、法国、澳大利亚等国家女性绝经后激素替代治疗使用减少。1990 年后，北美和欧洲乳腺癌死亡率开始稳定，并有下降趋势。这与钼靶技术的应用、乳腺癌的早期发现以及治疗方法的改进有密切关联。

鼻咽癌分布最多见于中国南方六省，即广东、广西、湖南、福建、江西和中国台湾等省占当地头颈部恶性肿瘤的首位，东南亚国家也是高发区。欧洲、北美洲、大洋洲和拉美国家患者很少，发病率都在 1/10 万以下。中国广东肇庆地区世界调整死亡率可达 20/10 万，以四会县为最高，形成鼻咽癌的高发中心。它和佛山、广州、广西苍梧县和湖南的双牌县等地相互连接，构成了中国鼻咽癌高发地带。由此向外，鼻咽癌死亡率逐步下降，形成有规律的同心圆状分布。

2012 年全世界有 140 万新发结直肠癌和 693 900 例结直肠癌死亡病例。结直肠癌发病最高的地区在澳大利亚、新西兰、欧洲、北美、亚洲。在大多数国家男性高于女性。近年来，结直肠癌在西亚、东欧等历史上低发地区发病率逐渐升高。世界直肠癌发病率最高的国家是新西兰，第二位是美国，中国直肠癌发病率略高，和日本类似。高危/高收入国家的发病趋势也在不断改变。例如，在芬兰和挪威升高，在法国和澳大利亚趋于平稳，在美国降低。结直肠癌在美国降低的主要原因是，该国对 50 岁及以上的人群进行筛查，并及早切除癌前病变的病灶。在亚洲和东欧发病率升高的原因在于不健康的饮食、肥胖和抽烟。监测数据显示，城市地区的结直肠癌发病率上升速度快。近两年我国结直肠癌发病率上升，浙江、上海、江苏等省市的发病率增速已远超西方国家。有研究显示，结直肠癌与糖尿病、高血压、冠心病都有相同的基因发病机制。生活方式上的表现，主要是常年高脂肪饮食、缺少膳食纤维摄入，以及久坐少动、不按时排便等不良生活习惯。与发病率趋势相反，结肠癌的病死率在降低，这主要是因为结直肠癌的大规模筛查，对危险因素预防以及治疗方法的进步。但是在某些国家，如南美的巴西和智利、东欧的罗马尼亚和俄罗斯，病死率依然上升。

国际癌症机构（International Agency for Research on Cancer，IARC）创建的官方网站 GLOBOCAN 2012 提供的世界男性最高发癌症地域分布图（如图 1.1），世界女性最高发癌症地域分布图（如图 1.2），显示了截至 2015 年的预测数据。

城市和农村肿瘤的分布也有差异，城市地区前十位常见肿瘤依次为肺癌（19.7％）、结直肠癌（10.98％）、胃癌（10.59％）、肝癌（8.85％）、乳腺癌（8.43％）、食管癌、子宫颈癌、前列腺癌、子宫体癌和卵巢癌。农村地区前十位常见肿瘤依次为肺癌（19.11％）、胃癌（15.26％）、食管癌（13.53％）、肝癌（12.91％）、乳腺癌（5.75％）、结直肠癌、子宫颈癌、子宫体癌、脑瘤和卵巢癌。

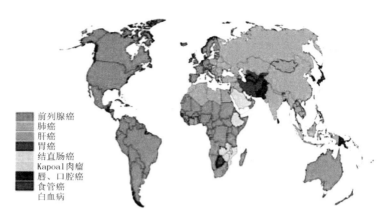

前列腺癌
肺癌
肝癌
胃癌
结直肠癌
Kapoal肉瘤
唇、口腔癌
食管癌
白血病

图 1.1　世界男性最高发癌症地域分布图

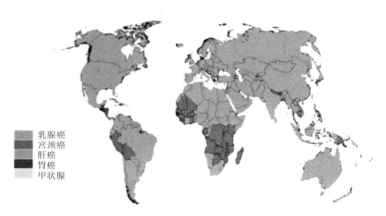

乳腺癌
宫颈癌
肝癌
胃癌
甲状腺

图 1.2　世界女性最高发癌症地域分布图

2. 恶性肿瘤生存率的地域差异

恶性肿瘤的生存率在全球各个地区差异非常大,这种差异从某种程度上与经济发展程度有很大的关系。在经济较为发达的地区,癌症患者更有机会获得较早的诊断和较为优质的医疗资源,这就是生存率差异的主要原因。

尽管在发达国家中,男性和女性的所有癌症发病率都比欠发达国家要高出近 2 倍,但病死率却仅高出 8％和 15％。这种差异也反映出癌症的地区差异,这些差异的原因可能是癌症风险因素、筛查时间和治疗的有效性等。全球趋势表明,在经历快速社会和经济变化的发展中国家,生活方式的变化造成与生殖、饮食和激素等相关的癌症病例攀升。国际癌症研究机构指出,造成这种显著差距的原因是欠发达地区缺乏有效的筛查和早期诊断及治疗服务。

统计数据进一步表明,在男性人群中,无论是发达国家还是欠发达国家,肺癌都是癌症死亡的最主要原因;女性癌症人群中,肺癌已经超越乳腺癌成为发达国家的首要死亡原因。中国肺癌 5 年生存率从 8％增加到 18％,印度从 4％增加到 10％,韩国从 10％增加到 19％。

有 34 个国家乳腺癌的 5 年生存率达到 80％,17 个国家的 5 年生存率升高到 85％或更高。加拿大的乳腺癌 5 年估计相对生存率为 83％,美国为 78％～81％,日本为 82％,澳大利亚为 81％,欧洲大多数国家为 70％～79％。乳腺癌 5 年生存率低于 70％的国家是:马来西亚(68％)、印度（60％）、巴西（低于60％）、斯洛文尼亚（57.9％）、蒙古（57％）、南非（53％）、阿尔及利亚（低于40％）。

　　胃癌的5年生存率在25％～30％，但日本在2005—2009年胃癌的5年生存率较其他国家高（为54％～58％），韩国和中国台湾等国家和地区生存率特别高。这可以归因于这些地区对胃癌的筛查较为密集，胃癌的早期诊断率升高，随之的根治性手术较为有效。胃癌的生存率可能与胃癌的亚型有关，日本和韩国高发的胃癌类型的确预后较其他亚型好。这些地区通过早期诊断和早期治疗提高了生存率。

　　结直肠癌的5年生存率在北美、欧洲、大洋洲以及东亚（韩国和中国的城市）等地区不断升高。这些趋势可以归因于早期诊断和术后死亡率的下降，但更重要的原因是不断进步的治疗手段。在治疗直肠癌时，术前放疗和直肠系膜切除术的应用，可以很明显地降低直肠癌的局部复发，延长生存率。因此大多数国家从1995—1999年至2005—2009年结肠癌5年生存率得到明显提高，结直肠癌患者的5年生存率在多个国家达到50％～59％。在加拿大、芬兰、挪威、瑞典和美国，1995—1999年确诊的直肠癌的生存率已经达到了55％～60％，而2005—2009年确诊的直肠癌生存率高达62％～65％。日本男性和女性分别为63％和57％，澳大利亚男性和女性都是58％。部分西欧国家的生存率男性和女性分别达54％～57％和55％～60％。巴西、阿尔及利亚和部分东欧国家该生存率则为40％左右或更低。至于直肠癌，古巴、日本、加拿大、美国、法国、荷兰、瑞典和澳大利亚的5年相对生存率较高，达60％左右，而阿尔及利亚、爱沙尼亚、波兰、斯洛文尼亚较低，仅为20％左右。

　　不论在发达国家或者发展中国家，肝癌依然是致死性疾病，肝癌的5年生存率普遍较低。大多数国家在1995—2009年间仅为10％～20％。这表明很多患者被确诊为肝癌时，已经不可治疗。但这种疾病的状况依然在好转，戒烟、戒酒和预防慢性肝炎等一级预防措施对这两种疾病很重要。至2005年后确诊的患者，在某些国家生存率已达到20％以上，总体来说，肝癌的5年生存率中国、美国、加拿大、日本、韩国、中国台湾等国家和地区及一些欧洲国家有一定的升高。

　　宫颈癌的5年生存率在全球范围内差异很大，小者低于50％而高者达到70％，且1995—1999年及2005—2009年期间生存率的改善幅度有限。法国的宫颈癌生存率近几年来发生了下降，这可能是因为该国在宫颈早期筛查中，将恶性程度较小的癌前病变及早的切除了。同一时期，北欧国家的宫颈癌生存率小幅上涨或维持原状。在中低收入国家，宫颈癌的生存率比较低。事实上，早期诊断和早期治疗是可以治愈宫颈癌的。

　　前列腺癌的5年生存率在世界的很多国家都发生了显著增加，每个地区的增幅并不相同。在北欧的一些国家，1995—1999年确诊为前列腺癌的患者，5年生存率大约为52％，而2005—2009年确诊为前列腺癌的患者5年生存率达到了92％。南美、亚洲和欧洲的22个国家1995—1999年和2005—2009年5年生存率显著上升了10％～20％。保加利亚和泰国的5年生存率不足60％，巴西、波多黎各和美国的生存率则超过95％。这种迅速升高与前列腺特异性抗原（prostate specific antigen, PSA）筛查有很大关系。在北美和大洋洲，前列腺癌的生存率在20世纪90年代末期就已经非常高。

　　综上所述，造成生存率变化的原因有很多。首先，早期筛查可以提高癌症的早期诊断率，使癌症在早期治疗后得到较好的疗效。同时，过于密集的筛查，可能会造成癌症的误诊，这也会影响人群整体的生存率。其次，良好的医疗资源必然是生存率升高的原因。在经济发展落后的地区，很多患者不能得到良好的诊断和治疗。特别像一些疗效较好的癌症，如乳腺癌、前列腺癌等，在不同的地区生存率差异非常大。此外，每一种新的诊断或者治疗方法的出现，都可以大幅度提高生存率,如前列腺癌、直肠癌等。

第三节　恶性肿瘤的种族分布

某些肿瘤的发病率在不同种族中有显著差异。如男性鼻咽癌在中国南部地区以及东南亚的一些地区发病率高达 29.4/10 万,但在欧美和日本的发病率非常低。在新加坡的中国人、马来人和印度人鼻咽癌发病率的比例为 13.3∶3.0∶0.4。移居到美国的华人鼻咽癌的发病率也比美国白人高 34 倍。其他一些肿瘤有类似情况。如黑人很少患 Ewing 骨瘤、睾丸癌、皮肤癌;日本妇女患乳腺癌比白人少,但松果体瘤却比其他民族多 10 余倍。再如皮肤癌,在我国发病率很低,而在欧美国家时有发生。这与各地区的生活习惯以及气候特点等都有一定联系,但其内在的遗传因素也不可或缺。肿瘤发病中遗传因素起着重要作用。因为同一环境内的人群所接触的致癌因子基本相同,但不幸罹患各种癌症的人仍占少数。这就证明了癌症个体易感性的存在。近年来肿瘤的分子遗传学研究表明,一些与细胞的生长和分化有关的基因在癌变过程中起关键作用,这些基因称为癌基因和肿瘤抑制基因,它们的结构或功能异常使细胞得以无控制生长,并最终导致肿瘤发生,而这种异常基因往往会遗传给下一代,造成某个家族或者人种的易感性。

1. 肿瘤的家族聚集现象

调查发现一些家族可出现多位患不同肿瘤的成员,这类家族被称为癌家族(cancer family)。一些肿瘤可出现在一个家族的多位成员中。多位家族成员患同一种肿瘤,该现象称为家族易感倾向。这类癌被称为家族性癌(familial carcinoma)。这种现象与家族种系遗传基因明显相关。

1) 癌家族,是指一个家系中恶性肿瘤的发病率高(约 20%),发病年龄较早,通常按常染色体显性方式遗传,以及某些肿瘤(如腺癌)发病率很高等。Lynch 将上述特点归纳为"癌家族综合征"。曾经报告过一个癌家族,经 70 多年(1895 年开始)间的 5 次调查,有些支系已传至第 7 代,在 842 名后裔中共发现 95 名癌患者,其中患结肠腺癌(48 人)和子宫内膜腺癌(18 人)者占多数。这 95 人中有 13 人肿瘤为多发性,19 人癌发生于 40 岁之前;95 名患者中 72 人有双亲之一患癌,男性与女性各 47 人和 48 人,接近 1∶1,符合常染色体显性遗传。临床上常有一家几代多位不同肿瘤患者,如一个家族父亲患食管癌,母亲患肺癌,5 个子女,2 个儿子患肺癌,1 个女儿患白血病。2 个孙子患肺癌,这些家族是典型的癌家族。

2) 家族性癌,是指一个家族内多个成员患同一类型的肿瘤,如 12%~25% 的结肠癌患者有肠癌家族史。许多常见肿瘤如乳腺癌、肠癌、胃癌等,通常是散发的,但一部分患者有明显的家族史。

此外,患者的一级亲属中发病率通常高于一般人群 3~4 倍。这类癌的遗传方式虽然还不很清楚,但表明一些肿瘤家族聚集现象,或家族成员对这些肿瘤的易感性增高。比如鼻咽癌有明显的家族聚集现象,许多鼻咽癌患者有家族患癌病史。鼻咽癌具有垂直和水平的家族发生倾向。

2. 不同种族癌症发病情况的差异

不同种族由于遗传基因及表观遗传学的差异,以及生活习惯的不同,有些肿瘤会在一些种族中高发。

2.1　遗传因素与癌症

现今已知至少有 400 余种单基因决定的性状或疾病具有不同程度的易患肿瘤的倾向,这类疾病可称为遗传性癌前疾病。

美国洛杉矶癌症监督计划的研究人员发表一份报告称,黑人和非拉丁语系白人的癌症发病率仍为最高,同时在韩国人和中国人当中发病率正在不断上升。

鼻咽癌具有明确的种族易感性,主要见于黄种人,少见于白种人。发病率高的民族,移居他处(或侨居国外),其后裔仍有较高的发病率。近年来,分子遗传学研究发现,鼻咽癌的种族发病现象与遗传有关,易感基因是 1、3、11、12 和 17 号染色体发生突变,在鼻咽癌肿瘤细胞中发现多染色体杂合性缺失区(1p、9p、9q、11q、13q、14q 和 16q),可能提示鼻咽癌发生发展过程中存在多个肿瘤抑癌基因的变异。

浅色皮肤和红色头发的人发生黑色素瘤的风险高于深色皮肤及头发的人群。MC1R 基因多态性被发现与浅色皮肤红头发及患黑色素瘤的高风险密切相关,还发现全身超过 100 个正常良性痣或者有 2 个以上不规则痣的成人发生黑色素瘤的风险分别增加 5 倍和 20 倍。5%~10% 的黑色素瘤患者具有家族史,而有 25%~40% 的黑色素瘤家族中存在 CDKN2A(cyclin-dependent kinase inhibitor)基因突变。女性黑色素瘤患者的肿瘤厚度更薄,且生存情况优于男性,提示黑色素瘤可能存在与 X 染色体相关的基因表达或激素相关的因素而影响黑色素瘤患者的生存。

2.2 生活习惯与癌症

美国洛杉矶癌症监督计划的研究人员发表一份报告称,黑人男性和非拉丁语系白人女性的癌症发病率仍为最高,同时胃癌在韩国人和中国人当中发病率正在不断上升。

研究人员经过长达 25 年的研究,收集了 700 多万个癌症案例,研究在不同种族的人群中患癌症种类的差异情况。洛杉矶有许多不同种族的人群居住,研究显示,在过去 20 年间,黑色素瘤发病率在洛杉矶地区急剧上升。此外,随着妇女晚育和少育的现象增加,非拉丁语系白人女性和黑人女性患乳腺癌的几率几乎上升了 1 倍。

研究人员将 14 种癌症列为研究对象,其中包括乳腺癌、前列腺癌、肺癌和肝癌等。研究人员发现,大部分癌症的发生与生活方式关系密切,不吸烟,同时进行合理饮食和适当锻炼是正确的生活方式,能降低癌症的发生率。有些人移民到美国后,经常会减少体力劳动并增加食量,这导致他们患癌风险更高。但有时也会出现相反现象,比如说亚洲人定居美国后,胃癌的发病率会下降,这很可能是由于减少吃腌制食品的缘故。

此外,在洛杉矶的男性和女性当中,结肠癌和直肠癌的发病率均居癌症发病率的第 3 位。尽管最近在白人、黑人和拉丁语系白人当中,结肠癌和直肠癌发病率有所下降,但在日本人、菲律宾人和韩国人当中,其发病率仍在不断上升。这很可能跟他们喜欢吃红肉(例如牛肉等)的饮食习惯有关。

目前,医学界对癌症的发病机制还未完全搞清楚,但不同种族人群患癌症种类不同的事实表明,癌症的发生与遗传因素和人们的生活方式有必然联系。

参考文献

[1] Torre LA, Bray F, Siegel RL, Ferlay J, Lortet-Tieulent J, Jemal A: Global cancer statistics, 2012. *CA: A Cancer Journal for Clinicians*, 2015, 65(2):87-108.

[2] Althuis MD, Dozier JM, Anderson WF, Devesa SS, Brinton LA: Global trends in breast cancer incidence and mortality 1973~1997. *International Journal of Epidemiology*, 2005,

34(2):405 – 412.

[3] Cronin KA, Ravdin PM, Edwards BK: Sustained lower rates of breast cancer in the United States. *Breast Cancer Research and Treatment*, 2009, 117(1):223 – 224.

[4] DeSantis C, Siegel R, Bandi P, Jemal A: Breast cancer statistics, 2011. *CA: A Cancer Journal for Clinicians*, 2011, 61(6):409 – 418.

[5] Ravdin PM, Cronin KA, Howlader N, Berg CD, Chlebowski RT, Feuer EJ, Edwards BK, Berry DA: The decrease in breast-cancer incidence in 2003 in the United States. *The New England Journal of Medicine*, 2007, 356(16):1670 – 1674.

[6] Youlden DR, Cramb SM, Dunn NA, Muller JM, Pyke CM, Baade PD: The descriptive epidemiology of female breast cancer: an international comparison of screening, incidence, survival and mortality. *Cancer Epidemiology*, 2012, 36(3):237 – 248.

[7] Bosetti C, Bertuccio P, Levi F, Chatenoud L, Negri E, La Vecchia C: The decline in breast cancer mortality in Europe: an update (to 2009). *Breast*, 2012, 21(1):77 – 82.

[8] Autier P, Boniol M, Gavin A, Vatten LJ: Breast cancer mortality in neighbouring European countries with different levels of screening but similar access to treatment: trend analysis of WHO mortality database. *Bmj*, 2011, 343:d4411.

[9] Berry DA, Cronin KA, Plevritis SK, Fryback DG, Clarke L, Zelen M, Mandelblatt JS, Yakovlev AY, Habbema JD, Feuer EJ, Cancer I, Surveillance Modeling Network C: Effect of screening and adjuvant therapy on mortality from breast cancer. *The New England Journal of Medicine*, 2005, 353(17):1784 – 1792.

[10] Center MM, Jemal A, Lortet-Tieulent J, Ward E, Ferlay J, Brawley O, Bray F: International variation in prostate cancer incidence and mortality rates. *European Urology*, 2012, 61(6):1079 – 1092.

[11] Baade PD, Youlden DR, Krnjacki LJ: International epidemiology of prostate cancer: geographical distribution and secular trends. *Molecular Nutrition & Food Research*, 2009,53(2):171 – 184.

[12] Bray FI, Weiderpass E: Lung cancer mortality trends in 36 European countries: secular trends and birth cohort patterns by sex and region 1970~2007. *International Journal of Cancer Journal International Du Cancer*, 2010, 126(6):1454 – 1466.

[13] Thun M, Peto R, Boreham J, Lopez AD: Stages of the cigarette epidemic on entering its second century. *Tobacco Control*, 2012, 21(2):96 – 101.

[14] Youlden DR, Cramb SM, Baade PD: The International Epidemiology of Lung Cancer: geographical distribution and secular trends. *Journal of Thoracic Oncology: Official Publication of the International Association for the Study of Lung Cancer*, 2008, 3(8):819 – 831.

[15] Bosetti C, Malvezzi M, Rosso T, Bertuccio P, Gallus S, Chatenoud L, Levi F, Negri E, La Vecchia C: Lung cancer mortality in European women: trends and predictions. *Lung Cancer*, 2012, 78(3):171 – 178.

[16] Malvezzi M, Bosetti C, Rosso T, Bertuccio P, Chatenoud L, Levi F, Romano C, Negri E,

La Vecchia C: Lung cancer mortality in European men: trends and predictions. *Lung Cancer*, 2013, 80(2):138 - 145.

[17] Torre LA, Siegel RL, Ward EM, Jemal A: International variation in lung cancer mortality rates and trends among women. *Cancer Epidemiology, Biomarkers & Prevention: A Publication of the American Association for Cancer Research, Cosponsored by the American Society of Preventive Oncology*, 2014, 23(6):1025 - 1036.

[18] Mittal S, El-Serag HB: Epidemiology of hepatocellular carcinoma: consider the population. *Journal of Clinical Gastroenterology*, 2013, 47 Suppl:S2 - 6.

[19] Altekruse SF, McGlynn KA, Reichman ME: Hepatocellular carcinoma incidence, mortality, and survival trends in the United States from 1975 to 2005. *Journal of Clinical Oncology: Official Journal of the American Society of Clinical Oncology*, 2009, 27(9):1485 - 1491.

[20] Islami F, Kamangar F, Aghcheli K, Fahimi S, Semnani S, Taghavi N, Marjani HA, Merat S, Nasseri-Moghaddam S, Pourshams A, Nouraie M, Khatibian M, Abedi B, Brazandeh MH, Ghaziani R, Sotoudeh M, Dawsey SM, Abnet CC, Taylor PR, Malekzadeh R: Epidemiologic features of upper gastrointestinal tract cancers in Northeastern Iran. *British Journal of Cancer*, 2004, 90(7):1402 - 1406.

[21] Tran GD, Sun XD, Abnet CC, Fan JH, Dawsey SM, Dong ZW, Mark SD, Qiao YL, Taylor PR: Prospective study of risk factors for esophageal and gastric cancers in the Linxian general population trial cohort in China. *International Journal of Cancer Journal International Du Cancer*, 2005, 113(3):456 - 463.

[22] Islami F, Boffetta P, Ren JS, Pedoeim L, Khatib D, Kamangar F: High-temperature beverages and foods and esophageal cancer risk-a systematic review. *International Journal of Cancer Journal International Du Cancer*, 2009, 125(3):491 - 524.

[23] Islami F, Pourshams A, Nasrollahzadeh D, Kamangar F, Fahimi S, Shakeri R, Abedi-Ardekani B, Merat S, Vahedi H, Semnani S, Abnet CC, Brennan P, Moller H, Saidi F, Dawsey SM, Malekzadeh R, Boffetta P: Tea drinking habits and oesophageal cancer in a high risk area in northern Iran: population based case-control study. *Bmj*, 2009, 338:b929.

[24] Rasool S, BAG, Syed Sameer A, Masood A: Esophageal cancer: associated factors with special reference to the Kashmir Valley. *Tumori*, 2012, 98(2):191 - 203.

[25] Wu M, Liu AM, Kampman E, Zhang ZF, Van't Veer P, Wu DL, Wang PH, Yang J, Qin Y, Mu LN, Kok FJ, Zhao JK: Green tea drinking, high tea temperature and esophageal cancer in high-and low-risk areas of Jiangsu Province, China: a population-based case-control study. *International Journal of Cancer Journal International Du Cancer*, 2009, 124(8):1907 - 1913.

[26] Liyanage SS, Rahman B, Ridda I, Newall AT, Tabrizi SN, Garland SM, Segelov E, Seale H, Crowe PJ, Moa A, Macintyre CR: The aetiological role of human papillomavirus in oesophageal squamous cell carcinoma: a meta-analysis. *PloS one*, 2013, 8(7):e69238.

[27] Petrick JL, Wyss AB, Butler AM, Cummings C, Sun X, Poole C, Smith JS, Olshan AF: Prevalence of human papillomavirus among oesophageal squamous cell carcinoma cases: system-

atic review and meta-analysis. *British Journal of Cancer*, 2014, 110(9):2369 - 2377.

[28] Yong F, Xudong N, Lijie T: Human papillomavirus types 16 and 18 in esophagus squamous cell carcinoma: a meta-analysis. *Annals of Epidemiology*, 2013, 23(11):726 - 734.

[29] Sitas F, Egger S, Urban MI, Taylor PR, Abnet CC, Boffetta P, O'Connell DL, Whiteman DC, Brennan P, Malekzadeh R, Pawlita M, Dawsey SM, Waterboer T, Inter SC: InterSCOPE study: Associations between esophageal squamous cell carcinoma and human papillomavirus serological markers. *Journal of the National Cancer Institute*, 2012, 104(2):147 - 158.

[30] Center MM, Jemal A, Ward E: International trends in colorectal cancer incidence rates. *Cancer Epidemiology, Biomarkers & Prevention: A Publication of the American Association for Cancer Research, Cosponsored by the American Society of Preventive Oncology*, 2009, 18(6):1688 - 1694.

[31] Edwards BK, Ward E, Kohler BA, Eheman C, Zauber AG, Anderson RN, Jemal A, Schymura MJ, Lansdorp-Vogelaar I, Seeff LC, van Ballegooijen M, Goede SL, Ries LA: Annual report to the nation on the status of cancer, 1975~2006, featuring colorectal cancer trends and impact of interventions (risk factors, screening, and treatment) to reduce future rates. *Cancer*, 2010, 116(3):544 - 573.

[32] Center MM, Jemal A, Smith RA, Ward E: Worldwide variations in colorectal cancer. *CA: A Cancer Journal for Clinicians*, 2009, 59(6):366 - 378.

[33] Bosetti C, Levi F, Rosato V, Bertuccio P, Lucchini F, Negri E, La Vecchia C: Recent trends in colorectal cancer mortality in Europe. *International Journal of Cancer Journal International Du Cancer*, 2011, 129(1):180 - 191.

[34] Bosetti C, Bertuccio P, Malvezzi M, Levi F, Chatenoud L, Negri E, La Vecchia C: Cancer mortality in Europe, 2005~2009, and an overview of trends since 1980. *Annals of Oncology: Official Journal of the European Society for Medical Oncology / ESMO*, 2013, 24(10):2657 - 2671.

[35] Chatenoud L, Bertuccio P, Bosetti C, Malvezzi M, Levi F, Negri E, La Vecchia C: Trends in mortality from major cancers in the Americas: 1980~2010. *Annals of Oncology: Official Journal of the European Society for Medical Oncology / ESMO*, 2014, 25(9):1843 - 1853.

[36] Allemani C, Rachet B, Weir HK, Richardson LC, Lepage C, Faivre J, Gatta G, Capocaccia R, Sant M, Baili P, Lombardo C, Aareleid T, Ardanaz E, Bielska-Lasota M, Bolick S, Cress R, Elferink M, Fulton JP, Galceran J, Gozdz S, Hakulinen T, Primic-Zakelj M, Rachtan J, Diba CS, Sanchez MJ, Schymura MJ, Shen T, Tagliabue G, Tumino R, Vercelli M, Wolf HJ, Wu XC, Coleman MP: Colorectal cancer survival in the USA and Europe: a CONCORD high-resolution study. *BMJ Open*, 2013, 3(9):e003055.

[37] Kapiteijn E, Marijnen CA, Nagtegaal ID, Putter H, Steup WH, Wiggers T, Rutten HJ, Pahlman L, Glimelius B, van Krieken JH, Leer JW, van de Velde CJ, Dutch Colorectal Cancer G: Preoperative radiotherapy combined with total mesorectal excision for resectable rectal cancer. *The New England Journal of Medicine*, 2001, 345(9):638 - 646.

第二章

自然因素对肿瘤的作用

人类肿瘤的发生与基因缺陷和基因突变有关,自然因素对人体的影响在大多数肿瘤的发生中起着重要作用。绝大多数肿瘤是外界环境因素与个体内在因素相互作用的结果,外部致癌因素有物理因素、化学因素、生物因素等,内部致癌因素包括遗传、内分泌、免疫、营养、精神因素等,而大约 80% 恶性肿瘤的发生与外因有关,根据流行病学调查发现人类与吸烟相关的肿瘤约占30%,与饮食有关的肿瘤约占 35%,与病毒感染有关的肿瘤约占 20%,这些外源性致癌因素作用于正常细胞,经过多步骤病理过程产生细胞恶变。根据它们在致癌过程中的作用,可分为启动作用、促进作用、完全致癌作用。

启动作用是指某些化学、物理或生物因子,它们可以直接改变细胞遗传物质 DNA 的成分或结构。一般一次接触即可完成,其作用似无明确的阈剂量。启动作用引起的细胞改变一般是不可逆的。促进作用本身不能诱发肿瘤,只有在启动作用后再以促进作用反复刺激,方可促使肿瘤的发生。例如,用二甲基苯并蒽(dimethylbenzanthracene,DMBA)涂抹动物皮肤并不致癌,但是几周后再涂抹巴豆油,则引起皮肤癌,巴豆油中的有效成分是佛波醇酯,能模仿二酰基甘油(DAG)信号,激活蛋白激酶 C。促癌物的种类很多,有的促癌物只对诱发某种肿瘤起促进作用,而对另一种肿瘤的发生不起作用。如糖精可促进膀胱癌的发生,但对诱发肝癌不起促进作用;苯巴比妥促进肝癌的发生,但不促进膀胱癌的发生。同时具有启动作用和促进作用的物质,称为完全致癌物。

第一节　物理因素对肿瘤生成的影响

物理因素,如电离辐射、紫外线、热辐射以及长期慢性刺激等,对人与动物的致癌或可能致癌的作用,已从临床或实验室得到证实。流行病学研究表明,物理因素的致肿瘤效应与年龄、性别、种族、地区及生活方式等因素有关。据报道,在电离辐射致肿瘤方面,暴露者的受照射年龄是影响乳腺癌、肺癌和白血病危险度的主要因素,如急性淋巴细胞白血病患者受照射时年龄愈大发病率愈低,儿童明显高于成年人。在电离辐射照射剂量大于 1 Gy 的受照人群中,每年白血病发病率:0～15 岁者为 32.2/10 万人,>15～40 岁者为 19.9/10 万人,大于 40 岁者为 17.7/10 万人。致乳腺癌暴露的最高危险年龄是 10～20 岁的女性。物理因素致肿瘤效应也存在性别差异。根据联合国 1972 年公布的资料,男性的各类型白血病总的发病率要高于女性,而甲状腺癌发病率女性高于男性。肺癌发病率则与性别无关。关于种族和地区分布的差异,在电离辐射致癌效应方面表现不明显,而太阳紫外线照射强度随纬度不同而有差异,因此紫外线诱发的肿瘤在太阳紫外线强度高的低纬度地区发病率高于紫外线强度低的高纬度地区。另外,遗传特性在决定紫外线致癌易感性上也具有重要作用,白种人是皮肤癌最多发的人群,白皙皮肤、淡色眼睛及有雀斑和棕红色头发等遗传表征的人中黑色素瘤发病率高。

1. 紫外线(ultraviolet rays,UV)

紫外线是电磁波谱中波长从 10～400 nm 辐射的总称,是由原子的外层电子受到激发后产生的,不能引起人们的视觉。1801 年德国物理学家里特发现在日光光谱的紫端外侧一段能够使含有溴化银的照相底片感光,因而发现了紫外线的存在。紫外线可以用来灭菌,过多的紫外线照射人体会导致皮肤癌的发生。

1.1 紫外线对生物体的影响

自然界的主要紫外线光源是太阳,太阳光透过大气层时波长短于 290 nm 的紫外线为大气层中的臭氧吸收掉。中波紫外线(ultraviolet radiation b,UVB),波长 280～320 nm,此类紫外线的极大部分被皮肤表皮所吸收,不能渗入皮肤内部。但由于其阶能较高,对皮肤可产生强烈的光损伤,被照射部位真皮血管扩张,皮肤可出现红肿、水泡等症状。长久照射皮肤会出现红斑、炎症、皮肤老化,严重者可引起皮肤癌。长波紫外线(ultraviolet radiation a,UVA),波长 320～400 nm,对人体皮肤的穿透性远比中波紫外线要强,可达到真皮深处,并可对表皮部位的黑色素起作用,从而引起皮肤黑色素沉着。可长期积累,是导致皮肤老化和严重损害的原因之一。

1.2 紫外线与肿瘤的关系

19 世纪末人们认识到长时间日光暴晒是发生皮肤癌的原因,后证实紫外线是致癌的必要因素,其依据为:① 皮肤癌主要见于常暴露于阳光的部位,尤其是头颈、手臂及手;② 鳞癌好于阳光照射最多的部位;③ 户外工作时间较长的人群中皮肤癌发病率较高;④ 在同肤色人群中,居住于低纬度地区者,皮肤癌和恶性黑色素瘤发病数显著增多,其他恶性肿瘤却无此倾向;⑤ 易感人种,尤以欧洲凯尔特族后裔比其他白种人易患皮肤癌,典型易感者皮肤色素少或有散在雀斑,易受阳光灼伤;⑥ 动物实验时,反复用 250～320 nm,尤以 280～320 nm 波长的 UV 照射,可诱发皮肤癌。一次大剂量 UV 照射亦可诱发肿瘤,一次中等剂量照射可启动细胞癌变,如加用化学促癌物质,则可诱发之。

1.3 紫外线的致癌机制

紫外线对生物体有抑制细胞分裂、灭活酶、诱发细胞突变和杀伤组织或细胞的作用,对 DNA 有其特有的光化学作用。日光中的紫外线可以透过皮肤表面到达真皮层。大剂量的紫外线辐射可引起 DNA 断裂,引起 DNA 双螺旋的局部变性形成二聚体,导致交联,从而使 DNA 复制停止,或在新形成的链上诱发一个碱基系列改变,紫外线抑制皮肤的免疫功能,使突变细胞容易逃脱机体的免疫监视,这些都有利于皮肤癌和基底细胞癌的发生。导致突变的最重要作用是 DNA 单链断裂时形成嘧啶水化物,而当 DNA 双链断裂时则不形成上述水化物。形成嘧啶的环丁烷型二聚物,是紫外线在 DNA 内形成的化学上最稳定和最易发现的损伤。UV 损伤的 DNA 修复有三种形式:① 受损的分子或部分分子可通过酶的作用在原位恢复功能;② 除去损伤部分,以未损伤部分代之恢复功能;③ 损伤未及时修复,可以在以后 DNA 合成过程中,通过其他机制再将损伤部位进行修复。大量资料证明,DNA 损伤与致癌有一定关系,但不是致癌的基础。在 DNA 修复、复制时遗留某些缺陷,结果可能导致癌变。近年来由于环境恶化,大气层的臭氧减少,出现地球臭氧空洞,地表紫外线的辐照强度将急剧增高,其诱发人体皮肤癌的潜在危险性将大为增加。据估计,大气臭氧减少 1%,皮肤癌就要增加 2%～6%。

2. 电离辐射(ionizing radiation,IR)

电离辐射是指能使受作用物质发生电离现象的辐射,是一切能引起物质电离的辐射总称,即波长小于 100 nm 的电磁辐射,常由直接或间接电离粒子或二者混合组成。其射线的特点是波长短、频率高、能量高。电离辐射种类很多,高速带电粒子有 α 粒子、β 粒子、质子,不带电粒子有中子以及 X 射线、γ 射线。

2.1 电离辐射对生物体的影响

1898 年卢瑟福首先发现天然放射性是几种不同的射线。他把带正电的射线命名为 α 射线;带负电的射线命名为 β 射线。在以后的一系列实验中卢瑟福等人证实 α 粒子即是氦原子核。人类主要接收来自于自然界的天然辐射。它来源于太阳、宇宙射线和在地壳中存在的放射性核素。从太空来的宇宙射线包括能量化的光量子、电子、γ 射线和 X 射线。从地下溢出的氡也是自然界辐射的一种重要来源。在地壳中发现的放射性核素铀、钍、钋及其他放射性物质是自然界辐射的又一种重要来源,它们同样可释放出 α 射线、β 射线或 γ 射线。

α 射线亦称 α 粒子束,高速运动的氦原子核。α 粒子由 2 个质子和 2 个中子组成。它的静止质量为 6.64×10^{-27} 千克,带电量为 3.20×10^{-19} 库。由于 α 粒子的质量比电子大得多,通过物质时极易使其中的原子电离而损失能量,所以它能穿透物质的本领比 β 射线弱得多,容易被薄层物质所阻挡,人类的皮肤或一张纸已能隔阻 α 粒子,但是它有很强的电离作用,尤其是对人体内组织破坏能力较大。

β 射线也是一种高速带电粒子,其电离能力比 α 射线小得多,但穿透能力比 α 射线大,射程比 α 射线长,但比 X 射线和 γ 射线的射程短,容易被铝箔、有机玻璃等材料吸收。

X 射线是由于原子中的电子在能量相差悬殊的两个能级之间的跃迁而产生的粒子流,是波长介于紫外线和 γ 射线之间的电磁辐射,其波长很短约介于 0.01 埃至 100 埃之间,由德国物理学家 W. K. 伦琴于 1895 年发现,故又称伦琴射线。X 射线具有很高的穿透能力,能透过许多对可见光不透明的物质。

γ 射线又称 γ 粒子流,是原子核能级跃迁蜕变时释放出的射线,其波长短于 0.01 埃。γ 射线和 X 射线一样有很强的穿透力,要特别注意意外照射防护。

电离辐射存在于自然界,人工辐射已遍及各个领域。专门从事生产、使用及研究电离辐射工作的,称为放射工作人员。与放射有关的职业有:核工业系统的原料勘探、开采、冶炼与精加工,核燃料及反应堆的生产、使用及研究;农业的照射培育新品种,蔬菜水果保鲜,粮食贮存;医药的 X 射线透视、照相诊断、放射性核素对人体脏器测定,对肿瘤的照射治疗等;工业部门的各种加速器、射线发生器及电子显微镜、电子速焊机、彩电显像管、高压电子管等。

2.2 电离辐射与肿瘤的关系

1895 年发现 X 线后,早期 X 线被用于医学显像,由于没注意防护,导致放射学家家中患白血病的机率较一般人高。物理学家居里夫人和她的女儿因长期接触放射线都死于白血病。1902 年 Frieben 报道,一位使用伦琴管的技术员发生手部鳞癌合并淋巴结转移,于是提出放射致癌问题。以后不断出现放射致癌病例。1945 年日本的广岛和长崎遭受了原子弹的袭击,当时两座城市化为一片焦土,短期内死亡人数达 20 多万,而幸存者在数年后,白血病、乳腺癌、肺癌、骨肉瘤、甲状腺癌、皮肤癌等的发病率明显较其他地区高。至今七十多年过去了,辐射致癌的影响仍很明显。用放射性磷治疗红细胞增多症后,相当数量的患者出现白血病;治疗后骨髓细胞染色体异常者,白血病的发病率更高。从事开采放射性矿(例如铀矿)和矿井中含有放射性物质(如氡)的矿,引起矿工肺癌的发病率比无井下工作史的职工高数倍至十数倍。接受过二氧化钍检查肝脏的患者,15 年后有些出现肝肉瘤。多次反复用 X 线摄片普查乳腺癌,可使受检人群乳腺癌发病率增高。

另外,放射线是目前治疗恶性肿瘤的有效手段之一,虽然总的放疗致癌率很低,远不足以影响放疗的应用,然而,它仍是应深入研究的重要课题。

2.3 电离辐射的致癌机制

放射致癌的原理至今尚未完全阐明,通过离体细胞观察,放射线引起癌变主要是DNA链的损伤,造成单链或双链断裂,在修复过程中发生畸变或染色体碎片发生异常交换所致。当低剂量及低剂量率时,往往一个点突变或没有修复的DNA单链断裂,就可能成为致癌的始动因子,在促进因子作用下使细胞癌变。后者可能是更大的放射剂量,也可能是其他因素,如致癌病毒的激活或释放某些化学物质等。实验证明,放射线致癌作用还同免疫抑制、内分泌紊乱、内环境稳定控制系统失调等因素有关。

X线、γ线、β线等低线性能量传递(linear energy transfer,LET)的射线,由于电离密度低,常需几个粒子的轨迹通过细胞核,才能导致一个DNA链的损伤,细胞癌变发生率和剂量呈平方关系,剂量-效应曲线呈S型。α粒子、快中子等高线性能量传递的射线,因电离密度高,每个通过细胞核的粒子都能导致细胞损伤,造成DNA双链断裂的机会也多,因此细胞癌变发生率与剂量呈线性关系,剂量-效应曲线呈直线型。

放射线致癌的剂量没有阈值,但各种实验动物照射致癌的剂量与发病率的关系因肿瘤类别、照射条件及其他因素而异。一般说来,低LET射线照射时,剂量及发病率关系呈曲线型,随剂量增加曲线斜率亦增加,在一定剂量时达最高峰,再增加剂量,曲线呈平坡状,甚或下降。这主要是因为放射线对细胞的杀灭作用开始占主要地位,大剂量照射小体积组织比同剂量照射大体积组织造成癌变的可能性小。当部分身体受照射时,如照射全脊椎或婴儿纵隔,因大部分造血组织受到照射,白血病发病率明显增高;如放疗时仅使小部分造血组织受到照射,则不会引起白血病。

人类的照射剂量与癌变率关系的曲线形状有待进一步研究。实验证明,低LET射线照射时,高剂量率(单位时间的照射量为剂量率)的致癌效应比低剂量率为大;高LET射线比低LET射线的致癌效应高。尽管高LET射线的照射效应受剂量率的影响较少,但在低剂量率时其相对生物效应增高,故高LET射线的致癌效应于低剂量率时表现更为突出。

影响剂量与致癌关系的因素复杂。剂量与发病率的关系可因肿瘤类型、患者年龄等因素的影响而有不同,也与动物的素质(品系、生理状态等)、环境(病毒、化学物质、饮食成分)、照射条件等因素有关。放射致癌的潜伏期与剂量无关,剂量增高并不缩短潜伏期。人类放射线致癌的潜伏期通常较长,需20~30年。白血病和皮肤癌的潜伏期较短,有低于10年的,而其他几种实体瘤的潜伏期为:胸腺肥大放疗后到形成甲状腺癌超过15年;肺结核患者因气胸而多次做X线胸透到形成乳腺癌平均为17年;颈部放疗后到出现咽部肿瘤平均为30年;放疗后出现骨肉瘤潜伏期约为12年;出现软组织肉瘤平均为16年。

3. 热辐射(thermal radiation)

一切温度高于绝对零度的物体都能产生热辐射,温度愈高,辐射出的总能量就愈大,短波成分也愈多。热辐射的光谱是连续谱,波长覆盖范围理论上可从0直至∞,有实际意义的是波长位于0.38~1 000.00 μm之间的热辐射,而且大部分位于红外线(又称热射线)区段中0.76~20.00 μm的范围内。所谓红外线加热,就是利用这一区段的热辐射。一般的热辐射主要靠波长较长的可见光和红外线。温度较低时,主要以不可见的红外光进行辐射,当温度为300 ℃时热辐射中最强的波长在红外区。当物体的温度在500 ℃以上至800 ℃时,热辐射中最强的波长成分在可见光区。

3.1 热辐射对生物体的影响

皮肤如经常暴露于强烈热辐射中,产生慢性充血或炎症,有发生癌的可能。当受到长波红外线的大面积照射时,可引起局部高温及灼伤,如皮肤血管扩张,出现皮肤灼红或红斑反应,有火辣样疼痛感,严重时皮肤可出现大小不等的水泡,随后水泡吸收,皮肤颜色渐变为暗红色,伴有色素沉着,其后可见表皮坏死脱落。反复照射可出现皮肤异色样改变或过度角化。

3.2 热辐射与肿瘤的关系

在热辐射环境中,常可同时接触煤焦油烟尘,后者含有化学致癌物。机体局部长时间接触温热刺激可能会引发局部皮肤癌变,如克什米尔人的"怀炉症"和我国西部地区居民臀部皮肤发生癌变形成所谓"炕癌",喜欢吃过烫食物的人群口腔癌、食管癌患病率增加,临床上也曾见三度烧伤后皮肤瘢痕发生癌(即灼伤癌)者。

3.3 热辐射的致癌机制

热辐射致癌的原理至今也未完全阐明,可能跟反复的高温热辐射照射,引起局部皮肤或组织的损伤及过度角化,从而局部发生癌变。

4. 射频辐射(radio frequency radiation, RFR)

射频辐射是非电离辐射的一部分,是频率在100 kHz～300 G。分为极低频率(1 Hz～1 kHz)、射频(1 MHz～1 GHz)、微波(1～300 GHz)。这些辐射来源于电源线、工厂、医疗产业、家用电器、收音机、电视机、手机等。

4.1 射频和微波辐射对生物体的影响

射频和微波辐射对生物体的影响是频率300 MHz以下的电磁辐射,又称无线电波,其特点是能量较小、波长较长,波长范围1 mm。

1)非致热效应:不足以引起人体产热而产生的生物体效应,包括辐射对人体神经系统和内分泌系统的作用,辐射对生物膜直接作用。非热效应可能造成人感觉乏力、睡眠障碍、记忆力减退、情绪不稳定、多汗、脱发、体重减轻等。还可能影响植物神经功能,导致心率减慢或过速、血压下降或升高、心前区疼痛、胸闷等。女性受到非热效应影响可能产生月经周期紊乱。微波辐射还可以影响血液白细胞总数下降,眼晶状体点状或小片状混浊。

2)致热效应:一定强度的辐射照射人体组织达到一定时间,会导致人体组织局部或全身体温升高,其结果可能损伤人体的器官和组织。性器官及眼晶体受热损伤。可能造成男性性功能减退,精子质量下降或死精。

4.2 射频和微波辐射与肿瘤的关系

有文献报道微波辐射能加强紫外线照射和化学致癌的作用,目前电磁辐射已经被国际癌症研究机构(International Agency for Research on Cancer, IARC)列为潜在的人类致癌物质。研究表明,受电磁辐射影响的儿童患急性淋巴细胞白血病的可能性明显增大。另外,电磁辐射还与脑肿瘤和乳腺癌的发生有关。低频非电离辐射也是肿瘤的危险因素。研究显示,核电厂操作工、线路员、铝工或电焊工等职业人群暴露于较高的低频非电离辐射环境中,其患恶性肿瘤的危险性比普通人群要高。

4.3 射频和微波辐射的致癌机制

射频辐射的生物学效应有致热效应和非致热效应,对细胞分裂有影响,可引起致畸作用。但尚不能确定其致癌作用。国际癌症研究中心将射频辐射归为可能致癌物质。

微波辐射可能会影响体细胞和生殖细胞的DNA或染色体结构,将中国田鼠细胞暴露于微波辐射后,诱发微核率上升,说明微波辐射可引起染色体DNA结构的损伤,体细胞改变可能伴随着细胞死亡或癌症发生。由于微波的遗传毒性和诱变性缺乏足够的证据。至今还不能认为微波是人类致癌物,但有些资料证实微波与致癌性有关,这可能与非热效应机制有关。现在较为一致的认识是:微波作用于细胞膜,通过细胞信息传导,激活一个控制代谢、信使和细胞生长酶系统的级联反应,导致相应的基因在转录、翻译及翻译后的水平改变,从而产生细胞增殖和分化的失控。体内实验中微波是否与致癌性有关的研究不尽相同,总的来说,促癌作用或影响肿瘤进展的证据不是十分充足。无论在移动电话或其他微波应用技术方面,从有限的流行病学资料尚不能得出确切的结论。一些资料显示,军事工业及广播等职业暴露和移动电话及与之相关的发射装备的公共暴露均能提高睾丸癌和其他癌症的发生率。但射频辐射的致癌效应及其机制还需要进一步的研究。

5. 创伤(trauma)

人类在日常生活中可以受到来自外界的各种机械性创伤,而引起人体组织或器官的破坏。由于发生地点、受伤部位、受伤组织、致伤因素及皮肤完整性不同而产生的后果不一样。严重创伤可引起全身反应,局部表现有伤区疼痛、肿胀、压痛;骨折脱位时有畸形及功能障碍。严重创伤还可能有致命的大出血、休克、窒息及意识障碍。

5.1 创伤对生物体的影响

机体受创伤后产生应激反应,应激是一个复杂的机制,主要表现在应激后对神经-内分泌系统、机体代谢和免疫功能的调节紊乱以及几种细胞因子的变化。

内分泌系统的改变,通过下丘脑-垂体-肾上腺皮质系统的活动,分泌促肾上腺皮质激素(ACTH)、抗利尿激素(ADH)及生长激素(GH)。引起交感神经-肾上腺髓质的变化,分泌大量去甲肾上腺素和肾上腺素(儿茶酚胺)。在创伤发生以后,有机体细胞原生质溶解。由于糖皮质类固醇和儿茶酚胺的作用,机体蛋白质分解加速,其中耗损最大的是骨骼肌的细胞群。细胞溶解产物被释放进细胞外液,某些化合物转变为葡萄糖,并经碳水化合物氧化途径而燃烧掉,绝大部分氮质以尿素经尿排泄。

5.2 创伤与肿瘤的关系

有报道,阴囊被戳伤后出现睾丸肉瘤;有些骨肉瘤或乳癌患者曾有外伤史。很难想象,一次创伤即可引起肿瘤。一般认为,两者纯系偶合;或由于创伤使患者得以发现原已存在的肿瘤,即所谓创伤决定论;或原未觉察的肿瘤由于创伤刺激,生长突然加速而被查出。结扎小鼠子宫颈后涂上致癌物质,癌的发生恰在结扎部位;单独结扎不涂致癌物质,只见到癌前病变,并不诱发癌。可见,创伤仅是一种促癌因素。

Reiche 等认为创伤应激与肿瘤发展具有显著的相关性。神经-内分泌-免疫网络是心理神经免疫学的根基,也是应用于肿瘤学研究的重要基础,应激对肿瘤发生、发展的影响,主要是通过调控宿主机体的神经-内分泌-免疫网络而发挥作用。应激状态下,机体生物节律紊乱也发挥了重要作用,表现为内分泌紊乱(糖皮质激素、促甲状腺激素、生长激素、促黄体生成激素等)、机体代谢紊乱(体温变化、蛋白质和酶的代谢)、免疫功能紊乱,肿瘤细胞逃避机体免疫系统的监视,最终诱导和加速肿瘤的发展。

5.3 创伤应激致癌机制

1)神经内分泌途径

糖皮质激素受体(glucocorticoid receptor,GR)是激素核受体家族中的主要成员,也是重要的核转录因子。正常状态下,GR 与分子伴侣热休克蛋白 70(glucocorticoid receptor,HSP70)、热休克蛋白 90（glucocorticoid receptor，HSP90）等的结合处于失活状态，在创伤应激强烈刺激下，使丘脑-垂体-肾上腺轴兴奋时，机体生成和释放大量的糖皮质激素，糖皮质激素通过其受体参与机体的应激反应，研究发现促炎介质白细胞介素 1β（interleukin-1β，IL-1β）、肿瘤坏死因子- α（tumor necrosis factor-α，TNF-α）等可直接引起组织细胞 GR 表达下调，而低 GR 的组织细胞（如巨噬细胞）又可进一步产生更多的炎性介质，目前已提出了创伤后高炎性细胞因子与低 GR 互为因果、级联放大效应（cascade amplification effect）的假说，但在外周，GR 主要表现为抗炎、抗免疫作用。严重创伤时，机体既启动了以炎性反应为主的防御反应，同时又释放大量糖皮质激素以激活其受体，此过程中 GR 发挥对炎性反应的调控作用，但是，机体往往不能做出适度的反应，出现应激低下或应激过度，统称为应激紊乱。动物研究表明，应激所导致的糖皮质激素的升高同肿瘤的生长有关，而在体外实验中也可以看到可的松可以刺激人肿瘤细胞生长。Romero 等认为糖皮质激素对癌症的促进作用可能是通过代谢作用而影响肿瘤的发生和生长。可的松可以抑制正常细胞吸收葡萄糖，而肿瘤细胞则可以抑制这种效果，进而占有代谢上的优势，最终诱导和加速肿瘤的发展。

2）神经免疫途径

下丘脑-垂体-肾上腺轴（hypothalamus pituitary adrenal axis，HPAA）：创伤应激可通过脊髓通路以及释放白细胞介素 1（interleukin-1，IL-1）和白细胞介素 6（interleukin-6，IL-6）活化 HPAA，激活后分泌的糖皮质激素可以抑制个体的免疫功能，如自然杀伤细胞活性下降，免疫球蛋白 A 分裂减少以及对淋巴细胞反应性的抑制等。

交感神经系统：创伤应激可兴奋交感神经系统，其兴奋后可抑制细胞免疫，细胞免疫的抑制主要通过以下两种途径实现：交感神经系统释放儿茶酚胺，直接抑制细胞免疫功能，包括抑制自然杀伤细胞、巨噬细胞活性；通过减少巨噬细胞数目及辅助性 T 细胞（helper T cell，ThC）分泌的 1 型细胞因子包括白细胞介素 12（IL-12）、TNF-α、γ 干扰素（interferon，IFN-γ）、转化生长因子 β（transforming growth factor-β，TGF-β）等而间接抑制细胞免疫功能。动物实验发现手术后自然杀伤细胞受到抑制的时间与 MADB106 瘤细胞系（对自然杀伤细胞敏感）的转移发生时间是一致的。目前已证实自然杀伤细胞在抗新生物、已形成肿瘤及转移瘤中具有重要作用，是机体抗肿瘤的第一道防线。

3）创伤应激过程中产生的细胞因子对肿瘤的影响

IL-1：主要来源于活化的单核/巨噬细胞。创伤的应激反应引起 IL-1 大量分泌，进入血液发挥内分泌激素的作用，具有与 TNF-α 相同的效应，应激可造成与感染类似的现象，虽不能与巨噬细胞或其他细胞发生接触，却可引起血浆前炎性细胞因子 IL-1、IL-6、TNF-α 水平上升，IL-1 和糖皮质激素是介导神经-免疫-内分泌系统的两个关键因子。应激反应的重要步骤是 HPAA 的激活，最终导致糖皮质激素的升高。作为介导神经-免疫-内分泌活动的关键分子，IL-1 对 HPAA 的多个部位发挥作用，进而对应激反应产生影响，创伤可直接刺激或通过免疫细胞分泌细胞因子（如 IL-6）和某些免疫活性物质激活 HPAA，引起皮质醇释放增多，研究发现血皮质醇水平与损伤程度呈正相关。

IL-6：是介导应激病理生理过程最重要的炎性介质之一，其合成及释放增加与创伤程度密切相关。IL-6 通过干预细胞的黏附性和活动力、促进血栓形成、促进肿瘤特异性抗原的表达及促进肿瘤细胞的增殖而影响肿瘤的进展，与多种肿瘤发生、发展密切相关。IL-6 可促进或抑制肿瘤细胞增殖，这取决于肿瘤细胞的类型及其表面是否存在 IL-6 受体（IL-6R）。最近证明在结肠癌中 IL-6 与炎性介导的肿瘤启动和增殖有关，IL-6 在肿瘤中的作用不仅局限于肠上皮细胞，还可激活树突状细胞和 T 淋巴辅助细胞持续产生细胞因子，维系癌细胞生长的细胞因子环境。

研究严重创伤后机体应激反应所致 GR、HSP、β－内啡肽（β-Endorphin，β-EP）及细胞因子（IL-1、IL-6、TNF-α 等）的变化，可望从调节创伤后应激反应程度及细胞因子分泌变化的角度，延缓肿瘤的发生发展。

6. 慢性刺激与肿瘤

慢性机械性和炎性刺激能否致癌，目前尚难证实。

1）不少临床观察认为慢性刺激有促癌的作用，例如子宫颈癌多见于子宫颈撕裂兼有慢性炎症者，慢性胃溃疡约有 5% 的病例发生癌变，舌癌或颊癌常见于与锐齿或不合适的假牙托相摩擦之处，胆囊结石症有时并发胆囊癌等。但并不是所有慢性刺激最后都引起肿瘤。经常受到慢性机械刺激的部位，如手掌、足掌等却很少发生肿瘤。可见在慢性刺激过程中，还可能有其他致癌因素的参与。慢性刺激的长期作用可能使组织发生增生或不典型增生，这种组织如果接受外界即使是微量的致癌因素，就能通过协同作用而致癌。如慢性胃溃疡可发生癌变，而十二指肠溃疡则未见癌变，可能是由于十二指肠内并无有效的致癌刺激物之故。有人用人发制成的小刷子，给恒河猴或小鼠子宫颈施以慢性刺激，小鼠经过 1 年，猴子经过 7 年，可引起子宫颈上皮的癌前病变（上皮增生和角化过度），并未诱发肿瘤。可见长期机械性刺激可能只是促癌因素。

2）许多慢性炎症，包括感染性和非感染性（或特发性）炎症可以导致肿瘤。炎症作为肿瘤发生发展的诱发因素，引起人们越来越多的关注。尽管炎症在肿瘤的发生发展全过程各个阶段的作用仍未完全阐明，但本领域的许多研究工作仍取得了重要进展。炎症如何诱发肿瘤以及如何通过这些途径进行干预是当前肿瘤研究领域的重要科学问题。

林三仁等在研究炎症与肿瘤的关系中，提出急性炎症往往是自限性的，而持续的慢性炎症是肿瘤干细胞转化为肿瘤的始动和持续促进因素。持续的或低强度的炎症刺激使靶组织处于长期或过度反应而反复修复时，炎症表现为"非可控性"。在肿瘤的发生过程中，肿瘤干细胞、基质细胞和炎性细胞等形成了复杂的调控网络，通过这些路径，可以释放促炎因子和重要介质，它们对肿瘤增殖和维持炎症同样重要。

3）肿瘤的存活与效应性 T 细胞和体液免疫反应的抑制有关，使免疫系统不能产生足够的抗肿瘤效应。肿瘤相关性炎症通过产生促炎和抗炎信号，导致肿瘤生长并逃避免疫监视。"种子与土壤"学说认为，肿瘤"种子"能在肿瘤微环境"土壤"中存活并转移，依赖于各种因子与肿瘤细胞的相互作用。这些细胞和因子产生并存在于肿瘤相关炎症中，可以促进肿瘤的生长、血管形成、侵犯和转移。

4）肿瘤的发生和发展依赖于炎症刺激。但是，一旦肿瘤形成，就将按照自己的规律进展，对环境刺激的依赖程度大大减少或消失。在早期阶段消除和控制炎症，对减少肿瘤的发生有积极的意义。肿瘤形成后，即使炎症受到控制或消除，对控制肿瘤进展的作用也不显著。由于肿瘤形成的机制相当复杂，未来的研究任重而道远。

7. 异物与肿瘤

某种异物如片状物体、纤维等进入机体使局部产生肿瘤，称为异物致癌。虽属罕见，但有重要临床意义。一些化学活性物质，如多种塑料所含的单体、自由基等，以粉末、碎片或筛状物形式植入体内并不致癌；而某些化学惰性物质，如玻璃、金属等却可致癌。甚至化学上不活泼的移植物，如改变其表面性质、吸水性、静电荷、硬度等可明显影响癌的发生率。表面粗糙的移植物比光滑的较少引发肿瘤；亲水的比疏水的异物更易引发肿瘤。

1）异物的不同形状和大小对肿瘤的诱发率不同。凹陷塑料片比凸起者较多引起皮下肉瘤；

异物上穿孔多或孔径大者肿瘤发生率低或不引起肿瘤；微孔滤器的孔径等于或大于 $0.22~\mu m$，不引起皮下肉瘤。纤维的长度和直径与癌的诱发也有关系。就大鼠胸膜而言，直径小于 $3~\mu m$ 而长度大于 $20~\mu m$ 的耐久性纤维，比直径大于 $3~\mu m$ 的各种长度的纤维，或直径小于 $3~\mu m$ 而长度小于 $20~\mu m$ 的纤维，具有更大的致癌性。直径小于 $0.5~\mu m$（接近光学可见性限度）的纤维，具有高度的致癌作用。

2）不同动物对异物致癌的易感性不同。其发生率可能与各种动物寿命的长短也有关。豚鼠的异物诱癌未获成功；狗和田鼠的异物肉瘤曾有报道；大鼠、小鼠有最高的肿瘤发生率。人体异物肿瘤比较罕见，也许是潜伏期长（20 年或更长）的缘故。

3）异物所致的肿瘤尽管组织类型有别，但都属肉瘤，大多为纤维肉瘤，少数为骨肉瘤或横纹肌肉瘤。此种肿瘤生长迅速，向邻近组织浸润，在数周内使动物死亡；多次传代后，恶性度更高，可成为一种可移植的肿瘤。据推测，组织缺氧和营养物及代谢物交换不充分是异物致癌的主要因素。在组织中的异物表面常形成毛细血管襻，而血管的内皮细胞可能是诱发肿瘤的主要成分，因为它是一种具有多分化潜能的间叶细胞，增生活跃，形态上与异物肉瘤细胞相似。在早期，少数细胞恶性化，只有在这些细胞附贴于异物后，铺成单层，不形成血管系统，才能发展成异物肿瘤。进入人体的异物种类繁多，如外科植入的异物、未取出的弹丸、弹片、某些寄生虫（日本血吸虫）、砂粒、纤维或石棉等。两个世纪以来，移植的医用异物日益繁多，但异物肿瘤却极罕见，可能与异物肿瘤的潜伏期超过患者的寿命有关。只有使用路赛特（Lucite）做胸膜外填充术者，曾有过少数肉瘤发生的报道。

4）纤维在日常环境中大量存在，如去污粉、化妆品、食物、药物或空气中的矿物纤维等。居住场所暴露在含有石棉的环境下，例如居住在邻近矿场的位置，或者其他渠道等。暴露也可能来源于安装、移动、修复、分解石棉产品等。人类在居住环境中的石棉暴露程度比起特定职业场所的暴露轻微得多。石棉或玻璃丝如长期大量吸入肺内，或植入胸腔，可诱发肺或胸膜的恶性肿瘤。约半数石棉肺患者后来发生肺癌；80% 的间皮瘤发生于曾接触石棉者。目前已证实石棉与肺癌和间皮瘤的发生发展有相关性。一项针对居住在石棉环境下的研究显示，高暴露于石棉环境，间皮瘤的相对风险（RR）是 8.1（95% CI：5.3～12.0），肺癌的 RR 是 1.1（95% CI：0.9～1.5）。纤维致癌的潜伏期很长，如人石棉肺癌平均约 40 年，纤维可长期存在于肿瘤组织中。据推测，它可引起细胞膜的改变或推动癌前病变向癌转化。

5）对异物致癌原理，国内有人做过研究。将 $1.2~cm$ 直径的圆形盖玻片植入小鼠皮下，半年后玻片两面都附有多量生长活跃的多核合体细胞和纤维细胞，少数见核分裂和恶变。作者认为，异物最先被纤维包绕，使异物被隔绝，表面的细胞处于孤立与稳定的环境中生长，由于长期隔离的潜伏生长而发生恶变，形成肉瘤。片状异物致癌原理可能与体外单层细胞培养的恶变相似，主要是由于消除细胞间的接触抑制，致使细胞发生突变或转化。最近在异物引起的小鼠肉瘤中，发现 A 型与不成熟的 C 型病毒颗粒，其意义有待进一步阐明。

第二节　化学因素对肿瘤生成的影响

目前认为凡能引起人或动物肿瘤形成的化学物质，称为化学致癌物（chemical carcinogen）。

1. 化学致癌物的分类

1）根据化学致癌物的作用方式可以将其分为直接致癌物、间接致癌物、促癌物三大类。

（1）所谓直接致癌物是指这类化学物质进入体内后能与体内细胞直接作用，不需代谢就能诱导正常细胞癌变的化学致癌物，如各种致癌性烷化剂、亚硝酰胺类。

（2）所谓间接致癌物，是指这类化学物质进入体内后需经体内微粒体混合功能氧化酶活化，变成化学性质活泼的形式方具有致癌作用。包括多环芳烃、芳香胺类、亚硝胺及黄曲霉素等。

（3）促癌物又称为肿瘤促进剂。促癌物单独作用于机体内无致癌作用，但能促进其他致癌物诱发肿瘤形成。常见的促癌物有巴豆油（佛波醇二酯）、糖精及苯巴比妥等。

2）根据化学致癌物与人类肿瘤的关系又可将化学致癌物分为肯定致癌物、可疑致癌物以及潜在致癌物三类（表2.1）。

（1）肯定致癌物是指经流行病学调查确定并且临床医师和科学工作者都承认对人和动物有致癌作用，且其致癌作用具有剂量反应关系的化学致癌物。

（2）可疑致癌物是这类物质具有体外转化能力，且接触时间与癌症发生率相关，动物致癌实验阳性，但对人类的致癌作用不确定，尤其是这类致癌物质缺乏流行病学方面的证据。

（3）潜在致癌物是指在动物实验中可以获得某些阳性结果，但在人群中尚无资料证明对人具有致癌性的化学物质。

表 2.1 与人类肿瘤有关的部分致癌物

肯定致癌物	可疑致癌物	潜在致癌物
砷及砷化物	丙烯腈	氯仿
联苯胺	碱性品红	双对氯苯基三氯乙烷
苯	黄曲霉素	四氯化碳
石棉	氮芥	二甲基肼

2. 化学致癌物的代谢活化

现已确知的对动物有致癌作用的化学致癌物有一千多种，其中有些可能和人类癌瘤有关。对化学致癌物的研究表明：① 各种化学致癌物在结构上是多种多样的。其中少数不需在体内进行代谢转化即可致癌，称为直接作用的化学致癌物，如烷化剂。绝大多数则只有在体内（主要是在肝）进行代谢活化后才能致癌，称为间接作用的化学致癌物或前致癌物，其代谢活化产物称终末致癌物，如3,4-苯并芘是间接致癌物，其终末致癌物是环氧化物。② 所有的化学致癌物在化学上都具有亲电子结构的基团，如环氧化物、硫酸酯基团等。它们都与细胞大分子的亲核基团（如 DNA 分子中的鸟嘌呤的 N-7、C-8，腺嘌呤的 N-1、N-3，胞嘧啶的 N-3 等）共价结合，形成加合物，导致 DNA 的突变。化学致癌物大多数是致突变剂（mutagens）。③ 某些化学致癌物的致癌作用可由其他无致癌作用的物质协同作用而增大。这种增加致癌效应的物质称为促癌物（promoter），如巴豆油、激素、酚和某些药物。致癌物引发初始变化称为激发作用（initiation），而促癌物的协同作用称为促进作用（promotion）。据此，Berenblum（1942）提出致癌过程的二阶段学说，即激发和促进两个过程。现在认为激发过程是由致癌物引起的不可逆过程，使得一种原癌基因（如 ras 基因）突变并活化，这种突变可遗传给子代细胞；促进过程据目前研究，可能是由于促癌剂（如巴豆油）是细胞内信号转导通道的关键性成分——蛋白激酶 C 的活化剂，并且能使某些细胞分泌生长因子所致。因此促进作用能促使突变的细胞克隆性生长、抑制其正常分化，最后在附加突变的影响下形成恶性肿瘤。此学说在恶性肿瘤的一级预防方面具有现实意义，因为激发过程是很短暂的，且大多不可逆转，而促进过程则很长，一般需 10～20 年。因此，如能减少环境中的促癌因子,亦可以有效地预防恶性肿瘤的发生。

间接致癌物的代谢活化过程中涉及到一系列酶类。其中最重要的活化酶是混合功能氧化物系统,包括细胞色素 P450 和 P448。细胞色素 P450 是外源性化学物质在体内生物转化最主要的代谢酶,该酶主要存在于内分泌组织、平滑肌组织、肝、肾、肺、脑及脂肪组织中的滑面内质网上,目前认为细胞色素 P450 基因的多态性是肿瘤易感性的一个重要方面,他们通过对致癌物的环氧化、羟化、脱烷基化、氧化、还原、结合以及水解,从而使致癌物活化或代谢成水解产物排出体外,因此该酶系统对化学致癌物的代谢具有两重性。如 3,4 -苯并芘是一种间接致癌物,其在代谢活化过程中需要经过酶介导的 2 次环氧化和 1 次水化,从而形成近致癌物而与细胞 DNA 等大分子结合,但是如果该环氧化物进一步水化,则可形成四醇化合物并与谷胱甘肽或葡萄糖醛酸结合而解毒。

3. 化学致癌物导致的 DNA 加合物的形成

致癌物经过酶活化最终形成带有亲电子基团的终致癌物后,可与细胞的生物大分子结合,其中 DNA 是终致癌物攻击的主要目标。终致癌物与 DNA 结合导致 DNA 的化学修饰形成致癌物- DNA 加合物(adducts)。

致癌物与 DNA 的结合有非共价键及共价键两种方式。其中非共价键结合又有内插及外附两种类型。非共价键结合方式主要见于体外实验,体内主要以共价键方式形成致癌物- DNA 加合物。DNA 加合物形成后可以造成多种形式的 DNA 损伤,如碱基替代、缺失、插入、颠换,这些损伤进一步造成移码突变、点突变,使 DNA 复制时发生碱基配对错误,最终导致癌变。化学致癌物除了可与细胞核 DNA 结合外,目前证明亦可与线粒体 DNA 交互作用,这些总加合物的形成可以使细胞能量代谢障碍和离子内环境失衡,从而促进肿瘤的发生和发展。目前可通过免疫组化法、免疫荧光法和 ^{32}P -后标记法等方法确定 DNA 加合物的形成。

4. 遗传因素对化学致癌物的敏感性的影响

由于间接致癌物需要通过相关酶介导的代谢活化而形成终致癌物,所以遗传因素对酶体系活性的影响将影响到致癌物的代谢活化。多环芳烃类化合物(polycyclic aromatic hydrocarbons PAHs)是外部环境特别是香烟烟雾中含量最高且危害较广的一类致癌物,其体内代谢活化主要是由细胞色素 P450 1A1(CYP1A1)基因编码的芳香烃类羟化酶(aromatic hydrocarbon hydroxylase,AHH)完成,CYP1A1 基因的多态性决定了不同个体甚至不同组织细胞内 AHH 的活性的差异,此酶在组织细胞内的浓度越高,该组织对化学致癌物 3,4 -苯并芘的敏感性越强;研究证实体外培养细胞内 AHH 酶活性越高,芳香烃类化学致癌物就越容易引起这种细胞的恶性转化。

5. 化学致癌物诱发的肿瘤与特定的基因改变有关

化学致癌物攻击的靶点常常为细胞的癌基因和抑癌基因,可以引起癌基因的激活和(或)抑癌基因的灭活。而这些癌基因的激活和(或)抑癌基因的灭活常常由于特定的基因位点的改变,如烷化剂可引起癌基因 K-Ras G→A 碱基置换导致结肠癌,苯并芘可引起癌基因 K-Ras G→T 碱基置换导致肺癌等;化学致癌物使抑癌基因 P53 外显子 5 至 8 的点突变产生结肠癌,而 p53 的突变类型为密码子 249G→T 转换则产生原发性肝癌等,即这种特定的基因位点改变与化学致癌物类型有关,或与肿瘤类型有关。

6. 化学致癌物的累积和协同效应

致癌物同时或相继作用于机体后,表现为化学致癌物的累积作用(summation effect)和协同作用(synergistic effect)。所谓累积作用是指两种或多种致癌物同时或相继作用于机体,其复合效应等于单独作用之和。所谓协同作用是指机体同时暴露于几种致癌物中其致癌作用高于个单独致癌物作用之和。实验证明,两种或两种以上致癌物导致的癌症发生率明显高于单独一种致癌物作用的癌症发生率。

7. 常见的化学致癌物

化学致癌物按化学结构可分为8类(表2.2):

1) 亚硝胺类,包括亚硝酰胺和亚硝胺两类。亚硝酰胺为直接致癌物,物理性质不稳定,体外试验可使细胞恶性转化,体内实验可诱发动物多种器官的肿瘤,如甲基亚硝基脲。亚硝胺类为间接致癌物,需经体内代谢后才有致癌性,又分为脂肪族和环状亚硝胺。亚硝胺类化合物在环境中存在的方式有两个显著的特征:① 广泛存在;② 环境中存在很多可以合成致癌性亚硝胺的前身物质。这是一类致癌性较强,能引起动物多种癌症的化学致癌物质。在变质蔬菜及食品中含量较高,能引起消化系统、肾脏等多种器官的肿瘤。亚硝胺类物质致癌谱很广,可在许多实验动物诱发各种不同器官的肿瘤。但是近年来引起很大关注的主要是可能引起人体胃肠癌或其他肿瘤。亚硝酸盐可作为肉、鱼类食品的保存剂与着色剂进入人体,也可由细菌分解硝酸盐产生。在胃内的酸性环境下,亚硝酸盐与来自食物的各种二级胺合成亚硝胺。我国河南林县的流行病学调查表明,该地食管癌发病率很高与食物中的亚硝胺高含量有关。亚硝胺在体内经过羟化作用而活化,形成有很强反应性的烷化碳离子而致癌。

2) 多环芳烃类,这类致癌物以苯并芘为代表,将它涂抹在动物皮肤上,可引起皮肤癌,皮下注射则可诱发肉瘤。这类物质广泛存在于沥青、汽车废气、煤烟、香烟及熏制食品中。致癌性特别强的有 3,4-苯并芘、1,2,5,6-双苯并蒽、3-甲基胆蒽及 9,10-二甲苯蒽等。这些致癌物质在使用小剂量时即能在实验动物引起恶性肿瘤,如涂抹皮肤可引起皮肤癌,皮下注射可引起纤维肉瘤等。3,4-苯并芘是煤焦油的主要致癌成分,还可由于有机物的燃烧而产生。它存在于工厂排出的煤烟、烟草点燃后的烟雾中。近几十年来肺癌的发生率之日益增加,公认与吸烟和工业城市严重的大气污染有密切关系。此外,据调查,烟熏和烧烤的鱼、肉等食品中也含有多环芳烃,这可能和某些地区胃癌的发病率较高有一定关系。多环芳烃在肝经细胞色素氧化酶 P450 系统氧化成环氧化物,后者以其亲电子基因(不饱和的 C—C 键)与核酸分子以共价键结合而引起突变。

3) 芳香胺类,如乙萘胺、联苯胺、4-氨基联苯等,与印染厂工人和橡胶工人的膀胱癌发生率较高有关。氨基偶氮染料,如以前在食品工业中曾使用过的奶油黄(二甲基氨基偶氮苯,可将人工奶油染成黄色的染料)和猩红,在动物实验可引起大白鼠的肝细胞性肝癌。以上两类化学致癌物主要在肝代谢。芳香胺的活化是在肝通过细胞色素氧化酶 P450 系统使其 N 端羟化形成羟胺衍生物,然后与葡萄糖醛酸结合成葡萄糖苷酸从泌尿道排出,并在膀胱水解释放出活化的羟胺而致膀胱癌。

4) 烷化剂类,例如抗癌药中的环磷酰胺、氮芥、苯丁酸氮芥、亚硝基脲等。这类具有致癌性的药物可在应用相当长时间以后诱发第二种肿瘤,如在化学治疗痊愈或已控制的白血病、何杰金淋巴瘤和卵巢癌的患者,数年后可能发生第二种肿瘤,通常是粒细胞性白血病。某些使用烷化剂的非肿瘤患者,如类风湿性关节炎和 Wegener 肉芽肿的患者,他们发生恶性肿瘤的机率大大高于正常人。因此这类药物应谨慎使用。

5) 氨基偶氮类,如用二甲基氨基偶氮苯(即奶油黄,可将人工奶油染成黄色的染料)掺入饲料中长期喂养大白鼠,可引起肝癌。

6) 碱基类似物,如 5-溴尿嘧啶、5-氟尿嘧啶、2-氨基腺嘌呤等,由于其结构与正常的碱基相似,进入细胞能替代正常的碱基掺入到 DNA 链中而干扰 DNA 复制合成。

7) 氯乙烯,目前应用最广的一种塑料聚氯乙烯,是由氯乙烯单体聚合而成。大鼠长期吸入氯乙烯气体后,可诱发肺、皮肤及骨等处的肿瘤。通过塑料工厂工人流行病学调查已证实氯乙烯能引起肝血管肉瘤,潜伏期一般在 15 年以上。

8) 某些金属,金属元素对人类也有致癌的作用,如镍、铬、镉、铍等,如炼镍工人中,鼻咽癌和肺癌明显高发;镉与前列腺癌、肾癌的发生有关;铬可引起肺癌等。其原因可能是金属的二价阳离子,如镍、镉、铅、铍、钴等是亲电子的,因此可与细胞大分子,尤其是 DNA 反应。例如镍的二价离子可以使多聚核苷酸解聚。

表 2.2 主要的化学致癌物及易感人群和诱发的肿瘤

化学致癌物	易感人群	诱发的主要肿瘤
直接作用		
烷化剂	接受化学治疗的恶性肿瘤患者	白血病
间接作用		
多环芳烃	吸烟者、食用熏制鱼肉者	肺癌、胃癌
芳香胺	染料工人、橡胶工人	膀胱癌
亚硝胺	亚硝酸盐污染食物的食用者	食管癌、胃癌
黄曲霉毒素 B_1	污染食物的食用者	肝细胞性肝癌
石棉纤维	矿工、接触者	肺癌、胸膜间皮瘤
氯乙烯	塑料厂工人	肝血管肉瘤
氨基偶氮类	接触者、长期食用者	肝癌
碱基类似物	接触者	肝癌
苯	橡胶工人、染料工人	白血病
砷	矿工、农药工人和喷撒者	皮肤癌、肺癌、肝癌
镍	炼镍工人	鼻癌、肺癌
铬	接触含铬气体者	鼻癌、肺癌、喉癌
镉	接触者	前列腺癌、肾癌

8. 日常生活中常见的化学致癌物

香烟烟雾中的烟焦油含有多种化学性致癌物质,如苯并芘、亚硝胺等。20 年前,云南省宣威县肺癌发病很多,主要原因是由于当地习惯室内烧煤,煤烟严重污染室内空气,空气中含有大量苯并芘等致癌物质。各种蒸汽机车、内燃机、机动车工作时燃烧煤、石油、机油、汽油等都产生苯并芘等有害物质。在厨房里,由于炉灶烟火和烹调煎炸产生的油烟,空气中苯并芘含量比普通房间空气中的含量高好几倍。国内外研究证明食物的熏、烤、油炸都可使食品产生苯并芘,焦糊的食物中苯并芘的含量是普通食物的 10 倍到 20 倍。脂肪、蛋白质和糖经高温烧烤、油炸的热解过程会生成这些化学致癌物质。熏制食品不仅食品表面有部分变焦,还被附着许多烟雾微粒,所以,苯并芘含量很高。偶氮染料中的萘胺可引起人的膀胱癌。

研究表明,亚硝胺类及其前体物质亚硝胺类化合物,在低等和高等动物如鱼、青蛙、小鼠、大鼠、兔、狗、猪、猴等身上都能诱发肿瘤。亚硝胺类化合物主要用作工业上的溶剂、润滑剂和机动汽油的添加剂,农业上用作杀虫剂等。它存在于烟草的烟中,保存不好的谷类和质量差的酒中,其浓度很小。也存在于用亚硝基化合物腌制过的肉、鱼、禽等食品中。一般说来,亚硝胺在自然界中存在的量很小,但合成亚硝胺的前体物质(原料)二级胺和亚硝酸盐在自然界比较广泛存在,在适宜条件下,在试管内或身体内可以合成致癌物亚硝胺。研究人员在肿瘤高发区的部分陈粮、酸菜、发霉的食物、粗制鱼露、薯干、干萝卜条、干咸鱼等样品中测出亚硝胺来。国外报道,在某欧洲国家市场上的香肠、奶酪和啤酒300份样品中,有30%的样品含有亚硝胺。我国腌制肉类时常加入亚硝酸盐作为防腐剂,此物与肉类中的胺相结合便可产生极强的致癌物亚硝胺。已知蔬菜、水果中含有的维生素C具有阻断胃内合成亚硝胺的能力,从而减少亚硝胺对人的危害。所以,我们提倡吃各种新鲜的蔬果。

第三节　生物因素对肿瘤生成的影响

生物性致癌因素包括病毒、细菌、霉菌、寄生虫等。目前认为,在致癌性生物因素中,病毒是最重要的。我们将可以导致动物肿瘤的病毒称为肿瘤病毒。其中EB病毒是最早发现的与人肿瘤存在明显病因学关系的病毒。

1. 病毒与肿瘤

1.1 致瘤病毒的概念及主要特征

与肿瘤有关的病毒可以分为致瘤性DNA病毒和致瘤性RNA病毒两大类。与动物或人类肿瘤有关的致瘤性DNA病毒主要有五大类:乳多空病毒类、疱疹病毒类、乙型肝炎病毒类、腺病毒类及痘病毒类。致瘤性DNA病毒的共同特征为:病毒的致癌作用发生在病毒进入细胞后复制的早期阶段,相关的基因多整合至宿主细胞DNA上。研究证明:某些DNA病毒在染色体上的定位具有倾向性,表现为累及多个染色体的位点,可能涉及到原癌基因的位点和染色体的脆性部位,这为进一步确定DNA病毒致瘤的机制提供了新的启示。此外,DNA病毒一般没有细胞内同源物,其编码的蛋白质主要为核蛋白,直接调节细胞周期,并与抑癌基因相互作用。

DNA病毒感染宿主细胞之后,根据宿主细胞的性质可以分为允许性细胞和非允许性细胞。

当DNA病毒感染细胞后,能够复制并最终导致细胞死亡的称为允许性细胞,这种细胞往往是病毒的自然宿主。当病毒感染与其无关的种属细胞时,病毒复制的效率很低,甚至完全不能复制,但细胞能够存活,这种细胞为非允许性细胞。因此允许性细胞感染又称为裂解性感染;非允许性细胞感染又称为流产性感染。在允许性细胞感染的早期,病毒产生转化蛋白;在感染的晚期,病毒在核内形成病毒颗粒,细胞进一步裂解,将新的病毒释放。在非允许性细胞感染中,病毒的基因组直接整合到细胞的DNA中,使细胞发生转化。

与人类、禽类、哺乳类动物肿瘤有关的致瘤性RNA病毒主要是逆转录病毒。其分类有多种原则:根据病毒形态可分为A、B、C、D四种类型,与肿瘤有病因学联系的逆转录病毒主要是C型,其次是B型。A型可能为B、C型病毒的不成熟形式,D型病毒是从恒河猴乳腺中分离出来的,目前还未证明它的致瘤作用。

根据病毒基因组结构是否完整,又可分为非缺陷型及缺陷型RNA致瘤病毒。非缺陷型无需辅助病毒,可以产生完整的病毒颗粒。例如含有Src癌基因的肉瘤病毒,它的基因组具有完整的Gag、Pol与Env基因,此外还有癌基因Src编码的蛋白产物:具有酪氨酸激酶活性的PP60。近年来的研究表明,PP60参与信号传导途径,与多种肿瘤发病相关。缺陷型RNA致瘤病毒基因组结构较长,但具有缺陷,最常见的缺失为Pol与Env基因的缺失,但是却含有与病毒致瘤相关的癌基因。因此,在其基因组结构中往往形成Gag-Onc融合基团,产生相应的融合蛋白。这类缺陷型RNA致瘤病毒需要在辅助病毒的协助下才能形成完整的病毒颗粒。

RNA 病毒在动物体内的致瘤潜伏期和体外转化细胞的能力不一,我们根据此还可分为急性和慢性 RNA 致瘤病毒两类。急性 RNA 致瘤病毒诱发动物产生肿瘤的潜伏期一般为 3～4 周,病毒基因组中的结构基因常有部分丢失,病毒癌基因常取代了丢失部分,但其复制功能存在缺陷,因此需要在辅助病毒协助下才能产生完整的病毒颗粒,这类病毒的致瘤性与其基因组中的癌基因有关。慢性 RNA 致瘤病毒在动物中潜伏期较长,一般需要 4～12 个月,为非缺陷型病毒,对体外培养的细胞无转化能力。其在感染的细胞内能复制产生完整的病毒颗粒,但它不携带致瘤基因。它可整合到宿主细胞基因组内,由于病毒基因组的长末端重复序列(LTR)的插入,位于 LTR 内的病毒启动子或增强子使细胞内某些邻近的原癌基因过度表达,从而导致肿瘤的发生。最近研究表明,根据 RNA 病毒基因组结构和致瘤机制不同,进一步将其分为:转导性逆转录病毒、顺式激活逆转录病毒和反式激活逆转录病毒 3 种。转导性逆转录病毒具有病毒癌基因,能转导入宿主细胞,归属于急性 RNA 致瘤病毒,同时往往属于缺陷型。顺式属于慢性,不携带病毒癌基因,但也能在体外转化细胞诱发恶性肿瘤。反式激活逆转录病毒本身无病毒癌基因,通过其编码的转录调节蛋白而激活同基因组的细胞基因和(或)病毒基因,从而导致恶性肿瘤的发生。

1.2 与人类肿瘤相关的致瘤病毒

RNA 病毒(逆转录病毒)的研究发现了癌基因,并由此开创了肿瘤的分子遗传学。在人类已知的与肿瘤有关的病毒并不多。

1) RNA 致瘤病毒:对动物逆转录病毒致癌的研究发现,根据病毒类型的不同,通过转导(transduction)或插入突变(insertional mutagenesis)这两种机制将其遗传物质整合到宿主细胞 DNA 中,并使宿主细胞发生转化。① 急性转化病毒:这类病毒含有从细胞的原癌基因转导的病毒癌基因,如 Src、Abl、Myb 等,一旦病毒感染细胞后,以其病毒 RNA 为模板,通过逆转录酶合成的 DNA 片断,整合(integration)到宿主的 DNA 链中并表达,导致细胞的转化;② 慢性转化病毒:这类病毒(如鼠乳腺癌病毒)本身并不含有癌基因,但是有促进基因,当其感染宿主细胞后,促进基因也可由于逆转录酶的作用,插入到宿主细胞 DNA 链中的原癌基因附近,引起正常的或突变的原癌基因激活,并且过度表达,从而使宿主细胞转化。

人类 T 细胞白血病/淋巴瘤病毒 I 型(human T-cell leukemia/lymhoma virus I, HTVL-1)是与人类肿瘤发生密切相关的一种 RNA 病毒,与主要流行于日本和加勒比地区的 T 细胞白血病/淋巴瘤有关。HTLV-1 病毒与 AIDS 病毒一样,转化的靶细胞是 $CD4^+$ 的 T 细胞亚群(辅助 T 细胞)。HTLV-1 在人类是通过性交、血液制品和哺乳传播的。受染人群发生白血病的机率为 1%,潜伏期为 20～30 年。HTLV-1 转化 T 细胞的机制还不甚清楚。HTLV-1 不含有任何已知的癌基因,也未发现其在某一原癌基因附近的固定的整合位置。HTLV-1 的转化活性与其 RNA 中的一个称为 Tax 的基因有关。Tax 的产物对病毒的复制十分重要,因其通过对 5′-长末端重复片段(5′-long terminal repeat region, 5′-LTR)的作用刺激病毒 mRNA 的转录。Tax 蛋白也可激活几种能引起 T 细胞增生的宿主基因的转录,如编码调节细胞内其他基因表达的 P55 蛋白 c-Fos 基因,编码 PDGF 的 c-Sis 基因,编码 IL-2 及其受体的基因和髓样生长因子(即粒-单核细胞集落刺激因子,GM-CSF)的基因。IL-2 及其受体的基因激活后可以建立起一个自分泌体系(autocrine system)能直接引起 T 细胞的增生;GM-CSF 作用于巨噬细胞,使其产生 IL-1,从而引起 T 细胞的增生。因此 HTLV-1 是通过 Tax 基因转化细胞的。这些增生的 T 细胞最初是多克隆性的,而且出现二次突变的可能性大大增加,如其中的某一个发生第二次突变,将导致单克隆性的 T 细胞肿瘤。

2) DNA 致瘤病毒:DNA 病毒中有五十多种可引起动物肿瘤。对它们的研究,尤其是对多瘤病毒的研究,提示了 DNA 病毒致癌的机制。DNA 病毒感染细胞后出现两种后果:(1)如果病毒 DNA 未能被整合到宿主的基因组中,病毒的复制不会受到干扰,大量的病毒复制最终使细胞死亡;

(2)要引起细胞的转化,病毒基因必需整合到宿主的 DNA 中并且作为细胞的基因加以表达。多瘤病毒的 T 基因编码的蛋白质 T 抗原具有酪氨酸激酶活性,能像生长因子受体那样刺激细胞 DNA 合成,并使细胞持续增生,而后形成肿瘤。与人类肿瘤发生密切相关的 DNA 病毒有以下 4 种:

(1)人类乳头状瘤病毒(human papilloma virus,HPV):HPV 属于乳多空病毒科乳头瘤病毒属,是一种小型无包膜的双链环状 DNA 肿瘤病毒,为直径 50~55 nm 的对称 20 面体,由 72 个衣壳微粒组成无包膜衣壳。HPV 不但有严格的种属特异性,而且表现出趋上皮性。HPV 的诸多类型感染人类的皮肤,一些类型则感染黏膜,以此分为表皮型和黏膜型。在临床上,常根据其伴随上皮损伤的恶性程度将 HPV 分为低危型和高危型。低危型 HPV-6、HPV-11 与普通良性疣密切相关,而高危型 HPV 可引起恶性进展的上皮内瘤变,进而导致多种癌症。与高危型 HPV 关系最密切的是宫颈癌和生殖器癌,其次是口腔癌。全世界约 70% 的宫颈癌与高危型 HPV-16 和 HPV-18 直接相关,约 25% 的口腔癌与高危型 HPV 有关。

① HPV 与宫颈癌,宫颈癌是第二大常见的妇科恶性肿瘤,其发病率仅次于乳腺癌,全球每年约有 27 万妇女死于宫颈癌,其中 80% 发生在发展中国家。HPV 持续感染是引起宫颈恶变的最根本原因,99.7% 鳞状细胞阳性宫颈癌患者病变组织中都可检测到有高危型 HPV-DNA 序列的插入。低危型 HPV 病毒主要是以游离状态存在,常常引起肛门、皮肤、生殖道疣和喉乳头状瘤等良性肿瘤;高危型 HPV 病毒绝大部分以单拷贝或多拷贝的形式整合到宿主细胞染色体中,整合后的 DNA 原癌基因 E6、E7 和 E2 就会被激活,并产生 E6、E7 和 E2 蛋白,前两者是参与宫颈病变的主要蛋白。鳞状细胞上皮损害高危型中的 HPV-16、HPV-18 和 HPV-45 感染致癌性最强,全球将近 70% 的宫颈癌发生与其有关。

② HPV 与口腔癌,90%~92% 的口腔癌是口腔鳞状细胞癌(oral squamous cell carcinoma,OSCC)。长久以来,抽烟和饮酒被以为是其首要危险因子,然而有 10%~20% 的 OSCC 患者无吸烟和饮酒史,这类肿瘤可能与病毒感染相关。1982 年,Syrjnen 等在光学显微镜下观察到 OSCC 感染 HPV 的病理学特征。此后,有统计学报道,HPV 在 OSCC 中的感染率为 17%~85%,其结果差异较大。高危型 HPV-16 是 OSCC 中最常见的类型,75% 的 OSCC 中能检测到高危型 HPV-16。有研究认为,高危型 HPV-16 持续感染是 OSCC 形成的最重要因素。值得注意的是,HPV-16 关联的和非关联的(或烟草、或酒精、或原发)OSCC,其遗传学表型、临床特征和病程都不一样。Miller 等对 94 项研究共 4 580 个样本所做的 Meta 分析显示,HPV 在健康的口腔黏膜和 OSCC 中的流行率分别为 10.0% 和 46.5%。2009 年,Kreimer 等在分析了 18 篇关于健康人口腔含 HPV 基因的文献后发现,在健康人口腔中,HPV-16 阳性率为 1.3%,致癌性 HPV 阳性率为 3.5%,HPV 总阳性率为 4.5%,高危型 HPV-16 在 HPV 感染者中阳性率为 28%。由此可见,HPV 也可能感染健康的口腔黏膜,但在 OSCC 中,HPV 阳性率明显高于健康口腔黏膜,而且高危型 HPV-16 是口腔中感染率最高的类型。另外,Miller 等在 21 项口腔白斑中检测到 22.2% 的 HPV。Mattila 等在 15.9% 的萎缩性口腔扁平苔藓中检测到 HPV。马健等发现,口腔扁平苔藓以低危型 HPV 感染为主,糜烂型口腔扁平苔藓可检测到高危型 HPV-16。上述研究表明,口腔黏膜癌前病变和口腔癌均与 HPV 密切相关。

③ HPV 与头颈部肿瘤,头颈部肿瘤是第六大常见的肿瘤,死亡率极高,大多数头颈部肿瘤病理类型都是鳞状细胞癌,除了吸烟和喝酒等传统主要风险外,高危型 HPV 的感染也是造成该肿瘤的一个关键因素。HPV-16 是头颈部肿瘤发生的必要条件,HPV-DNA 整合于宿主染色体中,促使头颈部病变发展为肿瘤。Andrews 等证实头颈癌的一个重要的亚组口腔鳞癌和 HPV-16 的病原学关系;王安训等通过 Meta 定量及 Fisher 定性分析了 HPV 感染和口腔鳞癌发生的关系,结果均显示 HPV 感染尤其是 HPV-16 感染者具有较高的口腔鳞癌发生的危险性。除此之

外，HPV-16 也可增加食管癌等一些肿瘤发生的危险性，尤其是在食管癌高发区。虽然，由于研究方法等不同因素导致数据有些偏颇，但 HPV 与肿瘤的关系越来越受到广泛的关注，因此有必要从分子水平阐明 HPV 的致瘤机制，这样才能得出定论并从根本上切断致瘤途径。

（2）Epstein-Barr 病毒（EBV）：EBV 是 1964 年 Epstein 和 Barr 在研究非洲儿童的恶性淋巴瘤时，从瘤细胞培养中发现的一种嗜人类 B 淋巴细胞的 γ 疱疹病毒，基因组全长 184 kb。目前可感染人类的 EBV 有两种亚型：EBV-1 和 EBV-2，其区别在于编码核抗原的基因构成不同。EBV 可引起两种不同类型的感染，一种是增殖性感染，另一种是非增殖性感染，在一定条件下或某些诱导因子的作用下，潜伏的 EBV 基因组可被激活而转化为增殖性感染。此外，受 EBV 感染和转化的宿主细胞在不断的分裂和增殖过程中如果受到某些辅助因子的促发，个别细胞可发生染色体易位等异常，从而导致细胞转化为恶性肿瘤细胞。目前研究发现 EBV 感染与多种人类肿瘤发生相关，包括伯基特淋巴瘤、霍奇金淋巴瘤、胃癌、鼻咽癌等，认为 EBV 在这些肿瘤发生中起到相当重要的作用，因此在 1997 年已经把 EBV 归为第一类致癌物。

① EBV 与鼻咽癌：鼻咽癌在我国南方和东南亚流行。WHO 肿瘤分类将鼻咽癌分为三型：角化型、非角化型（又分为未分化型和分化型）和基底样鳞状细胞癌。研究证实未分化型鼻咽癌与 EBV 感染有关，而其他类型的鼻咽癌与 EBV 的关系尚存争议。在未分化型鼻咽癌中 EBV 主要感染鼻腔黏膜上皮细胞，其感染模式有两种：CD21 受体介导和 IgA 介导细胞摄入。目前已经证实存在与未分化型鼻咽癌相关的细胞遗传学改变，即位于 3p25 和 3p14 的非随机性缺失，其发生机制尚不明确。研究发现 EBV 编码的病毒 IL-10 水平上升，且与由上皮细胞和 $CD4^+$ 的 T 细胞产生的 IL-1α 和 IL-1β 有关，从而有助于肿瘤生长和逃避免疫监视。

② EBV 与伯基特淋巴瘤（Bunkitt's lymphoma，BL）：伯基特淋巴瘤是一种 B 细胞性的肿瘤。流行于非洲东部和散发于世界各地。在流行地区，所有患者的瘤细胞都携带 EBV 的基因组成分并且出现特异的染色体易位 t(8:14)。EBV 对 B 细胞有很强的亲和性，能使受染的 B 细胞发生多克隆性的增生。在正常的个体这种增生是可以控制的，受染者没有症状或者临床表现为自限性的传染性单核细胞增生症，而在非洲流行区，由于疟疾或其他感染损害了患者的免疫功能，受染 B 细胞仍持续增生，在此基础上如再发生附加的突变［如 t(8:14)］，则后者使 c-Myc 激活，导致进一步的生长控制丧失，并在其他附加基因损伤的影响下，最终导致单克隆性的肿瘤出现。

③ EBV 与霍奇金淋巴瘤（Hodgkin'slymphoma，HL）：HL 目前公认为是 B 细胞淋巴瘤的一种，研究证实 EBV 与霍奇金淋巴瘤的发生也有明显的相关性，其相关的证据有：a. 曾经患传染性单核细胞增多症的人群 HL 发病风险是健康人群的 4 倍；b. EB 病毒包膜抗原抗体效价上升；c. R-S 细胞中证实存在单克隆性的 EBV 附加体。

④ EBV 与乳腺癌：乳腺癌的病因及发病机制仍不完全清楚，在关于乳腺癌新致病因素的研究中众多学者把目光投向了 EBV。但是关于 EBV 与乳腺癌发病的关系仍存在很大争议，主要分歧在于 EBV 是否存在于乳腺癌细胞中。一些研究报道乳腺癌组织中 EBV 阳性率为 21%～51%，而其他研究则未在乳腺癌组织中检测出 EBV。分析其原因包括：采用不同的 EBV 检测技术；分析不同的 EBV 相关蛋白或 RNA；EBV 感染存在流行病学和组织学类型的差别。有学者在乳腺癌及正常乳腺组织和良性乳腺病变标本中均检测到 EBV 的存在。目前检测 EBV 存在的方法主要有 PCR、原位分子杂交、免疫组化等，有学者发现在 PCR 检测 EBV 基因组阴性的病例中可强烈表达 EBNA-1，因此研究方法的选择对结果也有很大影响，目前认为 PCR 扩增 EBV DNA 是检测乳腺癌组织中是否存在 EBV 较为有效的方法，但是 EBV DNA 含量在肿瘤细胞中存在异质性，同一标本的肿瘤细胞可表现阴性或阳性，且拷贝数量不一，因此研究结果也可能受到一定影响。

⑤ EBV 与胃癌：目前，胃癌发病率在世界范围内占恶性肿瘤的第二位。越来越多的研究结

果表明胃癌的发生与 EB 病毒感染有关。应用 PCR 和原位分子杂交的方法对胃癌细胞进行检测发现不仅胃淋巴上皮样癌存在 EBV,在胃腺癌中也有 EBV 阳性者,并且 EBV 阳性胃癌的癌细胞内几乎均存在 EBV,EBV 感染细胞单克隆增殖以及血清 EBV 抗体效价升高,显示了 EBV 与此类胃癌发生的关系。EBV 在胃腺癌中表现新的潜伏模式,即可产生 BARF1,一种与人集落刺激因子-1(CSF-1)和细胞间黏附分子-1(ICAM-1)同源的分子,且缺乏潜伏膜蛋白 1(latent membrane protein 1,LMP1)的表达。

(3) 乙型肝炎病毒(hepatitisBvirus,HBV):乙型肝炎病毒(bepatitis bvirus,HBV)属嗜肝病毒科,是导致人类病毒性肝炎最主要的原因。HBV 感染呈世界性的分布,不同地区流行强度不一,全球大约 20 亿人感染 HBV,3.6 亿人为 HBV 慢性感染者。全球大约 3/4 的肝细胞性肝癌(HCC)患者与 1/3 的肝硬化(liver cirrhosis,LC)患者都与 HBV 感染有关。在中国,HCC 的发生和死亡人群中有一半以上归咎于 HBV 感染,是慢性乙型病毒性肝炎的高发区。截至目前,中国已累计有 7 亿人曾感染过 HBV,有 1.2 亿人为慢性 HBV 携带者。HBV 本身并不含有可以编码任何转化蛋白(癌蛋白)的基因,其中肝细胞 DNA 中的整合也没有固定的模式。HBV 的致癌作用看来是多因素的:① 如在前文所述,HBV 导致的慢性肝损伤使肝细胞不断再生,这使另外的致癌因素(如黄曲霉毒素 B_1)的致突变作用容易发生;② HBV 可能编码一种称为 X 蛋白的调节成分,使受染肝细胞的几种原癌基因激活;③ 在某些患者,HBV 的整合可导致 p53 基因的失活。由此可见,肝细胞性肝癌的发生也可能是多步骤的。

(4) 人巨细胞病毒(human cytomegalovirus,HCMV):HCMV 于 1881 年由德国人 Ribbert 在因梅毒感染所致流产的胎儿肾脏和腮腺中首先发现,1953 年美国人 Weller 将其命名为巨细胞病毒(cytomegalovirus)。对于 HCMV 与人类疾病的关系人们开展了多方面的研究,近年来有资料显示 HCMV 感染与人脑胶质瘤、乳腺癌、前列腺癌、结直肠癌和皮肤癌的发生和发展有一定关系,可能是导致人类某些类型肿瘤形成和发展的一个重要病因。

目前普遍认为正常人群易感 HCMV,感染后将终生携带,一般为隐性感染,机体免疫功能正常时 HCMV 不具备致病能力,当携带者免疫水平低下、缺陷或者免疫抑制时将可能诱发肿瘤或某些基础病变的恶化。HCMV 感染率会随着年龄增加而增高,女性比男性略高。在发展中国家 HCMV 感染率更高,如印度育龄妇女的 HCMV 血清抗体阳性率为 80%～90%。近年来研究显示 HCMV 感染存在于多种人类肿瘤中。2002 年 Cobbs 等首先发现 HCMV 蛋白和基因在人不同恶性程度的胶质瘤(WHOⅡ～Ⅳ级)中都有较高的阳性率。同年 Harkins 等发现 HCMV 抗原在结直肠癌和肠息肉组织中也有较高的阳性率。2010 年 Harkins 等分别对正常乳腺组织和乳腺癌上皮组织进行了 HCMV 多种抗原的检测,包括 IE1、E 和 L 抗原,结果显示 HCMV IE1 和 E 抗原表达在正常乳腺组织和乳腺癌组织间均有显著性差异。2011 年 Lepiller 等检测从 2003 年到 2009 年搜集的 11 318 例人血样发现,肝细胞癌患者 HCMV 血清抗体阳性率(74%)显著高于未患该肿瘤人群(56%),HBV 和(或)丙型肝炎病毒(HCV)携带者 HCMV 血清抗体阳性率(76.2%)显著高于未携带该病毒人群(56.5%),表明 HCMV 感染与肝炎和肝细胞癌的患病率有关。此外,有学者还在肺癌、皮肤癌、肾上腺癌和前列腺癌组织中检测到了 HCMV 基因和抗原表达。这些证据提示 HCMV 感染及病毒抗原表达可能与人类某些类型肿瘤的发生和发展存在一定关系。

1.3 致瘤病毒致瘤分子机制

1) 病毒编码产物模拟细胞内分子信号

许多病毒可以编码从受体到核蛋白这一信号转导通路中的细胞信号转导模拟分子。新近发现 DNA 病毒(如疱疹类病毒)和 RNA 病毒均可编码与宿主细胞周期素同源的病毒产物来调控宿主细胞增殖周期。

2）病毒编码产物激活细胞信号转导途径

已经发现许多病毒癌基因及细胞癌基因所编码的蛋白产物是重要的信号转导分子。某些致瘤病毒编码的致瘤蛋白可能以特定的方式激活膜内的信号转导通路，这种信号转导通路的异常激活可导致细胞增殖活性等一系列细胞表型的改变，是病毒致瘤的重要分子机制。

（1）EB病毒编码产物激活细胞信号转导途径　大多数EB病毒感染患者均处于隐性感染状态及潜伏感染。LMP1是目前已被确证具有癌基因功能的EBV编码的潜伏蛋白。目前认为LMP1通过模拟活化的肿瘤坏死因子受体家族中的CD40，介导信号转导而参与肿瘤的发生与发展。激活蛋白1（activator protein 1，AP-1）是最近被证实的LMP1信号转导靶点之一。AP-1途径主要是通过两条信号途径活化：一条是SEK→JNK→cJun/AP-1途径；研究发现，LMP1通过SEK1（stress activated protein kinase/nextracellular singnal regulated kinase1）活化JNK（c-jun N-terminal kinase），JNK可使c-Jun 63和73位丝氨酸残基磷酸化，从而启动c-Jun转录。对LMP1羧基端胞浆区的突变分析证实，整个该区的缺失可阻止LMP1活化JNK，仅有CTAR1缺失并不消除JNK活性，而阻断CTAR2，JNK活性则又回到基础水平，提示CTAR2区介导SEK→JNK→c-Jun/AP-1信号传导。另一条是Ras→Raf1→ERK1/2→AP-1途径：尽管Kieser等将LMP1和ERK2（extracelluar signal regulated kinase 2）共转染人胚肾293细胞，发现LMP1并不激活ERK2。但是，Roberts研究发现EBV感染静息性B淋巴细胞可活化ERK1/2，在Rat1成纤维细胞中，LMP1表达可使ERK1/2活性增加3.8到5.0倍，而Ras显性负性突变体却阻碍这种活化。可是，若进一步转染活化的Raf1，则又恢复了ERK1/2活性，最终启动AP-1转录。

EBV的另外一种感染称之为裂解性感染或生产性感染，在该种感染状态下病毒可以表达BZLF1型基因（EBV即刻早期基因），其表达可以引起病毒裂解复制而破坏其潜伏状态。对BZLF1基因及其表达调控研究的进展表明，BZLF基因的表达产物可以激活丝裂原活化蛋白激酶（mitogen-activated protein kinase，MAPK），p38及氨基末端激酶（c-jun n-terminal kinase，JNK）通路，并与EB病毒相关肿瘤的恶性演进有关。尤其令人关注的是BZLF1基因表达产物在体外可以结合p53，在EB病毒阳性的B淋巴细胞中，p53和Z蛋白（一种维生素K依赖性蛋白）共表达可使p53调节基因的转录减少；而在上皮细胞中，二者共表达增加P53调控的基因，这种差异可能是p53代谢或活化上的差异。p53和BZLF1间的相互作用导致它们之间互相抑制，可能与鼻咽癌的发生有关。

（2）HCV病毒编码产物激活细胞信号转导途径　丙型肝炎病毒（hepatitis c virus，HCV）是一种与肝细胞癌（hepatocellular carcinoma，HCC）发生有密切关系的RNA病毒。HCV核心蛋白是由191个氨基酸组成的多功能蛋白，HCV核心蛋白能够增强由淋巴毒素的受体配体和肿瘤坏死因子α触发NF-κB信号转导通路的效用（NF-κB是Rel家族的转录因子，参与调节与机体免疫、炎症反应、细胞分化有关的基因转录），使HCV感染呈慢性活动状态和慢性持续状态。研究发现HCV核心蛋白能激活MAPK和血清应答元件使细胞获得生长优势，HCV核心蛋白还能激活核转录因子AP-1。

3）病毒编码产物对细胞周期的干预调控

（1）病毒编码产物对细胞周期蛋白（cyclinD1）的调控　cyclinD1又称PRAD1、CCND1、BcL-1，为于11q13，长约15 kb，有5个外显子，4个内含子，编码295个氨基酸，分子量为34 kDa的蛋白质，其表达在细胞中呈周期性改变，是细胞周期调节的重要癌基因。

致瘤病毒产物对cyclinD1的调节可以通过多种途径，其中之一是通过信号转导途径调节cyclinD1的启动子的活性，从而调节cyclinD1的表达水平，后者导致细胞周期G1/S期限制点的失活。EB 病毒编码产物 LMP1 可通过活化 NF-κB、AP-1 而活化 cyclinD1。

（2）病毒编码产物对细胞周期蛋白依赖性激酶抑制因子（CDK inhibitor, CKI）的调控　CKI 为细胞周期蛋白依赖性蛋白激酶抑制剂，其与 Rb 蛋白（抑癌基因 Rb 表达的蛋白，参与细胞周期的调控）、p16 蛋白（抑癌基因 p16 表达的蛋白，也参与细胞周期的调控）、细胞周期蛋白和细胞周期蛋白依赖性蛋白激酶（CDK）可共同组成了反馈调节系统调控细胞周期的进程。病毒编码的某些产物可对 CKI 产生影响，导致正常细胞周期进程的调控失衡。

（3）病毒编码产物对 pRb（成视网膜母细胞瘤蛋白）的灭活　目前至少发现有 3 种病毒蛋白，即 E1A、HPVE7、SV40T 可与 Rb 蛋白结合，从而导致 Rb 蛋白的失活。

（4）病毒编码产物对 p53 的灭活　p53 蛋白与细胞周期的调控、DNA 修复、细胞分化、细胞凋亡等重要的生物学功能有关。研究证明：SV40T 抗原、腺病毒 E1B、HPVE6 和 E7 蛋白、EBV 核抗原 5（EBVN5）以及 HBX（乙型肝炎病毒）蛋白均与 p53 蛋白结合，形成复合物后，而使其功能失活，使 p53 蛋白在细胞内含量显著增加，增强了细胞分裂和增生的能力。

2. 霉菌与肿瘤

目前已知对动物有致癌性的霉菌毒素有数十种。但除黄曲霉毒素（aflatoxin）外，对其他研究都较少。在高温潮湿地区的霉变食品中，黄曲霉菌广泛存在，尤以霉变的花生、玉米及谷类含量最多。在众多黄曲霉毒素，黄曲霉毒素 B_1（aflatoxin B_1）的致癌性最强，据估计其致癌强度比二甲基亚硝胺大 75 倍，比奶油黄大 900 倍，而且化学性很稳定，不易被加热分解，煮熟后食入仍有活性。可引起人和啮齿类、鱼类、鸟类等多种动物的肝癌。黄曲霉毒素 B_1 的化学结构为异环芳烃，通过肝细胞内的混合功能氧化酶氧化成环氧化物而致突变，主要诱发肝细胞性肝癌。我国和南非肝癌高发区的调查都显示，黄曲霉毒素 B_1 在食物中的污染水平与肝癌发病率有关。同时，这些地区也是乙型肝炎病毒（HBV）感染的高发区。在 HBV 感染与黄曲霉毒素 B_1 污染的污染也存在联系，分子生物学研究表明，黄曲霉毒素 B_1 的致突变作用是使肿瘤抑制基因 p53 发生点突变而失去活性，而 HBV 感染所致的肝细胞慢性损伤和由此引起的肝细胞持续再生为黄曲霉毒素 B_1 的致突变作用提供了有利条件。因此 HBV 感染与黄曲霉毒素 B_1 有协同作用，这也是我国肝癌高发地区的主要致癌因素。此外，在我国食管癌高发地区，居民食用的酸菜中分离出白地霉菌，其培养物有促癌或致癌作用。

3. 细菌与肿瘤

关于细菌与肿瘤的关系，对幽门螺杆菌与胃癌的研究较多。

1）幽门螺杆菌（helicobacter pylor HP）是 1983 年澳大利亚学者罗宾·沃伦（J. Robin, Warren）和巴里·马歇尔（Barry, Marshall）从一个慢性活动性胃炎患者胃黏膜活检标本中首先分离到的。它是一种革兰阴性杆菌，呈 S 形或弧形弯曲，菌体一端的鞭毛，有助于方便地穿过胃黏膜而定居至胃上皮细胞，又能产生大量尿素酶，分解尿素在菌体周围形成一股碱性的"氨云"，可以抵抗胃中的酸性环境，免受胃酸杀死。

幽门螺杆菌的唯一自然宿主是人，全世界人群感染率高达 50%。幽门螺杆菌的主要传播途径是人与人的直接或间接接触。这种病原菌是通过人群的消化道，即"口—口"、"粪—口"传播的。我国是幽门螺杆菌高感染国家，可能与我国有共用食具的习惯有关，细菌可经"口—口"传播，如母亲将食物嚼碎再喂婴儿的习惯也增加"口—口"传播的机会。幽门螺杆菌感染主要发生于胃、十二指肠，引起慢性胃炎、胃溃疡和胃癌。流行病学资料表明：胃癌发生率在一些幽门螺杆菌感染率高的人群中较高。而直肠癌、食管癌、肺癌等其他肿瘤与幽门螺杆菌感染率间无明显关系，从而反证了幽门螺杆菌对胃癌的致病作用。研究显示在胃癌组织中幽门螺杆菌阳性率为

69%～95%；幽门螺杆菌感染者的胃癌发生率为2.3%～6.4%。世界卫生组织已把幽门螺杆菌列为胃癌的第一类致癌原。

幽门螺杆菌还与胃黏膜相关淋巴瘤的发生有关。研究表明感染了HP患者的淋巴瘤患病率比未感染者要大3.6倍。如果幽门螺杆菌得到根治,淋巴瘤的发生率降低或发展过程得到控制。另外,在分类学上和幽门螺杆菌亲缘关系很近的同属菌猫胃螺杆菌和鼬螺杆菌都能在小鼠中引起类似的病变。幽门螺杆菌感染的预防和治疗对胃癌发生的危险性究竟有多大影响,证据尚不够充分。幽门螺杆菌感染率和胃癌发生率与社会经济状态呈负相关,都随着年龄增加而升高。已发现幽门螺杆菌感染率与胃癌死亡率之间存在着地区分布性的相关。在美国,非洲裔美国人和拉丁美洲人的发生率高于白种人。然而,胃癌男性比女性高发,而幽门螺杆菌感染率两性间并无差别。据报道,某些人群幽门螺杆菌感染率高,但胃癌发生率低。这些情况都表明:除幽门螺杆菌感染率外,还有其他胃癌危险因素亦很重要。

2) 近年来有研究表明,肺结核常并发肺癌,普遍认为这是由于结核杆菌长期刺激所致。结核杆菌可在体内外多种因素作用下被诱导为L型,国内外一些学者研究证实结核杆菌L型在肺癌的发病中可能起着某种关键作用,具体机制可有以下几方面:(1) 结核分枝杆菌L型引起的长期慢性炎症可促使肺部组织过度增生;(2) 结核分枝杆菌L型能进入肺泡上皮细胞核;(3) 局部结核性支气管扩张、钙化和瘢痕阻碍淋巴回流引起致癌物质汇集而刺激邻近支气管。这些都是促使恶性变的诱因。Song等报道,结核分枝杆菌感染的肺癌组织与非感染的肺癌组织相比较,脆性组氨酸三联体蛋白轻度异常高表达,提示癌组织中结核分枝杆菌的感染,可能通过改变某些癌相关基因的表达,从而参与肺癌的发生或发展。

3) 纳米细菌(nanobacteria,NB)是目前已知的最小的有细胞壁的细菌,属革兰氏阴性菌,细胞壁厚,无荚膜与鞭毛结构,呈球状或球杆状,20～200 nm,可通过0.1～0.4 μm的滤菌膜,体积极小,通过电子显微镜和其他的高分辨率显微镜(如原子显微镜)方可发现。纳米细菌在pH7.4和生理性钙磷浓度中能形成羟磷灰石碳酸盐结晶,产生坚硬的钙化外壳覆盖于菌体周围,在高温、强酸等条件下仍能存活。纳米细菌通过产生磷灰石结晶使体内多种细胞发生病例性钙化。多项研究发现纳米细菌与多种恶性肿瘤有关,如乳腺癌、卵巢癌。

4. 寄生虫感染与肿瘤

寄生虫病与肿瘤是世界上严重危害人类健康的两类疾病。据世界卫生组织1993年的报告,血吸虫病在全世界有31亿人口的74个国家和地区流行。寄生虫病与肿瘤的发生也有密切关系,自从1898年日本金森首先报道血吸虫病合并直肠癌以来,国内外也屡见报道有关血吸虫病并发结直肠癌病例与血吸虫病流行区的结直肠癌发病率与死亡率较高的调查。如在我国血吸虫病高度流行的浙江省嘉善县,大肠癌的发病率高达44.2/10万,而吉林省仅为2.7/10万。浙江省嘉善县大肠癌世界调整死亡率比世界上大肠癌死亡率最高的新西兰还高,达到男女性别分别为33.27/10万和32.40/10万。在日本,大肠癌死亡率也以血吸虫病高度流行区的山梨县和久留米县为最高。Amano(1980)分析Yamanashi流行区临床病例资料,发现日本血吸虫病患者的结肠癌发病率比非血吸虫病患者高25倍。埃及血吸虫病主要分布于非洲与东地中海,而以埃及的埃及血吸虫病合并膀胱癌的感染率为最高。Lucas(1982)报道在埃及血吸虫病重流行区马拉维南部地区鳞状细胞型的埃及血吸虫病膀胱癌的发病率比英国高出35倍。生化研究显示埃及血吸虫病患者尿中的挥发性与非挥发性亚硝胺含量分别比非血吸虫病患者高10倍与2～4倍。进一步测定埃及血吸虫病膀胱癌患者膀胱标本的DNA损伤,发现其DNA甲基损伤后生成的O6-甲基脱氧鸟苷(O6-MedG)量显著高于非血吸虫病膀胱癌埃及患者与非膀胱癌患者,表明血吸虫病膀胱癌患者靶组织已出现癌前变化,而此种由于DNA甲基损伤后形成的修饰碱基与癌的发生发展有着密切关系。1994年世界卫生组织国际癌症研究机构已将埃及血吸虫感染与麝猫后睾吸虫感染评定为确认人类致癌物(Group 1),将华支睾吸虫感染评定为对人很可能致癌(Group 2A),将日本血吸虫感染评定为对人可能致癌(Group 2B)。

由于我国寄生虫病分布广泛,寄生虫种类各异,有的可以有致癌促癌作用,有的则未必有,而各种肿瘤的病因与发病机制也不尽相同,因此,加强研究寄生虫感染与肿瘤的关系,有助于阐明肿瘤的病因及其发生、发展规律,从而为寄生虫病与肿瘤的防治提供科学依据。

寄生虫引起肿瘤有以下机制:(1)引起炎症反应与细胞增生;(2)寄生虫及其虫卵本身的作用;(3)抑制免疫功能;(4)引起染色体异常;(5)引起DNA甲基化损伤及其修复功能降低;(6)引起基因改变。

目前,已知许多寄生虫感染被确认为人类肿瘤发生的危险因素,如埃及血吸虫、曼氏血吸虫、日本血吸虫、疟原虫、华支睾吸虫、麝猫后睾吸虫等。以日本血吸虫虫卵为例,虫卵沉积是肿瘤发生的一个重要因素,除虫卵的机械作用外,其含有吲哚、中性粒细胞刺激因子及多种抗原,其中吲哚是很强的DNA损伤剂,可溶性虫卵抗原至少含有 $25\sim30$ 种多肽。Ishii等(1989)采用诱导EB病毒在Raji细胞表达法观察日本血吸虫Kofu株的虫卵提取液的致癌活性,与阳性对照相比,出现了弱而显著的阳性反应,表明日本血吸虫可溶性虫卵抗原具有潜在的促癌作用。

5. 植物毒素与肿瘤

许多植物(包括食用植物)都含有能抵抗病、虫危害的有毒物质,其中有些称作"植物杀生素"或"植物杀菌素"。各种食用植物所含的植物毒素种类繁多,含量多少不一。人们对植物毒素的危害性却远远不及对残留农药等人工合成物质的危害那样重视。但我们从饮食中摄入的植物毒素大大超过残留农药的含量,常以"克"计,许多植物毒素是能引起基因突变的诱变剂,也有一些是致癌物。

蕨菜是人们常食用的野菜。蕨菜中所含的莽草酸对动物有致癌作用,调查表明,含较多蕨菜的饲料能诱发家畜的膀胱癌,而且这种家畜的乳汁对大鼠仍有致癌作用。在日本经常食用蕨菜的人群患食管癌的相对危险性是一般人群的3倍。

在南亚地区、南太平洋地区和南非地区以及中国的中国台湾地区和湖南省,咀嚼槟榔是一种非常流行的传统习俗。咀嚼槟榔可引起口腔黏膜下纤维化(oral submucous fibrosis,OSF),OSF是一种癌前病变,经过长期的慢性病理过程可恶变为口腔癌。因为槟榔中的多种活性成分和代谢产物有细胞毒性、遗传毒性甚至直接致癌性,这些物质包括槟榔生物碱、槟榔鞣质、槟榔特异性亚硝胺(areca-specific nitrosamine,ASNA)和活性氧(reactive oxygen species,ROS)等,目前认为槟榔是一级致癌物。

1963年,人们发现苏铁属旋铁树的种子和壳能诱发肿瘤,后来许多实验室先后证实,其致癌原系所含的氧化偶氮类甙-苏铁甙(cycasin)和新苏铁甙(neocycasin)A、B。苏铁甙长期或一次喂饲或灌肠,可使大鼠发生乳癌、肝癌、肾癌和肠癌,使小鼠发生肺腺瘤,也能使豚鼠、田鼠发生肿瘤。苏铁甙本身并无毒性或致癌性,需经肠道内细菌的 β -糖苷酶水解,生成甲基氧化偶氮基甲醇(即苏铁甙元),再转化为亲电子的中间物,形成能与核酸等生物活性物质起反应的活性甲基,诱发肿瘤。

参考文献

[1] Reiche EM, Nunes SO, Morimoto HK. Stress, depression, the immunesystem, and cancer [J]. Lancet Oncol, 2004, 5(10): 617 - 625.

[2] Sandberg M, Hammerschmidt W, Sugden B. Characterization of LMP1's association with TRAF1, TRAF2and TRAF3[J]. J Virol, 1997, 71(6): 4649.

[3] Haddad JJ, Saadé NE, Safieh-Garabedian B. Cytokines and neuroimmune-endocrine interactions: a role for the hypothalamic-pituitary-adrenal revolving axis[J]. J Neuroimmunol, 2002, 133(1/2):1-19.

[4] Xin B, He Z, Yang X, et al. TRADD domain of Epstein-Barr virus transforming protein LMP1 is essential for inducing immortalization and suppressing senescence of primary rodent fibroblasts[J]. J Virol, 2001, 75(6):3010.

[5] Ogawa K, Hirai M, Katsube T, et al. Suppression of cellular immunity by surgical stress [J]. Surgery, 2000, 127(3): 329-336.

[6] Atkinson PG, Coope HL, Rowe M, et al. Latent membrane protein 1 of Epstein-Barr virus stimulates processing of NF-kappa B2 p100 to p52[J]. J Biol Chem, 2003, 278(51):51134.

[7] Bromberg J, Wang TC. Inflammation and cancer: IL-6 and STAT3complete the link[J]. Cancer Cell, 2009, 15(2):79-80.

[8] Yang X, Sham JS, Ng MH, et al. LMP1 of Epstein-Barr virus induces proliferation of primary mouse embryonic fibroblasts and cooperativetransforms the cells with a p16-insensitive CDK4 oncogene[J]. J Virol, 2000, 74(2):883.

[9] Pati AK, Parganiha A, Kar A, et al. Alterations of the characteristics of the circadian rest-activity rhythm of cancer in-patients[J]. Chronobiol Int, 2007, 24(6): 1179-1197.

[10] Hofelmayr H, Strobl LJ, Marschall G, et al. Activated Notch1 can transiently substitute for EBNA2 in the maintenance of proliferation of LMP1-expressing immortalizedBcells[J]. J Viro, 2001, 75(5):2033.

[11] Liao W, Tang M, Yin L. EBV latent membrane protein 1 induces p53 expression via NF-kappaBin nasopharyngeal carcinoma[J]. 中华肿瘤杂志, 2001, 23(3):199.

[12] Suzuki A, Ito T, Kawano H, et al. Surrivin initiates procaspase 3/21 complex formation as a result of interaction with Cdk4 to resist Fas-mediated cell death[J]. Oncogene, 2000,19:1346.

[13] Wang C, Ai M, Ren W, et al. Epstein-Barr virus encoded latent membrane protein 1 induces TRAF1 expression to promote anti-apoptosis activity via NF-kappaB signaling pathway in nasopharyngeal carcinoma[J]. Chin Med J (Engl), 2003, 116(7):1022.

[14] Ben-Eliyahu S, Shakhar G, Rosenne E, et al. Hypothermia in barbiturate-anesthetized rats suppresses natural killer cell activity andcompromises resistance to tumor metastasis: a role for adrenergicmechanisms[J]. Anesthesiology, 1999, 91(3): 732-740.

[15] Liu LT, Peng JP, Cheng HC, et al. RECK is a target of Epstein-Barr virus latent membrane protein 1[J]. Oncogene, 2003, 22(51):8263.

[16] Li XP, Li G, Peng Y, et al. Suppression of Epstein-Barr virus-encoded latent membrane protein-1 by RNA interference inhibits the metastatic potential of nasopharyngeal carcinoma cells[J]. Biochem Biophys Res Commun, 2004, 315(1):212

[17] Downing JE, Miyan JA. Neural immuno-regulation: emerging rolesfor nerves in immune homeostasis and disease[J]. Immunol Today, 2000, 21(6): 281-289.

[18] Ben-Eliyahu S. The promotion of tumor metastasis by surgery andstress: immunological basis and implications for psychoneuroimmunology[J]. Brain Behav Immun, 2003, 17: S27-S36.

第三章 基因突变与肿瘤

第一节 肿瘤发生假说

随着社会文明和科技的高度发展,人类的健康状况和公共卫生条件明显改善,然而社会和自然环境的改变以及人类寿命的延长却伴随着恶性肿瘤发病率和病死率的持续上升,恶性肿瘤成为目前危害人类健康的重大疾病。美国前总统尼克松在 1971 年 12 月签署国家癌症法案,吹响了人类抗癌战争的号角。半个世纪悄然逝去,全球投入肿瘤研究的学者和资金无法统计,恶性肿瘤这座堡垒仍然未能攻克,主要原因还是由于恶性肿瘤发病机制的多样性和复杂性,科学家至今无法用统一的理论或学说来阐述肿瘤的发生和发展。

"肿瘤"究竟是一类什么样的疾病?这个自然科学的命题竟然比哲学问题还难于回答!公元前 2625 年古埃及的伟大医生就记载了乳腺癌病例,此后"医学之父"希腊名医希波克拉底提出癌症一词(希腊语 carcinos),并阐述了"体液致癌"说。公元 2 世纪古罗马最著名、最有影响的医学大师盖伦提出情绪低落致癌理论,认为情绪过分忧郁或低落是肿瘤形成的主要机制。1695 年德国医生弗雷德里克·霍夫曼(Frederick Hoffman)和乔治·斯塔尔(George Stahl)认为癌症是由于体内淋巴液在浓度和酸碱度上发生了剧烈的改变而导致的。1775 年 Percival Pott 发现扫烟囱灰且不勤于洗澡的人易患阴囊鳞状细胞癌,与其接触烟囱灰时间长有关,认为癌症的发生与环境和生活习惯相关。18 世纪则提出了"癌症性格"论,威廉·布臣(William Buchan)推断癌症可能是由"过度恐惧、悲伤或负罪感"所致。1838 年,德国病理学家乔纳斯·穆勒(Jonhannes Muller)经论证后提出肿瘤是由细胞组成的,而不是淋巴液,这颠覆了肿瘤的淋巴论。1863 年鲁道夫·魏尔啸(Rudolf Virchow)认为癌症是一种典型的细胞病理性增生,即不受控制的细胞生长,奠定了现代癌症病理学研究的科学基础。1889 年英国伦敦皇家医院外科医生斯蒂芬·佩吉特(Stephen Paget)提出了癌细胞转移的"种子与土壤"假说:癌细胞通过血液和淋巴转移不是随机的,而是一些特定器官组织能够提供适合癌细胞生长土壤的结果。1895 年自伦琴(Wilhelm Conrad Rntgen)发现 X 射线开始,X 射线即被认为致癌,20 世纪 30 年代,赫尔曼·穆勒(Hermann Muller)运用 X 射线产生突变果蝇。19 世纪提出"慢性炎症致癌"假说,1863 年"细胞病理学之父"鲁道夫·魏尔啸(Rudolf Virchow)认为长期慢性炎症可以导致肿瘤,第一次把炎症和癌症联系在了一起。1909 年弗朗西斯·佩顿·劳斯(Francis Peyton Rous)发现 Rous 肉瘤病毒可以将自己的遗传信息传递到细胞,从而致癌,确立了病毒致癌学说。20 世纪初发现煤焦油致癌,并从煤焦油分离出 3-甲基胆蒽、二甲苯丙蒽等致癌物。1920 年,德国生物化学家 Otto Warburg 发现了肿瘤细胞高水平糖酵解的代谢特点,1930 年提出沃伯格效应(Warburg effect):健康细胞依靠线粒体氧化糖类分子释放出有用的能量,而大多数肿瘤细胞则通过产能率较低的糖酵解作用为自身供能,并推测这种变化的代谢是癌症发生的根本原因,认为"肿瘤是一种代谢疾病"。表观遗传的概念最早于 1942 年由 Waddington 提出,目前认为所有不发生 DNA 序列改变的能稳定遗传的基因表达均属于表观遗传学范畴,其机制包括 DNA 甲基化、组蛋白修饰、染色体重塑及非编码 RNA 调控等。1959 年,Makino 提出肿瘤干细胞(tumor stem cells,TSC)假说并认为肿瘤细胞是由与正常干细胞相似的细胞分化而来,但当时缺乏客观的证据支持。1914 年,科学家观察到癌细胞中的染色体异常,首次将突变和癌症联系在一起。1969 年 Robert Huebner 和 George Todaro 提出了癌基因学说。该学说主张,细胞癌变是由于病毒基因组中的癌基因引起的,癌基因是病毒基因组的一部分。1971 年,Howard Temin 对癌基因的来源却提出了相反的看法。他认为,癌基因可由正常细胞基因(原癌基因)通过体细胞突变和遗传而产生。20 世纪 70 年代提出体细胞突变致癌,从而引发对于化学物质是否致癌的探究,运用啮齿类动物检测化学物质的致癌强度(黄曲霉素最强)。1975 年发现抑癌基因,Henry Harris 融合正常细胞和肿瘤细胞时发现,产生的细胞并非癌症细胞,正常细胞中有基因可以抑制癌症。1986 年美国遗传学家萨德·德里亚(Thad Dryja)、肿瘤生物学家罗伯特·温伯格(Robert Weinberg)和斯蒂夫·弗兰德(Steve Friend)经实验分离了激活的原癌基因 Ras 和鉴定出抑癌基因 Rb,Rb 基因是第一个被克隆的抑癌基因,最初发现于儿童的视网膜母细胞瘤(retinoblestoma),因此称为 Rb 基因。20 世纪 90 年代提出单个细胞突变形成癌细胞,主流观点认为癌症的起因是单个细胞的突变所致,随着时间推移,这个细胞分裂数百次而发展成一个具有相同恶性的细胞"克隆群",能够逃避人体免疫监视系统,最终形成肿瘤。如果任其发展,这一单克隆肿瘤会逐渐扩散到全身,达到手术无法治愈的程度。

2011 年 3 月罗伯特·温伯格(Robert Weinberg)在 2000 年提出的癌症六大基本特征基础上,再次发表了《癌症的十大特征》(Hallmarks of Cancer:The Next Generation),简述了最近十余年肿瘤学中的热点和进展,这十个特征分别是:自给自足生长信号(self-sufficiency in frowth signals);抗生长信号的不敏感(insensitivity to antigrowth signals);抵抗细胞死亡(resisting cell death);潜力无限的复制能力(limitless replicative potential);持续的血管生成(sustained angiogenesis);组织浸润和转移(tissue invasion and metastasis);避免免疫摧毁(avoiding immune destruction);促进肿瘤的炎症(tumor promotion inflammation);细胞能量异常(deregulating cellular energetics);基因组不稳定和突变(genome instability and mutation)。这让我们更加深入、全面地认识到肿瘤的一些生物学特性,然而对于肿瘤的起源或发生机制科学家们仍然在不懈地探索中。

肿瘤发生从古代的体液学说、上世纪初的物理、化学、病毒致癌学说、上世纪中叶的基因突变致癌学说,到现在的多步骤、多因素综合致癌理论,不仅体现了人类认识肿瘤疾病的漫长历史进程,也是人类医学发展的必然趋势。

其间,1953 年 Watson 和 Crick 构建的 DNA 双螺旋结构模型;1985 年 Mullis 发明的聚合酶链式反应(polymerase chain reaction,PCR)技术,即简易 DNA 扩增法;1990 年启动的人类基因组计划(human genome project,HGP);2005 年人类基因组计划完成后开展的肿瘤基因组计划;2015 年的精准医疗计划以及第一、二、三代基因测序技术助力人类更加深刻地认识肿瘤的本源。

目前普遍认为肿瘤的发生是一个多基因参与、多步骤发展的复杂过程,是机体内在因素与外界因素联合作用下逐渐形成的。先天遗传因素(遗传缺陷或家族易感性)与后天诱导因素(物理、化学、病毒、炎症、心理及生活方式等)的累积导致肿瘤的发生,并形成了许多关于肿瘤发病机制的基本假说:(1) 环境与遗传相互作用的结果。如基因突变、染色体易位、表观遗传改变、干细胞起源;(2) 非可控慢性炎症。癌症是一类慢性炎症性(或代谢性炎症)疾病;(3) 一种难以愈合的创面;(4) 全身代谢障碍的局部表现;(5) 一类具有特定功能的组织或器官;(6) 进化发育过程中的遗产;(7) 胚胎发育不同阶段残留细胞及衍生物等。

第二节 基因突变

肿瘤是机体在各种因素作用下,局部组织的细胞在基因水平上失去了对其生长的正常调控,导致细胞的异常增生而形成的新生物。肿瘤是基因疾病,其生物学基础是基因的异常。致瘤因素使体细胞基因突变,导致正常基因失常,基因表达紊乱,从而影响细胞的生物学活性与遗传特性,形成了与正常细胞在形态、代谢与功能上均有所不同肿瘤细胞。不同基因的突变与不同强度的突变形成了不同的肿瘤。

尽管肿瘤发生理论纷杂繁多,但各自的理论基础和实验依据都不足以解释所有肿瘤相关现象。其中,体细胞突变理论所获得的支持证据相对充分一些,能够更直接地解释多数肿瘤发生、发展伴随的基因突变积累导致的肿瘤临床与生物学特征,同时促成了人类基因组计划和精准医疗计划的提出和实施。三代基因测序技术的发展也使得该理论的研究成果服务于肿瘤临床医疗变得更加迫切与现实。因此,体细胞突变理论对现代肿瘤学的发展作出了重要贡献。

1. 体细胞突变理论

1.1 基因与基因突变

基因(gene)是控制生物性状的基本遗传单位,是含特定遗传信息的核苷酸序列,是遗传物质的最小功能单位。基因的定义随着研究的进展逐步完善。19 世纪 60 年代,遗传学家孟德尔就提出了生物的性状是由遗传因子控制的观点。20 世纪初期,摩尔根通过果蝇的遗传实验得出了染色体是基因载体的结论。1909 年丹麦遗传学家约翰逊首次正式提出"基因"概念。现代遗传学认为,基因是脱氧核糖核酸(DNA)分子上具有遗传效应的特定核苷酸序列的总称,是具有遗传效应的 DNA 分子片段。基因位于染色体上,并在染色体上呈线性排列。基因不仅可以通过复制把遗传信息传递给下一代,还可以使遗传信息得到表达。最初的基因概念是指蛋白编码基因,随着研究的深入,基因的范畴进一步扩大,很多非编码 RNA 分子(如微小 RNA、长链非编码RNA 等)的编码序列也纳入基因范畴。

基因突变(gene mutation)是指基因在结构上发生碱基对组成或排列顺序的改变。基因虽然十分稳定,能在细胞分裂时精确地复制自己,但这种稳定性是相对的,在一定的条件下,野生型基因通过突变成为突变型基因。广义的基因突变包括点突变和染色体畸变;狭义的突变专指点突变,但两者的界限并不明确,特别是微细的畸变更是如此。通常突变可分为碱基置换突变(subsititution)也称为点突变(point mutation)、移码突变(translocation)、缺失突变(deletion)、插入突变(insertion)。

基因突变可以是自发的也可以是诱发的。自发和诱发产生的基因突变型之间没有本质上的不同,基因突变诱变剂的作用也只是提高了基因的突变率。体细胞自发产生的基因突变积累伴随人的一生。大多数这些突变对人体没有显著影响,但一些可以改变关键细胞功能。早期的体细胞突变会导致发育障碍,而突变不断积累可导致癌症。基因突变可由于外界因素影响而发生,包括:① 物理因素:X 射线、激光、紫外线、伽马射线等;② 化学因素:亚硝酸、黄曲霉素、碱基类似物等;③ 生物因素:某些病毒和细菌等。反应性活性氧、有丝分裂错误、DNA 复制过程中发生错误等内因也会导致脱氧核苷酸的数量、顺序、种类发生局部改变而发生突变。

基因突变可以发生在发育的任何时期,通常发生在DNA复制时期,即细胞分裂间期,包括有丝分裂间期和减数分裂间期。同时基因突变和DNA复制、DNA损伤修复、癌变和衰老都有关系。

1.2 癌基因和抑癌基因

癌基因(oncogene)是一类存在于病毒或细胞基因组中,在一定条件下会引起细胞癌变的基因,又称转化基因。通常,细胞癌基因以非激活状态存在,又称为原癌基因(proto-oncogene)。当原癌基因发生突变或其他原因激活后,就成为具有转化活性的细胞癌基因,最后导致细胞癌变。原癌基因根据其产物功能的不同,可分为生长因子、生长因子受体、非受体蛋白激酶、核蛋白、Ras基因产物等5类。迄今为止,已经发现了上百个癌基因,经典的癌基因有Ras、Myc、Myb、Fos等。

传统的原癌基因激活机制主要由基因突变、基因扩增、染色体异位、插入诱变等,通过这些变化,原癌基因被组成性激活,导致细胞生长失控。

抑癌基因(tumor suppressor gene)是正常细胞内具有潜在抑癌作用的基因。抑癌基因缺失或失活导致其丧失抑癌功能,导致恶性肿瘤的发生、发展。常见的抑癌基因有APC、TP53、PTEN等。

随着人类基因组测序工作的完成和肿瘤细胞基因组重新测序工作的深入,发现了更多与癌症发生相关的基因突变,癌基因和抑癌基因的数目也迅速增加。这些研究成果加深了对癌症发病机理的认识,并为癌症的分子诊断和治疗提供新的靶点。

1.3 肿瘤体细胞突变理论

自从上世纪50年代以来,肿瘤体细胞突变理论占主导地位。根据该理论,肿瘤是从单个体细胞经突变积累的多阶段过程而形成;每一个癌细胞均有形成新肿瘤的能力。

体细胞突变是发生在正常机体细胞(除性细胞外)中的突变,比如发生在皮肤或其他组织器官中的突变。体细胞突变不会传给后代,而种系突变是发生在将成为配子(精子和卵子)的细胞中。生殖细胞的突变可传递给后代。体细胞突变不会造成后代的遗传改变,却可以引起当代某些细胞的遗传结构发生改变,绝大部分体细胞突变无表型效应。

遗传性恶性肿瘤可以通过配子传给后代,但是,散发性恶性肿瘤可以通过体细胞突变引起,不会遗传给后代。肿瘤可以看作是在个体遗传因素的基础上,尤其是在个体对肿瘤的遗传易感性基础上,致癌因子引起细胞遗传物质结构或功能异常的结果。这种异常大多数不是由生殖细胞遗传得来,而是在体细胞中新发生的基因突变所致。发生突变的癌前细胞在一些促癌因素的作用下发展为肿瘤。

基因突变是经常发生的,突变如果发生在与细胞增殖有关的基因,就可能导致细胞摆脱正常的生长控制,表现出恶性细胞的表型性状。许多致癌物都是致突变物,大多数能引起DNA损伤,这些损伤可以修复,也可以导致细胞死亡。如果DNA的损伤不能被及时修复或者发生修复错误,细胞虽可继续存活,但却成了潜在的癌细胞。

体细胞突变发生的机制主要包括:① 细胞在DNA半保留复制过程中自发的少量配对错误,且这些错误逃脱了细胞自身修复机制的监控和纠正,因此被保留进入子代细胞;② 环境致突变物质对DNA攻击发生碱基改变而生成体细胞突变,随着进一步的细胞分裂进入子代细胞。人类从父母得到的遗传物质也存在个体差异,称为基因多态性,它是人类长期进化过程中随着生殖细胞突变而分布在广大人群中的突变,因此在人群中存在一定的突变比例。一般认为只有在人群中大于1‰发生率的突变可被称为单核苷酸多态性(single nucleotide polymorphism,SNP)。SNP决定了个体的体质,也就是在人与环境接触过程中个体保护自身DNA不发生体细胞突变的能力,常称为疾病易感性。而体细胞突变决定了疾病在实际发生发展过程中的实质。

1.4　肿瘤细胞存在大量的基因突变和染色体畸变

现有证据表明,肿瘤细胞存在大量的基因突变和染色体畸变,尽管多数突变通常为无义突变或无表型效应,其中部分突变(所谓的肿瘤"驱动突变")可引起原癌基因的活化和肿瘤抑制基因的失活,导致正常细胞周期和凋亡的失控,细胞发生恶性转化。外源(如紫外线、黄曲霉素、病毒)和内源突变程序(mutational processes)均在不同癌中发挥不同程度的促癌作用,不同突变程序的发生频率因肿瘤类型而异。虽然突变差异较大,但是多数癌细胞携带有 1 000~2 000 个点突变和数个到数百个染色体畸变(缺失、插入、重排)。小儿脑瘤和白血病突变相对较少,而某些诱变剂诱发肿瘤,如肺癌(烟草)和皮肤癌(紫外线)基因突变率相对最高。某些肿瘤由于 DNA 修复能力或染色体完整性检查点缺失而导致突变率急剧上升。

1.5　肿瘤发生的单克隆学说

肿瘤既然是体细胞突变的结果,那么它就起源于单个突变细胞(单克隆)。实验证明,多数肿瘤是单细胞克隆起源,许多肿瘤细胞群都具有相同的染色体畸变和同工酶,这就是肿瘤发生的单克隆学说的证据。

研究发现很多肿瘤存在异质性,但是亚克隆乃至多克隆的存在与肿瘤的单克隆学说在本质上并不冲突。一般肿瘤的异质性是获得突变的转化细胞在不同因素影响下,可向不同方向分化,或在不同分化水平通过附加突变,选择性地形成具有不同特点的亚克隆(异质化),这两种情况都可导致在一个肿瘤中可出现不同分化水平、多种组织结构的细胞成分。随着单细胞测序技术的迅速发展,已经发现某些肿瘤个体属于多克隆起源,这是对肿瘤单克隆学说的重要完善和补充。

1.6　癌变两次突变说/肿瘤遗传易感性

家族或遗传性癌综合征多为肿瘤抑制基因种系突变所引起。虽然个别类型肿瘤可仅获得一次恶性突变就可发生,但绝大多数恶性肿瘤需要多次突变才能形成。良性肿瘤恶变可以肯定是突变积累所造成的结果,起始的突变导致良性肿瘤的形成,然后经过一漫长的多阶段演进过程,克隆中的某个细胞在增殖中再次获得一次突变,此细胞克隆可相对无限制的生长,从而获得浸润和转移能力,造成恶性肿瘤的发生。

一些细胞的恶性转化需要两次或两次以上的突变。第一次突变可能发生在生殖细胞或由父母遗传得来,也可能发生在体细胞;第二次突变则均发生在体细胞本身,这就是两次突变说。体细胞突变学说较好地解释了肿瘤遗传易感性和一些遗传性肿瘤的发生。DNA 修复基因及肿瘤抑制基因的单拷贝失活突变并不能马上导致癌症,携带这些突变基因的个体如果另一条等位基因也发生突变,其患的几率急剧增加,如视网膜母细胞瘤。RB 基因是人类发现的第 1 个肿瘤抑制基因,遗传性视网膜母细胞瘤患儿出生时所有细胞均携带了一次 RB 基因突变,只需要在出生后某个视网膜母细胞再发后一次突变(第二次突变),就会转变成为肿瘤细胞,因此不仅发病早,且表现为双侧性或多发性。非遗传型视网膜母细胞瘤的发生则需要同一个细胞在出生后积累两次突变,而且两次都发生在同座位,因而概率很小,因此发病较晚,不具有遗传性,并多为单侧性,但该座位如果已发生过一次突变,则较易发生第二次突变,这也是非遗传型肿瘤不是太少的原因。

随着研究的深入,目前认为肿瘤的发生是一个多步骤、多基因参与的复杂过程。其中最成功例子来源于美国霍普金斯大学 Vogelstein 等对结肠癌的研究,他们发现在结肠癌发生过程中所经历的增生、良性肿瘤、原位癌和浸润癌多步骤过程,始终贯穿一系列分子事件变化。抑癌基因APC、DCC、P53 丢失以及 Ras 基因突变发生在结肠癌发生、发展的不同阶段。抑癌基因 APC 的杂合性丢失是结肠肿瘤发生的早期事件。APC 的缺失可以发生于生殖细胞或体细胞,导致良性腺瘤的发生。当某个腺瘤细胞发生 Ras 癌基因突变导致其进一步克隆性扩增,随后发生的抑癌基因 DCC 和 p53 缺失促进了良性到恶性发展过程。从腺瘤到癌的演变过程中还伴有 DNA 损伤修复基因突变以及 DNA 甲基化状态的改变,因此,结肠癌变过程是一个多基因参与、多步骤的长期过程。

1.7　癌基因组的突变过程信号

不同的突变程序导致特征性的突变模式,成为突变标签(mutational signatures)。这些突变模式可帮助我们鉴定已知和新的突变进程,并量化其对癌基因组的作用。通常一个突变程序导致一种类型体细胞突变。例如马兜铃酸几乎无一例外地导致 A>T 碱基替换;而同源重组基因 BRCA1/BRCA2 的确实也会导致一种特征性的突变模式。突变常常在富集于某些特定的 DNA 序列。如紫外线诱导嘧啶二聚体,其错误修复导致 CpC 或 TpC 双核苷酸发生 C>T 突变。某些突变程序在基因组中的分布呈现出相当大的变异。点突变频率因基因组而异,通常在表达水平低区域、异染色质、晚复制时间的染色体区域更高。于此相对应,其他一些突变程序则在开放染色质区域富集。

通过研究癌基因组的不同突变模式,我们开始能够揭示许多癌细胞中已知和新发现突变程序的作用,将有助于我们将来在某些癌症中鉴别可预防的突变来源。

1.8　体细胞突变的正性选择

癌基因组中成千上万的突变中,仅仅有少量突变(驱动突变)被正性选择。绝大多数突变是出现在驱动突变发生前或刚发生后的无害或微害突变。通过对不同癌症患者的分析,发现驱动突变的正性选择导致其在某一基因或染色体区域的突变频率远高于相应的中性突变。自从费城染色体发现后,突变再现(mutation recurrence)已经成为鉴定新的癌相关基因的有力工具。

尽管大多数驱动突变存在于蛋白质编码区域,但也在基因调控区域发现驱动突变。如 70% 的黑色素瘤、50% 以上的膀胱癌和恶性胶质瘤端粒酶基因启动子区存在突变;这些突变产生形成一个新的转录因子结合基序,导致端粒酶基因的过度表达,从而促进肿瘤细胞的生存和增殖。此外,淋巴瘤中 BCL-2 和 BCL-6 可异位到免疫球蛋白位点,导致其过度表达而发挥促癌作用。

2. 正常细胞中的体细胞突变

虽然现有肿瘤研究成果显示了癌症的临时进化(temporal evolution),但是仍然有很多未解之谜。一般一个正常细胞需要获得多个驱动突变才可能转化为癌细胞,然而单个正常细胞的突变率不足以产生足够的驱动突变,从而解释癌症的发生率。有学者提出两个理论来解释这一现象:(1)细胞可以获得超级突变(hypermutation),即所谓突变子假说(mutator hypothesis);(2)早期驱动突变导致克隆扩增,增加发生进一步驱动突变风险的细胞数目。

要导致正常细胞癌变,基因突变必须发生在能够增殖或正在发生细胞分裂的细胞,或者该突变足以使非分裂细胞发生增殖。增殖细胞因为需要发生 DNA 复制,因此更容易发生突变。据估计,人 T 细胞、B 细胞以及成纤维细胞每次细胞分裂过程中可出现 2～10 个突变,视网膜和肠道上皮细胞突变率也相似。因此,正常体细胞每次细胞分裂的突变率远高于生殖细胞。虽然目前对成体组织干细胞的分裂率的估计分歧很大,不同组织的正常细胞预计可累计数百到数千个碱基替换,与多数癌细胞差异不大,因此不需要获得超级突变。然而,与正常细胞不同,各类型癌细胞的不同突变信号频率存在显著的异质性,提示癌变过程中需要提高突变频率。虽然目前单细胞测序由于错误率较高,难以精确检测新生突变(de novo mutation),但是最近针对正常血细胞和皮肤细胞的相关测序研究已经揭示体细胞突变的类型和频率与对应癌细胞类似。10% 左右 65

岁以上个体血细胞中检测到白血病中典型的驱动突变模式。携带这些驱动突变的个体未来患有血液肿瘤的风险明显上升，提示这些携带驱动突变的血细胞是真正的癌前克隆。

癌前病变是指有可能发展为癌的某些病变，如黏膜白斑、交界痣、慢性萎缩性胃炎、子宫颈糜烂、结直肠腺瘤性息肉、某些良性肿瘤等。癌前病变中驱动突变的积累是其发生癌变的主要原因。结肠上皮增生、良性肿瘤、原位癌和浸润癌则是正常细胞由于突变累积、克隆扩增逐步癌变的最突出的例子。此外，在 Barrett 食管向食管癌进展过程中，除了 TP53 和 SMAD4 外，大多数驱动基因的突变频率在两者中相似；而随病情进展，TP53 和 SMAD4 在侵袭性食管癌中发生频繁突变，提示 Barrett 食管是进展期癌前病变。当然，临床上有很多类型癌症未观察到组织学确定的癌前病变，提示肿瘤进化发展是极其复杂的，存在不同的肿瘤进化模型。可能不同驱动突变间存在强烈的互相作用，在获得足够的驱动突变前，不发生显著组织形态学变化。此外，染色体（chromothripsis）或端粒危机（telomere crises）等灾难性突变爆发导致短期内驱动突变迅速积累，进而促使正常细胞迅速发生转化，从而难以检测到癌前病变状态。

3. 体细胞突变的年龄因素

年龄是癌症发生的一个关键因素，40 岁前人群患癌风险约 2%，而 80 岁则上升到 50%，食管、胃、胰腺、结直肠癌等常见肿瘤随着年龄增加，发病率增加 4～6 倍。因此从某种意义上说癌症也是一种老年性疾病。虽然体细胞驱动突变和年龄相关癌症发病率曲线的限速步骤是相关的，但也并非完全一致。体细胞突变除了诱发癌症，也在衰老中扮演重要角色。虽然目前对于两种的关联仍然知之不多，但是细胞模型和动物模型均显示，DNA 损伤水平的增加和减少对应了衰老进程的加速和减慢。突变改变了组织细胞的关键基因功能，影响 DNA 修复，激活细胞衰老信号通路，从而导致衰老的发生。

第三节　基因突变与肿瘤精准医疗

肿瘤基因突变理论和基因组测序技术已将我们带入肿瘤精准医疗时代。肿瘤精准医疗指基于高通量分子技术获得肿瘤分子图谱和分类并指导肿瘤治疗的医学模式。精确靶标、多靶向联合和实时监控是实现精准治疗的关键。

肿瘤精准治疗的发展得益于测序技术的进步和分子靶向药物的问世。高通量测序（high-throughput sequencing）又名下一代测序（next feneration sequencing，NGS）彻底改变了我们对肿瘤体细胞突变的理解，已能够为我们提供肿瘤驱动基因突变过程和基因的详细视图。NGS 以能一次并行对几十万到几百万条 DNA 分子进行序列测定和一般读长较短等为标志。根据发展历史、影响力、测序原理和技术不同等，主要有以下几种：大规模平行签名测序（massively parallel signature sequencing，MPSS）、聚合酶克隆（polony sequencing）、454 焦磷酸测序（454 pyrose-quencing）、Illumina（Solexa）sequencing、ABI SOLiD sequencing、离子半导体测序（ion semiconductor sequencing）、DNA 纳米球测序（DNA nanoball sequencing）等。

NGS 是相对于传统的桑格测序（Sanger sequencing）而言的。Sanger 双脱氧链终止法（chain termination method）是根据核苷酸在某一固定的点开始，随机在某一个特定的碱基处终止，并且在每个碱基后面进行荧光标记，产生以 A、T、C、G 结束的四组不同长度的一系列核苷酸，然后在尿素变性的 PAGE 胶上电泳进行检测，从而获得可见的 DNA 碱基序列。相对于 Sanger 测序法，高通量测序技术一个共有的特点是测序高度平行化，即成千上万个测序反应可以在一个平台同时进行,且反应体系非常小,在很短时间内获得大量的碱基信息,费用也大大降低。

NGS 技术目前已应用于:健康人群肿瘤易感基因检测;肿瘤患者个体化治疗指导;肿瘤患者疗效预后判断。

乳腺癌易感基因(breast cancer susceptibility gene,BRCA)发现已有 20 年,BRCA1 和 BRCA2 基因是一类肿瘤抑制基因,能确保细胞遗传物质的稳定性,防止细胞生长变异,它的突变与遗传性乳腺癌和卵巢癌的发病相关。在正常人群中,约 12% 的女性可能患乳腺癌,而约 60% BRCA 基因突变的女性可能罹患乳腺癌。BRCA 基因让乳腺癌风险升高的 5 倍。而 BRCA 基因突变会使普通女性得卵巢癌风险从 1.4% 风险上升至 15%~40%。正常细胞中,BRCA 基因可以帮助修复 DNA 损伤并维持 DNA 稳定性,防止细胞恶变,但当 BRCA 基因发生变异后,细胞失去了这一保护作用,发生癌变的概率将大大增加。因此,有乳腺癌家族史的女性可以借助 NGS 技术进行 BRCA 基因检测,预判患癌风险。视网膜母细胞瘤是一种发生在年幼孩子单眼或双眼的癌症。视网膜母细胞瘤新生儿发生几率大约在 1/15 000,每年全世界各地估计有 9 000 名儿童患上视网膜母细胞瘤。RB1 基因突变是视网膜母细胞瘤的致病根源,通过分子基因检测协助诊断视网膜母细胞瘤,可予以早期治疗。2014 版美国国立综合癌症网络(NCCN)指南中明确指出可利用 NGS 技术检测相关的基因突变。此外,肿瘤易感性还与基因多态性相关。基因多态性是指在一个生物群体中,同时和经常存在两种或多种基因型(genotype)或等位基因(allele),也称遗传多态性(genetic polymorphism)。它决定人与人之间的个体差异,也决定了某些人患某种疾病的风险。这些多态性位点为数众多,大约占人类基因组的 1%,对人类疾病易感性的影响也异常复杂。例如与乳腺癌易感性相关的 SNP 位点包括 rs11571833、rs11552449、rs9790517、rs2046210、rs2236007、rs2588809、rs941764 等,而 p53 抑癌基因多态性也与肿瘤发生、转移密切相关,NGS 技术检测肿瘤相关基因多态性可提供肿瘤易感性相关信息。

肿瘤患者的精准治疗(个体化治疗)是目前 NGS 技术主要应用领域。2015 年由国家卫生计生委个体化医学检测技术专家委员会制定的《肿瘤个体化治疗检测技术指南》根据检测靶分子(DNA 或 RNA)类型及基因表达调控机制类型的不同,将肿瘤个体化治疗检测项目分为基因突变、基因表达、融合基因、基因甲基化检测四个类型。主要应用于非小细胞肺癌(NSCLC)、结直肠癌、乳腺癌、胃肠道间质瘤(GIST)等。

EGFR 基因突变检测预测吉非替尼、厄洛替尼等小分子酪氨酸激酶抑制剂(TKI)药物治疗 NSCLC 疗效,外显子 19 缺失突变的肿瘤患者有效率为 81%,L858R 的有效率为 71%,G719X 的有效率为 56%,而有些患者发生第 20 外显子插入突变对 TKI 无效。另外,约 10% 的 EGFR 野生型 NSCLC 患者对 TKI 有效。1%~3% 未经 TKI 治疗的 NSCLC 患者第 20 外显子存在 T790M 突变,但经 TKI 治疗后超过 50% 后耐药的患者出现 T790M 突变阳性,导致 TKI 治疗失败。L747S、D76IY、T854A 突变阳性时,患者也会对 TKI 耐药。EMLA-ALK 融合基因阳性的 NSCLC 患者接受以铂类为基础的化疗,其有效率、疾病进展时间和总生存期与 EGFR 突变阳性 NSCLC 患者相似。相反,EML4-ALK 融合基因阳性患者不能从 EGFR-TKI 的基础治疗中受益,表现为原发耐药,治疗结果与无 EGFR 基因突变的患者相似。而针对 EML4-ALK 融合基因阳性的患者,使用克唑替尼等针对 ALK 基因的小分子抑制剂可以获得良好的临床治疗效果。

Ras 基因突变发生在肿瘤恶变的早中期,并且原发灶和转移灶的基因状态基本保持一致。目前发现,KRAS 基因在膀胱、乳腺、直肠、肾、肝、肺、卵巢、胰腺、胃等均在一定频率的突变,其中以结直肠癌、胰腺癌和肺癌的发生率比较高,在胰腺癌组织高达 90% 以上,在肺癌中则以肺腺癌为主,突变率为 20%~30%,结直肠癌患者突变率为 27%~43%。结直肠癌患者建议全 Ras 基因检测,

Ras野生型患者使用西妥昔单克隆抗体和帕尼单克隆抗体治疗效果确切,可显著提高患者的生存率,而突变型患者使用西妥昔单抗和帕尼单克隆抗体抗治疗无效,则不建议使用该类药物。

Her-2基因扩增状态与乳腺癌患者的治疗方案和预后判断密切相关。Her-2基因扩增的乳腺癌患者应用他莫昔芬治疗的死亡风险明显高于无Her-2基因扩增的患者,不适合选择他莫昔芬作为内分泌治疗,而且宜采用高剂量的蒽环类药物方案。使用曲妥珠单克隆抗体等治疗乳腺癌时,无论是与常规化疗联合用于乳腺癌患者的辅助治疗,还是用于辅助治疗后的维持治疗,及用于晚期乳癌患者的单药或联合治疗,都能改善Her-2基因扩增或蛋白过表达患者的生存时间。Her-2基因扩增的乳腺癌浸润性强、无进展生存期(progress free survival、PFS)短、预后差,而且肿瘤负荷更大,淋巴结转移的几率更高,激素受体阴性的比例更高、组织学分级更差、肿瘤的增殖指数更高、复发风险更高。但没有证据显示Her-2基因扩增与导管原位癌(ductal carcinoma in situ,DCIS)的预后相关。

c-Kit/PDGFRA突变类型可以预测伊马替尼治疗GIST的疗效,其中c-Kit外显子11突变者的疗效最佳;PDGFRA D842V突变可能对伊马替尼与舒尼替尼原发耐药。舒尼替尼治疗GIST原发c-Kit外显子9突变者和c-Kit野生型者优于c-Kit外显子11突变患者,治疗继发性c-Kit外显子13、14突变患者疗效优于继发c-Kit外显子17、18突变者。当c-Kit基因第11外显子发生突变后,患者预后较发生于c-Kit基因其他外显子或PDGFRA基因突变的患者或者未检测到c-Kit基因或PDGFRA基因突变的患者预后更差。来源于小肠或结肠的CIST如发生c-Kit基因第9外显子突变,较发生c-Kit基因第11外显子突变者更具有侵袭性。

NGS还能对血浆中的循环肿瘤DNA(ctDNA)进行高敏感性、高特异性的检测。循环肿瘤DNA是存在于循环系统中、游离于细胞外的、由肿瘤细胞释放的小片段DNA。循环游离DNA(cfDNA)是统称存在于循环系统中的、离于细胞外的小片段DNA。cfDNA包括ctDNA以及由非肿瘤细胞释放的小片段DNA,ctDNA是cfDNA的一部分。健康人血液中的cfDNA含量极低,不易检测到。而癌症患者血液中,根据其病情阶段,可以检测到不等量的cfDNA/ctDNA。ctDNA由于是由凋亡的肿瘤细胞释放出来,所以携带肿瘤细胞特有的体细胞突变。ctDNA是一种具备广泛应用前景的肿瘤标志物,与组织学检测相比,具有取材方便、无创、患者依从性好、可连续监测等优点,在无法取得组织标本的情况下,ctDNA检测分析可指导制定临床治疗方案。

目前由于常规提取的肿瘤样本测序得到的全基因组序列信息是一群细胞基因信息的平均值,或其中占优势数量的细胞信息,而非单个肿瘤细胞的特征信息,所以技术仍有缺陷。而单细胞测序技术是将分离的单个细胞中微量的全基因组DNA进行无选择性地扩增,获得高覆盖率的完整的基因组之后再通过NGS技术对其进行测序,从而可以揭示细胞个体间差异。单细胞测序技术还能与循环肿瘤细胞(circulating tumor cells,CTCs)筛选技术相结合,检测外周血CTCs单核苷酸变异(single nucleotide variations,SNV)、拷贝数变异(copy number variation,CNV)或外显子组插入/缺失突变,为肿瘤诊断及个体化治疗提供一种非侵入性检测手段。

基因检测的方法基于原理不同、成本高低以及敏感性、特异性的差异各有各自的临床应用优势。而肿瘤精准医疗时代,我们最主要目的是基于肿瘤体细胞突变理论检测肿瘤驱动基因突变、多态性等肿瘤基因型来指导肿瘤的分子分型和个体化诊疗。这方面我们已取得长足的发展。靶向药物作用于肿瘤细胞中特定的分子靶点从而阻止癌细胞的生长。如果患者携带靶向药物针对的突变基因便可以使用对应的靶向药物,反之,应用靶向药物不但起不到治疗作用,还会给患者带来不良反应和经济负担。目前常用靶基因检测所用到的方法多是Sanger测序、ARMS(amplification refractory mutation system)法或变性高效液相色谱(denaturing high performance liquid chromatography,DHPLC),而应用 NGS 技术检测基因突变用于指导治疗及评价疗效、预后的工作尚刚刚起步。但随着检测成本的下降,基于基因检测结果指导的肿瘤个体化诊疗方式将成为肿瘤常规诊疗模式。

第四节　肿瘤发生的其他理论

随着肿瘤研究深入,我们知道一些实验现象和结论并不能完全用体细胞突变和克隆选择理论来解释。事实上,目前也没有一种理论能够解释肿瘤发生、发展的一切问题,这不符合客观的科学态度。因此,体细胞突变理论需要其他理论来补充和完善。

1. 肿瘤免疫编辑学说

人体正常微环境中发生的某些基因突变或孤立的癌细胞并不总是能形成肿瘤,而肿瘤的发生又是一个漫长的演变过程,例如结直肠癌的发生呈现出从正常组织,经过息肉、腺瘤、高级别瘤变等病变缓慢发展至癌的漫长过程。因此,肿瘤的发生过程中,始终不能忽视人体免疫系统的干预作用。肿瘤免疫学研究已成为攻克肿瘤一个不可回避的领域,免疫系统如何影响肿瘤的发生和发展是免疫学界最具挑战性的问题之一。

在肿瘤免疫监视学说中,Burnet 和 Thomas 曾认为免疫系统能够识别并清除新生肿瘤细胞。免疫监视理论认为免疫系统像"卫兵"一样守护着人体免受肿瘤等疾病的侵害,识别"自己"与"非己",并分别产生免疫排斥和免疫耐受,肿瘤抗原理论上可以被免疫系统识别,并启动免疫应答机制将其清除。1974 年 Stutman 发现,正常免疫功能的小鼠在化学致癌物诱导下产生癌症的几率与免疫缺损的无胸腺裸鼠没有明显的差别,至此免疫监视理论开始受到质疑。有学者认为这是由于肿瘤细胞与正常组织细胞的同源性,可导致免疫忽视或免疫耐受。上世纪 90 年代,随着免疫缺陷小鼠模型的发展,发现缺乏 T 细胞、B 细胞、NK/T 细胞免疫的小鼠容易成瘤。因而肿瘤免疫监视理论再次成为关注的焦点,并认为免疫系统在预防肿瘤发生过程中至少有三方面作用:(1)保护机体免受病毒感染,从而抑制病毒诱导的肿瘤;(2)清除病原体,阻止可导致肿瘤发生的炎症微环境的形成;(3)某些特定组织的肿瘤细胞可以被清除,是因为这些新生变异细胞共表达固有免疫细胞活化受体的配体和获得性免疫淋巴细胞受体可识别的肿瘤抗原。而这些肿瘤抗原被认为是肿瘤细胞突变基因的产物或基因编码的病毒产物。然而,进一步的挑战是免疫监视并不能完全有效地阻止恶性肿瘤的发生,而肿瘤发生后免疫系统对肿瘤病情发展是否仍然发挥有效的正性免疫调节作用? 这是肿瘤免疫监视理论无法解释的。

现在认为免疫系统在肿瘤发生、发展的动态过程中扮演着双重角色:即清除部分肿瘤细胞的同时,重塑另一些肿瘤细胞的免疫原性,这就是 2002 年美国肿瘤生物学家 R. D Schreiber 提出的"肿瘤免疫编辑"(cancer immunoediting)的假说。根据免疫编辑理论,免疫系统不但具有清除肿瘤细胞的能力,而且还具有促进肿瘤发生、发展的作用。它不仅可以抑制肿瘤的增殖,破坏癌细胞或抑制它们分泌相关因子,同时可筛选更适合的肿瘤细胞克隆(免疫编辑过的肿瘤细胞)改变肿瘤免疫微环境,促进肿瘤在免疫宿主体内发生、发展。肿瘤的免疫编辑理论将免疫系统与肿瘤的相互关系分为三个不同的时相(phase):"清除"(elimilation)、"平衡"(equilibration)、"逃逸"(escape)时相。但三者并非依次发生,由于环境应激和免疫系统衰老等因素的存在,肿瘤有可能越过"清除"或"平衡"时相,直接进入"逃逸"期。相反,三个时相也可逆向发展,通过积极的临床治疗及免疫干预,一些中、晚期肿瘤患者,仍然可以获得远期生存。免疫"清除"时相被认为是对肿瘤免疫监视理论的最新诠释。在此阶段非特异的固有免疫(如吞噬细胞、天然杀伤细胞等)和特异的获得性免疫(如 CD4$^+$T 细胞、CD8$^+$T 细胞)共同参与对肿瘤细胞的免疫清除,但机制尚不明确。肿瘤发生过程中产生 I 型干扰素作为危险信号诱导免疫清除是比较经典的机制。细胞因子激活树突状细胞,促进抗肿瘤免疫应答也是重要的因素,同时损伤相关分子模式(damage-associated molecular pattern molecules,DAMPs)、高迁移率族蛋白 1(high mobility group box 1,HMGB1)、透明质酸片段(hyaluronan fragments)也是参与免疫清除的重要分子。第三种可能的机制是肿瘤细胞表面表达的配体:如 RAE-1、H60(mouse)、MICA/B(human),他们可以结合固有免疫细胞表面活化的受体,通过释放促炎症因子或免疫调节因子,在肿瘤免疫微环境中促进肿瘤特异性的免疫应答。而此阶段的免疫应答,仍需肿瘤抗原的表达以促进 CD4$^+$、CD8$^+$T 细胞增殖。极少部分肿瘤细胞突破免疫监视进入免疫"平衡"时相,因为获得性免疫应答在清除肿瘤细胞过程中,重塑了部分肿瘤细胞的免疫原性。免疫"平衡"时相是一个漫长的免疫编辑过程,甚至伴随着人的一生。平衡时相残存肿瘤细胞在机体内处于休眠状态可达数十年,直到肿瘤发生或转移到远处脏器。而 IL-12、IFN-γ、CD4$^+$ 和 CD8$^+$T 细胞相关的获得性免疫是维持肿瘤细胞处于免疫"平衡"时相的主要机制。免疫系统可以控制不同小鼠肿瘤模型肿瘤成瘤及转移的时间正是免疫平衡时相机制最好的证明。因此,免疫编辑的平衡状态实际上就是一种带瘤生存状态。但这种平衡状态是动态的,肿瘤细胞在免疫系统的作用下,其基因有可能会发生变化,这种基因突变产生的"累积效应"达到一定程度时,就可能打破平衡,使免疫系统与肿瘤的关系进入"逃逸"时相。"逃逸"时相,肿瘤细胞逃避机体免疫识别,造成组织破坏,肿瘤生长。此阶段肿瘤免疫编辑功能改变,肿瘤细胞群体通过不同机制诱导免疫抑制或免疫功能失活,包括肿瘤抗原的丢失、对免疫系统细胞毒效应的抵抗等等。肿瘤细胞抗原、主要组织相容性复合体 I(major histocompatibility complex class I,MHC I)、肿瘤细胞肿瘤抗原递呈功能的丢失是发生免疫逃逸的重要机制,而肿瘤细胞的这些改变可能是肿瘤遗传不稳定性和免疫选择共同作用的结果,进而导致免疫系统不能识别肿瘤细胞,肿瘤细胞无限增殖。同时,肿瘤细胞快速生长形成的肿瘤会产生一个抑制免疫细胞的微环境。至此我们需要了解一下肿瘤微环境(tumor microenvironment),肿瘤微环境是肿瘤局部浸润的免疫细胞、间质细胞及所分泌的活性介质等与肿瘤细胞共同构成的局部内环境。肿瘤微环境对于肿瘤的增殖、侵袭、迁移、黏附能力及新生血管的形成具有重要影响。而肿瘤免疫微环境的研究则集中于肿瘤免疫相关的免疫细胞和免疫分子,浸润其中的免疫细胞包括正性和负性免疫细胞,如巨噬细胞 Mφ、粒细胞、效应 T 细胞(Tc)、调节性 T 细胞(Tregs)、失能状态 T 细胞(Anergic T cell)等,以及参与调节免疫细胞的免疫分子,如 IFN-γ、外源性 TNF 及共刺激分子家族等,形成一个肿瘤局部微环境下的免疫系统。在这个微环境中,肿瘤细胞会释放具有免疫抑制功能的分子,如血管内皮生长因子(vascular endothelial growth factor,VEGF)、转化生长因子 β(transforming growth factor-β,TGF-β)、吲哚胺 - 2,3 - 双加氧酶(galectin or indoleamine 2,3-dioxygenase,IDO)、IL-10 等,并能诱导产生表达 CTLA-4 的调节 T 细胞,产生免疫抑制作用。而一些负性的免疫细胞的存在,可通过分泌选择性细胞因子调节肿瘤微环境。如 CD4$^+$CD25$^+$Foxp3$^+$调节性 T 细胞(Tregs),分泌免疫抑制细胞因子 IL-10 和 TGF-β 以及负性共刺激分子 CTLA-4(cytotoxic T lymphocyte-associated antigen-4),PD-1 和 PD-L1 负性调控抗肿瘤免疫。而肿瘤细胞可以通过分化、扩增或招募 Tregs 有效地抑制抗肿瘤免疫。最近的研究发现一些细胞因子,可以促进 Tregs 的招募,如胸腺和活化调节趋化因子(thymas and activation regulated- chemokine,TARC 或 CCL-17)和巨噬细胞源趋化蛋白(macrophag ederived chemoat tractant,MDC 或 CCL-22),这两种细胞因子的受体都是 Tregs 表达的趋化性细胞因子受体 CCR4。对

Tregs 作用机制的研究发现,Tregs 可通过分泌可溶性非蛋白样因子,与可溶性因子如 IDO 相互作用,造成氨基酸或者 NO 产物的枯竭,抑制 T 细胞增殖,逃避免疫细胞的攻击。另外,Roux 等发现 Tregs 可抑制由卡介苗(bacillus calmette guerin vaccine,BCG)诱导浸润性树突状细胞(tumor infiltrating dendritic cells,TIDCs)的肿瘤坏死因子相关凋亡诱导配体(TNF-related apoptosis-inducing ligand,TRAIL)的表达,从而抑制 TIDCs 通过 TRAIL 途径诱导的肿瘤细胞凋亡作用。与正常人相比,多种癌症患者外周血中高水平表达 Tregs,并且与癌症患者的预后紧密相关。但也有例外,Tregs 高水平表达于结肠癌患者正常的肠黏膜组织表现出不良预后;而高水平表达于肿瘤部位则预后较好。肿瘤免疫编辑理论在临床实践中已得到相应的证实,TILs($CD8^+$ T)在恶性黑色素瘤及肠癌中的存在与其预后及生存密切相关。后续的研究证实 $CD8^+$ T 细胞和 Tregs 在肿瘤内的表达率和分布模式是决定肿瘤患者预后的关键。肿瘤组织中浸润淋巴细胞的类型及密度比常规病理学分期及基因检测预测患者预后更有意义。TILs 在空间、数量及质量上的分布与肿瘤患者的预后相关。细胞因子 IFN-γ 和 TNF-a 的存在,以及 IFN-γ 诱导的 Th1 $CD4^+$ T 细胞和 $CD8^+$ T 细胞的浸润能改善多种肿瘤的预后。临床上,我们知道存在免疫缺陷患者,如艾滋病患者、器官移植受者,具有更高的患癌风险。而一些病毒感染与淋巴瘤(Epstein-Barr 病毒)、卡波氏肉瘤(疱疹病毒)和子宫颈癌(人类乳头状瘤病毒)相关,而且此类患者对于结肠癌、肺癌、胰腺癌、肾癌、头颈部肿瘤,内分泌系统以及非黑素皮肤癌有更高的患病风险。上述研究证实了免疫编辑学说的假设,恶性肿瘤必然发生在免疫编辑的清除或平衡阶段的免疫抑制微环境中,尽管肿瘤患者对肿瘤细胞表达的抗原会产生高水平的抗体和 T 细胞免疫效应,但这种免疫反应有时不仅不能保护机体,反而促进肿瘤增殖。目前我们还无法判断这种免疫反应的发生率和存在模式以及在肿瘤清除或平衡时相持续的时间。

当然免疫编辑学说仍有许多问题有待我们回答,如:(1)肿瘤免疫应答过程中,肿瘤微环境中的 T 细胞、巨噬细胞以及 IFN 和 TNF 等细胞因子发挥着重要的作用,但是否是最终的效应细胞或分子?(2)肿瘤在免疫编辑不同时相表达的肿瘤抗原存在较大差异,高通量检测技术及生物信息学的高速发展为我们提供了大量的信息,但如何筛选出对临床诊断和治疗有价值的分子?(3)肿瘤抗原的类型与基因突变之间的关系?(4)如何最有效抑制肿瘤诱导的免疫抑制,促进抗肿瘤免疫效应,又不会导致自身免疫性疾病?(5)肿瘤患者免疫平衡时相(主要是肿瘤根治术后患者)有效的免疫治疗方法?明确肿瘤编辑学说三个时相各自的分子及细胞机制,将为肿瘤患者提供更加安全有效的治疗手段。

因此,进一步研究肿瘤免疫编辑学说的细胞及分子机制,为肿瘤的早期诊断及免疫治疗开发新的肿瘤标志物和治疗靶点,仍然需要围绕肿瘤免疫微环境及发挥具体功能的免疫细胞和免疫分子展开研究。

2. 表观遗传学

表观遗传学(epigenetics)是指不涉及 DNA 序列改变的基因或者蛋白表达的变化,并可以在发育和细胞增殖过程中稳定传递的遗传学分支学科,主要包括 DNA 甲基化、组蛋白共价修饰、染色质重塑(chromatin remodeling)、基因沉默(gene silencing)和非编码 RNA(noncoding RNA,ncRNA)调控等机制。这一学说是对肿瘤体细胞突变理论的直接挑战,因为基因的序列未发生改变。表观遗传的概念最早于 1942 年由 Waddington 提出,现已证实癌变不仅因为基因突变和染色体畸变,还可能因表观遗传学改变所致,后者没有发生 DNA 序列变化的可遗传的表达改变,但同样可以引起肿瘤癌基因的活化和抑制基因的灭活。

传统认为肿瘤的发生是由于体细胞中基因的突变所引起的,并以此形成了体细胞突变理论。

但人们逐渐发现基因激活与失活时,DNA 序列并不一定会发生改变,表观遗传的调控发生失常同样可以致癌。随着研究的迅速进展,癌变的表观遗传学机制已得到广泛承认,并认为癌症是遗传学和表观遗传学疾病,甚至认为癌变最早阶段不是基因突变,而是干细胞/祖细胞的表观遗传学改变。

比如研究发现 DNA 甲基化异常是肿瘤发生的重要原因之一,尤其是甲基化发生在抑癌基因启动子区域的时候,导致抑癌基因失活并抑制基因的表达。所谓 DNA 甲基化是指在 DNA 甲基化转移酶的作用下,在基因组 CpG 二核苷酸的胞嘧啶 5′端碳位共价键结合一个甲基基团。正常情况下,人类基因组"垃圾"序列的 CpG 二核苷酸相对稀少,并且总是处于甲基化状态,与之相反,人类基因组中大小为 100~1 000 bp 左右且富含 CpG 二核苷酸的 CpG 岛则总是处于未甲基化状态,并且与 56% 的人类基因组编码基因相关。人类基因组序列草图分析结果表明,人类基因组 CpG 岛约为 28 890 个,大部分染色体每 1Mb 就有 5~15 个 CpG 岛,平均值为每 Mb 含 10.5 个 CpG 岛,CpG 岛的数目与基因密度有良好的对应关系。由于 DNA 甲基化与人类发育和肿瘤疾病的密切关系,特别是 CpG 岛甲基化所致抑癌基因转录失活问题,DNA 甲基化已经成为表观遗传学和表观基因组学的重要研究内容。

组蛋白是染色体基本结构核小体中的重要组成部分,其 N-末端氨基酸残基可发生乙酰化、甲基化、磷酸化、泛素化、多聚 ADP 糖基化等多种共价修饰作用。组蛋白修饰可通过影响组蛋白与 DNA 双链的亲和性,从而改变染色质的疏松或凝集状态,或通过影响其他转录因子与结构基因启动子的亲和性来发挥基因调控作用。组蛋白修饰对基因表达的调控有类似 DNA 遗传密码的调控作用。

染色质重塑是基因表达的复制和重组等过程中,染色质的包装状态、核小体中组蛋白以及对应 DNA 分子会发生改变的分子机制。DNA 复制、转录、修复、重组在染色质水平发生,这些过程中,染色质重塑可导致核小体位置和结构的变化,引起染色质变化。ATP 依赖的染色质重塑因子可重新定位核小体,改变核小体结构,共价修饰组蛋白。重塑包括多种变化,一般指染色质特定区域对核酶稳定性的变化。人们发现体内染色质结构重塑存在于基因启动子中,转录因子 TF 以及染色质重塑因子与启动子上特定位点结合,引起特定核小体位置的改变(滑动),或核小体三维结构的改变,或二者兼有,它们都能改变染色质对核酶的敏感性。

基因沉默是指生物体中特定基因由于种种原因不表达或者表达减少的现象。环境因子、DNA 修饰、组蛋白乙酰化程度、基因拷贝数、生物保护性限制修饰以及基因过度转录等都与基因沉默有关。基因沉默发生在两种水平上,一种是由于 DNA 甲基化、异染色质化以及位置效应等引起的转录水平上的基因沉默(transcriptional gene silencing,TGS),另一种是转录后基因沉默(post-transcriptional gene silencing,PTGS),即在基因转录后通过对靶标 RNA 进行特异性降解而使基因失活。在这两种水平上引起的基因沉默都与基因的同源性有关,称为同源依赖性的基因沉默(homology-dependent gene silencing,HDGS)。基因沉默是基因表达调控的一种重要方式,是生物体在基因调控水平上的一种自我保护机制,在外源 DNA 侵入、病毒感染和 DNA 转座、重排中有普遍性。对基因沉默进行深入研究,可帮助人们进一步揭示生物体基因遗传表达调控的本质,利用基因沉默在肿瘤基因治疗中抑制有害基因的表达,可以达到治疗肿瘤疾病的目的。

功能性 ncRNA 在基因表达中发挥重要的作用,按照它们的大小可分为长链非编码 RNA (long non-coding RNA,lncRNA)和短链 ncRNA (short ncRNA)。lncRNA 一般是指大于 200 nt 的 RNA,可在各种层面上调控基因表达,在细胞生长、发育、衰老、死亡等过程中均扮演关键角色。lncRNA 在基因簇以至于整个染色体水平发挥顺式调节作用。lncRNA 常在基因组中建立单等位基因表达模式,在核糖核蛋白复合物中充当催化中心,对染色质结构的改变发挥着重要的作用。lncRNA 的功能异常与众多人类疾病,尤其是肿瘤密切相关。目前发现或预测的 lncRNA 已超过 3 万,除了数量巨大,lncRNA 在长度、结构、亚细胞定位、组织特异性等方面的多样性也预示了 lncRNA 在基因调控上的广泛性、多样性和重要性。尽管 lncRNA 数量众多,但绝大多数 lncRNA 的功能均未知,因此研究这些数量巨大的调控 RNA 分子在细胞中的功能及其分子机制对于我们深入理解机体生长发育调控、疾病发生发展机制均具有深远的意义。

短链 ncRNA 在基因组水平对基因表达进行调控,其可介导 mRNA 的降解,诱导染色质结构的改变,决定着细胞的分化命运,还对外源的核酸序列有降解作用以保护本身的基因组。常见的短链 RNA 为小干扰 RNA(short interfering RNA,siRNA)和微小 RNA(microRNA,miRNA),前者是 RNA 干扰的主要执行者,后者也参与 RNA 干扰但有自己独立的作用机制。

目前关于表观遗传学与肿瘤发生、发展关系的研究已经取得了丰硕的成果,为我们更加全面的认识肿瘤,提供了新的解释。表观遗传学的发现对体细胞突变理论做出了很好的补充与修正,使人们重新认识了基因与肿瘤发生的关系:虽然基因表达与否从很大程度上由其自身决定,但其他一些诸如 DNA 甲基化和非编码 RNA 调控等异常的出现同样可以引起基因表达的异常,从而可能引起肿瘤的发生。

3. 肿瘤能量代谢学说

早在 1920 年,德国生物化学家 Otto Warburg 就发现了肿瘤细胞代谢的特点(沃伯格效应):即使在氧充足的条件下,肿瘤细胞仍偏好于采用糖酵解方式进行葡萄糖代谢,而不是产生 ATP 效率更高的线粒体氧化磷酸化方式,并据此拿下了诺贝尔奖。1966 年诺贝尔奖会议上,Warburg 将其理论简述为"肿瘤是一种代谢疾病"。Warburg 认为,肿瘤发生的最初原因是线粒体呼吸功能障碍,为了维持细胞生存和满足大分子合成的需要,细胞选择激活另一种能量代谢方式:有氧糖酵解(aerobic glycolysis),肿瘤细胞用有氧糖酵解替代正常组织细胞的氧化磷酸化(oxidative phosphorylation,OXPHOS)。这些不能经由线粒体途径获得 ATP 的肿瘤细胞,只能进行代谢重组,以维持细胞内的 ATP 和 NADH 水平正常。众所周知,ATP 和 NADH 是生物大分子合成、生物膜整合、离子浓度维持和 DNA 合成所必需的。因为肿瘤需要大量的 ATP 和 NADH,它们不仅是肿瘤细胞转移和增殖所必需的,还是维持肿瘤细胞生存所必需的。^{18}F-FDG PET/CT 扫描结果显示肿瘤细胞摄入大量的葡萄糖,这在一定程度上验证这一观点:肿瘤细胞过度依赖葡萄糖和糖酵解代谢。

如今的抗肿瘤药物研究已经被"个体化治疗"主导,旨在寻找可以抑制肿瘤细胞增殖相关特异性分子活性的药物。随着人类染色体测序工作和特定肿瘤遗传易感基因鉴定工作的开展,已经发现了多种靶向特定突变基因或基因产物的药物。由于特定基因簇或基因突变并不是所有类型肿瘤发生所必需的,所以有必要寻找特定的生物标记,以便确定哪些患者可以在治疗中获益。

然而,如果恶性肿瘤正如 Warburg 所描述的那样"肿瘤是线粒体功能障碍的结果",那么 ATP 合成受阻会造成发酵的补偿性增加,因此,肿瘤就是一种由能量失衡触发的疾病。这种从代谢方面的看法与当前的主流观点相悖,主流观点认为多基因突变是不同类型疾病发生的基础。简而言之,不可逆的线粒体功能障碍触发了一系列的基因突变连锁反应,这在很大程度上促进了"第二个最佳"ATP 产生方式——糖酵解的进行。通常将基因突变当做肿瘤发生的最初原因,不过基因突变可能是代谢和能量失衡的结果或补偿性反应,HIF、Myc、Ras 和 PI3K/Akt/mTOR 基因的过表达或功能异常是细胞能量产生的必需分子,这表明基因突变可能是肿瘤发生的结果而非原因,而沃伯格效应也是癌基因活化的显著特征。在缺氧环境下,肿瘤细胞选择开启糖酵解代谢并上调促血管新生因子的表达,最终促进肿瘤的发生和转移。然而有些肿瘤处于常氧状态仍可能选择糖酵解代谢以便获得更多的 ATP,这在某种程度上触发了恶性肿瘤表型。目前该学说支持者认为:肿瘤是线粒体缺陷引起细胞代谢异常导致的,线粒体基因组的突变概率比人正常细胞高,线粒体基因组突变触发了正常细胞向癌细胞的转化。

然而,参与细胞能量代谢调节的不仅仅是癌基因,LKB1、PML、PTEN 和 TSC1/TSC2 等肿瘤抑制基因中任一功能性失活,都可通过 mTOR 信号通路促进 HIF 的转录和翻译、诱导代谢相关的基因表达。p53 的效应子 TIGAR(TP53 诱导的糖酵解和凋亡调控子)可以通过降低 2,6 -二磷酸果糖的水平,抑制糖酵解过程。主流学说认为是癌基因活化、抑癌基因失活等因素协同作用下,驱动肿瘤细胞由氧化磷酸化代谢模式向糖酵解转变。所以基因突变和能量代谢缺陷到底谁是肿瘤发生的始作俑者尚待更多的证据来证实。

肿瘤面对化疗和放疗所带来的遗传毒性应激,需要适应这种环境并开启自我防御机制,其中包括药物外排、DNA 损伤修复、抗凋亡和胞内信号通路激活,这一系列生命活动均需要大量的持续的 ATP 供给。而药物耐受性肿瘤细胞在 ATP 耗尽的情况下化疗敏感性升高,反之,化疗耐药性升高。理论上药物抑制糖酵解、磷酸戊糖途径、谷氨酰胺代谢可直接靶向于 ATP 产生,将产生最有效的治疗结果。因此,抑制糖酵解,降低 ATP 水平可能成为肿瘤治疗的终极策略。

4. 干细胞理论

肿瘤干细胞(tumor stem cells,TSC)是一种特殊类型的干细胞,具备高度增殖能力与自我更新能力,也具备多向分化的潜能,可能是肿瘤发生、发展的根本原因。传统观念认为,肿瘤是由体细胞突变而成,每个肿瘤细胞都具备永生化的能力。但其实并非所有肿瘤细胞都具备无限增殖的能力。因此,20 世纪 50 年代有学者提出 TSC 假说。

TSC 假说认为肿瘤细胞由与正常干细胞相似的一小部分细胞分化而成,但一直缺乏实验证据来证实。1997 年 Bonnet 成功分离出并证实了表型为 CD34$^+$/CD38$^-$ 的白血病干细胞,随着白血病、乳腺癌和脑肿瘤等 TSC 的发现和对体细胞突变理论正确性的质疑,TSC 假说逐渐得到学者们的认可。TSC 可以通过自我更新和无限增殖维持肿瘤细胞群的稳定;TSC 的运动和迁徙可促进肿瘤细胞的转移;TSC 长时间处于休眠状态,但在肿瘤组织中保持一定比例,对常规抗肿瘤治疗不敏感。

TSC 理论包括两个最重要的方面:(1) TSC 起源于类似组织干细胞的、具有自我更新能力的一小群细胞,通过遗传学和表观遗传学改变获得了致癌性而形成;还可能通过上述改变,增殖祖细胞(progenitor)获得了自我更新和致癌性而成 TSC,两种机制都可能起作用,这取决于器官的位置。自我更新调节过程的失控导致干细胞的扩增,是癌变过程早期的关键事件。(2) 只有很少量的 TSC 才具有自我更新能力的,参与肿瘤维持和转移,而其余的大部分癌细胞不具有这一能力。与组织干细胞一样,TSC 除可通过对称分裂和不对称分裂,扩增和维持癌干细胞库和产生不同分化程度的癌细胞(异质性)外,还可通过对称分裂产生 2 个祖细胞,这可导致 TSC 的耗尽,促进这类分裂可望成为新的肿瘤治疗策略。

TSC 与正常组织干细胞在生物学特性上具有较多相似性,比如具有较强增殖的能力,并且能自我克隆出子代 TSC 和分化出其他肿瘤细胞;TSC 也存在正常组织干细胞不具备的生物学特性。一般认为,干细胞对化放疗敏感,而 TSC 对化放疗具有较强耐受力,且此能力会随着化放疗的进程而加强。Woodward 研究表明,在对乳腺癌放疗后 TSC 比例并未下降反而增高;Lagadec 进行动物实验时发现,放射线照射后的乳腺癌干细胞转化为乳腺癌细胞的能力是原先的 30 倍,传统的化放疗治疗并未对 TSC 产生有效作用,反而促进了肿瘤的复发,可能这就是目前积极治疗肿瘤后复发率仍然较高的原因之一。TSC 假说的提出使人们逐渐转变了传统治疗恶性肿瘤的思维,并在恶性肿瘤的治疗中把注意力从杀灭肿瘤细胞转移到积极杀灭 TSC 中去。越来越多的研究表明,只有真正杀灭 TSC,恶性肿瘤才能得到控制,其相关治疗具有较好的应用前景。

　　TSC 假说可以看做为体细胞突变学说的一个很好的发展或者纠正,虽然目前尚未能普遍证明 TSC 学说的正确性,但越来越多的实验能够证明 TSC 确实存在并影响肿瘤的发生。相信随着研究的深入,TSC 的研究将会为肿瘤的治疗提供新的思路。

　　此外,还有细胞间隙连接细胞间通讯学说以及组织结构场学说等众多理论学说可以解释部分体细胞突变学说无法回答的现象与机制。

参考文献

[1] Alexandrov LB, Nik-Zainal S, Wedge DC, et al. Signatures of mutational processes in human cancer[J]. Nature, 2013, 500(7463):415 – 421.

[2] Araujo LH, Lammers PE, Matthews-Smith V, et al. Somatic mutation spectrum of non-small-cell lung cancer in African Americans: A pooled analysis[J]. J Thorac Oncol, 2015, 10(10):1430 – 1436.

[3] Berenblum I and Shubik P. An experimental study of the initiating state of carcinogenesis, and a re-examination of the somatic cell mutation theory of cancer[J]. Br J Cancer, 1949, 3(1):109 – 118.

[4] Burdette WJ. Somatic mutation and cancer[J]. Acta Unio Int Contra Cancrum, 1954, 10(3):97 – 104.

[5] Burdette WJ. The somatic mutation hypothesis of cancer genesis[J]. Science, 1953, 118(3059):196 – 197.

[6] Crow JF. The origins, patterns and implications of human spontaneous mutation[J]. Nat Rev Genet, 2000, 1(1):40 – 47.

[7] Erickson RP. Somatic gene mutation and human disease other than cancer: an update[J]. Mutat Res, 2010, 705(2):96 – 106.

[8] Frank SA and Nowak MA. Problems of somatic mutation and cancer[J]. Bioessays, 2004, 26(3):291 – 299.

[9] Greenman C, Stephens P, Smith R, et al. Patterns of somatic mutation in human cancer genomes[J]. Nature, 2007, 446(7132):153 – 158.

[10] Gusev A, Lee SH, Trynka G, et al. Partitioning heritability of regulatory and cell-type-specific variants across 11 common diseases[J]. Am J Hum Genet, 2014, 95(5):535 – 552.

[11] Kim A. Mitochondrial DNA somatic mutation in cancer[J]. Toxicol Res, 2014, 30(4):235 – 242.

[12] Koboldt DC, Zhang Q, Larson DE, et al. VarScan 2: somatic mutation and copy number alteration discovery in cancer by exome sequencing[J]. Genome Res, 2012, 22(3):568 – 576.

[13] Liu X, Wang J, and Chen L. Whole-exome sequencing reveals recurrent somatic mutation networks in cancer[J]. Cancer Lett, 2013, 340(2):270 – 276.

[14] Loi S, Michiels S, Lambrechts D, et al. Somatic mutation profiling and associations with

prognosis and trastuzumab benefit in early breast cancer[J]. J Natl Cancer Inst，2013，105 (13)：960 - 967.

[15] Ma J，DeFrances MC，Zou C，et al. Somatic mutation and functional polymorphism of a novel regulatory element in the HGF gene promoter causes its aberrant expression in human breast cancer[J]. J Clin Invest，2009，119(3)：478 - 491.

[16] Machiela MJ，Ho BM，Fisher VA，et al. Limited evidence that cancer susceptibility regions are preferential targets for somatic mutation[J]. Genome Biol，2015，16：193.

[17] Martincorena I，Campbell PJ. Somatic mutation in cancer and normal cells[J]. Science，2015，349(6255)：1483 - 1489.

[18] Navin N，Kendall J，Troge J，et al. Tumour evolution inferred by single-cell sequencing[J]. Nature，2011，472(7341)：90 - 94.

[19] Navin NE. Delineating cancer evolution with single-cell sequencing[J]. Sci Transl Med，2015，7(296)：296fs229.

[20] Olivier M，Petitjean A，Teague J，et al. Somatic mutation databases as tools for molecular epidemiology and molecular pathology of cancer：proposed guidelines for improving data collection，distribution，and integration[J]. Hum Mutat，2009，30(3)：275 - 282.

[21] Ren SC，Qu M，Sun YH. Investigating intratumour heterogeneity by single-cell sequencing [J]. Asian J Androl，2013，15(6)：729 - 734.

[22] Shiraishi Y，Sato Y，Chiba K，et al. An empirical Bayesian framework for somatic mutation detection from cancer genome sequencing data[J]. Nucleic Acids Res，2013，41(7)：e89.

[23] Shuch B，Vourganti S，Ricketts CJ，et al. Defining early-onset kidney cancer：implications for germline and somatic mutation testing and clinical management[J]. J Clin Oncol，2014，32(5)：431 - 437.

[24] Soto AM，Sonnenschein C. The somatic mutation theory of cancer：growing problems with the paradigm[J]. Bioessays，2004，26(10)：1097 - 1107.

[25] Soto AM，Sonnenschein C. The tissue organization field theory of cancer：a testable replacement for the somatic mutation theory[J]. Bioessays，2011，33(5)：332 - 340.

[26] Straus DS. Somatic mutation，cellular differentiation，and cancer causation[J]. J Natl Cancer Inst，1981，67(2)：233 - 241.

[27] Temiz NA，Donohue DE，Bacolla A，et al. The somatic autosomal mutation matrix in cancer genomes. Hum Genet，2015，134(8)：851 - 864.

[28] Thomas D，Moore A. Counterpoints in cancer：the somatic mutation theory under attack [J]. Bioessays，2011，33(5)：313 - 314.

[29] Tibaldi C，Giovannetti E，Vasile E，et al. Inherited germline T790M mutation and somatic epidermal growth factor receptor mutations in non-small cell lung cancer patients[J]. J Thorac Oncol，2011，6(2)：395 - 396.

[30] Vaux DL. In defense of the somatic mutation theory of cancer[J]. Bioessays，2011，33(5)：341 - 343.

[31] Vogelstein B，Papadopoulos N，Velculescu VE，et al. Cancer genome landscapes[J]. Science，2013，339(6127)：1546-1558.

[32] Wang W, Sun J, Li F, et al. A frequent somatic mutation in CD274 3'-UTR leads to protein over-expression in gastric cancer by disrupting miR-570 binding[J]. Hum Mutat, 2012, 33(3):480 - 484.

[33] Xu J, He J, Yang H, et al. Somatic mutation analysis of EGFR, KRAS, BRAF and PIK3CA in 861 patients with non-small cell lung cancer[J]. Cancer Biomark, 2011, 10(2):63 - 69.

[34] Xu X, Hou Y, Yin X, et al. Single-cell exome sequencing reveals single-nucleotide mutation characteristics of a kidney tumor[J]. Cell, 2012, 148(5):886 - 895.

[35] Yu C, Yu J, Yao X, et al. Discovery of biclonal origin and a novel oncogene SLC12A5 in colon cancer by single-cell sequencing[J]. Cell Res, 2014, 24(6):701 - 712.

[36] 薛开先. 癌变的体细胞突变理论回顾与挑战[J]. 癌变 畸变 突变, 2007, 19(1):1 - 3.

[37] 吕有勇, 邢蕊. 肿瘤形成的理论假说与未来临床[J]. 中华普通外科学文献(电子版), 2012(01):21 - 23.

[38] Ilyas M, Straub J, Tomlinson IP, et al. Genetic pathways in colorectal and other cancers[J]. Eur J Cancer, 1999, 35(3):335 - 351.

[39] Stutman O. Tumor development after 3-methylcholanthrene in immunologically deficient athymic-nude mice[J]. Science, 1974, 183(4124):534 - 536.

[40] Stutman O. Immunodepression and malignancy[J]. Adv Cancer Res, 1975, 22: 261 - 422.

[41] Pardoll D. Does the immune system see tumors as foreign or self[J]. Annu Rev Immunol, 2003, 21:807 - 839.

[42] Kaplan DH, Shankaran V, Dighe AS, et al. Demonstration of an interferon gamma-dependent tumor surveillance system in immunocompetent mice[J]. Proc Natl Acad Sci U S A, 1998, 95(13):7556 - 861.

[43] Shankaran V, Ikeda H, Bruce AT, et al. IFN-gamma and lymphocytes prevent primary tumour development and shape tumour immunogenicity[J]. Nature, 2001, 410(6832):1107 - 1111.

[44] Dunn GP, Bruce AT, Ikeda H, Old LJ, Schreiber RD. Cancer immunoediting: from immunosurveillance to tumor escape[J]. Nat Immunol, 2002, 3(11):991 - 998.

[45] Matzinger P. Tolerance, danger, and the extended family[J]. Annu Rev Immunol, 1994, 12:991 - 1045.

[46] Sims GP, Rowe DC, Rietdijk ST, Herbst R, Coyle AJ. HMGB1 and RAGE in inflammation and cancer[J]. Annu Rev Immunol, 2010, 28:367 - 388.

[47] Jianping D. Mutation of mitochondria genome: trigger of somatic cell transforming to cancer cell[J]. Int Arch Med, 2010, 3(1):4.

[48] Oronsky BT, Oronsky N, Fanger GR, et al. Follow the ATP: tumor energy production: a perspective[J]. Anticancer Agents Med Chem, 2014, 14(9):1187 - 98.

[49] Novelli G. Personalized genomic medicine[J]. Intern Emerg Med, 2010, 5(Suppl 1):81 - 90.

[50] Wheeler D A, Srinivasan M, Egholm M, et al. The complete genome of an individual by massively parallel DNA sequencing[J]. Nature, 2008, 452:872 - 876.

（黄朝晖 茹勇）

第四章

肿瘤的传统医学治疗

第一节　中医对肿瘤的认识

恶性肿瘤是严重危害人类健康的多发病、常见病。中医药学关于防治肿瘤的理论和实践源远流长。历代中医学家在肿瘤的辨证论治方面具有各自独到的认识,并积累了宝贵的经验。有文献论述、理论探讨、临床实践等等,内容丰富。加上新中国成立后中医肿瘤学现代化的研究,如今已逐渐探索并形成了一门新的医学学科,具有自身较为完整的理论体系和辨证论治规范。临床实践证明:中医药治疗肿瘤是有效的,而各种可喜的成果让人们看到,中西医互相结合、取长补短,进一步提高了肿瘤防治的临床疗效。

1. 中医对肿瘤的认识溯源

1.1　原始社会至春秋战国时期

有关"瘤"之病名的最早记载可以追溯到殷商时期的甲骨文。而有关肿瘤治疗的最早记录见于先秦《周礼》。《周礼》中的"疡医",主张采取内外合治的方法治疗"肿疡",其中也包括肿瘤。

春秋战国时期出现的《黄帝内经》奠定了中医肿瘤学形成与发展的基础,书中探讨了肿瘤发展的病因病机,记录了多种肿瘤的临床表现,最早记载了中医对肿瘤转移的认识。

《黄帝内经》认为肿瘤的产生,是由于"虚邪中人,留而不去……息而成积",以及"喜怒不适……积聚已留"等造成的。归纳起来即为外感六淫、内伤七情、客气邪风中人,造成脏腑阴阳失调、经络郁滞、气血阻隔,从而导致肿瘤的发生。如《内经》在讨论筋瘤、肠瘤时提及"邪气客"、"结气归之"以及"其气必虚",即将外邪盛、正气虚、邪毒留滞归纳为肿瘤发生的原因。另外,在《吕氏春秋·尽数》和《素问·异法方宜论篇》中都已注意到肿瘤的发生还与环境因素有关,地域水土和生活习惯对特定肿瘤的产生有着密切关联。《内经》中所记载的肠蕈、伏梁、马刀、石瘕、积聚、噎嗝等病证与现代某些肿瘤的临床表现极为类似,如《素问·邪气脏腑病形》云:"胃病者腹胀胀……膈咽不通,食饮不下",则与现今临床所见的食道、贲门、胃部肿瘤的临床症状相类似。在《灵枢·百病始生篇》云:"虚邪之中人也……留而不去,则传舍于络脉……。"留者,瘤也,日久则传舍或留著于各处,此为中医对转移性肿瘤疾病的最早记载。《内经》中所体现出来的整体观念、辨证论治的基本理论特点以及"治未病"的预防学思想,是指导后世早期防治、诊疗肿瘤的准则。《内经》载有"坚者削之"、"结者散之"等治疗法则,对当今防治肿瘤疾病仍有较强的指导意义。

秦越人所著《难经》,继《内经》之后,最早论述了某些内脏肿瘤的临床表现和生成原理。如《难经》对"积聚"病的病位、病性和具体症状均已有所记述,对积证和聚证明确了定义,并提供了鉴别的方法,认为"积聚"主要内因是脏腑功能失调,为中医学肿瘤积证和聚证的发病诊断打下了基础。《难经·五十五难》:"积者,阴气也;聚者,阳气也。故阴沉而伏,阳浮而动。气之所积名曰积,气之所聚名曰聚。故积者,五脏所生;聚者,六腑所成也。"认为聚病是由于气机阻滞,一时聚合所造成,其特征为聚散无常,痛无定处,病在气分,病情轻,治疗尚易;而积病则由于血瘀痰凝,久积而成,病在血而性质属阴,其特征为有形而固定不移,痛有定处,病在血分,病情较重,治疗较难。同样,《难经·五十六难》对内脏肿瘤"五脏之积"作了大致的区分和描述,强调了积病的形成与五脏的关系,介绍了五脏积病的名称、发病部位、形态、传变以及病变形成的原因,并指出五脏积"久不已,令人喘逆,骨痿,少气",对积病后期的临床表现作了形象描写,指导了后世防治肿瘤的临床实践。

可见,从《黄帝内经》、《难经》时代,尽管未能对肿瘤形成整套的病因病机、发生发展、诊断治疗体系;但已经对肿瘤的病因、病机、症候表现有了一定的认识。

1.2 秦汉时期

秦汉时期的《神农本草经》,尤其是张仲景所著的《伤寒杂病论》对后世医学发展影响深远。

《神农本草经》中所载人参、杜仲、白术及大黄、半夏等迄今仍为中医治疗肿瘤的常用药,据统计该书所载365味药物中,有治疗肿瘤一类疾病(如积聚、肿疡、恶疮等)功能的达150余味,对后世防治肿瘤具有深远的影响。《神农本草经》在序录中有"夫大病之主有中风、伤寒……留饮、癖食、坚积症瘕……痈肿恶疮、痔、瘘瘤"等之论述,及"欲除寒热邪气、破积聚愈疾者,本下经"、"疗痈疽、疮瘤以疮药,各随其宜"等之治疗大纲。在自然科学及基础医学尚不发达的古代,对肿瘤能有这样细致而科学的认识,是相当可贵的。

东汉末年,张仲景所著的《伤寒杂病论》是中医临床诊治奠基性的著作。张仲景本人"勤求古训,博采众方,撰用《素问》、《九卷》、《八十一难》、《阴阳大论》、《胎胪药录》,并平脉辨证",在充分吸收《黄帝内经》、《难经》等论著学术思想的基础上撰写了《伤寒杂病论》,后世分为《伤寒论》和《金匮要略》两部分。该书对"胃反"、"积聚"及妇科肿瘤等的脉因证治进行了较为明确的阐述,将经络学说、脏腑理论等与临床实践相结合,首创六经辨证和脏腑辨证,建立了较为完整的理法方药辨证体系。该书创造性地联系具体脉证,将其贯穿到临床辨证论治的全过程中,对各种病症从病因病机、辨证立法、处方用药进行了论述,建立了一整套临床诊治原则,使后学者有理法可循,有方药可依。《伤寒论》中主要论述外感病的辨证治疗及传变规律,但其中所记载的许多变症、坏症的临床表现与恶性肿瘤症状相类似;《金匮要略》中所记各种杂病,与恶性肿瘤临床表现更为相似。仲景所创制大量行之有效的方剂,至今在肿瘤临床中仍广为应用。如《金匮要略·肺痿肺痈咳嗽上气病脉证治》中射干麻黄汤、葶苈大枣泻肺汤、皂荚丸、麦门冬汤等广泛用于肺癌的临床治疗。《金匮要略·痰饮咳嗽病脉证并治》论述四饮:"其人素盛今瘦,水走肠间,沥沥有声,谓之痰饮。饮后水流在胁下,咳唾引痛,谓之悬饮。饮水流行,归于四肢,当汗出而不汗出,身体疼重,谓之溢饮。咳逆倚息,短气不得卧,其形如肿,谓之支饮。"这些与恶性肿瘤所致胸水、腹水、肢体水肿类似,苓桂术甘汤、十枣汤、大小青龙汤、小半夏汤、五苓散等更是肿瘤临床常用的有效利水消肿方剂。在《金匮要略·五脏风寒积聚病脉证并治》中,认为"积者,脏病也,终不移;聚者,腑病也,发作有时,展转痛移。"同时,第一次明确提供了几个治疗肿瘤的有效方剂。如在《金匮要略·疟病脉证并治》中指出:疟久不解"结为癥瘕,名曰疟母,急治之,宜鳖甲煎丸"。在《金匮要略·妇人妊娠病脉证并治》中指出:"妇人宿有癥病,经断未及三月,而得漏下不止,胎动在脐上者,为癥瘕害。妊娠六月动者;前三月经水利时胎也。下血者,后断三月衃也。所以血不止者,其癥不去故也,当下其癥,桂枝茯苓丸主之"。此外,《伤寒杂病论》还最早提出了扶正祛邪的思想,具体表现如下:首先,张仲景提出"四季脾王不受邪","五脏元真通畅,人即安和"等学术观点,阐述胃气在疾病发生过程中的重要性,进一步说明了胃气与疾病发生的密切性。目前,人们已经认识到肿瘤是消耗性疾病,常可致恶病质,从而降低机体抵抗力,加速疾病的进展和死亡,这也恰好与"有胃气则生,无胃气则死"的思想相契合。其次,《金匮要略·脏腑经络先后病脉证》提出了"夫病痼疾,加以卒病,当先治其卒病,后乃治其痼疾"的学术观点,体现出来了治疗疾病的整体观念:在肿瘤治疗过程中,不能只盯着肿瘤大小而忽略整个身体状况,应该在身体状况允许的情况下完成对肿瘤的治疗,这与当下个体化治疗的初衷不谋而合。再次,《金匮要略·血痹虚劳病脉证并治》云:"人年五六十,其病脉大者,痹侠背行,若肠鸣,马刀侠瘿者,皆为劳得之。"其中的"痹侠背行,若肠鸣,马刀侠瘿"类似现代胆囊癌、胰腺癌等的临床表现。《金匮要略·血痹虚劳病脉证并治》云:"五劳虚极羸瘦,腹满不能饮食,食伤、忧伤、饮伤、房室伤、饥伤、劳伤、经络荣卫气伤,内有干血,肌肤甲错,两目黯黑。缓中补虚,大黄·虫丸主之。"其描述和现代医学中肿瘤的恶病质情况极为类似,提出了治疗大法应该缓中补虚。可见,张仲景所著的《伤寒杂病论》对于中医肿瘤学起到了极大的推动作用,书中所载"鳖甲煎丸"、"大黄·虫丸"等至今仍为肿瘤临床常用方剂。

同时代华佗在《中藏经》中载:"夫痈疽疮肿之所作也,皆五脏六腑蓄毒不流则生矣……"认识到肿瘤发生机制是人体内部脏腑功能失调、蓄毒不化而成,强调了内因在疾病发生中的重要性。秦汉时期已有手术治疗的记载,如汉初的《淮南子·氾论训》记载了汉以前就有一些简单的手术。《后汉书·华佗传》有外科手术割治胃肠肿瘤类疾病最早的记载,开创了人类手术治疗内脏肿瘤的先河。

1.3 魏晋隋唐五代时期

魏晋隋唐五代时期,肿瘤学在前人理论的基础上,加深了对某些肿瘤如甲状腺肿瘤、乳腺肿瘤及其他内脏肿瘤病因病机及诊断的认识,治疗上也取得了长足进步。

晋·皇甫谧总所著《针灸甲乙经》是对西晋以前针灸腧穴知识的一次全面总结,书中主要记载了中医基础理论和针灸学基本知识,如人与自然的关系、阴阳五行、人体生理功能和解剖概况、病因病理、诊断和治疗大法、经脉循行路线、腧穴总数和部位、针灸治病的操作方法、针灸禁忌,并且有大量的针灸方法治疗肿瘤疾病,如噎膈、反胃等内容。晋·葛洪所著《肘后备急方》是一部当时医生的急诊手册,其中还论述了甲状腺肿及常见肿瘤的治疗。如书中记载:"凡症见之起,多以渐生,如有卒觉便牢大,自难治也。腹中症有结节,便害饮食,转羸瘦。"葛洪认识到肿瘤病有其发生、发展、恶化的典型过程,对于肿瘤疾病要预防为主,防止其传变和转移,还发明了红升丹、白降丹等升华药品,开创了化学治疗肿瘤病的先河,对后世痈疽、肿疡、瘿瘤、赘疣的治疗起了一定的推动作用。

隋·巢元方所著《诸病源候论》中论及肿瘤类疾病病因证候的共有 169 条,载古医书近 300 种,论疾病以脏腑为核心,为我国现存第一部论述病因、证候学的专书,比较详细和准确地记载了许多肿瘤类疾病的病因、病理及症状等。该书把肿瘤进行了较为详细的分类,对类似肿瘤的病证也有很多论述。如把噎食分为气、忧、食、劳、思五种;对乳岩的描述则是"乳中结聚成核,微强不甚大,硬若石状";对肝积的描述则更为相似,"肝积,脉弦而细,两胁下痛……身无膏泽,喜转筋,爪甲枯黑,春瘥秋剧,色青也","胁下满痛而身发黄,名为癖黄","肝气壅盛,胁下结块,腹内引痛,大小便赤涩,饮食减少",这与肝癌的一些证候基本一致。针对妇科肿瘤,书中也有特别的描述:"产妇血气伤损,腑脏虚弱,为风冷所乘,搏于脏腑,与气血相结,故成积聚也……产后而有瘕者,由脏虚,余血不尽,为风冷所乘,血则凝结,而成瘕也。癖病之状,胁下弦急刺痛是也……产后脏虚,为风冷搏于停饮,结聚故成癖也。"(《诸病源候论·妇人产后病诸候下》)此论产后积聚、瘕、癖的病因皆为产后失养、血气损、脏腑虚,同时为风冷所乘而致。积聚、瘕、癖皆是体内肿块,与女性生殖器官肿瘤类似。

《诸病源候论》书中针对"积聚"有了区别于以往书籍的认知,首先,巢元方归纳出了"积聚"总的病机。在《诸病源候论·积聚病诸候·积聚候》中,多强调脏腑虚弱,受于风邪或饮食不节、寒温不调:"积聚者,由阴阳不和,腑脏虚弱,受于风邪,搏于腑脏之气所为也。腑者阳也,脏者阴也。阳浮而动,阴沉而伏。积者阴气,五脏所生,始发不离其部,故上下有所穷已;聚者阳气,六腑所成,故无根本,上下无所留止,其痛无有常处。诸脏受邪,初未能为积聚,留滞不去,乃成积聚。"其次,分述了五脏积,具体是对五脏积分别详细描述其症状及发展预后:"肝之积,名曰肥气,在左胁下,如覆杯,有头足,久不愈,令人发痎疟,连岁月不已……心之积,名曰伏梁。起脐上,大如臂,上至心下……脾之积,名曰痞气。在胃脘,覆大如盘,久不愈,令人四肢不收,发黄疸,饮食不为肌肤……肺之积,名曰息贲。在右胁下,覆大如杯,久不愈,令人洒淅寒热,喘嗽,发肺痈……肾之积,名曰贲豚。发于少腹,上至心下,若豚贲走之状,上下无时,久不愈,令人喘逆,骨萎少气。"(《诸病源候论·积聚病诸候·积聚候》)可以看出,积聚日久不愈,会出现四肢不收、黄疸、喘逆、骨萎少气等症状。此外,巢元方对病机的认识也有所侧重,如论述大肠癌的早期表现:"凡痢,口里生疮,则肠间亦有疮也。所以知者,犹如伤寒热病,胃烂身则发疮也。此由挟热痢,脏虚热气内结,则疮生肠间,热气上冲,则疮生口里,然肠间、口里生疮,皆胃之虚热也"(《诸病源候论·痢病诸候·下痢口中及肠内生疮候》),"谷道、肛门,大肠之候也。大肠虚热,其气热结肛门,故令生疮"(《诸病源候论·痢病诸候·谷道生疮候》),提示大肠癌的病机为脏虚热气内结。《诸病源候论》中对"癥瘕"也有了新的认识,首先体现在强调脏腑虚弱发病,有关"癥瘕"的论述则强调"由寒温失节,致腑脏之气虚弱,而食饮不消……若积引岁月,人即柴瘦,腹转大,遂致死"(《诸病源候论·癥瘕病诸候·癥候》),说明其发病主要因脏腑之气虚弱,同时与外界寒温失节有关,发展到晚期,则体重下降,柴瘦腹大致死。其次,本书中提出病机为血气虚弱,具体体现如下:"七疝者,厥疝、癥疝、寒疝、气疝、盘疝、胕疝、狼疝,此名七疝也……凡七疝皆由血气虚弱,饮食寒温不调之所生。"(《诸病源候论·疝病诸候·七疝候》)此论疝气,包括睾丸肿瘤及附睾肿瘤的临床表现,其病机内因主要是血气虚弱。"血气衰少,腑脏虚弱,故令风冷之气独盛于内,其冷气久积不散,所以谓之久寒积冷也。其病,令人羸瘦,不能饮食,久久不瘥,更触犯寒气,乃变成积聚,吐利而呕逆也。"(《诸病源候论·否噎病诸候·久寒积冷候》)也说明了肿瘤"血气衰少,腑脏虚弱"可引起肿瘤,同时,肿瘤可令人体消瘦,不能饮食,甚则出现吐利呃逆。"荣卫俱虚,其血气不足,停水积饮,在胃脘则脏冷,脏冷则脾不磨,脾不磨则宿谷不化,其气逆而成胃反也。则朝食暮吐,暮食朝吐,心下牢,大如杯,往往寒热,甚者食已即吐。"(《诸病源候论·脾胃病诸候·胃反候》)颇似胃癌的临床表现,呕吐是晚期症状。"夫体虚受风热湿毒之气,则生疮。痒痛掀肿,多汁壮热,谓之恶疮。而湿毒气盛,体外虚内热,其疮渐增,经久不瘥,为久恶疮。"(《诸病源候论·疮病诸候·久恶疮候》)论久恶疮的成因为体虚受风热湿毒邪气而成。《诸病源候论》中专门论述了虚劳诸证,书中专列《虚劳病诸候》,以五劳(志劳、思劳、心劳、忧劳、瘦劳)、六极(气极、血极、筋极、骨极、肌极、精极)、七伤(脾伤、肝伤、肾伤、肺伤、心伤、形伤、志伤)来概括虚证的病因,归类虚证证候,以五脏为主,分述各种虚证之候,分门别类,使之更具条理化、系统化,为后世对恶性肿瘤晚期姑息治疗提供理论依据和用药指导,翻开了肿瘤中医治疗的新篇章。此外,《诸病源候论》还记载了成功运用肠吻合术、网膜血管结扎法等过程,在我国肿瘤学及外科手术发展史上具有重要意义。该书中还依不同情况将甲状腺肿瘤分类,对良、恶性肿瘤的鉴别具有了早期认识,防治方面除用碘质丰富的海藻、紫菜外,已经开始了内分泌治疗的思维雏形。

唐·孙思邈所著《千金要方》,首先按发病性质和部位对"瘤"进行了分类。并有对类似当今宫颈癌瘤、乳腺部位肿瘤的记载,还擅长用如僵蚕、全蝎、蜈蚣、蝉蜕等虫类药物防治肿瘤病。同时代王焘所著《外台秘要》载有甲状腺肿的地方性发病情况,并用猪、羊等动物的甲状腺和紫河车等治疗,书中搜集了防治甲状腺肿的药方 36 个,其中含碘丰富者计有 27 方,还有针灸等方法治疗肿瘤疾病的记载。

另外,唐太宗时所编的《晋书》记载有外科手术治疗"大瘤疾"的病例,藏医宇妥·元丹贡布著《四部医典》也载有以灸刺、药粉为主的"大瘰肿痞证疗法"及"瘿瘤疗法"等。

1.4 宋金元时期

宋朝出现了目前的"癌"之病名。宋·东轩居士的《卫济宝书》中第一次提及"癌"字并论述"癌"的证治,把"癌"列为痈疽"五发"之一,提到用麝香膏外贴治疗"癌发",书中"五善七恶"的观察方法,对肿瘤的诊治及判断预后均有一定指导意义。《仁斋直指附遗方论》对癌的症状、病性也进行了较为详细地描述,认为癌症是"毒根深藏"造成的,为后世苦寒解毒法治疗癌症提供了理论依据,还提出了癌有"穿孔透里"和易于浸润、转移的性质。赵佶著《圣济总录》论述了体内气血的流结或某些不正常物质的滞留,可能产生肿瘤疾病,并载有类似肝肿瘤的"肝著"、"肝壅"、"肝胀"等病的证治。窦汉卿《疮疡经验全书》,对乳岩进行了细致地观察,描述其早期可治,晚期难治。陈言《三因极一病证方论》,将瘿瘤进行了系统的分类,包括现今的甲状腺瘤等颈前肿物、软组织良性或恶性肿瘤。

宋金元时期,由于医学流派之间的争鸣等原因,丰富了学术思想,充实了中医肿瘤学防治理论的内容。寒凉派刘河间以火热致病说,为肿瘤的清热解毒治疗提供了依据,临床表明恶性肿瘤的中、晚期患者,常有发热、疼痛、肿瘤增大、局部灼热疼痛、口渴、便秘、黄苔、舌质红绛、脉数等热性证候,即有热毒内蕴表现,宜以清热解毒治疗。大量中草药筛选表明,抗肿瘤活性物质也以清热解毒类中药为多,这与刘河间力倡寒凉用药以治疗火热病的学术观念不谋而合,这于后世清热解毒、清热泻火等法治疗肿瘤具有一定的指导意义,如用凉膈散治疗噎膈病就取得了较好的疗效。攻下派张从正在《儒门事亲》中明确提到"积之成也,或因暴怒喜悲思恐之气"。把精神因素作为病因之一,而这种关系只是近年才引起西医的重视。张从正认为:"病之一物,非人身素有之也,或自外而入,或由内而生,皆邪气也。邪气加诸身,速攻可也,速去之可也。"肿瘤是邪毒瘀结于内,所以临床用以毒攻毒、破坚散结等方药。张元素言:"壮人无积,虚人则有之。"此虽泛指一切积滞,然也包括肿瘤在内。故张从正《儒门事亲》一书,力主祛除邪气而用攻法。张从正治疗肿瘤时的观念并非一味类似于辨病论治,其在治疗噎膈、反胃等肿瘤类疾病时也非常重视辨证论治。补土派李东垣认为元气最重要,而元气又赖胃气以灌养,故补益元气须从脾胃下手,据此建立了以补脾胃为主的学派,并提出通过调理脾胃不但能治疗脾胃病,也能治疗其他脏腑的多种虚弱证。李东垣指出内伤疾病的形成是脾胃受损,耗伤元气的结果。在治疗上,重视健脾益气、升阳益气的法则,创制了著名的补中益气汤等。癌症患者多为老年人,老年患者脾胃气虚者居多,加之肿瘤的恶性消耗,不可专用攻削损其正气,故"扶正固本"为治癌一大要法,并提出"内伤脾胃,百病由生"的论点,并创立补中益气汤、通幽汤等,对于癌瘤患者有滋补强壮、扶正固本的作用。扶正固本,相当重要的就是补脾胃之气,现代医学研究表明,中医扶正固本法使用的中药大部分对延缓病程、提高生存率、为患者争取到更多治疗时机非常有益。养阴派朱丹溪则倡"阳有余,阴不足"的观点,提出"相火论"。他根据《素问·阴阳应象大论》:"年四十而阴气自半也,起居衰矣",又鉴于当时"局方"多用辛香燥烈之流弊,提出了人身"阳常有余,阴常不足"的论点,强调保存阴精,勿动"相火"。提出了阴虚火盛补肾阴的治疗方法,对"反胃"、"噎膈"等肿瘤类疾病的治疗,主张以"润养津血,降火散结"为主,并创立大补阴丸、琼玉膏等方。此外,朱丹溪也非常重视攻邪。《丹溪心法》认为积聚痞块是由痰饮、血块积滞而成,所以治疗当用"淬火、清痰、行死血块,块去须大补,不可用下药,徒损真气,病亦不去,当用消积药使之融化,则根除矣"。朱丹溪大补喜用人参,消积行血常用大黄、朴硝(制成膏丸,软坚而不泻)、三棱、莪术、桃仁、红花、水蛭、鳖甲、硇砂、南星等。朱丹溪所谓痞块,虽非专指肿瘤,但确也包括肿瘤。现在治疗食管癌用硇砂,治肝癌用鳖甲,治宫颈癌用三棱、莪术等皆有一定疗效。上述用药大多与朱丹溪用药有一定渊源。另外,朱丹溪在《丹溪心法》中,对乳岩、噎膈、积聚痞块的形成、演变、预后和治疗等,均进行了较为细致翔实的描述。

1.5 明清时期

明朝时期,对各种肿瘤的认识和诊治积累了一些新的经验,使肿瘤学理论与研究得以进一步深入。温补派代表张景岳的《景岳全书》为张景岳一生临证经验及其前代名医的经验总结,其立论、治法、制方皆有创新独到之处,较为全面地总结了前人关于肿瘤类疾病的病因病机,对积聚的辨证认识又深入了一步,将治疗积聚瘕的药物归纳为攻、消、补、散四大类,提出了对噎膈、反胃等病的不同治法,还提出及早治疗轻浅病证以防止噎膈等肿瘤类疾病的发生,对当今治疗肿瘤仍具有重要的指导意义,对肿瘤的治疗更是达到了一个新的高度——扶正祛邪,标本兼治。张景岳总结了前代医家的不同观点,发展成较为完整的阴阳学说。在论"阳常不足"的同时,提出重视真阴的论述。还特别提出命门学说,认为命门既为精血之海、真阴之脏,又为元气之根、真阳之舍,为阴阳之宅,真阴真阳互根互用,为十二脏之化源。正是由于他对阴阳有较为全面的认识,所以在治疗上主张"善补阳者,必于阴中求阳,则阳得阴助而生化无穷。善补阴者,必于阳中求阴,则阴得阳升而泉源不竭"的重要方法,创制了右归丸、左归丸、大补元煎等方剂,丰富了补肾培本的内容。张景岳还吸收了脾胃学派的论点,在《景岳全书·传忠录》中指出:"命门为精血之海,脾胃为水谷之海,均为五脏六腑之本","脾胃为灌注之本,得后天之气也;命门为生化之源,得先天之气也",较为正确地阐述了脾肾之间的关系。张景岳认为"脾肾不足及虚弱失调之人,多有积聚之病","积聚渐久,元气日虚……只宜专培脾胃以固其本",持"阴以阳为主,阳从阴为基"的观点,强调肾与命门的真阴、真阳、水火、精气在维持和延续人体生命上的作用,提出"阳常不足,阴本无余"的精辟见解。

在对肿瘤病的认识上,张景岳以五脏为主分类积聚。"心积为伏梁,在心下;肝积为肥气,在胁下若覆杯;脾积,有积寒在腹中,名厥疝;肺积名息积,胁下满,气逆,二三岁不已;肾积,因沐浴清水而卧,积气留于小腹与前阴而成。"大致说明了五脏之积的症状,并确定治疗积聚总则:"大积大聚,其可犯也,衰其大半而止,过者死。坚者消之,留者攻之,结者散之,客者除之,下之上之、摩之、浴之、薄之、劫之、开之、发之,适事为故。"张景岳说:"总其要不过四法,曰攻、曰消、曰散、曰补。"在治疗上,张景岳认为,应以调理阴阳为其大法,分阶段治疗:第一阶段,凡积坚而实者,非攻不能去,用攻法。此期正气尚强,邪气尚浅,则任受攻之,缓之则养成其势,反难制之。此阶段多为患肿瘤不久,体质强实者多用此法。方药如:温白丸,该方是在大量温药(巴豆、川椒、肉桂等)的基础上用了一些化痰(皂角)、苦寒(黄连)、补气(人参、茯苓)药,桔梗走上,厚朴降气,紫菀宣肺,柴胡疏肝,共同完成攻积块的功效;遇仙丹,功效追虫、逐积、消游利痰;宣明三花神佑丸,本方药猛,主治一切沉积痰饮,变生诸病,或气血壅滞、湿热郁结、走注疼痛,风痰胀满等证。第二阶段,凡不堪攻击,只宜消导渐磨者用和法。若用攻法,则愈攻愈虚,不死于积而死于攻。方药如:大和中饮,治饮食留滞、积聚等症。病在中焦用和法,多用化湿、理气、消食、化痰类药,药物组成为陈皮、枳实、砂仁、山楂、麦芽、厚朴、泽泻各等分,水煎远食服。胀甚加白芥子,胃寒恶心加炮姜,疼痛加木香、乌药、香附子,多痰加半夏。张景岳用泽泻是其特点,其他如和中丸、草豆蔻散等。无形气聚,宜散而愈,宜排气饮、十香丸、神手散、四磨饮等。第三阶段,凡积痞势缓而攻补俱有未便者,当专以调理脾胃,此多属于不可攻、不可补的患者。方药有枳术丸、景岳新制芍药枳术丸、大健脾丸等。大健脾丸健脾养胃,滋谷气,除湿热,宽胸膈,去痞满,久服强中益气。其他如人参木香生姜枳术丸等。第四阶段,凡脾肾不足及虚弱失调之人,多有积聚之病,脾虚则中焦不运,肾虚则下焦不化,正气不行,则邪滞得以居之,此辈无论有形无形,但当察其缓急,当以正气为主,用温法。脾虚者,宜温中饮治呕、吞酸、泄泻、不思食之中虚。虚在肝肾用理阴煎,主治真阴不足或劳倦之辈,或忽感寒邪不能解散,或发热,或头身头痛,或面赤舌焦,或虽渴而不喜冷饮,或背心肢体畏寒,但见脉无力者,悉是假热证。如今之肿瘤多处转移及晚期癌症患者,畏寒发热者,或面赤身热,肝肾虚假热证可加减用之。其他如暖肝煎,治肝肾阴寒小腹疼痛疝气等证。如今之子宫、卵巢恶性肿瘤、小腹疼痛可酌用,可以减轻症状。第五阶段,凡坚硬之积,必在肠胃之外,募原之间,原非药力所能猝至,用阿魏膏、三圣膏之类以攻其外,再用长桑君针法以攻其内。然此坚顽之积,非用火攻终难消散,故莫妙于灸。三圣膏,贴治积聚、痞块。长桑君灸法:一般积聚灸中脘、期门、章门、肝俞、三焦俞、通谷;积聚在上灸中脘、上脘、期门、章门;积块在下灸天枢、章门、肾俞、关元、气海、中极。灸治次序:先上后下,脐腹处,灸宜稍大,先灸七壮,或十四壮,或渐增加,愈多愈妙,灸之火力所到,其坚聚之气自然以渐消散。张景岳用灸法和外贴膏药治疗积聚,值得借鉴。

综上所述,张景岳治疗积聚的特点主要从认识积聚病势的缓急和人体的强弱两方面把握。积聚初期,病势尚浅,人体强壮,用补法,以扶正祛邪;积聚中期,病势急,人体亦强,必用攻法以缓病势;积聚后期,病势强,人体虚弱,应以扶助正气为主,增强人体抵抗疾病的能力,以延长寿命。在治疗方法和手段上,灵活多样,有导引、灸法、汤药、丸药、膏药等。

陈实功《外科正宗》对乳癌症状细致描述,书中提及"坚硬,木痛,近乳头垒垒遍生疮瘩"等特征,并认为治疗肿胀、肿瘤类疾病要内外科并重,尤以调理脾胃为要。明·王肯堂对肿瘤类疾病也有较深入地认识,在《证治准绳》记载了乳癌、噎膈等的病因病机及预后。在明代《天工开物》和《本草纲目》中还认识到职业病与肿瘤的防治问题。《本草纲目》中已载有治疗"瘿瘤疣痣"的药物如贝母、黄药子、海带、夏枯草等130余种,治疗噎膈的半夏、南星、三棱、莪术等利气化痰、开结消积药等。明代陈实功治疗茧唇(唇癌)时,用烧灼止血法,以达止血和消除癌瘤的目的。明·申斗垣《外科启玄·血瘤赘篇》记载采用割除法、药线结扎法治疗外突明显而根部细小的肿瘤、蒂状纤维瘤。《外科证治全生集》中详细记载了内服、外敷药物以治疗乳癌、恶核、石疽等。

迨至清代,随着实践经验的不断积累,诸多医家对肿瘤的认识更加深入。这一时期的文献对各系统的恶性肿瘤均可见记载,除了前朝文献中常见的乳岩、噎膈、反胃等,对阴菌、肾岩翻花、脏毒、喉菌、牙菌等泌尿生殖、五官科恶性肿瘤均有详细描述。

李中梓所著的《医宗必读》推崇温阳疏利法,对中医肿瘤学的发展作出了巨大贡献。首先,该书倡内外相因导致肿瘤这一学说。在肿瘤的病因方面,李中梓提倡《内经》、《难经》的内外相因说,认为肿瘤的发生是内外二因共同作用的结果,内因多责之于正气虚弱。谓:"积之所成也,正气不足,而后邪气踞之,如小人在朝,由君子之衰也。"外因责之于风雨寒湿。正气不足,风雨寒湿侵袭,久而导致肿瘤发生。第二,该书中记载了使用阴阳攻积丸治疗肿瘤这一方法。李中梓首创阴阳攻积丸治疗各种肿瘤。正如其谓:不论阴阳皆效。方选吴茱萸、干姜、官桂、川乌、黄连、半夏、橘红、茯苓、槟榔、厚朴、枳实、菖蒲、玄胡、人参、沉香、琥珀、桔梗、巴霜、皂角。熔理气、温散、化痰、散结、通下为一炉,配伍精湛,为后世所常用。另载肥气丸(柴胡、黄连、厚朴、黄芪、昆布、人参、皂角、茯苓、川椒、巴霜、甘草)治疗肝积在胁下,痞气丸(厚朴、黄连、吴萸、黄芩、白术、茵陈、砂仁、干姜、茯苓、人参、泽泻、川乌、川椒、巴豆霜、桂枝)治"脾之积在胃脘"等,噎嗝散(雄黄、灵脂、山豆根、射干、青黛、石朱砂、硼砂)治疗"风热瘟毒、毒火上犯之咽喉肿痛、疮痈、积痰、瘀血"。有报道用噎膈散加减治疗消化道肿瘤有效率达90%以上。第三,《医宗必读》用攻补兼施法为总则治疗各种肿瘤,被后世誉为经典。它首先提出将肿瘤分为三个阶段:初、中、末来分期治疗,根据病史长短、邪正盛衰、伴随症状来辨明虚实,然后分别论治。谓:"初者,病邪初起,正气尚强,邪气尚浅,则任受攻;中者,受病渐之,邪气较深,正气较弱,任受且攻且补;末者,病魔久,邪气侵凌,正气消残,则任受补。"李中梓在应用攻补方面经验丰富,自谓:余尚制阴阳两积之剂,药品稍峻,用之有度,补中数日,然后攻伐,不问其积去多少。又于补中,待其神壮则复攻之,屡攻屡补,以平为期,此余独得之诀。李中梓用一补一攻、二补一攻、三补一攻、五补一攻等方法,临床上取得明显的效果。第四,《医宗必读》中倡温通疏利为治癌大法。李中梓治疗肿瘤,最喜欢用温药,温阳疏利法贯穿于所载药物、方剂、医案中。温阳疏利法乃治疗中晚期恶性肿瘤的一大基本治法。现代研究发现,温阳可以增强机体免疫力,提高机体功能状态。疏利即保持大便通畅,体内的代谢废物不致在体内淤积,也是保持机体新陈代谢的一个重要环节。

清代名医叶天士,既是时病大师,又是善理内伤虚证之高手。叶天士在著作《临证指南医案·积聚》提出积"著而不移,是为阴邪聚络",认为肿瘤乃痰浊、瘀血等有形之阴邪凝聚于经络而成。并且他提出"太阴湿土,得阳始运;阳明阳土,得阴自安","脾喜刚燥,胃喜柔润","仲景急下存津,其治在胃;东垣升阳益气,其治在脾"等论点,在前人经验的基础上进一步发展创立了"养胃阴"学说,用益胃汤治疗胃阴不足的病证,对肿瘤的治疗有着较大的贡献,增添了扶正固本一法的内容,使之更臻完善。他在临证时尤其重视脾胃功能。针对李东垣大升阳气、治在脾,张仲景急下存阴、治在胃,叶天士主张脾胃分治,着重阐发养胃阴。叶天士认为:"太阴脾土,得阳始运,阳明胃土,得阴自安,以脾喜刚燥,胃喜柔润也。"《临证指南医案》提出"脾阳不亏,胃有燥火"。不能以治脾之药来笼统治胃,应养胃阴,降胃气,以润为补。因此,叶天士临证,凡遇燥热之证,或禀赋木火之体,或热病耗伤肺胃之津者,都从胃阴不足论治。其用药特点,也多选择甘凉濡润之品,如麦冬、石斛、麻仁、粳米、甘草等。务使胃津来复,胃气下降,其病自愈。此外,叶天士在《临证指南医案·积聚》中云:"阴邪聚络,大旨以辛温入血络之品治之。盖阴主静,不移即主静之根,所以为阴也,可容不移之阴邪者,自必无阳动之气以旋动之,而必有阴静之血倚伏之,所以比藉体阴用阳之品,方能入阴出阳,以施其辛散温通之力也";"初病气结在经,久则血伤入络,辄仗蠕动之物,松透病根"。可见叶天士主张以辛味之品通络,并且针对积聚之邪盛、病久、块坚,倡导虫类通络,此即叶氏"久病入络"、"宿邪宜缓攻"之意。《临证指南医案》云:"考仲景于劳伤血痹诸法,其通络方法,每取虫蚁迅速飞走诸灵,俾飞者升,走者降,血无凝著,气可宣通,与攻积除坚,徒入脏腑者有间";"飞者升,走者降,灵动迅速,追拔沉混气血之邪。盖散之不解。邪非在表;攻之不驱,邪非著里。补正却邪。正邪并树无益。故圣人另辟手眼,以搜剔经络中混处之邪"。肿瘤之病,邪实为标,正虚为本,故治疗中亦当时时顾护正气,切不可只注意到肿瘤积聚之有形,而忽视了正虚是积聚产生之基础,并随着积聚病势的进展,正气益伤。叶氏以虫类药治疗久病入络的患者,采用的是"欲其缓化,则用丸药,取丸以缓之"之意。于攻法中求稳求缓,以丸制剂约束虫类药的峻利之性,正是叶天士用虫类药物通络治疗肿瘤的对立统一法则。

清代吴谦在《医宗金鉴》总结古人重视预防及早期发现及时治疗的经验,认识到如能早期发现,施治得法,癌疾也是可以治愈或"带疾而终天"的疾病。还认识到肿瘤生长的部位多与脏腑、经络有关,如认为"乳岩"属于肝脾病变;崩漏、带下等属于肿瘤类疾病者多属冲、任二脉病变;口腔肿瘤多属于心脾两经的病变;喉部肿瘤是由肺经郁热,更兼多语损气而成。说明只有辨明病所,以及与经络的关系,才有利于肿瘤的防治,并创制出许多行之有效的方药。《医宗金鉴·外科心法》痈疽七恶歌、逆证歌和阴证歌均细致地观察肿疡情况,判断预后的辨证规律。另外,在明清时期,还有关于类似阴茎癌、舌肿瘤等的记载,清代高秉均在其《疡科心得集》中描述了"肾岩翻花"发病过程,还把"舌疳"、"失荣"、"乳岩"、"肾岩"列为四大绝症,可见当时在临床实践中深刻观察到恶性肿瘤的预后不良。

1.6 清末至近代

清朝末叶西方医学大量传入,对肿瘤的认识就开始了中西医的汇合时期,肿瘤医学也有了显著的进步,已用癌来翻译 Cancer,光绪年间出版的《辞源》中已收有"癌"字,其意义与今日所用一致,此后不少医家都开始使用"癌"这一名称。对癌症的演变过程,也有了一定的认识和了解,如刘野樵在《奇经直指》中已知道肝癌的发展可导致腹水,并用中药治疗肝癌、胃肠癌、子宫癌多例,均取得了较为满意的疗效。

清末王清任所著《医林改错》,该书虽非宏篇巨论,但因敢于问阙经典、阐发气血。不仅为后世医家所叹仰,更在民间广为流传,至今可见到七十多个版本。《医林改错》记载:"气无形不能结块,结块者必有形之血也,血受寒则凝结成块,血受热则煎熬成块。"提出肿块的形成有形之血是主要因素,对于后世以活血化瘀方法治疗肿瘤提供了依据。如以膈下逐瘀汤治疗腹部血瘀证,将化瘀和补虚法相结合是王氏治疗肿瘤积块的创造。除活血化瘀法外当时对肿瘤认识已较深入,如王维德《外科证治全生集》中用阳和汤、犀黄丸、千金托里散内服,蟾蜍外贴,确立了许多有效的治方。唐容川是中西医汇通学派的较早期代表,在其所著的《血证论》、《中西汇通医书五种》书中所论"痞滞"证候似胃癌、肝癌、胰腺癌等,认为痞满、积聚、癥瘕等肿瘤类疾病与气血瘀滞脏腑经络有关,提倡活血化瘀治法,确有一定的治疗效果。张锡纯著《医学衷中参西录》首次使用了"胃癌"这一病名,并在"治膈食方"中提出用参赭培元汤治疗膈证,阐释了食道癌与胃底贲门癌的因机证治,强调补中逐瘀法则,并附有若干详细痊愈病例,为当今防治肿瘤的扶正培本法提供了有力的依据。高秉衡在《疡科心得集》对肿瘤杂病提出"有外内合证之医案,临证时应内外合诊"高氏兼晓内外科,能全面考虑,既治疗肿瘤的原发灶,又治疗肿瘤引起的并发症。

1.7 建国以来

建国以来,祖国传统医学对肿瘤的认识有了很大的提高,中医肿瘤学的发展非常迅速。

我国著名中医学家、国医大师周仲瑛教授在长期的临床实践提出"癌毒"这一概念,并且从"癌毒"辨治恶性肿瘤取得了突出的疗效。周仲瑛认为,恶性肿瘤区别于一般内、外、妇、儿各科疾病的一个根本特点,是其具有独特的致病因素——癌毒。癌毒是导致恶性肿瘤发生和发展的根本病因之一,既不同于一般的六淫邪气,亦不同于一般的内生五邪及气滞、血瘀、痰凝诸邪,而是由于各种致病因素长期刺激、综合作用而产生的一类特殊毒邪。因此,除正气内虚外,癌毒亦应受到高度重视。肿瘤的发生是正气和癌毒二者之间的平衡被打破,正气内虚为主或者癌毒过盛为主,最后均表现为癌毒占据优势。而且根据癌毒的性质不同,表现出不同的阴阳盛衰相应的临床表现。"毒"是中医病因学说中一个特定的词义,《素问》用最原始朴素的语言概括了最感官的毒的概念:"能害人者谓之毒。"意指病邪的亢盛,病情的深重,病势的多变,既可因多种病邪蕴酿形成,也可为特异性的致病因子伤人为病,传统多用于温热病范围,现已广泛应用于多种疑难病症。由于癌的致病性与难治性,周老认为癌病为患,必夹毒伤人,癌毒属毒邪之一,是在内外多种因素作用下,人体脏腑功能失调基础上产生的一种对人体有明显伤害性的病邪,是导致发生肿瘤的一种特异性致病因子。癌毒是肿瘤发生发展的关键,是在肿瘤发病过程中体内产生的一种特殊的复合病理因素。癌毒是特指可衍生恶性肿瘤的特殊毒邪,癌毒的存在是恶性肿瘤形成的先决条件,也是恶性肿瘤不同于其他疾病的根本所在,癌毒是肿瘤所特有的,异于中医基础理论所述的其他病因病机。

癌毒致病的机制具体如下：(1)癌毒留结是肿瘤发病之根。恶性肿瘤病理过程虽复杂，但总由癌毒留著某处为先。癌毒一旦留结，阻碍经络气机运行，津液不能正常输布则留结为痰，血液不能正常运行则停留为瘀，癌毒与痰瘀搏结形成肿块，附着某处，推之不移。瘤体一旦形成，则狂夺精微以自养，致使机体迅速衰弱，诸症叠起。正气亏虚，更无力制约癌毒，癌毒愈强，又愈益耗伤正气，如此反复，则癌毒与日俱增，机体愈益虚弱，终致毒猖正损，难以回复之恶境。(2)癌毒走注是肿瘤转移之因。转移是恶性肿瘤一大特点。中医认为，导致恶性肿瘤转移的根本原因是癌毒的流窜走注。当恶性肿瘤生长到一定阶段，癌毒随血脉流窜走注，并在它处停积，继续阻隔经络气血，酿生痰瘀，形成新的肿块。"最虚之处，便是容邪之所"，故癌毒停留之处，一般为机体虚损之处。(3)癌毒残留是肿瘤复发之源。恶性肿瘤经治疗后，可能症状缓解，肿块缩小，甚至达到临床治愈的效果。但一段时间后，又常复发，这是影响恶性肿瘤治疗效果的非常棘手的问题。中医认为，恶性肿瘤经治疗后，癌毒之势可能大减，但很难彻底根除，此时仍有少量癌毒伏于体内，若不加巩固，癌毒逐渐萌生，又可致肿瘤复发。(4)癌毒伤正是肿瘤恶化之本。恶性肿瘤形成之后，作为有形之邪，继续损伤脏腑功能，妨碍气血津液的正常运行，使气血津液等精微物质不断地转化成痰瘀等病理产物，使肿瘤不断生长。如此，机体的精微物质不断耗损，机体各组织器官失于濡养，正气亏虚，无力抗邪，则病邪日盛而正气日衰，终致病邪猖獗而脏腑皆败，气血耗竭之恶病质状态。

周仲瑛通过临床的观察及探索，将癌毒的特性归纳如下：(1)猛烈性：癌毒一旦伤人，则病情进展迅速，虽体质强健者，也难免病情恶化。癌毒内蕴，易致一些危重症候，如剧痛、出血、神昏、臌胀、恶液质等。(2)顽固性：癌毒蕴于体内，难以祛除，故其为病，缠绵难愈，即使经过治疗后，症状缓解，肿块缩小或消失，但如不加巩固，则很快复萌，再度发展。(3)流窜性：癌毒流窜走注，善变不居，难以局限，随血脉流窜全身，并在它处附着为患。这是恶性肿瘤转移播散的根本原因，也是其为病顽固难治的原因之一。(4)隐匿性：癌毒虽致病猛烈，易引起危重症候，但在早期，又常隐伏不现，患者症状轻微，难以觉察，致使延误了诊断和治疗。(5)损正性：癌毒作为猛烈伤人的病邪，极易耗损气血津液，伤及五脏六腑，导致机体气血津液亏虚，脏腑功能失调，表现出形体消瘦、疲乏乏力、不思饮食等虚损状态。晚期终致五脏皆衰，气血耗竭，甚至阴竭阳亡。

随着科学技术及统计学的发展，中医学对肿瘤有了新的认识和总结，结合西医的部分理念，现代中医学也有了从"虚"论治肿瘤的学术思想，认为肿瘤的形成、生长过程是一个机体内邪正斗争消长的过程。人是一个有机的、完整的统一整体，当机体受到某些内因的影响或外因的侵袭，致脏腑、经络等生理活动发生异常，气血阴阳平衡协调关系受到破坏而出现各种临床症状时，人体便处于疾病状态。肿瘤的发生虽十分复杂，但总的来说仍不外内因、外因两方面，而正气虚又起着主导作用，强调"正气存内，邪不可干"，"积之成也，正气不足而后邪气踞之"，这里说的存，不单指的是有和无，虚不只指的多和少，还应理解为相互之间的平衡，这与现代医学认为肿瘤的发病机制是一致的。肿瘤形成以后，不断耗伤气血，日久因病致虚，更导致正气亏虚，而肿瘤在体内能否控制、恶化、扩散及转移，也决定于邪气与正气斗争的结果。祛邪(包括手术、化疗、放疗、中药祛邪等)是治疗肿瘤的重要方法，能使机体达到"邪去正自安"的目的，但祛邪又能加深对机体免疫功能的抑制，如不及时顾护正气，常可使正衰邪更盛，邪盛正益衰，从而助长肿瘤的扩散和发展。因此，在治疗过程中及治疗后的巩固阶段，都必须随时注意扶正培本，以提高患者的免疫功能，减少肿瘤复发及扩散的机会。北京中医研究院曾对具有代表性的《医方类聚》《丹溪心法》、《医学必读》等10部医学著作进行了统计分析，其中用于治疗肿瘤的方剂共981首，配合补益中药的 538 首,占总数的 54%。

扶正培本是在中医药学阴阳五行、藏象学说的理论基础上形成的,也是以中医整体观念、天地人合一的观念、阴阳平衡观念为依据的。扶正培本法实际上并不单纯是应用补益强壮的方药,而是应该把调节人体阴阳平衡,气血、脏腑、经络功能的平衡稳定,以及增强机体抗癌能力的方法都包含在内。因而中医的"补之、调之、和之、益之"等都属于扶正范畴。总的原则是:"形不足者,温之以气;精不足者,补之以味","损其肺者,益其气;损其心者,和其营卫;损其脾者,调其饮食,适其寒温;损其肝者,缓其中;损其肾者,益其精。"所以对扶正培本法治疗应全面分析,根据辨证虚实而定。近几十年来,通过临床和实验研究,证明了扶正培本法有多方面的作用,概括为:可以改善肿瘤患者的临床症状,提高手术、化疗、放疗的效果,延长生存期;减轻放、化疗不良反应,提高包括免疫功能在内的机体抗癌机能。

20 世纪 70 年代初以余桂清教授为首科研人员研制的健脾益肾冲剂(白术、党参、枸杞子、女贞子、补骨脂、菟丝子)能提高胃癌患者的免疫功能,减轻化疗对消化系统、骨髓造血系统的不良反应,提高化疗效果,延长了胃癌患者的生存期。其他如孙燕教授的贞芪冲剂,于尔辛教授健脾理气补助放射治疗肝癌,郁仁存教授的健脾补肾生血汤,刘嘉湘教授用滋阴生津、益气温阳法治疗肺癌,潘明继教授扶正生津配合放射治疗鼻咽癌等等,都是着重于扶正培本的研究,并取得了很大成绩,这亦从侧面印证了肿瘤从"虚"论治的学术思想的正确性。

近年来,有关肿瘤的信息爆炸性增多,同时肿瘤机体内部的关系更加复杂。研究者们逐渐认识到,现代医学抗肿瘤研究最急需要做的事情是将现有海量的数据和信息加以分析、整合,掌握各要素之间的关系,并寻求其间变动的规律。而要将肿瘤学研究的对象当作一个系统来研究,就必须有一套关于人体本身整体性以及人与环境相互关系的理论作为指导。从这个层面上来看,祖国医学的"整体观念"、"天人相应"理论无疑是最佳的选择。通过在系统论层次上整体和局部的沟通和结合,各取所长而互补其短,将会使两者各在在肿瘤研究方面取得重大的进步。

中医药对肿瘤的认识有悠久历史,加上新中国成立后中医肿瘤学现代化的研究,如今已逐渐探索并形成了一门新的医学学科,具有较为完整的理论体系和辨证论治规范。实践证明,中医药治疗肿瘤是有效的,各种可喜的成果让人们看到,可延长患者生存时间,改善生活质量,在增强放、化疗效果的同时提高机体免疫力,杀灭体内遗留的癌瘤细胞,减低并防止放、化疗不良反应。可以说从预防到治疗,从基础到临床研究,中医药都显示出了独特的优势和潜在的威力,使肿瘤治疗的效果有了明显的提高,不但国内得到公认,在国际上也有较大的影响。

2. 中医对肿瘤病因病机的认识

祖国医学对于肿瘤病因病机的认识,不外乎外因与内因、邪气与正气及其相互关系。肿瘤的病性总属本虚标实。现将肿瘤的病因病机具体介绍如下。

2.1 毒邪内蕴

《灵枢·九针论》曰:"四时八风之客于经络之中,为瘤病者也。"《中藏经·论痈疽疮肿第四十一》曰:"夫痈疡疮肿之所作也,皆五脏六腑蓄毒之不流则生矣。"《灵枢·百病始生篇》曰:"积之始生,得寒乃生,厥乃成积也。"毒邪内蕴,实际包括了病毒感染,烟草油烟的污染毒素,职业环境中的化学毒素,生活环境中的空气、水、土壤污染毒素,水土失宜及酒、饮食中的各种毒素等;或由痰、湿、瘀血等病理产物久积体内,经络、脏腑、气机阻碍,郁而生毒,热由毒所生。但是毒邪内蕴是许多疾病的共同病因,就肿瘤这类疾病而言,肿瘤细胞本身也可视为一种毒邪,即癌毒。汉代华佗在《中藏经》中就提出肿瘤的发病是由脏腑"蓄毒"所生。癌毒为阴毒,其性深伏,为病缠绵;

癌毒为实邪,但非外邪,是由内而生的特殊之毒,其病理特性体现在强侵袭性、快进展性、重耗散性、易转移性、高致命性,其药物治疗亦非一般具有解毒作用的药物所能胜任。

2.2 七情所伤

七情是指喜、怒、忧、思、悲、恐、惊七种情志的变化异常,七情的太过或不及,皆可能引起郁证,致使人体气机升降失常、脏腑功能紊乱,这与肿瘤的发生、发展及转归、预后等存在着密切的关系,正所谓"情志之至,响呼于脏腑,此为郁之为病之本也",《素问·通评虚实论》曰:"膈塞闭绝,上下不通,则暴忧之病也。"指出肿瘤的发生是情志失常的结果。《丹溪心法》:"气血冲和,万病不生,一有怫郁,诸病生焉。"《外科正宗》中云:"郁怒伤肝,思虑伤脾,忧思郁结,所愿不遂,脾气受阻,肝气横逆,致使经络瘀阻、积聚成块……"郁则气滞,滞而不通,不通则闷、胀、痛三证出现。郁久化火,又可见气郁化火之证。

2.3 瘀血结聚

瘀血是血瘀的病理产物。气滞可加重血瘀,血瘀又可加重气滞,两者形成恶性循环,使气血不通,不通则痛;瘀血积聚,发为肿块,而成癌瘤。元代滑寿《难经本义》谓:"积蓄也,言血脉不行,蓄积而成病也。"明代皇甫中《明医指掌》指出:"若人之气,循环周流,脉络清顺流通,焉有瘤之患也……"总之,气滞血瘀是形成肿瘤的重要病理机制。

2.4 痰湿凝结

痰湿是指机体失其正常运化而停积于体内的病理产物。水湿痰饮依其性质可分为湿热、寒湿、湿毒、湿浊、痰热、痰浊、饮邪、水肿等。《景岳全书·痰饮》中指出:"盖痰即水也,其本在肾,其标在脾,在肾者,以水不归源,水泛为痰也。在脾胃,以饮食不化,土不制水也。"赵献可在《医贯》中谓:"七情内伤,郁而生痰。"《圣济总录》曰:"若三焦气塞,脉道壅滞,则水饮停聚不能宣通,聚而成痰饮,为病多端。"痰湿凝结,日积月累,影响气血的运行;气血阻滞,气机不畅,导致脾胃运化失常,更助长湿痰凝聚,两者互为因果,也是肿瘤形成发展因素之一。

2.5 正气不足

正气不足是肿瘤发病的基础。人体一切疾病的发生和发展,都从正邪两方面力量对比的变化进行分析。正如中医基础理论里面所写气的六大作用,正气不足则诸气难以化生,御邪之力减却,如此内因外因之下,各种病理因素交织,促使癌毒内生,消耗精血,导致气血不足,进而反过来进一步致使正气亏耗,形成恶性循环。在《外证医录》中更有"正气虚则为岩"这一说。《素问·评热病论》曰:"邪之所凑,其气必虚。"《素问·刺法论》曰:"正气存内,邪不可干。"《素问·通评虚实论》曰:"邪气盛则实,精气夺则虚。"正气的盛衰不仅是发病的关键,而且在疾病发生之后、在病情的发展和转归中,正气也起着决定的作用。《诸病源候论》曰:"症者由寒温失节,致腑脏之气虚弱,而食饮不消,聚结在内……"《妇人良方大全·乳病证治》:"肝脾郁怒,气血亏损,名曰乳岩。"此外,无论是劳力、劳神,还是房事过劳,皆能损伤正气,导致正虚。如《素问·举通论》所说"劳则气耗"。《金匮要略·血痹虚劳病脉证并治》记载:"五劳虚极羸瘦,腹满不能饮食,食伤、忧伤、饮伤、房事伤、饥伤、劳伤、经络荣卫气伤,内有干血,肌肤甲错,两目黯黑。"

2.6 外感六淫

中医理论基础将六淫邪气分为风、寒、暑、湿、燥、火(热),不同的病理因素皆可致病。如《诸病源候论》中有"风邪挟毒所成恶核"之说,强调风邪可致恶核。《卫生宝鉴》中有"嗜食生冷,健运失职,致积聚"之说,并有"寒则气收,滞留成积"的说法,说明了寒邪的致病原因。《中略医经》中有"暑重多挟诸邪,以致病邪积留"之说,阐释了暑邪的致病原因。《卫济宝书》中有"夫积聚之所成,湿邪伤滞也",说明湿邪也可致积聚。《仁斋直指附遗方论》中有"燥邪蒸精灼液,气血不畅,气结留滞,积聚之所以者"论述了燥邪的致病特性。清朝的《张氏医通》中对火(热)邪的描述如下:"此得之湿热,津液耗竭,渐成痞块",火(热)邪致病的原因可见一窥。

2.7 饮食不洁

针对肿瘤而言,饮食是其发生发展中重要的一环,饮食失洁,则易损伤脾胃,脾胃失调,失于运化,则水谷精微难以拓扩,使得正气虚弱,日久痰湿内生,阻滞气机,血瘀以致正常气血运行难以通畅,痰浊与气血互相搏结,日久成积聚,且饮食不洁使得正常气血难以化生,根枯源竭,正气更加受损,如此反复无穷尽也。可见,饮食因素是肿瘤发生和发展的始动及促动因素。《素问·生气通天论》说:"高粱之变,足生大丁。"《严氏济生方·宿食门》认为:"过食五味,鱼腥乳酪,强食生冷果菜,停蓄胃脘……久则积结为癥瘕。"《景岳全书·痢疾·论积垢》认为积之生成是"饮食之滞,留蓄于中,或积聚成块,或胀满硬痛,不化不行,有所阻隔者,乃为之积"。这些均说明过食膏粱厚味、生冷瓜果、热饮嗜酒,易影响脾胃功能,最终导致津伤、气结、痰滞,变生肿块。

3. 中医对肿瘤相关病名的认识

古代中医没有论述肿瘤的专门著作,对于肿瘤的认识和治疗流散在浩瀚的医学文献中,中医药学文献中关于肿瘤命名与分类的内容记载甚多,并往往以肿瘤病灶的形状、患者的症状和病因等加以命名、分类,有的描述与近代医学的癌症极其相似,且对恶性肿瘤和良性肿瘤的区别,亦有较为详细的论述。总结其命名规律有:按发病部位命名,如肺积(息贲)、喉瘤(喉疮、喉岩、锁喉疮、破头症、开花疔、单松累症、双松累症)、耳罩(耳痔、耳菌、耳挺)、胎瘤(红丝瘤)等;按肿瘤形态命名,如症瘕(肠覃、石瘕)、瘿瘤、翻花疮(反花疮、石疔、石疽、黑疗)等;按肿瘤的性质命名:失荣(失营、脱营、恶核)、积聚、脂瘤(粉瘤)、崩漏等;按发病部位结合肿瘤特点命名,如茧唇、舌菌(舌疮、舌岩、瘰疬风、莲花风)、乳岩、肾岩翻花等。

附:肿瘤中医病名与现代医学类似病名对照:

1) 相当于恶性肿瘤者:

(1) 噎膈:食管癌或贲门癌。

(2) 反胃(胃反、翻胃):胃体、胃窦部癌。

(3) 症瘕(积聚):腹腔恶性肿瘤,部位包括肝、脾、子宫、卵巢、胰腺及肾脏等。

(4) 脾积(痞气):包括肝癌及肝脾肿大、慢性白血病脾大。

(5) 肝积(肥气、癖黄、肝着):原发或继发肝癌及肝淋巴肉瘤。

(6) 肺积(息贲):晚期肺癌。

(7) 失荣:鼻咽癌颈部转移、恶性淋巴瘤、腮腺癌及颈部转移癌。

(8) 伏梁:胰腺癌或横结肠癌。

(9) 乳岩(乳石痈):乳腺癌。

(10) 妒乳:湿疹样乳癌。

(11) 肾岩:阴茎癌。

(12) 翻花:阴茎癌或其他体表恶性肿瘤破溃呈菜花状隆起。

(13) 茧唇:唇癌。

(14) 舌菌:舌癌。

(15) 喉百叶:喉癌。

(16) 五色带下:宫颈癌、子宫癌、阴道癌。

（17）石瘕：子宫肉瘤及盆腔良、恶性肿瘤。

（18）骨疽：骨的良、恶性肿瘤。

（19）上石疽：颈淋巴结转移癌及何杰金病。

（20）缓疽（肉色疽）：软组织恶性肿瘤。

（21）石疔、黑疔、青疔、翻花疮：体表的恶性肿瘤、黑色素瘤、癌性溃疡。

（22）石瘿：甲状腺腺癌、甲状腺腺瘤。

（23）肠覃：卵巢、盆腔、胃肠道的恶性肿瘤。

（24）肉瘤：软组织恶性肿瘤或脂肪瘤等良性肿瘤。

2）相当于良性肿瘤者：

（1）瘿瘤：甲状腺腺瘤、囊肿及癌

（2）脂瘤：脂肪瘤及皮脂腺囊肿。

（3）痰包：舌下囊肿。

（4）痰核：慢性淋巴结炎及结核。

（5）血瘤：海绵状血管瘤。

（6）胎瘤（红丝瘤）：小儿血管瘤。

（7）筋瘤：腱鞘囊肿。

（8）气瘤：软组织肿瘤。

（9）耳菌：外耳道乳头状瘤。

（10）骨瘤：骨良性肿瘤。

（11）疣、痣、息肉、赘生物：指体表良性小肿瘤及疣赘。

第二节　中医治疗肿瘤的方法和作用

中医肿瘤的治疗原则是在中医整体观念指导下，通过对肿瘤病因、病理、发病因素等全面分析、判断、正确辨证后确定的。早在二千多年前的《内经》中就提出了治疗肿瘤的基本原则，即"虚者补之，劳者温之，结者散之，坚者削之"。归纳起来不外乎扶正和祛邪两大法则。治疗方法主要分为内治和外治法（包括针灸疗法），其中内治法是最为常用的方法。

1. 内治法

中医肿瘤的内治法中可较好的反映扶正和祛邪两大法则合理运用。扶正法则是基于肿瘤为正气虚弱、标实而本虚的全身性疾病而确立的一大治疗法则；它是以扶助人体正气，提高机体抗癌能力，充分调动机体自身抗癌因素，以补助攻，达到祛除癌肿之目的，即所谓的"培本"疗法。它不单指应用补益强壮的方药，而且还把调节人体阴阳平衡，气血、脏腑、经络功能的平衡稳定，以及增强机体抗癌能力的方法都包含在内，因而中医的"补之、调之、和之、益之"等都属于扶正范畴。若不重视扶正，仅注重攻邪，一味攻伐，就会大伤正气，降低抗御实邪的能力，不但不能消灭癌肿，反而促使肿瘤迅速扩散、转移，甚至导致死亡。祛邪法则是针对肿瘤邪实的病机而确立的一大治疗法则，它是通过理气活血、祛湿化痰、清热解毒、软坚散结、以毒攻毒等法则的具体运用，达到祛除实邪、攻伐癌肿、消除或控制肿瘤发展的目的。

肿瘤的整个发生发展过程，在一定意义上可以说是实邪（癌瘤）与正气（体质）矛盾双方互相斗争的过程，而治疗就是要祛除病邪，扶助正气，促其向有利于痊愈方面转化。在临床具体运用祛邪和扶正法则时,要认真细致地观察和分析邪正双方消长盛衰的情况,根据邪正在矛盾中所处的地位,正确处理局部与整体、邪实与正虚、祛邪与扶正的辩证关系,在充分调动机体自身抗癌积极因素的前提下,紧紧把握治疗的主动权,不失时机地运用祛邪法则,把癌肿消灭或控制在最早阶段,达到祛邪而不伤正,扶正而不留邪,邪去正安的目的。

1.1 常用方法介绍

1)扶正培本

扶正培本法又称扶正固本法,是扶助正气、培植本源的治疗法则。中医认为,肿瘤的形成、生长过程是一个机体内部邪正斗争消长的过程,肿瘤的形成是正气先虚,然后客邪留滞,引起一系列病变的结果。《黄帝内经》曰:"正气存内,邪不可干"、"邪之所凑,其气必虚"。在肿瘤患者中,绝大多数患者属本虚标实之候,故治之大法,当以扶正培本、抗癌祛邪为务,扶正与祛邪又当依证辨证应用。一般而言,肿瘤早期尚小,机体正气尚盛,多属正盛邪轻之候,治当以攻为主,或兼以扶正,或先攻后补,即祛邪以扶正之法;肿瘤中期正气多已受损,但正尚能与邪抗争,治当攻补兼施;肿瘤晚期多正气衰弱,正虚邪盛,治当以扶正为主,或兼以祛邪,或先补后攻,即扶正以祛邪。补虚扶正能预防肿瘤的发生和发展,所以扶持正气、固本培元的治法是治疗肿瘤的根本大法之一。扶正培本治则所属治法较多,包括益气健脾、滋阴补血、养阴生津、温肾壮阳等,目的皆在于增强机体抗病、防病及适应能力。

(1)益气健脾法:这是治疗气虚证的基本方法。脾胃为"后天之本","气血生化之源",人体摄取的水谷精微依赖脾胃的受纳和运化功能。脾胃气虚,气血生化乏源,"故谷不入,半日则气衰,一日则气少矣"(《灵枢·五味》),从而进一步导致肾气不足,而易致癌瘤之证,如《景岳全书·积聚》所云"凡脾肾不足及虚弱失调之人,多有积聚之病。"临床常用黄芪、党参、太子参、白术、茯苓、怀山药、甘草等药物。当脾胃气虚影响到肾气虚时,须用肉苁蓉、巴戟天、菟丝子、枸杞子等填精益髓药物配伍。在大剂量化疗时应用益气健脾和胃药,往往可以减少化疗所致的胃肠道反应,减轻化疗对造血功能的损害。

(2)滋阴补血法:适用于阴亏血虚证。恶性肿瘤患者或素体阴血亏虚,或热毒伤阴,或化疗后脾胃受损、气血化源不足,常有阴亏血虚的表现。临床常用熟地、当归、阿胶、白芍、制首乌、枸杞子、女贞子、红枣、花生衣、鸡血藤等药物改善症状,还有一定的抗癌功效。滋阴补血法通过增加人体阴血,调节阴阳平衡,改善晚期癌症患者阴血受损或暗耗所致的营养障碍、代谢紊乱甚至全身衰竭。

(3)养阴生津法:适用于阴虚内热之证。常用药物有生地、麦冬、北沙参、天冬、玄参、石斛、鳖甲、玉竹、黄精、天花粉、知母。这一类药物具有养阴清肺、养阴增液和滋补肝肾的作用。晚期癌症患者,尤其是在放疗和化疗过程中或治疗后,往往出现阴津耗伤,表现为口干舌燥、舌红绛少津、夜间盗汗等,应用此类药物可减轻症状。

(4)温肾壮阳法:适用于肾虚或脾肾不足证。肾为先天之本,肾中精气依赖脾胃化生的水谷精微的充养才能发挥效应,故临床上温阳法往往包括温脾肾之阳。常用药物有附子、肉桂、补骨脂、巴戟天。根据"阴阳互根"的理论,在运用温补肾阳药物时还要配伍益肾精的熟地、龟甲、山萸肉、菟丝子等。

扶正培本法总的原则是"形不足者,温之以气;精不足者,补之以味";"损其肺者,益其气;损其心者,和其营卫;损其脾者,调其饮食,适其寒温;损其脾者,缓其中;损其肾者,益其精"。另外,诸如饮食调理、针灸、气功等均有扶正作用。所以对扶正培本法应全面分析,根据辨证分析病情虚实而定。近年来,通过临床研究和实验研究,确实证明了扶正培本法是卓有成效和前途的抗癌重要法则之一。

2.2 攻邪抑瘤

1) 理气活血：肿瘤的发病原因多与气滞和血瘀相关。《医宗金鉴》曰："乳癌由肝脾两伤，气郁凝结而成。"《丹溪心法》亦云："厥阴之气不行，故窍不得通而不得出，以生乳癌。"气机不畅，则津、液、血运行代谢障碍，积而成块以生肿瘤，故此法在肿瘤防治中较为重要。肿瘤多有形，历代医家多以为癥积、石瘕、痃癖及肚腹结块等皆与瘀血相关，《医林改错》曰："肚内结块，必有形之血。"现代医学认为，某些肿瘤的形成与局部外伤瘀血有关，如成骨肉瘤多有外伤史、多产妇宫颈撕裂伤易患宫颈癌等，癌细胞周围有大量纤维蛋白的堆聚和血小板的凝集，这与瘀血理论相符合，故肿瘤之实质多有血瘀，常见有肿块、刺痛、唇舌青紫、舌下静脉曲张、肌肤甲错、脉涩等瘀血见症，故活血化瘀法为肿瘤防治的重要大法之一。

使用活血化瘀法应注意辨别证因。血瘀患者其病因有因寒、因热、因气滞、因湿、因痰、因正虚之不同，其治疗方法每不相同，故使用活血化瘀法时注意"气为血帅"，在活血化瘀中佐入行气理气之品，以期"气行则血行"。但虚证又宜加入益气之品，以推动血液运行，因此虽然血瘀证局部观之属实，但整体又多兼虚，故实者固可攻之，亦不可一味克伐，以免损伤气血；两虚者亦当补消并用，或以消为补，务使活血不伤正，补虚不留瘀。根据邪气的性质及脏腑功能失调之不同，辨别瘀血的寒热，参以温经散寒或清热凉血之法，切不可拘于"温则行之"而一味温热，亦不可拘泥于"遇寒则凝"而忌用寒凉。

2) 祛湿化痰：肿瘤之成因除了气滞和血瘀外，还有痰凝和湿聚，表现为气机阻滞、痰湿凝聚、血行瘀滞，故而对某些肿瘤或肿瘤发展的某些阶段，治疗当以化痰祛湿为主，据此处方用药，审因论治，凡有痰湿凝聚征象者皆可用之。痰湿既为病理产物，又为继发性致病因素。痰凝湿聚成核成块，如许多无名肿块，不痛不痒，经久不消，逐渐增大增多，多系痰核所致，治宜化痰散结。化痰祛湿法为肿瘤的常用治法之一，根据证之夹杂轻重，又常与理气、清热、软坚、通络、健脾、利水等法相合而用。

同时，化痰祛湿法虽为肿瘤防治的常用方法之一，但临床及实验研究有关单用化痰祛湿法治疗肿瘤的报道不多见。实际上，化痰与软坚散结、祛湿与健脾是密切相关的，许多化痰药有散结的功效。因而，在扶正培本、理气活血、健脾益肾、滋阴清热、软坚散结等法中常寓含化痰祛湿之意，如瓜蒌、半夏、薏苡仁、猪苓、贝母、防己、山慈菇等常配伍而用之。

3) 清热解毒：清热解毒法是以寒凉药物为主，治疗热毒的方法。热毒是恶性肿瘤的主要病因之一，恶性肿瘤患者常有邪热瘀毒蕴结体内，临床上表现为邪热壅盛。中、晚期患者在病情不断发展时，常有发热、疼痛、肿块增大、局部灼热疼痛、口渴、便秘、黄苔、舌质红绛，脉数等热性证候，应以清热解毒药治疗。清热解毒药能控制和消除肿瘤周围的炎症和感染，在恶性肿瘤某一阶段起到一定程度的控制肿瘤发展的作用，同时大量筛选出的有效抗肿瘤中草药的药性作用大多属于清热解毒药，所以清热解毒法是恶性肿瘤最常用的治疗法则之一。

清热解毒药在治疗中起到祛除病因和调整机体抗病能力的双重作用。故在治疗肿瘤中重视清热解毒药的应用和突出清热解毒法也是防治肿瘤转变恶化发展的关键。

同时，应用清热解毒法时应根据患者的热势轻重和体质的强弱投以适当的药量，因热邪虽易伤津劫液，但寒凉之药用之过早或过量，抑或恶邪不解，或损伤脾胃。

4) 软坚散结：对肿瘤的治疗，多用软坚散结法。凡能使肿块软化、消散的药物称软坚散结药。根据中医药理论及经验，一般认为味咸中药能够软化坚块。至于散结则常通过治疗产生聚结的病因而达到散结的目的，如清热散结药治热结、解毒散结药治毒结、化痰散结药治痰结、理气散结药治气结、化瘀散坚药治血结、消导散结药治食结等。本法药物现已普遍应用于肿瘤临床，与其他疗法相结合，可增强消瘤除邪的效果。

软坚散结法适用于无名肿毒、不痒不痛、痰核瘰疬、乳腺包块、喘咳痰鸣、脉滑苔腻、舌质晦暗等症，在使用散结软坚药时，必须根据患者不同的病因、不同的症状和兼症以及个体差异等不同情况，恰当地选择应用，不能不辨证地用于肿核、肿块（肿瘤）等治疗。

5）以毒攻毒：以毒攻毒法是指用具有毒性的中药对抗邪毒的方法。肿瘤的病因之一即为邪毒，癌症之成不论是由于气滞血瘀，或痰凝湿聚，或热毒内蕴，或正气亏虚，久之均能瘀积邪毒。邪毒与正气相搏，表现为肿瘤患者的各种证候。但是，尽管病情变化错综复杂，邪毒结于病体却是本病根本之一。

使用本法应注意"无使过之，伤其正也"。一般来说，因为肿瘤用善药治疗难以取效，故许多人求之于有毒之利。通过实践，一部分以毒攻毒的药物也确有攻坚蚀疮、破瘀散结、消肿除痛之效。而实验研究证明，这些药物大多对癌细胞有直接的细胞毒作用，证明确系以毒攻毒效果。过去，一些有毒之品多作局部外用，但逐步掌握了它的适应证和用法用量后还是可以内服的，如将有毒的蟾蜍制成注射液静脉注射，有毒的雄黄、钩吻等都已应用于肿瘤治疗。

以毒攻毒法应该与药物的不良反应相区别，例如，通常量的无毒药物，有时用极大量也能变成有毒药物。如马兜铃，一般用 $10\sim15$ g，无任何不良反应，如加至 $30\sim45$ g，则可出现心律不齐。这里并不是以毒攻毒，而是中毒反应。另外，一些以毒攻毒药物的特点是有效剂量与中毒剂量很接近，因此，必须慎重地掌握有效剂量，并适可而止，即中医所谓将邪毒衰其大半之后，继之使用小毒或无毒药物以扶正祛邪，逐步消灭残余之癌细胞。

在肿瘤的治疗过程中，如何把祛邪与扶正有机地结合起来，以孰为先，以孰为后，以孰为主，又以孰为辅，历来争议颇多，向无定论。主张扶正为主的，认为正气为人之根本，只要正气旺盛，肿瘤则会自然而然地消退，即所谓"养正积自消"，从而忽视了祛邪（攻癌）治疗的重要作用，其结果轻则姑息养奸，失去了祛邪（攻癌）的机会，重则因片面扶正，反而助长了邪气，促使肿瘤组织的生长，使邪气更盛。强调祛邪为主的，认为病邪（癌肿）为本病之根源，只有祛除病邪（攻癌）于体外，正气就会自然得以保护，即所谓的"邪去则正自安"，从而忽视了扶正在抗癌中的积极作用，其结果是肿瘤可能消灭了，可正气严重受挫，失去了祛邪的意义，甚至还促进了癌的转移扩散。因此应以祛邪为肿瘤治疗的目的，扶正则为实现这一目的的条件，通过祛邪，还可进一步保护正气，两法不可偏废。只有谨守病机，抓住病变的主要矛盾和矛盾的主要方面，辩证地处理肿瘤治疗中祛邪与扶正的关系，使祛邪与扶正有机地结合，立足于祛邪（攻癌）而不忘扶正，扶正气以助祛邪（攻癌），以补助攻才能紧紧掌握治疗的主动权。

2. 外治法

中医学认为，人体是一个有机的整体，内部疾病必然会在体表、经络、五脏、外九窍有所反映，即所谓"有其内必形著于外"，因此外病内治，内病外治历来就是中医治病的一大特色，中医外治法有数千年的历史，有一套独特的行之有效的治疗方法。外治法是与内治法相对而言的，即是运用非口服药物的方法，通过刺激经络、穴位、皮肤、黏膜肌肉、筋骨等以达到防病治病为目的的一种传统医学疗法。外治法历史悠久，早在二千多年前的《周礼·天官》就有医生治疗肿瘤一类疾病的记载："疡医掌肿疡、溃疡、金疡、折疡之祝药、劀、刮杀之齐。"其中"祝"的意思就是用药外敷，"杀"是用药腐蚀之意。恶性肿瘤外治法散见于中医历代医著，如宋代东轩居士用麝香膏治疗癌发、杨士瀛用蓖麻子、乳香膏、神功妙贴散治疗"癌"症；窦汉卿用金银烙铁艾火烧红治疗唇癌；明代陈实功用阿魏化坚膏治疗失荣（恶性淋巴瘤），清代名医王维德用"活蟾破腹连杂，以蟾身刺孔贴于患口,连贴三日"治疗乳岩。清代吴谦《医宗金鉴》指出乳岩初起"速宜外用灸法"、"外贴季芝鲫鱼膏"。清外治法名医吴尚先在著名的《理瀹骈文》一书提出敷、熨、熏、浸洗、擦、坐、嚏、缚、刮痧、火罐、推拿、按摩等十余种治法,并对噎膈、反胃、积聚等肿瘤做了外治方法的详细介绍:"一是拔,一是截,凡病有所结聚之处,拔之则病自出,无深入内陷之患,病所经由之处,截之则邪自断无妄行传变之虞",把肿瘤外治法向前推进了一步。金代张子和《儒门事亲》记载的枯瘤方、清代赵学敏《串雅内编》的枯瘤散都是将药粉以冰或醋调匀,涂于肿瘤上,使其干枯而坏死自然脱落。新中国成立前中医外治法一度湮没不彰,新中国成立后随着中医政策的落实,外治法也得到广泛应用和较快发展。由于外治法具有简、便、廉、验的特点,而深受广大人民群众的欢迎,加之近年来药源性疾病日益明显突出,中医药受到国内外医药界的重视和青睐,特别是中医外治法受到高度关注。因此,继承和发扬外治法是时代的要求,是中医药走出国门和服务于国内大众的迫切需要。

2.1　主要方法

1) 薄贴法,薄贴即为膏药之古称,清代《医学源流论·膏药论》中云:"今所用之膏药,古人谓之薄贴。"采用膏药外贴穴位或者肿瘤局部而起到温经散寒、通络、解毒、活血化瘀、消肿止痛的目的。

2) 箍围消散法,箍围消散法是将药散与液体调制成糊状敷贴于患部,借助药散具有箍集围聚、收束疮毒的作用,从而使初起疮疡轻者消散,重者疮毒结聚,疮形缩小,炎症趋于局限,早日成脓破溃。即使破溃后,余肿未消者,亦可用它来消肿,截其余毒。

3) 腐蚀法,腐蚀法顾名思义,即将药性峻猛且具有腐蚀作用的中药,掺布肿瘤表面而侵蚀组织,从而使癌毒外泄,达到肿瘤组织逐渐凝固坏死脱落的目的。

4) 药捻法,药捻法是将腐蚀药加赋形剂制成线香状的药捻,插入细小的疮口中或瘘管、窦道内,以引流祛腐,促其疮口愈合的方法,是外科透脓祛腐法的一种。主要用于乳腺癌或肿瘤术后吻合口瘘的治疗。

5) 熨法,熨法多用布包裹炒热的药物或用特制的熨引器,热熨人体体表或者疼痛部位,主要利用温热的作用,达到温通筋络、温运脾胃、理气止痛等功效。

6) 熏洗法,熏洗法是用药物煎汤,乘热在肿瘤局部或者破溃部位熏蒸、淋洗和浸浴的方法。

7) 灌肠法,抗癌灌肠法通常使用保留灌肠法,使药液能够在肠道中发挥抑制肿瘤增殖抑或起到消除消化道肿瘤引起的便秘、肠梗阻等并发症的作用。

8) 针灸,所包括的内容最为丰富,包括针刺、灸治等。针刺法能够疏通经络,祛痰散结,调和气血,改善气血运行,临床应用方便,无成瘾性和不良反应。随着现代科学技术的发展,针刺疗法有了很大改进,诸如皮内针、电针等临床已经很常见。针刺法多用于癌性疼痛、癌性肠梗阻以及化疗引起的骨髓抑制、恶心、呕吐等。艾灸能够通经活络,行气活血,祛湿逐寒,消肿散结,同时籍其温热刺激达到改善微循环,提高机体免疫功能的目的。多适用于放化疗不良反应和改善晚期患者生活质量。

9) 穴位注射,穴位注射是将药物注射入穴位内,通过经络腧穴的作用发挥穴位和药物的双重治疗作用,常用的中药注射液有黄芪注射液、当归注射液、丹参注射液、柴胡注射液、参附注射液等,临床亦有用西药注射液的,如地塞米松、丙酸睾丸酮、粒细胞集落刺激因子、复合维生素 B等。适用于放化疗不良反应、癌痛以及肿瘤引起的顽固性呃逆等。

2.2　应用范围

恶性肿瘤的中医外治疗法目前逐渐普及于临床中,应用范围大体有:(1) 外治消瘤,视其是否直接作用于肿瘤而有所区分。直接作用于肿瘤可以称为中医肿瘤的局部治疗,或通过药物,或通过器具，或两者结合，直接接触肿瘤损毁之；间接消瘤就是药物通过透皮作用于瘤灶而消灭肿瘤。（2）治疗癌性疼痛。（3）治疗癌性胸腹水。（4）治疗放化疗后不良反应，其中包括胃肠道反应、骨髓抑制、化疗后静脉炎、放疗后皮肤和黏膜损伤、化疗后手足综合征、药物靶向治疗后皮疹。（5）治疗癌性溃疡。（6）治疗术后不良反应。（7）治疗癌性肠梗阻，具体手段有贴敷、涂抹、熏洗、坐药、灌肠、灌注、含漱、针刺、灸、离子透入、磁疗、超声药物透入、毫米波等。其中针刺、灸法治疗形式多样，有体针、耳针、电针、穴位注射、磁针、微波等，灸法可分为清灸、药物灸、天灸等。这些外治法使用灵活，或单用药物，或非药物治疗，或两者结合，也可以多种方法结合使用。如化疗后恶心、便秘可采用针、灸、灌肠、贴敷等多种手段同时进行治疗。

2.3 中医外治法的优势

"外治之理，即内治之理，外治之药，亦即内治之药，所异者，法耳。"外治法与内治法只是给药的途径和给药的方法不同而已，治病的原理均在中医辨证论治的指导下，外治法"虽在外，无殊治在内也"。两者治病实有"殊途同归"之妙。中医外治法的具体优势如下：（1）外治法有明确的抑瘤作用，在肿瘤局部应用中药可直接发挥药物的作用，在皮肤部位的肿瘤和宫颈癌、乳腺癌的效果明显。（2）消化道反应小，肿瘤患者往往经过化疗、放疗治疗，晚期患者的消化系统功能常明显下降。而外治法经体表给药而避免了对消化道的进一步刺激，增加了治疗的依从性。外治法既可以弥补内服药物的不足，又可以满足临床特殊肿瘤病症所需，是一种十分有效且具有明显自身优势的恶性肿瘤治疗方法。（3）外治法具有简、便、廉、验的特点。在应用方面，由于外治法的操作比较简便容易在短时间内熟悉掌握，这也是其他一些治疗手段所不可比拟的。而对于医患双方来说，外治法通常都不需要特殊的医疗设备及高技术人员的加入，且对于一些简便的外治法，患者在获知应用方法和注意事项后可以自行应用，无论是在经济上还是推广性上都有自己的优势。随着祖国医学的发展以及中医药学对世界医药界的影响，人们治疗方法的需求有所改变，怕打针、"良药苦口"以及药源性疾病的问题，也将随着中医外治法的发展而有所改善。

3. 中医治疗肿瘤的作用

肿瘤是以局部病灶为主要矛盾的全身性疾病，肿瘤需以局部治疗和全身治疗相结合，并且由于局部邪盛、整体正虚的特殊性，局部全身二者分治。最大限度保护人体结构和功能、有效杀灭肿瘤病灶。"急则治其标，缓则治其本"。急症治标，局部针对肿瘤负荷外治治标，全身治疗治本，改变肿瘤生长的体质。《金匮要略》第十五条"夫病痼疾加以卒病，当先治其卒病，后乃治其痼疾"。《温病条辨·杂说》："治外感如将，治内伤如相。"肿瘤治疗引申为治急症如将，"兵贵神速，机圆法活，去邪务尽，善后务细，盖早平一日，则人少受一日之害。"改善体质如相，"坐镇从容，神机默运"。

攻邪补虚权衡斟酌可鉴《景岳全书·论治》："治积之要，在知攻补之宜，而攻补之宜，当于孰缓孰急中辨之凡积聚未久而元气未损者，治不宜缓，盖缓之则养成其势，反以难制，此其所急在积，速攻可也。若积聚渐久，元气日虚，此而攻之，则积气本远，攻不易及，胃气切近，先受其伤，愈攻愈虚，则不死于积而死于攻矣。此其所重在命，不在乎病，所当察也。故凡治虚邪者，当从缓治，只宜专培脾胃以固其本，或灸或膏，以疏其经，但使正气日强，经气日通，则积痞自消。斯缓急之机，即完全之策也，不独治积，诸病亦然。"

在当今以患者为中心，强调提高生活质量，采用安全有效的药物为宗旨的大形势下，在肿瘤内科治疗过程中，中医药显示了其自身的特征和顽强的生命力，也拥有着比以前更好的发展环境和更广阔的前景，中医学应在积极发挥重视整体辨证论治及注重生命质量的优势前提下，大胆借用现代先进科学手段与方法，完善自我，发展自我。目前临床上的患者，根据肿瘤细胞增殖动力学规律,要达到世界卫生组织提出的"无瘤"生存这一现代医学治愈实体瘤的疗效评价标准几乎是不可能的,既往肿瘤内科治疗中正是由于片面追求最大程度的肿瘤抑制,追求无瘤而导致了肿瘤的过分治疗,结果给患者带来许多医源性的损害,如治疗肿瘤增加相关器官功能受损,生存率并无改善,生存质量反而下降等。因此,这种肿瘤治疗观目前逐渐受到质疑,随着现代医学的发展,生存质量概念的提出,使人们认识到有效的治疗并不需要肿瘤的完全消退,生存期应该成为疗效评价的原则。肿瘤治疗的疗效评价应注重患者的生存质量,对于可治愈肿瘤应给予正规治疗,保证剂量强度,争取达到治愈。对中晚期肿瘤应以减轻症状,提高生存质量为目的,避免不合理的过度的治疗。有学者认为目前有效的治疗并不一定需要肿瘤的完全消退,机体的反应性对癌症治疗最为重要。

综上所述,中医药在肿瘤防治中的重要作用主要表现在:(1)减轻或改善肿瘤患者临床症状和体征,提高肿瘤患者免疫功能和其他功能。(2)维持肿瘤患者的生活质量。(3)对放、化疗的增效减毒作用,在控制化疗后骨髓抑制、解决消化系统反应、防治周围神经毒性、减轻放射性炎症等方面,均有确切的疗效。(4)促进肿瘤患者手术后康复,预防肿瘤复发与转移。(5)抑制或稳定肿瘤发展,实现"带瘤生存"。

近几年来,关于中医药治疗肿瘤的高质量循证医学研究证据不断出现。如在肺癌治疗方面,周岱翰等观察了以益气化痰法为主的中医综合治疗方案在延长Ⅲ、Ⅳ期老年非小细胞肺癌(NSCLC)生存期中的作用。采用多中心、临床前瞻性队列研究的临床研究方法,以Ⅲ、Ⅳ期老年NSCLC患者作为研究对象,以益气除痰法为主治疗,针药并用,辨病与辨证相结合治疗,共纳入合格病例315例,其中中医队列167例,化疗队列148例。采用K-M法进行生存分析,中医队列、化疗队列中位生存期分别为385 d、305 d($P=0.331$);中位肿瘤进展时间(TTP)分别为114.0 d、116.5 d($P=0.452$)。进一步分层分析表明,对于初治患者中医队列、化疗队列中位生存期分别为291 d、331 d($P=0.308$),对于复治患者分别为477 d、264 d($P=0.025$);对于鳞癌患者中医队列、化疗队列中位生存期分别为267 d、389 d($P=0.042$),腺癌患者分别为428 d、234 d($P=0.150$),其他肺癌患者分别为287 d、146 d($P=0.050$)。结果显示益气化痰法为主的中医药综合治疗在延长Ⅲ、Ⅳ期老年NSCLC的中位生存期与控制肿瘤进展方面,均与化疗作用相当,对于老年晚期非小细胞肺癌患者是一种有效替代治疗方案。分层分析提示对于复治患者和非鳞癌患者,中医药治疗有可能较化疗具有更好的疗效。于宏杰等通过计算机搜索2002—2012年国内外各种医学期刊、中国重要会议论文全文数据库以及万方、维普、中国知网、Medline等医学数据库,并结合手工搜索相关杂志。按系统评价方法筛选RCT文献,对中医药治疗中晚期非小细胞肺癌进行临床疗效的客观评价,并提取一年生存率、瘤体变化、生存质量评分的相关数据进行Meta分析。结果:中药组相对化疗组,1年生存率情况:RR=1.44,95%CI(1.15~1.80);瘤体有效率:RR=0.56,95%CI(0.44~0.71);瘤体稳定率:RR=1.00,95%CI(0.93~1.07);卡氏评分情况:RR=2.52,95%CI(2.05~3.08)。结论提示中医药治疗中晚期非小细胞肺癌在提高患者的一年生存率、卡氏评分方面较一线化疗方案具有一定的优势。瘤体有效率方面存在劣势,瘤体稳定率方面与一线化疗方案相当,结果具有客观真实性。

可见,"带瘤生存"和生命质量的提高是中医中药治疗中晚期肺癌等恶性肿瘤有别于当前现代医学治疗的显著特征。因此,结合中医药的作用特点,建立以患者的中位肿瘤进展时间(TTP)、带瘤生存期、中位生存期、临床受益率、生存质量及免疫功能等为主要着眼点的中医药自身的临床疗效评价体系迫在眉睫,新的疗效评价体系将是全面展示和评价中医药作用的关键。

第三节 抗肿瘤中成药的临床应用

中医药治疗恶性肿瘤有其独特的优势。现今随着药物分离技术的进展和药物组分化学技术研究的不断深入,中药单体的抗肿瘤作用得到证实,其抗肿瘤作用也从传统的非选择性单一的细胞毒作用等向有针对机制的多环节作用的新型抗肿瘤药物发展。具有抗肿瘤作用的中药单体主要有多糖类、生物碱类、皂苷类、黄酮类、有机酸类和酯类。利用这些中药单体合成的抗肿瘤中成药不断问世,成为治疗恶性肿瘤的重要手段之一。

含有中药单体的抗肿瘤制剂与传统的中草药相比,具有有效成分稳定、分剂量准确、便于携带和服用等优点,在目前肿瘤防治中应用广泛,临床疗效显著。

1. 参一胶囊

参一胶囊(人参皂苷 Rg3)其主要成分人参皂苷 Rg3 能明显抑制血管内皮生长因子、碱性成纤维生长因子的表达,减少金属蛋白酶的数量,从而控制肿瘤新生血管的形成,抑制肿瘤复发、扩散和转移。

周建华探讨参一胶囊联合新辅助化学治疗(简称化疗)对进展期食管癌患者手术风险及预后的影响,认为参一胶囊联合常规新辅助化疗治疗进展期食管癌,能提高临床疗效和患者远期的生存率,改善围手术期情况,降低化疗不良反应,值得临床推广。宋春燕等观察参一胶囊联合替吉奥胶囊治疗老年晚期非小细胞肺癌的临床疗效,结论认为参一胶囊联合替吉奥胶囊治疗老年晚期非小细胞肺癌具有增效减毒的功效。王琳等观察参一胶囊、内皮抑制素联合化疗治疗晚期非小细胞肺癌的疗效和不良反应,结论提示参一胶囊＋恩度＋化疗对于延长老年晚期肺癌患者的无进展生存期(PFS)以及一年生存率有一定趋势,化疗联合参一胶囊以及恩度可以减轻化疗相关不良反应,改善患者生存质量。杜岭先观察参一胶囊辅助化疗方案对晚期非小细胞肺癌的治疗效果,认为参一胶囊联合化疗方案对晚期非小细胞肺癌疗效显著,安全可靠,值得进一步推广。卞侠等评价参一胶囊联合卡培他滨维持治疗晚期大肠癌的疗效和安全性,认为对于晚期大肠癌患者,参一胶囊联合卡培他滨维持治疗对比单用卡培他滨维持治疗能延长患者的 PFS,减少骨髓抑制的发生。田逸等目的观察参一胶囊联合卡培他滨＋奥沙利铂(XELOX)方案对胃癌术后患者血管内皮生长因子(VEGF)、近期疗效、免疫功能的影响,认为参一胶囊可通过抑制肿瘤新生血管形成、提高近期疗效、增强患者免疫力等途径提高胃癌术后化疗患者的疗效,值得临床推广应用。

2. 华蟾素注射液

华蟾素是传统中药中华大蟾蜍皮的水制剂,主要含有蟾素内酯等有效成分,具有清热解毒、利水消肿、化瘀溃坚等功效。药理学研究证实:蟾酸制剂能增强淋巴细胞活性、增强吞噬细胞的吞噬能力、抑制肿瘤细胞的增殖,增强放、化疗对肿瘤细胞的杀伤作用。近年来的研究发现应用华蟾素注射液治疗消化道肿瘤有较好的疗效,现已逐渐被用于食管癌患者放化疗的辅助治疗,相关临床研究结果已见报道。

沈建军等探讨华蟾素联合注射用洛铂肝动脉介入化疗(TACE)治疗在中晚期肝癌治疗中的临床疗效和安全性,华蟾素注射液联合 TACE 治疗中晚期肝癌能较好地抑制栓塞后局部微环境乏氧诱导细胞和肿瘤血管生成因子,从而抑制 TACE 后残余肿瘤复发转移。徐冬梅等探讨卡培他滨联合华蟾素对于老年晚期胃癌患者的临床疗效,认为卡培他滨联合华蟾素治疗老年晚期胃癌近期疗效肯定,且可降低化疗期间不良反应发生率,提高患者的生活质量。崔丽花等观察华蟾素注射液联合热疗治疗恶性胸腔积液(MPE)的疗效及不良反应,结论认为华蟾素注射液胸腔灌注联合热疗治疗 MPE 与华蟾素联合顺铂灌注疗效相当,但华蟾素联合热疗不良反应明显减小,同时明显提高机体免疫功能。陆石俊观察中医辨证施治联合华蟾素注射液治疗晚期肝癌的临床疗效,认为中医辨证施治联合华蟾素注射液治疗晚期肝癌疗效明确,可提高患者生活质量,延长生存期。刘宏杰等通过观察化疗前后 Karnofsky 评分、临床证候、心脏不良反应、心电图、左室射血分数及心肌酶的变化,观察华蟾素注射液减轻表柔比星化疗引起的心脏毒性作用,结果与对照组相比,治疗组明显改善 Karnofsky 评分($P<0.01$),降低表柔比星化疗引起的临床中医证候评分($P<0.01$);可显著减少心脏不良反应($P<0.05$),降低心电图异常改变的发生率($P<0.05$),提高左室射血分数($P<0.01$)。牛顺海观察华蟾素注射液联合吉西他滨治疗晚期胰腺癌的临床效果,结论认为华蟾素注射液联合吉西他滨治疗晚期胰腺癌较单用吉西他滨治疗临床效果更优,可明显缓解症状,改善患者生活质量,且不良反应轻,值得临床应用。

3. 榄香烯注射液

榄香烯是从姜科植物温郁金中提取的抗癌有效成分,其主要生物学活性为降低肿瘤细胞有丝分裂能力,诱发肿瘤细胞凋亡,抑制肿瘤细胞的生长。有研究表明以铂类为基础,榄香烯注射液联合化疗能提高临床受益率减轻患者化疗的不良反应,增强免疫力,提高生活质量。

郭彦伟观察中药制剂榄香烯注射液联合放疗治疗晚期肺癌脑转移的临床疗效。治疗结束后,治疗组患者偏瘫、头痛、意识障碍等症状与对照组相比改善明显($P<0.05$)。认为采用榄香烯注射液联合放疗治疗晚期肺癌脑转移,能提高疗效,增加放疗效果,有效地改善患者生活质量。张信等观察榄香烯注射液联合肝动脉介入化疗(TACE)治疗原发性肝癌的临床疗效,认为榄香烯注射液配合 TACE 治疗原发性肝癌能提高 TACE 有效率,延长生存期,改善生存质量。蔡茂怀等观察榄香烯注射液联合同步放化疗后巩固化疗治疗 74 例晚期食管癌患者近期疗效及不良反应,治疗组放射性食管炎、恶心呕吐、骨髓抑制、肝肾功能异常等不良反应的发生率及程度均显著低于对照组,差异有统计学意义($P<0.05$),认为榄香烯联合同步放化疗后巩固化疗治疗晚期食管癌能显著减轻血液学毒性,减少不良反应的发生。郑勤红等研究榄香烯注射液联合放化疗治疗鼻咽癌及对患者血清 VEGF 及 nm23H1 的影响,认为以榄香烯联合放化疗对鼻咽癌患者进行治疗,可使患者获得较好预后,其效果显著,值得临床推荐。吴建春等观察腹腔灌注榄香烯注射液联合微波热疗治疗癌性腹水的有效性及安全性,认为腹腔灌注榄香烯注射液联合微波热疗可以控制癌性腹水,改善患者的生活质量,延长生存期,且不良反应轻微,对于癌性腹水的治疗具有一定的价值。张英辉等研究榄香烯注射液辅助 VAD 化疗的临床疗效及安全性,认为榄香烯注射液辅助 VAD 化疗能够提高化疗缓解率、改善免疫功能、减少不良反应,具有积极的临床价值。

4. 康莱特注射液

康莱特注射液提炼于中药材薏苡仁,具有消癥散结、补中益气之功,适用于不宜手术的气阴两虚、脾虚湿困型原发性非小细胞肺癌及原发性肝癌。多个临床实验证实,该药配合放、化疗有一定的增效作用。在缓解癌痛、提高生活质量及免疫功能等方面具有较好疗效。

宁加亮等探讨吉非替尼联合康莱特治疗对晚期非小细胞肺癌患者免疫功能及生活质量的影响,认为,吉非替尼联合康莱特治疗晚期非小细胞肺癌可以有效提高患者的免疫功能和生活质量,具有重要的临床应用价值。张浩中等探讨康莱特注射液胸腔灌注治疗晚期肺癌胸水患者的效果,认为康莱特注射液灌注治疗晚期肺癌胸水患者的效果优于顺铂治疗效果,且不良反应轻。

姚小健观察康莱特注射液联合化疗治疗49例老年胃癌的疗效和不良反应,结果观察组有效率为66.7%、疾病控制率为77.8%,高于对照组的36.4%、45.5%,差异有统计学意义($P<0.05$)。观察组生活质量改善率为66.7%、体质量改善率59.3%,高于对照组的36.4%、27.3%,差异有统计学意义($P<0.05$),认为康莱特注射液联合替吉奥、奥沙利铂化疗可作为老年胃癌姑息治疗的优选方案之一。李丹等观察康莱特注射液联合放化疗治疗100例中晚期宫颈癌患者的临床疗效,认为康莱特注射液具有脂溶性抗癌作用,与单纯放化疗治疗相比,可减毒增效,有效抗恶病质,控制癌痛,增加体质量,改善患者生存质量和延长生存期。王艳等探讨康莱特联合替吉奥治疗老年中晚期结直肠癌的临床疗效和安全性,认为康莱特联合替吉奥治疗老年中晚期结直肠癌具有较好的临床疗效,可改善患者生存质量和免疫功能,降低化疗的不良反应,值得临床推广应用。朱莺等探讨康莱特注射液对晚期非小细胞肺癌(NSCLC)患者情绪和睡眠质量的影响,认为康莱特注射液有助于改善晚期 NSCLC 患者的情绪和睡眠状况。

5. 去甲斑蝥酸钠注射液

去甲斑蝥酸钠系斑蝥素的半合成衍生物,毒性和刺激性较斑蝥素轻,而抗肿瘤谱较斑蝥素广,抗肿瘤作用明显优于斑蝥素,目前临床上多用于肝癌等的治疗。同时去甲斑蝥酸钠还具有升高白细胞的功能,可弥补放疗对骨髓造血系统的毒性,改善患者一般情况。

李玉光等探究去甲斑蝥酸钠注射液治疗80例非小细胞肺癌患者的疗效及其对免疫功能的影响,对照组采用多西他赛和顺铂(DDP)方案化疗,观察组在对照组的基础上加用去甲斑蝥酸钠注射液,比较两组近期疗效、不良反应、生活质量及治疗前后的免疫功能,观察组总有效率(67.5%)明显高于对照组(42.5%)($P<0.05$),观察组骨髓抑制的发生率明显低于对照组($P<0.01$),治疗后观察组生活质量改善状况明显好于对照组($P<0.01$),治疗后观察组 $CD3^+$、$CD4^+$ 及 $CD4^+/CD8^+$ 的活性较对照组显著升高($P<0.05$)。治疗后,观察组 IgG 较对照组显著升高($P<0.05$)。陈守华等探讨去甲斑蝥酸钠联合 DF 方案治疗晚期胃癌的疗效及不良反应,认为去甲斑蝥酸钠联合 DF 方案治疗晚期胃癌,客观疗效与单纯 DF 方案相近,不良反应轻,且可改善患者的生活质量。赵平宗观察去甲斑蝥酸钠治疗食管癌配合放疗的临床疗效。两组治疗 CR、PR 有效率分别为96.87%和73.06%,差异有统计学意义($P<0.05$),治疗组治疗后患者血常规 WBC、Hb、PLT 参数明显好于对照组($P<0.01$),并且能够明显改善食管癌患者临床主要症状($P<0.05$),提高食管癌患者生活质量($P<0.05$),与对照组比较差异均有统计学意义,认为治疗组加去甲斑蝥酸钠配合放疗治疗食管癌明显优于对照组,提升白细胞有显著作用,同时提高生活质量,降低不良反应。范春香观察去甲斑蝥酸钠注射液在治疗中晚期原发性肝癌中缓解临床症状的作用,结果去甲斑蝥酸钠组和对照组的总有效率分别为54.2%和43.5%,两组治疗前后 Karnofsky 评分均有提高,但去甲斑蝥酸钠组提高更显著,认为去甲斑蝥酸钠注射液在缓解中晚期原发性肝癌的临床症状方面有一定疗效。

6. 鸦胆子油注射液

为减轻化疗药物对骨髓抑制程度,提高患者的生存质量,延长生存时间,鸦胆子油乳是常选药物之一。鸦胆子为苦木科植物鸦胆子的成熟种子,具有清热解毒,杀虫,截疟,腐蚀赘疣的功效,鸦胆子仁含脂肪油(鸦胆子油)56.23%。现代临床研究显示鸦胆子油乳具有提高肿瘤患者机体细胞免疫功能、改善患者生活质量及减轻不良反应等作用。

马玉滨等研究胃癌术后应用鸦胆子油注射剂辅助化疗的疗效,认为胃癌术后应用鸦胆子油注射剂辅助化疗能够改善远期预后、减少不良反应,具有积极的治疗价值。秦婷婷等研究鸦胆子油乳注射液联合卡培他滨治疗晚期结肠癌的临床疗效及不良反应,认为鸦胆子油联合卡培他滨治疗晚期结肠癌虽然对患者生存时间和疗效上差别不大,但是可以提高总体受益率,并且可以降低患者化疗的不良反应。汤巍巍等研究晚期卵巢癌患者新辅助化疗中应用鸦胆子油注射剂的临床疗效及安全性,认为晚期卵巢癌患者新辅助化疗中应用鸦胆子油注射剂临床效果良好,安全性高。高静东等观察鸦胆子油胸腔内灌注对恶性胸腔积液患者生活质量及胸水 DNA 倍体的影响,35 例恶性胸腔积液患者,胸腔内灌注鸦胆子油,观察患者治疗前后卡氏评分、血细胞指标变化情况,并在治疗前后抽取胸水进行 DNA 倍体分析,鸦胆子油治疗后患者卡氏评分较治疗前明显提高,白细胞、血红蛋白、血小板指标较治疗前无明显差异,治疗前 29 例患者 DNA 倍体分析为阳性,6 例患者 3 次灌注治疗后 DNA 倍体转为阴性,胸水量极少拔引流管,15 例患者 5 次灌注后 DNA 倍体转为阴性但积液量仍较多,再灌注鸦胆子油,直至 24 h 胸水量极少时拔管,认为鸦胆子油治疗恶性胸腔积液疗效显著,不良反应低,能有效控制恶性胸腔积液,患者易于接受。临床可根据胸水中非整体细胞所占的比率变化来评价疗效,并决定继续使用原药物或更换药物。

7. 复方红豆杉胶囊

复方红豆杉胶囊为中药复方制剂,由红豆杉、红参、甘草等药物组成,具有活血化瘀、消肿散结的功效,其主要活性成分为紫杉醇、巴卡汀Ⅲ、Ro、Rg1 和三菇皂甙等,能诱导多种肿瘤的凋亡。

张晓炜观察复方红豆杉胶囊在非小细胞肺癌化疗中的增效作用及安全性,认为复方红豆杉胶囊联合 TP 方案治疗中晚期 NSCLC 患者具有明显的增效作用,且不增加耐药风险及不良反应,并可提高肺癌化疗患者的生活质量,临床使用安全可靠。顾炜等探讨 108 例肝癌术后预防性 TACE 联合复方红豆杉胶囊治疗对预防术后复发的作用,认为对于肝癌患者术后进行预防性 TACE 联合复方红豆杉胶囊治疗有助于降低术后 2 年内的肿瘤复发率。陆斌观察复方红豆杉胶囊联合替吉奥胶囊治疗 60 例老年晚期胃癌的近期疗效和不良反应。认为复方红豆杉胶囊联合替吉奥治疗老年胃癌安全、有效,两者皆有协同抗肿瘤作用。杨鹏飞等探讨鼻咽癌放射治疗同步口服复方红豆杉胶囊化疗的治疗效果。结果同步口服该药的放化组中枢神经系统晚期反应和其他路神经损伤的例数少于单放组,差异有统计学意义($P<0.05$),认为放射治疗与口服复方红豆杉胶囊同步治疗鼻咽癌,不增加放、化疗不良反应,能提高患者肿瘤消退率和近期生存率。盛华明等应用复方红豆杉胶囊联合静脉化疗治疗中晚期胃癌有效率为 51.35%,提示复方红豆杉胶囊在中晚期胃癌的治疗中具有较好的抗肿瘤活性。

参考文献

[1] 杨镇.肿瘤免疫学[M].1 版,武汉:湖北科技出版社,1998,187-189.
[2] 余桂清,等.健脾益肾冲剂合并化疗治疗晚期胃癌(术后)临床与实验研究,见:周金黄主编.中药药理与临床研究进展[M].第二册.北京:中国科学技术出版社,l993.286.
[3] 孙燕.扶正中药的临床和实验研究[J].中华微生物和免疫学杂志,1983,3(4):211.
[4] 于尔辛.健脾理气法治疗原发性肝癌临床和机理的初步研究[J].中医杂志,1987,28(7):29.
[5] 郁仁存.中医肿瘤学[M].上册.1 版.北京:科学出版社.1987.258.
[6] 刘嘉湘.扶正法为主治疗 122 例晚期原发性非小细胞肺癌的前瞻性研究[J].中国医药学报,1987,2(11):11.
[7] 潘明继.扶正生津汤配合放射治疗鼻咽癌 150 例远期疗效观察[J].中西医结合杂志,1985,

5(2):83.

[8] 周岱翰.益气化痰法为主中医药治疗方案对老年非小细胞肺癌中位生存期的影响:一项多中心、前瞻性临床队列研究[J].世界中医药,2014,9(7):883.

[9] 于宏杰,朱晏伟.中医药治疗中晚期非小细胞肺癌临床研究的 Meta 分析[J].环球中医药杂志,2015,8(04):500.

[10] 周建华.参一胶囊联合新辅助化疗对进展期食管癌患者手术风险及预后的影响[J].中国药业,2015,24(10):32 - 33.

[11] 宋春燕,王翠英.参一胶囊联合替吉奥胶囊治疗老年晚期非小细胞肺癌临床观察[J].中医学报,2015,30(4):470 - 471.

[12] 王琳,孟丽娟,樊卫飞,等.参一胶囊联合内皮抑制素对晚期非小细胞肺癌化疗的辅助疗效分析[J].实用老年医学,2015,29(3):204 - 206.

[13] 杜岭先.参一胶囊辅助治疗晚期非小细胞肺癌的临床观察[J].内蒙古中医药,2014,33(34):7.

[14] 卞侠,郭海生,刘曰芬,等.参一胶囊联合卡培他滨维持治疗晚期大肠癌的临床研究[J].癌症进展,2014,12(6):589 - 592.

[15] 田逸,陈文海,师彦敏,等.参一胶囊联合 XELOX 方案治疗胃癌术后患者疗效观察[J].现代中西医结合杂志,2014,23(9):977 - 978.

[16] 沈建军,谭善忠.华蟾素联合 TACE 治疗中晚期肝癌[J].吉林中医药,2015,35(7):678 - 680.

[17] 徐冬梅,刘丽娟.华蟾素联合卡培他滨治疗老年胃癌的疗效观察[J].实用癌症杂志,2015,30(3):405 - 407.

[18] 崔丽花,山广志,刘帆.华蟾素注射液腔内注射联合热疗治疗恶性胸腔积液的临床观察[J].实用中西医结合临床,2015,15(1):29 - 31.

[19] 陆石俊.中医辨证施治联合华蟾素注射液治疗晚期肝癌 30 例[J].河南中医,2014,34(12):2348 - 2349.

[20] 刘宏杰,束家和,钟薏,等.华蟾素注射液减轻表柔比星心脏毒性的临床研究[J].中西医结合心脑血管病杂志,2014(6):761 - 762.

[21] 牛顺海.华蟾素注射液联合吉西他滨治疗晚期胰腺癌疗效观察[J].临床合理用药杂志,2014,7(11):61 - 62.

[22] 郭彦伟,索丹风.榄香烯注射液联合放疗治疗晚期肺癌脑转移的临床观察[J].中国社区医师,2015,31(14):88 - 89.

[23] 张信,方文岩.榄香烯联合 TACE 治疗原发性肝癌临床观察[J].山西中医,2015,35(5):23 - 24.

[24] 蔡茂怀,柏会明,仇红艳,等.榄香烯注射液联合同步放化疗后巩固化疗治疗晚期食管癌近期疗效观察[J].现代肿瘤医学,2015,23(7):957 - 959.

[25] 郑勤红,廖小方,邹燕,等.榄香烯注射液联合放化疗治疗鼻咽癌及对患者血清 VEGF 及 nm23H1 的影响[J].中华中医药学刊,2014,32(11):2767 - 2769.

[26] 吴建春,李明花,殷晓聆,等.腹腔灌注榄香烯注射液联合微波热疗治疗癌性腹水的临床研究[J].中华中医药学刊,2014(10):2388 - 2390.

[27] 张英辉,张诚胜,孟杰.榄香烯注射液辅助 VAD 化疗治疗多发性骨髓瘤[J].中国实验方剂学杂志,2013,19(23):313 - 316.

[28] 宁加亮,祝福琼,高迎春.吉非替尼联合康莱特治疗对晚期非小细胞肺癌患者免疫功能及

生活质量的影响[J].现代肿瘤医学,2015,23(14):1976-1979.

[29] 张浩中,车元,芦兰,等.康莱特注射液灌注治疗晚期肺癌患者胸水的效果[J].中国肿瘤临床与康复,2015,22(5).577-579.

[30] 姚小健.康莱特注射液联合化疗治疗老年胃癌临床观察[J].肿瘤基础与临床,2015,28(2).160-161.

[31] 李丹,温玉芳,刘怡安.康莱特注射液联合放化疗治疗中晚期宫颈癌50例[J].长春中医药大学学报,2015,31(1):151-153.

[32] 王艳,陈新,高旭灵.康莱特联合替吉奥治疗老年中晚期结直肠癌的临床研究[J].现代药物与临床,2015,30(1):65-69.

[33] 朱莺,吴厉锋,施肖红.康莱特注射液对晚期非小细胞肺癌情绪和睡眠的影响[J].新中医,2014,46(12):164-165.

[34] 李玉光,吴纪珍,刘红梅,等.去甲斑蝥酸钠注射液对非小细胞肺癌患者免疫功能的影响[J].中国老年学杂志,2015,3(35):1538-1540.

[35] 陈守华,王建红,谭清和,等.去甲斑蝥酸钠联合DF方案治疗晚期胃癌[J].肿瘤基础与临床,2013,26(4):311-313.

[36] 赵平宗.去甲斑蝥酸钠治疗食管癌配合放疗临床观察[J].中国民康医学,2010,22(13):1648-1650.

[37] 范春香.去甲斑蝥酸钠治疗中晚期原发性肝癌的疗效观察[J].肿瘤基础与临床,2010,23(1):50-51.

[38] 马玉滨,戈锐,王成,等.鸦胆子油注射剂胃癌术后辅助化疗[J].中国实验方剂学杂志,2014,20(18):178-180.

[39] 秦婷婷,洪帆,徐洋,等.鸦胆子油乳注射液联合卡培他滨治疗晚期结肠癌的疗效分析[J].现代消化及介入诊疗,2014(3):156-159.

[40] 汤巍巍,于明新,尉阳,等.新辅助化疗联合鸦胆子油注射剂治疗晚期卵巢癌的疗效观察[J].中医药导报,2014,20(4):21-22.

[41] 高静东,李湧健,张少朋.鸦胆子油胸腔内灌注对恶性胸腔积液患者生活质量及胸水DNA倍体的影响[J].江苏中医药,2014,46(3):32-33.

[42] 张晓炜.复方红豆杉胶囊联合TP方案治疗中晚期非小细胞肺癌的疗效观察[J].陕西中医,2015,36(7):833-835.

[43] 顾炜,蔡兵,吴鸣宇,等.TACE联合复方红豆杉胶囊对预防肝癌术后复发的研究[J].肝胆胰外科杂志,2015,27(4):339-341.

[44] 陆斌.中药复方制剂复方红豆杉胶囊联合替吉奥治疗老年晚期胃癌30例临床观察[J].环球中医药,2014.7(7):22-23.

[45] 杨鹏飞,丁永军.复方红豆杉胶囊化疗同步放射治疗鼻咽癌的疗效观察[J].临床合理用药杂志,2014,7(9):61-62.

[46] 盛华明,吴丹,王琼,等.复方红豆杉胶囊联合化疗治疗中晚期胃癌37例临床观察[J].中国基层医药,2009,16(10):1875.

第五章

肿瘤的细胞毒治疗

人类对治疗肿瘤的细胞毒药物的发现和研究是从第二次世界大战开始的，至今已经取得了很大的进展。当人们发现氮芥能治疗恶性淋巴瘤后，便着重致力于抗肿瘤药的试验模型、筛选方法等方面的研究。经过几代人的努力，开发出了一系列抗肿瘤抗生素、烷化剂、抗代谢药物、天然抗肿瘤药物等，随后在此基础上通过修饰或改变已发现药物的化学结构和转化一些药物的基团等方法合成了一些疗效好、不良反应小的理想抗肿瘤药物。尤其，近年来随着分子肿瘤学、分子药理学的不断发展以及对肿瘤本质的逐渐阐明，药物、基因工程、组合化学、大规模快速筛选等先进技术的广泛应用，进一步加速了新型抗肿瘤药物的开发。

细胞毒性药物的化学治疗是抗肿瘤治疗的重要治疗手段，目前临床上有不同作用机制的细胞毒药物的联合化疗，也有单一品种的单药化疗，或化疗联合分子靶向治疗，化疗联合免疫治疗等多种模式。本章节主要根据细胞毒药物作用于脱氧核糖核酸（deoxyribonucleic acid，DNA）、影响核酸合成、影响蛋白质合成、干扰有丝分裂、作用于拓扑异构酶等不同作用机制分别阐述细胞毒性药物的发展过程，药物动力学、药理毒理学、药效学及临床应用解析。

第一节　作用于 DNA 的药物

作用于 DNA 的药物主要有烷化剂、铂类化合物及破坏 DNA 的抗生素等。该类药物主要通过影响 DNA 的合成和复制，从而产生细胞毒作用和抗肿瘤活性，属于细胞周期非特异性抗肿瘤药。

1. 作用于 DNA 药物的发展过程

烷化剂作为传统的抗肿瘤药是应用较早的抗癌药物之一，早期的代表药物氮芥（mechlorethamine hydrochloride）发源于芥子气，它是第二次世界大战期间使用的一种毒气，在尸检中医生发现中毒死亡的人都表现出不同程度的淋巴和骨髓抑制及白细胞显著减少。为此美国药理学家 Louis S. Goodman 和 Alfred Gilman 对此毒气开展了一系列的研究，从而发现了人类历史上的第一种化疗药物——氮芥。但由于其毒性太大而限制了临床应用，随后通过对药物化学结构的修饰，改变其药代动力学性质，开发了一系列毒性小、靶向性相对较强、疗效满意的新型药物，如苯丙氨酸氮芥（melphalan）、环磷酰胺（cyclophosphamide）、替莫唑胺（temozolomide）等。

20 世纪 60 年代，美国科学家 Rosenberg 在研究电场对细菌生长的影响的实验中，首次观察到铂类化合物能抑制细胞生长的现象，从而揭开了此类独特构型的抗肿瘤药物发展的序幕。第一代铂类化合物顺铂（cis-dichlorodiamineplatinum Ⅱ）于 1971 年进入临床试验，1978 年正式上市。1980 年 Clear 等发现第二代铂类化合物卡铂（carboplatin）1986 年首先在英国上市，美国食品药品管理局（Food and Drug Administration，FDA）1989 年批准上市，应用逐渐推广。1990 年我国批准生产卡铂粉、针剂。1995 年奈达铂在日本上市。第三代铂类化合物奥沙利铂 1996 年在法国上市,历时四十余年,科学家们不懈努力地在以铂为中心的结构上极尽变化,以降低铂类化合物的毒性、克服顺铂在治疗过程中常出现的耐药性以及扩展铂类化合物的抗瘤谱为目的,先后筛选了数千种类似的化合物,超过28种进行临床试验,其中不足10种获得上市。

破坏DNA的抗生素目前主要有丝裂霉素(mitomycin)、博来霉素(bleomycin)、和蒽环类抗生素(anthracycline antibiotics),其中蒽环类抗生素是这类药物中应用最为广泛的。第一个被发现的蒽环类抗生素是柔红霉素,其由放线菌门的波赛链霉菌自然产生,随后又研制出了多柔比星,于上世纪80年代用于临床发现他们有较好的疗效。科学家又通过结构改造和修饰研发了很多衍生物如表柔比星、吡柔比星等,这类药物能够治疗的癌症种类比任何其他类型的化疗药物都要多,并且成为目前最有效的抗癌疗法之一。

2. 作用于 DNA 药物的体内代谢

2.1 烷化剂

1)氮芥类药物,给药后能迅速分布于全身组织中,脑组织中含量较少。大多数药物主要在体液和组织中代谢,经肾排出。环磷酰胺静注后血浆半衰期4~6小时,肿瘤组织药物浓度比相应正常组织为高,以肝脏中浓度较高,并在肝中活化,环磷酰胺能少量透过血脑屏障。48小时内经肾脏排出50%~70%,其中68%为代谢产物,32%为原形。异环磷酰胺用药剂量与血浆药物浓度之间具有线性关系。血浆蛋白结合率较低。分布容积大约相当于全身总体液量,静脉给药后可在数分钟内在各器官和组织检测到异环磷酰胺。未转化的异环磷酰胺可能会通过血脑屏障。异环磷酰胺及其4-羟基代谢产物的血浆半衰期是4~7小时。它们主要通过肾脏排泄。按1.6~2.4 g/(m² · d)的剂量连续3天分次给药时,剂量的57%在72小时内以代谢产物或未转化的异环磷酰胺的形式排泄;按3.8~5.0 g/m² 单次大剂量给药时,给药剂量的80%在72小时内以代谢产物或未转化的异环磷酰胺的形式排泄.上述剂量的未转化药物的排泄量分别达15%和53%。

2)苯丙氨酸氮芥,服药后2小时血浆达到最高浓度,在血浆中保持活性大约6小时,与血浆蛋白结合率60%,脑脊液中浓度不及血浆的10%,药物在血浆中呈双相清除,血浆药物消除半衰期(half life, $t_{1/2}$)$t_{1/2\alpha}$ 70分钟, $t_{1/2\beta}$ 160分钟,服药24小时内50%的药物经尿排泄,其中13%为原形,代谢产物为一羟衍生物及二羟衍生物。

3)司莫司汀,口服吸收迅速,服用[14]C标记的本品,在胃中迅速分解进入血液,并分解为氯乙基及4-甲基环已基两部分,用药后10分钟,血浆中即可出现此两种物质,1~3小时环已基部分达最大值,6小时氯乙基部分达最高峰。将环已基及氯乙基分别标记的本品120~290 mg/m² 给患者服用,血浆环已基 α 半衰期为24小时,β 半衰期为72小时;氯乙基的半衰期为36小时。本品分子量小,脂溶性大,易透过血脑屏障,脑脊液的药物水平为血浆的15%~30%。本品体内分布以肝、胃、肠、肺、肾中浓度最大,60%的药物在48小时后以代谢产物的形式从尿中排出,此外亦经胆汁、粪便及呼气时随 CO_2 排出。

4)新型的非氮芥类药物替莫唑胺口服吸收完全,1小时后达血药浓度峰值。进食高脂肪早餐后服用本品,平均最高血药浓度(Cmax)与浓度-时间曲线下面积(area under the concentration-time curve, AUC)分别减少32%与9%,达峰时间(Tmax)增加2倍(从1.1小时到2.25小时)。平均消除半衰期为1.8小时且在治疗剂量范围内呈线性。平均表现分布容积为0.4 L/kg。血浆蛋白结合率平均为15%。替莫唑胺清除率为5.5 L/(m² · h)。

2.2 铂类化合物

1)顺铂静脉注射后开始在肝、肾、大小肠及皮肤中分布最多,18~24小时后肾内积蓄最多,而脑组织中最少。在血浆中消失迅速，呈双相型。开始血浆半衰期为 25～49 分钟，分布后血浆半衰期为 55～73 小时。静脉注射后 1 小时血浆含量为 10% 左右，90% 与血浆蛋白等大分子结合。排泄较慢，1 日内尿中排出 19%～34%，4 日内尿中仅排出 25%～44%，但在全剂量注入后的 5 日内，仅有 27%～43% 的顺铂排出体外；胆道或肠道排出甚少，腹腔给药时腹腔器官的药物浓度相当于静脉给药的 2.5～8.0 倍。

2）卡铂静脉注射后血浆中总铂以及可超滤的游离铂浓度与剂量之间均存在线性关系，可超滤的非结合型铂和母体药物的终末消除半衰期分别为 6 小时和 1.5 小时。在初始相，大多数可超滤的游离铂以原形存在，血浆总铂的终末半衰期是 24 小时，约 87% 的血浆铂在给药 24 小时经尿液排出。卡铂的药动学和顺铂有三点不同：一是血清蛋白结合率，卡铂仅 24%，而顺铂在 90% 以上；二是可超滤的非结合型铂半衰期，卡铂为 6 小时，而顺铂很短，血中浓度迅速降低，三是尿排泄量，1 日中尿排泄量，卡铂为 6.5%，而顺铂为 19%～34%，因此二者的肝脏毒性有明显差异。

3）奈达铂（nedaplatin）肿瘤患者静脉滴注奈达铂 80 mg/m² 或 100 mg/m² 后，用原子吸收光谱分析法直接测定总铂的方法研究本品的体内动态，结果显示，奈达铂单次静脉滴注后，血浆中铂浓度呈双相性减少，$t_{1/2\alpha}$ 为 0.1～1.0 小时，$t_{1/2\beta}$ 为 2～13 小时，AUC 随给药量增大而增大。在血浆内主要以游离形式存在，动物试验可见本品在肾脏及膀胱分布较多，组织浓度高于血浆浓度。主要由肾脏排泄，24 小时尿中铂的回收率在 40%～69% 之间。

4）奥沙利铂（oxaliplatin）以 130 mg/m² 的剂量连续滴注 2 小时，其血浆总铂达峰值（5.1±0.8）mg/(mL·h)，AUC 为（189±45）mg/(mL·h)。当输液结束时，50% 的铂与红细胞结合，而另外 50% 存在于血浆中。25% 的血浆铂呈游离态，另外 75% 血浆铂与蛋白质结合。蛋白质结合铂逐步升高，于给药第 5 天后稳定于 95% 的水平。药物的清除分为两个时相，其清除相半衰期约为 40 小时。多达 50% 的药物在给药 48 小时之内由尿排出（55% 的药物在 6 天之后清除）。由粪便排出的药量有限（给药 11 天后仅有 5% 经粪便排出）。在肾功能衰竭的患者中，仅有可过滤性铂的清除减少，而并不伴有毒性的增加，因此并不需要调整用药剂量。与红细胞结合的铂清除很慢。在给药后的第 22 天，红细胞结合铂的水平为血浆峰值的 56%，而此时大多数的总血浆铂已被清除。在以后的用药周期中，总的或不被离心的血浆铂水平并无显著升高；而红细胞结合铂出现明显的早期累积现象。

2.3 破坏 DNA 的抗生素

1）丝裂霉素静注后迅速进入细胞内，肌肉、心、肺、肾中浓度较高，不能透过血脑屏障。主要在肝代谢，$t_{1/2\alpha}$ 为 5～10 分钟，$t_{1/2\beta}$ 为 50 分钟，主要通过肾脏随尿排出，24 小时尿排出约 35%。

2）博来霉素注射给药后，在血中消失较快，广泛分布到肝、脾、肾等各组织中，尤以皮肤和肺较多，因该处细胞中酰胺酶活性低，博来霉素水解失活少。部分药物可透过血脑屏障。血浆蛋白结合率仅 1%。连续静脉滴注 4～5 日，每日 30 mg，24 小时内血浆浓度稳定在 146 ng/mL，一次量静脉注射后初期和终末消除半衰期分别为 24 分钟及 4 小时，静脉滴注后相应的半衰期分别为 1.3 小时和 8.9 小时，3 岁以下儿童则为 54 分钟及 3 小时。肌注或静注博来霉素 15 mg，血药峰浓度分别为 1 μg/mL 及 3 μg/mL。本品在组织细胞内由酰胺酶水解而失活。主要经肾排泄，24 小时内排除 50%～80%。不能被透析清除。

3）多柔比星（doxorubicin）静脉给药后与血浆蛋白结合率很低，迅速分布于心、肾、肝、脾、肺组织中，但不能透过血脑屏障。清除曲线是多相的，其 $t_{1/2}$ 分别为 0.5 小时，3 小时和 40～50 小时左右。主要在肝内代谢，经胆汁排泄，50% 以原形排出、23% 以具活性的多柔比星代谢物阿霉素醇排出，在 6 小时内仅 5%～10% 从尿液中排泄。

4）表柔比星（epirubicin）体内代谢和排泄较多柔比星快，平均血浆半衰期约 40 小时，主要在肝脏代谢，经胆汁排泄。48 小时内，9%～10% 的给药量由尿排出，4 天内，40% 的给药量由胆汁排出，该药不通过血脑屏障。对有肝转移和肝功能受损的患者，该药在血浆中的浓度维持时间较长，故应适当减小剂量。肾功能正常与否对本品的药代动力学特性影响不大。

5）吡柔比星（pirarubicin）主要在肝脏代谢，经胆汁排泄，48 小时内 7.5%～10.0% 的给药量由尿排出，20% 的给药量由胆汁排出，平均血浆半衰期约为 15 h。本品静注后迅速吸收，组织分布广，脾、肺及肾组织浓度较高，心脏内较低。对有肝转移和肝功能受损的患者，给药时应考虑减小剂量。

6）多柔比星脂质体（doxorubicin）是一种长循环周期的脂质体制剂：它在卡波氏肉瘤中的浓度比正常皮肤高，脂质体表面含有亲水聚合物甲氧基聚乙二醇（methoxy polyethylene glycol，MPEG）。这些线性排列的 MPEG 基团从脂质体表面扩散形成一层保护膜，后者可减少脂类双分子层与血浆组分之间的相互作用，这可以延长多柔比星脂质体在血循环中的时间。这些脂质体很小（平均直径大约 100 nm），足以通过肿瘤的给养血管完整地渗透出来。在对 C-26 结肠癌肿瘤小鼠卡波氏肉瘤样损害的转基因小鼠实验中，有证据表明脂质体从血管中渗出并进入和蓄积在肿瘤中。这种脂质体具有低渗透性类脂基质与内部水性缓冲系统，两者协同保持盐酸多柔比星在血循环中处于包裹状态。

在对多柔比星脂质体进行药代动力学评价中，给 23 例卡波氏肉瘤患者一次滴注 20 mg/m^2，历时 30 分钟。下面列举了使用 20 mg/m^2 本品（主要是脂质体包裹的盐酸多柔比星和少量的游离体）后得到的药动学参数（在滴注 30 分钟时测定）。(1) 血浆峰浓度：(8.34±0.49) mg/(mL·h)。(2) 血浆清除率：(0.041±0.004) L/(h·m^2)。(3) 分布容积：(2.72±0.12) L/m^2。(4) AUC：(590.0±58.7) mg/(mL·h)。(5) λ1 半衰期：(5.2±1.4)h。(6) λ2 半衰期：(55.0±4.8)h。

多柔比星脂质体与文献报道的盐酸多柔比星常规制剂的人体药代动力学有显著差异。本品的药代动力学曲线呈线性，给药后呈二相分布，第一相时间较短（大约 5 小时），第二相时间较长（大约 55 小时），占 AUC 的大部分。盐酸多柔比星的组织分布广泛（分布容积 700～1 100 L/m^2），消除速率快（24～73 L/m^2）。相反，本品的药代动力学特征显示本品多半是在血液内，血中多柔比星的消除依靠脂质体载体。在脂质体外渗进入组织后，多柔比星才开始起效。在相同剂量下，多柔比星脂质体中占绝大多数的是以脂质体包裹形式存在的盐酸多柔比星（约占测得量的 90%～95%），本品的血药浓度和 AUC 值显著高于常规盐酸多柔比星制剂。在滴注给药后 48～96 小时，对卡波氏肉瘤和正常皮肤进行活组织检查：在接受 20 mg/m^2 本品的治疗的患者中，给药 48 小时后卡波氏肉瘤中多柔比星总浓度（脂质体包裹和未包裹的）比正常皮肤平均高 19 倍。

3. 作用于 DNA 药物的药理及毒理机制

3.1 烷化剂

1）氮芥类药物

药理机制：氮芥类药物是一具有双重功能的烷化剂，为细胞周期非特异性药物，但对于 G$_1$ 和 M 期细胞作用最强。本类药物可以与 DNA 交叉联结，或在 DNA 和蛋白质之间交叉联结，阻止 DNA 复制，同时对核糖核酸（ribonucleicAcid，RNA）和蛋白质合成也有抑制作用，从而造成细胞损伤或死亡。

环磷酰胺（cyclophosphamide）在体外无抗肿瘤活性，进入体内后先在肝脏中经微粒体功能氧化酶转化成醛磷酰胺，而醛酰胺不稳定，在肿瘤细胞内分解成酰胺氮芥及丙烯醛，酰胺氮芥对肿瘤细胞有细胞毒作用。环磷酰胺是双功能烷化剂及细胞周期非特异性药物，可干扰 DNA 及 RNA

功能,尤以对前者的影响更大,它与DNA发生交叉联结,抑制DNA合成,对S期作用最明显。

研究报道小剂量、高频率的环磷酰胺化疗方式可特异性作用于血管内皮细胞,加快肿瘤床内血管内皮细胞的凋亡,产生抗肿瘤血管生成的作用,继而起到抑制肿瘤的效果。

毒理机制:① 骨髓毒性:主要为白细胞减少。② 泌尿道毒性:环磷酰胺和异环磷酰胺的代谢物丙烯醛通过双键与膀胱黏膜形成共价结合,引起黏膜损伤产生出血性膀胱炎出现尿频、尿急、血尿,甚至排尿困难。③ 消化道毒性:有恶心、呕吐及厌食,大剂量静注脉注射后3～4小时即可出现。④ 皮肤黏膜及附属器毒性:脱发,苯丙氨酸氮芥静脉大剂量使用会因抑制了口腔黏膜细胞的增殖、更新,而使新老黏膜上皮细胞更新出现间隔导致口腔黏膜炎。⑤ 生殖毒性:长期应用男性可致睾丸萎缩及精子缺乏;妇女可致闭经、卵巢纤维化或致畸胎。孕妇慎用。⑥ 肝脏毒性:偶可影响肝功能,出现黄疸及凝血酶原减少。肝功能不良者慎用。⑦ 免疫毒性:长期用药易导致免疫力低下,乏力等。

2)亚硝基脲类

药理机制:此类药物为细胞周期非特异性药物,对处于G_1-S边界,或S早期的细胞最敏感,对G_2期也有抑制作用。本品进入体内后其分子从氨甲酰胺键处断裂为两部分,一为氯乙胺部分,将氯解离形成乙烯碳正离子,发挥烃化作用,使DNA链断裂,RNA及蛋白质受到烃化,这与抗肿瘤作用有关;另一部分为氨甲酰基部分变为异氰酸酯,或再转化为氨甲酸,以发挥氨甲酰化作用,主要与蛋白质特别是其中的赖氨酸末端的氨基等反应,这主要与骨髓毒性作用有关,氨甲酰化还破坏一些酶蛋白使DNA被破坏后难以修复,这有助于抗癌作用。本类药物与其他烷化剂并无交叉耐药性。

毒理机制:① 骨髓毒性:呈延迟性反应,有累计毒性;白细胞或血小板减少;最低点出现在4～6周,一般持续5～10天,个别可持续数周,一般6～8周可恢复;② 消化道毒性:主要表现为恶心、呕吐;③ 生殖毒性:可抑制睾丸与卵巢功能,引起闭经及精子缺乏;④ 其他:肝肾功能受损、乏力、轻度脱发、偶见全身皮疹、肺纤维化。

3)非典型氮芥类

目前非典型氮芥类代表药物主要为替莫唑胺。

药理机制:在生理pH条件下经快速非酶催化转变为活性化合物5-(3-甲基三嗪-1-基)咪唑-4-酰胺(5-(3-methyltriazen-1yl)imidazole-4-carboxamide,MTIC),MTIC主要通过DNA鸟嘌呤的O_6和N_7位点上的烷基化(甲基化)发挥细胞毒作用。

毒理机制:① 遗传毒性:替莫唑胺对体外细菌有致突变作用(Ames试验),对哺乳细胞染色体有致裂变作用(人外周血清淋巴细胞试验)。② 生殖毒性:对动物睾丸有毒性,表现为合胞体细胞(即未成熟精子)出现和睾丸萎缩。③ 致癌性:给大鼠每隔28天连续5天给予替莫唑胺125 mg/m²(按体表面积计算、与最大推荐人日用量相当),给药3个周期后,雌性和雄性大鼠均产生乳腺癌。以25、50、125 mg/ m²(按体表面积计算,大约相当于最大推荐人日用量的1/8到1/2)给药6个周期后,所有剂量组动物均出现乳腺癌:高剂量组在心脏、眼、精囊、唾液腺、腹腔、子宫及前列腺等组织出现纤维肉瘤,还出现精囊癌、心脏神经鞘瘤、视神经癌、哈德氏腺癌,另外可见动物皮肤、肺、垂体、甲状腺等组织产生腺瘤。④ 消化道毒性:最常见的不良反应为恶心、呕吐。⑤ 骨髓毒性:可能会出现骨髓抑制,但可恢复。⑥ 其他的常见的不良反应为疲惫、便秘和头痛、眩晕、呼吸短促、脱发、贫血、发热、免疫力下降等。

3.2 铂类化合物

药理机制:铂类化合物主要是细胞周期非特异性药物,通过产生水化衍生物或者离子型化合物后作用于 DNA,它主要作用 DNA 的鸟嘌呤的 N_7 和 O_6 原子上,引起 DNA 链间及链内交联,破坏 DNA 分子,阻止其螺旋解链,干扰 DNA 合成,而产生细胞毒作用。目前,因结构的不同而将铂类化合物分为三代。一代铂以顺铂为代表,二代铂以卡铂、奈达铂等代表,卡铂是顺二氨络(1,1-环丁烷二酸)铂,奈达铂是(Z)～二氨(羟基乙酸-O_1,-O_2,)铂。三代铂以奥沙利铂为代表,顺式-草酸(反式-1-1-1,2-DACH)铂,其中铂原子与 1,2 二氨环己烷[(1r)-trans-1,2-diaminocyclohexane,DACH]及一个草酸基结合。这些铂类化合物与顺铂一样同属细胞周期非特异性药物。同样通过产生水化衍生物作用于 DNA,形成链内和链间交联,从而抑制 DNA 的合成,产生细胞毒作用和抗肿瘤活性。

毒理机制:

(1)顺铂

① 肾脏毒性:是最常见又严重的毒性反应,也是剂量限制毒性,重复用药可加剧肾毒性。主要是由于损害了肾近曲小管,使细胞空泡化、上皮脱落、管腔扩张,从而出现透明管型,血中尿酸过多,常发生于给药后 7～14 日之间。肾小管的损伤在一般剂量下多为可逆性的。但剂量过大或用药过频,可导致药物在体内的蓄积,使肾小管损伤为不可逆的,产生肾功能衰竭,甚至死亡;② 骨髓毒性:主要表现为白细胞减少,多发生于剂量超过每日 100 mg/m^2 时,血小板减少相对较轻。骨髓抑制一般在 3 周左右达高峰,4～6 周恢复;③ 消化道毒性最常见,且明显,如食欲减退、恶心、呕吐、腹泻等,一般静脉注射 1～2 小时后发生,持续 4～6 小时或更长,停药后 3～5 日消失,但也有少数患者持续 1 周以上;④ 神经毒性:与总量有关,大剂量及反复用药时明显,损伤耳柯替口器的毛细胞,引起高频失听,在多数患者中表现为头昏、耳鸣、耳聋、高频听力丧失,少数人表现为球后神经炎、感觉异常,味觉丧失;⑤ 过敏反应:在用药后数分钟可出现颜面水肿、喘气、心动过速、低血压、非特异性丘疹类麻疹;⑥ 电解质紊乱:低血镁、低血钙较常见,二者同时出现时则易发生手足抽搐;⑦ 其他毒性:少数患者出现心电图 ST-T 改变,肝功能损害。

(2)卡铂

① 骨髓毒性:为剂量限制性毒性,长期大剂量给药时,可使血小板、血红蛋白、白细胞减少,一般发生在用药后的 14～21 日,停药后 3～4 周恢复;② 肾毒性、胃肠道毒性较轻;③ 神经毒性、耳毒性、脱发及头晕等少见;④ 过敏反应:偶见皮疹或瘙痒,支气管喘鸣,一般发生于使用后几分钟之内。

(3)奈达铂

① 骨髓毒性:表现为白细胞、血小板、血色素减少,严重的白细胞和血小板减少发生率分别为 21.1% 和 28.5%;② 消化道毒性:不同程度的恶心呕吐,发生率 74.9%;③ 肾毒性:出现血尿素氮、血肌酐升高,发生率分别为 11.4% 和 8.7%,肌酐清除率下降,$β_2$ 球蛋白升高,以及血尿、蛋白尿、少尿、代偿性酸中毒及尿酸升高等;④ 过敏反应:出现过敏性休克症状(潮红、呼吸困难、畏寒、血压下降等),发生率为 0.1%～5.0%;⑤ 心脏毒性:少数出现心脏传导阻滞并引起的脑缺氧综合征,有报道因使用本品引起阿-斯综合征(adams-stokes syndrome)而死亡的病例;⑥ 肺毒性:间质性肺炎(发生频度不明),表现为发热、咳嗽、呼吸困难、胸部 X 线提示间质性肺炎表现;⑦ 内分泌毒性:抗利尿激素分泌异常综合征(syndrome of inappropriate secretion of antidiuretic hormone,SIADH)(频度不明),表现为低钠血症,低渗透压血症,尿中钠离子排泄增加,伴有高张尿、意识障碍等;⑧ 耳神经毒性:表现为听觉障碍、听力低下、耳鸣。

(4)奥沙利铂

① 神经毒性:剂量限制性毒性为剂量相关性、蓄积性、可逆性的外周神经毒性,主要表现为

感觉迟钝和感觉异常,上呼吸道和消化道痉挛,遇冷加重,发生率82%,其中12%出现功能障碍,停药后缓解,偶见急性咽喉感觉障碍甚至类似于喉痉挛的临床表现而无解剖学依据。感觉异常停药后减轻,但在累积量＞800 mg/m²(6周期)时,可导致永久性感觉异常和功能障碍;② 消化道毒性:恶心呕吐发生率为64.9%,其中3～4度为10.1%。腹泻发生率为30.4%,其中3～4度为4%。以及黏膜炎发生率为6%。当与5-氟脲嘧啶联合应用时,这些不良反应显著增加;③ 骨髓毒性:中性粒细胞减少,血小板减少多为轻中度有时可达3级或4级。当与5-氟脲嘧啶联合应用时,中性粒细胞减少症及血小板减少症等血液学毒性增加;④ 其他毒性:轻度转发氨酶升高,罕见发热、便秘、皮疹、局部静脉炎。

3.3 破坏DNA的抗生素

1) 丝裂霉素

药理机制:由链霉菌提取,化学结构具有苯醌、乙酰亚胺基及氨甲酰三个活性基团,作用与烷化剂相似,是细胞周期非特异性药物,通过与DNA链形成交联,抑制DNA复制,对RNA也有抑制作用。

毒理机制:① 骨髓毒性:是剂量限制性毒性,为本药最严重的不良反应,白细胞、血小板减少,最低值在用药后3～4周;② 消化道毒性:轻度食欲减低、恶心、呕吐,可有腹泻及口腔炎;③ 肾毒性:有时会出现急性肾功能衰竭等严重肾功能损害、溶血性尿毒综合征、微血管性溶血性贫血;④ 肺毒性:偶见间质性肺炎、肺纤维症(伴有发热、咳嗽,呼吸困难、胸部X线片异常、嗜酸性粒细胞增多等);⑤ 肝毒性:肝动脉内给药,有时会出现肝及胆道损害;⑥ 生殖器官毒性:长期应用抑制卵巢及睾丸功能,造成闭经和精子缺乏;⑦ 其他:脱发,乏力、静脉炎、溢出血管外可引起组织坏死等。

2) 博来霉素

药理机制:通过与铁的复合物嵌入DNA,引起DNA单链和双链断裂。作用的第一步是博来霉素的二噻唑环嵌入DNA的G-C碱基对之间,同时末端三肽氨基酸的正电荷和DNA磷酸基作用,使其解链。作用的第二步是与铁的复合物导致超氧或羟自由基的生成,引起DNA链断裂。

毒理机制:① 肺毒性:10%～23%的用药患者可出现肺毒性,表现为呼吸困难、咳嗽、胸痛、肺部啰音等,导致非特异性肺炎和肺纤维化,甚至快速死于肺纤维化,用药400 mg的患者,肺功能失常发生率约为10%,1%～2%患者死于肺纤维化,用药500 mg以上的患者死亡率可达3%～5%。原因可能是药物本身通过电子转移反应或通过与炎症细胞反应,产生了反应性活性氧和羟基自由基而引发此毒性;② 皮肤及附属器毒性:可引起手指、脚趾、关节处皮肤肥厚和色素沉着,引起趾甲变色脱落、脱发;③ 心脏毒性:可能引起心电图改变、心包炎症状,但可自然消失,无长期的心脏后遗症;④ 肝毒性:本品可能引起肝细胞脂肪浸润伴肝肿大;⑤ 消化道毒性:少数患者有食欲缺乏、恶心,少见呕吐、腹泻、口腔炎及口腔溃破;坏死引起出血:治疗期间可出现肿瘤坏死引起出血;⑥ 骨髓毒性:本品引起骨髓抑制作用较轻微;⑦ 其他:长期静脉用药,可出现注射部位周围静脉壁变硬、静脉炎,反复肌肉注射会引起局部硬结,约1/3患者于用药后3～5小时可出现发热,一般38℃左右,个别有高热,常在几小时后体温自行下降。还可出现肿瘤局部疼痛、头痛、头部沉痛感、恶性腹泻、残尿感、药物皮疹,偶见过敏性休克。

3) 多柔比星

药理机制:该品为广谱抗肿瘤药,对机体可产生广泛的生物化学效应,具有强烈的细胞毒性作用。其作用机制主要是该品嵌入DNA的相邻的碱基对之间,使DNA链裂解,阻碍DNA及RNA的合成。本药尚有特殊的破坏细胞膜结构和功能的作用。对S期最敏感,M期次之,G1期敏感性较差,对 G1、S 和 G2 期有延缓作用。

毒理机制:① 心脏毒性:可引起迟发性严重心力衰竭,有时可在停药半年后发生。有心肌损害时可出现心率增快,心律失常,传导阻滞或喷射性心力衰竭,这些情况偶可突然发生而常规心电图无异常迹象。心肌毒性和给药累积量密切相关。总量达 $450\sim550$ mg/m^2 者,发生率 $1\%\sim4\%$,总量超过 550 mg/m^2 者,发生率明显增加,可达 30%。蒽环类药物的这种心脏毒性主要原因是对心肌细胞肌质网上兰尼碱受体的影响以及心脏中自由基的产生及药物代谢产物的蓄积等有关。② 骨髓毒性:白细胞约于用药后 $10\sim14$ 日下降至最低点,大多在 3 周内逐渐恢复至正常水平,贫血和血小板减少较少见;③ 皮肤及附属器毒性:脱发,约见于 90% 的患者;④ 消化道毒性:口腔溃疡、食欲减退、恶心甚或呕吐;⑤ 其他:少数患者注射该品后原先的放射野可出现皮肤发红或色素沉着。如注射处药液外溢,可导致红肿疼痛甚或蜂窝组织炎和局部坏死。

4)表柔比星

药理机制:本品为半合成的第二代蒽环类抗癌抗生素。主要药理作用为直接嵌入 DNA,与其双螺旋结构形成复合物,从而阻断 RNA 合成,它还可形成超氧基自由基团,因此本药既可作用于细胞核,又可影响瘤细胞的细胞膜和其运转系统。

毒理机制:① 心脏毒性:较阿霉素轻,其发生率和严重程度与本品累积量成正比。用药后虽常见心律失常、心动过速等,但多为一过性而恢复很快;迟发的严重喷射性心力衰竭大多在用药半年以后或总剂量超过 $700\sim800$ mg/m^2 时发生,应注意这种严重心肌损害有时可突发而无任何先兆,甚至常规心电图亦无异常发现。注意监测左心室喷射指数和心脏射血前期;② 骨髓毒性:白细胞可于用药后 $10\sim14$ 日降至最低点,多在 3 个星期左右逐渐恢复。但贫血和明显的血小板减少罕见;③ 皮肤附属器毒性:脱发,约见于 $60\%\sim90\%$ 的患者;④ 消化道毒性:黏膜炎,用药的第 $5\sim10$ 天出现,通常发生在舌侧及舌下黏膜;胃肠功能紊乱、腹泻;食欲减退、恶心、呕吐,但与相当剂量的阿霉素比较,其不良反应程度较轻;⑤ 其他:在原有慢性肝病或肿瘤肝转移时可引起血清丙氨酸氨基转移酶升高甚或黄疸;注射处如有药液外溢,可导致红肿、局部疼痛、甚至蜂窝组织炎或坏死。

5)吡柔比星

药理机制:对癌细胞的作用机制主要是进入细胞内,迅速分布于细胞核,抑制 DNA 聚合酶 α 和 β,阻碍核酸的合成。药物嵌入 DNA 的双螺旋链,使肿瘤细胞终止在 G2 期,不能进行到细胞分裂期,导致肿瘤细胞死亡。

毒理机制:① 骨髓毒性:剂量限制性毒性,主要为粒细胞减少,平均最低值在第 14 天,第 21 天恢复,贫血及血小板减少少见;② 心脏毒性:急性期主要为可逆性心电图变化,如心律失常或非特异性 ST-T 异常,慢性心脏毒性呈剂量累积性;③ 消化道毒性:恶心、呕吐、食欲不振、口腔黏膜炎,有时出现腹泻;④ 其他:肝肾功能异常、脱发、皮肤色素沉着等,偶有皮疹。膀胱内注入可出现尿频、排尿痛、血尿等膀胱刺激症状,甚至膀胱萎缩。

6)多柔比星脂质体

药理机制:多柔比星脂质体是一种脂质体制剂,系将盐酸多柔比星通过与甲氧基聚乙二醇的表面结合包封于脂质体中。可以保护脂质体免受单核巨噬细胞系统(MPS)识别,从而延长其在血液循环中的时间。是广谱抗肿瘤药,对机体可产生广泛的生物化学效应,具有强烈的细胞毒性作用。其作用机制主要是该品嵌入 DNA 而抑制核酸的合成。

毒理机制:由于将盐酸多柔比星包封并隐匿于脂质体中,因而其不良反应的程度有所不同。① 骨髓毒性:几乎近一半患者发生白细胞减少,贫血和血小板减少,这些反应一般在治疗早期便可见,而且是暂时的,临床试验中很少因骨髓抑制而停药,出现血液学毒性反应可能需要减少用量或暂停及推迟治疗,当中性粒细胞计数<$1.0×10^9$/L,或血小板计数<$50×10^9$/L时应暂停使用本品,当中性粒细胞计数<$1.0×10^9$/L时,可同时使用G-CSF或GM-CSF来维持血液细胞数目;② 呼吸道毒性:胸部和喉部收窄感、气短、呼吸困难,在临床研究中,最常见的机会性感染是念珠菌病、巨细胞病毒感染、单纯疱疹、卡氏肺囊虫肺炎及单纯鸟分支杆菌感染;③ 消化道毒性:舌炎,口腔炎、口腔溃疡,恶心、呕吐,厌食,便秘,腹泻;④ 皮肤及附属器毒性:脱发,皮疹,手掌-足底红斑性感觉迟钝;⑤ 心脏毒性:发生心肌病变的风险与多柔比星普通制剂相近;⑥ 其他毒性:无力,发热,寒战,血管扩张、面部潮红,水肿,头痛,头晕,背痛,腹痛,低血压,感觉异常,视网膜炎和意识模糊。

4. 作用于DNA药物的临床使用

4.1 烷化剂

1)氮芥

应用范围:主要用于恶性淋巴瘤及癌性胸膜、心包及腹腔积液。目前已很少用于其他肿瘤,对急性白血病无效。与长春新碱(vincristine,Oncovin,VCR)、甲基卡肼(methylhydrazine,PCZ)及泼尼松(prednisone,PDN)合用治疗霍奇金病有较高的疗效,对卵巢癌、乳腺癌、绒癌、前列腺癌、精原细胞瘤、鼻咽癌(半身化疗法)等也有一定疗效;腔内注射用以控制癌性胸腹水有较好疗效;对由于恶性淋巴瘤等压迫呼吸道和上腔静脉压迫综合征引起的严重症状,可使之迅速缓解。

用法用量:生理盐水溶解,从正在输注5%葡萄糖液或生理盐水侧管冲入,再滴注适量生理盐水或5%葡萄糖注射液,以减轻对静脉的刺激。

(1)静脉注射:每次5~10 mg(0.1 mg/kg),每周1~2次,总量30~60 mg,疗程间隔为2~4周,或1周1次,连用2次,休息1~2周后重复用药。

(2)动脉注射:每次5~10 mg(0.1~0.2 mg/kg),每日或隔日1次,用生理盐水溶解。

(3)腹主动脉下半身阻断给药:每次0.2 mg/kg,每周2~3次,总量60 mg为1个疗程。方法:用腹带加上纱布团及血压计气囊加压阻断腹主动脉后,由上肢静脉快速注入药物,10~15分钟后解除腹带。

(4)腔内注射:每次10~20 mg,溶于20~40 mL生理盐水中,在抽液后注入胸腔或腹腔内,注入后5 min内应多次变换体位,使药液在腔内分布均匀,每5~7日1次,4~5次为1个疗程。

注意事项:① 本药注射勿漏于血管外;一旦漏出血管外应立即局部皮下注射0.25%硫代硫酸钠或生理盐水及冷敷6~12小时;② 氮芥溶解后极不稳定,使用时需新鲜配制,溶于10 mL生理盐水后在10分钟内使用,且不能用于皮下注射、肌内注射和口服;③ 烷化剂有致突变或致畸胎作用和致癌作用,孕妇慎用,长期应用氮芥,继发性肿瘤发生的危险增加;④ 可使血及尿中尿酸增加,血浆胆碱酯酶减少而干扰诊断;⑤ 禁忌证:已知对雌二醇或氮芥类药物过敏;严重的肝脏疾病;严重的心血管疾病:缺血性、血栓栓塞性或体液潴留引发的并发症禁用。

2)苯丙氨酸氮芥

应用范围:可用于多种肿瘤,在单一化疗及联合化疗中,为多发性骨髓瘤的首选药。对精原细胞瘤、乳腺癌、卵巢癌、慢性白血病、真性红细胞增多症,恶性淋巴瘤、儿童晚期神经母细胞瘤、多发性骨髓瘤、甲状腺癌有效。

用法用量:口服:0.25 mg/kg,每日1次,共4日,或0.1 mg/kg,连用7日,间隔3~6周重复。

注意事项:① 长期应用致癌的危险性明显增加,特别是白血病或骨髓增生异常综合征;② 性腺功能有抑制作用,造成精子缺乏及闭经,对性腺功能的影响与治疗的剂量及时间有关;③ 可引起血及尿中尿酸增高,也可引起羟基吲哚醋酸增加;④ 肾功能损害、有痛风史、泌尿道结石者应慎用;⑤ 禁忌证:孕妇和哺乳期妇女禁用;近期患过水痘或带状疱疹者禁用。

3) 环磷酰胺

应用范围:用于睾丸癌、卵巢癌、乳腺癌、肉瘤、恶性淋巴瘤和肺癌等。

用法用量:生理盐水稀释。

(1) 口服成人:每日 2～4 mg/kg,分 2～3 次服用,连用 10～14 日,休息 1～2 周重复给药。

小儿:每日 2～6 mg/kg,连用 10～14 日,休息 1～2 周重复给药。

(2) 静脉注射成人单药:500～1 000 mg/m²,加生理盐水 20～30 mL,静脉冲入,或加入 5% 葡萄糖 200 mL 静脉滴注,1 周 1 次,连用 2 次,休息 1～2 周重复给药。

成人联合治疗:500～600 mg/m²,1 周 1 次,连用 2 次,休息 1～2 周重复给药。

小儿:10～15 mg/kg,加生理盐水 20 mL 稀释,1 周 1 次,连用 2 次,休息 1～2 周重复给药。

注意事项:① 肝肾功能异常时可使环磷酰胺毒性加强,药酶诱导剂如巴比妥类、皮质激素,及肝药酶抑制剂如别嘌呤醇、氯霉素等对本品的代谢、活性和毒性均有影响,合用时应注意;② 孕妇用药须慎重考虑,特别在妊娠初期的 3 个月,由于环磷酰胺有致突变或致畸胎作用,可造成胎儿死亡或先天性畸形,本品可在乳汁中排出,在开始用环磷酰胺治疗时必须中止哺乳;③ 注意大量补充液体以避免环磷酰胺的代谢产物产生的严重出血性膀胱炎;④ 下列情况应慎用:骨髓抑制、有痛风病史、肝功能损害、感染、肾功能损害、肿瘤细胞浸润骨髓、有泌尿系结石史、以前曾接受过化疗或放射治疗、肝病患者。

4) 异环磷酰胺(iphosfamide)

应用范围:抗瘤谱较广,主要适用于软组织肿瘤、睾丸肿瘤、恶性淋巴瘤、肺癌、乳腺癌、卵巢癌、子宫颈癌及儿童肿瘤。

用法用量:生理盐水溶解,浓度不能超过 4%,静脉滴注 3～4 小时。

(1) 静脉输注:1 200～2 000 mg/m²(最高为 60 mg/kg)每日 1 次,连续使用 3～5 天。

(2) 持性静脉输注方式给药:5 000 mg/m²(125 mg/kg)～8 000 mg/m²(200 mg/kg),24 小时的连续性静脉输注。

(3) 同时用尿路保护剂美司钠(mesna)1 日量为 IFO 的 60%(常用量 1 200mg)分 3 次,分别于开始输注 IFO 的 0、4、8 小时静脉冲入。同时水化利尿。

注意事项:① 使用异环磷酰胺时必须在每次化疗周期前和周期间期监控血细胞计数;② 在治疗过程开始之前,应先排除或妥当处理尿路梗阻、膀胱炎、感染及电解质失衡等问题;③ 应当小心监察患者在接受异环磷酰胺治疗时,可能会出现的中枢神经系统不良反应,脑病症状一经出现,应该停止使用异环磷酰胺,即使患者在恢复正常后,也不应该再次使用该药;④ 对免疫功能较差的患者,如糖尿病、慢性肝病和肾病等亦应特别注意。对脑转移、具有脑部症状及/或肾功能损伤患者应予常规监控;⑤ 禁忌证:孕妇及哺乳期的妇女禁用。

5) 司莫司汀(semustine)

应用范围:常用于脑原发肿瘤及转移瘤。与其他药物合用可治疗恶性淋巴瘤、胃癌、大肠癌、黑色素瘤。

用法用量:口服:成人单药:100～200 mg/m²;联合用药:75～200 mg/m²,每 6～8 周 1 次。连用 2～3 次为 1 个疗程。小儿:100～120 mg/m²,每 6～8 周 1 次。

注意事项:① 用药期间应密切注意血象、血尿素氮、尿酸、肌酐清除率、血胆红素、转氨酶的变化、肺功能;② 老年人易有肾功能减退,可影响排泄,应慎用;③ 本品可抑制身体免疫机制,使疫苗接种不能激发身体抗体产生,用药结束后 3 个月内不宜接种活疫苗;④ 骨髓抑制、感染、肝肾功能不全者慎用;⑤ 禁忌证:孕妇及哺乳期妇女应禁用。

6) 替莫唑胺

应用范围:用于治疗新诊断的多形性胶质母细胞瘤,开始先与放疗联合治疗,随后作为辅助治疗;常规治疗后复发或进展的多形性胶质母细胞瘤或间变性星形细胞瘤。

用法用量:

口服,空服或饭前 1 小时服用。

最初剂量:150 mg/m^2,每日 1 次,连续服用 5 天。每个疗程 28 天。

如果下一周期的第 1 天测得的绝对中性粒细胞数≥1.5×10^9/L,血小板数为≥100×10^9/L时,下一周期剂量为:200 mg/m^2,1 日 1 次,连续服用 5 天。

在治疗期间,第 22 天(首次给药后的 21 天)或其后 48 小时内检测患者的全血数,之后每星期测定 1 次,直到测得的绝对中性粒细胞数≥1.5×10^9/L,血小板数≥100×10^9/L 时,再进行下一周期的治疗。在任意治疗周期内,如果测得的绝对中性粒细胞数<1.0×10^9/L 或者血小板数<50×10^9/L 时,下一周期的剂量将减少 50 mg/m^2,但不得低于最低推荐剂量 100 mg/m^2。

注意事项:① 该药影响生殖功能,男性患者应采取避孕措施,女性患者在接受治疗时应避免怀孕;② 对于接受 42 天(最多为 49 天)合并治疗的全部患者需要预防卡氏肺孢子虫肺炎发生;③ 肝、肾功能损伤患者慎用;④ 对替莫唑胺胶囊或达卡巴嗪过敏者禁用。

4.2 铂类化合物

1) 顺铂

应用范围:对卵巢癌及睾丸癌疗效显著。头颈部癌:鼻咽癌、甲状腺癌、喉癌等有效,对膀胱癌、肺癌、恶性淋巴瘤、乳腺癌、肾细胞癌、前列腺癌、子宫颈癌、子宫内膜癌、软组织肉瘤、恶性黑色素瘤也有一定疗效,也可用于恶性胸腹水。与放疗并用,有放射增敏作用。

用法用量:用生理盐水 200 mL 稀释。

① 一般剂量静脉滴注:20 mg/m^2,1 日 1 次,连用 5 天。或 30 mg/m^2,连用 3 天,并需适当水化利尿。

② 大剂量静脉滴注:80～120 mg/m^2,每 3～4 周 1 次。最大剂量不应超过 120 mg/m^2,以100 mg/m^2 为宜。

注意事项:① 在使用较大剂量(80～120 mg/m^2)时,必须同时进行水化和利尿。一般在大剂量给药前先给生理盐水或葡萄糖溶解 1 000 mL 滴注。顺铂用生理盐水 200 mL 稀释后滴注。给药前,一次给 20% 甘露醇 125 mL,滴完后再用 125 mL,以达到利尿之目的。一般每日液体总量3 000～4 000 mL,输液从顺铂给药前 6～12 小时开始,持续至滴完后 6 小时为止;有的大剂量顺铂一次给药,则需要连续输液 3 日,输液中根据尿量,每次给速尿 40 mg 静脉冲入。② 在用药前、中、后均应监测血、尿及肝肾功能。其停药指征为:白细胞<3.5×10^9/L,血小板<75×10^9/L;持续性恶心、呕吐;早期肾脏毒性如血清肌酐>186～351 mmol/L 者;在用药过程中发现有肾病史、肾功能不良及患有中耳炎的患者。③ 监测末梢神经毒及听力表现等变化。与氨基甙类抗生素合用可发生致命的肾衰,并可能加重耳的损害;抗组胺药、吩噻嗪类等可能会掩盖顺铂的耳毒性。④ 治疗过程中注意监测血钾、血镁变化,必要时需纠正低钾、低镁。⑤ 为减轻不良反应,用药期间应多饮水;用药前宜选用各类止吐药;同时备用肾上腺素、皮质激素、抗组织胺药,以便急救使用。⑥ 顺铂在生理盐水中溶解较慢,可加温 30℃左右振荡助溶,也可选用溶液制剂。

2) 卡铂

应用范围:卡铂是广谱抗肿瘤药,与其他抗肿瘤药无交叉耐药性,与顺铂有交叉耐药性,可用于非小细胞肺癌、膀胱癌、子宫颈癌、胸膜间皮瘤、黑色素瘤及子宫内膜癌等。也可用于消化系统肿瘤、肝癌等及放射增效治疗。

用法用量:用 5% 葡萄糖注射液 250~500 mL 稀释,静脉滴注不少于 1 小时。

静脉滴注:300~400 mg/m^2,28 日重复;儿童可提高到 560 mg/m^2。或 100 mg/次(50~70 mg/m^2)连续 5 天。

注意事项:① 应鼓励患者多饮水,排尿量保持在每日 2 000 mL 左右;② 本品溶解后,应在 8 小时内用完,并避光;③ 用药前及用药期内应定期检查血象、肝肾功能、电解质等;④ 用药期间患者应随访检查听力、神经功能;⑤ 本品应避免与铝化物接触,也不宜与其他药物混合滴注;⑥ 禁忌证:有明显骨髓抑制及肝肾功能不全者;孕妇及有严重并发症者;对本品或其他铂类制剂及甘露醇过敏者。

3) 奈达铂

应用范围:主要用于头颈部癌、小细胞癌、非小细胞肺癌、食管癌、卵巢癌等实体瘤。

用法用量:用生理盐水溶解稀释至 500 mL,滴注时间不应少于 1 小时。

静脉滴注:80~100 mg/m^2,滴完后需继续点滴输液 1 000 mL 以上。

每疗程给药 1 次,间隔 3~4 周后方可进行下一疗程。

注意事项:① 听力损害、骨髓、肝、肾功能不良、合并感染和水痘患者及老年人慎用。② 本品有较强的骨髓抑制作用,并可能引起肝、肾功能异常。应用本品过程中应定期经常检查血液、肝、肾功能并密切注意患者的全身情况,若发现异常应停药并适当处置。对骨髓功能低下及肾功能不全应用过顺铂者,应适当降低初次给药剂量;本品长期给药时,不良反应有增加的趋势,并有可能引起延迟性不良反应,应密切观察。③ 注意出血倾向及感染性疾病的发生或加重。④ 应用过程中须确保充分的尿量以减少尿中药物对肾小管的毒性损伤。必要时适当输液及使用甘露醇、速尿等利尿剂。由于有报道应用速尿等利尿剂时,会加重肾功能障碍,听觉障碍,所以应进行输液等以补充水分。另外,饮水困难或伴有恶心、呕心、食欲不振、腹泻等的患者应特别注意。⑤ 合用其他抗恶性肿瘤药物(氮芥类、代谢拮抗类、生物碱、抗生素等)及放疗可能使骨髓抑制加重。⑥ 配制时,不可与其他抗肿瘤药混合滴注,也不宜使用氨基酸输液、pH5 以下的酸性输液(如电解质补液、5% 葡萄糖输液或葡萄糖氯化钠输液等)。⑦ 忌与含铝器皿接触。在存放及滴注时应避免直接日光照射。⑧ 以下患者禁用:有明显骨髓抑制及严重肝、肾功能不全者;对其他铂制剂及右旋糖酐过敏者;孕妇、可能妊娠及有严重并发症的患者;哺乳期妇女。

4) 奥沙利铂

应用范围:对大肠癌、胃癌、卵巢癌有较好疗效,对非霍奇金淋巴瘤、非小细胞肺癌、头颈部肿瘤有效。用于消化系统肿瘤,与 5-氟尿嘧啶和亚叶酸(甲酰四氢叶酸)联合应用:一线应用治疗转移性结直肠癌;辅助治疗原发肿瘤完全切除后的 Ⅲ 期结肠癌。

用法用量:溶于 5% 葡萄糖溶液 250~500 mL 中(以便达到 0.2 mg/mL 以上的浓度),静脉滴注,持续输注 2~6 小时。

① 静脉滴注:100~130 mg/m^2,每 3 周(21 天)给药 1 次。

② 术后辅助治疗:85 mg/m^2,每 2 周重复 1 次,共 12 个周期(6 个月)。

③ 治疗转移性结直肠癌:85 mg/m^2,静脉滴注每 2 周重复 1 次。

注意事项:① 与具有潜在性神经毒性的药物联合用药时,应严密监测其神经学安全性。向患者说明在用药期间不应接触冷刺激,尽量用温水洗手、洗脚、喝温水等,防止冷刺激对末梢神经的刺激,引起手足麻木、脱屑、手套征、袜子征,甚至手足知觉丧失。② 应给予预防性或治疗性的止吐用药。③ 在每次治疗前后进行血液学计数和分类,当出现血液毒性时,应推迟下一周期用药,直到恢复。④ 当出现可逆性的感觉异常时,并不需要调整下一次该品的给药剂量。给药剂量的调整应以所观察到的神经症状的持续时间和严重性为依据。当感觉异常在两个疗程中间持续存在,疼痛性感觉异常和/或功能障碍开始出现时,该品给药量应减少 25%(或 100 mg/m²),如果在调整剂量之后症状仍持续存在或加重,应停止治疗。在治疗终止后数月之内,3/4 以上的患者神经毒性可减轻或消失。⑤ 配制和输用本品药液时,不得使用含铝针头或注射用具。⑥ 药物未经稀释不能使用;不得用盐溶液配制或稀释该品;不要与其他任何药物混合或经同一个输液通道同时使用,特别是 5-氟尿嘧啶、碱性溶液、氨丁三醇、和含辅料氨丁三醇的亚叶酸类药品。输完后需冲洗输液管道。⑦ 禁用于以下患者:已知对奥沙利铂过敏者。孕妇和哺乳期妇女。在第 1 个疗程开始前已有骨髓抑制者,如:中性粒细胞计数 < 2×10⁹/L 和/或血小板计数 <100×10⁹/L;在第 1 个疗程开始前有周围感觉神经病变伴功能障碍者;有严重肾功能不全者(肌酐清除率小于 30 mL/min)。

4.3 破坏 DNA 的抗生素

1)丝裂霉素

应用范围:主要用于各种实体肿瘤如胃癌、结肠癌、肝癌、胰腺癌、非小细胞肺癌、乳腺癌和癌性胸、腹水等。

用法用量:生理盐水溶解,溶解后应在 4~6 小时内应用。

(1)静脉注射:6~8 mg/m²,每 3~4 周 1 次,为 1 个周期,疗程总剂量 40~60 mg。

(2)动脉注射:4 mg/m²,每周 1 次,或 12 mg/m²,每 4 周重复。

(3)胸、腹腔灌注:8~12 mg,每周或 2 周 1 次

(4)膀胱灌注:用于预防复发时:4~10 mg 每日 1 次或隔日 1 次;用于治疗时:12~40 mg 加生理盐水 50 mL,每周或 1~2 次,共 6 次。

注意事项:① 不可作肌肉或皮下注射。② 用药期间应注意监测血像及肝肾功能。若出现伴有破碎红细胞的贫血、血小板减少、肾功能降低等,应停药并适当处置。③ 当出现间质性肺炎、肺纤维症状时应停药并给予肾上腺皮质激素进行适当处置。④ 禁忌证:对本品过敏者、凝血障碍或有其他原因的出血倾向者、水痘患者、带状疱疹患者、妊娠及哺乳妇女。用药期间禁用活病毒疫苗接种和避免口服脊髓灰质炎疫苗。

2)博来霉素

应用范围:适用于头颈部、食管、皮肤、宫颈、阴道、外阴、阴茎的鳞癌、霍其金病及恶性淋巴瘤、睾丸癌及癌性胸腔积液等。

用法用量:注射用水或生理用水,葡萄糖溶液溶解。

(1)肌肉、静脉注射:15~30 mg,每日 1 次或每周 2~3 次缓慢注射。总量不超过 400 mg。

(2)胸腔注射:60 mg,缓慢注入胸腔内,保留 4~6 小时后,抽出残留积液。

注意事项:① 本品可引起肺炎样症状,肺纤维化、肺功能损害,用药期间应注意随访检查:肺部有无啰音、胸部 X 线检查、肺功能检查,应与肺部感染作鉴别。② 注射本药前,先服吲哚美辛 50 mg 可减轻发热反应。淋巴瘤患者易引起高热、过敏,甚至休克,用药前应作好充分准备。③ 首次用药,应先肌内注射 1/3 剂量,若无反应,再注射其余剂量。④ 用药后避免日晒。⑤ 禁忌证:对本品过敏者;水痘患者;白细胞计数低于 2.5×10⁹/L 者。

3) 多柔比星

应用范围:应用范围广,能成功地诱导多种恶性肿瘤的缓解,包括急性白血病、淋巴瘤、软组织和骨肉瘤、乳腺癌、支气管肺癌、卵巢癌、肾母细胞瘤、神经母细胞瘤、膀胱癌、甲状腺癌、前列腺癌、头颈部鳞癌、睾丸癌、胃癌、肝癌等多种实体瘤。

用法用量:5%葡萄糖溶解。

(1)静脉注射:成人常用量:50 mg/m²,联合用药:40 mg/m²,每3~4周1次为1个周期,或20 mg/m²,1周1次,连用2周,3周为1周期,累积总量≤450~550 mg/m²。

(2)儿童用量约为成人的一半。累积总量<400 mg/m²。

注意事项:① 用药前后要测定心脏功能、监测心电图、超声心动图、血清酶学和其他心肌功能试验。心脏毒性多出现在停药后的1~6个月,应及早应用维生素 B₆ 和辅酶 Q10 以减低其对心脏的毒性。② 随访检查周围血象(每周至少 1 次)和肝功能试验;③ 应经常查看有无口腔溃疡、腹泻以及黄疸等情况。少数患者用药后可引起黄疸或其他肝功能损害,有肝功能不全者,用量应予酌减。④ 应劝患者多饮水以减少高尿酸血症的可能,必要时检查血清尿酸或肾功能,警惕高尿酸血症的出现;痛风患者,如应用该品,别嘌醇用量要相应增加。白血病和恶性淋巴瘤患者应用该品时,特别是初次用该品者,可因瘤细胞大量破坏引起高尿酸血症,而致关节疼痛或肾功能损害;⑤ 多柔比星能透过胎盘,有引致流产的可能,因此严禁在妊娠初期的 3 个月内应用。妊娠期妇女用该品后,对胎儿的毒性反应有时可长达数年后才出现。⑥ 老年患者,2 岁以下幼儿和原有心脏病患者要特别慎用。在进行纵隔或胸腔放疗期间禁用该品。⑦ 每周分次用药的心肌毒性、骨髓抑制和胃肠道反应(包括口腔溃疡)较每 3 周用药 1 次为轻。⑧ 不可肌肉注射或鞘内注射。

4) 表柔比星

应用范围:与多柔比星相同是广谱抗癌药,对多种肿瘤有广谱的抑制作用,包括乳腺癌、恶性淋巴瘤、软组织肉瘤和胃癌。该药对恶性黑色素瘤、结肠癌也有抗瘤活性。与其他抗癌药联合使用,可用于治疗肺癌和卵巢癌。

用法用量:5%葡萄糖溶解。

静脉注射:单药:60~90 mg/m²,间隔 21 天重复使用。

联合化疗时:50~60 mg/m²。间隔 21 天重复使用。

注意事项:① 表柔比星有一定量的药经肾排泄,老年患者或肾功能显著减退时宜酌减剂量。② 禁忌证:以往用过足量柔红霉素或阿霉素(总剂量≥400~500 mg/m²)或对此二药呈过敏反应者、周围血象白细胞低于 3.5×10⁹/L 或血小板低于 50×10⁹/L、发热或严重感染、恶液质、失水、电解质或酸碱平衡失调、胃肠道梗阻、心肺或肝肾功能失代偿者、患带状疱疹等病毒性疾病、孕妇与哺乳期妇女。

5) 吡柔比星

应用范围:用于治疗乳腺癌、恶性淋巴瘤、急性白血病、头颈部恶性肿瘤、胃癌、泌尿生殖系统肿瘤(膀胱癌、输尿管癌、肾盂癌、卵巢癌、宫颈癌、子宫内膜癌)等。

用法用量:5%葡萄糖液或注射用蒸馏水 10 mL 溶解后,小壶内静脉冲入。

(1)静脉注射:15~20 mg/m²,每周 1 次,连用 2 周,3~4 周重复;或 30~40 mg/m²,3~4 周重复。

(2)动脉注射:20~30 mg/m²,每日 1 次,第 1~3 天,3~4 周重复。

(3)膀胱癌的膀胱内注入:用导尿管导尿后,15~30 mg 加入生理盐水 15~50 mL,1 周 3 次,每次膀胱内保留药液 1～2 小时。连续 2～3 个周。

注意事项：① 定期监测血象、肝肾功能、心脏功能及继发感染等情况。对合并感染、水痘等症状的患者应慎用本药，如发现异常，则本品可减量使用或停药；② 联合用药中总量尚无规定，为防止慢性心脏毒性，累积剂量应控制在 900～1 000 mg/m² 之内；③ 以前使用过蒽环类药物或其他可能产生心脏毒性的药物的患者、心脏或纵隔部位接受过放射治疗且本品使用剂量超过 700 mg/m² 的患者，应密切监测心脏功能，慎重使用本品；④ 溶解后药液，即时用完，室温下放置不得超过 6 小时；⑤ 本品静脉注射前应确保输液管通畅，严格避免药液外渗。一旦发生渗漏，可能产生血管痛、静脉炎、注射部位硬结坏死，建议迅速回吸药液，局部利多卡因封闭，必要时硫酸镁湿敷合用激素治疗。⑥ 禁忌证：因化疗或放疗而造成明显骨髓抑制的患者；严重器质性心脏病或心功能异常者及对本品过敏者；已用过大剂量蒽环类药物（如多柔比星或柔红霉素）的患者；妊娠期、哺乳及育龄期妇女禁用。

6）多柔比星脂质体

应用范围：用作一线全身化疗药物，或者用作治疗病情有进展的卡波氏肉瘤（acquired immune deficiency syndrome with kaposi sarcoma，AIDS-KS）患者的二线化疗药物，也可用于对长春新碱、博莱霉素和多柔比星（或其他蒽环类抗生素）不能耐受患者的联合化疗。

用法用量：剂量＜90 mg：用 5％葡萄糖注射液 250 mL 稀释。剂量≥90 mg：用 5％葡萄糖注射液 500 mL 稀释，静脉滴注 30 分钟以上。

静脉滴注：20 mg/m²，每 2～3 周 1 次，持续治疗 2～3 个月为一疗程。

注意事项：① 所有接受本品治疗的患者均须进行心电图监测。发生 QRS 复合波减小则是心脏毒性的重要指征；② 通过超声心动描记术或多孔动脉造影术（multi-gated angiograms，MUGA）测定左室射血分数（left ventricular fjection fractions，LVEF）。如 LVEF 低于治疗前和（或）低于预后相应值（＜45％），均应进行心肌内膜活检，必须对继续治疗的益处与产生不可逆性心脏损害的危险进行认真评价；③ 在治疗期间应定期复查 LVEF。当累积剂量超过 450 mg/m² 时必须在每次用药前考虑评定心肌功能状况；④ 由于心肌病变而产生的充血性心衰可能会突然发生，事先未见心电图改变，亦可在停药后数周才出现。在用蒽环类药物治疗期间，应按以下次序使用：心电图监测，左室射血分数，心肌内膜活检。当测定结果显示心脏损害与使用本品有关时，应认真权衡继续治疗的益处与心脏损伤的利害关系。⑤ 对于有心血管病史的患者，只有当利大于弊时才能接受本品治疗。心功能不全患者接受本品治疗时要谨慎。对已经用过其他蒽环类药物的患者，应注意观察。盐酸多柔比星总剂量的确定亦应考虑先前（或同时）使用的心脏毒性药物，如其他蒽环类/蒽醌类药物。⑥ 在多数情况下，不良反应发生在第一个疗程。采用某种对症处理，暂停滴注或减缓滴注速率后经过几个小时即可消除这些反应。⑦ 下列患者禁用：对本品活性成分或其他成分过敏的患者；孕妇和哺乳期妇女；对于使用 α 干扰素进行局部或全身治疗有效的 AIDS-KS 患者。

5. 作用于 DNA 药物的临床效果评价

5.1 烷化剂

1）氮芥

氮芥是治疗慢性淋巴细胞白血病的首先药物，作用温和缓慢，符合临床需求。对低度恶性的 B 细胞淋巴瘤也有较好的疗效。早期临床研究氮芥治疗何杰金病（hodgkin disease，HD）客观有效率为 70％，症状缓解率为 90％，缓解期 1～6 个月。对非何杰金氏淋巴瘤（non hodgkin's lymphoma,NHL)和非小细胞肺癌(nonsmall-cell lung cancer;NSCLC)也有相当疗效,单药有效率分别为20%~70%和30%~40%。单药治疗乳腺癌有效率可达35%。目前联合化疗方案治疗HD,完全缓解率可达50%~80%,Ⅲ、Ⅳ期患者5年生存率达30%~80%。此外对慢性淋巴细胞白血病、卵巢癌、精原细胞瘤、鼻咽癌等亦有一定疗效。

2) 苯丙氨酸氮芥

Palumbo 等的研究中,标准苯丙氨酸氮芥+泼尼松治疗60~85岁的多发性骨髓瘤患者,PR为47.6%,2年无症状生存为27%。在 Hulin 等研究中,≥75岁的多发性骨髓瘤患者PR为31%,2年无症状生存为27%。

3) 环磷酰胺

环磷酰胺抗瘤谱广,很多临床研究结果显示对多种肿瘤有疗效。COP(CTX+VCR+PDN)或COPP(CTX+VCR+PCB+PDN)方案治疗低度恶性淋巴瘤,CR可达50%~70%中位生存期近6年。CHOP(CTX+ADM+VCR+PDN)方案治疗中高度恶性 NHL,CR率为50%~80%。CTX单药治疗乳腺癌疗效为35%~40%。联合化疗方案CMF(CTX+MTX+5-Fu)治疗乳腺癌有效率为43%~82%缓解期8~11个月;AC(ADM+CTX)治疗乳腺癌有效率68.1%~8.0%。对非小细胞肺癌也有一定的疗效有效率为10%~15%,是小细胞未分化肺癌的常用药,单药有效率为40%。对头颈部癌和前列腺癌也有较好的疗效,单药有效率为30%。

4) 异环磷酰胺

IFO对多种肿瘤有效,治疗睾丸肿瘤单药有效率为21%~70%,与DDP、VP16合用有效率达90%。对小细胞肺癌、非何杰金氏淋巴瘤也有突出的疗效,国内用IFO治疗小细胞肺癌中、非何杰金氏淋巴瘤的临床观察显示、总有效率分别为67%和57%,对于一线化疗失败的小细胞肺癌应用IFO/mesna+VP16有效率为87%。IFO单药治疗骨和软组织肉瘤有效率为30%,与ADM和DTIC联合应用,有效率提高至40%~60%。IFO对乳腺癌也有较好的疗效,单药有效率为48%,与EPI或5-Fu联合应用,有效率可达80%。IFO对头颈部肿瘤也有相当的疗效,单药有效率为53%,与DDP联合有效率为60%~70%。对非小细胞肺癌单药有效率为20%~30%,联合DDP和VP16有效率可达40%~70%。对卵巢癌、子宫颈癌单药有效率分别为52%和35%。一项随机非盲法研究比较了对151位FIGO分期ⅣB期的宫颈癌使用异环磷酰胺(每3周5 000 mg/m² 加美司钠6 000 mg/m²)联合顺铂(每3周50 mg/m² 的剂量)6个周期的联合治疗与顺铂每3周50 mg/m² 的剂量使用6个周期的单药治疗,结果显示相对于单药治疗,联合治疗具有统计学意义的更高应答率(31.1% *vs.* 17.8%,P=0.004)和更长无进展生存期(4.6个月 *vs.* 3.2个月,P=0.003)。未显示对总生存率的影响。联合治疗还伴随了更高的毒性(白细胞减少、肾毒性、周围神经毒性和中枢神经系统毒性)。

5) 司莫司汀

司莫司汀治疗脑胶质瘤有效率为23%,有研究结果:单独放疗(6 Gy/6~7周)与单服司莫司汀(220 mg/m²,6~8周)和放疗联合司莫司汀,结果:中位生存期分别为36周、24周和42周。杨平等采用放化疗的模式治疗脑胶质瘤患者:司莫司汀:100 mg/m²,第1天晚顿服,替尼泊苷200 mg/m²,第1~3天,静脉滴注,6周后可重复,第一周期化疗后常规局部外放疗,照射总计量50~60 Gy,总有效率可达62.5%。

6) 替莫唑胺

在中国进行的比较替莫唑胺和司莫司汀治疗经常规治疗后复发或进展的胶质母细胞瘤或间变性星形细胞瘤的疗效和安全性的研究中,共入选受试者144例,替莫唑胺组79例,司莫司汀组

65 例。替莫唑胺起始剂量 150 mg/m²（曾接受过化疗者）或 200 mg/m²（未接受过化疗者），连续 5 天口服给药，每 28 天为一治疗周期；司莫司汀起始剂量 150 mg/m²，1 次顿服，每隔 28 天给药 1 次；两种药物治疗期均为 2～6 个月。治疗至 6 个月时，替莫唑胺组和司莫司汀组的无进展生存率分别为 78.29% 和 55.08%；临床总缓解率分别为 45.83% 和 21.27%。试验表明，替莫唑胺在治疗复发性胶质母细胞瘤和间变性星形细胞瘤的疗效方面可能优于司莫司汀。

5.2 铂类化合物

1）顺铂

顺铂自 1971 年用于临床以来，进行了广泛的研究，有效病种不断扩大，顺铂已成为治疗恶性肿瘤应用最广的化疗药物，对头颈部肿瘤、肺癌、食管癌、胃癌、卵巢癌、睾丸癌、子宫颈癌均有较好的疗效。临床实验表明，以铂类为基础，和烷化剂联合的方案是卵巢癌术后最常用的一线化疗方案，有效率达 50%，可使卵巢上皮癌患者 5 年存活率由 25% 提高至 30%。顺铂与环磷酰胺合用可使卵巢肿瘤患者的有效率达 50% 以上，对食管癌的缓解率可达 33%～55%，也有对头颈部肿瘤达明显缓解的临床报道。在晚期卵巢癌手术前先给予 1～2 个疗程的大剂量顺铂腹腔化疗，联合静脉用环磷酰胺、长春新碱，腹水控制率达 88%，并且大部分患者的肿瘤缩小明显，近期存活率达 96.5%。在卵巢癌的标准治疗中，回顾性 Meta 分析的结果显示顺铂的剂量强度与患者的生存情况呈正相关。该研究还显示在铂类治疗的基础上加用多西他赛不但可以减轻铂类的毒性还有利于维持化疗方案的全剂量进行。

2）卡铂

卡铂于 1981 年用于临床以来，进行了广泛的研究，对于卵巢癌单药：既往未用过顺铂的病例有效率 32%～68%；既往用过顺铂的，有效率为 14%～32%。联合化疗有效率为 30%～78%。对于小细胞肺癌单药：既往用过化疗者 26 例，CR2 例，PR3 例，有效率为 19%；既往未化疗者 92 例，CR7 例，PR33 例，有效率为 43%，中位生存期 6～18 周。联合化疗：局限期治疗 180 例，有效率 77%～98%，中位疾病进展时间 7～16 个月；广泛期治疗 161 例，有效率为 58%～100%，中位疾病进展时间 6～9 月。对于头颈部肿瘤：单药治疗 206 例，有效率为 14%～28%，中位疾病进展时间 12～18 个月；联合化疗（CBP＋5-Fu）治疗 156 例，有效率为 21%～61%。对于非小细胞肺癌：单药治疗 184 例，有效率 4%～18%；联合化疗治疗 66 例，有效率 18%～56%。对泌尿生殖系统肿瘤：精原细胞瘤既往未化疗者 22 例，有效率为 91%。膀胱癌既往未化疗者 80 例，有效率 15%；子宫颈癌治疗 73 例有效率 22%～29%；对于乳腺癌单药治疗 33 例有效率为 26%，联合化疗 26 例，有效率为 40%。食管癌单药治疗 20 例，有效率为 30%、联合化疗 33 例，有效率为 46%。

3）奥沙利铂

临床试验表明奥沙利铂对大肠癌、卵巢癌、乳腺癌及非小细胞肺癌等有明显抑制作用，可与氟尿嘧啶、紫杉醇及环磷酰胺联用，有较好的协同作用；治疗中晚期结直肠癌效果较好。奥沙利铂、5-FU 及叶酸方案在治疗进展期或转移性胃癌的治疗中亦显示出良好的疗效及令人满意的安全性。有报道，用这一方案治疗进展期或转移性胃癌 49 例，有效率为 45%，总生存期 8.6 个月。另外奥沙利铂治疗结肠癌是目前许多临床试验研究的焦点，一项 Ⅱ 期临床研究单药治疗晚期结肠癌 139 例，均为复治患者，有效率为 10%；联合 5-Fu 治疗 437 例，大部分为复治病例总有效率为 28%～53%。

4）奈达铂

在日本的 Ⅱ 期研究中，对于各种肿瘤，奈达铂 1 次给药 100 mg/m²，静脉滴注，每 4 周为 1 个疗程，至少进行 2 个疗程的治疗，评价后发现，对于头颈部癌、食道癌、膀胱癌、卵巢癌、子宫颈癌有效率均达到 35% 以上,对睾丸肿瘤更高达 80.0%。研究中还发现对于子宫颈癌,奈达铂在得到很高有效率(46.3%)的同时,骨髓抑制的发生率也较高,因此将剂量减至 80 mg/m² 后研究,有效率为 34.2%(13 例/38 例),与 100 mg/m² 给药时相比,有效率略有所降低,对于老年人及身体状态较差的病例,80 mg/m² 也被认为是有用的给药剂量。

5.3 破坏 DNA 的抗生素

1)丝裂霉素

彭军等应用丝裂霉素治疗 35 例进展期胃癌,大多数为Ⅳ期患者。每周静脉注射 20 mg;总量为 60 mg,3 周后加服喃氟啶,每日量 600 mg;总量为 20～40 g。35 例中有 18 例获得完全缓解或部分缓解(51.4%)。完全缓解者随访 6 个月,全部患者未见复发。此外,丝裂霉素单一用药还可用来预防术后胃癌、肝癌、直肠癌、结肠癌及肺癌的复发。但目前,丝裂霉素单一用药已不多见,而广泛使用丝裂霉素与其他抗癌药物的联合化疗。

2)博来霉素

博来霉素是治疗恶性胸腔积液最有效的药物之一,有效率达 63%～85%。中位有效率为 83%。胸腔内注入博来霉素已证明没有明显的血液学毒性,尤适用于原已存在骨髓抑制及已经进行全身化疗的患者。

3)多柔比星

多柔比星对乳腺癌有较好疗效。研究显示单独应用多柔比星治疗 1 469 例初治的乳腺癌患者平均客观缓解率为 40%,238 例复治患者为 30%。尽管多柔比星是迄今治疗晚期乳腺癌的最有效单一用药,但临床上大都应用多柔比星联合用药,可明显提高完全缓解率,延长缓解期。如多柔比星联合环磷酰胺和氟尿嘧啶是治疗乳腺癌的标准治疗方案之一,其有效率可达 50%～80%,缓解期为 8.3～14.6 个月,生存期为 15.0～21.2 个月。而法国波尔多大学医院使用多柔比星联合足叶乙甙、异环磷酰胺治疗小细胞肺癌的研究显示:近期有效率为 61%,中位生存期为 10.4 个月,其中局限期 11.3 个月,扩散期 7.2 个月。

4)表柔比星

早期国外研究的结果,表柔比星单药治疗乳腺癌、非霍奇金淋巴瘤、非小细胞肺癌的有效率分别为 35%～40%、38%～75%、6%～13%,联合化疗有效率更高。国内以进口表柔比星为主的联合化疗方案治疗 516 例晚期恶性肿瘤的结果:恶性淋巴瘤、乳腺癌和肺癌的有效率分别为 87.3%、51.4% 和 45.3%。

5)吡柔比星

在治疗急性淋巴细胞白血病和急性非淋巴细胞白血病时多与阿糖胞苷、长春新碱、三尖杉酯碱、环磷酰胺合用。各种方案报道的完全缓解率一般在 42%～82%,总有效率 61%～83%。在治疗肺癌中多与顺铂、丝裂霉素、氟尿嘧啶等联合使用,其总有效率可达 40%。

6)多柔比星脂质体

盐酸多柔比星脂质体最早见于报道的是英国皇家利物浦医院在 1987 年发表的一项临床研究,他们用盐酸多柔比星脂质体治疗了 6 例胃肠癌伴肝转移的患者,其中 1 例缓解,没有发现典型的多柔比星毒性,随后开展的一系列Ⅰ期临床研究发现盐酸多柔比星脂质体的耐受剂量可以比普通多柔比星大大的增加,3 周最高可以给予 120 mg/m²。一项Ⅱ期研究 48 例经紫杉醇和铂类治疗过的卵巢癌患者,每 28 天给予 50 mg/m² 盐酸多柔比星脂质体,总反应率达到 19%。主要不良反应为中性粒细胞减少、血小板减少和口腔炎。随后的多项Ⅱ期临床研究,使用低剂量的盐酸多柔比星脂质体(20～490 mg/m²)能够维持相同的疗效,但降低了毒性。

在一项关键的Ⅲ期临床研究中,Gordon 等以拓扑替康(topotecan)为阳性对照药物,评价了盐酸多柔比星脂质体在治疗复发性卵巢癌中的作用。在这项研究中,共有 481 位患者入组,其中 7 位患者以前没有进行过化疗,治疗结果没有纳入分析。474 位纳入分析的患者,235 位使用拓扑替康治疗,其中肿瘤面积大于 5 cm 的患者占 47%,对铂类抗肿瘤药物具有抵抗性的患者占 53%,239 位使用盐酸多柔比星脂质体治疗的患者中这两项指标分别为 46% 和 54%。以存活期为主要临床终点,发现拓扑替康和盐酸多柔比星脂质体两组比较没有显著差异,存活期分别为 57 周和 60 周。然而,在对铂类药物具有抵抗性的患者中,盐酸多柔比星脂质体的治疗效果明显优于拓扑替康,在这些患者中,盐酸多柔比星脂质体组的存活期达 108 周,而拓扑替康组只有 71.1 周($P=0.008$)。在随后 4 年的跟踪调查中发现,盐酸多柔比星脂质体治疗的长期存活期稍优于拓扑替康(63 周 $vs.$ 60 周,$P=0.05$)。不良反应在两组中都较为常见。但盐酸多柔比星脂质体的 4 级以上不良反应发生率要低得多,只有 17%,而拓扑替康组达到 71%。盐酸多柔比星脂质体组最常见的不良反应包括手足综合征和口腔炎症。基于这项研究,美国 FDA 批准批准了盐酸多柔比星脂质体作为二线药物用于治疗复发性卵巢癌。在另一项Ⅲ期临床究中,509 例转移性乳腺癌患者随机分为两组,分别用盐酸多柔比星脂质体(每 4 周 50 mg/m²)和多柔比星(每 4 周 60 mg/m²)进行治疗。两组的疾病进展时间(time to progress,TTP)和总生存时间(overall survival,OS)都没有显著差异。盐酸多柔比星脂质体组的 TTP 为 6.9 个月,多柔比星组为 7.8 个月,OS 分别为 21 个月和 22 个月。然而,多柔比星组的心脏毒性发生率要高得多。以左心室射血分数(Left vetriculan ejection fraction,LVEF)为指标,在盐酸多柔比星脂质体组中 10 个患者产生心脏毒性,但都未见心衰的迹象,而多柔比星组 48 个患者发生 LVEF 降低,其中 10 人还出现心衰。在乳腺癌的治疗中,手足综合征发生率有升高的迹象。在一项研究中发现,总共有 48% 的患者出现了手足综合征,其中 17% 达到 3 级。另一项多中心的Ⅱ期临床研究发现,剂量为 45 mg/m²,给药间隔从 3 周延长到 4 周,手足综合征发生率可以从 46% 下降到 18%。多项Ⅱ期临床研究还尝试了盐酸多柔比星脂质体联合环磷酰胺(cyclophosphamide)、长春瑞滨(binorel-bine)、曲妥珠单抗(trastuzumab)等用于治疗转移性乳腺癌,结果表明这些组合安全有效,并显著降低多柔比星诱导的心脏毒性。盐酸多柔比星脂质体治疗多发性骨髓瘤、恶性胸膜间皮瘤、继发性淋巴瘤和胶质母细胞瘤等罕见肿瘤的临床研究也多见报道,盐酸多柔比星脂质体为这类患者也带来了新的希望。

第二节　影响核酸合成的药物

影响核酸合成的药物主要是抗代谢药,如抗叶酸类、抗嘌呤及抗嘧啶药等。抗代谢类药主要是通过作用于核酸合成过程中的不同环节,干扰 DNA 合成中所需要的叶酸、嘌呤、嘧啶等,从而抑制肿瘤细胞生存和复制所必需的代谢途径,最终导致肿瘤细胞死亡。此类药物属于细胞周期特异性药物。

1. 影响核酸合成药物的发展过程

上世纪 70 年代氟尿密啶(fluorouracil)问世,开创了抗代谢药物治疗肿瘤的先河,随着抗代谢药物研究的深入,至上世纪 90 年代先后研制出了影响核酸生物合成不同环节的药物。1996 年阿糖胞苷结构类似的水溶性脱氧胞苷衍生物吉西他滨(gemcitabine)的临床应用;1998 年氟尿嘧啶的前体衍生物卡培他滨(capecitabine)获 FDA 批准上市;尤其在抗叶酸类药物方面的研究取得了重大突破,研制出了一类作用于叶酸代谢过程中多个靶点的抗肿瘤新药,2004年培美曲塞(pemetrexed)获FDA批准上市,这些具划时代意义抗代谢新药的问世,推动了肿瘤化疗的进步。

抗代谢药按其作用可分为以下几类药物:抗叶酸类药(甲氨蝶呤 methotrexate、培美曲塞)、抗嘌呤类药(巯嘌呤 mercaptopurine)、抗嘧啶类药(氟尿嘧啶、卡培他滨)等药物。经过40年的临床应用,抗代谢药物成为临床上常用的抗肿瘤药物,是治疗肺癌、乳腺癌、消化道癌症的基本药物。

2. 影响核酸合成药物的体内代谢

2.1 叶酸拮抗剂

1)甲氨蝶呤

用量小于 $30 \, mg/m^2$ 时,口服吸收良好,1~5小时血药浓度达最高峰。部分经肝细胞代谢转化为谷氨酸盐,另有部分通过胃肠道细菌代谢。主要经肾(40%~90%)排泄,大多以原形药排出体外;小于10%的药物通过胆汁排泄,血浆药物消除半衰期(half life, $t_{1/2}$),$t_{1/2\alpha}$ 为1小时;$t_{1/2\beta}$ 为二室型:初期为2~3小时,终末期为8~10小时。少量甲氨喋呤及其代谢产物可以结合型形式贮存于肾脏和肝脏等组织中长达数月,在有胸腔或腹腔积液情况下,本品的清除速度明显减缓。清除率个体差别极大,老年患者更甚。

2)培美曲塞

主要以原药形式从尿路排泄,在给药后的24小时内,70%~90%的培美曲塞还原成原药的形式从尿中排出。培美曲塞总体清除率为91.8 mL/min(肌酐清除率是90 mL/min),对于肾功能正常的患者,体内半衰期为3.5小时。随着肾功能降低,清除率会降低,但体内剂量会增加。随着培美曲塞剂量的增加,AUC和Cmax会成比例增加。多周期治疗并未改变培美曲塞的药代动力学参数。培美曲塞呈现一稳态分布容积为16.1 L。体外研究显示,培美曲塞的血浆蛋白结合率约为81%,且不受肾功能影响。

2.2 嘌呤拮抗剂

巯嘌呤:口服胃肠道吸收不完全,约50%,广泛分布于体液内。血浆蛋白结合率约为20%。吸收后的活化分解代谢过程主要在肝脏内进行,在肝内经黄嘌呤氧化酶等氧化及甲基化作用后分解为硫尿酸等而失去活性。静脉注射后的半衰期约为90分钟,约半量经代谢后在24小时即迅速从肾脏排泄,其中7%~39%以原药排出。

2.3 嘧啶拮抗剂

1)氟尿嘧啶

主要经肝脏代谢,分解为二氧化碳经呼吸道排出体外,约15%的氟尿嘧啶在给药1小时内经肾以原型药排出体外。大剂量用药能透过血脑屏障,静脉滴注0.5小时后到达脑脊液中,可维持3小时。$t_{1/2\alpha}$ 为10~20分钟,$t_{1/2\beta}$ 为20小时。

2)卡培他滨

口服后卡培他滨以完整的分子穿过肠黏膜而完全迅速地被人体吸收,进而完全转化为5-脱氧-5-氟胞苷及5-脱氧-5-氟尿苷。饭中服用卡培他滨会影响其吸收率,但对5-脱氧-5-氟尿苷及其次级代谢产物5-氟尿嘧啶的曲线下面积的影响甚小。用药第1天和第14天时,卡培他滨、5-脱氧-5-氟胞苷和5-脱氧-5-氟尿苷的药代动力学参数相同。第14天时,5-氟尿嘧啶的血药浓度比第1天高30%,但在第22天时其浓度无继续增加。使用治疗剂量时,除5-氟尿嘧啶外,卡培他滨及其代谢产物的药代动力学参数与剂量比例相称。

3)吉西他滨

静注后,很快分布到体内各组织,输注时间越长,分布体积就越广越深入,半衰期也就越长。在短时间的输注下，$t_{1/2}$ 为 32～94 分钟；在结束输注 5 分钟内，血浆峰浓度为 3.2～45.5 $\mu g/mL$；仅有少数与蛋白质结合，能被胞苷脱氨酸在肝脏、肾、血液和其他组织中快速、完全的代谢，只有不到 10% 的原药与代谢物从尿中排泄；它的总清除率为 29.2～92.2 $L/(h \cdot m^2)$ 与性别、年龄有关（个体差异为 52.2%）。

4）替吉奥（tegafur，gimeracil and oteracil porassium）

该药物为复方制剂，口服给予 32～40 mg/m^2 药物后，半衰期分别为吉美嘧啶 3 小时、替加氟 13.1 小时、奥替拉西钾 3 小时、代谢物氰尿酸 3.8 小时、5-FU 1.9 小时。72 小时内尿中各成分的累积排泄率分别为：吉美嘧啶 52.8%、替加氟 7.8%、奥替拉西钾 2.2%、代谢物氰尿酸 11.4%、5-FU 7.4%。蛋白结合率分别为：替加氟 49%～50%、吉美嘧啶 32%～33%、奥替拉西钾 7%～10%、5-FU 17～20%。

3. 影响核酸合成药物的药理及毒理机制

3.1 叶酸拮抗剂

1）甲氨蝶呤

药理机制：四氢叶酸是在体内合成嘌呤核苷酸和嘧啶脱氧核苷酸的重要辅酶，甲氨蝶呤作为一种叶酸还原酶抑制剂，主要抑制二氢叶酸还原酶而使二氢叶酸不能还原成有生理活性的四氢叶酸，从而使嘌呤核苷酸和嘧啶核苷酸的生物合成过程中一碳基团的转移作用受阻，导致 DNA 的生物合成受到抑制。此外，也对胸腺核苷酸合成酶的抑制作用，但抑制 RNA 与蛋白质合成的作用则较弱，本品主要作用于细胞周期的 S 期，属细胞周期特异性药物，对 G_1/S 期的细胞也有延缓作用，对 G_1 期细胞的作用较弱。

毒理机制：消化道毒性：口腔炎、口唇溃疡、咽炎、恶心、呕吐、胃炎及腹泻；骨髓毒性：主要表现为白细胞下降，对血小板亦有一定影响，严重时可出现全血下降、皮肤或内脏出血；肺毒性：药物性肺炎等；肝毒性：大量 1 次应用可致血清丙氨酸氨基转移酶（alanine transaminase，ALT）升高，或药物性肝炎，小量持久应用可致肝硬变；肾毒性：常见于高剂量时，出现血尿、蛋白尿、尿少、氮质血症、尿毒症等；生殖毒性：妊娠早期使用可致畸胎，少数患者有月经延迟及生殖功能减退；皮肤毒性：脱发、皮炎、色素沉着；其他毒性：鞘内或头颈部动脉注射剂量过大时，可出现头痛、背痛、呕吐、发热及抽搐等症状。

2）培美曲塞

药理机制：是一种结构上含有核心为吡咯嘧啶基团的抗叶酸制剂，通过破坏细胞内叶酸依赖性的正常代谢过程，抑制细胞复制，从而抑制肿瘤的生长。体外研究显示，培美曲塞能够抑制胸苷酸合成酶、二氢叶酸还原酶和甘氨酰胺核苷酸甲酰转移酶的活性，这些酶都是合成叶酸所必需的酶，参与胸腺嘧啶核苷酸和嘌呤核苷酸的生物再合成过程。培美曲塞通过运载叶酸的载体和细胞膜上的叶酸结合蛋白运输系统进入细胞内。一旦培美曲塞进入细胞内，它就在叶酰多谷氨酸合成酶的作用下转化为多谷氨酸的形式。多谷氨酸存留于细胞内成为胸苷酸合成酶和甘氨酰胺核苷酸甲酰转移酶的抑制剂。多谷氨酸化在肿瘤细胞内呈现时间-浓度依赖性过程，而在正常组织内浓度很低。多谷氨酸化代谢物在肿瘤细胞内的半衰期延长，从而就延长了药物在肿瘤细胞内的作用时间。

毒理机制：神经毒性：运动神经元病；骨髓毒性：中性粒细胞减少性发热；皮肤毒性：变态反应/过敏和多形红斑、荨麻疹；心脏毒性：室上性心律失常等；肝毒性：AST，ALT 和 GGT 升高；肾毒性：肌酐升高、肾衰竭；其他毒性：胸痛、腹痛、感染、发热。

3.2 嘌呤拮抗剂

1) 巯嘌呤

药理机制：属于抑制嘌呤合成途径的细胞周期特异性药物，化学结构与次黄嘌呤相似，因而能竞争性地抑制次黄嘌呤的转变过程。本品进入体内，在细胞内必须由磷酸核糖转移酶转为6-巯基嘌呤核糖核苷酸后，方具有活性。其主要的作用环节有二：(1) 通过负反馈作用抑制酰胺转移酶，因而阻止1-焦磷酸-5-磷酸核糖转为1-氨基-5-磷酸核糖的过程，干扰了嘌呤核苷酸合成的起始阶段。(2) 抑制复杂的嘌呤间的相互转变，即能抑制次黄嘌呤核苷酸转为腺嘌呤核苷酸及次黄嘌呤核苷酸转为黄嘌呤核苷酸、鸟嘌呤核苷酸的过程，同时本品还抑制辅酶I的合成，并减少了生物合成DNA所必需的脱氧三磷酸腺苷(deoxy adenosine triphosphate,dATP)及脱氧三磷酸鸟苷(guanosine triphosphate,dGTP)，因而肿瘤细胞不能增殖，本品对处于S增殖周期的细胞较敏感，除能抑制细胞DNA的合成外，对细胞RNA的合成亦有轻度的抑制作用。

毒理机制：骨髓毒性：较为常见，可有白细胞及血小板减少；肝脏毒性：可致胆汁郁积出现黄疸；消化道毒性：恶心、呕吐、食欲减退、口腔炎、腹泻，但较少发生，可见于服药量过大的患者；肾毒性：高尿酸血症，多见于白血病治疗初期，严重的可发生尿酸性肾病；肺毒性：间质性肺炎及肺纤维化少见。

3.3 嘧啶拮抗剂

1) 氟尿嘧啶

药理机制：在体内先转变为5-氟-2-脱氧尿嘧啶核苷酸，后者抑制胸腺嘧啶核苷酸合成酶，阻断脱氧尿嘧啶核苷酸转变为脱氧胸腺嘧啶核苷酸，从而抑制DNA的生物合成。此外，通过阻止尿嘧啶和乳清酸掺入RNA，达到抑制RNA合成的作用。为细胞周期特异性药，主要抑制S期细胞。

毒理机制：消化道毒性：恶心、食欲减退或呕吐。一般剂量多不严重。偶见口腔黏膜炎或溃疡，腹部不适或腹泻；骨髓毒性：周围血白细胞减少常见(大多在疗程开始后2~3周内达最低点，约在3~4周后恢复正常)，血小板减少罕见；神经毒性：小脑共济失调等，长期应用可导致神经系统毒性；心脏毒性：偶见用药后心肌缺血，可出现心绞痛和心电图的变化。肺毒性：极少见咳嗽、气急。

2) 卡培他滨

药理机制：卡培他滨是一种对肿瘤细胞有选择性活性的口服细胞毒性制剂。本身无细胞毒性，但可转化为具有细胞毒性的5-氟尿嘧啶，其结构通过肿瘤相关性因子胸苷磷酸化酶在肿瘤所在部位转化而成，从而最大程度降低了5-氟尿嘧啶对正常人体细胞的损害。

毒理机制：消化道毒性：口干、胃胀，黏膜炎症/溃疡，如食管炎、胃炎、十二指肠炎、结肠炎及胃肠出血。心脏毒性：下肢水肿、心源性胸痛(如心绞痛)、心肌病、心肌缺血/梗死、心力衰竭、猝死、心动过速、心律不齐(如心房纤颤，室性早搏)。神经毒性：味觉紊乱、失眠症、意识错乱、脑病、小脑功能障碍(如共济失调、发音困难、平衡功能失调、异常共济失调)。皮肤毒性：在几乎一半使用本品的患者中发生手足综合征：表现为麻木、感觉迟钝、感觉异常、麻刺感、无痛感或疼痛感，皮肤肿胀或红斑，脱屑、水泡或严重的疼痛。皮炎和脱发较常见，但严重者很少见。骨髓毒性：贫血、各类血细胞减少症、血液和淋巴系统疾病。肺毒性：呼吸困难、咳嗽。肝毒性：肝功能衰竭和胆汁郁积性肝炎。免疫毒性：免疫系统损害，黏膜屏障受损的相关疾病，如局部和致命全身感染(包括细菌、病毒、真菌性)以及败血症。其他毒性：虚弱、肢痛、嗜眠、胸痛(非心脏病患者)；肌肉骨骼：背痛、肌痛、关节痛；眼：眼涩症；精神障碍：抑郁。

4) 吉西他滨

药理机制：吉西他滨为嘧啶类抗代谢物，在细胞内经核苷激酶的作用被代谢为具有活性的二磷酸核苷（difluorodeoxycytidine diphosphat，dFdCDP）及三磷酸核苷（difluorodeoxycytidinet-riphosphate，dFdCTP）。dFdCDP 和 dFdCTP 通过两种作用机制抑制 DNA 合成，从而实现吉西他滨的细胞毒作用。首先，dFdCDP 抑制核苷酸还原酶的活性，致使合成 DNA 所必需的三磷酸脱氧核苷（deoxyribonucleoside triphosphate，dCTP）的生成受到抑制。其次，dFdCTP 与 dCTP 竞争掺入至 DNA 链中（自增强作用）。同样，少量的吉西他滨还可以掺入 RNA 分子中。因此，细胞内 dCTP 浓度降低更加有利于 dFdCTP 掺入到 DNA 链中。DNA 聚合酶不能去除掺入的吉西他滨及修复已形成的 DNA 链。吉西他滨掺入 DNA 链后，延伸的 DNA 链中就增加了一个核苷酸。这个增加的核苷酸可以完全抑制 DNA 链的进一步合成（隐蔽链终止）。吉西他滨掺入 DNA 链后引起细胞凋亡。

毒理机制：骨髓毒性：可出现贫血、白细胞降低和血小板减少；消化道毒性：约 1/3 的患者出现恶心和呕吐反应，20% 的患者需要药物治疗，且容易用抗呕吐药物控制。有腹泻和黏膜炎样口腔毒性的报告；肾毒性：约 1/2 的患者出现轻度蛋白尿和血尿，有部分病例出现不明原因的肾衰，未观察到累积性的肾脏毒性。肝毒性：可观察到肝功能指标的变化，包括天门冬氨酶转氨酶、丙氨酸转氨酶、γ-谷氨酰胺转肽酶和碱性磷酸酶的升高，而胆红素水平变化少有报告。肝功能异常十分常见，但往往为轻度和一过性的，极少数需终止化疗；肺毒性：用药数小时内患者可能会发生呼吸困难。这种呼吸困难常常持续短暂、症状轻，很少要减少用药剂量，大多无需特殊治疗即可消失，发病机制不清。在使用吉西他滨治疗期间，有发生肺水肿、间质性肺炎和不明原因的成人呼吸窘迫综合征的病例报告，一旦发生，应停止使用，早期采用支持治疗措施可能有助于缓解病情。心脏毒性：有低血压的病例报告，有的研究报告有心肌梗死、充血性心力衰竭及心律失常，特别是室上性心律失常。血管毒性：与周围性血管炎和坏疽相关的临床表现报告极少。药物过敏：约 25% 的患者出现皮疹，10% 的患者出现瘙痒，少于 1% 患者可发生支气管痉挛；其他毒性：水肿/周围性水肿报告十分常见，约 20% 的患者有类似于流感的表现。

5）替吉奥

药理机制：该药物是由替加氟（tegafur）、吉美嘧啶（gimeracil）、奥替拉西钾（potassium oxonate）组成的复方制剂，口服给药后替加氟在体内缓慢转变为 5-FU 而发挥抗肿瘤作用。吉美嘧啶主要在肝脏分布，对 5-FU 分解代谢酶（dihydropyrimidine dehydrogenase，DPD）具有选择性拮抗作用，从而使由替加氟转变成 5-FU 的浓度增加，继而使肿瘤内 5-FU 的磷酸化代谢产物 5-氟脱氧尿嘧啶核苷酸以高浓度持续存在，增强了抗肿瘤作用。奥替拉西钾口服给药后主要对消化道内分布的乳清酸磷酸核糖基转移酶有选择性拮抗作用，从而选择性地抑制 5-FU 转变为 5-氟脱氧尿嘧啶核苷酸。上述作用的结果使本品口服后抗肿瘤作用增强，但消化道毒性降低。

毒理机制：骨髓毒性：表现为白细胞减少、血小板减少等；消化道毒性：恶心、呕吐、口腔炎、腹泻。其他：过敏、色素沉着等。

4. 影响核酸合成药物的临床使用

4.1 叶酸拮抗剂

1）甲氨蝶呤

应用范围：主要适用于急性白血病、乳腺癌、绒毛膜上皮癌及恶性葡萄胎、头颈部肿瘤、骨肿瘤、白血病脑膜脊髓浸润、肺癌、生殖系统肿瘤、肝癌、顽固性普通牛皮癣、系统性红斑狼疮、皮肌炎等自身免疫病。

用法用量：注射剂用生理盐水溶解。

（1）口服：20 mg/m²，每周 2 次，连用 5 天；

（2）肌肉注射：20 mg/m²，加生理盐水 3～5 mL，每周 2 次；

（3）静脉滴注：30～40 mg/m² 加 5％葡萄糖 250 mL，每周 1 次，连用 2 周或每 3 周 1 次

（4）大剂静脉滴注及解救疗法：1 000～1 500 mg/m²，静滴 6 小时，每 1～3 周重复。4～6 小时后开始肌注甲酰四氢叶酸钙，6～12 mg/次，肌注，以后每 6 小时 1 次，用到 72 小时。

（5）鞘内注射：5～10 mg/m²，每 3～7 天重复，共 4～6 次，此后每 4～6 次重复。

注意事项：① 甲氨蝶呤的致突变性、致畸性和致癌性较烷化剂为轻，但长期服用有潜在的导致继发性肿瘤的危险。② 对生殖功能的影响：虽也较烷化剂类抗癌药为小，但确可导致闭经和精子减少或缺乏，尤其是长期应用较大剂量后，但一般多不严重，有时呈不可逆性。③ 全身极度衰竭、恶液质或并发感染及心肺肝肾功能不全时，禁用本品。周围血象如白细胞低于 $3.5×10^9$/L 或血小板低于 $50×10^9$/L 时不宜用。④ 大剂量甲氨蝶呤疗法易致严重不良反应。须经住院并可能随时监测其血药浓度时才能谨慎使用。滴注时不宜超过 6 小时。太慢易增加肾脏毒性，大剂量注射本品 2～6 小时，可肌肉注射甲酰四氢叶酸钙 3～6 mg，每 6 小时 1 次，注射 1～4 次，可减轻或预防不良反应。⑤ 下列情况禁用：有肾病史或发现肾功能异常时；大剂量甲氨喋呤疗法；未准备好解救药四氢叶酸钙；未充分进行液体补充或碱化尿液时；怀孕及哺乳期。

2）培美曲塞

应用范围：适用于恶性胸膜间皮瘤的一线治疗，晚期非小细胞肺癌（腺癌）二线治疗、胃癌的三线治疗。

用法用量：生理盐水溶解。

静脉滴注：500 mg/m²，滴注超过 10 分钟；每 21 天重复。培美曲塞给药结束 30 分钟后再给予顺铂 75 mg/m² 滴注，超过 2 小时。

注意事项：① 接受培美曲塞治疗同时应接受叶酸和维生素 B_{12} 的补充治疗，可以预防或减少治疗相关的血液学或胃肠道不良反应。服用时间：第 1 次给予培美曲塞治疗前 7 天开始服 350～1 000 μg/日剂量的叶酸，整个治疗周期一直服用，在最后 1 次培美曲塞给药后 21 天可停服。患者还需在第 1 次培美曲塞给药前 7 天内肌肉注射维生素 B_{12} 1 000 μg 1 次，以后每 3 个周期肌注 1 次，以后的维生素 B_{12} 给药可与本品用药在同 1 天进行。② 给药前先给予地塞米松（或相似药物）预处理可以降低皮肤反应的发生率及严重程度。给药方法：地塞米松 4 mg，口服，每日 2 次，本品给药前 1 天、给药当天和给药后 1 天连服 3 天。③ 培美曲塞主要通过尿路以原药形式排出体外。对于肌酐清除率<45 mL/min 的患者，不应给予培美曲塞治疗。④ 骨髓抑制是常见的剂量限制性毒性。应根据既往治疗周期中出现的最低中性粒细胞、血小板值和最严重非血液学毒性来进行剂量调整。

4.2 嘌呤拮抗剂

巯嘌呤

应用范围：适用于绒毛膜上皮癌，恶性葡萄胎，急性淋巴细胞白血病及急性非淋巴细胞白血病，慢性粒细胞白血病的急变期。

用法用量：空腹口服。

口服：绒毛膜上皮癌 6.0～6.5 mg/kg，1 日 2 次，以 10 日为一疗程，疗程间歇为 3～4 周。白血病 2.5 mg/kg 或 80～100 mg/m²，1 日 1 次或分次服用，连服 5～7 天，一般于用药 2～4 周后可见显效，如用药 4 周后，仍未见临床改进及白细胞数下降，可考虑在仔细观察下，加量至 5 mg/(kg·d)。

维持治疗:每日 1.5~2.5 mg/kg 或 50~100 mg/m²,1 日 1 次或分次口服。

注意事项:① 白血病时有大量白血病细胞破坏,在服本品时则破坏更多,致使血液及尿中尿酸浓度明显增高,严重者可产生尿酸盐、肾结石。② 下列情况应慎用:骨髓已有显著的抑制现象或出现相应的严重感染或明显的出血倾向;肝功能损害、胆道疾患者、有痛风病史、尿酸盐肾结石病史者;4~6 周内已接受过细胞毒药物或放射治疗者。③ 用药期间应注意定期检查外周血象及肝、肾功能,每周应随访白细胞计数及分类、血小板计数、血红蛋白 1~2 次,对血细胞在短期内急骤下降者,应每日观察血象。

4.3 嘧啶拮抗剂

1) 氟尿嘧啶

应用范围:抗瘤谱较广,主要用于治疗消化道肿瘤,或较大剂量氟尿嘧啶治疗绒毛膜上皮癌。亦常用于治疗乳腺癌、卵巢癌、肺癌、宫颈癌、膀胱癌及皮肤癌等。

用法用量:生理盐水或 5% 葡萄糖溶解。

静脉注射:10~20 mg/kg,连用 5~10 日,每疗程 5~7 g(甚至 10 g)。

静脉滴注:300~500 mg/m²,连用 3~5 天,每次静脉滴注时间不得少于 6~8 小时;

输液泵连续给药:2 400 mg/m² 维持 24~46 小时。

动脉灌注、腹腔灌注:500~600 mg/m²。每周 1 次,2~4 次为 1 个疗程。

注意事项:① 下列情况时慎用:心脏病尤其是心绞痛、药物引起的急性中枢神经抑制、癫痫、肝功能损害、青光眼、甲亢或毒性甲状腺肿、肺功能不全、肾功能不全、尿潴留。② 下列情况禁用:妊娠初期 3 个月内、哺乳期、当伴发水痘或带状疱疹时、衰弱患者。注射液颜色变深或沉淀时禁止使用。

2) 卡培他滨

应用范围:单药一线治疗转移性结直肠癌、联合铂类治疗胃癌、联合多西紫杉醇治疗包括蒽环类抗生素化疗失败的转移性乳腺癌。

用法用量:口服:1 250 mg/m²,每日 2 次(早晚各 1 次;等于每日总剂量 2 500 mg/m²),应在餐后 30 分钟内用水吞服,治疗 2 周后停药 1 周,3 周为 1 个疗程。

注意事项:① 对于出现严重腹泻的患者应给予密切监护,若患者开始出现脱水,应立即补充液体和电解质。在合理用药范围,应及早开始使用标准止泻治疗药物(如洛哌丁胺)。② 开始接受卡培他滨治疗时应防止和纠正脱水。患者出现厌食、虚弱、恶心、呕吐或腹泻易迅速转为脱水。当出现 2 级(或以上)脱水症状时,必须立即停止本品的治疗,同时纠正脱水。直到患者脱水症状消失,且导致脱水的直接原因被纠正和控制后,才可以重新开始本品治疗。针对不良事件的发生,调整给药剂量是必要的。③ 出现 2 或 3 级手足综合征时应中断使用卡培他滨,直至恢复正常或严重程度降至 1 级。出现 3 级手足综合征后,再次使用卡培他滨时应减低剂量。卡培他滨与顺铂联合治疗时,针对手足综合征不建议使用维生素 B₆(吡哆醇)改善症状或二级预防,原因是有公开报道维生素 B₆ 可能降低顺铂的疗效。④ 卡培他滨用于肝功能损害患者时应密切监测。如果药物相关的胆红素升高 3 倍的正常上限(upper normal limit,UNL)或血清丙氨酸氨基转移酶(alanine aminotransferase,ALT)、天门冬氨酸氨基转移酶(aspartate amino transferase,AST)升高 2.5 倍 ULN,应立即中断使用卡培他滨。当胆红素降低至≤3.0 倍 ULN 或者肝转氨酶≤2.5倍 ULN,可恢复使用卡培他滨。⑤ 对使用卡培他滨同时口服香豆素类衍生物抗凝剂的患者,应密切监测其抗凝反应,并相应调整抗凝剂的剂量⑥ 卡培他滨应用于肾功能损害患者时须谨慎。同 5-氟尿嘧啶一样,中度肾功能损害患者(肌酐清除率为 30~50 mL/min),治疗相关 3 或 4 级不良反应事件的发生率较高。对中度肾功能损害患者(肌酐清除率为 $30\sim50$ mL/min),建议卡培他滨的起始给药剂量减为标准剂量的 75%。这一剂量调整建议既适用于卡培他滨单药治疗,也适用于卡培他滨联合治疗。如患者出现 $2\sim4$ 级不良事件,应严密监测并立即暂停给药,随后的调整剂量。

3)吉西他滨

应用范围:局部晚期或已转移的非小细胞肺癌;局部晚期或已转移的胰腺癌;吉西他滨与紫杉醇联合,适用于治疗经辅助/新辅助化疗后复发,不能切除的、局部复发或转移性乳腺癌。

用法用量:生理盐水溶解,30 分钟完成静脉滴注。

静脉滴注:$1\ 000$ mg/m²,每周 1 次,连续 3 周,随后休息 1 周,每 4 周重复 1 次。

依据患者的毒性反应相应减少剂量。高龄不作为剂量限制的依据,65 岁以上的高龄患者也能很好耐受。

注意事项:① 配制方法:每瓶(含吉西他滨 200 mg)至少注入 0.9% 氯化钠注射液 5 mL(含吉西他滨浓度 $\leqslant40$ mg/mL),振摇使溶解,给药时所需药量可用 0.9% 氯化钠注射液进一步稀释,配制好的吉西他滨溶液应贮存在室温并在 24 小时内使用,吉西他滨溶液不得冷藏,以防结晶析出。② 滴注药物时间延长和增加用药频率可增大药物的毒性。③ 吉西他滨对胎儿和婴儿有潜在的危险,故孕妇及哺乳期的妇女应避免使用。④ 骨髓功能受损的患者,用药应谨慎,与其他的抗肿瘤药物配伍进行联合或序贯化疗时,应考虑对骨髓抑制作用的蓄积。患者在每次接受吉西他滨治疗前,都必须监测血小板、白细胞、中性粒细胞数,当证实有骨髓抑制时,应将化疗延期或修改治疗方案。

4)替吉奥

应用范围:不能切除的局部晚期或转移性胃癌。

用法用量:口服:单独用药:应按体表面积计算成人首次给药剂量的基准量 <1.25 m² 者 40 mg/次,1 天 2 次;$1.25\sim1.50$ m² 者 50 mg/次,1 天 2 次;>1.5 m² 者 60 mg/次,1 天 2 次;于早饭后和晚饭后各服 1 次,连服 28 天,之后停药 14 天。此为 1 个周期,可以反复进行。

可根据患者的状态适当增减给药量,剂量设置为 40、50、60、75 mg/次。需增加剂量时,若不出现与本品有关的临床检查值(血液学检查、肝肾功能检查)异常及消化道症状,无安全性问题,可按基准量顺次增加 1 个剂量,但最高不得超过 75 mg/次;减小剂量时,按基准量顺次减小 1 个剂量,最低给药剂量为 40 mg/次。

联合用药:口服替吉奥胶囊 40 mg/m²,1 天 2 次,于早饭后和晚饭后各服 1 次,连服 14 天,停药 7 天;每 3 周为 1 个周期,应至少进行 2 个周期的治疗。

注意事项:① 本品的剂量限制性毒性为骨髓抑制,与以往的口服氟尿嘧啶类药物不同,使用时应特别注意经常进行临床检查。② 本品偶可引起重症肝炎等严重的肝损害,因此需定期检查肝功能,以便及早发现。必须注意食欲不振、乏力等肝损害的前兆症状,若出现皮肤巩膜黄染应立即停药并给予适当的处置。③ 与其他氟尿嘧啶类抗肿瘤药,或与其他药物联用(如亚叶酸、替加氟、尿嘧啶联合化疗等),或与抗真菌药氟胞嘧啶合用,可能会导致严重的血液功能障碍,因此不宜与上述药物联合用药。④ 停用本品后,至少间隔 7 天以上再给予其他氟尿嘧啶类抗肿瘤药或抗真菌药氟胞嘧啶。⑤ 停用氟尿嘧啶类抗肿瘤药或抗真菌药氟胞嘧啶后,亦需间隔适当的时间再给予本品。⑥ 曾有报道,由于骨髓抑制引起严重感染(败血症),进而导致败血症性休克或弥散性血管内凝血甚至死亡,因此须注意感染、出血倾向等症状的出现或恶化。⑦ 育龄期患者需要给药时,应考虑对性腺的影响。⑧ 曾有报道,不排除本品可导致间质性肺炎恶化甚至死亡,因此在使用本品时,须确认有无间质性肺炎,用药过程中应密切观察呼吸状态,有无咳嗽、发热等临床症状,并进行胸部 X 线检查。注意间质性肺炎的出现和恶化。发现异常情况应停药并采取适当措施。特别是非小细胞肺癌患者,发生间质性肺炎等肺功能损害的可能性大于其他肿瘤患者。⑨ 以下患者应慎用:骨髓抑制患者;肾功能障碍患者;肝功能障碍患者;合并感染的患者;糖耐量异常的患者;间质性肺炎或既往有间质性肺炎史的患者;心脏病患者或既往有心脏病史的患者;消化道溃疡或出血的患者。

5. 影响核酸合成药物的临床效果评价

5.1 叶酸拮抗剂

1）甲氨蝶呤

早年采用单药治疗,对急性淋巴细胞白血病的完全缓解(CR)率为 21%,急性非淋巴细胞白血病 CR 率为 10%～35%。以后都采用联合化疗,如环磷酰胺、长春新碱等,使有效率明显提高,40%～50%。头颈病部鳞状上皮癌有效率 30%。对晚期乳腺癌单药有效率为 28%。甲氨蝶呤在治疗儿童急性淋巴细胞白血病的完全缓解率可至 90% 以上,5 年持续完全缓解率达 70%～80% 以上。

2）培美曲塞

2007 年 ASCO 年会上,Taylor 等报道了一项培美曲塞单药一线或二线治疗恶性胸膜间皮瘤的开放性研究,一线治疗临床获益率为 59%,二线治疗临床获益率为 58%；Ye 等报道了培美曲塞与吉西他滨联合一线治疗进展期非小细胞肺癌荟萃分析结果,有效率 25%,中位总体存期(OS)10 个月。研究表明患者对培美曲塞与吉西他滨联合化疗有比较好的耐受性及有效率。

5.2 嘌呤拮抗剂

1）巯嘌呤

程明忠等研究的用巯嘌呤治疗慢性粒细胞白血病的 42 个月生存率是 31%,生存期 15～156 个月,平均 42.9 个月,中位 40 个月。

5.3 嘧啶拮抗剂

1）氟尿嘧啶

氟尿嘧啶的抗菌谱较广,日本佐佐术一晃报道的氟尿嘧啶联合顺铂方案治疗 45 例进展期腺癌,结果显示 PR 率分别为:大肠癌 57.7%、肺癌 40.0%、胰腺癌 40.0%、胃癌 66.7%、总有效率 57.8%。Heidelberger 等曾经回顾性分析 5-FU 单药治疗的近期疗效为:消化道肿瘤 1 041 例,有效率 30%；乳腺癌 151 例,有效率 32%；妇性生殖系统恶性肿瘤 164 例,有效率 29%。

2）卡培他滨

卡培他滨治疗 71 例中国晚期二线乳腺癌患者,其中 67 例可评价疗效,按结果临床综合疗效:意向性分析(intention-to-treat, ITT)评价,经 4 周后复查证实的总有效率为 32.4%。与国外临床试验报告疗效相似或稍高。证实卡培他滨可作为经阿霉素、紫杉醇等常规治疗失败后用于治疗晚期乳腺癌的有效药物。

3）吉西他滨

在第 10 届世界肺癌大会(WCLC)报告了 13 项吉西他滨治疗 NSCLC 随机临床试验(共 4 556 例)的荟萃分析,显示了"吉西他滨＋铂类"方案治疗晚期 NSCLC 有更长的总生存期(风险比 0.90,$P<0.001$),即能降低患者 10% 的死亡危险；并延长疾病进展时间(5.1 个月 $vs.$ 44 个月,$P<0.05$)。

Xiong 的多中心 II 期临床研究以吉西他滨联合单抗 Cetuximab 治疗进展期胰腺癌 61 例,吉西他滨 1 000 mg/m²,每周 1 次,连用 7 周休息 1 周,以后每周 1 次,连用 3 周,休息 1 周;Cetux-imab 负荷量 400 mg/m²,以后 250 mg/m²,每周 1 次,连续应用。41 例可评价疗效,结果 PR5 例(12.2%).SD26 例(63.4%),临床获益率达 75.6%。

4)替吉奥

采用多中心、随机、阳性药平行对照试验方法,将 226 名晚期胃癌患者随机分为两组,试验组 111 例,对照组 115 例。试验组:口服替吉奥胶囊 80 mg/(m²·d)(按体表面积给药),分别在早餐后、晚餐后各服用 1 次(每日最大用量不得超过 150 mg),连续用药 14 天,停药休息 1 周为 1 个周期;顺铂:75 mg/m²,分 3 天静脉滴注(D1、2、3),3 周重复。对照组:口服替加氟 80 mg/(m²·d)(按体表面积给药),分 3 次服用,连续用药 14 天,停药休息 1 周为 1 个周期。顺铂:75 mg/m²,分 3 天静脉滴注(D1、2、3),3 周重复。每组患者至少进行 2 个周期治疗后进行疗效评价:试验组的有效率(27.93%)显著高于对照组(7.83%)。其中,初治患者试验组的有效率(30.77%)显著高于对照组(10.91%);复治患者试验组的有效率(25.42%)显著高于对照组(5.00%)。试验组的好转率(48.65%)显著高于对照组(23.48%)。其中,初治患者试验组的好转率(50.00%)显著高于对照组(23.64%);复治患者试验组的好转率(47.46%)显著高于对照组(23.33%)。试验组的受益率(81.98%)显著高于对照组(66.96%)。其中,初治患者试验组和对照组的受益率分别为 84.62% 和 65.45%;复治患者试验组和对照组的受益率分别为 79.66% 和 68.33%。试验组的中位生存期为 10.51 个月,对照组为 8.11 个月。治疗第 2 周期末与基线相比,试验组 KPS 评分平均增加 7.79,而对照组平均降低 5.70,两组的变化值差异有统计学意义。对于初治患者,试验组平均增加 8.09,而对照组平均降低 4.04,两组的变化值差异有统计学意义。对于复治患者,试验组平均增加 7.55,而对照组平均降低 7.17,两组的变化值差异有统计学意义。无论是初治、复治还是所有患者,试验组 KPS 的变化情况均显著好于对照组。

第三节　影响蛋白质合成、干扰有丝分裂的药物

影响蛋白质合成、干扰有丝分裂的药物主要是植物生物碱或其半合成药物,主要有紫杉醇类、长春碱类化合物等。这类药物不但在干扰癌细胞的微蛋白合成中发挥主要作用,而且还具有诱导细胞凋亡、抗血管形成的积极作用,在抗肿瘤药物中有不可替代的地位。

1. 影响蛋白质合成、干扰有丝分裂药物的发展过程

紫杉醇(taxol)是一种天然植物类抗肿瘤新药,于 20 世纪 60 年代末由美国国立癌症研究所从太平洋短叶紫杉的树皮中提取分离后得到,早期在临床应用较为广泛。由于水溶性差,天然资源有限,经半合成后获得多西紫杉醇即多西他赛(docetaxel),并于 1994 年首次在墨西哥上市,其体内外抗癌活性均高于紫杉醇。随着高新技术的不断发展,21 世纪初白蛋白结合型紫杉醇(al-bumin bound paclitaxel)问世,其采用先进的纳米技术使疏水性紫杉醇和白蛋白结合,而无需使用助溶的有毒溶剂,并利用白蛋白独特的转运机制,让紫杉醇更多的分布于肿瘤组织,达到更高的肿瘤细胞内浓度。长春碱类化合物是从长春花中提取出来的吲哚类生物碱,它有着典型的双分子结构,自从发现长春碱具有抗肿瘤活性以来,对其抗肿瘤作用的研究早已取得阶段性进展,已有长春碱(vinblastine)、长春新碱(vincristine)、长春地辛(vindesine sulfate)和长春瑞宾(vinorel-bine ditartrate)等长春碱类化合物应用于临床。

2. 影响蛋白质合成、干扰有丝分裂药物的体内代谢

2.1 紫杉醇

静脉给予紫杉醇,药物血浆浓度呈双相曲线,蛋白结合率为 89%～98%。紫杉醇主要在肝脏代谢,随胆汁进入肠道,90%经粪便排出体外。经肾清除只占总清除的 1%～8%,在肝肾功能不全的患者体内代谢尚不明确。

2.2 白蛋白结合型紫杉醇

静脉给予注射用紫杉醇(白蛋白结合型),紫杉醇的血浆浓度呈双相性分布。剂量范围在 80～375 mg/m²,滴注时间 30 分钟和 180 分钟,血浆紫杉醇浓度呈双相下降,初始的($t_{1/2\alpha}$期)血液浓度快速下降代表药物迅速分布到周边室中,后期($t_{1/2\beta}$期)缓慢下降代表药物的清除,终末半衰期约为 27 小时。在 80～300 mg/m² 剂量范围,AUC 与给药剂量成比例增加,但与给药时间无关。在欧美及中国患者中进行的以临床推荐剂量 260 mg/m²,30 分钟静脉给药对比紫杉醇注射液 175 mg/m²,3 小时静脉给药的药代动力学研究显示,给药结束时本药的紫杉醇平均血峰浓度为 2 968.6 ng/mL(欧美患者)及 10 255.0 ng/mL(中国患者);平均总清除率为 21.13 L/(h·m²)(欧美患者)及 21.35 L/(h·m²)(中国患者);平均分布容积为 663.8 L/m²(欧美患者)及 662.1 L/m²(中国患者);平均半衰期为 21.6 小时(欧美患者)及 21.3 小时(中国患者)。分布容积相对较大显示紫杉醇在血管外广泛分布或/和组织与药物的结合。与紫杉醇注射液比较,本药的总清除率高 43%(欧美患者)及 56%(中国患者),分布容积高 53%(欧美患者)及 112%(中国患者),两药的半衰期无显著性差异,两药峰浓度、剂量校正峰浓度和峰浓度时间的差异主要是由于使用的剂量和滴注速度不同而造成。人血清蛋白与紫杉醇结合的体外实验表明,当紫杉醇浓度为 0.1～50.0 μg/mL 时,89%～98% 的药物以和血清蛋白结合形式存在。西咪替丁、雷尼替丁、地塞米松或苯海拉明不影响紫杉醇与血清蛋白结合。30 分钟滴注本药 260 mg/m²,累积尿液回收的原型紫杉醇占 4%,说明肾脏清除不是药物排泄的主要途径。少于总用药量 1% 的药物以代谢物形式经尿中排泄,其代谢产物为 6α-羟基紫杉醇和 3'-p-羟基紫杉醇。经粪排泄的紫杉醇约占总给药量的 20%。

2.3 多西他赛

药代特点符合三室药代动力学模型,α、β、γ 半衰期分别为 4 分钟、36 分钟、11.1 小时。初始阶段浓度迅速降低表明药物分布至周边室,后一时相部分原因是由于药物从周边室相对缓慢地消除。在 1 小时内静脉滴注多西他赛 100 mg/m²,平均峰浓度为 3.7 μg/mL,AUC 为 4.6 μg/(mL·min),总体清除率和稳态分布为 21 L/(h·m²),与 113 L。多西他赛及其代谢产物主要从粪便排泄。经粪便和尿排出的量分别约占所给剂量的 75% 和 6%,仅有少部以原型排出。体外研究表明,多西他赛的血浆蛋白结合率超过 90%,地塞米松并不影响多西他赛与蛋白的结合。体外研究表明,多西他赛被 CYP3A4 同工酶所代谢,这种代谢可以被 CYP3A4 抑制剂所抑制。

2.4 长春新碱

静注长春新碱后迅速分布于各组织,神经细胞内浓度较高,很少透过血脑屏障,脑脊液浓度是血浆浓度的 1/30～1/20,蛋白结合率 75%,在成人,$T_{1/2\alpha}$ 小于 5 分钟,$T_{1/2\beta}$ 为 50～155 分钟,末梢消除相 $T_{1/2\gamma}$ 长达 85 小时。在肝内代谢,在胆汁中浓度最高,主要随胆汁排出,粪便排泄 70%,尿中排泄 5%～16%。长春新碱能选择性地集中在癌组织,可使增殖细胞同步化,进而使抗肿瘤药物增效。

2.5 长春瑞滨

本品的组织吸收迅速,并广泛分布于组织中,组织与血的比率为20:80。在肝脏的浓度最高,其次为肺、脾、淋巴器官和股骨,几乎不透过脑组织。其在组织中浓度明显高于长春新碱,在肺内差别最大,而在脂肪和胃肠道组织中仅有微小差。本品的代谢主要发生在细胞外,大部分的代谢物通过胆道由粪便排出,并且持续3～5周,仅10%～15%随尿液排泄,持续3～5天。本品静脉给药后,血浆动力学符合三室模型,终末相平均半衰期为40小时,血浆清除率高,约为每小时0.8 L/kg体重。

3. 影响蛋白质合成、干扰有丝分裂药物的基本原理及不良反应

3.1 紫杉醇

药理机制:本药是一种细胞毒类抗癌药物,为新型的抗微管剂,可促进微管双聚体装配成微管,而后通过防止去多聚化过程而使微管稳定化,这种稳定化作用抑制微管网正常动力学重组,而微管网的重组对于细胞生命期间和分裂功能是必要的。除此之外,该药可导致整个细胞周期微管"束"的排列异常和细胞分裂期间微管多发性星状体的产生。

毒理机制:① 骨髓毒性:骨髓抑制是受剂量限制的毒性,中性白细胞减少与剂量相关。通常很快地恢复。在第一疗程期间,严重的中性白细胞减少(<500 个/mm^3)发生于52%患者中,在整个治疗期间,严重的中性白细胞减少见于67%患者中,在用所推荐的剂量时,严重的中性白细胞减发生于47%的患者。骨髓抑制在接受过放疗的患者中更为常见和严重。血小板减少比白细胞减少少见也较不明显。② 严重过敏反应:偶见,表现为呼吸困难,低血压,血管神经性水肿,全身性荨麻疹,胸痛。此外还可见潮红、皮疹。③ 心脏毒性:可致心律过缓及心电图(electrocardiogram,ECG)异常。④ 周围神经毒性:常见,表现为轻度麻木,少数患者有严重的神经症状,症状的严重性随剂量而加剧。在中断本药治疗的几个月内,症状常获得改善或完全消失。⑤ 其他毒性:恶心、呕吐、腹泻和黏膜炎,也可能发生癫痫、关节痛、肌肉痛,肝功能异常。发热,并发感染和出血,贫血见于90%的患者,其发病率和严重性随着剂量的增多而增加。严重贫血(Hb<8 g/dL)的出现占全数患者的16%。

3.2 白蛋白结合型紫杉醇

药理机制:注射用白蛋白结合型紫杉醇为细胞毒类抗肿瘤药,是由白蛋白结合紫杉醇纳米微粒构成,这些微粒只有人体红细胞的1/100大小,外层被白蛋白包裹,内核为不溶于水的细胞毒药物,白蛋白结合型紫杉醇纳米微粒通过肺表面活性蛋白(secretedproteinacidicandrichin,SPARC)吸附在肿瘤细胞上,并最终进入肿瘤细胞,通过促进微管蛋白二聚体聚合抑制解聚,保持微管稳定,抑制正常微管网络的再结合,影响细胞间期和有丝分裂。紫杉醇诱导细胞周期中微管异常排列或成"捆状",并在有丝分裂中形成多个微体致肿瘤细胞凋亡,达到治疗目的。注射用白蛋白结合型紫杉醇是一种新型的紫杉醇制剂,由于它不含有可导致过敏反应的助溶剂,在给药前无需预处理,并能安全的提高紫杉醇的给药剂量,与普通紫杉醇注射相比,具有明显增加药物疗效,降低不良反应的优势。

毒理机制:① 骨髓毒性:中性粒细胞减少是最重要的血液学毒性,与给药剂量相关,一般很快可恢复正常。② 过敏反应,表现为呼吸困难,皮肤潮红、低血压、胸痛和心律不齐。③ 心脏及血管毒性:血压下降,心动过缓。这些生命指征的改变通常无症状,既不需要特殊处理,也不需要终止治疗。在欧美患者中,约3%患者出现和本药单药治疗可能相关的严重心血管不良事件,包

括胸痛、心脏骤停、室上性心动过速、水肿、血栓、肺血栓栓塞、肺梗塞和高血压。脑血管意外(中风)和短暂性脑缺血发作则罕见。中国患者本药治疗后出现严重心血管事件者<1%。④ 呼吸系统毒性:有报告出现呼吸困难、咳嗽、气胸。⑤ 神经毒性:神经系统症状出现的频率和严重程度受既往是否使用过神经毒性药物或是否与神经毒性药物伴随使用影响。通常情况下,单用本药治疗的患者出现神经系统症状的频率和严重性有剂量依赖性。⑥ 肌肉/关节毒性:在欧美患者进行的临床研究中,44%患者出现肌肉痛/关节痛,严重者占8%,通常为一过性,在给药后2~3天出现,几天后可恢复。肌肉痛、关节痛症状在中国患者的发生率是49%,严重者为2%。⑦ 皮肤毒性:多在开始的几个疗程用药后2~3天出现,通常在数天后能自行缓解或仅需对症处理。⑧ 肝肾毒性:出现胆红素增高,碱性磷酸酶增高,出现 AST 增高,肌酐增高。⑨ 消化道毒性:出现恶心/呕吐、腹泻和口腔黏膜炎;

3.3 多西他赛

药理机制:通过干扰细胞有丝分裂和分裂间期细胞功能所必需的微管网络而起抗肿瘤作用。多西他赛可与游离的微管蛋白结合,促进微管蛋白装配成稳定的微管,同时抑制其解聚,导致丧失了正常功能的微管束的产生和微管的固定,从而抑制细胞的有丝分裂。多西他赛与微管的结合不改变原丝的数目。

毒理机制:① 骨髓毒性:中性粒细胞减少是最常见的不良反应而且通常较严重(低于500个/mm³)。可逆转且不蓄积。据文献报道,有与中性粒细胞减少相关的发热及感染发生。贫血可见于多数病例,少数病例发生重度血小板减少。② 过敏反应:部分病例可发生严重过敏反应,其特征为低血压与支气管痉挛,需要中断治疗。停止滴注并立即治疗后患者可恢复正常。部分病例也可发生轻度过敏反应。如脸红、伴有或不伴有瘙痒的红斑、胸闷、背痛、呼吸困难、药物热或寒战。③ 体液潴留:水肿,也有报道极少数病例发生胸腔积液、腹水、心包积液、毛细血管通透性增加以及体重增加。经过4个周期治疗或累计剂量400 mg/m² 后,下肢发生液体潴留,并可能发展至全身水肿,同时体重增加3公斤或3公斤以上。在停止多西他赛治疗后,液体潴留逐渐消失。为了减少液体潴留,应给患者预防性使用皮质类固醇;胃肠道反应:可如恶心、呕吐或腹泻等。④ 心血管毒性:低血压、窦性心动过速、心悸、肺水肿及高血压等。⑤ 肝毒性:治疗期间可能会出现转氨酶升高、胆红素升高。⑥ 其他:脱发、无力、黏膜炎、关节痛和肌肉痛、低血压和注射部位反应、神经毒性等。

3.4 长春新碱

药理机制:长春新碱为夹竹桃科植物长春花中提取的有效成分。抗肿瘤作用靶点是微管,主要抑制微管蛋白的聚合而影响纺锤体微管的形成。使有丝分裂停止于中期。还可干扰蛋白质代谢及抑制 RNA 多聚酶的活力,并抑制细胞膜类脂质的合成和氨基酸在细胞膜上的转运。

毒理机制:① 神经毒性是其剂量限制性毒性,主要引起外周神经症状,如手指神经毒性等,与累积量有关。足趾麻木、腱反射迟钝或消失,外周神经炎。腹痛、便秘,麻痹性肠梗阻偶见。运动神经、感觉神经和脑神经也可受到破坏,并产生相应症状。神经毒性常发生于40岁以上者,儿童的耐受性好于成人,恶性淋巴瘤患者出现神经毒性的倾向高于其他肿瘤患者。② 其他毒性:骨髓抑制和消化道反应较轻;有局部组织刺激作用,药液不能外漏,否则可引起局部坏死;可见脱发,偶见血压的改变。

3.5 长春瑞滨

药理机制:本品为广谱抗肿瘤药,是长春碱半合成衍生物,主要通过抑制着丝点微管蛋白的聚合,使细胞分裂停止于有丝分裂的中期,是一细胞周期特异性的药物。

毒理机制:

骨髓毒性:① 粒细胞减少、贫血。② **神经毒性:**(外周神经毒性)一般限于深腱反射消失,感觉异常少见。长期用药可出现下肢无力。(植物神经毒性)主要表现为小肠麻痹引起的便秘。麻痹性肠梗阻罕见。③ **消化道毒性:**便秘、恶心呕吐常见,程度较轻。④ **呼吸道毒性:**可引起呼吸困难和支气管痉挛。这些反应可于注药后数分钟或数小时发生。⑤ **其他毒性:**可见有中度进行性脱发和下颌痛;静脉用药外渗可引起局部皮肤红肿甚至坏死。

4. 影响蛋白质合成、干扰有丝分裂药物的临床使用

4.1 紫杉醇

应用范围:初治或其后化疗失败的转移性卵巢癌的一线化疗。联合化疗失败或辅助化疗 6 个月内复发的转移性乳腺癌,一线治疗晚期非小细胞肺癌,乳腺癌淋巴结阳性术后的辅助治疗等。

用法用量:生理盐水溶解。

静脉滴注:$135\sim175$ mg/m²,3 小时滴完,每 3 周重复。

非小细胞肺癌,$175\sim250$ mg/m²,3 小时静滴,每 3 周重复。

注意事项:① 血液系统毒性的发生率和严重性随着剂量而增加,尤其是剂量超过 190 mg/m² 时更为明显,中性白细胞降低平均发生在治疗的第 11 天。在给予本药期间,应经常检查白细胞计数,直到在中性白细胞计数升到 $\geq 4.0\times10^9$/L,血小板计数升到 $>100\times10^9$/L,才能开始另一个疗程。② 还可导致严重的传导异常($<1\%$)。对此应给予适当的治疗,并在随后的治疗中对心脏传导功能予以密切监视。③ 动物实验表明本药对胚胎和胎儿有危害,可引起流产,减少黄体生成,降低着床数和胎儿的存活数,并增加胎儿的死亡率。④ 在使用过顺铂的患者骨髓抑制更为严重。当本药在顺铂使用之后给药时,本药的清除率大约降低 33%。酮康唑有可能抑制本药的代谢。⑤ 为防止患者发生过敏反应,所有患者通常在给予本药之前的 12 小时和 6 小时事先给予地塞米松 20 mg 口服,在接受本药之前 $30\sim60$ min,静注苯海拉明(或其他的类似药)50 mg,西咪替丁 300 mg 或雷尼替丁 50 mg。⑥ 浓缩注射剂在静脉输入前必须加以稀释至最后浓度为 $0.3\sim1.2$ mg/mL,检查是否有颗粒或色泽变化。配制时,溶液可能显示雾状,但并无明显的效价下降。⑦ 未稀释的浓缩药液不应接触用于稀释滴注液的聚氯乙烯塑料(维尼纶,PVC)设备或器械,稀释本药应贮藏于瓶内(玻璃,聚乙烯)或塑料袋(聚丙烯,聚烯烃类),并采用聚乙烯类给药设备滴注。⑧ 本药的滴注液应先经过直径不超过 0.22 pm 的微孔膜滤过,可采用滤过装置如 IVEX-2 过滤器。

4.2 白蛋白结合型紫杉醇

应用范围:适用于治疗联合化疗失败的转移性乳腺癌或辅助化疗后 6 个月内复发的乳腺癌。除非有临床禁忌证,既往化疗中应包括一种蒽环类抗癌药。卵巢癌、晚期非小细胞肺癌、晚期胃癌的二线化疗。

用法用量:生理盐水溶解,30 分钟完成静脉滴注。

静脉滴注:260 mg/m²,每 3 周给药 1 次。

在无菌操作下,每瓶用 0.9%氯化钠注射液 20 mL 分散溶解。用无菌注射器将 0.9%氯化钠注射液 20 mL 沿瓶内壁缓慢注入,时间不应少于 1 分钟。请勿将 0.9%氯化钠注射液直接注射到冻干块/粉上,以免形成泡沫。注入完成后,让药瓶静置至少 5 分钟,以保证冻干块/粉完全浸透。轻轻地摇动药瓶或缓慢地将药瓶上下倒置至少 2 分钟,让瓶内所有冻干块/粉完全分散溶

解,避免形成泡沫。如产生泡沫,静止放置 15 分钟,直到泡沫消退。分散溶解后瓶内溶液应呈乳白色、无可见微粒的匀质液体。如能观察到微粒,应再次轻轻地将药瓶上下倒置,以确保滴注前完全分散溶解,无可见微粒。如发现沉淀应将药液丢弃。

注意事项:① 治疗期间如患者出现严重中性粒细胞减少,中性粒细胞绝对计数(absolute neutrophil count,ANC)<500/mm³,持续 1 周或 1 周以上,或出现严重感觉神经毒性则应将后续疗程的治疗剂量减到 220 mg/m²。如再次出现上述严重中性粒细胞减少或感觉神经毒性则应再将随后的治疗剂量减到 180 mg/m²。对于出现 3 度感觉神经毒性的患者应暂停给药,待神经毒性恢复至≤2 度后方可继续治疗,并在后续治疗时需降低剂量。② 用药后有可能出现感觉神经毒性。一般 1 度或 2 度感觉神经毒性不需调整用药剂量,出现 3 度感觉神经毒性需要停止治疗,直到恢复至 2 度或小于 2 度,并在后续治疗中需降低用药剂量。③ 男性患者如接受本药治疗,建议在治疗期间采取避孕措施。④ 疲劳、嗜睡和不适等不良事件可能会对驾驶和机器操作造成影响。

4.3 多西他赛

应用范围:先期化疗失败的晚期或转移性乳腺癌的治疗、以顺铂为主的化疗失败的晚期或转移性非小细胞肺癌的治疗、晚期胃癌。

用法用量:生理盐水或 5% 葡萄糖注射液溶解,最终浓度不超过 0.74 mg/mL。

静脉滴注:70~75 mg/m²,1 小时,每 3 周 1 次。

注意事项:① 多西他赛只能用于静脉滴注。所有患者在接受多西他赛治疗期前均必须口服糖皮质激素类,如地塞米松,在多西他赛滴注 1 天前服用,每天 16 mg,持续至少 3 天,以预防过敏反应和体液潴留。② 由于可能发生较严重的过敏反应,应具备相应的急救设施,注射期间建议密切监测主要功能指标。在多西他赛开始滴注的最初几分钟内有可能发生过敏反应。如果发生的过敏反应的症状轻微如脸红或局部皮肤反应不需终止治疗。如果发生严重过敏反应,如血压下降超过 20 mmHg,支气管痉挛或全身皮疹/红斑,则需立即停止滴注并进行对症治疗。对已发生严重不良反应的患者不能再次应用多西他赛。③ 肝功能有损害的患者:如果血清转氨酶(ALT 和、或 AST)超过正常值上限 1.5 倍,同时伴有碱性磷酸酶超过正常值上限 2.5 倍,存在发生严重不良反应的高度危险,如毒性死亡,包括致死的脓毒症、胃肠道出血以及发热性中性粒细胞减少症、感染、血小板减少症、口炎和乏力。因此,这些患者不应使用,并且在基线和每个化疗周期要检测肝功能。④ 中性粒细胞减少是最常见的不良反应,多西他赛治疗期间应经常对血细胞数目进行监测。当患者中性粒细胞数目恢复至 1 500/mm³ 以上时才能接受多西他赛的治疗。多西他赛治疗期间如发生严重的中性粒细胞减少<500/mm³ 并持续 7 天或 7 天以上,在下一个疗程中建议减低剂量,如仍有相同问题发生,则建议再减低剂量或停止治疗。⑤ 多西他赛治疗期间可能发生外周神经毒性反应。如果反应严重,则建议在下一疗程中减低剂量。已观察到的皮肤反应有肢端(手心或足底)局限性红斑伴水肿、脱皮等。此类毒性可能导致中断或停止治疗。

4.4 长春新碱

应用范围:急性白血病、恶性淋巴瘤、生殖细胞肿瘤、小细胞肺癌、尤文肉瘤、肾母细胞瘤、神经母细胞瘤、乳腺癌、慢性淋巴细胞白血病、消化道癌、黑色素瘤及多发性骨髓瘤等。

用法用量:生理盐水溶解

静脉注射:成人剂量 1~2 mg(或 1.4 mg/m²)最大不大于 2 mg,年龄大于 65 岁者,最大每次 1 mg。儿童 75 μg/kg 或 2.0 mg/m²,每周 1 次静脉注射或冲入。联合化疗是连用 2 周为 1 个周期。

注意事项:① 仅用于静脉注射,漏于皮下可导致组织坏死、蜂窝织炎。一旦漏出或可疑外漏,应立即停止输液,并予相应处理。② 冲入静脉时避免日光直接照射。③ 肝功能异常时减量使用。

4.5 长春瑞滨

应用范围:非小细胞肺癌、乳腺癌患者。

用法用量:生理盐水溶解,只能静脉给药。药物必须溶于生理盐水,于短时间内(15~20 分钟)静脉输入,然后滴生理盐水冲洗静脉。

静脉注射:25~30 mg/m^2。

注意事项:① 治疗必须在严密的血液学监测下进行,每次用药前均须检查外周血象。当粒细胞减少时(小于 2 000/mm^3),应停药至血象恢复正常。肝功能不全时应减少用药的剂量。肾功能不全时应慎重用药。② 治疗操作时应谨防药物污染眼球,药物在一定压力下喷射入眼时可导致角膜溃疡。③ 在进行包括肝脏的放疗时,忌用本品。④ 妊娠期、哺乳期妇女及严重肝功能不全者禁用。

5. 影响蛋白质合成、干扰有丝分裂药物的临床效果评价

5.1 紫杉醇

紫杉醇的主要作用为抗癌,紫杉醇的第一适应证是作为晚期转移性卵巢癌的治疗药,另据报道,紫杉醇对用铂类药于难以治疗的卵巢癌有治疗作用,并且能相对提高患者的存活期。美国的一次多中心试验中,对 388 例患者进行术后常规化疗——顺铂+环磷酰胺或顺铂+紫杉醇(135 mg/m^2)治疗 6 个疗程,每个疗程间隔 3 周。在 209 例可评价的患者中,常规化疗组的有效率 63%,紫杉醇组的有效率为 79%。幸存者的平均时间前者为 13.8 个月,后者的 17.9 个月。

紫杉醇亦可以用于难治的转移性乳腺癌。用含紫杉醇的化疗方案治疗晚期乳腺癌 33 例,紫杉醇剂量 135 mg/m^2,分 2 天均匀静脉输注 4 周重复 1 次,平均每例给药 6 次。结果完全缓解(CR)5 例(5/33),平均缓解期 5 个月,部分缓解(PR)16 例(16/33),平均缓解期 10 个月,总有效率 63.6%(21/33)。

5.2 白蛋白结合型紫杉醇

与紫杉醇注射液随机对照的临床研究共进行了两项:一项在欧美多国进行,共 460 例转移性乳腺癌患者参加了研究;另一项在中国进行,共 210 例转移性乳腺癌患者参加了研究。患者被随机分配到注射用紫杉醇(白蛋白结合型)组,260 mg/m^2,30 分钟滴注,每 3 周给药 1 次;或紫杉醇注射液组,175 mg/m^2,3 小时滴注,每 3 周给药 1 次。患者入选时,64%欧美患者及 47%中国患者体能状况评分异常(ECOG=1 或 2);79%欧美患者及 70%中国患者有脏器转移;76%欧美患者及 61%中国患者有 3 处以上的转移灶;14%欧美患者及 17%中国患者未接受过化疗;27%欧美患者及 64%中国患者接受过辅助化疗;42%欧美患者及 59%中国患者是将研究药物作为转移性乳腺癌一线治疗;58%欧美患者及 41%中国患者是将研究药物作为一线以上治疗;77%欧美患者及 58%中国患者曾用过蒽环类抗癌药。在此两项随机对照临床研究中,欧美患者注射用紫杉醇(白蛋白结合型)组确认的靶病灶缓解率(为该试验的主要疗效指标)为 21.5%(95%可信区间:16.2%~26.7%),紫杉醇注射液组的为 11.1%(95%可信区间:6.9%~15.1%);中国患者注射用紫杉醇(白蛋白结合型)组的缓解率为 54%(95%可信区间:44.3%~63.4%),紫杉醇注射液组的为 29%(95%可信区间:20.6%~37.9%)。

5.3 多西他赛

多西他赛是目前公认的治疗晚期乳腺癌最有活性的药物之一,其对蒽环类药物治疗失败复

发转移性乳腺癌单药有效率达 $34\%\sim58\%$。目前临床也认为多西他赛对卵巢癌也有一定的治疗作用,田桂兰等分析单药多西他赛治疗晚期卵巢癌的疗效及其不良反应。选择 31 例晚期卵巢癌患者,接受多西他赛不同剂量的单药治疗,给药剂量范围每 21 日 $50\sim100$ mg/m²,中位剂量为 75 mg/m²。结果显示,治疗总有效率为 74.2%,随剂量降低,疗效降低。表明单药多西他赛治疗晚期卵巢癌患者,按标准剂量应用安全有效,且不良反应较轻,多数可以耐受,是在卵巢癌临床治疗中的良好方案。为寻找有效的二线化疗药物治疗复发性卵巢癌,江楠等采用多西他赛与奥沙利铂联合治疗 45 例复发性上皮性卵巢癌,有效率为 57.8%。

5.4 长春新碱

化罗明等采用 COAAP(环磷酰胺、长春新碱、阿糖胞苷、阿克拉霉素、泼尼松)方案治疗成人初治急性淋巴细胞白血病(ALL)46 例,疗效显著,完全缓解(CR)率达 80.4%。许俊萍采用 CO-MAP(环磷酰胺、长春新碱、米托蒽醌、阿糖胞苷、强的松)方案对复发型 ALL 进行化疗,患者 16 例中 CR 占 44%,部分缓解(PR)占 38%,总有效率 81%。樊改荣用 VCAP(长春新碱、环磷酰胺、阿霉素、泼尼松)方案治疗 ALL 32 例,CR81%,PR9%,总有效率 90%;初治 28 例,CR86%,复治 4 例,CR50%,疗效满意。

5.5 长春瑞滨

孙燕等报道长春瑞滨治疗进展期乳腺癌单药有效率为 38.5%,联合用药可 60.4%,国外报道长春瑞滨单药有效率为 44%,联合用药可达 73.9%。长春瑞滨加奥沙利铂联合治疗晚期非小细胞肺癌,有效率为 35%,1 年生存率为 37%,中位生存期为 9.8 个月。

第四节 拓扑异构酶抑制药物

DNA 的拓扑结构由两类关键酶即拓扑异构酶Ⅰ和拓扑异构酶Ⅱ来调节,这两类酶在 DNA 复制、转录、重组,以及在形成正确的染色体结构、染色体分离和浓缩中发挥重要作用。尤其在许多肿瘤细胞中,拓扑异构酶的含量高于正常细胞,因此以此为靶点的抑制剂具有一定的特异性抗肿瘤作用。

1. 拓扑异构酶抑制药物的发展过程

1966 年从珙桐科植物喜树(camptotheca acuminata)中提取的一种细胞毒性生物碱喜树碱(camptothecin,CPT),具有明显的抗肿瘤活性,尤其对消化道肿瘤、白血病、膀胱癌等活性更强,但它易引起骨髓抑制、呕吐和血尿等不良反应。1985 年的研究发现,CPT 是拓扑异构酶Ⅰ的特异性抑制剂,使其又成为抗肿瘤药物研究的热点。通过对 CPT 环 7、9、10、11 位的结构改造,可得到拓扑替康、伊立替康、勒托替康、羟基喜树碱等抗肿瘤活性更高、毒性更低的喜树碱类衍生物(CPTs)。拓扑异构酶Ⅱ抑制剂的种类较多主要有阿霉素衍生物、鬼臼毒素类药物依托泊苷等。1986 年至 1987 年间,中国当代生物化学家王倬发现 DNA 复制时所需的"拓扑异构酶"(tropoisomerases)。他们能够催化 DNA 链的断裂和结合,从而控制 DNA 的拓扑状态,拓扑异构酶参与了超螺旋结构模板的调节。拓扑异构酶毒素类药物的抗肿瘤活性与其对酶-DNA 可分裂复合物的稳定性相关。这类药物通过稳定酶-DNA 可分裂复合物,有效地将酶转换成纤维毒素。

2. 拓扑异构酶抑制药物的体内代谢

1)伊立替康静脉注射后,大部分药物迅速转化为活性代谢产物 7-乙基-10-羟基喜树碱(SN-38)。药物主要分布于胃肠道、肝、肾及分泌腺,稳定分布容积为 157 L/m²,机体总清除率平均值 15 L/(m² · h),最终血浆半衰期 14.2 h。本品主要经胆道排泄,粪便中排出超过 60%,尿中 24 h排泄率 CPT-11 和 SN-38 分别为 19.9%和 0.25%。

2)依托泊苷本品口服吸收后,在 0.5～4.0 小时达到血药浓度峰值,生物利用度 50%。主要分布于胆汁、腹水、尿液、胸水和肺组织中,很少进入脑脊液。$t_{1/2}$ 为 7 小时(3～12 小时),97% 与血浆蛋白结合。由于本品与拓扑异构酶 II 的结合是可逆的,并作用于细胞周期中持续时间较长的 S 期及 G_2 期,因此血药浓度持续时间长短比峰浓度高低更重要,一般采用静脉滴注,而不用静脉推注。44%～60% 由肾排泄(其中 67% 以原形排泄)。粪便排泄仅占 16%。

3. 拓扑异构酶抑制药物的基本原理及不良反应

3.1 伊立替康

药理机制:可特异性地与拓扑异构酶 I 结合,诱导可逆性 DNA 单链断裂,从而使 DNA 双链结构解旋;伊立替康及其活性代谢物 SA-38 可与拓扑异构酶 I-DNA 复合物结合,从而阻止断裂单链的再连接。

毒理机制:① 神经毒性:常发生于用药的 24 小时内。伊立替康母体药物抑制胆碱酯酶活性引起的胆碱能神经兴奋有关,表现为急性胆碱能综合征:多汗、流泪、流涎、瞳孔缩小、视物模糊、痉挛性腹痛,轻度者可自行缓解,严重者需给予阿托品治疗(0.25 mg,皮下注射)。对出现严重胆碱能综合征者,第 2 次用药时应预防使用阿托品;② 消化道毒性:恶心、呕吐常见,应预防使用止吐药。延迟性腹泻多见,为剂量限制性毒性,发生率为 80%～90%,3～4 级者占 39%。腹泻多在 24 h 后出现,中位时间为用药后第 5 天,平均持续 4 天。出现腹泻时给予洛哌丁胺治疗有效,用法为:首剂 4 mg 口服,以后每 2 小时口服 2 mg,末次水样便后 12 小时停止,连续用药不得超过 48 小时。严重腹泻时需静脉补液;③ 骨髓毒性:主要为中性粒细胞减少,其中 3～4 度占 39.6%,为剂量限制性毒性;④ 肝毒性:对胆红素超过正常上限 1.5 倍者应禁用本品;⑤ 其他毒性:脱发、口腔黏膜炎、乏力、皮肤毒性(包括手足综合征)等。

3.2 依托泊苷

药理机制:作用于 DNA 拓扑异构酶 II,形成药物-酶-DNA 稳定的可逆性复合物,阻碍 DNA 修复。实验发现此复合物可随药物的清除而逆转,使损伤的 DNA 得到修复,降低了细胞毒作用。因此延长药物的给药时间,可能提高抗肿瘤活性。

毒理机制:可逆性的骨髓抑制,包括白细胞及血小板减少,多发生在用药后 7～14 日,20 日左右后恢复正常;食欲减退、恶心、呕吐、口腔炎等消化道反应,脱发亦常见;若静脉滴注过速(<30 分钟),可有低血压,喉痉挛等过敏反应。

4. 拓扑异构酶抑制药物的临床使用

4.1 伊立替康

应用范围主要用于晚期大肠癌患者的治疗

用法用量:生理盐水或 5% 葡萄糖溶液溶解。

静脉滴注:350 mg/m²,30～90 分钟,每 3 周 1 次;或 100～150 mg/m²,每周 1 次,连续 4 周,休息 2 周。若出现严重毒性反应(3～4 级)时,本品剂量应减少 15%～20%。

注意事项:① 对喜树碱类药物或其任何成分过敏者禁用本品。② 动物实验发现有致畸性、胚胎毒性和胎儿毒性,妊娠、哺乳期妇女禁用。③ 慢性肠炎、肠梗阻、间质性肺炎、肺纤维化患者禁用本品,大量胸水或腹水患者禁用。④ 用药期间需每周检查全血细胞计数,密切观察患者有无感染、出血倾向,若发生此类情况应减量或停药,并作相应处理。⑤ 本品代谢产物 SN-38 在尿中易形成结晶,引起肾脏损害。故用药期间应多饮水,并碱化尿液。⑥ 老年患者生理功能减退,使用本品时应谨慎。⑦ 本品对光不稳定,滴注时应避光。

4.2 依托泊苷

应用范围:主要用于治疗小细胞肺癌、恶性淋巴肿瘤、恶性生殖细胞瘤、白血病,对神经母细胞瘤、横纹肌肉瘤、卵巢癌、非小细胞肺癌、胃癌和食管癌等有一定疗效。

用法用量:生理盐水注射液稀释,浓度每毫升不超过 0.25 mg,静滴时速度不得过快,不少于 30 分钟。

静脉滴注:60～100 mg/m²,连续 3～5 天,每隔 3～4 周重复给药。小儿常用量:静脉滴注每日按体表面积 100～150 mg/m²,连用 3～4 日。

口服给药:单用每日 60～100 mg/m²,连用 10 日,每 3～4 周重复。联合化疗 50 mg/m²,连用 3 或 5 天。

注意事项:① 骨髓抑制,白细胞、血小板明显低下者禁用;② 心、肝肾功能有严重障碍者、孕妇禁用;③ 本品含苯甲醇,禁止用于儿童肌内注射;④ 本品不宜静脉推注,静滴时速度不得过快,至少半小时,否则容易引起低血压,喉痉挛等过敏反应;⑤ 不得作胸腔、腹腔和鞘内注射;⑥ 本品在动物中有生殖毒性及致畸,并可经乳汁排泄,孕妇及哺乳期妇女慎用;⑦ 本品与血浆蛋白结合率高,因此与血浆蛋白结合的药物可影响本品排泄。

5. 拓扑异构酶抑制药物的临床效果评价

5.1 伊立替康

在美国、日本完成的Ⅱ期临床研究,显示采用 CPT-11 每周 100～150 mg/m²,连续 4 周,休 2 周方案,无论初治复治的晚期大肠癌都取得肯定疗效。对初治患者有效率为 15%～32%,对氟尿嘧啶治疗失败的患者,CPT-11 的缓解率为 24%。Negoro 曾经报道,采用 CPT-11 100 mg/(m²·周)治疗初治非小细胞肺癌 67 例,有效率为 34%。联合顺铂治疗非小细胞肺癌,有效率为 43%～54%,对复发耐药的小细胞肺癌 CPT-11 也取得了 47% 的近期疗效,而与顺铂联合有效率达 83%,完全缓解率为 30%。CPT-11 单药治疗子宫颈癌和卵巢癌有效率分别为 27% 和 23%。此外,治疗乳腺癌有效率为 23%,治疗淋巴瘤有效率为 45%,治疗胃癌有效率为 23%,治疗胰腺癌有效率为 11%。

5.2 依托泊苷

最初 FDA 批准用于生殖细胞癌和小细胞肺癌,几组 2 期临床试验显示其对非小细胞肺癌、恶性淋巴瘤、卡波氏肉瘤、软组织肉瘤、胃癌、卵巢癌有效,中科院肿瘤医院曾经单药口服治疗小细胞肺癌有效率为 50%,联合卡铂治疗小细胞肺癌有效率为 70.4%,与 CHOP 方案组成 E-CHOP 治疗恶性淋巴瘤,有效率为 69.6%。杨振刚等关于依托泊苷联合洛铂方案治疗广泛期小细胞肺癌的研究显示,其有效率可达 72.4%。

参考文献

[1] 孙蕾译,高举. 慢性淋巴细胞白血病诊治指南[J]. 国外医学. 输血及血液学分册,2005,28(1):1-7.

[2] Palumbo A,Bringhen S,Caravita T,et al. Oral melphalanand prednisone chemotherapy plus

thalidomide comparedwith melphalan and prednisone alone in elderly patientswith multiple myeloma:randomised controlledtrial[J]. Lancet,2006,367:825 - 831.

[3] Hulin C,Facon T,Rodon P,et al. Thalidomide(MP-T) demonstrates a significant survival advantagein elderly patients>75 years with multiple myelomacompared with Melphalan and Prednisone(MP)in arandomized,double blind, placebo-controlled trial IFM 01-01[J]. Blood, 2007,110:75.

[4] 邓震亭.环磷酰胺药理与毒理研究现状[J].天津药学,2009,21(4):42 - 44.

[5] 杨平,聂青,张丽萍,等.恶性脑神经胶质瘤辅助化疗的初步探讨[J].海军总医院学报, 2002,15(3):154 - 156.

[6] ZalupskiM, BakerLH. Ifosfamide[J]. J Natl Cancer Inst,2008,80(8):556 - 66.

[7] 黄新军,孙诗林,彭宪中.大剂量顺铂联合环磷酰胺平阳霉素治疗食管癌 22 例[J].肿瘤防治研究,2004;21(3):172 - 3.

[8] 王强,徐辉碧,詹志兰.顺铂的抗癌活性及毒性[J].微量元素与健康研究, 1997, 14(4):59 - 60.

[9] 商顺明,齐素云,商群霞.大剂量顺铂腹腔化疗联合长春新碱环磷酰胺治疗卵巢癌 37 例疗效分析[J].河南医药信息,2008,6(10):46 - 47.

[10] 金宜纫,杨一昆,黄天术,等.抗癌新药卡铂的化学特性[J].中国药学杂志.2004, 29(1):41 - 43

[11] Grothey A,Goldberg RM. A review of oxaliplatin and Its clinical use in colorectal cancer [J].ExpertOpin Pharmacother,2004,5(10):2159.

[12] Louvet C, Andre T,Tigaud JM, et al. phase Ⅱ study of oxaliplatin, fluonuracil, and folinic acidin locally advanced or metastatic gastric cancer patients[J]J Clin Oncol, 2002, 20 (23):4543.

[13] Kohne CH. Palliative therapy of colorectal cancer[J]. Onkologie,2003,26(Suppl 7):41.

[14] 彭军.丝裂霉素的临床应用及毒性反应[J].中国药房,2001,2(2):33 - 34.

[15] 朱旗,周建英,刘敬东.博来霉素对恶性胸腔积液的疗效观察[J].浙江临床医学 2000,2 (1):53 - 54.

[16] 冯威健.乳腺癌药物治疗新进展[J]. 河北医药,2000,22(11): 803 - 804.

[17] 表阿霉素协作组.以表阿霉素为主的化疗方案治疗晚期恶性肿瘤 516 例[J].中华内科杂志, 1997,36(3):183 - 185.

[18] 张湘茹,孙燕,张和平,等.国产表柔比星治疗恶性肿瘤的临床验证研究[J].,中国新药杂志, 2001,10(8): 607 - 609.

[19] 杨锐,姜洋.毗柔比星联合化疗应用新进展[J].中国肿瘤临床与康复,2003,10(6):564 - 566.

[20] 王迪进,陈颖兰,陈建祥.毗喃阿霉素联合治疗晚期恶性肿瘤 128 例[J].中国肿瘤临床与康复, 2001,8(1):692 - 693.

[21] 杨雪,朱易萍.大剂量甲氨蝶呤治疗儿童急性淋巴细胞白血病[J].儿科药学杂志 2009,15 (2):1776 - 1779.

[22] Taylor P, Pawel J V, Castagneto B, etal. Open-label study of pemetrexed alone for chemonaive patients andpre-treated patients with malignan pleural mesothelioma: Outcomes of the International Expanded Access Program (EAP)[J]. Clin Oncol, 2007,25(18Suppl):7709.

[23] Ye Z, Treat J A. Meta-analysis of pemetrexed(P) plus gemcitabine(G) infirst-line, ad-

vanced(adv) non-small cell lung cancer(NSCLC)[J]. J Clin Oncol, 2007，25(18Suppl)：18015.

[24] 程明忠，罗立，华方红. 6 巯嘌呤对慢性粒细胞白血病生存期的影响[J]. 临床血液学杂志,2005，8(2):77.

[25] Seseki K, Hirata-K, Detmo-R, el a1. Combination chemotherapy of continuous infusion 5-flurorouracil and daily low-dose cusplatin in advanced gastrointeainal and lung adenocarcinorna. Gan-To-Kagalm-Ryoho,1997,24(8):959 - 964.

[26] 苏曼，魏蒲仁，李树强，等. 卡莫氟治疗大肠癌的研究进展[J]. 中国肿瘤，2009，8(7):330 - 331.

[27] 王晓稼. 抗肿瘤新药吉西他滨临床研究进展[J]. 肿瘤学杂志,2005,11(1):69 - 71.

[28] Xiong HQ, Rosenberg A, Ix)Buglio A, et a1. Cetuximab, a monoelonal antibody targeting the epidermal growth faetor receptor, in combination with gemcitabine for advance (1pancreatic cancer:a muhicenter phase 1I Trial[J]. J Clin Oncol,2004,22(13):2610 - 2616

[29] 张骁，束梅英，张韬. 紫杉醇的研究进展[J]. 中国医药技术与市场,2006,6(4):40 - 46.

[30] 王本一，李方杰，吴波. 王国锋紫杉醇治疗晚期乳腺癌的临床观察[J]. 世界医药，2006，12(6):12 - 13.

[31] 郝春芳，江泽飞，宋三泰，等. 紫杉特尔在乳腺癌化疗中的应用[J]. 国外医学. 肿瘤学分册，2003，30(2):129.

[32] 田桂兰，周琦，朱晓玲，等. 多烯紫衫醇单药治疗晚期卵巢癌的 31 例疗效观察[J]. 重庆医学，2006，35 (11):1036.

[33] 江楠，谢榕，林玉珍. 多西紫杉醇与奥沙利铂联合化疗治疗 45 例复发性上皮性卵巢癌的近期疗效观察[J]. 福建医药杂志，2007，29(3):132.

[34] 化罗明，赵松颖，赵占岭等. COAAP 方案治疗成人初治急性淋巴细胞白血病疗效观察[J]. 中国误诊学杂志，2005，5 (9)：1710.

[35] 许俊萍. COMAP 方案治疗 16 例复发型急性淋巴细胞白血病[J]. 实用医学杂志，2007，23 (19)：2971.

[36] 樊改荣. VCAP 方案治疗急性淋巴细胞性白血病 32 例临床分析[J]. 中国药物与临床，2006，6 (12)：931.

[37] 孙燕，张湘如，张和平，等. 去甲长春花碱Ⅲ期临床实验结果[J]. 中国新药杂志,2008,4 (26):262 - 265.

[38] Bruno S, Pue-o VL. Phasel trialo weekly intravenous. Vinorelbine as a single agent infit-line advanced breast cancer Chemotherapy[J]. Am J Clin Oncol,2005,18(5):390 - 395.

[39] Monnet Z, Brienza s, Hugret F, et al Phase Ⅱ study of oxaliplatin in poor prognosis non-small-cell lung cancer (NSCLC) ATTT. Association pour Le Treatmentdes Tumours Intre Thorzciques[J]. Eur J Cancer 2008,34(7):1124 - 1127.

[40] 张频. 抗肿瘤新药伊立替康临床研究进展[J]. 国外医学. 肿瘤学分册,2008,2(6) 344 - 346.

[41] 杨振刚，何映月. 依托泊苷联合洛铂方案治疗广泛期小细胞肺癌临床观察[J]. 浙江实用医学，2012，17(6)：396 - 397，462.

第六章

肿瘤的分子靶向治疗

近年来,由于肿瘤生长基因信号通道基因位点的不断被发现,分子靶向药物在肿瘤治疗中日益成为临床科研工作者和公众关注的焦点。由于靶向治疗的原理是在细胞分子水平,阻断促进肿瘤发生和发展的特定路径,诱导肿瘤细胞凋亡,以及阻断特定酶和生长因子受体参与肿瘤细胞增殖,而非通过简单地干扰所有快速增长的细胞,因此,这种被称为"神奇的子弹"的治疗方法比传统的化疗更高效、低毒。临床实践证明,分子靶向治疗不仅能精准地"杀灭肿瘤",而且能诱导肿瘤细胞向正常细胞分化,或通过抑制癌基因延缓肿瘤发展而延长患者带瘤生存期,肿瘤患者治疗的目标在未来将从"治愈"转向"管理",而肿瘤治疗模式也将进入个体化精准治疗的新时代。

根据作用途径不同,靶向治疗的作用原理可分为直接和间接两种(图 6.1)。通过单克隆抗体或小分子药物与肿瘤抗原靶位直接结合,干扰靶位蛋白合成或信号通路转导,称为直接法。而间接法则作用于肿瘤微环境中各种效应细胞,通过阻断其表面效应分子的功能,削弱促瘤作用。依赖于肿瘤抗原表达在细胞表面,作为配体目标设备包含不同类型的效应分子。除此之外,针对肿瘤微环境中脉管系统的靶向药物还可通过"强化渗透和保留效应"提高其他抗肿瘤药物的作用。本章将简要回顾靶向治疗的发展史,介绍和探讨目前常见靶向药物的临床应用和挑战。

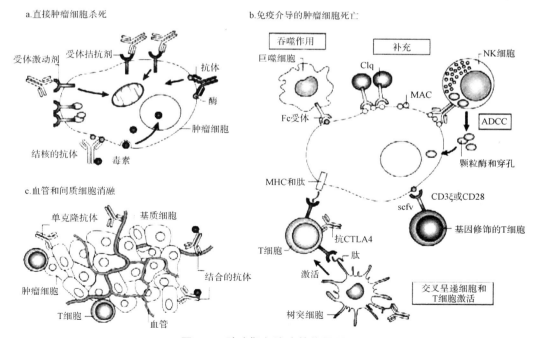

图 6.1　肿瘤靶向治疗的作用原理

第一节 小分子靶向治疗

1. 基本原理及发展史

小分子靶向治疗的基本原理及发展史基于对肿瘤发生发展中分子事件的深入理解,人们逐渐认识到肿瘤是一种多因素参与、多步骤发展的全身性、系统性疾病。研究者发现某些驱动基因及其调控的级联信号通路是肿瘤细胞增殖的"触发点"。在这些信号通路传导因子中,含有大量的蛋白激酶家族成员,异常的蛋白质磷酸化及其相关信号通路的激活普遍存在于包括肺癌、乳腺癌、白血病等在内等多种血液及实体瘤中,与细胞抗凋亡能力和血管生成等息息相关。基于此,蛋白激酶成为小分子靶向药物的重要靶点。2003年,第一个用于临床治疗恶性肿瘤的小分子靶向药物伊马替尼(Imatinib)诞生,其直接阻断酪氨酸激酶的磷酸化,抑制驱动基因 Bcr-Abl 表达,促进细胞凋亡,对于费城染色体阳性的慢性髓细胞白血病(chronic lymphocytic leukemia,CML)及胃肠道间质瘤(gastrointestinal stromal tumor,GIST)具有显著的疗效,验证了"驱动基因"假说的正确性,在小分子靶向药物的研发中具有里程碑的意义。之后十年以酪氨酸激酶抑制剂(tyrosine kinase inhibitor,TKI)为代表的小分子激酶抑制剂如雨后春笋不断涌现。2009年的 IPASS 研究和随后的 OPTIMAL 研究首次证实了第一代表皮生长因子受体- TKI(epidermal growth factor receptor-TKI,EGFR-TKI)能显著延长 EGFR 突变肺癌患者的疾病无进展生存(progression-free survival,PFS),奠定了其在靶向治疗中的地位。在此基础上以阿法替尼为代表的第二代 EGFR-TKI 与受体具有更强的亲和力,与化疗相比能显著延长 EGFR 突变患者的总生存;第二代 Bcr-Abl 酪氨酸激酶抑制剂尼洛替尼也因更高的选择性和更强的亲和力,显示出更显著的疗效。

然而,由于单一靶点的小分子化合物抗瘤范围较窄,易产生耐药,众多新型的作用于多种蛋白激酶结构突变位点的多靶点药物应运而生。如索拉非尼靶向于丝-苏氨酸激酶及受体酪氨酸激酶,还可作用于血管内皮细胞生长因子受体(vascular endothelial growth factor receptor,VEGFR)和血小板衍生生长因子受体(platelet-derived growth factor receptor,PDGFR),一线治疗晚期肾细胞癌和肝细胞癌可延长患者生存期;达沙替尼(dasatinib)同时抑制 Bcr-Abl 和 Src 家族激酶,用于伊马替尼治疗失败或耐药的 CML 患者;舒尼替尼(sunitinib)能选择性抑制 VEGFR、PDGFR、Kit、FMS 样酪氨酸激酶3(FMS-like tyrosine kinase 3,FLT-3)、集落刺激因子1(colony stimulating factor-1,CSF-1)等酪氨酸激酶,具有强大的抑制肿瘤细胞增殖和抗血管生成的双重作用。

与此同时,随着对各种肿瘤分子生物学特征的深入认识,作用于其他靶点的小分子化合物也不断涌现,包括组蛋白去乙酰化酶抑制剂(histone deacetylase inhibitor,HDACIs)、雷帕霉素靶蛋白(mammalian target of rapamycin,mTOR)抑制剂、蛋白酶体抑制剂等。其作用机制将在以下详述。总之,目前越来越多的小分子化合物类靶向药物正处于临床前期和临床试验中,具有良好的应用前景,但耐药问题和中远期不良反应仍是目前面临的焦点问题。

根据作用原理不同,小分子靶向治疗药物可分为如下六类:

1.1 酪氨酸激酶抑制剂

酪氨酸激酶分受体型和非受体型两种,他们的主要功能是催化 ATPγ 位的磷酸基转移至各种重要蛋白质的酪氨酸残基上,通过靶蛋白的磷酸化反应使蛋白激酶从非活化构象转变为活化构象,从而完成细胞生物信号的转导,调节体内细胞生长、分化、凋亡等一系列生理过程。超过

50%的原癌基因和癌基因产物都具有异常的酪氨酸激酶活性,它们的异常表达或非调控性活性增高将直接导致细胞增殖调节紊乱,与肿瘤的侵袭和转移密切相关。

1)受体酪氨酸激酶(receptor tyrosine kinase,RTKs)抑制剂

作为靶点的酪氨酸激酶是一种生长因子受体,它是一种跨膜蛋白,胞外结构域与生长因子结合,胞内结构域含有激酶活性。当酪氨酸激酶与生长因子结合后,胞内的激酶活性被激活从而引发下游多种信号通路的级联反应,并进一步引发基因转录。目前至少有近 60 种分属 20 个家族的 RTKs 被发现。常见的受体型包括 EGFR 家族、PDGFR 家族、VEGFR 家族、成纤维细胞生长因子受体(fibroblast growth factor receptor,FGFR)家族等。从作用机制上看,RTKs 抑制剂作用于信号传导通路的最上游,直接抑制 RTKs 的磷酸化,阻止酪氨酸激酶功能的激活,同时阻断多条信号通路,在以相关生长因子受体为驱动基因的肿瘤中具有治疗范围广、疗效高的优点。目前上市的 RTKs 抑制剂主要有:单靶点酪氨酸激酶抑制剂,如吉非替尼、厄洛替尼;多靶点酪氨酸激酶抑制剂,如索拉非尼、达沙替尼、舒尼替尼等。

2)非受体酪氨酸激酶(non-receptor tyrosine kinase,nrRTKs)抑制剂

与 RTKs 不同,nrRTKs 不与配体结合,但当其他受体与配体结合后,nrRTKs 将被激活并启动下游信号传导途径,诱导类似 RTKs 的反应。nrRTKs 包括 Src、Abl、Jak、Ack、Csk、Fak、Fes、Frk、Tec、Syk 家族等。

1.2 Ras-Raf-MEK-MAPK 信号通路阻滞剂

酪氨酸激酶的激活将引发下游信号通路的活化,其中 Ras/MAPK 和 PI3K 是研究最多的通路。Ras/MAPK 通路是调控细胞增殖和生长的信号通路,可以由表皮生长因子(epidermal growth factor,EGF)、血小板衍生生长因子(platelet-derived growth factor,PDGF)和胰岛素样生长因子 1(insulin-like growth factor-1,IGF-1)等多种细胞外生长因子激活。当受体酪氨酸激酶激活后,将依次激活 Ras、Raf、MEK 和 MAPKs,活化的 MAPKs 进入细胞核,通过磷酸化作用激活转录因子,从而促进细胞周期和细胞转化过程。MAPKs 还能诱导蛋白及基质降解,促进细胞迁移,维持肿瘤生长。

Ras 蛋白必须经过"法尼基转移酶(蛋白质脂肪酸转移酵素)"法尼基化后才能成为成熟蛋白,参与 Ras-Raf-MEK-MAPK 信号通路,调控细胞的增殖和恶性转化。因此抑制"法尼基转移酶"可以抑制 Ras 蛋白的法尼基化,阻断癌细胞的增殖。目前上市的法尼基转移酶抑制剂只有 Arglabin,这是一种从多花蒿植物中提取的倍半萜烯内酯,目前正准备在美国及其他国家上市。此外处于Ⅲ期临床的法尼酰基转移酶抑制剂有 Tipifarnib,处于Ⅱ期临床的有 Lonafarnib。

目前上市的 Raf 抑制剂代表药物是索拉非尼(Sorafenib)。索拉非尼是一种多靶点激酶抑制剂,可以同时抑制 VEGFR-2、VEGFR-3、PDGFR、Raf 和 FLT-3。MEK 抑制剂目前没有上市,Trametinib 处于临床研究阶段。

1.3 mTOR 激酶抑制剂

雷帕霉素靶蛋白(mTOR)是一种丝/苏氨酸蛋白激酶,在细胞生长、增殖、分化、细胞周期调控等多方面具有重要作用。mTOR 处于多条信号通路的交汇点,其中多个元素的调控异常都与肿瘤发生密切相关。mTOR 抑制剂能够抑制由于该信号通路异常活化引起的癌基因的转化、肿瘤生长和肿瘤血管生成,无论作为一线用药,还是酪氨酸激酶抑制剂治疗效果不佳的后备选择,是公认的治疗晚期肾细胞癌的有效药物。代表药物有坦西莫司和依维莫司。

1.4 组蛋白脱乙酰基酶抑制剂(HDACIs)

除基因序列外,还有一些因素也参与决定基因的表达,并可稳定地遗传给子代细胞。这些因

素包括 DNA 的后天性修饰(如甲基化)和组蛋白的各种修饰。核心组蛋白尾部发生的翻译后修饰可以影响组蛋白与 DNA 的亲和性,进而改变染色质的状态,也可以影响转录因子与 DNA 序列的结合。肿瘤细胞常常表现为低乙酰化状态、组蛋白去乙酰化酶活性异常、组蛋白过度去乙酰化,从而引起抑癌基因表达抑制、癌基因激活或过度表达。HDACIs 是一种新型靶向抗肿瘤小分子化合物类药物,能够有效抑制组蛋白去乙酰化酶活性,促进组蛋白及非组蛋白的乙酰化修饰,在转录和翻译后修饰水平调控肿瘤靶蛋白及凋亡相关蛋白的表达和降解,活化凋亡信号通路,诱导肿瘤细胞凋亡。HDACIs 用于肿瘤治疗大多处于临床前研究,仅 romidepsin 和伏立诺他两个品种上市,用于治疗进展、耐药或复发的 T 细胞淋巴瘤。另外,有 14 个化合物进入 2 期临床:ACY-1215、resminostat、DAC-60、AR-42、chidamide、SB-939、panobinostat、abexinostat、vorinostat、belinostat、entinostat、mocetinostat、givinostat、romidepsin。

1.5 泛素-蛋白酶体抑制剂

肿瘤是一类渐进性细胞周期调控机制破坏的疾病。细胞周期的正常运行依赖于正负调控机制的平衡,细胞周期蛋白依赖性激酶(cyclin-dependent protein kinases,CDK)是细胞周期运行的动力,其活性受细胞周期蛋白(cyclin)和细胞周期蛋白依赖性激酶抑制剂(cyclin-dependent protein kinasesinhibitors,CDKI)的调控。当 cyclin 与 CDK 结合时,细胞周期开始运行,而 CDKI 是细胞周期的负调控机制,对细胞周期运行起抑制作用。在肿瘤细胞内,CDKI 被过度降解是导致细胞持续处于分裂期的原因之一。细胞周期调控蛋白的降解工作由"泛素-蛋白酶体"负责。它首先被泛素标记,随后被 26S 蛋白酶体识别并予以降解,泛素被释放出来再次参与循环。硼替佐米是目前唯一应用于肿瘤临床治疗的蛋白酶体抑制剂类小分子化合物,可选择性地与蛋白酶体活性位点的苏氨酸结合,抑制蛋白酶体 26S 亚单位的糜蛋白酶-胰蛋白酶活性,从而抑制泛素-蛋白酶体通路,阻止发挥抑癌作用的蛋白异常降解。硼替佐米在治疗复发性和难治性多发性骨髓瘤已取得显著效果。

1.6 血管生成抑制剂

血管生成是实体肿瘤细胞的生长和转移的必要条件。血管生成主要是通过血管内皮细胞生长因子(vascular endothelial growth factor,VEGF)家族所介导的,VEGFR1 主要对单核细胞和巨噬体迁移的正调控;VEGFR2 在血管内皮激活的下游效应包括细胞增殖、迁移,血管内皮排列紊乱、血管通透性改变,在血管发生和血管生成中起重要作用;VEGFR3 主要与淋巴管的生成相关。

VEGF 与 VEGFR-2 相结合通过激活 RAS-RAF-MEK-ERK 和 PI3K 激酶途径,使转录因子激活或降解其 mRNA 导致蛋白失活,从而表达其活性来抑制血管生成是抗血管治疗的主要途径。VEGF 通路抑制剂主要包括:酪氨酸激酶抑制剂和 VEGF 单克隆抗体。作为小分子单靶点化合物的代表药物阿帕替尼(apatinib)可以高度选择性竞争细胞内 VEGFR-2 的 ATP 结合位点,阻断下游信号传导,抑制肿瘤组织血管生成,在晚期胃癌的治疗中初见成效。其次,COX-2 抑制剂、基质金属蛋白酶抑制剂等也具有抗血管生成的作用。

此外以索拉非尼、舒尼替尼等为代表的多靶点小分子化合物往往同时具备 VEGFR 的靶点,这种抗血管生成的作用并不直接杀死肿瘤细胞,但能有效阻止肿瘤的进一步发展和转移。而其随之带来的血压波动、血栓形成、出血等不良反应也越来越引起临床关注。

2. 小分子靶向治疗的适应证及临床应用

下表总结了目前已上市的小分子靶向治疗药物及其作用靶点。

表 6.1　临床常用小分子靶向药物

英文名	中文名	直接针对基因	适应证
Gefitinib	吉非替尼	EGFR	非小细胞肺癌
Erlotinib	厄洛替尼	EGFR	非小细胞肺癌、胃癌/食管癌、胰腺癌、肾癌
Icotinib	埃克替尼	EGFR	非小细胞肺癌
Afatinib	阿法替尼	EGFR/HER2	非小细胞肺癌
Ceritinib	色瑞替尼	ALK	非小细胞肺癌
Crizotinib	克唑替尼	ALK/ROS1	非小细胞肺癌
Apatinib	阿帕替尼	KDR(VEGFR2)	胃腺癌、胃食管结合部腺癌
Vemurafenib	威罗非尼	BRAF	恶性黑色素瘤
Dabrafinib	达拉非尼	BRAF	恶性黑色素瘤
Lapatinib	拉帕替尼	EGFR/HER2	乳腺癌、胃癌/食管癌临床试验、头颈癌临床试验
Imatinib	伊马替尼	BRAF/KIT/PDGFRA/PDGFRB	CML、GIST、嗜酸细胞过多综合征
Dasatinib	达沙替尼	KIT/PDGFRB/PDGFRA/EPHA2/SRC	CML
Sorafenib	索拉非尼	RAF/KDR(VEGFR2)/VEGFR3/PDGFRB/PDGFRA/KIT/FLT3/RET	肾细胞癌、肝细胞癌
Sunitinib	舒尼替尼	KIT/PDGFRB/VEGFR1/VEGFR2/VEGFR3/FLT3/PDGFRA/VEGFA	GIST、肾细胞癌
Axitinib	阿西替尼	KIT/PDGFRB/VEGFR1/VEGFR2/VEGFR3/FLT3/PDGFRA/VEGFA/RET	肾细胞癌
Nilotinib	尼洛替尼	KIT/PDGFRB/PDGFRA	CML、GIST
Bortezomib	硼替佐米	蛋白酶体	多发性骨髓瘤、套细胞淋巴瘤
Everolimus	依维莫司	mTOR	肾细胞癌、室管膜下巨细胞星形细胞瘤

现就已在中国上市，临床常用的小分子靶向药物的适应证、临床应用等作简要介绍。

2.1　阿法替尼（Afatinib）

适应证：主要用于 EGFR 外显子 19 缺失或外显子 21 突变（L858R）的非小细胞肺癌（non-small cell lung cancer，NSCLC）患者的一线治疗。也可用于 NSCLC 患者的二线、三线治疗。其他肿瘤如头颈部肿瘤也可酌情应用。

临床应用：阿法替尼 40～50 mg 每日 1 次持续口服直至疾病进展或毒性不能耐受。

2.2　阿帕替尼（Apatinib）

适应证：主要用于治疗既往至少接受过两种化疗方案后进展或复发的晚期胃腺癌或胃食管结合部腺癌。也可用于晚期胃腺癌或胃食管结合部腺癌的二线治疗。对肺癌、肝癌、结直肠癌、乳腺癌、肾癌、胃肠道间质瘤等可能有效。

临床应用：阿帕替尼 850 mg 每日 1 次持续口服直至疾病进展或毒性不能耐受。

2.3 阿西替尼（Axitinib）

适应证：主要适用于既往全身治疗失败后晚期肾细胞癌。

临床应用：阿昔替尼 5 mg 1 日 2 次持续口服直至疾病进展或毒性不能耐受。

2.4 埃克替尼（Icotinib）

适应证：主要用于 EGFR 外显子 19 缺失或外显子 21 突变（L858R）的 NSCLC 患者的一线治疗。

临床应用：

（1）埃克替尼 125 mg 1 日 3 次持续口服直至疾病进展或毒性不可耐受。

（2）埃克替尼联合其他药物，主要在 NSCLC 中开展了临床试验，主要用法为序贯给药、交叉给药。

培美曲塞序贯埃克替尼：培美曲塞 500 mg/m² ，第 1 天，21 天为 1 周期，共 6 周期，随后予埃克替尼 125 mg 1 日 3 次口服直至疾病进展或不能耐受。

GP 方案联合埃克替尼：吉西他滨 1 250 mg/m² 第 1、8 天；顺铂 75 mg/m² ，第 1 天；埃克替尼 125 mg 1 日 3 次第 15～28 天；28 天为 1 周期。

2.5 达沙替尼（Dasatinib）

适应证：主要用于伊马替尼耐药或不耐受的 Ph 染色体阳性的慢性髓细胞白血病慢性期、加速期和急变期。

临床应用：达沙替尼 70 mg 1 日 2 次，持续口服直至疾病进展或毒性不可耐受。

2.6 厄洛替尼（Erlotinib）

适应证：主要用于 EGFR18、19、21 外显子突变的 NSCLC 的一线治疗、维持治疗；NSCLC 患者的二、三线治疗。还可用于晚期胰腺癌。

临床应用：

（1）厄洛替尼 150 mg 每日 1 次持续口服直至疾病进展或毒性不可耐受。

（2）厄洛替尼联合化疗在 NSCLC 等中具有肯定的疗效。

GP 方案＋厄洛替尼交替治疗未加选择的 NSCLC：吉西他滨 1 250 mg/m² 第 1、8 天；顺铂 75 mg/m² ，第 1 天；厄洛替尼 150 mg 每日 1 次，第 15～28 天；28 天为 1 周期。

吉西他滨＋奥沙利铂＋厄洛替尼治疗转移性胆管癌：吉西他滨 1 000 mg/m² 第 1 天；奥沙利铂 100 mg/m² ，第 2 天；厄洛替尼 100 mg 每日 1 次 14 天为 1 周期，直至疾病进展或毒性不可耐受。

GP 方案＋厄洛替尼：吉西他滨 1 250 mg/m² 第 1、8 天；顺铂 80 mg/m² ，第 1 天；厄洛替尼 150 mg 每日 1 次自化疗第 1 天开始。

吉西他滨＋厄洛替尼＋贝伐单抗：吉西他滨 1 000 mg/m² ，每周 1 次，连续 7 周，休 1 周，以后每周 1 次，连续 3 周，休 1 周；厄洛替尼 100 mg，每日 1 次自化疗第 1 天开始；贝伐单抗 5 mg/kg，第 1、15 天。

2.7 吉非替尼（Gefitinib）

适应证：主要用于 EGFR18、19、21 外显子突变的 NSCLC 的一线治疗、维持治疗。

临床应用：

（1）吉非替尼 250 mg 每日 1 次口服直至疾病进展或毒性不能耐受。

（2）吉非替尼联合其他药物已在 NSCLC、头颈癌、乳腺癌等开展了临床试验，其中在 NSCLC 上疗效肯定。

目前常的铂类两药序贯吉非替尼的方案是：① 紫杉醇 200 mg/m²，第 1 天；卡铂 AUC＝6，第 1 天；21 天为 1 周期；② 伊立替康 60 mg/m² 第 1、8、15 天；顺铂 80 mg/m²，第 1 天；28 天为 1 周期；③ 长春瑞滨 25 mg/m² 第 1,8 天；顺铂 80 mg/m²，第 1 天；21 天为 1 周期；④ 吉西他滨 1 000 mg/m²，第 1,8 天；顺铂 80 mg/m²，第 1 天；21 天为 1 周期；⑤ 多西他赛 60 mg/m² 第 1,8 天；顺铂 80 mg/m²，第 1 天；21 天为 1 周期。

以上任一方案化疗 3 周期后予吉非替尼 250 mg 每日 1 次口服直至疾病进展或毒性不能耐受。

2.8　克唑替尼(Crizotinib)

适应证：主要用于治疗间变性淋巴瘤激酶(anaplastic lymphoma kinase，ALK)阳性的局部晚期和转移性 NSCLC。

临床应用：克唑替尼 250 mg 1 日 2 次口服直至疾病进展或毒性不能耐受。

2.9　拉帕替尼(Lapatinib)

适应证：主要用于人类表皮生长因子受体 2(human epidermalgrowth factor receptor-2，HER2)过表达的晚期或转移性乳腺癌。

临床应用：

(1) 拉帕替尼 1 500 mg 每日 1 次口服直至疾病进展或毒性不能耐受。

(2) 拉帕替尼联合其他药物在 HER2 阳性晚期乳腺癌、HER2 阳性早期乳腺癌和炎性乳癌中疗效肯定。

拉帕替尼＋卡培他滨治疗蒽环类、紫杉类及曲妥珠单抗治疗后进展的 HER2 阳性晚期乳腺癌：卡培他滨 1 000 mg/m² 1 日 2 次口服，第 1～14 天，21 天为 1 周期；拉帕替尼 1 250 mg 每日 1 次口服直至疾病进展或毒性不能耐受。

拉帕替尼＋紫杉醇一、二线治疗 HER2 阳性转移性乳腺癌、炎性乳癌新辅助：紫杉醇 175 mg/m²，21 天为 1 周期或 80 mg/m² 第 1、8 天，21 天为 1 周期；拉帕替尼 1 500 mg 每日 1 次口服直至疾病进展或毒性不能耐受。

拉帕替尼＋曲妥珠单抗＋紫杉醇一线治疗 HER2 阳性乳腺癌：拉帕替尼 750 或 1 000 mg/m² 每日 1 次；紫杉醇 80 mg/m² 周疗；曲妥珠单抗 2 mg/kg，每周 1 次(首次负荷剂量 4 mg/kg)，共 24 周。

拉帕替尼＋来曲唑一线治疗绝经后雌孕激素受体阳性转移性乳腺癌：来曲唑 2.5 mg 每日 1 次，拉帕替尼 1 250 mg 每日 1 次口服直至疾病进展或毒性不能耐受。

拉帕替尼＋曲妥珠单抗治疗 HER2 阳性曲妥珠单抗耐药的晚期乳腺癌：拉帕替尼 1 000 mg 每日 1 次口服，曲妥珠单抗 2 mg/kg，每周 1 次(首次负荷剂量 4 mg/kg)，直至疾病进展。

2.10　尼洛替尼(Nilotinib)

适应证：主要用于对既往治疗(包括伊马替尼)耐药或不耐受的费城染色体阳性的慢性髓系白血病慢性期或加速期的成人患者。

临床应用：尼洛替尼 300 或 400 mg 1 日 2 次口服直至疾病进展或毒性不能耐受。

2.11　硼替佐米(Bortezomib)

适应证：主要用于治疗多发性骨髓瘤、套细胞淋巴瘤。对弥漫大 B 细胞型、滤泡细胞型、小淋巴细胞型/慢性淋巴细胞白血病及边缘区淋巴瘤等非霍奇金淋巴瘤，部分霍奇金淋巴瘤也有效。

临床应用：

(1) 硼替佐米 1.0～1.3 mg/m²，第 1、4、8、11 天，21 天为 1 周期，共 8 个周期。如治疗 2～4

周期后进展,可添加地塞米松。

(2) 硼替佐米联合其他药物已在初治的或复发难治性多发性骨髓瘤、复发或耐药的套细胞淋巴瘤、滤泡性淋巴瘤或边缘区淋巴瘤、弥漫大B细胞淋巴瘤等获得肯定的疗效。

目前常用的硼替佐米联合其他药物的治疗方案有:① 硼替佐米＋地塞米松:硼替佐米 1.3 mg/m²,第 1、4、8、11 天;地塞米松 40 mg,第 1～4 天(所有周期)、第 9～12 天(第 1、2 周期);21 天为 1 周期,共 3～4 个周期。② 硼替佐米＋地塞米松＋沙利度胺:硼替佐米 1.0 mg/m²,第 1、4、8、11 天;沙利度胺 100 mg,第 1～21 天;地塞米松 40 mg 第 1～4 天(所有周期)、第 9～12 天(第 1、2 周期);21 天为 1 周期,共 3～4 个周期;两个周期治疗后若未达到部分缓解,硼替佐米提高到 1.3 mg/m²,沙利度胺提高到 200 mg/d。③ 硼替佐米＋利妥昔单抗:硼替佐米 1.6 mg/m²,第 1、8、15、28 天为 1 周期,共 6 周期;利妥昔单抗 375 mg/m²,每周 1 次,28 天为 1 周期。④ 硼替佐米＋苯丙氨酸氮芥＋泼尼松:硼替佐米 1.3 mg/m²,第 1、4、8、11、22、25、29、32 天;苯丙氨酸氮芥 9 mg/m²,第 1～4 天;泼尼松 60 mg/m²,第 1～4 天;42 天为 1 周期。

2.12 舒尼替尼(Sunitinib)

适应证:主要用于伊马替尼治疗失败或不能耐受的胃肠道间质瘤;不能手术的晚期肾细胞癌。

临床应用:舒尼替尼 50 mg 每日 1 次第 1～28 天,42 天为 1 周期,口服直至疾病进展或毒性不能耐受。

2.13 索拉非尼(Sorafenib)

适应证:主要用于不能手术的晚期肾细胞癌;无法手术或远处转移的原发性肝细胞癌。

临床应用:索拉非尼 400 mg 1 日 2 次口服直至疾病进展或毒性不能耐受。

2.14 伊马替尼(Imatinib)

适应证:主要用于费城染色体阳性的慢性髓系白血病的慢性期、加速期或急变期;成人复发或难治的费城染色体阳性的急性淋巴细胞白血病;胃肠道间质瘤。

临床应用:伊马替尼 400 mg 每日 1 次口服直至疾病进展或毒性不能耐受。

2.15 依维莫司(Everolimus)

适应证:主要用于肾细胞癌、室管膜下巨细胞星形细胞瘤。

临床应用:

(1) 依维莫司 10 mg 每日 1 次口服直至疾病进展或毒性不能耐受。

(2) 依维莫司联合其他药物在晚期乳腺癌中有适度疗效,在神经内分泌肿瘤中疗效确切。

目前常用的依维莫司联合其他药物方案有:① 依维莫司＋长效缓释奥曲肽(octreotide long-acting release,LAR)治疗低-中级别神经内分泌肿瘤:依维莫司 5 或 10 mg 每日 1 次,LAR 30 mg/次,每 28 天 1 次;② 依维莫司＋曲妥珠单抗＋长春瑞滨治疗 HER2 阳性、曲妥珠单抗耐药、既往接受过紫杉类的晚期乳腺癌:依维莫司 5 mg 每日 1 次,曲妥珠单抗 2 mg/kg 每周 1 次(首次为 4 mg/kg),长春瑞滨 25 mg/m² 每周 1 次,21 天为 1 周期。③ 依维莫司＋依西美坦治疗性激素受体阳性 HER2 阴性的晚期乳腺癌:依西美坦 25 mg 每日 1 次,依维莫司 10 mg 每日 1 次,直至疾病进展或毒性不能耐受。

3. 小分子靶向治疗的不良反应及禁忌证

小分子靶向药物毒性多为 1～2 度,严重不良反应低于 10%,耐受性较好。部分药物具有独特的不良反应以及特殊的配伍禁忌,现将这些不良反应和禁忌小结如下:

3.1　皮肤毒性

皮疹是最常见不良反应,多见于 EGFR 酪氨酸激酶抑制剂如阿法替尼、埃克替尼、吉非替尼、厄洛替尼等。发生率>20%,表现为痤疮样皮炎、皮肤干燥、瘙痒,少数可发生大疱和剥脱性皮炎。

手足综合征是一类特殊的皮肤毒性,表现为手掌-足底感觉迟钝及肢端红斑,可伴有麻木、感觉异常、刺感、疼痛感、皮肤肿胀、脱屑、皲裂、硬结样水泡等,常见于索拉非尼、阿西替尼。出现手足综合征时应加强皮肤护理,保持皮肤清洁,避免急发感染;避免压力或摩擦;使用润肤霜或润滑剂;必要时局部使用抗真菌药或抗生素治疗。

3.2　消化道毒性

腹泻是最常见的消化道不良反应,表现为便次增多、水样泻。一般为轻中度,予对症处理。其他消化道毒性包括黏膜炎、口腔炎、食欲减退、味觉减退、恶心呕吐等。消化道梗阻、穿孔、溃疡等严重不良反应少见。

3.3　间质性肺病

常见于 EGFR 酪氨酸激酶抑制剂如阿法替尼、吉非替尼、厄洛替尼等。低于 1% 的使用者可能发生严重的间质性肺病,包括肺炎、间质性肺炎、闭塞性细支气管炎、肺纤维化、急性呼吸窘迫综合征等。若患者出现急性呼吸困难,伴有咳嗽、低热、呼吸道不适及动脉氧下降,应停用药物。

3.4　血液学毒性

表现为白细胞下降、中性粒细胞下降、血红蛋白下降、血小板下降。尼洛替尼发生血小板减少的风险较高(31%)。伊马替尼出现白细胞、血小板下降者常见,但多为轻度。硼替佐米可能出现严重的血液学毒性。

3.5　出血倾向

主要发生于以 VEGFR 为靶点的药物,如阿帕替尼、索拉非尼等。对合并抗凝治疗的患者应常规检测凝血酶原时间(prothrombin time, PT)、活化部分凝血活酶时间(activated partial thromboplastin time, APTT)和国际标准化比率(international normalized ratio, INR),并注意临床出血迹象,一旦发生自发性出血及时停药。对于重度(3~4 级)出血的患者建议暂停用药;如恢复用药后再次出现重度出血,可下调一个剂量后继续用药,如不良反应持续,建议停药。

对于有活动性出血、肠穿孔、肠梗阻、大手术后 30 天内应禁用阿法替尼。

使用达沙替尼时应注意出血事件的发生,极少数患者可能出现罕见致死性中枢神经系统出血。

3.6　血压升高

常见于阿帕替尼、舒尼替尼、索拉非尼、阿西替尼等,一般为轻到中度,多在服药 2 周左右出现,常规降压药物一般可控,服药期间应监测血压变化,如有需要在专科医师指导下进行降压治疗或调整药物剂量。

3.7　肝毒性

原有血清转氨酶或胆红素显著升高的患者应慎用,当出现 3~4 级肝功能异常应暂时停药直至恢复,若再次出现或出现肝功能衰竭,建议停药。

3.8　心脏毒性

阿法替尼、克唑替尼、尼洛替尼、舒尼替尼慎用于已知有 QT 间期延长的患者、服用抗心律失常药物的患者或有相关基础心脏病、心动过缓和电解质紊乱的患者。达沙替尼、索拉非尼在应用时应注意充血性心力衰竭、左心功能不全及心肌梗死等心脏事件。

拉帕替尼出现 NYHA2 级以上左心室射血分数(left ventricular ejection fraction，LVEF)下降时，必须停用，以免发生心力衰竭。伊马替尼治疗老年或有心脏疾病史的患者时，应检测 LVEF，在治疗过程中有明显心衰症状时应谨慎使用。拉帕替尼可能导致部分患者 QT 间期延长。

3.9 骨骼、肌肉及神经系统毒性

常见的不良反应为肌肉痛、肌肉痉挛、关节痛、骨痛，达沙替尼、硼替佐米服用后可出现眩晕、视物模糊，在驾驶汽车或操作机器时慎用。硼替佐米可能诱发或加重周围神经病变。

3.10 感染

依维莫司可增加感染风险，可能致命。治疗过程中监测体征和症状，及时处理。

3.11 视觉异常

服用克唑替尼的患者可能出现视觉异常，包括闪光、视物模糊、重影等。

3.12 蛋白尿

常见于阿帕替尼、阿西替尼等。用药的最初 2 个月内应定期检查尿常规(如每 2 周 1 次)，此后每 4 周 1 次，发生蛋白尿时及时就医。

3.13 体液潴留

体液潴留包括浆膜腔积液是达沙替尼的主要不良反应。

3.14 肿瘤溶解综合征

应用硼替佐米治疗多发性骨髓瘤或其他血液系统恶性肿瘤时应注意预防肿瘤溶解综合征，予以充分的水化、碱化，检测肾功能。伊马替尼治疗过程中也可能发生肿瘤溶解综合征。

3.15 非特异性不良反应

非特异性不良反应包括乏力、疲劳、虚弱、无力等，多为轻度。如患者出现严重的乏力、疲劳，应排除重要脏器治疗相关性损害，积极进行心理疏导。

3.16 小分子靶向

药物与其他药物相互作用及配伍禁忌如下：

1)阿法替尼、拉帕替尼：P-糖蛋白(p-glycoprotein，P-gp)抑制剂可能增加药物血药浓度。

2)阿帕替尼、达沙替尼、吉非替尼、克唑替尼、拉帕替尼、尼洛替尼、硼替佐米、舒尼替尼、阿西替尼、伊马替尼、依维莫司：与 CYP3A4 的强抑制剂(伊曲康唑、克拉霉素、伏立康唑、泰利霉素、沙奎那韦、利托那韦等)同用时，可能会增加药物的血浆浓度；与 CYP3A4 的强诱导剂(地塞米松、苯妥英、卡马西平、利福平、苯巴比妥、利福喷汀等)同用时，可能降低药物的血浆浓度。服药期间避免食用西柚或西柚汁。

3)吉非替尼：升高胃 pH 的药物可以降低吉非替尼的 AUC，不建议与此类药物合用。

4)尼洛替尼：进食会增加尼洛替尼的生物利用度，建议在给药前 2 小时和给药后 1 小时避免进食。

5)舒尼替尼：与多西他赛联用时，两者的联合抗增殖作用与给药顺序有关。先用多西他赛后用舒尼替尼表现为明显的协同效应，反之或同时用药则产生拮抗作用。

4. 小分子靶向治疗的临床收益评估

评估肿瘤治疗效果的主要目的在于评价患者是否从抗癌治疗中获益，以确定治疗或临床研

究是否继续进行。因此,建立统一的疗效评价指标和标准,将有助于比较不同治疗方案的效果,优选治疗方法。严格地说,只有肿瘤完全缓解及长期无病生存才是肿瘤疗效评价的理想终点指标。临床应用的主要终点指标有:总生存时间(overall survival,OS)、无病生存时间(disease free survival,DFS)和无复发生存时间(relapse-free survival,RFS)。然而,由于评价某种肿瘤的终点结果需要相当长的观察时间,因此临床肿瘤治疗及临床试验疗效的判断需要选择除痊愈和死亡两种极端结果之外的中间指标,包括客观缓解率(objective response rate,ORR)、完全缓解率(complete remission rate,CRR)、很好部分缓解率(very good partial remission,VGPR)、疾病进展时间(time to progression,TTP)、疾病无进展生存(progression-free survival,PFS)、疾病控制率(disease control rate,DCR)等。客观缓解率的评价依据公认的实体瘤疗效评价标准(response evaluation criteria in solid tumors,RECIST)或世界卫生组织(world health organization,WHO)实体瘤治疗疗效评价指标及标准。

然而,分子靶向治疗的作用机制及临床疗效获益表现具有不同于细胞毒类化疗药物的某些特点。主要表现为:① 完全缓解率较低;② 疾病稳定率相对较高;③ 客观疗效及不良反应的个体差异明显;④ 显效较慢,评价客观有效率一般需要在用药1~3个月后;⑤ 常规测量肿瘤大小的检测方法不能满足客观疗效评估。靶向治疗后,有效的影像学变化可能表现为肿瘤密度变化或坏死,PET-CT的功能和结构显像优于单纯的CT或MRI扫描评价;⑥ 不良反应的发生频率和严重程度均明显低于细胞毒类药物化疗;⑦ 可能在未获得肿瘤客观缓解和无明显不良反应的情况下延长患者的总生存期,或延缓疾病进展时间。因此,完全套用传统的RECIST或WHO评价体系用于评价分子靶向治疗疗效,值得思考和商榷。以下简要介绍目前临床应用的新的主、客观评估手段,以期与传统手段综合运用,全面和客观地评价患者对靶向治疗的临床收益。

4.1 客观临床获益指标

1) 动态增强磁共振成像(dynamic enhanced magnetic resonance imaging,DCE-MRI):肿瘤血管失调性生成与患者生存期密切相关。索拉非尼等分子靶向治疗药物主要是通过抑制肿瘤血管生成而达到控制肿瘤生长的作用。因此,如果能评价索拉非尼等药物的近期疗效,就可能预测治疗获益结果。采用动态增强磁共振成像(DCE-MRI)及灌注功能参数图像技术,可以评估肿瘤血管生成情况,反映肿瘤血流量和血管通透性。DCE-MRI扫描示 Ktrans 值降低,说明瘤体供血、血管内皮细胞表面积及血管渗透性的下降。肿瘤强化范围越小,其强化值下降越大,血管萎缩越明显,肿瘤缓解的疗效越好。

2) 正电子发射计算机断层显像(positron emission computed tomography-computed tomography,PET-CT)评价疗效:PET与CT完美融为一体,由PET提供病灶详尽的功能与代谢等分子信息,而CT提供病灶的精确解剖定位,一次显像可获得肿瘤形态和功能信息,提高了对恶性肿瘤诊断的特异性和准确性。有学者提出GIST接受伊马替尼治疗,按RESIST标准评估不同疗效组的TTP差异无统计学意义,而采用PET-CT评价疗效(SUV≤2.5),其TTP差异有统计学意义。

3) 耐药模式细分:2010年美国Jackman等提出了EGFR-TKI获得性耐药的临床定义:EGFR敏感突变的患者服药后取得完全缓解或部分缓解或稳定6个月以上之后再次出现肿瘤进展。但此定义对进展模式未给出完全阐述,因此有研究者在此定义的基础上对耐药模式进行了进一步的分类,根据疾病控制时间、肿瘤负荷及肿瘤相关症状将耐药进展的临床模式分为缓慢进展、快速进展及局部进展。在此临床进展模式指导下,对EGFR-TKI耐药患者予以分类处理:① 对于临床进展模式评估为缓慢进展,特别是无症状缓慢进展的患者,认为仍可从靶向治疗中获益,建议继续使用EGFR-TKI;② 对于临床进展模式评估为快速进展的患者,建议停用EGFR-TKI治疗;③ 对于临床进展模式评估为原发病灶稳定、局部进展的患者,建议继续使用 EGFR-TKI,并针对局部进展联合局部治疗。

4.2 主观临床获益指标

1) 功能状态评分:目前临床常用的是 Karnofsky 评分(卡氏评分),根据患者生活自理能力和活动能力给予 0~100 分的评分,得分越高,健康状况越好。

2) 体力状态评分(performance status):根据患者卧床时间和从事体力活动的能力给予 0~5 分,得分越低行为能力和体力状态越好。

3) 生活质量评分(quality of life,QoL):我国于 1990 年参考国外指标制定了肿瘤患者生活质量评分,从精神状态、睡眠、疼痛、社交能力、自我认知等 12 个方面进行评估。国际通用的 EQ-5D 量表则有两部分构成,第一部分是基于行动、自我照顾、日常活动、痛苦/不适、焦虑/抑郁这 5 个维度进行测量,应答者在每个维度勾选出一个最符合当天自身状况的等级水平;第二部分是直观式健康量表,形如垂直的温度计,最上端刻度为 100,表示"心目中最好的健康状况",反之 0 为最坏状况,患者在"温度计"上标出最切合自己当天健康状况的一点。这两种生活质量评分的方式能比较客观全面地反映患者治疗过程中的生理和心理状态。

4) 特定脏器功能评价量表:如 FKSI-15 量表评估肾脏功能,FACT-L 量表评估肺功能等,对于可能造成靶器官损害的抗癌治疗过程中,可通过这些量表个性化评估患者对治疗的耐受情况。

4.3 客观临床疗效

现依据循证医学,将常用小分子靶向药物临床疗效小结如下(数据大多数主要来自 Ⅲ 期随机对照研究以及个别 Ⅱ 期临床研究):

1) 阿法替尼

治疗 EGFR 突变的晚期非小细胞肺癌

一线治疗:PFS 11.1 个月,ORR 56%。

二线治疗:OS 10.8 个月,PFS 3.3 个月,DCR 66%。

2) 阿帕替尼

治疗晚期胃腺癌

三线治疗:OS 4.83 个月,PFS 3.67 个月,DCR 47%。

3) 阿昔替尼

治疗晚期肾透明细胞癌

二线治疗:PFS 6.8 个月,ORR 19%。

4) 埃克替尼

治疗晚期非小细胞肺癌

单药治疗二线:PFS 4.6 个月,ORR 30.3%。

二线治疗联合培美曲塞序贯埃克替尼:OS 27 个月,DCR 42.1%。

二线治疗联合 GP 序贯埃克替尼:DCR 45%。

5) 达沙替尼

(1) 治疗加速期慢性髓性白血病

二线治疗:ORR 81%,主要血液学缓解率 62%,完全血液学缓解率 39%,主要遗传学缓解率 33%,完全遗传学缓解率 24%。

(2) 治疗慢性期慢性髓性白血病

一线治疗:完全细胞遗传学缓解率83%。

(3)治疗费城染色体阳性的急性淋巴细胞性白血病

二线治疗:OS 9.1个月,PFS 3.0个月,血液学缓解率32%。

6)厄洛替尼

(1)治疗EGFR突变的晚期NSCLC

单药一线治疗:OS 27个月,PFS 13.7个月,ORR 83%。

一线治疗联合GP方案与厄洛替尼交替:未加选择的NSCLC患者OS 18.3个月,PFS 7.6个月;EGFR突变者OS 31.4个月,PFS 16.8个月。

一线化疗后维持治疗:PFS 23.4周,ORR 24%。

二线治疗(EGFR未检测):OS 6.7个月,PFS 2.2个月,ORR 8.9%。

(2)治疗局部晚期或转移性胰腺癌

吉西他滨+厄洛替尼:OS 6.24个月,PF 3.75个月,ORR 8.6%。

吉西他滨+厄洛替尼+贝伐单抗:OS 7.1个月,PFS 4.6个月,ORR 13.5%。

治疗转移性胆管癌

吉西他滨+奥沙利铂+厄洛替尼:OS 9.5个月,PFS 5.8个月。

7)吉非替尼

治疗EGFR突变的晚期NSCLC

单药一线治疗:OS 30.5个月,PFS 10.8个月,DCR 71.2%。

一线治疗联合铂类两药方案序贯吉非替尼。

一线化疗后维持:未选择患者:OS 18.7个月,PFS 4.8个月,ORR 24%;EGFR突变患者:PFS 16.6个月。

二线治疗(EGFR未检测):OS 7.6个月,PFS 2.2个月,ORR 9.1%。

8)克唑替尼

治疗ALK重排的晚期NSCLC

二线治疗:PFS 7.7个月,ORR 65%。

治疗ROS 1重排的晚期NSCLC

PFS 19.2个月,ORR 72%。

9)拉帕替尼

治疗HER-2过表达晚期或转移性乳腺癌

一线治疗:拉帕替尼+紫杉醇:OS 27.8个月,PFS 9.7个月,ORR 69%。

一线治疗或新辅助治疗:拉帕替尼+曲妥珠单抗+紫杉醇:PCR 51.3%,ORR 75%,获PCR者,3年无时间生存率、3年OS均显著改善。

一线治疗(绝经后雌孕激素受体)-拉帕替尼+来曲唑:PFS 8.2个月,临床获益率(clinicalbenefit rate,CBR)48%。

单药二线治疗(蒽环和紫杉类治疗后进展,曲妥珠单抗治疗后进展):ORR 19%,TTP 13.0周,OS 58.3周。

二线治疗(蒽环、紫杉类、曲妥珠单抗治疗后进展)-拉帕替尼+卡培他滨:OS 15.6个月,TTP 6.2个月,ORR 23.7%。

二线治疗:拉帕替尼+紫杉醇:OS 11个月,PFS 5.4个月,TTP 5.4个月,ORR 27%。

二线治疗:(曲妥珠单抗耐药)-拉帕替尼+曲妥珠单抗:PFS 3个月,OS 51.6周,CBR

24.7%,ORR 10.3%。

10) 尼洛替尼

(1) 治疗费城染色体阳性的慢性髓系白血病慢性期

一线治疗:主要分子缓解率44%,完全细胞遗传学缓解率80%,较伊马替尼组出现更少的进展至加速期或急变期。

(2) 治疗 GIST

二线治疗:OS 332 天,PFS 119 天。

11) 硼替佐米

(1) 治疗复发、难治性骨髓瘤

单药或单药+地塞米松:硼替佐米 1.0 mg/m²1 年、5 年生存率 82%、32%,1.3 mg/m²1 年、5 年生存率 81%、45%,ORR 40%(硼替佐米+地塞米松:ORR 66%)。

一线治疗:硼替佐米+地塞米松+沙利度胺:CR 率 13%,CR+VGPR 74%。

一线治疗(有症状、不适合大剂量治疗者):TTP 24 个月,PR/VGPR 71%,CR 30%,中位缓解持续时间 19.9 个月,生存风险比 0.61。

(2) 治疗高风险复发或耐药性滤泡性淋巴瘤

硼替佐米+利妥昔单抗:1 年 OS 83.1%,PFS 9.5 个月,TTP 10.9 个月,ORR 59%。

12) 舒尼替尼

(1) 治疗转移性肾细胞癌

一线治疗:OS 26.4 个月,PFS 11 个月,ORR 47%。

二线治疗:TTP 8.7 个月,ORR 40%。

(2) 治疗 GIST

二线治疗:PFS 4.8 个月,ORR 4.5%,DCR 71.4%。

13) 索拉非尼

(1) 治疗晚期转移性肾细胞癌

一线治疗:OS 17.8 个月,PFS 5.5 个月,PR 10%。

(2) 治疗晚期肝细胞癌

一线治疗:OS 10.7 个月,中位至症状进展时间 4.1 个月,中位影像学进展时间 5.5 个月。

14) 伊马替尼

(1) 治疗慢性粒细胞白血病慢性期

一线治疗:主要遗传学缓解率 87.1%,完全细胞遗传学缓解率 76.2%。

(2) 治疗 GIST

术后辅助:1 年无复发生存率 98%,口服 12 个月和 36 个月的 5 年无复发生存率为 47.9%、65.6%,5 年 OS 率分别为 92%、81.7%。

一线治疗:PR 53.7%,SD 27.9%,半数以上患者出现持续性客观缓解。

新辅助治疗:R0 切除率 83%,5 年疾病特异性生存/无病生存率 95%/65%,OS 104 个月。

15) 依维莫司

(1) 转移性肾细胞癌

二线或三线治疗(VEGFR 靶向治疗进展):OS 14.8 个月,PFS 4.9 个月。

(2) 晚期神经内分泌肿瘤

二线治疗:依维莫司+长效缓释奥曲肽:PFS 16.7 个月(胰腺神经内分泌肿瘤)、16.4 个月

（中低级别神经内分泌肿瘤）。

（3）晚期乳腺癌

二线治疗：（HER2 阳性、曲妥珠单抗耐药、既往接受过紫杉类）-依维莫司＋曲妥珠单抗＋长春瑞滨：PFS 7.0 个月。

二线治疗：（性激素受体阳性 HER2 阴性）-依维莫司＋依西美坦：PFS 10.6 个月。

第二节 单克隆抗体靶向治疗

1. 单克隆抗体靶向治疗的基本原理及发展史

抗体是在对抗原刺激的免疫应答中，B 淋巴细胞产生的一类糖蛋白。它是能与相应抗原特异的结合、产生各种免疫效应（生理效应）的球蛋白。其分子结构包括 2 条重链与 2 条轻链，重链含有 450～550 个氨基酸，分子量为 50～75 千道尔顿（kilodalton，kDa）；轻链含有 214 个氨基酸，分子量约为 25 kDa。抗体的分子结构见图 6.2。一般抗原以异源蛋白居多，通常情况下免疫系统能够识别抗原上面的多个位点，从而产生多个针对不同位点的抗体来结合抗原，由此产生的抗体集合称之为多克隆抗体。而如果能够纯化出只针对单个位点的抗体，我们就得到了针对某个特定蛋白结构的抗体，称之为单克隆抗体（monoclonal antibody，MoAb）简称单抗。

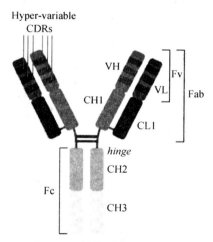

图 6.2 抗体的结构示意图

由于单一的 B 淋巴细胞克隆是比较活跃的细胞，由于其自身活跃的基因表达状态和容易凋亡的特性，因此单独获得 B 淋巴细胞以后也很难大批量地获取单抗。1975 年英国科学家 Kohler 和 Milstein 发明的"单克隆杂交瘤技术"解决了这个难题：他们将 B 细胞克隆和骨髓瘤细胞进行细胞融合，如此形成的杂交细胞具有肿瘤细胞永生的性质而大大延长了 B 细胞表达单克隆抗体的能力，使得单克隆抗体的运用成为可能，并在 1984 年获得诺贝尔医学和生理学奖。

在细胞体外培养技术未成熟前，科研人员将融合细胞注入小鼠体内产生肿瘤，进而产生大量腹水，单抗主要集中在腹水中，人们收集小鼠的腹水，然后提纯得到单抗。但是该方法无法进行大规模的生产。随着细胞体外培养技术的成熟，我们可以将融合细胞在培养基中大规模的培养获取单抗，这也为单抗药物的诞生创造了有利条件（图 6.3）。

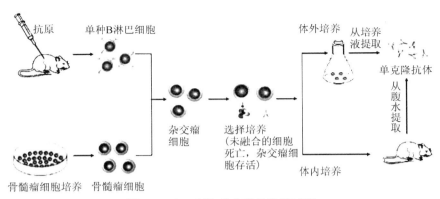

图 6.3　人工制备单克隆抗体的过程

1.1　单克隆抗体的结构分类

在早期,单抗为鼠源性的,对于人体其本身也是一种异源蛋白。因此当鼠源单抗注射到人体内以后人体免疫系统会将其视为异源蛋白产生相应抗体将其清除,这必将影响单抗在人体内的功效,甚至会引起强烈的不良反应导致严重的后果。随着基因工程技术的迅速发展,治疗性单抗从早期 100% 的鼠源单抗,到嵌合抗体,到人源化抗体(Humanized Mab),到近年的全人源性抗体,逐步消除了异源性抗体的免疫原性问题,在保持对抗原高亲和力的同时改善了抗体的药代动力学(图 6.4)。

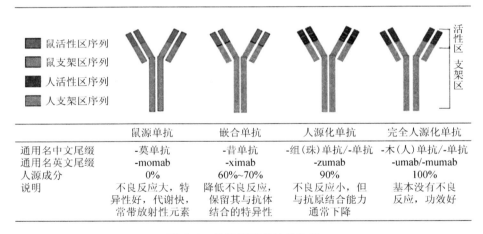

	鼠源单抗	嵌合单抗	人源化单抗	完全人源化单抗
通用名中文尾缀	-莫单抗	-昔单抗	-组(珠)单抗/-单抗	-木(人)单抗/-单抗
通用名英文尾缀	-momab	-ximab	-zumab	-umab/-mumab
人源成分	0%	60%~70%	90%	100%
说明	不良反应大,特异性好,代谢快,常带放射性元素	降低不良反应,保留其与抗体结合的特异性	不良反应小,但与抗原结合能力通常下降	基本没有不良反应,功效好

图 6.4　各种类型单抗的比较

目前的单抗产品主要可以分为以下四类:鼠源化抗体、嵌合型抗体、人源化抗体以及完全人源化抗体。

1) 鼠源化抗体:顾名思义就是完全分泌自小鼠细胞的抗体,其与人体的兼容性最差,容易引起较强的免疫反应,目前已经较少使用。

2) 嵌合型抗体:是把鼠源抗体的活性区域嵌合到人源抗体的稳定区域中,这样鼠源活性区域仍能够发挥活性,识别目标蛋白。而新抗体 70% 以上的区域均为人源抗体的稳定区域,这可以大大降低抗体的异源性,使得嵌合抗体的效价更高。此外,嵌合抗体结合目标抗原后,其人源保守区域能够被免疫系统识别,以达到通过人体免疫来清除抗原的效果。嵌合抗体成功的例子:Rituxan(Idec pharmaceutical/Genentech)的小鼠抗 CD20 抗体,含人 IgG1 恒定区,用于治疗 B 细胞淋巴瘤。

　　3）人源化抗体：是将鼠源抗体基因中的活性片段转接到人源抗体的基因表达框中，这使得表达出来的抗体人源化区域的比例更高，能达到90%左右，有利于进一步提高单抗在人体内的活性。人源化抗体成功的例子：曲妥珠单抗（Trantuzumab）抗 HER2/neu 抗体，用于治疗乳腺癌。是人表皮生长因子的受体-2（Her-2）重组 DNA 衍生的人源化抗体，95%的人源和5%的鼠源。

　　4）完全人源化抗体：是将小鼠体内的目标抗体基因敲除，然后用对应的人源抗体基因代替，这样产生的抗体与人体内产生的抗体几乎完全一样，效价能够达到最高。

　　人源化抗体和完全人源化抗体由于兼容性好、效价高，代表了未来单抗产品的发展趋势。目前处于研发阶段的单抗产品主要为人源化抗体。通过通用名的后缀，我们就可以辨认出产品是属于哪种结构的抗体。

　　目前已上市的抗肿瘤单抗药物共20种。上市的抗体药物大多为 IgG1 亚型，其与自然杀伤细胞、巨噬细胞和中性粒细胞表面的 Fcγ 受体亲和力最强。两者结合后，通过抗体依赖的细胞毒作用（antibody-dependent cellular cytotoxicity，ADCC）或抗体依赖的吞噬作用（antibody-dependent phagocytosis，ADP）杀伤靶细胞。在某些情况下 Fcγ 受体介导的相关反应对于药物疗效很重要，通过修饰或突变 Fc 段的特异性残基可降低或增加 Fc 与 Fcγ 受体的亲和力，从而削弱或增强 ADCC 作用，也可改变抗体半衰期。

1.2　单克隆抗体的功能分类

　　根据单克隆抗体作用的靶点不同，目前单克隆抗体分为五种类型：

　　1）靶向 CD20 的抗肿瘤抗体药物

　　CD20 为 B 淋巴细胞表面特有的分化抗原，表达于90%以上的 B 细胞淋巴瘤和正常 B 淋巴细胞；并且 CD20 分子不易脱落，与抗体结合后不内化，因此成为治疗 B 细胞淋巴瘤的理想靶点。以 CD20 为靶点已上市及临床在研的单抗药物约有30余种，其中抗 CD20 单克隆抗体（利妥昔单抗，Rituximab）是治疗 B 细胞淋巴瘤的一线用药，其余药物60%为其仿制药物。利妥昔单抗为嵌合抗体，人源化程度低，易产生免疫原性，且其有效性依赖于细胞表面 CD20 的丰度，针对这些不足，人们通过开发 CD20 新表位、人源化改造和糖基化改造研制出多种新型抗体。Ofatumumab 是 Ⅱ 型全人源抗 CD20 单抗药物，较利妥昔单抗具有较强的 ADCC 作用、较低的免疫原性、较好的耐受性，但继发感染的风险较大。Obinutuzumab 是糖基化修饰的 Ⅱ 型人源化抗 CD20 单抗药物，通过修饰 Fc 段增强对 Fcγ 受体的亲和力，ADCC 作用和直接细胞毒作用较利妥昔单抗更强，对非霍奇金淋巴瘤的总体有效率及耐受性均更强。除此之外，放射性标记的 Ibritumomabtiuxetan 与 Tositumomab 已上市，Ocrelizumab、Ocaratuzumab、Veltuzumab 等均处于临床Ⅱ、Ⅲ期研发阶段。

　　2）靶向 EGFR 家族的抗肿瘤抗体药物

　　EGFR 家族包括 HER1（EGFR）、HER2、HER3 及 HER4 四个成员，它们同属于跨膜酪氨酸激酶受体，在结构和功能上具有高度同源性。EGFR 家族在多种实体瘤（如非小细胞肺癌、乳腺癌、宫颈癌、胃癌等）中过表达和（或）突变，导致肿瘤细胞生长失控和恶性程度增高，且与肿瘤的侵袭和转移等相关。EGFR 家族通过与配体结合，产生二聚化和自身磷酸化，从而被活化，进一步激活下游信号通路。EGFR 和 HER2 与肿瘤的发生发展关系密切，临床试验证明靶向 EGFR 和 HER2 的抗体药物是癌症治疗史上的重大进步。

　　（1）靶向 EGFR 的抗肿瘤抗体药物

　　以 EGFR 为靶点的单抗药物已上市的有西妥昔单抗（Cetuximab）和帕尼单抗（Panitumumab），它们都用于治疗转移性结肠癌，通过阻断 EGFR 信号通路发挥作用。西妥昔单抗与伊立替康联用治疗伊立替康耐药的转移性直肠癌效果显著；帕尼单抗是高亲和力全人源抗体药物，相对于嵌合型的西妥昔单抗免疫原性较低,由于是 IgG2 型抗体,ADCC 效应较弱。帕尼单抗联合 FOLFOX4 治疗转移性结直肠癌 PFS 比 FOLFOX4 单独治疗提高了 1.6 个月。尼妥珠单抗(Nimotuzumab)是我国正式上市的第一个人源化单克隆抗体药物,在头颈部肿瘤和神经胶质瘤临床研究中发现其联合放疗可显著提高疗效。

(2) 靶向 HER2 的抗肿瘤抗体药物

在 HER2 信号通路中,HER3 发挥重要作用。HER3 结合上调调蛋白等配体可以激活 HER2 激酶活性,HER2 激酶将 HER3 胞内结构域磷酸化,从而启动下游信号通路。以 HER2 为靶点的上市及临床在研究的单抗药物约有 20 个,其中 70% 是曲妥珠单抗(Trastuzumab)及其仿制药。含曲妥珠单抗的化疗方案是目前 HER2 阳性可手术乳腺癌的标准治疗方案。曲妥珠单抗与 HER2 的胞外结构域 IV 结合,阻断 HER2 相关信号通路。帕妥珠单抗(Pertuzumab)靶向 HER2 胞外结构域 II,阻断异二聚体的形成,从而阻断 HER2 信号转导通路。帕妥珠单抗较曲妥珠单抗有更好的安全性和耐受性,由于两株抗体作用的表位不同,联合用药表现出较好的协同性,治疗有效率显著提高,患者预后明显改善。

3) 靶向 VEGF/VEGFR 的抗肿瘤抗体药物

血管生成是肿瘤发生发展的必要条件,抗血管生成是肿瘤治疗的一种策略。VEGF 是很强的促血管生成因子,VEGF 与其特异性受体 VEGFR 结合,可促进血管内皮细胞增殖、分化、成熟,抑制血管生成使得肿瘤生长及转移的可能性降低。因此 VEGF 及其受体 VEGFR 成为抗肿瘤药物研发的热门靶点。

以 VEGF 为靶点的抗肿瘤单抗药物主要是贝伐单抗(Bevacizumab)及其仿制药。贝伐单抗是 FDA 批准上市的第一个抑制肿瘤血管生成的单抗,已被批准用于多种实体瘤。作为 VEGF 的受体,VEGFR 的数量有限且易被饱和,因此一些学者认为抑制 VEGFR 比阻断 VEGF 能更有效地抑制 VEGF 信号传导途径。Ramucirumab 是 VEGFR2 靶向抗体药物,2014 年被 FDA 批准用于治疗晚期胃癌或食管胃交界腺癌。目前临床在研的 VEGF/VEGFR 信号通路单抗大都以 VEGFR 为靶点,主要有 Icrucumab 和 ESBA-1008 等。

4) 抗体偶联药物

抗体偶联药物(antibody-drug conjugates,ADCs)用于肿瘤治疗的研究始于 20 世纪 80 年代。将抗体与细胞毒药物偶联,通过抗体将药物直接输送到肿瘤细胞,而不伤害正常组织细胞,靶向治疗的同时降低了不良反应,而且能很好的应对耐药问题。研究表明,ADCs 单用对化疗不敏感的肿瘤有较高的客观反应率,因此它将成为肿瘤治疗抗体药物的重要发展方向。吉妥珠单抗(Gemtuzumab,Mylotarg,奥佐米星)是第一个上市 ADC 药物,靶点为 CD33,用于治疗急性髓系白血病。由于该药应用的化学裂解链接不稳定,在血液循环中提前断裂释放出小分子药物,造成明显的不良反应,2010 已退市。目前以 CD33 为靶点的 ADCs 还有 HUM195、AVE9633、SGN-CD33A 等。

2011 年,FDA 批准了另一个 ADC 药物 Adcetris(brentuximabvedotin,SGN-35)治疗难治性霍奇金淋巴瘤和系统性间变性大细胞淋巴瘤。该药由 CD30 特异性抗体 brentuximab 与微管聚合抑制剂(monomethylauristatin E,MMAE)联接而成。CD30 抗原在恶性肿瘤细胞上过表达,SGN-35 被 CD30 阳性的巴瘤细胞内吞后,抗体特定部位被溶酶体组织蛋白酶 B 消化,释放 MMAE 而启动细胞凋亡。SGN35 对于复发性霍奇金淋巴瘤和间变性大细胞淋巴瘤具有很高的缓解率,完全响应率分别为 32% 和 57%。

2013 年 Kadcyla(ado-trastuzumab emtansine,T-DM1)上市后,ADCs 便成为抗肿瘤药物领域的研究热点。T-DM1 用于治疗 HER2 阳性转移性乳腺癌,由曲妥珠单抗和美登素衍生物 DM1

偶联而成,曲妥珠单抗靶向 HER2 已成功用于乳腺癌的治疗,DM1 能与微管蛋白结合防止微管形成,引起细胞周期阻滞和细胞凋亡。研究显示 T-DM1 具有较好的整体疗效和药代动力学特性,并且耐受良好。T-DM1 和 SGN-35 的成功应用,促使针对各种实体瘤和血液癌症的 ADCs 药物得到了快速发展。目前进入临床研究的 ADCs 药物已超过 30 个,其中 15%用于肿瘤治疗,主要靶向 CD19、CD22、CD56、CD70、EGFR 等靶点。

5)靶向共刺激/抑制分子的抗肿瘤抗体药物

肿瘤细胞通过多种机制逃避免疫系统的监控,细胞毒性 T 淋巴细胞抗原 4(cytotoxic T lymphocyte-associated antigen-4,CTLA-4)是 T 细胞表面的负调控因子,通过与抗原呈递细胞表面的 CD80/CD86 复合物结合来启动免疫抑制信号。抗 CTLA4 单抗易普单抗(Ipilimumab)能够阻断 CTLA4 介导的共抑制信号通路,促进 T 细胞的活化增殖,诱导细胞毒性 T 淋巴细胞识别、杀死癌细胞。临床研究显示易普单抗显著提高了晚期黑色素瘤患者的总生存期。

易普单抗的成功不仅是黑色素瘤的治疗中的重大进步,而且证实了阻断免疫检验点的免疫疗法具有可行性。程序性死亡因子 1(programmed death-1,PD-1)是另一个 T 细胞负调控因子,与 CTLA-4 不同的是 PD-1 直接与肿瘤细胞相互作用,其抑制剂作用更强,毒性更低。目前已上市的抗 PD1 单抗有 Nivolumab 和 Pembrolizumab,均主要用于黑色素瘤的治疗。另外罗氏的 MPDL3280A 和阿斯利康的 MEDI4736 两个抗 PDL1 单抗也进入了 Ⅲ 期临床研究,用于治疗晚期恶性黑色素瘤及其他实体瘤。两者在早期临床研究中均已取得积极数据。

2. 单克隆抗体靶向治疗的适应证及临床应用

下表总结了目前已上市的小分子靶向治疗药物及其作用靶点。

英文名	中文名	抗体类型	靶点	适应证
Rituximab	利妥昔单抗	嵌合型抗体	CD20	非霍奇金淋巴瘤
Trantuzumab	曲妥珠单抗	人源化抗体	ErbB2	乳腺癌
Gemtuzumab	Mylotarg	人源化抗体	CD33	急性复发性髓性白血病(2010 年退市)
Cetuximab	西妥昔单抗	嵌合型抗体	EGFR	结直肠癌、头颈部癌
Bevacizumab	贝伐单抗	人源化抗体	VEGF Mab,rDNA	结直肠癌
Panitumumab	帕尼单抗	全人抗体	EGFR	结直肠癌
Ipilimumab	易普单抗	全人抗体	CTLA4	晚期黑色素瘤
Aflibercept	阿柏西普	Fc 融合蛋白	VEGF	结直肠癌
Pertuzumab	帕妥珠单抗	人源化抗体	HER2 receptor Mab, rDNA/2C4	乳腺癌
Nimotuzumab	尼妥珠单抗	人源化抗体	EGFR	晚期鼻咽癌、头颈癌

现就已在中国上市,临床常用的小分子靶向药物的适应证、临床应用等作简要介绍。

2.1 贝伐单抗(Bevacizumab)

适应证:适用于转移性结直肠癌、非小细胞肺癌、宫颈癌、卵巢癌,还可用于胶质母细胞瘤、肾癌等。

临床应用:

(1)贝伐单抗单药治疗 IL-2 治疗进展后的转移性肾细胞癌:3 mg/kg 或 10 mg/kg,每 2 周 1 次;

（2）贝伐单抗联合用药在结直肠癌、非小细胞肺癌、卵巢癌、宫颈癌等获得肯定疗效。

目前常用的贝伐单抗联合用药方案有：一线治疗转移性结直肠癌（metastatic colorectal cancer，mCRC）：① 贝伐单抗＋5-FU/甲酰四氢叶酸（leucovorin，LV）方案：LV 500 mg/m² 静脉滴注（intravenous drop infusion，IVD），2 小时＋5-FU 500 mg/m²，（LV 给药后）静脉推注（intravenous push，IVP），每周 1 次，用 6 周，8 周为 1 个周期；贝伐单抗 5 mg/kg，每 2 周 1 次。② IFL＋贝伐单抗方案：伊立替康 125 mg/m²，LV 200 mg/m²，5-FU 500 mg/m²，每周 1 次，连用 4 周，6 周为 1 个周期；贝伐单抗 5 mg/kg，每 2 周 1 次。

贝伐单抗＋FOLFOX4/FOLFIRI/FOLFOXIRI 一、二线治疗 mCRC：① 贝伐单抗＋FOLFOX4 方案：奥沙利铂 85 mg/m² 第 1 天；LV 200 mg/m²，第 1、2 天；5-FU 400 mg/m²，IVP 第 1、2 天；5-FU 600 mg/m²，持续静脉注射（continuous intravenous injection，CIV）22 小时，第 1、2 天；2 周为 1 周期，贝伐单抗 5 mg/kg，每 2 周 1 次；② 贝伐单抗＋FOLFIRI 方案：伊立替康 180 mg/m²，第 1 天；LV 400 mg/m²，第 1、2 天；5-FU 400 mg/m²，IVP 第 1、2 天；5-FU 600 mg/m²，CIV 22 小时第 1、2 天；2 周为 1 个周期，贝伐单抗 5 mg/kg，每 2 周 1 次；③ 贝伐单抗＋FOLFOXIRI 方案：伊立替康 165 mg/m²＋奥沙利铂 85 mg/m²，第 1 天；LV 200 mg/m²，第 1 天；5-FU 3 200 mg/m²，CIV 48 小时第 1 天开始，2 周/周期，贝伐单抗 5 mg/kg，每 2 周 1 次（用于治疗 PS 评分低的 mCRC 的一线治疗）。mCRC 跨线治疗：标准一线贝伐单抗联合化疗，停止治疗达到 3 个月以上进展的患者，给予贝伐单抗联合化疗二线治疗。贝伐单抗剂量为 2.5 mg/kg，每周 1 次；或 5 mg/kg，每 2 周 1 次；或 7.5 mg/kg，每 3 周 1 次；① 卡培他滨＋贝伐单抗一线治疗老年 mCRC：卡培他滨 1 000 mg/m²，1 日 2 次，第 1～14 天；21 天为 1 周期，贝伐单抗 7.5 mg/kg，每 3 周 1 次；② XELOX＋贝伐单抗：卡培他滨 1 000 mg/m²，1 日 2 次，第 1～14 天；21 天为 1 个周期，奥沙利铂 130 mg/m²，第 1 天；贝伐单抗 7.5 mg/kg，每 3 周 1 次。

多种标准化疗方案联合贝伐单抗一线治疗复发或转移性乳腺癌，标化方案包括：卡培他滨/紫杉醇/多西紫杉醇/FEC/FAC/AC/EC，贝伐单抗 15 mg/kg，每 3 周 1 次；TC 方案联合贝伐单抗一线治疗无脑转移的肺腺癌：紫杉醇 200 mg/m²，第 1 天＋卡铂 AUC＝6，第 1 天，21 天为 1 个周期，贝伐单抗 15 mg/kg，每 3 周 1 次；

TC 方案联合贝伐单抗一线治疗国际妇、产科联合会（international federation of gynecology and obstetrics，FIGO）高风险Ⅰ期及Ⅱ～Ⅳ期上皮性卵巢癌：紫杉醇 175 mg/m²，第 1 天＋卡铂 AUC＝5 或 6，第 1 天，21 天为 1 个周期，贝伐单抗 7.5 mg/kg，每 3 周 1 次，化疗结束后继续用贝伐单抗维持 12 个周期；

CP 或 TP 方案联合贝伐单抗治疗复发、持续性或转移性宫颈癌：紫杉醇 135～175 mg/m²，第 1 天＋顺铂 50 mg/m²，第 1 天，21 天为 1 个周期，或者拓扑替康 0.75 mg/m²，第 1～3 天＋紫杉醇 175 mg/m²，第 1 天，21 天为 1 个周期，贝伐单抗 15 mg/kg，每 3 周 1 次。

2.2 利妥昔单抗（rituximab）

适应证：主要用于复发或耐药的滤泡性中央型淋巴瘤、未经治疗的 CD20 阳性Ⅲ～Ⅳ期滤泡性非霍奇金淋巴瘤（follicular lymphoma，FL）、CD20 阳性弥漫大 B 细胞性非霍奇金淋巴瘤。此外在慢性淋巴细胞白血病、CD20 阳性的急性淋巴细胞白血病、血小板减少性紫癜等也有一定疗效。

临床应用：

（1）单药方案治疗复发性低级别或 FL：利妥昔单抗 375 mg/m²，每周 1 次，治疗 4 次；复发或耐药的 FL 维持治疗：利妥昔单抗 375 mg/m²，每 3 周 1 次，最多 2 年；FL 一线治疗后维持治疗：利妥昔单抗 375 mg/m²，每 8 周 1 次，持续 2 年。

（2）利妥昔单抗与其他药物联合在弥漫大 B 细胞淋巴瘤、FL、套细胞淋巴瘤、慢性淋巴细胞白血病等恶性肿瘤中获得肯定疗效。

一线治疗弥漫大 B 细胞淋巴瘤（diffuse large B cell lymphoma）：① R-CHOP-21 方案：CTX 750 mg/m²，第 1 天；多柔比星 50 mg/m² 第 1 天；长春新碱 1.4 mg/m² 第 1 天；泼尼松 40 mg/m²，第 1～5 天；21 天为 1 个周期，共 8 周期。利妥昔单抗 375 mg/m²，第 1 天，每 3 周 1 次，给予 8 次。② R-CHOP-14 方案：CTX 750 mg/m²，第 1 天＋多柔比星 50 mg/m²，第 1 天＋长春新碱 2 mg/m²，第 1 天＋泼尼松 100 mg，第 1～5 天，利妥昔单抗 375 mg/m²，第 1 天，14 天为 1 个周期，共 6～8 个周期；③ R-CHOEP-14 方案：CTX 750 mg/m²，第 1 天＋多柔比星 50 mg/m²，第 1 天＋长春新碱 1.4 mg/m²，第 1 天＋依托泊苷 100 mg/m²，第 1～3 天＋泼尼松 100 mg，第 1～5 天，利妥昔单抗 375 mg/m²，第 1 天，14 天为 1 个周期，共 6～8 个周期。

一线治疗惰性淋巴瘤（indolent lymphoma）：苯达莫司汀＋利妥昔单抗方案：苯达莫司汀 90 mg/m²，第 1、2 天，28 天为 1 个周期，利妥昔单抗 375 mg/m²，第 1 天，每周 1 次，最大给予 6 个周期。

一线治疗滤泡性恶性淋巴瘤（FL）：R-CVP 方案 CTX 750 mg/m²，第 1 天＋长春新碱 1.4 mg/m²，第 1 天＋泼尼松 40 mg/m²，第 1～5 天；利妥昔单抗 375 mg/m²，第 1 天；21 天为 1 个周期，最大 8 个周期。

治疗慢性淋巴细胞白血病（chronic lymphocytic leukemia，CLL）：R-FC 方案氟达拉滨 25 mg/m²，第 1～3 天＋CTX 250 mg/m²，第 1～3 天，28 天为 1 个周期，给予 6 个周期；利妥昔单抗 375 mg/m²，第 1 个周期的第 1 天（化疗前 1 天给药），以后 500 mg/m²，每周期第 1 天。

2.3　尼妥珠单抗（nimotuzumab）

适应证：与放疗联合治疗 EGFR 表达阳性的 III/IV 期鼻咽癌。与化疗联合治疗头颈部鳞癌等也有一定疗效。

临床应用：

（1）单药治疗一线治疗失败的局部晚期或转移性胰腺癌：尼妥珠单抗 200 mg 每周 1 次，连用 6 周，以后 200 mg，每 3 周 1 次；

（2）尼妥珠单抗联合化疗和/或放疗在头颈部鳞癌、食管鳞癌等显示一定疗效。

尼妥珠单抗＋放疗用于晚期头颈部鳞癌：尼妥珠单抗 200 mg，每周 1 次，共 6 次，放疗与尼妥珠单抗同步，放疗剂量为 60～66 Gy；

尼妥珠单抗＋放疗用于晚期食管鳞癌：尼妥珠单抗 200 mg，每周 1 次，共 5～6 次，放疗与尼妥珠单抗同步，放疗剂量为 50～70 Gy；

尼妥珠单抗＋放疗或放化疗用于晚期食管鳞癌：尼妥珠单抗 100、200、400 mg，每周 1 次，与放疗或放化疗同步，化疗方案为 5-FU＋DDP 或紫杉醇＋DDP，放疗剂量为 6 100 cGy。

2.3　曲妥珠单抗（trantuzumab）

适应证：主要用于乳腺癌、胃癌。

临床应用：

（1）一线治疗 HER 过表达的转移性乳腺癌：① 每周给药方案：曲妥珠单抗初始负荷 4 mg/kg，第 1 周，静脉输注 90 分钟以上，以后每周 2 mg/kg，若首次输注耐受性好，后续输注可改为 30 分钟。若需要行曲妥珠单抗维持治疗，则维持至疾病进展或毒性不能耐受。

② 3 周给药方案：初始负荷 8 mg/kg，以后 6 mg/kg，每 3 周给药 1 次。初次输注 90 分钟以上，若首次输注耐受性好，后续输注可改为 30 分钟。维持治疗至疾病进展或毒性不能耐受。

（2）曲妥珠单抗联合其他药物在 HER2 阳性乳腺癌、HER2 阳性晚期胃癌或胃食管结合部癌疗效确切。

① AC＋H 治疗 HER2 阳性晚期乳腺癌：多柔比星 60 mg/m²，＋CTX 600 mg/m²，21 天为 1 个周期，曲妥珠单抗初始负荷 4 mg/kg，第 1 周，静脉输注 90 分钟以上，以后每周 2 mg/kg，若首次输注耐受性好，后续输注可改为 30 分钟。若需要行曲妥珠单抗维持治疗，则维持至疾病进展或毒性不能耐受。

② AC-PT 方案用于 HER2 阳性乳腺癌的辅助治疗：多柔比星 60 mg/m²，第 1 天＋CTX 600 mg/m² 第 1 天，21 天为 1 个周期，共 4 个周期，随后，紫杉醇 175 mg/m² 第 1 天，21 天为 1 个周期，共 4 个周期，曲妥珠单抗初始负荷 4 mg/kg，第 1 周，静脉输注 90 分钟以上，以后每周 2 mg/kg，若首次输注耐受性好，后续输注可改为 30 分钟。共给药 52 周；

③ AC-TH 方案用于 HER2 阳性乳腺癌的辅助治疗：多柔比星 60 mg/m²，第 1 天＋CTX 600 mg/m²，第 1 天，21 天为 1 个周期，共 4 个周期，随后，多西他赛 100 mg/m²，第 1 天，21 天为 1 个周期，共 4 个周期，曲妥珠单抗初始负荷 4 mg/kg，第 1 周，静脉输注 90 分钟以上，以后每周 2 mg/kg，若首次输注耐受性好，后续输注可改为 30 分钟，共给药 52 周；

④ TCH 方案用于 HER2 阳性乳腺癌的辅助治疗：多西他赛 75 mg/m²，第 1 天＋卡铂 AUC ＝6，第 1 天，21 天为 1 个周期，共 6 周期，曲妥珠单抗初始负荷 4 mg/kg，第 1 周，静脉输注 90 分钟以上，以后每周 2 mg/kg，若首次输注耐受性好，后续输注可改为 30 分钟，共给药 34 周；

⑤ 长春瑞滨＋曲妥珠单抗一线治疗 HER2 阳性晚期乳腺癌：长春瑞滨 30～35 mg/m²，第 1、8 天，21 天为 1 个周期，曲妥珠单抗初始负荷 4 mg/kg，第 1 周，静脉输注 90 分钟以上，以后每周 2 mg/kg，若首次输注耐受性好，后续输注可改为 30 分钟。若需要行曲妥珠单抗维持治疗，则维持至疾病进展或毒性不能耐受。

⑥ 卡培他滨/5-FU＋顺铂＋曲妥珠单抗一线治疗 HER2 阳性晚期胃癌或胃食管结合部癌：卡培他滨 1 000 mg/m²，1 日 2 次，第 1～14 天＋顺铂 80 mg/m²，第 1 天，21 天为 1 个周期，曲妥珠单抗初始负荷 4 mg/kg，第 1 周，静脉输注 90 分钟以上，以后每周 2 mg/kg，若首次输注耐受性好，后续输注可改为 30 分钟。若需要行曲妥珠单抗维持治疗，则维持至疾病进展或毒性不能耐受。若用 5-FU 替代卡培他滨，剂量为 800 mg/m²，CIV 24 小时，第 1～5 天。

⑦ 阿那曲唑＋曲妥珠单抗用于绝经后 HER2 及 HR 阳性转移性乳腺癌：阿那曲唑 1 mg 每日 1 次，曲妥珠单抗初始负荷 4 mg/kg，第 1 周，静脉输注 90 分钟以上，以后每周 2 mg/kg，若首次输注耐受性好，后续输注可改为 30 分钟。若需要行曲妥珠单抗维持治疗，则维持至疾病进展或毒性不能耐受。⑧ 拉帕替尼＋曲妥珠单抗用于多线后 HER2 阳性的转移性乳腺癌：拉帕替尼 1 000 mg 每日 1 次，曲妥珠单抗初始负荷 4 mg/kg，第 1 周，静脉输注 90 分钟以上，以后每周 2 mg/kg，若首次输注耐受性好，后续输注可改为 30 分钟。若需要行曲妥珠单抗维持治疗，则维持至疾病进展或毒性不能耐受。

2.4 西妥昔单抗

适应证：主要用于 K-ras 野生型晚期结直肠癌（mCRC）的一、二、三线治疗，在头颈部肿瘤、非小细胞肺癌中也有肯定疗效。

临床应用：

（1）单药用于伊立替康难治性、转移性 mCRC 的治疗：西妥昔单抗 400 mg/m²，第 1 天，第 1 周，以后每周 250 mg/m²，直至疾病进展或不能耐受。

（2）西妥昔单抗联合其他药物，特别是伊立替康、奥沙利铂、氟尿嘧啶等，在 mCRC 中疗效肯定，对晚期头颈部鳞癌、复发或转移性鼻咽癌疗效较好，晚期 NSCLC、晚期胃或胃食管结合部腺癌等有适度疗效。

一线治疗 mCRC：

① 伊立替康＋西妥昔单抗治疗方案：伊立替康 125 mg/m²，每周 1 次，连续 4 次，6 周/周期；180 mg/m²，每 2 周 1 次；350 mg/m²，每 3 周 1 次，西妥昔单抗 400 mg/m²，第 1 天，第 1 周，以后每周 250 mg/m²，直至疾病进展或不能耐受。

② FOLFIRI＋西妥昔单抗方案：伊立替康 180 mg/m²，第 1 天＋LV 200 或 400 mg/m²，第 1 天＋5-FU 400 mg/m²，IVP 第 1、2 天＋5-FU 2 400 mg/m²，CIV 46 小时第 1 天，2 周为 1 个周期，西妥昔单抗 400 mg/m²，第 1 天，第 1 周，以后每周 250 mg/m²，直至疾病进展或不能耐受。

③ FOLFOX4＋西妥昔单抗方案：奥沙利铂 85 mg/m²，第 1 天＋LV 200 mg/m²，第 1、2 天＋5-FU 600 mg/m²，CIV 22 小时第 1、2 天，2 周为 1 个周期，西妥昔单抗 400 mg/m²，第 1 天，第 1 周，以后每周 250 mg/m²，直至疾病进展或不能耐受。

④ FLOX＋西妥昔单抗方案：奥沙利铂 85 mg/m²，第 1 天＋5-FU 500 mg/m²，IVP 第 1 天＋LV 60 mg/m²，IVP，第 1、2 天，2 周为 1 个周期，西妥昔单抗 400 mg/m²，第 1 天，第 1 周，以后每周 250 mg/m²，直至疾病进展或不能耐受。

⑤ FOLFOXIRI＋西妥昔单抗方案（用于 PS 评分低的 mCRC）：伊立替康 180 mg/m²＋奥沙利铂 85 mg/m²，第 1 天＋LV 200 mg/m²，第 1 天＋5-FU 400 mg/m²，IVP 第 1 天＋5-FU 2 400 mg/m²，CIV 46 小时第 1 天，2 周为 1 个周期，西妥昔单抗 400 mg/m²，第 1 天，第 1 周，以后每周 250 mg/m²，直至疾病进展或不能耐受。

一线治疗 EGFR 阳性的晚期 NSCLC：

顺铂＋长春瑞滨＋西妥昔单抗顺铂 80 mg/m²，第 1 天＋长春瑞滨 25 mg/m²，第 1、8 天，21 天为 1 个周期，最大给予 6 周期，西妥昔单抗 400 mg/m²，第 1 天，第 1 周，以后每周 250 mg/m²，直至疾病进展或不能耐受。

治疗复发/转移性头颈部鳞癌：

顺铂＋西妥昔单抗顺铂 100 mg/m²，第 1 天，28 天为 1 个周期；西妥昔单抗 400 mg/m²，第 1 天，第 1 周，以后每周 250 mg/m²，直至疾病进展或不能耐受。

3. 单克隆抗体靶向治疗的不良反应及禁忌证

单克隆抗体靶向药物毒性与小分子靶向药物类似，严重不良反应少见，耐受性较好。但由于其抗体类型的特殊性，在输液过程中常常出现轻-重度的过敏或超敏反应，此外由于其多与化疗方案联用，使得不良反应较为复杂。现将常用单抗类药物的不良反应和禁忌小结如下：

3.1 贝伐单抗

最常见的不良反应有高血压、出血、血栓形成、蛋白尿；最严重的不良反应有胃肠道穿孔、伤口并发症、高血压危象、肾病综合征、充血性心力衰竭等。

注意：① 贝伐单抗影响伤口愈合，手术前后需要停药 4～6 周。② 一般不建议用于非小细胞鳞癌患者，发生严重或致命出血的风险较高。③ 与非甾体抗炎药、阿司匹林、华法林等合用可能增加出血风险。④ 与舒尼替尼可能存在相互作用，合用时可能增加微血管溶血性贫血。

3.2 利妥昔单抗

最常见的不良反应有输液相关反应、细菌或病毒感染、白细胞或中性粒细胞减少、血管性水肿、皮肤瘙痒或皮疹；常见的严重不良反应包括速发超敏反应、肺炎、发热性感染、心律失常、心绞痛等。

注意：① 利妥昔单抗对肺可能有损伤，对于发生肺部事件(包括组织缺氧、肺浸润和急性呼吸衰竭)或其他严重输注症状者应密切监测。② 利妥昔单抗可介导良性和恶性 CD20 阳性细胞快速溶解，注意预防肿瘤溶解综合征。③ 可能使乙型肝炎病毒再激活，治疗前建议进行乙肝病毒筛查。④ 对鼠蛋白过敏者、严重活动性感染或免疫应答严重损害者禁用，具有人抗鼠抗体或人抗嵌合抗体效价的患者在使用其他诊断或治疗性单抗时可能发生过敏或超敏反应。

3.3 西妥昔单抗

最常见的不良反应是皮肤反应，当发生严重皮肤毒性时，需要中断治疗，缓解到 2 级才能重新进行治疗，其次为低镁血症、输液反应、转氨酶升高、头痛、结膜炎、腹泻、恶心、呕吐等。

注意：使用西妥昔单抗过程中如发生急性肺部症状或肺部症状加重，应中断用药。如确定为间质性肺病则需要永久停止使用。

3.4 尼妥珠单抗

最常见不良反应为发热，少见痤疮样皮疹、腹泻、结膜炎、血压下降、恶心、头晕等。

注意：建议治疗前行 EGFR 免疫组化检测。

3.5 曲妥珠单抗

最常见的不良反应有输液反应、发热、呼吸困难、皮疹、中性粒细胞减少、黏膜炎等，严重不良反应包括严重输液反应和肺部反应、心力衰竭。

注意：① 曲妥珠单抗会导致亚临床和临床心力衰竭和左心射血分数(left ventricular ejection fraction, LVEF)降低，其发生率和严重程度在联合蒽环类抗生素治疗的患者中最高。当出现充血性心力衰竭、左心室功能明显下降时应停用曲妥珠单抗。② 曲妥珠单抗可能发生致命性输注反应，大多数情况下，症状发生在输注过程中或 24 小时内。对于发生呼吸困难或临床显著的低血压患者，应当立即停药，对患者进行监测直至症状完全消失。③ 与紫杉醇联用时，曲妥珠单抗血药浓度相对基线升高 1.5 倍。5%葡萄糖溶液可使曲妥珠单抗出现凝固，故不用葡萄糖稀释。

4. 单克隆抗体靶向治疗的临床收益评估

单克隆抗体靶向治疗的临床收益评价指标与小分子靶向药物类似，可参照上节内容。现依据循证医学，将常用单克隆抗体靶向药物临床疗效小结如下(数据大多数来自Ⅲ期随机对照研究以及个别Ⅱ期临床研究)：

4.1 单克隆抗体临床应用客观疗效评价

1) 贝伐单抗

(1) mCRC

一线治疗：

5-FU/LV+贝伐单抗：OS 18.3 个月，PFS 8.8 个月，ORR 40.0%。

IFL+贝伐单抗：OS 20.3 个月，PFS 10.6 个月，ORR 44.8%。

mFOLFOX6+贝伐单抗：OS 19.2 个月，PFS 11.5 个月，ORR 41.0%。

FOLFIRI+贝伐单抗：OS 22.0 个月，PFS 8.0 个月，ORR 34.1%。

FOLFOXIRI+贝伐单抗：OS 31.0 个月，PFS 12.1.0 个月，ORR 65.0%。

卡培他滨+贝伐单抗(老年)：OS 18.0 个月，PFS 10.8 个月，ORR 34.0%。

XELOX+贝伐单抗后希罗达+贝伐单抗维持：OS 23.8 个月，PFS 11.0 个月，ORR 66.7%。

二线治疗：

FOLFOX4+贝伐单抗：OS 12.9 个月，PFS 7.3 个月。

FOLFIRI＋贝伐单抗:OS 15.0 个月,PFS 6.0 个月,ORR 24.5%。

（2）晚期或复发 NSCLC

一线治疗：

紫杉醇＋卡铂＋贝伐单抗:OS 12.3 个月,PFS 6.2 个月,ORR 35.0%。

（3）Ⅲ/Ⅳ期卵巢癌

一线治疗:紫杉醇＋卡铂＋贝伐单抗:PFS 19.1 个月。

（4）转移性乳腺癌

一线治疗：

多种标准方案＋贝伐单抗:PFS 8～9 个月。

紫杉醇＋贝伐单抗:OS 26.7 个月,PFS 11.8 个月,ORR 36.9%。

二线治疗：

多种标准方案＋贝伐单抗:PFS 7.2 个月,DCR 39.5%。

（5）胃癌

一线治疗：

顺铂＋卡培他滨＋贝伐单抗:OS 12.1 个月,PFS 6.7 个月。

2）利妥昔单抗

（1）弥漫大 B 细胞淋巴瘤

一线治疗：

R-CHOP-21(老年):CR 76%,无事件生存(event-free survival, EFS)和 OS 高于 CHOP 方案。

R-CHOP-14(老年):6 周期 R-CHOP-14 EFS 66.5%,3 年生存率 78.1%;8 周期 R-CHOP-14 EFS 63.1%,3 年生存率 72.5%。

R-CHOEP-14(年轻、高风险):4 年 OS 75%,4 年 PFS 70%。

（2）惰性淋巴瘤/套细胞淋巴瘤

一线治疗：

苯达莫司汀＋利妥昔单抗:PFS 69.5 个月。

（3）晚期 FL

一线治疗：

R-CVP:ORR 81%,CR 41%,TTP 32 个月。

（4）慢性淋巴细胞白血病(CLL)

二线治疗：

R-FC:PFS 30.6 个月,ORR 69.9%,缓解持续时间 39.6 个月。

3）尼妥珠单抗

（1）局部晚期或转移性胰腺癌

二线治疗：

单药:TTP 6.7 周,1 年 PFS 10.3%,OS 18.1 周。

（2）Ⅱ～Ⅳ期(仅锁骨上淋巴结转移)不可手术食管鳞癌

尼妥珠单抗＋放疗:OS 14 个月,2 年、3 年 OS 率分别为 33.3%、26.2%;中位 PFS 10 个月,2 年、3 年 PFS 率分别为 24.5%、22.1%。EGFR(＋＋＋)组的 OS 15 个月。

（3）晚期头颈部鳞癌

尼妥珠单抗＋顺铂＋放疗:6 个月 OS 率 100%,5 年 OS 率 57%。

4) 曲妥珠单抗

(1) HER2 阳性乳腺癌

辅助治疗：

AC-PT：较 AC-P 方案死亡风险减少 33.0%，5 年 DFS 84.4%。

AC-TH：5 年 DFS 84%，估计 OS 率 92%。

TCH：5 年 DFS 81%，估计 OS 率 91%。

一线治疗：

紫杉醇＋卡铂＋曲妥珠单抗：PFS 10.7 个月，ORR 52.0%。

AC 方案＋曲妥珠单抗：TTP 7.4 个月，ORR 50.0%。

TH 方案：TTP 11.1 个月，OS 37.1 个月，ORR72.0%。

TCH 方案：TTP 10.4 个月，OS 37.4 个月，ORR72.0%。

长春瑞滨＋曲妥珠单抗：PFS 9.9 个月，OS 23.7 个月，TTP 5.6 个月。

阿那曲唑＋曲妥珠单抗(绝经后性激素受体阳性)：PFS 4.8 个月，TTP 4.8 个月，OS 28.5 个月，CBR 42.7%。

(2) HER2 阳性晚期胃癌或胃食管结合部癌

一线治疗：

卡培他滨/5-FU＋顺铂＋曲妥珠单抗：OS 13.8 个月，PFS 6.2 个月。

5) 西妥昔单抗

(1) K-ras 野生型 mCRC

一线治疗：

FOLFIRI＋西妥昔单抗：OS 23.5 个月，PFS 9.9 个月，ORR 57.3%。

FOLFOX＋西妥昔单抗：OS 22.8 个月，PFS 8.3 个月，ORR 57.3%。

FOLFOXIRI＋西妥昔单抗：OS 24.7 个月，PFS 9.5 个月，ORR 80.9%。

二线治疗：

伊立替康＋西妥昔单抗：OS 18.5 个月，PFS 7.1 个月。

(2) EGFR 阳性的晚期 NSCLC

一线治疗：

顺铂＋长春瑞滨＋西妥昔单抗：OS 15.0 个月，PFS 5.4 个月，DCR 44.8%。

(3) 复发/转移性头颈部鳞癌

一线治疗：

顺铂＋西妥昔单抗：OS 9.2 个月，PFS 4.2 个月，ORR 26.0%。

4.2 免疫治疗

随着单克隆抗体在肿瘤免疫治疗中崭露头角，研究者观察到很多接受靶向于免疫检查点的单抗治疗的患者，在治疗初期肿瘤体积增大，随后出现显著的退缩，这对传统的 WHO 或 RECIST 评价体系提出了严峻的挑战。免疫治疗与细胞毒性化疗和靶向肿瘤信号通路的药物在作用机制上有本质的区别，前者抗肿瘤效应先涉及一种免疫反应动力学的建立，然后才有患者肿瘤负荷和生存期的变化。因此，对于免疫治疗需要采用新的方法和标准。

1) 免疫应答评价标准(immune-related response criteria，irRC)

2009 年国际免疫治疗协会正式提出了新的免疫相关疗效标准，即 irRC。irRC 采用所有病灶垂直径总和(the sum of the perpendiculardiameters，SPD)评价肿瘤大小，与 WHO 标准对每个病灶分别评价不同,irRC 以所有可测量的指标病灶总的肿瘤负荷进行比较,肿瘤负荷定义为所有病灶 SPD 之和,包括新病灶的 SPD。这样,进行评价时必需测量新病灶的大小,而 WHO 标准定义为 PD 时可以不测量 irRC。2010 年,irRC 已被上述专家建议作为改良终点之一,并纳入肿瘤免疫临床试验的研究。

2)非特异性免疫反应检测

非特异性免疫反应主要是对淋巴细胞亚群和细胞因子进行检测。肿瘤患者外周血中 T 淋巴细胞亚群特征是 $CD3^+$ 细胞、$CD4^+$ 细胞明显减少,而 $CD8^+$ 细胞明显增加,$CD4^+ / CD8^+$ 比值显著降低,说明肿瘤患者的细胞免疫功能处于抑制状态,患者对识别和杀伤突变细胞的能力下降,引起了肿瘤的生长转移。在一项脑胶质瘤的免疫治疗研究中,发现免疫治疗后,外周淋巴细胞分泌的 IFN-γ 水平显著升高,并且在免疫应答(IFN-γ 水平升高 1.5 倍以上)的患者中,其对数值与患者的生存期呈正相关,说明细胞因子的检测对免疫功能的评价有一定的意义。在恶性胶质瘤浸润的 T 淋巴细胞中 $FoxP3^+$ 调节性 T 细胞的比例与肿瘤的复发和预后差有关。

3)特异性免疫反应检测

特异性免疫反应检测主要是检查患者治疗后是否激发了抗原特异性的 T 细胞,检测方法主要包括:以迟发型超敏反应法检测治疗后患者体内是否存在抗原特异性 T 细胞;酶联免疫斑点法、MHC-肽复合物四聚体法和细胞内细胞因子染色法检测特异性 T 细胞数量或比例;此外,还可通过检测外周血淋巴细胞的体外杀伤活性了解抗原特异性 T 细胞的功能。

目前,对于分子靶向治疗尤其是免疫治疗的疗效评估体系还存在着很大的争议。2007 年,美国 PDA 颁布了关于肿瘤疫苗的指导原则(草案),2011 年 11 月,FDA 公布了正式的指导原则"Guidance for industry-clinical considerations for therapeutic cancer vaccines"。欧洲药品管理局(EMA)也在考虑出台关于肿瘤免疫治疗的相关指南。在 FDA 的指导原则中,对早期临床试验和Ⅲ期临床试验需要关注的问题提出了众多建议,其中包括免疫功能监测、生物标志分子、终点评价指标、统计学考虑、延迟效应等,这些都值得进一步探索和研究,以期在现有技术条件下,客观评判患者的治疗效果,使患者尽可能多地获益。

第七章
肿瘤的细胞免疫治疗

第一节　细胞免疫治疗的基本原理及发展史

1. 机体抗肿瘤细胞免疫效应机制

机体可通过细胞免疫和体液免疫发挥抗肿瘤作用。细胞免疫是抗肿瘤免疫的主要方式。抗肿瘤机制中起作用的主要效应细胞包括 T 细胞、自然杀伤细胞(nature killer, NK)、巨噬细胞及树突状细胞(dendritic cell, DC)等(图 7.1)。

1.1　T 细胞

在抗肿瘤细胞免疫中,T 细胞介导的特异性免疫应答反应起着重要作用。T 细胞是异质性群体,成熟 T 细胞主要有两类,CD4$^+$T 细胞和 CD8$^+$T 细胞。

CD4$^+$T 细胞是主要组织相容性复合体(major histocompatibility complex, MHC)Ⅱ类分子限制性 T 细胞,其抗肿瘤效应机制为:① 释放多种细胞因子,如白细胞介素-2(interleukin-2, IL-2)、干扰素(interferon, IFN),激活 CD8$^+$细胞毒性 T 细胞(cytotoxic T lymphocyte, CTL)、NK 和巨噬细胞,从而增强杀伤效力;② 释放肿瘤坏死因子(tumor necrosis factor, TNF),促进肿瘤 MHC-Ⅰ类分子表达,增强肿瘤细胞对 CTL 杀伤的敏感性;③ 促进 B 细胞增殖、分化,产生抗体促进体液免疫杀伤肿瘤;④ 少数 CD4$^+$T 细胞识别某些 MHC-Ⅱ类分子与抗原肽复合体直接杀伤肿瘤。

CD8$^+$T 细胞主要为 CD8$^+$细胞毒性 T 细胞,是具有 MHC-Ⅰ类分子限制性的高度特异的 CTL。CD8$^+$CTL 必须与靶细胞直接接触才能产生杀伤作用,其杀伤机制为:① CTL 与靶细胞接触产生脱颗粒作用,释放穿孔素插入靶细胞膜上,并使其形成通道,而颗粒酶、TNF、分泌性三磷酸腺苷(adenosine triphosphate, ATP)等效应分子进入靶细胞,导致其死亡。其中穿孔素造成靶细胞膜损伤,颗粒酶使 DNA 断裂,引起细胞凋亡。② CTL 激活后其表面表达 Fas 配体(FasL),与靶细胞表面的 Fas 分子结合,传导死亡信号进入胞内,活化靶细胞内的 DNA 内切酶,引起靶细胞凋亡,激活 IL-1 转化酶或与之相关的蛋白酶,引起细胞凋亡。其杀伤活性约 2/3 来自于穿孔素途径,而 Fas/FasL 诱导凋亡约占 1/3。

少数成熟 T 细胞的 T 细胞受体(T cell receptor, TCR)分子是由 γ 链和 δ 链组成的异二聚体分子,结构与 TCRαβ 相似,也称 TCR-1。它可直接识别抗原(多肽、类脂分子),不必与 MHC 结合,也不需要抗原提呈分子。γδT 淋巴细胞在外周血淋巴细胞中仅占 1%～10%,具有细胞毒活性的比例更低。由于其杀伤靶细胞是非 MHC 限制性的,所以逐渐被重视。γδT 细胞杀伤途径与 NK 相似,即通过穿孔素途径非特异性杀伤靶细胞,是否有其他途径尚待研究。

1.2　自然杀伤细胞(nature killer,NK)

NK 细胞是淋巴细胞的一个亚群,属固有免疫淋巴细胞,占外周血淋巴细胞的 $10\%\sim15\%$,主要分布于外周血、骨髓、肝、淋巴结、脾和肺,是抗感染和抗肿瘤免疫的第一道防线。NK 细胞的表型标志是 $CD16^+$($Fc\gamma R\,III$)、$CD56^+$、$CD19^-$、$CD3^-$。NK 细胞的胞质内含有嗜天青颗粒,因此也称其为大颗粒淋巴细胞(large granular lymphocyte,LGL)。

NK 细胞不经致敏即可杀伤敏感的肿瘤细胞,IL-2、IFN 等可强化其杀伤效应,扩大其杀伤瘤谱。NK 细胞的杀伤作用受激活性受体(killer activatory receptor,KAR)和抑制性受体(killer inhibitory receptor,KIR)调节,KIR 通过识别肿瘤表面的 MHC-I 类分子与抗原复合体的表达可关闭或降低 NK 细胞的杀伤作用,反之则启动和促进 NK 杀伤作用;

NK 细胞主要通过 4 种方式发挥杀瘤效应:① 直接杀瘤效应:肿瘤细胞 MHC-I 类分子表达低下或异常,缺乏抑制信号,导致 NK 细胞激活,NK 细胞活化性受体能直接识别结合分布于某些肿瘤细胞上的配体,通过穿孔素/颗粒酶途径直接诱导肿瘤细胞凋亡和靶细胞的溶解破裂,发挥杀伤效应。② 通过表达膜 TNF 家族分子(如 FasL、TRIAL、膜 TNF 等)与肿瘤细胞膜上表达的相应配体结合启动肿瘤细胞的凋亡途径。③ 释放 NK 细胞毒因子(nature killer cytotoxic factor,NKCF)、TNF 杀伤肿瘤;④ 借助抗体依赖性细胞介导的细胞毒作用(antibody dependent cell mediated cytotoxicity,ADCC)发挥特异性抗肿瘤作用。在某些细胞因子如 IFN-γ、TNF 和 IL-2 等存在下可有效促进 NK 细胞 Fc 受体的表达,增强 ADCC 效应。

1.3　巨噬细胞(macrophages,M)

在抗肿瘤免疫中,巨噬细胞可作为抗原递呈细胞(antigen-presenting cell,APC),也可以作为直接的效应细胞。CD14 在成熟巨噬细胞中高水平表达,是较为特异的标志。成熟的巨噬细胞表达 MHC-I 分子和 II 类分子、协同刺激分子 B7-1(CD80)、B7-2(CD86)和 CD40,还可表达 CD1、CD2、CD64、CD32、CD16 等。只有活化的巨噬细胞才具有杀伤作用,其杀瘤效应不受 MHC 限制,并与肿瘤细胞周期无关。巨噬细胞杀伤肿瘤细胞的机制:① 活化的巨噬细胞与肿瘤细胞结合,通过释放溶酶体酶直接杀伤肿瘤细胞;② 通过 ADCC 途径杀伤靶细胞;③ 释放 TNF、一氧化氮等因子间接杀伤肿瘤;④ 巨噬细胞处理和递呈肿瘤抗原,激活 T 细胞和 B 细胞产生特异性抗肿瘤免疫反应。

巨噬细胞是一群异质性很强的细胞。在某些情况下肿瘤浸润的巨噬细胞通过产生表皮生长因子(epidermal growth factor,EGF)、转化生长因子-β(transforming growth factor,TGF-β)等促进肿瘤的生长和转移。

1.4　树突状细胞(dendritic cell,DC)

树突状细胞是目前已知的功能最强的专职抗原递呈细胞(APC)。未成熟 DC 可表达 MHC-I/II 类分子、IgG Fc 受体、C3b 受体和某些 Toll 样受体,如 TLR2、TLR4 和 TLR9。未成熟 DC 摄取、加工处理抗原能力强,但呈递抗原激发免疫能力差。成熟 DC 表面标志为 CD1a、CD11c 和 CD83,高表达 MHC-I/II 类分子和协同刺激分子(如 B7 和 ICAM)。成熟 DC 摄取和加工处理抗原能力弱,然而递呈抗原激发免疫能力强。DC 主要通过两种方式激活抗肿瘤细胞免疫:① DC 摄取抗原后进入淋巴结内初始 T 细胞循环池,通过 MHC-I 类分子递呈内源性抗原从而激活初始 $CD8^+$ T 细胞,介导抗原特异性 CTL 效应;② 成熟 DC 高表达 MHC-II 类分子,后者可结合外源性抗原并加工、递呈给 $CD4^+$ T 细胞,$CD4^+$ T 细胞激活后分泌大量细胞因子,反馈性调节 DC 及维持 $CD8^+$ T 细胞的数量而介导肿瘤的杀伤作用。

1.5 自然杀伤 T 细胞(natural killer T cells,NKT)

NKT 是由 Budd 等在 1987 年首先报道的,它是继 T 细胞、B 细胞、NK 细胞之后的第 4 种淋巴细胞。NKT 细胞通过 T 细胞抗原受体(T cell receptor,TCR)识别非 MHC 分子 CD1d 递呈的外源性糖脂类抗原而被激活。活化的 NKT 有两种功能,一是细胞毒作用,通过分泌穿孔素直接杀伤靶细胞;以及在胸腺中通过 FasL/Fas 途径,诱导 CD4$^+$、CD8$^+$ T 细胞凋亡。二是免疫调节功能,可产生 IL-4 对 Th2 细胞活化起重要作用;也可产生 IFN-γ 活化 Th1 细胞。

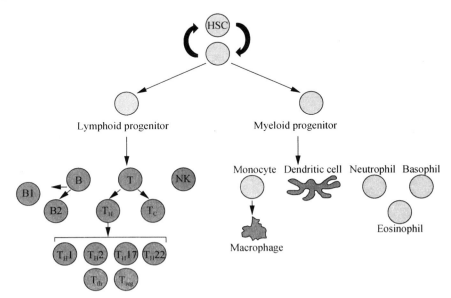

图 7.1　免疫系统主要细胞示意图

2. 肿瘤逃逸机制

机体免疫系统能够监视肿瘤和通过多种机制杀伤肿瘤,但肿瘤依然能逃避机体的免疫监视而发生发展。了解肿瘤逃逸机制,找到对策,将很有可能成为肿瘤免疫治疗的重大突破口。

2.1 肿瘤细胞的弱免疫原性

肿瘤形成过程中免疫原性强的肿瘤被消灭,经过免疫系统选择后,那些弱免疫原性的不敏感肿瘤被选择性地保留下来,并进一步发展(称为"免疫选择");多数肿瘤抗原免疫原性较弱,与宿主产生的抗体结合后,肿瘤细胞表面抗原减少或丢失,从而逃避免疫攻击(称为"免疫调变")。

2.2 肿瘤自身抗原加工呈递障碍

MHC-Ⅰ类分子 mRNA 转录水平的降低,基因组的丢失,β_2 微球蛋白基因的突变,无法将肿瘤抗原递呈到细胞表面,抗原加工运输蛋白(transporter associated processing,TAP)缺乏,导致抗原递呈中间环节中断,最终导致 CTL 无法识别。

2.3 肿瘤缺乏共刺激分子诱导 T 细胞耐受

尽管有些肿瘤细胞表达 MHC 分子和抗原肽的复合物,但在缺乏共刺激分子(如 B7)时,不仅不能诱导 CTL,反而会诱导 T 细胞的耐受。

2.4 肿瘤细胞对抗凋亡

肿瘤细胞可表达多种抗凋亡分子(如 BCL-2),也可使自身 Fas 等相关转导分子缺失,从而导致淋巴细胞无法通过 Fas/FasL 途径杀伤细胞。

2.5 肿瘤表达 FasL 诱导 T 细胞凋亡

淋巴细胞杀伤肿瘤的作用机制之一是通过 FasL 与肿瘤细胞表达的 Fas 结合,诱导肿瘤细胞凋亡。然而,肿瘤细胞也可表达 FasL 与淋巴细胞表达的 Fas 结合,诱导淋巴细胞凋亡。

2.6 肿瘤细胞表达共抑制分子 B7-H1

肿瘤细胞表达细胞程式死亡-配体 1(programmed cell death ligand-1,PD-L1)又称表面抗原分化簇 274(CD274),也称 B7 同源体(B7 homolog-1,B7-H1),与 T 细胞上的程序性死亡-1(programmed death-1,PD-1)分子结合,可抑制 CTL 细胞活性诱导活化 T 细胞凋亡。

2.7 淋巴因子产生异常与 Th1/Th2 漂移

辅助性 T 细胞(helper T cell),简称 Th 细胞,能分泌多种细胞因子。$CD4^+$ T 辅助细胞分为两个亚类 Th1 和 Th2。Th1 细胞参与细胞免疫和迟发性超敏性炎症反应,活化的 Th1 产生的细胞因子以 IL-2、IFN-γ、TNF-β 等为主,强化细胞免疫;Th2 可辅助 B 细胞分化为抗体分泌细胞,参与体液免疫应答,活化的 Th2 产生的细胞因子以 IL-4、IL-5、IL-6、IL-10 等为主,促进体液免疫。两者的前体细胞为 Th0。Th0 分化的方向取决于某些细胞因子(如 IL-4、IL-12 等)。肿瘤宿主 Th1/Th2 漂移,Th2 型细胞因子占优势,不利于抗肿瘤细胞免疫。

2.8 调节性 T 细胞(regulatory T cells,Tregs)

调节性 T 细胞是一群具有免疫抑制功能的群体,其主要的标志为 $CD4^+ CD25^+ FOXP3^+$。Tregs 主要有两个来源:一部分由胸腺 T 淋巴细胞发育而来,称为固有 Tregs;另一部分由外周 CD25-T 细胞经抗原刺激诱导而来,称为适应性 Tregs。Tregs 不仅抑制自体反应 T 细胞,还广泛抑制了效应 T 细胞的增殖、激活以及 B 细胞产生免疫球蛋白。

2.9 免疫抑制因子

肿瘤细胞可通过分泌转化生长因子-β(transforming growth factor-β,TGF-β)、IL-10、前列腺素 E2(prostaglandin E2,PGE2)等免疫抑制因子,抑制 NK 和 T 细胞的抗肿瘤作用。除了 Tregs 和巨噬细胞产生免疫抑制因子外,活化的 T 细胞、NK 细胞和巨噬细胞膜表面的 IL-2R 脱离细胞后可成为可溶性 IL-2R,其可通过竞争结合 IL-2 的方式同样产生免疫抑制效应。

2.10 封闭因子

肿瘤抗原可被某些非特异性成分覆盖,或脱落形成封闭性因子。封闭因子可能是可溶性肿瘤抗原,或宿主产生的封闭性抗体,以及脱落的肿瘤抗原-抗体复合物,可干扰免疫细胞对肿瘤抗原的识别。

2.11 免疫细胞功能障碍

荷瘤宿主外周血获得的 DC 往往对抗原递呈有障碍。由于肿瘤或髓样抑制细胞产生的精氨酸酶 I 对精氨酸的耗竭,导致与 T 细胞和 NK 细胞活化相关受体 ξ 链表达低下或缺失,破坏了两者抗肿瘤作用。

目前,人们已认识到肿瘤的发生和发展与机体的免疫系统具有重要关系。肿瘤细胞表达多种肿瘤抗原,它们可以被自身免疫系统所识别,为免疫治疗奠定了基础。然而,各种原因所造成的免疫系统失衡和破坏,致使免疫无能,非但无法发挥抗肿瘤效应,甚至促进肿瘤发展。当人们揭示了这类机制的同时,也为肿瘤治疗带来希望。

3. 细胞免疫治疗的发展与基本原理

肿瘤是各种致癌因素诱发细胞恶变和多种免疫细胞抗肿瘤监测杀伤功能两种"阴阳"机制互动失衡导致的恶性疾病。传统的肿瘤治疗主要是通过手术、化疗与放疗来达到早期根除肿瘤和减轻瘤负荷的目的,存在着肿瘤转移与复发的危险性,具有损伤正常组织与免疫功能低下等严重副作用,导致目前临床上肿瘤转移、复发和死亡的几率极高。肿瘤的免疫细胞治疗是通过恢复与增强肿瘤患者自身的免疫监测和杀瘤功能,有效地杀灭患者术后和放化疗后体内残存的肿瘤细胞,达到治疗肿瘤、预防复发与转移和最终根治肿瘤的目的,具有特异性强、不良反应轻等优点,正在逐步成为肿瘤综合治疗中的一个重要环节,也是当前肿瘤治疗基础研究和临床应用的热点与发展方向。

肿瘤的细胞免疫治疗即根据肿瘤的细胞免疫理论,以免疫活性细胞为主要载体进行的抗肿瘤免疫治疗。它既包括主动性免疫治疗,又包括过继性细胞免疫治疗;既可产生特异性的抗肿瘤免疫效应,又可通过非特异性杀伤抑制肿瘤,因此在抗肿瘤免疫治疗中占主要地位。不同形式的肿瘤过继性细胞免疫治疗大致可分为四大类:第一类,从肿瘤组织或外周血中分离肿瘤特异性T细胞,并在体外激活,然后用不同方法反复刺激和克隆、扩增这些细胞,如肿瘤浸润淋巴细胞(tumor infiltrating lymphocyte,TIL)等,其弊端在于培养时间长、耗费人力、成本高;第二类,抽取外周血中的混合淋巴细胞,采用不同方法在体外对这些细胞进行"多克隆化"扩增,然后给患者输注,如淋巴因子激活杀伤细胞(lymphokine activated killer cells,LAK)、细胞因子诱导的杀伤细胞(cytokine induced killer,CIK)等,其弊端在于肿瘤特异性T细胞数量有限;第三类,利用异体淋巴细胞、肿瘤抗原特异性T细胞系或NK细胞系,如供者淋巴细胞输注(donor lymphocyte infusion,DLI)、NK-92、EBV特异性CTL细胞系等,在体外活化和扩增这些细胞后给患者输注,其弊端在于供者有限、体内安全性未知;第四类,在第二类细胞制备基础之上,为了克服其肿瘤特异性T细胞数量不足的难题,在体外采用基因修饰方法对所制备的细胞进行T细胞受体(T cell receptor,TCR)或嵌合抗原受体(chimeric antigen receptor,CAR)基因修饰,已经成为当今肿瘤过继性细胞免疫疗法(adoptive cell immunotherapy,ACI)研究的"新潮流"(图7.2)。虽然同是肿瘤过继性细胞免疫治疗的主流方向,但是CAR-T与TCR修饰T细胞(TCR-T)疗法之间还是有很大的区别,优势和劣势各不相同,其中CAR-T的最大优势在于其抗肿瘤作用的发挥不依赖于人类白细胞抗原(human leukocyte antigen,HLA)分子和肿瘤抗原靶标的选择不局限于蛋白质类物质。

3.1 淋巴因子激活杀伤细胞(lymphokine activated killer cells,LAK)

早在20世纪80年代初,美国国立卫生研究院(NIH)癌症研究所Rosenberg等研究发现小鼠脾淋巴细胞经T细胞生长因子诱导后,其抗肿瘤活性明显增强。随后,Grimm和Rosenberg等将这种由IL-2激活的具有杀瘤活性的NK和T细胞命名为淋巴因子激活的杀伤细胞(LAK细胞)。Rosenberg研究组于1984年将LAK细胞用于黑色素瘤细胞系B16小鼠肿瘤转移模型的治疗,治疗后肺转移灶明显缩小且存活率升高。同年11月,Rosenberg研究组经美国食品药品管理局(U.S. food and drug administration,FDA)批准,首次将LAK细胞用于临床治疗,在肿瘤研究领域引起轰动。

LAK细胞为IL-2在体外活化和扩增的淋巴细胞,对肿瘤细胞有较强杀伤活性,称为淋巴因子激活的杀伤细胞,对多种肿瘤细胞具有很强的溶解效应。20世纪80年代初期以来,研究者们对LAK细胞的特征进行了广泛地研究。这是一群不同于NK或CTL的溶细胞性群体。其细胞表面标记特征为非MHC限制性杀伤细胞,可以是CD3或CD3的非黏附性的并带有NK样标记

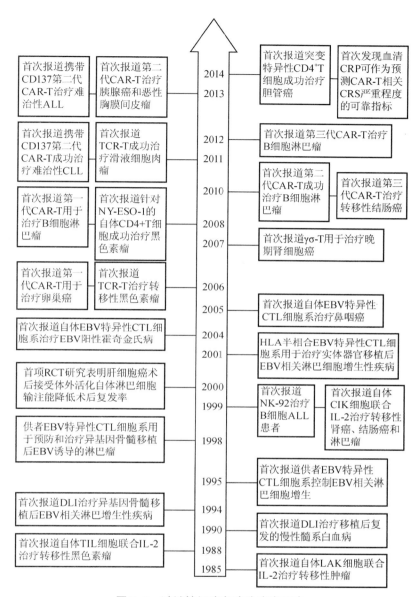

图 7.2 过继性细胞免疫治疗发展史

CD16 和 CD56 的细胞群体。LAK 细胞是外周血淋巴细胞在患者开始 IL-2 治疗后反跳性增殖时收集的。在体外与 IL-2 一起培养数天后发展为具有高度非特异性细胞毒性细胞后再返输给患者。

由于 LAK 细胞对某些肿瘤疗效并不理想,且因为 IL-2 的大剂量使用所引起的毛细管渗漏综合征的不良反应,因此当前的研究主要集中在提高 LAK 细胞的活性方面,目前这一疗法的临床应用基本已被放弃,只有最近重在移植后淋巴细胞增殖性病中新试用了 LAK 细胞并取得一定疗效。

3.2 肿瘤浸润淋巴细胞(tumor infiltrating lymphocyte,TIL)/细胞毒性 T 淋巴细胞(cytotoxic T lymphocyte,CTL)

对 LAK 细胞的深入研究为随后的工作打下了良好的理论和实践基础。此后,Rosenberg 研究组又开始创造了 TIL 细胞过继免疫治疗,TIL 细胞是直接从肿瘤组织中分离出来的 T 淋巴细胞,经在离体培养中由 IL-2 诱导而成。TIL 细胞可产生针对自体肿瘤的特异性过继免疫治疗作用,大多数为成熟的 CD3+ 细胞,其肿瘤杀伤力较 LAK 细胞有了明显提高,并且无需联合大剂量的 IL-2。1986 年他们发表在 Science 上的一篇文章中指出,TIL 细胞对肿瘤细胞的杀伤力是 LAK 细胞的 50～100 倍。用 TIL 细胞联合环磷酰胺、IL-2 治疗 MC-38 结肠癌小鼠模型,肝转移全部消失,50% 的肺转移灶消失。2002 年 Rosenberg 研究组又进行了临床试验。他们在体外筛选出具有特异性杀伤自身恶性黑色素瘤细胞作用的自体 TIL 细胞,经 IL-2 和抗 CD3 抗体联合作用后,回输至患者体内具有高度特异抗肿瘤活性的 TIL 细胞数量高达 10^{11}/L,将近 50% 的患者达到完全缓解,1/3 患者达到部分缓解。Rosenberg 等研究者用 LAK 和 TIL 细胞过继免疫治疗肿瘤,在肿瘤研究领域引起极大的关注。由 Rosenberg 倡导的过继性免疫疗法被认为是肿瘤治疗历史中的里程碑。

TIL 细胞的抗肿瘤杀伤机制:① 特异性识别自体肿瘤;② 杀伤活性具有 MHC 限制性;③ 活性的激发需 IL-2;④ 主要通过 CTL 方式杀伤肿瘤细胞,既具有直接的特异性细胞毒作用,又可介导其他细胞免疫反应,还可破坏肿瘤血管。体内原位的 TIL 呈功能抑制状态,需经体外刺激活化后才可供过继免疫治疗之用。当前有关 TIL 的研究主要集中在对 TIL 体外激活过程的改进。

3.3 体外激活细胞(*in vitro* sensitized cells,IVS)

IVS 的特异性是介于 LAK 细胞和 TIL 细胞之间的,需要肿瘤细胞作为抗原来刺激。其中肿瘤抗原激活的杀伤细胞(tumor antigen-activated killer,TAK)就是典型代表。《中国肿瘤生物治疗杂志》1995 年第 4 期报道:可溶性卵巢癌抗原和抗 CD3 单抗共同激活的杀瘤性细胞的实验研究,用可溶性卵巢癌抗原和抗 CD3 单克隆抗体共同诱导刺激外周血单个核细胞(PBMC),在含 IL-2 的培养液中培养增殖,这种细胞为肿瘤抗原共同激活的杀伤性细胞(TAK 细胞)。外周血淋巴细胞分离出来后,经肿瘤可溶性膜抗原、抗 CD3 单克隆抗体和 IL-2 一起培养扩增后返输给患者,达到治病的目的。TAK 细胞比 LAK 细胞具有更好的特异性、攻击性。目前仍有一些问题需要解决,如抗原强度和递呈表达的效率、刺激信号的提供等。因此该疗法疗效不稳定,对本来免疫原性较强的肿瘤(如黑色素瘤)效果不理想,如何将其更好地应用于临床实践还需深入研究。

3.4 供体淋巴细胞输注

同种异基因淋巴细胞可以识别宿主细胞表面主要组织相容性抗原 MHC、次要组织相容性抗原及肿瘤相关抗原,具有抗瘤作用。异基因造血干细胞中含有 CD4+ T 细胞、NK 细胞、LAK 细胞等效应细胞,均可产生移植抗肿瘤(graft-versus-tumor,GVT)效应。1990 年 Kolb 等首次给了 3 名异基因骨髓移植后复发慢性粒细胞白血病的患者输注供者的单个核细胞,获满意疗效。近年来临床研究显示,取自原移植供体具免疫活性的淋巴细胞输注,可使异基因造血干细胞移植后白血病复发患者再次缓解,并且疗效好、毒性小。

3.5 细胞因子诱导的杀伤细胞(cytokine-induced killer,CIK)

细胞因子诱导的杀伤细胞是国内外继 LAK 细胞治疗后又一个在临床上广泛开展的细胞治疗方法。早在 1986 年,Schmidt 等就发现在正常人外周血单个核细胞中有 2.5% 的细胞同时表达 CD3 和 CD56 两种抗原,且这种细胞对 K562 有天然杀伤作用。这就是 CIK 细胞的雏形,当时人们对这种细胞了解甚少。CIK 细胞在未经处理的外周血单个核细胞中比例很少,因此人们通过体外刺激培养以扩增其数量。1991 年美国斯坦福大学医学院骨髓移植研究中心首先报道了一种在多种细胞因子共同作用下培养出的具有细胞毒活性的杀伤细胞,即 CIK 细胞,它是将人外周血单个核细胞在体外用多种细胞因子,如抗 CD3 单克隆抗体、IL-2、IL-1β、IFN-γ、TNF 和粒细胞-巨噬细胞集落刺激因子(granulocyte-macrophage colony stimulating factor,GM-CSF)等,诱导的具有更强杀伤活性的一群异质性淋巴细胞。这种 CIK 细胞对淋巴瘤细胞有强大的杀伤作用而对正常造血干细胞影响甚微。1994 年坦福大学血液病学者 Robert 等再一次用动物实验证实了 CIK 细胞对淋巴瘤细胞的强烈杀伤作用。2000 年,Takayama 等报道了利用 CIK 细胞治疗肝癌的临床试验,用 CIK 细胞治疗后肝癌复发的危险降低了 41%。

CIK 表型与抗体刺激方法有关,主要效应细胞为 NKT 和 CTL,其主要效应细胞的表面标志为 $CD3^+CD56^+$ 或 $CD3^+CD56^-$。CIK 是一组无需抗原致敏,也不受 MHC 与 T 细胞受体限制的免疫细胞,有直接抗肿瘤效应和免疫监视作用,CIK 对 IL-2 的依赖性明显降低,扩增效率比 LAK 高数十倍到数百倍,是一类杀瘤活性强和抗瘤谱广的新型抗肿瘤效应细胞,对 LAK 几乎不能识别的自体慢性粒细胞白血病(chronic myelogenous leukemia,CML)细胞也有杀伤作用。

CIK 抗肿瘤作用机制:直接裂解肿瘤细胞;诱导细胞凋亡;分泌抗肿瘤的细胞因子如 IL-2、IL-6 和 IFN-γ;回输后激活免疫功能。CIK 与 DC 共培养可使 CIK 获得更高的体内外抗多种肿瘤(如肺癌、肾癌、多发性骨髓瘤、白血病等)作用。用双特异性抗体再次靶向定位:抗 OkT3 单抗与抗 CA-125 IgG1 或抗 Her-2 等浓度混合形成异源性连接物 BSAbxCA125 和 BSAbxHer2,CIK 体外扩增后,分别加入 BSAbxCA125 和 BSAbxHer2,CIK 的细胞毒性增加,动物体内试验提示 CIK 与 BSAbxCA125 和 BSAbxHer2 联合应用较单用 CIK 可明显降低肿瘤负荷,延长生存。

CIK 细胞同时表达 CD3 和 CD56 两种膜表面分子,兼具有 T 淋巴细胞强大的抗肿瘤活性和 NK 细胞的非 MHC 限制性杀瘤特点,体内输注免疫活性细胞可以在不损伤机体免疫系统结构和功能的前提下直接杀伤肿瘤细胞,并调节和增强机体免疫功能,改善肿瘤患者生存质量。CIK 细胞具有增殖活性高、杀瘤活性强、杀瘤谱广及对正常骨髓造血影响轻微等多种优点,被认为是新一代抗肿瘤过继免疫治疗的首选方案。

3.6 自然杀伤细胞(natural killer cell,NK)

NK 是机体固有免疫的重要成员,它的作用不仅是参与免疫巡逻并向宿主"报告"损伤,还有其内在的抗肿瘤活性,包括溶解肿瘤细胞和释放细胞因子或阻断血管发生以阻碍肿瘤生长。NK 不表达特异性的抗原识别受体,对靶细胞的杀伤不需要预先致敏,杀伤过程为 MHC 非限制性,表现为一种速发效应,发挥作用早于 T、B 淋巴细胞,是机体抗肿瘤的第一道防线,也是应用于免疫治疗的基础。

NK 的抗肿瘤作用很大程度上依赖于其对肿瘤细胞的识别。研究表明,小鼠和人类的 NK 表面均表达活化受体 NKG2D,该受体能识别肿瘤细胞表面上调表达的 MIC 和 UL16 结合蛋白(ULBP),具有一定的特异性,从而使 NK 可能应用于临床特异性杀伤肿瘤细胞。

在抗肿瘤免疫应答这个复杂的网络会话过程中,NK 所发挥的作用受到其他免疫细胞的影响,其中研究较多也较为重要的是 NK 与 DC 间的双向活化现象。体外实验数据显示,DC 能通过维持 NK 的生存率以及促进 NK 活化受体的表达来增强 NK 的活性,如释放 IL-12。相反,NK 能活化 DC 并增强它们释放炎因子、刺激 Th1 和 CTL 应答的作用。这种双向活化作用为临床联合应用 NK 和 DC 实施免疫治疗提供了理论基础。有人曾采用双特异性抗体技术等方法将 NK 与抗肿瘤抗原如癌胚抗原(carcino-embryonic antigen,CEA)抗体偶联使 NK 具有抗原特异性,从而以 HLA 非依赖性的方式将 NK 的抗肿瘤活性导向表达 CEA 的肿瘤细胞,并获得了较好的结果。

2007 年,费城 Kimmel 癌症中心的科学家们发明了一种在体外用血细胞培养免疫系统的"自然杀伤细胞"的新方法。他们还发现,在使用单克隆抗体药物的抗癌治疗中加入这种细胞能更有效地杀死癌细胞,这将可能带来新的癌症治疗手段。

但研究显示,NK 应用于细胞治疗常常会引发致命的毒性,主要是由活化的 NK 释放的 TNF 引起的。目前还未找到能将 NK 的抗肿瘤活性和它的这种毒性分离的可行办法,这也是该类细胞治疗未来的努力方向。

3.7 树突状细胞(dendritic cells,DC)

从 20 世纪 90 年代开始,在动物实验的基础上,人们陆续在一些晚期肿瘤患者身上开展了以 DC 为基础的细胞治疗的临床试验研究。DC 细胞是骨髓产生的一群异质性细胞,广泛分布于各种组织器官中,是体内功能最强的专职抗原提呈细胞,是机体适应性 T 细胞免疫应答的始动者。在肿瘤免疫中,DC 虽然不能直接杀伤肿瘤细胞,但能通过识别肿瘤细胞特异性抗原,将其信号递呈给具有杀伤效应的 T 细胞来达到机体监测、杀灭肿瘤的功能。因此,以 DC 为基础的细胞治疗是目前肿瘤生物治疗手段发展的主要方向。

目前将 DC 用于抗肿瘤治疗的主要方案有:① 在体外模拟 DC 成熟的过程中,使其接触相应的肿瘤抗原而致敏,再将这些功能正常且负载了肿瘤抗原的 DC 回输体内,可有效地诱导机体对相关肿瘤抗原的免疫应答。缺点是大多数肿瘤中缺乏可被 DC 递呈给 T 细胞的抗原决定簇,而不同个体肿瘤抗原性的差异也导致很难找到能被 T 细胞识别的各种肿瘤的共用肽。② 基因修饰:采用转基因的方法,将肿瘤抗原编码基因导入 DC,以改变 DC 的性能,从而提高 DC 的抗原递呈能力和抗肿瘤活性。目前导入的外源基因主要包括肿瘤相关抗原(tumor-associated antigen,TAA)基因和细胞因子基因两大类。前者有效递呈抗原的时间更长,后者则是通过在 DC 内有效地表达出细胞因子,从而提高 DC 的活性。以细胞因子基因修饰的 DC 疫苗是当前 DC 疫苗研究的热点之一。③ 将 DC 在体外进行扩增和抗原负载,与淋巴细胞混合培养诱导出大量的 CTL 细胞后再回输体内,通过输注 CTL 细胞而发挥特异性的过继性细胞免疫治疗作用。

以 DC 为基础的细胞治疗疗效被证实与 DC 的来源、肿瘤抗原的选择、细胞因子类型以及增强 DC 诱导的抗肿瘤免疫反应的手段等因素有关,如何提高 DC 诱导的抗肿瘤疗效,以及开展系统、标准、随机的多中心临床试验,从而对其疗效进行确切的评价,是当前的研发重点。

3.8 调节性 T 细胞(regulatory T cell,Treg)

2013 年,比利时鲁汶大学等机构的科学家们发现了决定调节性 T 细胞生死的机制。调节性 T 细胞是一类细胞膜高表达 IL-2 受体 α 链(CD25)、具有免疫抑制功能的 $CD4^+$ T 细胞亚群,约占 $CD4^+$ T 细胞总数的 5%,在维持自身免疫稳定及肿瘤免疫耐受、肿瘤免疫逃逸等方面发挥着重要作用。体内正常水平的 Treg 细胞具有清除自身反应性 T 细胞、维持免疫耐受的功能。肿瘤患者肿瘤局部微环境 Tregs 的数量比例显著升高,称为肿瘤特异 Tregs,将引起肿瘤免疫失调,导致肿瘤的发生发展,但其作用机制有待进一步研究。

及预后判断中发挥的作用机制尚未明确,但阻断肿瘤诱导的免疫耐受已成为肿瘤免疫治疗的新策略,体内通过抗 Tregs 的处理可显著提高机体抗肿瘤免疫能力,在荷瘤鼠模型及肿瘤患者中证实 Tregs 可以降低机体的抗肿瘤免疫功能。有学者发现低剂量的环磷酰胺作用于多种动物肿瘤模型中可降低 Tregs 的数量,但该方案在临床中是否具有增强肿瘤免疫治疗的效果需进一步临床验证。

近年来研究发现抗 CD25 抗体、抗 CTLA-4 抗体、抗 FR-4 抗体、ONTAK(地尼白介素,denileukin diritox)以及酪氨酸激酶抑制剂等也可起到降低机体外周血中 Tregs 水平的作用。叉状头/翅膀状螺旋转录因子(forkhead box p3,$Foxp3^+$)是位于细胞核内的特异性转录因子,目前认为它是 Treg 最特异的标志。用 Foxp3$^+$ mRNA 转染的 DC 疫苗免疫小鼠,可引起有效的 Foxp3$^+$ 特异性细胞毒反应,选择性清除肿瘤部位的 Tregs,促进肿瘤免疫并降低自身免疫病的发生。但该方法仅能暂时性降低机体 Tregs 的水平,由此说明单纯清除机体 Treg 治疗肿瘤疗效不明确,Tregs 在机体抗肿瘤免疫中的作用机制有待于研究。

3.9 记忆性 T 细胞(memory T cells,TM)

2010 年刘昀等在《生命科学》报道:"记忆性 T 细胞的形成、维持和功能",在 T 细胞抗原受体信号和共刺激信号的协同作用下,抗原特异性 T 细胞增殖、收缩,小部分细胞作为记忆细胞长期存活。

根据记忆性 T 细胞不同的迁移能力和效应功能将其分为:效应型记忆性 T 细胞(effector memory T cells)和仅有低活性的中心型记忆性 T 细胞(central memory T cells)。前者在次级淋巴器官再次激活并增殖分化成为效应细胞,不但具有归巢淋巴结的能力,而且对再次应答表现为条件低却快速有效的特点。记忆性 T 细胞用于免疫治疗的优势在于:① 抗原再次激活记忆性 T 细胞所需条件与初次应答相比要求较低,也很少依赖共同刺激,普遍认为 CD8$^+$ 记忆性 T 细胞的维持不需要抗原的持续刺激,并且不依赖于特异性 MHC-Ⅰ类分子;② 体外实验也证实记忆性 T 细胞再次激活后可释放大量有效的细胞因子,如 IFN-γ、IL-4、TNF-α 等,从而有利支持了杀伤肿瘤细胞的功效;③ 记忆性 T 细胞之所以优于幼稚 T 细胞,就在于其不必归巢于次级淋巴器官即可产生具有快速强烈免疫反应的效应细胞。

在探索性肿瘤免疫治疗过程中,外周血记忆性 T 细胞首先引起关注。但外周血记忆性 T 细胞在肿瘤免疫治疗方面尚未得到肯定答案。在此认识的基础上再激活骨髓记忆性 T 细胞,为肿瘤治疗开辟了新的途径。大量实验表明,乳腺癌患者骨髓中记忆性 T 细胞较外周血中的记忆性 T 细胞在肿瘤杀伤方面更为有效。在 NOD/SCID 小鼠模型的抗移植肿瘤活性试验表明,再激活的骨髓 T 细胞相对于外周血 T 细胞具有明显的抗移植肿瘤活性,并在移植的肿瘤组织有大量的 CD4$^+$、CD8$^+$ T 细胞浸润,这可能与外周血较骨髓在免疫逃逸机制方面更为活跃有关。此外,实验证实骨髓记忆性 T 细胞和 DC 间相互协同的必要性,由此推测肿瘤患者的免疫系统对自身的肿瘤特异性抗原是敏感的。

3.10 嵌合抗原受体修饰 T 细胞(chimeric antigen receptor T cells,CAR-T)

Science 杂志将肿瘤免疫治疗列为 2013 年十大科学突破的首位,其中一个重大发展就是采用嵌合抗原受体 T 细胞的免疫细胞治疗。肿瘤免疫细胞治疗从 1982 年美国国立癌症研究院 Steve Rosenberg 团队采用过继性免疫淋巴因子活化的杀伤细胞治疗,1991 年斯坦福大学发展出目前在我国肿瘤生物治疗中广泛应用的细胞因子诱导的杀伤细胞治疗至今,有关肿瘤的免疫细胞治疗的临床探索经历了漫长的过程。从中脱颖而出的携带嵌合抗原受体的 T 细胞治疗(即 CAR-T 细胞治疗)从 1989 年 Gross 等最初提出这一治疗概念,到目前临床试验治疗白血病上取得突破性进展,也用了将近 25 年时间。

与抗体药物相比,CAR-T 疗法的特点在于将抗体的靶向特异性与 T 细胞的归巢、组织穿透和靶向摧毁能力结合起来用于肿瘤治疗,其核心在于 CAR 的结构,根据 CAR 所处 T 细胞位置的不同,CAR 大体分为 3 部分:胞外区、跨膜区和胞内区;而根据 CAR 相应结构功能的不同,经典 CAR 可分为 5 部分:识别肿瘤抗原的抗体单链可变区、铰链区、跨膜区、共刺激区和 T 细胞活化区。Gross 等为了研究 MHC 在活化 T 细胞中的作用,对 TCR 的 α 和 β 链进行改造,用抗体 VH 和 VL 区代替 TCR Vα 和 Vβ 区与 TCR 链的 C 区融合,构建出一种抗体-TCR 嵌合分子。结果发现,表达该嵌合分子的 T 细胞具备抗体的特异识别作用,并能有效传递 T 细胞激活信号和执行其效应功能。随后,为了简化基因导入、避免与 T 细胞内源 TCR 链的错配以及同时嵌入其他不同功能域,他们对 CAR 的结构进行改良,采用单链抗体(single chain antibody fragment,scFv)的轻链可变区和重链可变区与免疫细胞活化基序(FcRγ 链或 CD3ζ 链)融合,表达这种嵌合分子的 T 细胞同样具有抗体特异识别作用和非 MHC 依赖性细胞裂解作用,CD3ζ 链也成为目前 CAR 最常用的胞内 T 细胞活化区元件。在此基础上,多项研究发现在 scFv 与跨膜区间增加一个柔性铰链区可以增强 CAR 功能和与靶细胞表面膜近侧抗原的结合,现在常用的铰链功能域来源于 CD4 或 CD8 辅助受体。对于 CAR 结构来说,尤为重要的突破在于在其胞内区中嵌入了共刺激信号元件,如共刺激辅助受体 CD28、CD134、CD137 和 ICOS,这些共刺激信号元件的加入显著增强了 CAR-T 的激活和其抗肿瘤效应。

经过多年的努力,肿瘤的细胞免疫治疗已经取得了长足的进步。人们围绕抗肿瘤的多种免疫细胞亚型和多个作用环节上,以细胞扩增、肿瘤疫苗和基因工程等方法,在细胞免疫治疗的基础研究与临床试用上进行了大量卓有成效的工作。特别是近年来,肿瘤干细胞理论的提出和多种肿瘤干细胞的证实,为肿瘤细胞免疫治疗带来了新的动力。针对肿瘤干细胞表型和分子特征的细胞免疫治疗,具有靶向性强和个性化的优点,是肿瘤细胞免疫治疗的全新发展方向,为人们战胜肿瘤、根治癌症带来了希望。

第二节 细胞免疫治疗的适应证及临床应用

肿瘤的免疫治疗是通过激发和增强机体的免疫功能,达到杀伤肿瘤细胞的目的。免疫疗法只能清除少量的或者播散的肿瘤细胞,对于晚期负荷较大的实体肿瘤的疗效有限,故常将其作为一种辅助疗法与手术、化疗、放疗等常规疗法联合应用。先用常规疗法清扫大量的肿瘤细胞后,再用免疫疗法清除残存的肿瘤细胞,可提高肿瘤综合治疗的效果,并有助于防止肿瘤复发和转移。

肿瘤细胞免疫治疗以免疫活性细胞为主要载体,包括主动性免疫治疗和过继性免疫治疗。即可产生特异性的抗肿瘤免疫效应,又可通过非特异性杀伤抑制肿瘤,因此在抗肿瘤免疫治疗中占主要地位。当前的研究主要集中在以树突状细胞(dendritic cell,DC)、淋巴因子激活杀伤细胞(lymphokine activated killer cells,LAK)、细胞因子诱导杀伤细胞(cytokine induced killer,CIK)、肿瘤浸润淋巴细胞(tumor infiltrating lymphocyte,TIL)、细胞毒性 T 细胞(cytotoxic T lymphocyte,CTL)以及嵌合抗原受体的 T 细胞(chimeric antigen receptor T cells,CAR-T),尤其是 CAR-T 细胞在血液肿瘤中取得了令人满意的疗效。

1. 细胞免疫治疗适应证

(1) 肺癌、乳腺癌、卵巢癌、胃癌、肠癌、中枢神经系统恶性肿瘤、黑色素瘤、前列腺癌、食道癌、肾癌、肝癌、膀胱癌、宫颈癌、子宫内膜癌、胆囊癌、骨和软组织肉瘤、皮肤癌等二十多种实体肿瘤和血液肿瘤(T 细胞淋巴瘤除外);

(2) 对恶性黑色素瘤、白血病(T 细胞淋巴瘤除外)、肾癌、非霍奇金淋巴瘤效果尤其良好;

(3) 作为手术、化疗、放疗结束后的巩固治疗,清除、减少微小及残余病灶,预防复发和转移;

(4) 作为肿瘤综合治疗的一部分,在化疗的间隙期,在肿瘤局部放疗过程中联合应用;

(5) 癌前病变前,防止癌变,预防肿瘤;

(6) 晚期肿瘤患者采用细胞免疫治疗,可以消除、减小肿瘤,杀伤癌细胞,增强患者体质,提

高免疫力、抵抗力和对化疗、放疗的耐受性,延长患者生存期,提高患者生活质量;

（7）CIK/DC-CIK 体细胞免疫治疗可在手术治疗后 1～2 周,放、化疗前后 1 周进行;不可与化疗及全身放疗同时进行,且至少要在化疗药物半衰期过后进行。

2. 各类细胞免疫治疗的临床应用

临床常用细胞免疫治疗操作流程见图 7.3。

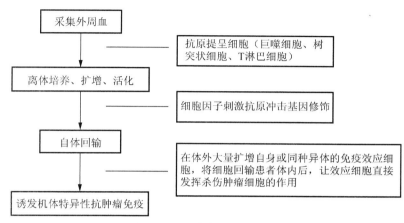

图 7.3　细胞免疫治疗流程

2.1　树突状细胞(dendritic cells,DC)

DC 是体内功能最强大的 APC,是初次免疫应答的始动者,由 DC 激活的细胞免疫应答在机体抗肿瘤中起着主导作用。DC 的数量和功能与肿瘤的发生、发展及预后密切相关。以 DC 为基础的肿瘤免疫治疗主要有两种方式:一种是 DC 瘤苗,即在体外以肿瘤抗原冲击 DC,然后回输荷瘤机体。以肿瘤特异性抗原刺激 DC 的目的在于将肿瘤细胞的抗原转移至 DC,从而使 DC 既具有肿瘤特异性,又能提供激活 T 细胞所必需的共刺激信号,大大增强其肿瘤免疫原性。用肿瘤抗原在体外冲击致敏 DC 后,回输体内或接种到荷瘤机体,可诱导抗原特异性的 CTL 应答,产生保护性免疫反应,并能治疗已建立的荷瘤动物模型。由于肿瘤抗原易于获取和制备,因而肿瘤抗原冲击致敏 DC 是临床上常用的方法,常用于肾癌、恶性黑色素瘤、前列腺癌和恶性胶质瘤等肿瘤的治疗和研究。但不足之处主要在于:非相关抗原量大且种类多,易诱发自身免疫病;所用抗原多肽不一定能诱导最佳的抗肿瘤免疫反应;刺激剂量难以确定等。肿瘤细胞与 DC 相融合所形成的肿瘤细胞/DC 疫苗能够表达源于这两种细胞的特征性抗原,从而有效地增强肿瘤抗原递呈给宿主 T 细胞识别的能力,打破免疫耐受(immunologic tolerance)。在体外可产生明显刺激 T 细胞增殖和 CTL 对亲本肿瘤的特异性杀伤作用。在转移性肾癌和黑色素瘤的Ⅰ、Ⅱ期临床试验中,有较好的安全性,已取得了一定的疗效。以 DC 为基础的前列腺癌疫苗 Sipuleucel-T 在针对转移性前列腺癌患者Ⅲ期临床试验中证明能获得显著生存收益。Sipuleucel-T 于 2010 年获得美国食品药品监督管理局(FDA)批准,成为迄今为止首个被 FDA 批准的治疗性肿瘤疫苗,用于治疗无症状或症状轻微的转移性去势难治性前列腺癌。另一种是以 DC 为基础的基因修饰治疗,采用转基因的方法,将肿瘤抗原编码基因导入 DC,以改变 DC 的性能,从而提高 DC 的抗原递呈能力和抗肿瘤活性。虽然这种方法尚不成熟,制备的 DC 疫苗进入临床研究的也不多,但仍是目前 DC 疫苗的研究热点。有多项研究表明,转基因修饰的 DC 疫苗对肺癌、前列腺癌、鼻咽癌、恶性黑色素瘤等肿瘤有较好的疗效。以 DC 为基础的疫苗在临床Ⅰ、Ⅱ、Ⅲ期试验中取得了一些令人鼓舞的结果,所涉及的肿瘤包括 B 细胞淋巴瘤、前列腺癌、黑色素瘤、多发性骨髓瘤、肾细胞癌、肺癌、结直肠癌、乳腺癌、胰腺癌等。目前,DC 疫苗是研究最多、临床应用开展最广泛的肿瘤疫苗。

2.2　细胞因子诱导的杀伤细胞(cytokine-induced killer,CIK)

CIK 细胞是一种异质细胞群,同时表达 CD3 和 CD56 两种膜蛋白分子,兼具 T 淋巴细胞强大的杀瘤活性和 NK 细胞的非主要组织相容性复合物限制性,故又被称为 NK 细胞样 T 淋巴细胞。CIK 细胞主要为 $CD3^+CD56^+$ T 淋巴细胞以及少量的 $CD3^+CD56^-$ 淋巴细胞和 $CD3^-CD56^+$ NK 细胞。CIK 细胞具有强大的杀瘤作用,可通过直接和间接两种方式杀伤肿瘤细胞:CIK 细胞识别肿瘤细胞并与之结合,启动细胞溶解反应释放细胞毒物质,直接溶解肿瘤细胞;CIK 细胞分泌高浓度的白细胞介素- 2(interleukin-2,IL-2)、白细胞介素- 6(interleukin-6,IL-6)、FasL、肿瘤坏死因子(tumor necrosis factor,TNF)、干扰素- γ(interferon,IFN-γ)等多种具有直接细胞毒活性或抑制作用的细胞因子,对肿瘤细胞产生间接杀伤作用。CIK 细胞具有增殖快,杀瘤活性高,杀瘤谱广,对多重耐药细胞同样敏感,对正常骨髓造血前体细胞毒性小等特点,能通过 Fas/FasL 信号引发肿瘤细胞凋亡相关配体引发的效应凋亡。

与其他的获得性免疫治疗策略相比,CIK 细胞在临床应用方面具有特殊的优势:① 适用种类多,几乎可以用于所有的肿瘤患者的辅助和解救治疗;② 对原发肿瘤、转移肿瘤均有明显的疗效;③ 对预防恶性肿瘤的手术后复发以及手术后患者体内残存肿瘤细胞的清除,具有化疗无法替代的安全性和有效性;④ 应用范围广,对于不能放疗或者化疗的肿瘤患者以及对化疗药物耐药者均有一定效果;⑤ 毒性作用小,对正常组织和细胞没有任何损伤作用,同时能够提高机体免疫力和改善放化疗后患者的身体状况;⑥ 细胞培养扩增程序相对稳健和简单,生产质量管理要求规范,使用的基因工程技术成熟可靠;⑦ 在治疗性疫苗接种方面,CIK 细胞可以大大提高肿瘤疫苗的效果,并具有潜在的长期控制肿瘤进展的治疗效果。

2.3　淋巴因子激活杀伤细胞(lymphokine activated killer cells,LAK)

LAK 细胞由多种淋巴细胞组成,包括 NK 细胞和 T 淋巴细胞,具有抗瘤谱广、非主要组织相容性复合体(major histocompatibility complex,MHC)限制性的特点。LAK 细胞杀伤靶细胞的机制与 NK 细胞类似,通过细胞表面分子直接或通过分泌多种细胞因子间接参与杀伤肿瘤细胞。Semino 等通过对接受 LAK 治疗的 296 例实体肿瘤患者随访,发现生存率和无瘤生存时间显著提高。但诱导扩增 LAK 细胞需依赖大剂量的 IL-2,且费用高,不良反应大,杀伤力弱,限制了其临床应用。提高 LAK 细胞纯度,改变过继性细胞在人体内的分布,联合其他细胞因子增强 LAK 细胞活性是今后研究发展的方向。

2.4　肿瘤浸润淋巴细胞(tumor infiltrating lymphocyte,TIL)

肿瘤浸润性淋巴细胞是产生于肿瘤组织或癌性浆膜腔内淋巴细胞,经过离体培养后,由 IL-2 诱导而成。其主要成分为 T 细胞、B 细胞、NK 细胞,其中 $CD4^+CD8^+$ T 细胞被认为是最主要的具有特异性杀瘤活性的效应细胞。TIL 细胞在体内经肿瘤抗原激活后成为细胞毒 T 淋巴细胞,对肿瘤细胞具有靶向特异性且能在肿瘤部位聚集,对肿瘤细胞的杀伤活性显著提高,体外活性是 LAK 细胞的 50～100 倍。TIL 过继免疫治疗进展期肿瘤,尽管癌块有不同程度缩小或生存期有所延长,但由于癌细胞未完全杀灭,TIL 远期疗效并不理想。TIL 与化疗的联合应用或交替应用,对某些进展期肿瘤可达到根治的目的,临床应用有广阔的前景。

2.5　抗原特异的 T 细胞(antigen specific T cells)

肿瘤患者体内存在的肿瘤抗原,能够作为 T 细胞克隆的良好靶抗原。利用肿瘤抗原的反复刺激可产生特异性 T 细胞克隆,由此诱导出来的 T 细胞克隆,经过体外扩增到一定的级别数量后,回输到患者体内,就具有良好的特异性杀伤肿瘤细胞的作用。早期的 T 细胞克隆治疗复发性白血病的试验研究表明,T 细胞克隆的临床疗效显著,好转率达到 71.4%,具有很好的亲和力,是抗原特异的 T 细胞克隆的重要特征。不过单个 T 细胞克隆只能识别一个肿瘤抗原,加上对扩增技术和体外诱导技术的要求相对较高,一旦发生抗原丢失现象,克隆治疗则不会发挥疗效。随着科学技术水平的不断发展,多克隆大量扩增以及 T 细胞克隆鉴定水平提高,使抗原特异的 T 细胞克隆过继治疗技术得以快速发展。

2.6　T 细胞受体(T cell receptor,TCR)基因修饰的 T 细胞

T 淋巴细胞是通过 TCR 与 MHC—抗原肽复合物结合来识别肿瘤细胞,因此获取携带识别肿瘤细胞特异性 TCR 的 T 细胞是解决特异性靶向识别问题的关键。1986 年,Dembit 等首次论证可以更改 T 细胞上的特异性 TCR 基因。Clay 等首次报道通过携带 TCR 分子的逆转录病毒转染人类外周血 T 淋巴细胞,被转染的细胞获得稳定的对 MART-1/MelanA 肽和人类白细胞抗原(human leucocyte antigen-A2,HLA-A2)的高反应性。如何克隆高亲和性的 TCR 受体仍是需要解决的问题。目前通过噬菌体可实现高效率克隆。HLA-A2 转基因鼠抗人类肿瘤抗原免疫反应产生的 TCR 也具有较高亲和力,采用这种方法可得到高亲和力的细胞毒 T 淋巴细胞。

2.7　嵌合抗原受体 T 细胞(chimeric antigen receptor T cells,CAR-T)

CAR-T 细胞治疗主要特点是通过基因修饰获得携带识别肿瘤抗原特异性受体 T 细胞的个性化治疗方法。与传统的 T 细胞识别抗原相比,经 CAR 识别肿瘤抗原无须主要组织相容性复合体限制,同时 CAR 可以通过增加共刺激分子信号从而增强 T 细胞抗肿瘤的杀伤性。因此,CAR-T 细胞可以克服肿瘤细胞下调主要组织相容性复合体分子和减少共刺激分子表达等免疫逃逸机制。CAR-T 细胞较其他细胞免疫治疗具有靶向更准确、杀瘤范围更广以及杀瘤效果更持久等优点。CAR-T 细胞技术已经发展出 3 代,第 1 代 CAR 在胞内只有 1 个 T 细胞 CD3ζ 受体的信号区;在此基础上第 2 代增加了 1 个共刺激分子信号;第 3 代增加了 2 个共刺激分子信号。这些改进是基于一系列体外和体内的实验和临床探索。目前临床主要使用以下几种 CAR-T 细胞:① CD19 的 CAR-T 细胞:CD19 特异性表达于恶性和正常 B 细胞以及 B 细胞前体细胞,而造血干细胞及非造血细胞则不存在 CD19 表达。因此针对 CD19 的 CARs 是目前临床上研究最多的 CAR-T 细胞。因 1 代 CARs 的临床疗效不佳,目前所用的 CAR-T 细胞多数为 2 代 CARs。尽管抗 CD19 的 CAR-T 细胞治疗还处于研究的早期阶段,但在患者中观察到的抗原特异性活性表明输注抗 CD19 的 CAR-T 细胞可能成为部分 B 细胞肿瘤患者的标准治疗。② HER-2/Neu 的 CAR-T 细胞:人类表皮生长因子受体 2(human epidermal growth factor receptor-2,HER-2)是跨膜表皮生长因子受体家族成员,在几种人腺癌中存在过表达,是目前肿瘤免疫治疗研究最多的肿瘤相关抗原之一。Sun 等构建的人源化抗-HER-2 的 CAR,体外研究表明这种 CAR-T 细胞具有特异的抗 HER-2(+)肿瘤细胞作用,在动物模型体内具有明显抑制 HER-2(+)肿瘤生长作用;说明 HER-2 特异性 CAR-T 细胞在体外不仅具有识别和杀伤 HER-2(+)癌细胞作用,并且体内具有诱导肿瘤消退作用,这一结果为部分 HER-2(+)肿瘤患者的治疗带来了新的希望。③ 神经节苷脂 2(diasialoganglioside,GD2)的 CAR-T 细胞神经节苷脂是一类细胞膜上的糖鞘脂类化合物,正常组织很少表达 GD2,而黑色素瘤、成细胞纤维瘤、小细胞肺癌、骨肉瘤、软组织肉瘤等肿瘤

细胞高表达 GD2,而 GD2 具有促进原发及转移肿瘤生长作用。目前有研究采用 GD2-CAR-T 细胞治疗神经母细胞瘤,取得了较好的临床疗效。④ 间皮素的 CAR-T 细胞间皮素为细胞表面糖蛋白,在多种肿瘤中高表达,如恶性胸膜间皮瘤、胰腺癌、卵巢癌及部分肺癌,在正常的胸膜、腹膜以及心包膜表面低表达。临床前研究表明针对间皮素的 CAR-T 细胞具有潜在抗肿瘤作用;应用间皮素特异性 mRNA-CAR-T 细胞治疗间皮素高表达的晚期实体瘤取得了较好的临床疗效,这为 CAR-T 细胞的设计提供了新的策略,mRNA-CAR-T 细胞可能对实体瘤具有治疗效果。⑤ 其他肿瘤相关抗原 CAR-T 主要有 CD133、CD138、CD20、CD30、EGFR、c-MET 等。目前 1～3 代 CARs 的缺点在于在输注 CAR-T 细胞前均需对患者进行预处理(全身照射或大剂量化疗)以获得理想临床疗效,并且临床疗效与预处理方案的强度呈正相关,因预处理方案的毒性限制了其临床应用。CAR-T 细胞治疗目前只是对部分血液肿瘤起到一定作用,对实质性肿瘤的治疗还有待突破,但 CAR-T 细胞在过继免疫治疗中明显的优势及诱人前景,随着一些关键技术和问题得到解决,CAR-T 细胞必将成为肿瘤治疗既安全又有效的方法之一。

3. 几种细胞免疫治疗技术简介

3.1 树突状细胞疫苗(dendritic cell vaccine)

1) 体外培养

目前 DC 的制备主要来源于骨髓、外周血、脐带血中的 CD34$^+$ 干细胞或外周血 CD14$^+$ 单核细胞,其中后者因采样程序简单,需血量少,培养方法简单等优势而为临床所常用。DC 的培养分为启动培养和分化培养两个阶段:外周血单核细胞经 5～7 天培养为不成熟的 DC,再经炎性信号刺激而得到成熟 DC。培养过程中,粒细胞-巨噬细胞集落刺激因子可促进髓系细胞发育,是维持 DC 发育和分化的最根本的细胞因子,而 IL-4 则用于抑制粒细胞和巨噬细胞的产生。常用的促 DC 成熟的因子包括:肿瘤坏死因子 α、白介素 1β、前列腺素 E2 等细胞因子,CD40L,细菌菌体或其产物,如 LPS,某些病毒或其核酸等。某些单克隆抗体也被用于制备高效的 DC 瘤苗,如 CT-LA-4 的单抗 MDX-010,能够诱导产生 7 倍于对照组的自体 T 细胞,分泌更多的 IFN-γ,对肿瘤细胞产生更强的细胞毒作用。相同表型的 DC 所分泌的细胞因子谱受到成熟刺激信号时限与种类的影响:早期给予 LPS 作用 DC 培养体系可诱导出分泌高水平 IL-10 的 DC(eDC),而 LPS 晚期加入则可诱导出产生高水平 IL-12 的 DC(iDC);在培养体系给予 IL-4 可刺激 DC 成熟,同时抑制 eDC 分泌 IL-10,相反给予 IFN-γ 则导致 DC 数量减少,但增加 iDC 的 IL-10 分泌量。

2) 肿瘤抗原的负载方法

(1) 肿瘤抗原肽负载 DC

肿瘤抗原肽刺激致敏 DC 是目前研究最多的抗肿瘤免疫方法之一,采取肿瘤特异性抗原(tumor specific antigens,TSA)或肿瘤相关抗原(tumor associated antigens,TAA)与 DC 细胞在 37℃条件下共同培养,使特定的抗原表位与 DC 的 MHC 分子结合,激活 CD4$^+$ 或 CD8$^+$ T 细胞,诱发抗肿瘤细胞免疫反应。常用的 TAA 包括端粒酶、酪氨酸酶、黑色素瘤相关抗原、黑色素 A、附膜蛋白、癌胚抗原、p53、HER-2 及生存素等。MEGA-3 抗原多肽负载的 DC 瘤苗多用于治疗黑色素瘤,以 MEGA-3 抗原制备的 DC 疫苗也可对胃癌具有较好的特异性。利用白糖蛋白 96(glycoprotein 96,gp96)作为分子伴侣结合胃癌细胞抗原肽制备的 gp96 多肽复合物 DC 疫苗,能通过促进 IFN-γ 分泌抑制 IL-10 产生,使 Th1/Th2 平衡向 Th1 漂移,所诱导出的 CTL 对原代胃癌细胞和 SGC7901 细胞杀伤效率显著高于负载粗提抗原的 DC。有研究采用合成长链肽(synthesis of long chain peptide,SLPs)制备 DC 疫苗,SLPs 由于长度限制无法直接与 MHC-Ⅰ类分子结合,但经摄取、加工及交叉递呈,也能同时激活 CD4$^+$ 和 CD8$^+$ T 细胞,发挥有力的抗癌效应。近年来有研究发现,人工合成的 CpG ODN1826 基序可明显提高胃癌抗原致敏 DC 诱导的特异性 CTL 对分化不同的胃癌细胞株杀伤率及上清液中 IFN-γ、IL-12 的分泌量,同时抑制胃癌细胞 DNA 合成。

（2）肿瘤全细胞抗原负载 DC

肿瘤全细胞抗原负载 DC 疫苗可诱导机体产生多克隆的 CD8$^+$ CTL 和 CD4$^+$ Th,引发针对广泛抗原谱的免疫应答,并不受患者 MHC 单元型的限制。制备此类 DC 瘤苗包括多种途径:① 坏死的肿瘤细胞负载 DC:通过反复冻融、加热、低渗透压休克处理、桦目酸处理以及 γ 射线照射等方法可以获取死亡的肿瘤细胞;② 肿瘤细胞裂解物负载 DC:肿瘤组织经切碎、研磨、消化、水或酸洗脱抗原肽、减毒后与 DC 共同培养,所获得的 DC 疫苗可诱导高效而特异的 CTL 免疫反应,并产生高水平的 INF-γ;③ 凋亡肿瘤细胞负载 DC:紫外线或 γ 射线照射、病毒感染以及放线菌素 D、丝裂酶素 C、神经酰胺等处理可诱导肿瘤细胞凋亡,在整合素 αVβ、CD36 等多种分子的参与下,DC 可吞噬凋亡体并摄取、加工和提呈抗原;④ 活肿瘤细胞负载 DC:该疫苗抗肿瘤细胞转移的效应被证实与上述两种 DC 疫苗相当,但须经过放射线照射消除其致瘤性;⑤ 肿瘤细胞- DC 融合:融合细胞能同时表达肿瘤细胞相关抗原和 DC 来源的共刺激分子或黏附分子,刺激自身 T 细胞增殖,激活 CTL,诱导肿瘤细胞裂解。肿瘤全细胞抗原负载 DC 瘤苗在制备时要求一定量的肿瘤细胞来源,而且由于肿瘤全细胞抗原与正常组织细胞的抗原成分存在交叉,因而其负载的 DC 瘤苗有诱发自身免疫反应的可能,在临床应用中应根据具体情况对 DC 肿瘤抗原的负载方法加以选择和改进。

（3）肿瘤基因修饰的 DC

借助物理或分子生物学的方法,将肿瘤抗原编码基因导入 DC,使之持续表达,刺激人体产生针对肿瘤抗原特异性的 CTL。此类疫苗可避免抗原- MHC 复合物解离或 MHC 分子降解,显示出良好的临床应用前景。① 肿瘤 DNA 负载 DC:介导目的 DNA 进入 DC 的方法包括非病毒载体介导法和病毒载体介导法两大类。非病毒载体介导法主要有脂质体法、电穿孔法、Ca$_3$(PO$_4$)$_2$ 共沉淀法。病毒载体介导法所用的病毒载体包括:逆转录病毒载体、腺病毒载体和痘苗病毒载体。其中腺病毒载体的基因转导率较高、性质稳定、表达时间长,为研究者常用。② 肿瘤 RNA 负载 DC:此方法可从很少量的肿瘤细胞中通过体外扩增和转录来获取足量的 RNA,诱导针对不同表位的多克隆 CD8$^+$、CD4$^+$ T 细胞。以肿瘤细胞总 RNA 负载的 DC 可诱导较强的抗肿瘤免疫。近来,从携带共刺激分子 4-1BBL 基因的胃癌细胞提取总 RNA,所制备的 MFC/4-1BBL/DC 疫苗也被证实能够提高荷瘤机体的免疫能力,抑制肿瘤细胞的生长。尽管 RNA 负载 DC 能通过体外扩增得到大量纯的肿瘤抗原基因,但在制备 DC 瘤苗过程中 RNA 容易降解,因而对操作技术有着较高的要求。

3）致敏的 DC 回输至荷瘤宿主体内进行免疫治疗

DC 疫苗用于免疫治疗不仅要求细胞表达高水平的 MHC 和共刺激因子,而且要求细胞能够迁徙到淋巴结与 T 细胞相互作用,因此 DC 必须采取有效的方式回输到荷瘤宿主体内。文献报道的 DC 疫苗用法有皮内注射、皮下注射、静脉注射、腹腔注射、淋巴结内注射和肿瘤内注射,其中以静脉途径居多。也有通过足背淋巴管回输 DC 的报道。静脉途径虽然有利于 DC 分布,但容易被肝脏清除。新近的临床研究认为与静脉注射比较,皮下注射能够引起更为强烈的免疫反应,而且免疫反应的强弱与注射的频率没有相关性。

3.2 淋巴因子激活杀伤细胞(lymphokine activated killer cells,LAK-C)

取同型血供者血液单核细胞(peripheral blood mononuclear cells,PBMNC),放入 NH$_2$CL,用淋巴细胞分离液分离出淋巴细胞,以含 750 μg/mL FIL-2 于 37℃、5%CO$_2$、20%O$_2$ 和 100%湿

度,4%人 AB 型血清分袋培养于 1640 细胞培养基中,置于 CO_2 培养箱无菌培养 3～14 天,产生细胞代谢产物,离心清除上清液,用 Hanks 液洗 3 次,再在无菌条件下分瓶。LAK 细胞分瓶液为生理盐水和 20%人血白蛋白,剂量为 $1.0 \times 10^9/100$ mL 瓶。

使用方法:采用 3 周 1 个疗程,连续 3～4 个疗程:第 1 周多途径给予 IL-2 0.3×10^6～3.0×10^6 U。① 首先,用 5%糖盐水 100 mL＋IL-2 3.0×10^6 U 静脉输注 1～3 天诱导;第 2～3 周,用 IL-2/LAK 静滴,每周 5 天,每日用 IL-2 30 万 U 肌肉注射,再静滴 LAK 细胞 1 瓶,每瓶 100 mL,含 2×10^9 个 LAK 细胞,休息 1 周再进行第 2 疗程;② 瘤体表浅者行瘤体内注射 4～7 天;③ 癌性胸、腹水者,行腔内注射;④ 肌肉注射。

3.3 肿瘤浸润淋巴细胞(tumor infiltrating lymphocyte,TIL)

1) 分离与培养

1964 年 Mel 首先介绍了以单位重量法从肿瘤中分离淋巴细胞的方法后,对于 TIL 的分离方法人们进行了不断地研究。目前,TIL 的分离多采用机械分散、酶消化与同动力梯度不同密度梯度结合的方式。应用 IL-2 等细胞生长因子培养 TIL,在培养早期呈普遍的抑制状态,选用 IL-2 外的细胞因子、单克隆抗体刺激 TIL 群体生长扩增,有助于尽快解除 TIL 早期免疫受抑状态。Steger 等研究发现 GM-CSF 使 TIL 群体中 CD25 表达增强,并认为这是 TIL 抗肿瘤活性的主要机制。有实验证明将 TIL 分别与自身 LAK 细胞、肿瘤细胞以及后二者共同混合培养,结果均使 TIL 的体外扩增能力和细胞毒性大为提高,尤以 LAK 细胞和肿瘤细胞混合培养的 TIL 对自身肿瘤的杀伤活性提高最明显。

采集肿瘤组织或转移淋巴结、恶性胸腹水,剪切或粉碎后经多种消化酶消化后,进行 2 000 r/min 不连续密度离心 10 分钟,收集细胞悬液,即得到 TIL 细胞。用含 10% AB 型血清、1 000 U/mL 的 IL-2 的 RPMI-1640(Roswell Park Memorial Institute,洛斯维公园纪念研究所,RPMI 是该研究所研发的一类细胞培养基,1640 是培养基代号)培养液调整细胞浓度为 $(1.0～2.0) \times 10^6/$ mL,置 5%的 CO_2 37℃温箱中培养,每隔 48 小时加入倍量培养液,扩增达到一定数量后,经无菌试验培养阴性,细胞学检查无肿瘤细胞,并进行 TIL 增殖力、杀伤力测定及表型鉴定,收集 TIL 数＞1.0×10^9 个,用生理盐水稀释成 100 mL TIL 悬液,回输给患者,每隔 2 天 1 次,连续输注 4 次,输注前 30 分钟给予吲哚美辛 12.5 mg。

2) TIL 的优化

制约 TIL 临床应用的主要因素涉及 TIL 的活性、体内持续时间、培养后细胞数量及质量。

(1) 增强 TIL 抗癌活性:TIL 抗癌活性与临床疗效密切相关,有研究者探索了新的培养方法与条件提高 TIL 抗癌活性。在一项研究中,Donia 等在体外培养 TIL 时,加用低剂量的 IFN-γ 以促进黑色瘤细胞表面 MHC 的表达,提高肿瘤的免疫原性,以及促进 TIL 对黑色素瘤相关抗原的免疫应答,从而达到对 TIL"增敏"的效果。其他的尝试还包括通过缩短 TIL 在体外培养的时间,或者直接分选早期分化阶段的特定细胞群,来提高过继回输到体内 TIL 的抗癌活性。因为越"年轻",越是早期分化的 TIL,抗癌的活性越好。

(2) 延长 TIL 存活时间:TIL 在过继回输治疗后肿瘤不能完全消退以及取得的疗效不能持久,可能是因为 TIL 在体内持续时间短。使用人工的 APC(artificial antigen-presenting cell,aAPC)系统刺激 CD8+ T 细胞,不仅使其存活时间延长而且还获得了记忆能力。Wang 等使用黑色素瘤特异的中心记忆型 CD8+ T 细胞(central memory CD8+ T cells,T-CM)过继转移给患者,证实其在患者体内具有分化成靶向黑色素细胞的效应细胞,同时具有干细胞样的自我更新能力而在体内持续更长时间。因成熟记忆性 T 细胞亚群具有干细胞样的特性,具有自我更新与分化的潜能,Gattinoni 等提出使用干细胞样的 T 细胞,能在一定程度上解决目前过继免疫治疗存在的 T 细胞过继存活率不高、体内持续时间不长、免疫攻击能力不够持久的问题。

(3) 提高 TIL 培养后数量:经过体外扩增的 TIL 只有达到一定的数量级别,才能在回输体内后发挥有效的杀伤肿瘤作用。从肿瘤周围分离的 TIL 经 IL-2 培养后,选择肿瘤反应性的 TIL 细胞系,然后使用抗 CD3 单克隆抗体活化,并用经照射后的外周血单个核细胞作为饲养细胞,经过此"快速扩增方案"后,TIL 的抗瘤活性和数量较传统方法明显提高。然而,此方法虽然增加了 TIL 数量,但没有兼顾到扩增对其作用发挥影响较大的记忆性或效应 T 细胞比例,通过加入免疫共刺激性分子 4-1BB 激动性单抗,可显著提高 CD8$^+$ 细胞比例及 CTL 的抗瘤活性。传统的 TIL 体外扩增方法是用静态反应系统(如烧瓶或气体可渗透性的培养袋),而 WAVE 生物反应器系统是自动化的补充原料及排出代谢产物的一种细胞扩增系统,Sadeghi 等尝试改进 WAVE 生物反应器系统来大规模扩增 TIL,无论是数量还是质量均满足临床应用要求,而且较传统方法相比效率更高、花费更少。

(4) 保证 TIL 扩增后质量:因不同实验室对 TIL 扩增的方法、技术水平及实验设备不同,所报道的疗效不一致,所得的结果也缺乏可比性;所以有必要通过集中化的细胞扩增中心来接收样本,培养扩增后在多个临床试验中使用,这样才能保证产量最大化以及质量均一性。从而得到更确切的临床试验结果以便以后正式批准临床应用。

3.4 CIK 细胞免疫治疗

目前 CIK 细胞的制备过程基本相同,主要参照美国斯坦福大学骨髓移植中心建立的 CIK 细胞培养方法。第 0 天加入一定量 IFN-γ,置 37℃、5%CO$_2$ 培养箱中培养 24 小时,第 1 天加入适当的 IL-2、CD3 单抗和 IL-1 继续培养,每天观察细胞生长并根据情况进行扩增。

1) CIK 细胞的来源

目前的实验研究和临床应用主要以自体外周血来源的 CIK 细胞为主要效应细胞,也取得了一些较为明显的效果。现在 CIK 细胞的来源主要有外周血、脐带血和骨髓。

(1) 自体细胞 采集患者自体外周血中的单个核细胞经体外扩增后回输,优点是可避免由于交叉感染引发的疾病,安全性得到极大提高。

(2) 脐血来源细胞 脐血来源广泛,输注脐血来源 CIK 细胞不易引起严重移植物排斥反应,脐血中 CIK 前体细胞含量高,易扩增更多的 CIK 细胞。脐血 CIK 细胞体外扩增快,杀伤活性强。对肿瘤细胞的作用优于外周血 CIK 细胞。

(3) 骨髓来源细胞 骨髓来源的 CIK 细胞增殖能力比外周血来源的 CIK 细胞稍差,这可能与骨髓和外周血中免疫细胞的分化程度及细胞因子调节网络的不同有关。考虑肿瘤患者放、化疗后骨髓的抑制情况,一定程度上限制了骨髓来源 CIK 细胞的临床应用。

(4) 异体细胞 目前基础研究常用的 CIK 细胞主要来自异体正常供者,来源广泛,然而在临床应用中可能会增加意外感染的机会。

2) 培养基选择

目前用于 CIK 细胞培养的培养基包括完全培养基和无血清培养基。多数研究表明,无血清培养基可代替含血清的完全培养基。

(1) 完全培养基,因含有人 AB 型血清,虽经 HBV、HCV 及 HIV 的检测,但因"窗口期"的存在或仍有可能传播其他疾病,安全性不高,并且存在批次差异、不宜质控,质量不能保证。

(2) 无血清培养基,则可达到生物洁净要求,成分明确,质量稳定,便于质控,克服了人 AB 血清的缺点,能减少患者意外感染的机会,对于免疫治疗的推广应用有重要意义。

3）细胞因子差异

南京大学附属医院邹征云等采用从 50 mL 外周血中分离外周血单个核细胞后,分别应用 A、B 方法进行培养。A 法应用 γ-IFN、CD3mAb、IL-2 和植物血球凝集素行常规培养;B 法在 A 法的基础上于培养的第 2 天,另外加入终浓度为 10 ng/mL IL-4、1 000 U/mL 的 GM-CSF。培养 2 周发现,B 法可使 CIK 增殖倍数明显提高,最高可达 840 倍。结论是在 CIK 培养的第 2 天,增加细胞因子 IL-4 和 GM-CSF 可使 CIK 获得更高、细胞总数>5×10^9/mL,从而使得一次性采血 50 mL 制备的 CIK 足以满足临床回输治疗需要。

北京军区总医院郭智治疗复发或难治性淋巴瘤患者采用的 CIK 细胞制备方法加入细胞因子的顺序有所不同:培养第 1 天加入抗人 CD3 单抗 100 ng/mL、人重组 IL-1α 100 U/mL、人重组 IFN-γ 1 000 U/mL,第 2 天加入人重组 IL-2 300 U/mL,每 3 天更换培养液并添加人重组 IL-2 和人重组 IFN-γ 以维持其浓度,培养 12～14 天收获 CIK 细胞。

4）培养袋法

常规 CIK 细胞培养是采用大量的培养瓶,工作量大,且容易污染。北京大学第一医院石永进等采用 1 000 mL 大容量培养袋进行自体 CIK 细胞大容量培养方法。培养容器采用 1 000 mL 大容量培养袋,用一次性注射器进行细胞的定量加样、取样、换液时将培养袋在大容量离心机中 1 000 r/min 离心 10 分钟,再用分浆夹挤出上清,新配好的培养液经输液管插入培养袋进液管后输入培养袋,密封后放入 37℃恒温培养。结果表明大容量培养法使自体 CIK 细胞扩增总量达 1.6×10^{10}/L 以上,回输 CIK 细胞使患者 PBMNC 的杀伤活性明显增加,未出现不良反应。此方法仅使用 3～5 个 1 000 mL 培养袋即可完成常规方法同样的工作量,操作更简便,全封闭的培养操作方式使污染概率大大降低,回输更安全。

CIK 细胞过继免疫疗法作为一种新的治疗手段,实验室与临床统一的操作规程和标准尚未制定,以上方法值得借鉴和完善。如何用最经济的方法获得足量高效的免疫活性细胞,以便在临床上更推广应用是今后需要探索和努力的方向。

3.5 嵌合抗原受体 T 细胞(chimeric antigen receptor T cells)

1）CAR-T 细胞的制备、回输流程

CAR 技术用于于临床包括 CAR-T 细胞的制备及回输,具体流程分为 5 个步骤:(1)从癌症患者外周血或者单采单个核细胞中分离出 T 细胞;(2)利用基因工程将能特异性识别肿瘤细胞的 CAR 结构转入 T 细胞;(3)体外培养,大量扩增 CAR-T 细胞至治疗所需剂量,一般需要几十亿到上百亿,以每公斤体重计算所需剂量;(4)进行回输之前的清髓治疗,一般为化疗,一方面可以清除免疫抑制细胞,另外可以减少肿瘤负荷从而起到增强疗效的作用;(5)回输 CAR-T 细胞,观察疗效并严密监测不良反应。

2）转染方法与靶细胞的选择

在 CAR-T 的构建过程中,采用不同的转染方法会影响其应用的安全性及基因表达效率,而选择被修饰的靶细胞的不同会直接影响其在体内抗瘤能力的发挥,故在设计时需考虑这两方面因素的影响。

（1）转染方法

CAR 基因修饰 T 细胞可以通过逆转录病毒或慢病毒作为载体实现,虽然可以获得较高的转导效率,但花费高,并且导入的基因可能因插入突变而导致细胞癌变,此外机体可产生针对载体的抗体,影响疗效。故有研究者使用电转 mRNA 来构建 CAR-T。还有一种具有较大研究价值的基因修饰手段被称为"睡美人"转座子/转座酶系统,可使转导的基因长期稳定表达,但转导效率需进一步提高。

（2）转染靶细胞选择

用于转染的 T 细胞来源于患者的外周血未经筛选的单个核细胞，这些细胞的表型各异、分化状态也不同。比如，CD8$^+$ T 细胞的发育经历初始 T 细胞、T 记忆性干细胞、中心性记忆 T 细胞、效应性记忆 T 细胞、终末分化效应 T 细胞的过程。有越来越多的证据表明，随着 T 细胞分化，它们的增殖能力和抗肿瘤活性在不断地下降。回顾性实验也证实输注早期分化阶段的 T 细胞亚群的客观临床反应率更好。因此，选择早期分化阶段的细胞群作为 CAR 修饰的对象能提高 CAR-T 的疗效。

CAR 基因修饰的靶细胞可以是病毒特异性的，也可以是非病毒特异性的，由于非病毒特异性的细胞毒性 T 淋巴细胞常缺乏适当的共刺激分子，在体内存活时间、抗瘤活性不如病毒特异性CTL。故在基因修饰的靶细胞选择方面，采用病毒特异性的 CTL 较非病毒特异性的 CTL 效果好。有一项研究比较了二者临床疗效差别，实验组将靶向于 GD2（GD2 是神经母细胞瘤的肿瘤抗原）的 CAR 导入 EB 病毒特异性的 CTL 中治疗神经母细胞瘤，对照组将靶向于 GD2 的 CAR导入非病毒特异性的 CTL 中治疗神经母细胞瘤，结果显示实验组没有增加应用的安全风险，并且在体内持续时间、细胞毒作用及肿瘤消退方面优于对照组。

3）CAR-T 细胞免疫治疗的新策略

（1）克服肿瘤免疫抑制微环境：肿瘤局部免疫抑制微环境是过继性细胞治疗的主要障碍之一，要使输注的 CAR-T 细胞存留下来并发挥效应功能，需要克服肿瘤微环境内的反向调控作用，改变宿主的免疫耐受状态。例如用化疗或放疗使接受者淋巴细胞数量减少，消除细胞因子介导的抑制性调控机制，提高过继转移 T 细胞的持久性。此外，消除肿瘤微环境中的 Treg 细胞也能显著提高 CAR-T 细胞的治疗效果。

（2）发挥细胞因子辅助作用：细胞因子可以给 T 细胞提供重要的增殖环境和稳定的激活信号。在缺乏外源 IL-2 的情形下，CAR-T 细胞可能失去抗肿瘤活性，但长期 T 细胞培养和扩增中，使用大剂量 IL-2 会导致过继转移后迟发效应细胞的生长，它们在长期抗肿瘤效应中表现不佳。Hsu 等把 IL-15 基因导入 T 细胞证明在缺乏外源性细胞因子培养下自分泌 IL-15 对增强 T细胞持久性有重要作用。

（3）选择合适的细胞亚群：CTL 的抗肿瘤效应已被肯定，CD4$^+$ Th 细胞在 CAR 修饰 T 细胞的免疫治疗中也有重要作用。初始 T 细胞经抗原刺激后产生两种细胞亚类，为效应记忆 T 细胞和中心记忆 T 细胞，众多研究表明从中心记忆 T 细胞获得的 CAR-T 细胞克隆较效应记忆 T 细胞可以建立更长效的 T 细胞记忆应答。除 T 细胞外，NK、CIK、单核细胞和中性粒细胞也已经用于基因修饰表达 CAR。

（4）构建双特异性 T 细胞：提高过继转移细胞在体内持久性的另一策略是构建双特异性 T淋巴细胞，方法是将 CAR 移植入那些对普通病毒感染如 EB 病毒或巨细胞病毒有特异性反应的T 细胞。当这些细胞输注体内，可扩增出大量的 CD4$^+$ Th 细胞和 CTL 细胞。EB 病毒特异性CAR-T 细胞在异种移植小鼠模型和临床试验都显示了良好的抗肿瘤效应。

（5）增强 T 细胞的寻靶能力：CAR-T 细胞靶向恶性肿瘤位置的能力关系到治疗效果。培养的 T 细胞功能缺陷不能定位于靶组织，或体外基因修饰和传代过程中趋化因子受体缺失等均会导致打靶偏移或脱靶。组织特异性归巢受体，由整合蛋白、趋化因子和趋化因子受体组成，能帮助 T 细胞靶向恶性肿瘤的解剖学部位，输注前可用流式细胞仪筛选有寻靶能力的 T 细胞以提高靶向性。

任何一种过继性细胞治疗都面对一个共性问题:输注多大的剂量、间隔多久再次输注、疗程是多久,即怎样的治疗方案才能达到最有效,以及如何对疗效进行预测。目前尚缺乏足够的理论依据和循证医学的确定。在传统的药代学/药动力学模型基础上,数学肿瘤学家考虑肿瘤与免疫细胞相互作用的特点,建立新的过继细胞治疗肿瘤的多参数模型系统。基于该模型的计算机模拟一方面解释了之前的试验中肿瘤负荷越小则治疗效果越好的现象,另一方面证实了肿瘤负荷及生长速度是决定过继性细胞治疗效果的关键因素。重要的是,对临床试验治疗方案的确定可在一定程度上避免主观性。但是,目前该种方法尚处于探讨阶段,距离临床使用仍有一段距离,仍有许多理论和实践问题需要解决。

4. 细胞免疫治疗技术临床应用的基本要求

4.1 临床应用机构基本要求

(1) 开展自体免疫细胞治疗技术应当与该医疗机构功能、任务相适应。

(2) 具有卫生部门核准登记的三级甲等医院或省级及省级以上专科医院。

(3) 具有与免疫细胞治疗相关的科室。科室人员组成包括有从事人体免疫细胞治疗相适应的执业医师、执业护士、具有免疫学专业背景的专家和免疫细胞制备技术人员。该科室职责包括接受体细胞免疫治疗患者的选择,治疗方案的制定,患者的管理和随访,疗效评估体系的建立,规范治疗的程序建立,以及在治疗过程中处理可能出现的问题等。具备从事体细胞治疗质量控制的专业检验科室和人员。

(4) 具有人体免疫细胞治疗所需要的场地、设备和设施。

(5) 医院设有管理规范、运作正常的临床伦理委员会,该委员会中从事人体细胞免疫治疗的相关人员不超过委员人数的 1/4。

4.2 从事细胞免疫治疗技术的人员基本要求

1) 免疫细胞治疗临床医师

(1) 从事免疫细胞治疗的临床医师应取得《执业医师证书》、有 5 年以上相关临床诊疗工作经验。负责人应具有副主任医师及以上专业技术职务,主管医师应具有主治医师及以上专业技术职务任职资格。

(2) 掌握了人体体细胞免疫的基本原理,并经卫生部指定免疫细胞治疗技术培训机构培训,并取得上岗资格。

2) 自体免疫细胞制备实验室人员

(1) 制备自体免疫细胞实验室至少有 1 名具有医学、免疫或生物专业背景的高级职称人员担任负责人,且能对细胞制备和质量管理中的实际问题作出正确判断和处理,并能根据免疫细胞的生物学特性与临床医师沟通制定适合患者的免疫细胞治疗方案。

(2) 从事细胞制备工艺的操作人员应具有相关专业(生物、免疫、检验和医学)大学(专)本科及以上学历,经卫生部指定的专业体细胞制备技术培训,并取得上岗证书。

4.3 自体免疫细胞制剂制备和质量控制要求

(1) 具有体外操作过程的细胞培养成分和添加物(培养液、细胞因子、血清等)以及制备过程所用耗材的来源和质量认证,应符合临床使用的质量要求,原则上鼓励采用无血清培养基、自体血清或者自体血浆。不允许使用异种血清或者血浆。

(2) 自体免疫细胞治疗产品的质控标准

① 细胞数量和存活率:细胞数量应满足临床最低需求,存活率应不低于 80%。② 每批细胞

来源的确认:应注明来源并加以标记或确定批号。③ 无菌试验:每批培养的体细胞在患者输注前均应进行无菌试验。建议在培养开始后3～4天起每间隔一定时间取培养液样品,包括患者回输前48小时取样,按现行版《中国药典》生物制品无菌试验规程进行。在患者使用前,取培养液及/或沉淀物用丫啶橙染色或革兰染色,追加一次污染检测。进行长期培养的体细胞,应进行支原体检查。对每一批体细胞终制剂应留样检测。如果留样发现阳性结果或发现几次阳性结果后,应及时对生产过程进行检查。如果在体细胞制备的早期发现有污染的情况,应终止该批体细胞制品的继续制备。④ 体细胞的纯度与均一性:在体细胞回输前,应证明其纯度和均一性已达到临床应用水平。⑤ 生物学效应:如有可能,应尽量检测每批体细胞的生物学效应,例如体细胞具有的某种生物学功能,分泌某种产物的能力,表达某种标志的水平等。⑥ 体细胞制品外源因子的检测包括:细菌、真菌、支原体和内毒素。参照现行版《中国药典》生物制品相关规程进行。

（3）从事体细胞制剂机构应具有自体免疫细胞制备及检定过程的原始记录和检定报告,永久保留。

4.4 伦理学要求

免疫细胞治疗技术临床应用伦理要求具体原则为:科学性原则、不伤害原则、知情同意原则、对患者有利原则、尊重原则。治疗前患者及家属应享有充分的知情权,应当向患者和家属告知治疗目的、治疗风险、治疗后注意事项、可能发生的并发症及预防措施等,并签署知情同意书。

4.5 自体免疫细胞治疗技术管理基本要求

（1）严格掌握免疫细胞治疗技术临床应用适应证和禁忌证。如改变原定临床治疗方案或应用范围,须经过卫生部相关部门审批。

（2）提供免疫细胞治疗产品的实验室应具备省级以上药监局和疾病控制中心认证的 GMP 制备室,有细胞采集、加工、检定、保存和临床应用全过程标准操作程序和完整的质量管理记录。

（3）必须有完整的不良事件处理预案和紧急上报程序。如有重要安全事件发生,必须立即向卫生部医政司及地方主管部门报告。

（4）医疗机构应建立免疫细胞技术临床应用数据库,建立患者的长期跟踪、随访制度。

（5）医疗机构和医师每2年进行安全性、应用效果的评估;接受免疫细胞治疗技术临床应用能力评价;按规定及时向相关卫生行政管理部门或指定机构上报本技术临床应用情况,上交备份数据。

第三节 细胞免疫治疗的不良反应及禁忌证

传统的化疗是利用化学药物杀死肿瘤细胞、抑制肿瘤细胞的生长繁殖和促进肿瘤细胞分化的一种治疗方式。但化疗药物在作用肿瘤细胞的同时,也对正常组织干细胞造成损伤,损害患者的免疫系统,导致免疫功能缺陷或者下降。这些不良反应的直接表现就是患者出现身体衰弱、骨髓抑制、胃肠道反应、脱发等,给患者的生理和心理上都造成了很大的伤害,使患者的生活质量降低。

21世纪的肿瘤治疗,抗癌药物的发展将从细胞毒性药物的攻击转向高效低毒、靶点明确的生物治疗。相对于传统的细胞毒性药物而言,肿瘤细胞免疫治疗不仅拥有良好的抗肿瘤效果,而且更为安全,由于治疗后产生的不良反应较轻,大大提高了肿瘤患者的生活质量。

1. 常见不良反应与防治措施

细胞免疫治疗的不良反应主要包括:发热、头痛呕吐、抽搐、过敏、全身发麻和休克(质控部已排除细胞质量问题)等。常见不良反应及发生比例见图7.4。

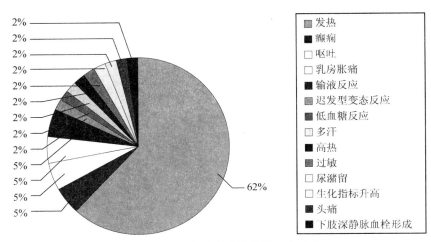

图例：
- 发热
- 癫痫
- 呕吐
- 乳房胀痛
- 输液反应
- 迟发型变态反应
- 低血糖反应
- 多汗
- 高热
- 过敏
- 尿潴留
- 生化指标升高
- 头痛
- 下肢深静脉血栓形成

2%
2%
2%
2%
2%
2%
2%
2%
2%
2%
5%
5%
5%
5%
62%

图 7.4　细胞免疫治疗的常见不良反应

1.1　发热、寒战

细胞免疫治疗最常见的不良反应是发热。发热的原因可能是在回输的免疫细胞悬液中含有 IL-2 和人血白蛋白。应注意监测体温呼吸血压和脉搏等生命体征变化。有少数患者在回输后 2～10 小时内出现体温升高（37.3～40.0℃），一般持续 2～6 小时后可自行缓解。极少数高热患者使用解热药即可完全缓解。

防治措施：输注前 30 分钟给予苯海拉明 20 mg 或盐酸异丙嗪 25 mg 肌肉注射可预防发热反应的发生。低热时指导患者多饮水，注意室内通风。持续高热时（＞40℃），遵医嘱给予药物降温，如消炎痛栓肛门给药或口服布洛芬缓释片等。

1.2　发热合并癫痫

表现为牙关紧闭、头向后屈曲、四肢僵硬。治疗措施：给予立即吸氧、物理降温；安定 0.75 mg 静推；5% 葡萄糖＋维生素 C 1.0 g＋维生素 B$_6$ 0.1 g 静滴，监测生命体征，加强护理。

1.3　恶心、呕吐

恶心、呕吐发生率为 5% 左右，严重程度因人而异。尽管该不良反应发生率不高，但严重者可影响患者的生活质量，以及治疗的耐受性和依从性。

防治措施：提供安静舒适的环境，完善血常规、尿常规、粪常规、生化电解质、腹部平片、B超等检查，评估患者一般情况，排除其他原因造成的呕吐，如胃肠道感染、肠梗阻、肝胆胰病变、中枢神经系统病变等。① 止吐：给予甲氧氯普胺、5-HT3 受体拮抗剂，或联合糖皮质激素；② 抑制胃酸分泌、保护胃黏膜；③ 补液支持治疗，纠正电解质失衡；④ 镇静：地西泮 10 mg 肌肉注射。嘱患者选择高热量、高蛋白、易消化的食物，多食新鲜蔬菜及水果，以补充维生素，避免浓厚的调味品及煎炸、油腻的食品。避免摄食冷、热的食物，否则易刺激呕吐。

1.4　过敏反应

最为常见的是患者前胸部、腰背部、双手背出现皮肤发痒及皮疹，面部皮肤红热，其他临床表现有腹痛、胸闷、上呼吸道阻塞、支气管痉挛和低血压，但较为少见。

治疗措施：立即停止细胞输注，吸氧，保持呼吸道通畅，维持血压。应用糖皮质激素与抗组胺药，严重者出现过敏性休克时予肾上腺素皮下注射，输液扩容抗休克治疗。

1.5 血管的不良反应

由于单采外周血穿刺针管径大、针刃锋利,易损伤血管。对于血管细,尤其是经过化疗后的血管弹性差,极易导致静脉穿刺失败,所以要求护士的穿刺技术过硬,尽可能一次成功。部分患者因凝血机制明显异常等原因导致血流速度降低,以及患者精神紧张引起周围静脉痉挛致使血液流速缓慢,机器均可出现低血流报警甚至不能正常运行。

预防措施:操作前和操作中充分与患者沟通消除患者的紧张情绪充分评估患者血管防止发生血管痉挛;评估患者的血常规、肝功能、生化全项、凝血功能、心肺功能及是否过敏体质等,在舒适放松状态下平卧于床上进行采血,尽量选择弹性好粗大的血管如正中静脉贵要静脉等,用16号针头穿刺保证采血通道通畅。

1.6 枸橼酸盐中毒

为防止发生血液凝固现象,单采时常规使用血液抗凝剂。其主要成分为枸橼酸盐,而其抗凝作用是通过枸橼酸根与血液中钙离子形成难解离的可溶性络合物,使血液中钙离子减少从而阻止血液凝固。因此在大量应用时可出现枸橼酸盐中毒的低血钙症状,如手足及口周发麻、抽搐、恶心、腹部不适、面色苍白、心率下降等。防治措施:在单采过程中应注意观察和询问患者有无枸橼酸盐中毒的低血钙症状,以便早期发现并及时处理。也可给予预防性用药,每使用200 mL枸橼酸盐时口服10%葡萄糖酸钙10 mL。对出现中毒症状者告知患者该症状为抗凝剂的不良反应,不必紧张,遵医嘱给予静脉补钙后症状即可缓解。

1.7 注射部位出现红肿硬结

皮下注射IL-2时,由于药物吸收问题,注射部位可能会出现红肿硬结现象。

预防措施:皮下注射IL-2时进针角度应大于45°,进针应较深,左右臂交替进行。注射红肿部位采用50%硫酸镁热湿敷,同时给予红外线灯照射每日2次,每次30分钟,4～5天后红肿硬结均消退吸收。

1.8 下肢疼痛伴下肢肌束震颤

给予镇静安眠药:① 血必净注射液30 mL静脉滴入;② 地塞米松5 mg静推;③ 地西泮10 mg肌肉注射。

1.9 感染

在治疗期间要注意患者的血象变化,防止感染,减少探视,注意保持口腔、肛门及会阴部清洁,密切观察变化,及时发现感染征象,明确病原体、遵医嘱给予抗感染药物,避免交叉感染。

1.10 尿潴留

给予导尿,严重者留置导尿。反复尿潴留者给予生理盐水250 mL＋硫酸庆大霉素注射液8万U膀胱冲洗。

1.11 血管迷走性晕厥

主要因为患者情绪紧张焦虑,静脉穿刺的刺激,体位不适(如坐位)等而致外周血管阻力突然而急骤降低,周围血管扩张而不伴随心脏搏血量的增加,脑血流量减少,从而产生晕厥。主要表现为患者突然出现头昏、眼前发黑、面色苍白、出冷汗、恶心、继而晕厥、意识丧失、血压下降、脉搏常缓慢。

治疗措施:患者取平卧位,一般经过数分钟即可自然消失,如脉搏缓慢低于40次/分可立即肌注阿托品0.5 mg和给予吸氧。

1.12 循环负荷过重

由于输液速度过快或短时间内输入过多液体所致。主要表现为呼吸困难,气急、胸闷、咳嗽、泡沫痰、两肺出现湿罗音等。

治疗措施:立即停止输液,取坐位或半坐位,两腿下垂,减少静脉回流,减轻心脏负担;给予氧气吸入(需经 20%～30% 酒精湿化,因酒精能降低肺泡内泡沫表面张力,使泡沫破裂消散,减轻呼吸道症状)。必要时可给予氨茶碱 0.25～0.50 g,加入 50% 葡萄糖 20 mL 内缓慢静注或速尿 20 mg 缓慢静注。

1.13 生化指标升高

细胞免疫治疗后,部分生化指标会升高。请相关科室会诊,注意观察患者病情变化。一般无需特殊处理,一过性升高后会自行恢复。

1.14 心理顾虑

部分肿瘤患者存在复杂的心理障碍,加上手术、放疗、化疗等治疗后患者对疾病产生绝望心理。细胞免疫治疗是一种全新的肿瘤生物治疗方法,向患者及家属介绍生物治疗作用机制和特点,以及与其他治疗方法相比所具有的优缺点及可能发生的不良反应。当患者出现不良反应时及时处理,并向患者做好解释,使之解除心理压力、急躁和抵触情绪,以增加患者的信任感和安全感,使其能积极配合治疗。

2. 细胞免疫治疗的禁忌证

(1) 正在使用免疫抑制药物,或器官移植后长期使用免疫抑制剂的患者;

(2) 正在接受化疗、放疗患者,不能与化疗、放疗同时应用,一般要求与化疗间隔 1～2 周;

(3) 对 IL-2 过敏者;

(4) 严重肝、肾功能异常者;

(5) 严重凝血功能异常者;

(6) 近期内有活动性出血史者;

(7) 严重感染未控制或高热患者;

(8) 严重的心脑血管疾病、糖尿病患者;

(9) 严重自身免疫性疾病患者;

(10) 顽固性或持续性癫痫患者;

(11) 孕妇或哺乳期妇女;

(12) T 细胞淋巴瘤患者;

(13) 人类免疫缺陷病毒(human immunodeficiency virus, HIV)阳性患者;

(14) 帕金森及老年性痴呆患者;

(15) 严重过敏体质者。

第四节　细胞免疫治疗的临床收益评价

近年来,随着对机体免疫系统认识的不断深入以及生物技术的迅速发展,免疫治疗已成为肿瘤治疗的重要手段,并且在肿瘤综合治疗体系中占据着越来越重要的位置。但是,当肿瘤免疫治疗进入临床试验之后,仍然以传统的评价体系如世界卫生组织(world health organization, WHO)或实体瘤的疗效评价标准(response evaluation criteria in salid tumor, RECIST)标准去评价其疗效,导致最终不能确切地认识和评价其治疗效果,使部分进入Ⅲ期试验的免疫治疗项目宣告失败。免疫治疗在临床试验中遭遇的尴尬处境,使得国内外学者开始反思,套用传统肿瘤治疗疗效评价体系去评价免疫治疗这一新兴肿瘤治疗方法是否具有合理性和可行性。

1. 临床收益评价标准

1.1 肿瘤免疫治疗疗效的特点

在 2004—2005 年,200 多名肿瘤学专家免疫学家和相关领域的专家通过一系列研讨会就开展肿瘤免疫治疗的经验进行了充分的交流和讨论,发现与传统化疗相比,生物治疗发挥明显效应通常需要较长的时间,同时,对于那些按照传统 WHO 或 RECIST 标准鉴定为已发生疾病进展(progressive disease,PD)的患者在治疗过程中终止生物治疗并不恰当,对那些临床非典型 PD 患者建议仍继续进行生物治疗。此外,对于临床出现长期稳定(stable disease,SD)的患者可以预示获得客观缓解。

1) 低水平的客观有效率

与抗肿瘤化疗药物的作用机制不同,肿瘤免疫治疗是通过将肿瘤疫苗免疫调节性细胞因子特异性单克隆抗体,以及多种活化效应细胞输入肿瘤患者体内,以诱导机体产生特异性抗肿瘤免疫应答,或通过改变固有免疫过程产生有效的杀伤性抗肿瘤应答。正是由于上述的区别,使得肿瘤免疫治疗的疗效与化疗药物相比出现客观缓解的比例较低。近年来有肿瘤免疫治疗专家习惯使用微效(minor response)或混合疗效(mixed response)来评价那些按照传统 WHO 或 RECIST 评价体系未达到客观有效的标准但患者确实获益的临床病例。

2) 疗效的延迟效应

化疗药物效应发挥迅速,在临床上给予 1~2 轮化疗药物后看到的临床疗效可以直接预测完成全部化疗方案后的治疗效果。因此在首次化疗给药几周后出现明显的客观效应,如原位病灶的缩小和渗出液的减少,提示患者在该治疗方案结束时会收到较好的客观疗效。相反,如果在早期化疗后出现肿瘤增大或新病变则意味着疾病进展,说明治疗失败,理论上必须停止现有化疗方案并更换新的治疗方案肿瘤免疫治疗疗效的出现时间相比于化疗一般较晚,而且有时可观察到已评定为 PD 的患者在继续接受免疫治疗后出现疾病的改善,这种情况被称为肿瘤免疫治疗的延迟效应。

3) SD 的临床意义

在化疗等常规治疗中,SD 泛指肿瘤负荷增加或减少但并未分别达到 PD 或部分缓解(partial response,PR)的情况。在传统 WHO 或 RECIST 标准中,SD 通常持续时间短暂而不能看到药物真正的抗肿瘤效应,因此并不符合客观有效的标准。但在肿瘤免疫治疗中,越来越多的临床资料显示,在应用靶向药物或抗体药物时患者达到 SD 可作为临床治疗有效的潜在观察终点,如疾病进展时间(time to progress,TTP)延长。正是基于上述研究报道,WHO 和 RECIST 标准对治疗有效的观察终点的解释在近几年做了相应的修改,将使用上述药物后获得的长期 SD 看作是药物起效的表现。

1.2 细胞免疫治疗的疗效评价的一般方法

1) 常规检查方法

常规检查方法包括:(1)影像学检查包括磁共振、CT、PET-CT、彩色多普勒等,参考实体肿瘤疗效评估标准(REIST 1.1 版标准);(2)肿瘤标志物检测,如 CEA、AFP、CA19-9、CA72-4、CA-125、CA153、PSA 等;(3)患者体力状况,如卡氏(Karnofsky,KPS)评分,KPS 评分增加=10 分,并维持 4 周以上为好转；KPS 评分无明显变化为稳定；KPS 评分减少＝10 分为恶化，其他还有 WHO、五分法、百分法等。

2）细胞免疫功能监测

细胞免疫功能监测包括：(1) 细胞免疫功能检查百分数和绝对值：$CD3^+$、$CD3^+CD4^+$、$CD3^+$ $CD8^+$（绝对值为百分数乘以淋巴细胞绝对数，血常规均有淋巴细胞绝对数）；(2) NK 细胞亚群百分数和绝对值：$CD3^+CD16^+CD56^+$；$CD3^-CD16^+CD56^+$；$CD3^+CD16^+CD56^-$；(3) $\gamma\delta T$ 细胞、NKT 细胞百分数和绝对值；(4) NK 细胞毒测定（以 K562 细胞株为靶细胞）；(5) $CD8^+$ T 细胞、$\gamma\delta T$ 细胞的颗粒酶和穿孔素测定；(6) $CD3^+CD8^+$ T 细胞、$CD3^+CD4^+$ T 细胞、$\gamma\delta$ 细胞记忆表型分析，如 $CD3^+CD8^+$ T 细胞、$CD3^+CD4^+$ T 细胞、$\gamma\delta$ 细胞的 CD45RA（初始）和 CD45RO（记忆）；(7) $CD3^+CD4^+Foxp3^+$ T 细胞；(8) 激活性标志：$CD3^+$ HLA-DR、$CD4^+$ HLA-DR、$CD8^+$ HLA-DR；(9) 通过酶联免疫斑点技术（enzyme-linked immuno spot，ELISPOT）、流式细胞仪和四聚体测抗原特异性 T 细胞（$CD4^+$、$CD8^+$ T 细胞）含量。

3）细胞因子监测

细胞因子监测包括：(1) 肿瘤免疫的负向调节因子：IL-4、IL-10、TGF-β，VEGF；(2) 肿瘤免疫的正向调节因子：IL-2、IL-12、IFN-γ 和 TNF-α 等。

1.3 传统的肿瘤治疗疗效评价标准的缺陷

传统的肿瘤治疗疗效评价标准，如 RECIST 或 WHO 的评价标准，二者均以肿瘤大小作为评价指标，根据病灶缩减的百分比将临床疗效分为完全缓解（complete response，CR）、部分缓解（partial remission，PR）、稳定（stable disease，SD）和疾病进展（progressive disease，PD），是目前肿瘤治疗疗效评判的金标准。但值得注意的是，不论是 WHO 的实体瘤评价标准还是经过改良的 RECIST 评价体系均存在一定的不足：(1) 以单一的影像学变化为标准，以局部的疗效来判定疾病的整体治疗效果；(2) 以 4 周内肿瘤变化为标准只能反映近期疗效；(3) 微小肿瘤灶中大量 T 淋巴细胞浸润所导致的局部炎症反应无法用传统的影像学检测发现，从而认为出现新的病变；(4) 以单一的客观标准来反映复杂的人体病变，忽视了人的主观感受以及生存时间。按照传统的疗效评价体系来评价肿瘤免疫治疗的疗效，往往会由于没有明显的瘤体改变而得出治疗无效的结论，因此影响了对肿瘤免疫治疗疗效的准确解读和客观评价。随着近年来对机体免疫系统认识的不断深入和生物技术的迅速发展，肿瘤免疫治疗在临床上的应用越来越广，相比常规化疗和放射治疗，免疫治疗的临床疗效出现较慢，且多表现为生活质量的提高和生存期的延长。因此，继续使用传统的 WHO 标准和 RECIST 标准已经不能适应肿瘤免疫治疗这一新兴的肿瘤治疗方法，亟待提出更合理、更可行的肿瘤免疫治疗疗效评价新标准。

1.4 新的免疫治疗疗效评价标准（immune-related response criteria，irRC）的内容和特点

学者们针对肿瘤免疫治疗的特点，对现有 WHO 标准进行了相应修改并升级为免疫治疗疗效评价标准。Wolchok 教授对该新标准的具体定义指导原则和临床应用进行了详细阐述，并在一项由 487 例晚期黑素瘤患者参与的 CTLA-4 特异性单抗（ipilimumab）临床试验中，应用 irRC 进行了疗效评价，以全面探讨 irRC 的临床意义和可行性。

1）irRC 的评价参数

对于 irRC 而言，可测量的新发病灶被计入总肿瘤负荷并与基线肿瘤负荷进行比较，这一点与传统的 WHO 标准完全不同。此外，对肿瘤直径的测量从原先的每个器官 5 个可测量病灶增加到每个内脏器官 10 个病灶或 5 个皮肤病灶，将所有测量结果相加以获得患者总肿瘤负荷并进

行比较。irRC 与传统 WHO 标准的区别详见表 7.1。

表 7.1　irRC 与传统 WHO 标准的比较

项目	WHO 标准	IrRC
新发现可测量病灶（如≥5 mm×5 mm）	永远代表疾病进展（PD）	需要纳入总肿瘤负荷再评价是否是疾病进展
新发现不可测量病灶（如≤5 mm×5 mm）	永远代表疾病进展（PD）	不定义为疾病进展
CR	在间隔不少于 4 周的 2 次连续的观察点均证实所有病灶消失	在间隔不少于 4 周的 2 次连续的观察点均证实所有病灶消失
PR	在至少间隔 4 周的 2 次连续的观察点均证实所有可测量的病灶直径较基线下降 50% 及以上，未发现新发病灶或其他病变进展	在至少间隔 4 周的 2 次连续的观察点均证实总肿瘤负荷较基线肿瘤负荷下降 50% 及以上
SD	在 2 次连续的观察点检测到病灶直径较基线下降不足 50%，或肿瘤直径增大不足 25%，未见新发病灶或其他病变进展	在 2 次连续的观察点证实总肿瘤负荷较基线肿瘤负荷下降不足 50%，或增加不足 25%
PD	在任一观察点检测到病灶直径较基线增加至少 25%，和（或）出现新发病灶，和（或）出现其他病变进展	在至少间隔 4 周的 2 次连续观察点的任一时间检测到总肿瘤负荷较基线肿瘤负荷增加至少 25%

2）irRC 的效应评价

irRC 中的疗效评定是根据观察点比较总肿瘤负荷与基线肿瘤负荷增加或减少的程度，并通过间隔不少于 4 周的两个连续观察点进行重复确认来划分。具体分为以下四类：irCR 所有病变均完全消失；irPR 在连续的检测中，与基线肿瘤负荷相比降低大于或等于 50%；irSD 并不符合 irCR 和 irPR 的标准，并未出现 irPD；irPD 与基线肿瘤负荷相比增加大于或等于 25%。

3）irRC 的创新之处

irRC 的创新之处在于将可测量的新发病灶计入总肿瘤负荷中，并且将其与基线肿瘤负荷进行比较。在此新规定下，即使有新病变出现，只要总肿瘤负荷并没有增加 25% 以上，也可不认定为疾病进展。与化疗不同，肿瘤免疫治疗后的短期肿瘤负荷增加不一定是由于肿瘤生长所导致的，也可能是因为暂时的免疫细胞浸润，而这种情况往往发生在出现明显的抗肿瘤效应之前。此外，新病变的出现也可能来源于那些原先无法用影像学检测发现的微小肿瘤灶中大量 T 淋巴细胞浸润所导致的局部炎症反应。根据 WHO 或 RECIST 标准，在肿瘤治疗过程中一旦发生 PD 应立即停止治疗。而对于肿瘤免疫治疗而言，如果肿瘤患者在初次评价时已达 irPD，在病情没有急剧恶化的情况下仍需继续治疗并进行二次评价，因为肿瘤很有可能在 irPD 确定后 4 周内开始缩小，只有连续 2 次评价肿瘤负荷均有增加，并且大于 25% 才被认定为 irPD。而对于那些肿瘤负荷下降缓慢，虽然超过 25% 但不足 50% 的 irSD 患者，irRC 认为他们同样属于临床获益人群。

目前对抗肿瘤细胞免疫治疗疗效的评价有待于完善，传统的 WHO 或 RECIST 标准不能完全适应肿瘤抗肿瘤细胞免疫治疗的评价，需要建立新的评价体系并通过临床研究验证。设计抗肿瘤细胞免疫治疗的临床研究时，在考虑近期疗效同时，更要重视肿瘤患者的中远期疗效，包括生存期和生存质量的评价。随着生物治疗在肿瘤治疗中的地位越来越高，正确评价其疗效也越来越重要。

2. 各类细胞免疫治疗疗效的循证医学证据

2.1 树突状细胞(dendritic cells,DC)

1）细胞性肿瘤抗原修饰的 DC

由于目前肿瘤特异性抗原或相关抗原得到明确鉴定的为数甚少,因而予以瘤细胞全部抗原信息(如肿瘤细胞裂解物、肿瘤细胞提取物、肿瘤细胞的总 RNA 或经过灭活的完整的肿瘤细胞、肿瘤细胞与树突状细胞的融合)修饰 DC 成为最直接的一种方法。基于细胞性肿瘤抗原易于获取和制备,因而应用全细胞性肿瘤抗原冲击致敏 DC 不失为一种简便而有实效的方法,有较大的临床应用潜力,它也是目前临床研究应用最广泛的方法之一。

T. NeBelhut 等进行了一项临床试验研究,以肿瘤细胞裂解物加载 DC,皮下注射免疫晚期结肠癌患者,结果显示 23% 的患者临床受益,中位生存期达 12 个月,该方法有望成为晚期结肠癌的一种理想的免疫治疗手段。Wimpissinger 等进行了一项Ⅰ期临床试验,以肾癌细胞裂解物加载 DC,淋巴结区皮下注射免疫晚期肾癌,结果显示该疗法安全可行,无自身免疫情况产生。受试的 11 例患者中有 5 例保持 SD 至少 5 个月。在 Pandha 等进行Ⅰ/Ⅱ期的临床研究中,11 例激素治疗失败的前列腺癌患者和 5 例转移性肾癌患者接受 DC 疫苗治疗,所有的患者体内均可检测到 Th1 型细胞因子明显升高,有 1 例前列腺癌患者的 PSA 明显降低,2 例肾癌患者评价为 SD。Fay 等人进行了恶性黑色素瘤的临床研究,20 例转移性恶性黑色素瘤患者入组,有 1 例 CR,1 例 PR,14 名患者存活超过 12 个月。在 Trefzer 等进行的一项 DC 疫苗治疗Ⅲ、Ⅳ期恶性黑色素瘤临床研究中,通过自体肿瘤细胞与 DC 细胞融合制备疫苗,17 例患者接受免疫和评价,结果 1 例 CR,1 例 PR,6 例 SD,生存期显著延长,14 例患者中有 11 例能从外周血中检测到针对特异肿瘤抗原表位的 T 细胞反应,而无效病例存在肿瘤抗原表位的缺失。Nesselhut 等以肿瘤细胞裂解物或已知多肽或肿瘤特异蛋白冲击 DC 制备疫苗,用于晚期乳癌患者的治疗,结果 143 例受试者有 56 例临床受益,包括(CR 7 例,PR 14 例,SD 33 例),受益者的中位生存期为 25 个月,3 年生存率为 16%;非受益者的中位生存期仅为 4 个月,3 年生存率为 1%。Yamanaka 等用自体肿瘤细胞裂解物冲击 DC 制备的疫苗治疗 10 例恶性胶质瘤患者结果:影像学评价有 2 例微小反应(MR),4 例 SD。通过检测,5 例患者中有 2 例出现 T 细胞介导的抗肿瘤效应。

2）肿瘤抗原肽修饰的 DC

随着对肿瘤抗原认识的不断深入,以肿瘤抗原肽刺激 DC 制备 DC 疫苗用于肿瘤治疗的研究已从实验室走向临床,不少临床研究取得了令人满意的结果。Svane 等进行了一项以野生型 p53 多肽加载 DC 诱导特异 T 细胞免疫治疗晚期乳腺癌的一项Ⅰ/Ⅱ期临床研究,结果显示接受该治疗的 32 例晚期乳腺癌患者有 12 例 SD。Berntsen 等进行了一项临床Ⅰ/Ⅱ期的实验研究,以凋亡抑制因子存活素和端粒酶冲击 DC,同时与 IL-2 联用,用于晚期肾癌的治疗,结果显示半数 HLA-A2 阳性的受试患者病情稳定。疗效评价为 SD,而且该疗法安全可靠,没有出现严重的不良反应。Han B 等进行了一项以 CEA 多肽冲击 DC 用于晚期肺癌的临床试验,结果显示该疗法是安全可行,可诱导出 CEA 特异的细胞免疫。Wierecky 等以 MUCl 的 2 种多肽冲击 DC 制备疫苗,用于转移性肾癌患者的临床治疗研究,结果 20 例受试者有 6 例有效,4 例 SD,受试者中可检测到针对特异抗原表位的细胞反应。且患者容易耐受,无明显不良反应出现。Ibrahim 等以 HPV 的 E6 抗原肽冲击 DC,制备疫苗用于 HPV 阳性的宫颈癌患者的治疗,结果表明可检测到免疫反应的患者的中位生存期和无疾病进展时间分别是 10.5 个月和 6.0 个月,而未检测到免疫反应的患者的中位生存期和无疾病进展时间分别是 5.0 个月和 1.6 个月。Liu 等将成熟 DC 经过癌胚抗原(CEA)多肽物冲击制备 DC 疫苗,治疗转移性结直肠癌,70%的患者可以检测到针对 CEA 的特异细胞免疫,2 例患者 SD 至少 12 周。Reichardt 等以多发性骨髓瘤独特型蛋白肽冲击成熟 DC 制备疫苗用于治疗 12 例患者,2 例 PR,缓解时间分别达 25 个月和 29 个月,无明显不良反应。Hersey 分别以:① 以自体肿瘤细胞裂解物;② MAGE-3．A2(+)酪氨酸激酶+gpl00 三种抗原肽联合或 MART-1+KLH 二种抗原肽联合冲击 DC 制备疫苗,治疗 33 例Ⅳ期恶性黑色素瘤,结果:接受肿瘤细胞裂解物冲击治疗组 4/19 例有效,接受抗原肽联合冲击治疗组 9/14 例表现出病情稳定,无明显不良反应。

3) 肿瘤相关抗原(TAA)基因修饰的 DC

通过核酸扩增、差异筛选等方法获得足够的肿瘤细胞特异性 mRNA 或 cDNA,经基因转染 DC 制备 DC 疫苗,可使 DC 持续表达该 TAA,从而解决了传统 DC 疫苗制备时,肿瘤细胞或 TAA 抗原肽来源困难、特异性不足以及 TAA 解离或降解而影响其 DC 功能的问题,并且避免诱发自身免疫性疾病的危险。

Gabrilovich 等报道了一项采用野生型 p53 基因转染 DC 制备疫苗,用于对一线化疗无效的小细胞肺癌患者的免疫治疗。结果 20 例患者中有 11 例患者可检测到特异的免疫反应,5 例患者经过 3 次免疫后病情保持稳定。Di Nicola 等进行一项以基因转染 DC 治疗Ⅳ恶性黑色素瘤的Ⅰ期临床研究,采用安卡拉病毒为载体,以人酪氨酸激酶(TK)基因转染,6 例Ⅳ期恶性黑色素瘤接受免疫,无明显不良反应,1 例 PR,5 例 HLA-A2(+)的患者中有 4 例能检测出特异针对 TK 的免疫反应。Morse 等进行一项以 CEA 基因转染 DC 治疗结肠癌肝转移切除后患者的Ⅱ期临床研究,24 例患者接受治疗,患者容易耐受,无明显不良反应,疗效评价:1 例 CR,2 例 MR,3 例 SD,并显示有针对 CEA 的特异细胞免疫产生。Dueland 等从前列腺癌细胞株 DU145、LNCaP 和 PC-3 中抽提 mRNA,转染 DC,制备疫苗用于激素耐药的前列腺癌患者的治疗。结果 20 例患者中有 7 例 SD,而且没有Ⅱ～Ⅳ级毒性和严重的不良反应。

2.2 细胞因子诱导的杀伤细胞(cytokine-induced killer,CIK)

对进展期胃癌患者进行的 CIK 细胞联合化疗的研究提示自体 CIK 细胞联合化疗可有效提高进展期胃癌患者 T 淋巴细胞免疫功能、控制肿瘤进展、改善生活质量。吴昌平等分析使用 CIK 过继免疫治疗 75 例胃癌患者,结果显示 CIK 治疗组的复发率明显低于化疗组(53.3% vs. 71.6%),中位总生存期(overall survival,OS)明显高于化疗组(49 个月 vs. 27 个月),CIK 治疗组的 2 年生存率明显高于化疗组。在调整了年龄、性别、肿瘤分期、浸润深度混杂因素后,与化疗组相比,CIK 细胞治疗胃癌的死亡风险明显降低(RR=0.52,95%CI:0.34～0.82),并随着 CIK 细胞治疗次数的增加,胃癌患者的死亡风险逐步降低。随后他们将 CIK 疗法用于Ⅲ期胃癌患者的术后辅助治疗,88 例患者中,43 例于辅助化疗结束后接受 CIK 治疗至少 3 周期,其余患者为单纯化疗。在第 1 次 CIK 治疗后 2 周,患者 $CD3^+$ T 细胞 $CD4^+$/$CD8^+$ 比值显著升高,2 个月时又下降到接近治疗前水平。而 CIK 连续治疗 3 周期以上,患者接受治疗 2 个月时的 $CD3^+$ T 细胞 $CD4^+$/$CD8^+$ 比值均维持在高水平。CIK 治疗组与单纯化疗组的中位 OS 分别为(42.0±2.6)个月与(36.0±2.9)个月,两组中位无病生存期(disease-free survival,DFS)分别为(34.0±2.7)个月与(25.0±2.8)个月。因此采用 CIK 辅助治疗Ⅲ期胃癌术后患者可以改善患者免疫功能,延缓肿瘤复发,延长患者生存期。

Li 等报道了非小细胞肺癌术后的患者使用化疗联合 CIK 较单纯化疗组 2 年生存率明显提高。CIK 细胞增加晚期肺癌疗效的同时,还可减轻常规化疗引起的毒性反应。另外,吴昌平等评价了 CIK 联合化疗治疗晚期非小细胞肺癌的临床疗效。方法 59 例患者分成 A 组(自体 CIK 细胞联合 11P 方案化疗 29 例)与 B 组(单用 TP 方案化疗 30 例)。结果显示,CIK 细胞的数量与杀伤活性均在培养第 14～21 天达到高峰。与单纯化疗组(多西紫杉醇＋顺铂,TP 方案)相比,CIK 联合化疗组患者的免疫力与生活质量、疾病控制率显著提高,疾病进展时间与总生存期均明显延长,且自体 CIK 细胞回输安全、不良反应小。除去全身应用 CIK 细胞治疗外,其在晚期肺癌局部应用也取得一定效果。

Pan 等对 122 例原发性肝癌给予肝动脉栓塞(transcatheter arterial chemoembolization,TACE)序贯 CT 引导下射频消融(radio-frequency ablation,RFA)联合 CIK 细胞免疫的新型模式,结果显示,序贯 CIK 细胞治疗可明显降低乙肝病毒含量,提高缓解率,改善生活质量,延长 OS。结肠癌患者中化疗联合自体 CIK 细胞治疗能延长患者无进展生存期(progression-free survival,PFS),这为晚期结直肠癌患者提供了一种新的治疗选择。李建旺等对 26 例转移性肾细胞癌患者行 DC-CIK 联合索拉非尼治疗,结果显示联合治疗能够有效改善患者生活质量,延长患者生存期,毒性反应可耐受。解燕华等对 CIK 细胞治疗泌尿系统肿瘤的临床疗效进行相关分析发现,肾癌和前列腺癌患者手术后,血清中甲胎蛋白(alpha feto protein,AFP)、癌胚抗原(carcinoembryonic antigen,CEA)和前列腺特异性抗原(prostate specific antigen,PSA)均维持在较高水平,经过 CIK 治疗后,上述肿瘤标志物水平均显著下降,说明 CIK 治疗在清除微小肿瘤细胞的残余病变、减少复发转移及延长生存期等方面均有较好的疗效。对于乳腺癌术后化疗序贯自体 CIK 细胞治疗能显著改善乳腺癌患者的生活质量,治疗相关性毒性反应可耐受,可在临床上推广使用。Liu 等研究了减瘤术后,序贯紫杉醇和卡铂方案一线化疗的晚期卵巢上皮癌患者,维持 CIK 治疗可明显延长患者 PFS。Lu 等报道了 CIK 在弥漫大 B 细胞淋巴瘤的治疗效果,CIK 细胞回输后血清 β_2-微球蛋白和 LDH 水平显著下降,患者症状均缓解,生活质量得到改善,差异具有统计学意义。在脑胶质瘤治疗中,研究人员发现 CIK 细胞联合替莫唑胺的治疗效果优于单独使用 CIK 细胞或者单独应用替莫唑胺的治疗。Hontscha 等对 11 项关于自体 CIK 过继细胞免疫治疗的临床研究进行了 Meta 分析,结果显示自体 CIK 细胞治疗可明显提高患者 T 细胞免疫功能、改善患者生活质量、延长 PFS 和 OS,具有良好的疗效。

2.3 树突状细胞联合细胞因子诱导的杀伤细胞(DC-CIK)

DC-CIK 细胞已广泛用于多种恶性肿瘤的临床研究和治疗中,其疗效和应用价值已逐渐被肯定和认可。

1) 血液系统肿瘤

王漪等选取 11 例化疗后白血病微小残留病(MRD)阳性的急性髓系白血病患者,自体血体外培养扩增 DC-CIK 细胞回输治疗,并行 MRD 监测,结果 11 例患者中 7 例 MRD 转阴,并处于持续完全缓解状态,其余 4 例复发,所有患者均未出现寒战、过敏等不良反应和严重感染性和自身免疫性疾病。成红等的研究表明,在所有恶性肿瘤病例中(白血病 6 例,多发性骨髓瘤 5 例,恶性淋巴瘤 7 例),94.4% 的临床症状有明显改善,不良反应概率为 77.8%,经对症处理或未处理 24 小时均缓解或消失。

2) 泌尿系统肿瘤

王欢等应用负载自体肾癌细胞裂解物的 DC 细胞疫苗联合自体 CIK 细胞治疗 10 例晚期肾癌患者,显示有一定的近期疗效,能诱导出特异的抗肾癌免疫反应,且不良反应小。赵纪宇等采集 5 例难治性前列腺癌患者自体血,体外培养 DC-CIK 后回输治疗,结果 1 例患者血清前列腺特异抗原数值明显下降,4 例患者治疗后前列腺特异性抗原倍增时间有不同程度下降,随访 6～12 个月发现病情不同程度缓解,表明 DC-CIK 对难治性前列腺癌的疗效确切。

3）呼吸系统肿瘤

王丹红等收集 34 例确诊的晚期非小细胞癌患者,通过费森尤斯细胞分离机采集患者自体血,体外培养扩增 DC-CIK 细胞回输治疗,结果显示 1～3 个月后的客观缓解率为 20.6%,疾病控制率为 67.6%,接受≥2 个疗程 DC-CIK 治疗的患者疾病控制率明显高于接受 1 个疗程治疗者。张俊萍等将晚期非小细胞肺癌分别给予单纯化疗治疗和化疗联合 DC-CIK 细胞治疗,结果两组对非小细胞肺癌的疾病控制率分别为 56% 和 78%,患者 1 年生存率分别为 44% 和 50%。

4）消化系统肿瘤

蔡凯等选取 24 例Ⅲ～Ⅳ期胰腺癌患者,采集外周血单个核细胞(PBMC)在体外扩增培养 DC 和 CIK 细胞,DC 经胰腺癌 PANC-l 细胞裂解物抗原致敏后,与 CIK 细胞回输胰腺癌患者治疗,结果治疗 3 个月后,胰腺癌患者外周血 $CD4^+/CD8^+$ T 细胞比值升高,$CD3^+$ T 细胞、$CD8^+$ T 细胞和 $CD4^+CD25^+$ Treg 细胞比例均显著下降。治疗前血清肿瘤标志物 CA199 数值下降,CA125 和 CEA 水平无显著变化。DC-CIK 细胞对 24 例胰腺癌患者的治疗有效率为 12.5%,疾病控制率为 29.2%,24 例患者的中位生存时间 5.7 个月,6 个月生存率为 33%,9 个月生存率为 27%。治疗期间所有患者均未出现 3～4 级不良反应。

5）其他系统肿瘤

韩际奥等采集慢性乙型肝炎患者外周血培养自体 DC-CIK 细胞,回输患者体内,发现 DC-CIK 细胞可抑制乙肝患者外周血 HBV-RNA 复制,病毒学应答率为 63.6%,同时减少 HBsAg 表达,降低 ALT 水平。侯金程等采集鼻腔、鼻窦恶性黑素瘤患者自体血,体外培养 DC-CIK 细胞回输治疗,发现治疗后 15 例患者外周血中 $CD3^+CD4^+$ T 细胞、$CD16^+CD56^+$ 自然杀伤细胞和 $CD4^+/CD8^+$ 比例均明显增高,患者临床症状明显改善。

6）DC-CIK 细胞与化疗联合应用

化疗作为肿瘤常规治疗方法之一已广泛使用,在取得一定疗效的同时,也使肿瘤呈现出多药耐药性,使化疗失败,且化疗并不能杀伤处于休眠期的肿瘤细胞,联合应用 DC-CIK 细胞可以填补化疗的漏洞。加强对肿瘤细胞的杀伤作用。张玉华等对胰腺癌患者分别给予吉西他滨单纯化疗、吉西他滨＋CIK 细胞联合治疗,结果 CIK 细胞联合吉西他滨治疗疾病控制率、KPS 评分提高率均高于单纯化疗组,所有患者的不良反应均以骨髓抑制为主。孙明芳等选取晚期胃癌患者,对照组接受 DCF 方案化疗,试验组采取自体 CIK 回输联合化疗,结果试验组患者外周血中 $CD3^+CD56^+$ T 细胞较治疗前明显升高,疾病控制率明显提高,生活质量较对照组明显改善,不良反应可自行缓解。

7）DC-CIK 细胞与手术联合应用

手术是治疗肿瘤的有效方法,但对已转移或微小的残留病灶,手术治疗并不能清除,联合应用 DC-CIK 细胞可使患者恢复免疫屏障,清除微小残留病灶,预防肿瘤转移。巩新建等选取进展期胃癌术后患者,分别给予自体 DC-CIK 细胞治疗和单纯化疗,结果 DC-CIK 细胞治疗组患者 3 年和 5 年的生存率均明显高于化疗组,表明 DC-CIK 细胞免疫治疗可改善患者术后的机体免疫功能和临床体征,提高患者的生存率,改善患者生活质量。

8）DC-CIK 细胞与其他方法联合应用

刘向善等将原发性肝癌患者分为对照组和观察组,对照组采用射频消融(RFA)治疗,观察组采用 RFA 加自体血体外培养 DC-CIK 细胞回输治疗,结果观察组治疗有效率为 92.5%,高于对照组的 72.5%。观察组患者外周血中 $CD3^+$、$CD4^+$、$CD4^+/CD8^+$ 比值和 $CD16^+CD56^+$ NK 比例均显著升高,AFP 水平显著下降,6 个月内病死率为 5.0%,3 年生存率为 22.5%,均优于对照组。

柴小姝等选取晚期恶性肿瘤患者,对照组给予中药辨证治疗,治疗组给予中药辨证治疗联合 CIK 细胞治疗,结果治疗组治疗前后 KPS 评分升高,中医临床症状分级减轻,外周血中 CD3$^+$、CD4$^+$ 细胞比例提高,未出现严重的心、肝、肾功能损害。

2.4 淋巴因子激活杀伤细胞(lymphokine activated killer cells,LAK)

实验及临床研究表明,单独使用 LAK 或 IL-2 治疗肿瘤均无明显的抗肿瘤效果,当联合应用 IL-2 与 LAK 治疗时方有明显的疗效。在 LAK/IL-2 过继免疫治疗恶性肿瘤中国外多采用全身输入的方式。目前认为在 LAK/IL-2 疗法对肾癌、恶性黑色素瘤及非霍奇金淋巴瘤效果较好,有效率可分别达 35%、20%、57%左右,而对其他实体瘤如肺癌、肝癌、直肠癌等疗效较差。对恶性肿瘤的总有效率均为 20%左右。针对此情况,国内在应用 LAK/IL-2 进行全身治疗的同时,又开展了多途径的应用方式:① 腔内应用治疗癌性浆膜转移,如癌性胸水、腹水、心包积液。单纯应用小剂量 IL-2 或 LAK/IL-2 联合应用治疗癌性浆膜转移总有效率可达 75%左右。② 肿瘤内或瘤周局部应用治疗表浅的肿瘤如宫颈癌、黑色素瘤、淋巴肉瘤、乳腺癌等,总有效率可达 50%左右。③ 介入应用治疗肝癌、肺癌等总有效率可达 35%左右。④ 全身与局部联合应用治疗脑胶质瘤、膀胱癌等总有效率可达 50%左右。由于国内采用多途径应用 LAK/IL-2 进行肿瘤免疫治疗,使这一疗法的疗效较国外报导有所提高,这为 LAK/IL-2 的肿瘤过继免疫治疗在国内的广泛开展奠定了基础。

Rosenberg 总结了用 IL-2/LAK 疗法或单用大剂量 IL-2 治疗 222 例多种类型肿瘤患者的临床效果,发现 16 例患者的转移癌灶完全消退,其中 13 例患者随访 2~13 个月仍未见复发,另外 26 例患者的瘤体缩小 50%以上,其中 8 例患者病情缓解 6~20 个月。该疗法对转移性肾细胞癌、黑色素瘤、结肠癌和非霍奇金淋巴瘤患者的疗效特别显著,亦能使其他类型肿瘤的肺、肝、骨骼、皮肤等处的转移性病灶消退,并使血循环中的肿瘤细胞消失。其他学者也报道过类似的结果。

1) 自体 LAK 细胞的应用

1984 年,Rosenberg 等人采用 IL-2 与自体 LAK 细胞联合输注的方法治疗各种类型的晚期肿瘤 25 例。方法是先用 IL-2 连续静脉滴注,促使患者血液中的淋巴细胞增殖,5 天后取患者的外周血分离其白细胞,并将分离到的单个核细胞与 IL-2 共同培养 3~5 天,扩增并诱导成 LAK 细胞,最后将 LAK 细胞与大剂量的 IL-12 一起经静脉回输给患者。治疗结果有 11 例瘤体缩小 50%以上,10 例瘤体部分消退,1 例转移性黑色素瘤患者皮下结节消失,并经 10 个月随访无复发。有人对常规治疗无效并有转移的各种晚期肿瘤 139 例,采用 IL-2/LAK 细胞联合疗法,结果有 16 例转移灶消失,26 例转移灶明显消退,总有效率为 30%。又有人采用自体 LAK 与 IL-2 淋巴管输注法对 7 例常规治疗无效的晚期癌转移患者(包括肾上腺癌、口腔上皮癌、胰腺癌和精原细胞癌术后皮肤、肺、肝等多部位转移),经 2~5 次治疗后,其中有 4 例转移灶消失,3 例转移灶缩小 50%~70%。Steis 采用自体 LAK 细胞与 IL-2 腹腔内注射法治疗结肠癌 12 例,其中 5 例部分缓解,缓解率为 41.67%。同法治疗卵巢癌 10 例,有 2 例部分缓解。有人从患者胸腹水中分离出淋巴细胞经 IL-2 诱导成 LAK 细胞后再回输入患者的胸腹腔中,可使恶性胸腹水消失。由此可见,自体 LAK 细胞对恶性肿瘤有明显疗效。但这种方法操作复杂,每次治疗都要抽取患者大量血液分离淋巴细胞,且难以获得足够的 LAK 细胞数。肿瘤患者尤其是经受过化疗或/和放疗的患者其免疫力一般很低,此时再抽取其大量外周血分离第淋巴细胞势必进一步降低其免疫功能,而增加严重感染和肿瘤进一步转移的危险性。另外,用自体 LAK 细胞进行治疗,需反复多次输注 IL-2,而大量 IL-2 进入体内会引起较严重的不良反应。因此,自体 LAK 细胞的应用受到一定限制。

2）异体 LAK 细胞的应用

为了解决 LAK 细胞的来源问题，近年来许多学者对同种异体 LAK 细胞临床应用的可能性进行了研究。结果表明，同种异体 LAK 细胞在体内、体外均有抗肿瘤作用，与自体 LAK 细胞的抗肿瘤效果相同。且同种异体 LAK 细胞在临床应用不引起移植物抗宿主（GVH）病，对患者是安全的。金一等人用正常人外周血淋巴细胞作为异体 LAK 细胞的前体细胞，经 IL-2 激活后治疗各种肿瘤 201 例，多数患者治疗后自觉体力增强，疼痛减轻，食欲增加，肿瘤缩小或消失。其中黑色素瘤、肾癌和恶性淋巴瘤总有效率达 100%，胃癌总有效率为 51.3%，肺癌为 38%，乳腺癌为 67%，结肠癌为 8%。刘江秋等人用同样方法治疗晚期肺癌 42 例，结果有 3 例完全缓解，占 7%，24 例部分缓解，占 57%，总有效率达 64.23%，1 年生存率为 55.81%，明显优于常规疗法。许祥裕等人用 IL-2 体外诱导正常人外伤脾脏的淋巴细胞制成异体脾 LAK 细胞，然后将其与 IL-2 联合注入胸腹腔内治疗恶性胸腹水 8 例，每周 1 次，经 1～4 次输注后胸腹水全部消失，其中 7 例在 1～6 个月的随访期内未见复发。

2.5　肿瘤浸润淋巴细胞（tumor infiltrating lymphocyte，TIL）

TIL 的临床应用开始于 20 世纪 80 年代中后期，是继 LAK 疗法之后又一新的杀伤自体瘤细胞的免疫治疗方法。目前已经完成和正在进行的 TIL 临床研究涉及各种实体肿瘤和血液系统肿瘤，如鼻咽癌、肾癌、肝癌、乳腺癌、白血病、淋巴瘤等，但大多数处于 I／II 期临床试验当中，且针对各种肿瘤的疗效不一。而在各种恶性肿瘤中，TIL 治疗转移性黑色素瘤患者疗效最为显著。1988 年，Rosenberg 等首次应用 TIL 静脉回输并联合 IL-2 和 CTX 治疗 20 例恶性黑色素瘤患者 2～13 个月，结果 12 例患者瘤灶达部分或完全消退。Kradin 等用从生物活检标本中分离制备的 TIL 对 6 例原发性肺腺癌患者进行多次（$0.5～4.5$）$\times 10^9$/L TIL 静脉输注或瘤灶内注入，在无 IL-2 和 CTX 的情况下，证实患者有较好的耐受性，其中 4 例瘤灶消退。他们另对常规疗法治疗无效的转移性肺癌和转移性肾细胞癌等 7 例患者采用 TIL 治疗也获得较好的疗效。Ratto 等将从手术切除的肿瘤组织标本中获得的 TIL 体外扩增，协同 IL-2 自体回输治疗 113 例非小细胞肺癌，并加用放疗。TIL 在术后 6～8 周静脉回输给患者，持续 2～3 个月，结果表明，对 II 期患者，治疗组无明显生存优势，对 III 期患者，治疗组生存率明显高于对照组（化疗加放疗），IIIA 期平均生存期分别为 22 个月和 9.9 个月，IIIB 期患者为 23.9 个月和 7.3 个月，且 TIL 治疗组的复发率也显著低于对照组。

对那些采用一线、二线治疗方法失败的转移性黑色素瘤患者，高剂量的 IL-2 联合 TIL 可达到 50% 临床反应率，并且持续时间较长。但高剂量的 IL-2 对人体有较大的不良反应，且研究者期望获得更好的临床反应率，在过继治疗之前使用化疗及放疗预处理方案以提高 TIL 的疗效。Dudley 等治疗 13 例 HLA-A2（+）进展期恶性黑色素瘤患者，经环磷酰胺和氟达拉滨预处理后予以自体 TIL 细胞及大剂量 IL-2 治疗，6 例患者达到预期效果，4 例患者有不同程度的肿瘤消退。后又治疗 50 例恶性黑色素瘤患者，在 TIL 回输前给予晚期肿瘤患者非清髓性化学药物治疗，有 52% 的患者获得预期的治疗效果。但若在给药前给予患者一次全身放疗照射，治疗效果更为显著，有 75% 的晚期肿瘤患者获得了良好的临床疗效。这是因为放疗或化疗能够有效杀死肿瘤细胞，同时释放出肿瘤抗原，能够将患者体内的免疫抑制细胞清除干净，从而有助于释放出 Toll 样受体，加快了树突细胞的成熟，使 TIL 得以发挥功效。由此可以得出，细胞过继免疫治疗与放疗或化疗相结合，能有效提高肿瘤的治疗疗效。另有一项效果非常显著的临床试验中，患者被分为 TIL＋化疗组、TIL＋12 Gy 放疗组、TIL＋化疗＋12 Gy 放疗组，客观反应率分别为 49%、52%、72%，93 例黑色素瘤患者中有 20 例（22%）肿瘤完全消退，有 19 例（20%）患者肿瘤完全消退超过

3年。

Rolph 等用 IL-2 大量扩增 16 例卵巢癌患者的 TIL 并回输入患者腹腔内,临床观察患者腹水明显减少或消失,同时有肿块的缩小或消失,总体有效率达 36%～40%。Freedman 等用经 IL-2 扩增至 $1×10^{10}～1×10^{11}$ 的 TIL 治疗耐顺铂的卵巢癌患者取得了 26% 改善率,且腹腔液中可检测到一定数量的细胞因子,而未经治疗者腹水中无细胞因子,此外经纯化的 $CD8^+$ TIL 回输入患者体内后疗效更加明显。李瑞民等报道对 22 例晚期卵巢癌患者经 TIL/IL-2 治疗后,有 12 例腹腔内积液全部消失,癌细胞阴转,持续 4 周以上;有 5 例腹腔液显著减少,癌细胞转阴或明显减少,持续 4 周以上,总有效率达 77%。最近报道美国 Rosenberg 实验室采用 TIL 联合化疗治疗晚期恶性黑色素瘤患者,患者在接受淋巴细胞消除性大剂量环磷酰胺和氟达拉滨化疗后,接受细胞免疫治疗 1～4 次,平均输入 $6.3×10^{10}$ 细胞,结果 35 例中 3 例肿瘤完全消退,15 例肿瘤缩小 50% 以上,临床反应率达到 51%。TIL 因其对肿瘤细胞具有较强的特异性杀伤作用,因而一直是国内外恶性肿瘤生物治疗的热点之一。

刘宝瑞等采用 TIL 体外快速制备技术制备 TIL,对 22 例癌性胸腔积液患者进行胸腔输注,后续胸腔内灌注 IL-2,每天 100 万单位,连续 4 天为 1 治疗周期,观察其疗效和不良反应。结果显示:采用该疗法治疗 1 个周期,8 例完全缓解(36.4%),11 例部分缓解(50.0%),3 例无效(13.6%),总有效率达 86.4%。有效的病例随访中均未见治疗侧胸腔积液复发或增加;除极少数患者治疗中出现低热和和胸痛外,未见有其他不良反应发生。因而认为自体 TIL 联合 IL-2 治疗癌性胸腔积液,具有良好的临床应用价值。

皇甫超申等体外分离、培养扩增 TIL,对 8 例原发性肝癌患者在介入化疗的基础上经皮癌灶注射 TIL($5×10^9$ 个),结果显示:患者治疗 2 个月后,瘤体总体缩小 54.0%,MR 率为 71.6%,平均 PR 持续时间为 $(12.2±1.48)$ 个月,带瘤存活时间平均为 $(11.0±1.6)$ 个月,且患者食欲改善,体重增加,体力恢复,生活质量得到提高。

TIL 联合放疗报道很少,Laugh 等用 TIL 和 IL-2 联合放疗治疗 21 例转移瘤,发现 TIL 的输入使快速分割放疗(2 000 cGy)更安全。Ratto 等发现 TIL 和局部肿瘤放射治疗具有协同作用,但放疗在免疫治疗中的作用还不清楚。

2.6 T 细胞受体(T cell receptor,TCR)基因修饰的 T 细胞

最早开展 TCR 基因治疗始于 2006 年进行的一项临床试验,受试者为 15 例对 IL-2 治疗无反应的黑色素瘤患者。Morgan 等利用逆转录病毒载体将携带 MART-1:27-35 表位特异性的 TCR 基因转导至黑色素瘤患者自体外周血淋巴细胞(peripheral blood lymphocyte,PBL)中,并将其回输入患者体内,回输后 2 个月所有患者外周血中仍能检测到 TCR 基因修饰的 T 细胞,且占外周血 T 细胞库的 10% 以上。在 2 例获得完全缓解的患者体内,1 年后其外周血中仍能检测到高水平的 TCR 基因修饰 T 细胞,且这些 T 细胞仍保留较高的抗原反应性。3 年后 Morgan 等又进行了一项内容相近的临床试验,同样采用逆转录病毒载体,使其分别携带 MART-1、gpl00 特异的高亲和力 TCR 基因,并将其转导至 36 名转移性黑色素瘤患者 PBL 中,接受此项 TCR 基因修饰 T 细胞过继输注的患者,临床缓解率分别达到 30% 与 19%,但是由于黑色素抗原也存在于人的耳、眼、皮肤等组织中,高亲和力的 TCR 基因修饰的 T 细胞也识别这些组织中的抗原并对这些组织造成了破坏。

除了黑色素瘤,近来也有学者尝试将 TCR 基因治疗拓展至结直肠癌、滑膜细胞癌、神经母细胞瘤、淋巴瘤等肿瘤的治疗上。Parkhurst 等将 CEA 特异性 TCR 基因修饰的 T 细胞过继回输给结直肠癌患者,输入后 1 个月,所有患者血清中 CEA 的含量均降低,并有 3 例肿瘤患者获得了完

全缓解,但是由于 CEA 也表达于正常肠上皮细胞,所有接受过继回输的患者均发生了严重的急性结肠炎。上述两例临床试验中,TCR 基因治疗虽取得一定疗效,但同时也发生了严重的不良反应。有研究者提出:未来肿瘤靶抗原的选择应局限于那些仅表达于肿瘤组织或不重要器官上的抗原,以减少因靶向自身抗原或同源抗原而带来的不良反应。睾丸癌抗原可表达于多种上皮细胞癌组织,比如黑色素瘤、膀胱癌、肝癌、肺癌等组织中,但同时也表达于正常成人的睾丸组织,不过睾丸细胞不表达人类白细胞抗原分子,所以转导的 TCR 不会对其造成损伤,鉴于睾丸癌抗原的这一特性,目前正被越来越多的肿瘤研究者认可和采用。睾丸癌抗原 NY-ESO-1 是迄今发现的最具免疫原性的肿瘤抗原,表达于 80% 的滑膜细胞肉瘤患者和 25% 的黑色素瘤患者肿瘤组织中。Robbins 等进行临床试验,对高表达 NY-ESO-1 抗原的 6 例滑膜肉瘤患者和 11 例黑色素瘤患者行回输转基因 T 细胞治疗,其中 4 例滑膜肉瘤患者和 5 例黑色素瘤患者均得到改善。目前,TCR 基因治疗仍处于探索阶段,具有 MHC 限制性,有效率相对较低。寻找有效的肿瘤抗原,优化 TCR 转化效率,克隆高亲和性的 TCR 载体,是目前有待解决的问题。

2.7　嵌合抗原受体 T 细胞(chimeric antigen receptor T cells,CAR-T)

1) 第一代 CAR-T 细胞

早在 1989 年,Eshhar 研究小组就将免疫球蛋白样 scFv 和 FcεRI 受体(γ 链)或 CD3 复合物(ζ 链)胞内结构域融合形成嵌合受体,即第一代 CARs。Sloan-Kettering 纪念医院用 CAR-T 细胞治疗了 16 例难治复发的急性淋巴细胞白血病者,14 例患者出现了完全缓解,缓解率达 88%;即便是 Ph+ 的高危患者,仍能取得同样的效果。Bridgema 等发现,抗 CEA CAR-T 细胞能通过自身 CD3ζ 跨膜区的二聚化作用,有效激活初始人 T 淋巴细胞。Kershaw 等报道了逆转录病毒介导的抗 α-叶酸受体 CAR 修饰的 T 细胞治疗 14 例卵巢癌患者。输注 2 天后,CAR-T 细胞在体内可大量检测到,但 1 个月后迅速下降至难以检测的水平,也没有观察到对肿瘤的免疫应答反应。Julie 等针对细胞黏附分子-L1,采用 CE7R 的单链抗体与 CD3ζ 结合,以质粒 DNA 作为载体构建第一代 CAR,并在其中引入"自杀基因"HyTK,治疗儿童复发难治性神经母细胞瘤。在治疗的 6 例患者中,虽没有发现与细胞剂量相关的严重不良反应,但每次输注 CAR-T 细胞在体内存活时间不超过 1 周,并且只有一个瘤荷最小的患者有部分缓解,治疗效果不理想。Lamers 等构建 scFv(G250)-CD4TM-γ 嵌合抗原受体,通过逆转录病毒转染患者 T 细胞,治疗 CAIX+ 的 3 例肾癌患者。虽然 IFN-γ 在体外分泌增高,但血浆 IFN-γ 水平却与肝毒性反应成正相关,考虑可能是因为 scFv(G250) T 细胞攻击正常胆管 CAIX+ 上皮细胞所致。Pule 等应用针对 GD2 的 1 代 CAR-T 细胞治疗 11 例儿童神经母细胞瘤患者,在 8 例可评价疗效患者中 4 例患者出现肿瘤坏死与消退,其中 1 例患者为完全缓解,这 11 例患者随访 2 年时未见明显不良反应。对 19 例接受抗 GD2-CAR-T 细胞治疗的高危神经母细胞瘤患者进行长期随访,发现 GD2-CAR-T 细胞具有抗神经母细胞瘤作用,这些 CAR-T 细胞可在患者体内扩增、持续存在,而 CAR-T 细胞的持续存在与患者的长期生存相关。此外,还有以 CD20 为靶点治疗惰性非霍奇金淋巴瘤/套细胞淋巴瘤等应用。虽然第一代 CAR-T 细胞研究较多,但是大多数试验在细胞扩增、体内存活时间、细胞因子分泌等方面还存在不足,没有达到预期的临床效果。

2) 第二代 CAR-T 细胞

根据 T 细胞活化的双信号学说,第二和第三代 CARs 在嵌合受体上加上如 CD28、CD134(OX40)和 CD137(4-1BB)等共刺激分子,以提高 T 细胞的细胞毒性、增殖活性,维持 T 细胞应答,延长 T 细胞存活时间等。Porter 等和 Kalos 等研究用第二代 CAR-T 细胞(scFvCD19⁻CD137⁻CD3ζ)靶向治疗 3 例慢性淋巴细胞白血病,接受治疗的 3 例患者回输 CAR-T 细胞总数为 1.4×

$10^7 \sim 1.1 \times 10^9$/L，CAR-T 细胞不仅在体内扩增 1 000 倍以上，而且在血液和骨髓中存活的时间也超过 6 个月，分泌的细胞因子如干扰素- γ、CXCL9 等较治疗前显著增高。虽然其中 1 例患者发生了疑似效应细胞脱靶有关的肿瘤溶解综合征，但经过对症处理，不良反应已经好转。接受治疗的 3 例患者中，2 例达到完全缓解，1 例部分缓解，疗效得到肯定。Kandalaft 等比较一代和二代治疗卵巢癌的疗效，证实第二代的 CAR-T 细胞（MOv19-BBζ）在杀瘤活性和体内存活时间均优于第一代（MOv19-ζ）。2013 年，Brentjens 等用 CD19⁻ CAR(scFvCD19⁻ CD28⁻ CD3ζ)T 细胞治疗 5 例形态学或微小残留病变阳性的急性 B 细胞白血病患者。通过治疗，5 例肿瘤迅速减小，且微小残留病灶完全缓解。其中 1 例患者治疗 8 天之后就很快得到完全缓解，3 例患者缓解期已长达 5 个月至 24 个月。虽然患者对该疗法能够耐受，但是也出现了细胞因子相关的毒性反应，并且与肿瘤负荷成正相关。这也是首次发表的 CAR-T 细胞治疗对成人急性淋巴细胞白血病患者有效的研究。

3）第三代 CAR-T 细胞

Till 等以逆转录病毒为载体构建第三代 CAR-T 细胞（scFv CD20-CD28⁻ CD137⁻ CD3ζ），治疗 3 例非霍奇金淋巴瘤。经 PCR 检测，效应细胞在体内存活的时间超过 12 个月。临床反应持续完全缓解 2 例，部分缓解 1 例。其中 1 例利妥昔单抗难治性滤泡性淋巴瘤患者，CAR-T 细胞治疗 3.5 个月后，颈部淋巴结在 1～2 周内迅速减小 3 cm。而美国国家癌症研究所 Morgan 等报道 1 例结肠癌合并肝和肺转移患者接受第三代 HER2-CAR-T 细胞治疗。该患者输注后 4 小时血液就检测出有高水平的 IFN-γ、GM-CSF、TNF-α 和 IL-6 等细胞因子。因为细胞静脉输注后首先经过肺循环，输注大量的 HER2-CAR T 细胞后，识别并攻击表达 HER2 的正常肺细胞，释放的过量细胞因子，引起"细胞因子风暴"，患者于治疗后 5 天死亡。这也是迄今为止公布的最为严重的 1 例 CAR-T 细胞相关的不良反应。由于目前第三代 CAR-T 细胞临床应用还比较少，故其安全性和有效性是否就一定优于第二代 CAR-T 细胞，以及选择怎样的共刺激分子组合，还需进一步观察。

参考文献

[1] Harty JT, Tvinnereim AR, White DW. CD8⁺ T cell effector mechanisms in resistance to infection[J]. Annu Rev Immunol, 2000,18:275 - 308.

[2] Gao X, Wang X, Yang Q, et al. Tumoral expression of IL-33 inhibits tumor growth and modifies the tumor microenvironment through CD8⁺ T and NK cells[J]. J Immunol, 2014, 194:438 - 442.

[3] Griffiths GM. The cell biology of CTL killing[J]. Curr Opin Immunol, 1995,7(3):343 - 348.

[4] Théry C, Amigorena S. The cell biology of antigen presentation in dendritic cells[J]. Curr Opin Immunol, 2001,13(1):45 - 51.

[5] Simhadri VR, Reiners KS, Hansen HP, et al. Dendritic cells release HLA-B-associated transcript-3 positive exosomes to regulate natural killer function[J]. PLoS One, 2008,3 (10):3377 - 3384.

[6] Grajewski RS, Hansen AM, Agarwal RK, et al. Activation of invariant NKT cells amelio-

rates experimental ocular autoimmunity by a mechanism involving innate IFN-gamma production and dampening of the adaptive Th1 and Th17 responses[J]. J Immunol, 2008,181 (7):4791 - 4797.

[7] Wuest TY, Willette-Brown J, Durum SK, et al. The influence of IL-2 family cytokines on activation and function of naturally occurring regulatory T cells[J]. J Leukoc Biol, 2008,84 (4):973 - 980.

[8] Zou W, Chen L. Inhibitory B7-family molecules in the tumour microenvironment[J]. Nat Rev Immunol, 2008,8(6):467 - 477.

[9] Curiel TJ, Coukos G, Zou L, et al. Specific recruitment of regulatory T cells in ovarian carcinoma fosters immune privilege and predicts reduced survival[J]. Nat Med, 2004,10(9): 942 - 949.

[10] Mulé JJ, Shu S, Schwarz SL, et al. Adoptive immunotherapy of established pulmonary metastases with LAK cells and recombinant interleukin-2[J]. Science, 1984,225(4669): 1487 - 1489.

[11] Rosenberg SA, Spiess P, Lafreniere R. A new approach to the adoptive immunotherapy of cancer with tumor-infiltrating lymphocytes[J]. Science, 1986,233(4770):1318 - 1321.

[12] 傅冰洁,张萌,李欣,等. 肿瘤的细胞免疫治疗[J]. 中国处方药,2007,4:61 - 64.

[13] 张煜,封青,胡军,等. 肿瘤的细胞免疫治疗研究进展[J]. 生物技术通讯,2012,23(3): 440 - 443.

[14] 陈勇伟,王坚. 肿瘤过继性细胞免疫治疗[J]. 医学研究杂志,2014,43(9):161 - 165.

[15] 范艳敏,伍烽. T 细胞免疫治疗中晚期肿瘤的研究进展[J]. 重庆医科大学学报,2007, 32:111 - 113.

[16] 张毅. 肿瘤的细胞免疫治疗[J]. 郑州大学学报(医学版),2011,2:165 - 169.

[17] Themeli M, Kloss CC, Ciriello G, et al. Generation of tumor-targeted human T lymphocytes from induced pluripotent stem cells for cancer therapy[J]. Nat Biotechnol, 2013,31 (10):928 - 933.

[18] Couzin-Frankel J. Breakthrough of the year 2013. Cancer immunotherapy[J]. Science, 2013,342(6165):1432 - 1433.

[19] Corrigan-Curay J, Kiem HP, Baltimore D et al. T-cell immunotherapy: looking forward [J]. Mol Ther, 2014,22(9):1564 - 1574.

[20] Mesiano G, Todorovic M, Gammaitoni L, et al. Cytokine-induced killer (CIK) cells as feasible and effective adoptive immunotherapy for the treatment of solid tumors[J]. Expert Opin Biol Ther, 2012,12(6):673 - 684.

[21] Li XD, Xu B, Wu J, et al. Review of Chinese clinical trials on CIK cell treatment for malignancies[J]. Clin Transl Oncol, 2012,14(2):102 - 108.

[22] 王远,吴昌平,卢斌峰等. 转化生长因子-β 与调节性 T 细胞在肿瘤中的相互作用及意义 [J]. 中华实验外科杂志,2014,31(8): 1847 - 1848.

[23] Bobisse S, Rondina M, Merlo A, et al. Reprogramming T lymphocytes for melanoma adoptive immunotherapy by T-cell receptor gene transfer with lentiviral vectors[J]. Cancer

Res，2009，69(24)：9385 - 9394.

[24] Rogers PR，Dubey C，Swain SL. Qualitative changes accompany memory T cell genera-tion：faster，more effective responses at lower doses of antigen[J]. J Immunol，2000，164(5)：2338 - 2346.

[25] Iezzi G，Scheidegger D，Lanzavecchia A. Migration and function of antigen-primed nonpo-larized T lymphocytes in vivo[J]. J Exp Med，2001，193(8)：987 - 993.

[26] Chalasani G，Dai Z，Konieczny BT，et al. Recall and propagation of allospecific memory T cells independent of secondary lymphoid organs[J]. Proc Natl Acad Sci，2002，99(9)：6175 - 6180.

[27] Jena B，Moyes JS，Huls H，et al. Driving CAR-based T-cell therapy to success[J]. Curr Hematol Malig Rep，2014，9(1)：50 - 56.

[28] 唐晓义，陈虎，张斌. 嵌合抗原受体修饰 T 细胞免疫治疗的机遇与挑战[J]. 解放军医药杂志，2015，27(1)：12 - 25.

[29] Lim TS，Mortellaro A，Lim CT，et al. Mechanical interactions between dendritic cells and T cells correlate with T cell responsiveness[J]. J Immunol，2011，187(1)：258 - 265.

[30] Ma J，Usui Y，Takeuchi M，et al. Human uveal melanoma cells inhibit the immunostimu-latory function of dendritic cells[J]. Exp Eye Res，2010，91(4)：491 - 499.

[31] Avigan D，Rosenblatt J，Kufe D. Dendritic/Tumor fusion cells as cancervaccines[J]. Se-min Oncol，2012，39(3)：287 - 295.

[32] Kantoff PW，Higano CS，Shore ND，et al. Sipuleucel - T immunotherapy for castration re-sistant prostate cancer[J]. N Engl J Med，2010，363(5)：411 - 415.

[33] Ni X，Duvic M. Dendritic cells and cutaneous T - cell lymphomas[J]. G Ital Dermatol Ve-nereol，2011，146(2)：103 - 113.

[34] Ohno S，Takano F，Ohta Y，et al. Frequency of myeloid dendritic cells can predict the ef cacy of wilms'tumor 1 Peptide vaccination[J]. Anticancer Res，2011，31(7)：2447 - 2452.

[35] Ren WN，Chang CK，Fan HH，et al. A combination of exosomes carrying TSA derived from HLA-A2-positive human white buffy coat and polyI：C for use as a subcellular antitu-mor vaccination[J]. J Immunoassay Immunochem，2011，32(3)：207 - 218.

[36] Schmid-t Wolf IG，Lef terova P，Johnston V，et al. Sensitivity of multidrugresistant tumor cell lines to immunologic effect or cells[J]. Cell Immunol，1996，169(1)：85 - 90.

[37] Sangiolo D. Cytokine induced killer cells as promising immunotherapy for solid tumors[J]. Cancer，2011，2(4)：363 - 368.

[38] Brady J，Carotta S，Thong RP，et al. The interactions of multiple cyto kines control NK cell maturation[J]. J Immunol，2010，185(11)：6679 - 6688.

[39] De Maria A，Bozzano F，Cantoni C，et al. Revisiting human natural killer cell subset func-tion revealed cytolytic CD56(dim)CD16[+] NK cells as rapid producers of abundant IFN-gam-ma on activation[J]. Proc Natl Acad Sci USA，2011，108(2)：728 - 732.

[40] Wang QJ，Wang H，Pan K，et al. Comparative study on anti-tumor imune response of au-tologous cytokine-induced killer (CIK) cells，dendritic cells-CIK (DC-CIK)，and semi-allo-

geneic DC-CIK[J]. Chin J Cancer, 2010,29(7):641 - 648.

[41] Li H, Wang C, Yu J, et al. Dendritic cell-activated cytokine in duced killer cells enhance the anti-tumor effect of chemotherapy on non-small cell cancer in patients after surgery[J]. Cytotherapy, 2009,11(8):1076 - 1083.

[42] Rosenberg SA, Dudley ME. Cancer regression in patients with metastatic melanoma after the transfer of autnlogous anti. tumor lymphoeytes[J]. Proc Natl Acad Sci USA, 2004, 101:14639 - 14645.

[43] Hunder NN, WaIlen H, Can J, el al. Treatment of metastatic melanoma with autologous CD4$^+$T cells against NY-ESO-I[J]. N Engt J Med, 2008,358(25):2698 - 2703.

[44] Porter DL, Levine BL, Kalos M, et al. Chimeric antigen recep tor-modified T cells in chronic lymphoid leukemia[J]. N Engl J Med, 2011,365(8):725 - 733.

[45] Jena B, Dotti G, Cooper LJ. Redirecting T-cell specificity by introducing a tumor-specific chimeric antigen receptor[J]. Blood, 2010,116(7):1035 - 1044.

[46] Arteaga CL, Sliwkowski MX, Osborne CK, et al. Treatment of HER2-positive breast cancer: current status and future perspectives[J]. Nat Rev Clin Oncol, 2012,9(1):16 - 32.

[47] Sun M, Shi H, Liu C, et al. Construction and evaluation of a novel humanized HER2-specific chimeric receptor[J]. Breast Cancer Res, 2014,16(3):R61.

[48] Pule MA, Savoldo B, Myers GD, et al. Virus-specific T cells engineered to coexpress tumor-specific receptors: persistence and antitumor activity in individuals with neuroblastoma[J]. Nat Med, 2008,14(11):1264 - 12670.

[49] Louis CU, Savoldo B, Dotti G, et al. Antitumor activity and long-term fate of chimeric antigen receptor-positive T cells in patients with neuroblastoma[J]. Blood, 2011,118(23): 6050 - 6056.

[50] Chang K, Pastan I. Molecular cloning of mesothelin, a differentiation antigen present on mesothelium, mesotheliomas, and ovarian cancers[J]. Proc Natl Acad Sci U S A, 1996,93 (1):136 - 140.

[51] Beatty GL, Haas AR, Maus MV, et al. Mesothelin-specific chimeric antigen receptor mRNA-engineered T cells induce anti-tumor activity in solid malignancies[J]. Cancer Immunol Res, 2014,2(2):112 - 120.

[52] Xu XJ, Tang YM. Cytokine release syndrome in cancer immunotherapy with chimeric antigen receptor engineered T cells[J]. Cancer Lett, 2014,343(2):172 - 178.

[53] Morgan RA, Yang JC, Kitano M, et al. Case report of a serious adverse event following the administration of T cells transduced with a chimeric antigen receptor recognizing ERBB2[J]. Mol Ther, 2010,18(4):843 - 851.

[54] Lee WL, Slutsky AS. Sepsis and endothelial permeability[J]. N Engl J Med, 2010,363 (7):689 - 691.

[55] Zhong RK, Loken M, Lane TA, et al. CTLA-4 blockade by a human MAb enhances the capacity of AML-derived DC to induce T-cell responses against AML cells in an autologous

culture system[J]. Cytotherapy, 2006,8(1):3 - 12.

[56] Jiang HR, Muckersie E, Robertson M, et al. Secretion of interleukin-10 or interleukin-12 by LPS-activated dendritic cells is critically dependent on time of stimulus relative to initiation of purified DC culture[J]. J Leukoc Biol, 2002,72(5):978 - 985.

[57] 赵永亮,余佩武,蔡志民,等. gp96 多肽复合物树突状细胞疫苗诱导的体外抗胃癌实验研究[J]. 中华普通外科杂志, 2006,21(1):26 - 28.

[58] Speetjens FM, Kuppen PJ, Welters MJ, Essahsah F, Voet van den Brink AM, Lantrua MG, Valentijn AR, Oostendorp J, Fathers LM, Nijman HW, Drijfhout JW, van de Velde CJ, Melief CJ, van der Burg SH. Induction of p53-specific immunity by a p53 synthetic long peptide vaccine in patients treated for metastatic colorectal cancer[J]. Clin Cancer Res, 2009,15(3):1086 - 1095.

[59] 孙梯业,颜伟,刘全达,等. CpG ODN1826 增强树突状细胞抗胃癌效应研究[J]. 中华实验外科杂志, 2011,28(4):495.

[60] Liu BY, Chen XH, Gu QL, Li JF, Yin HR, Zhu ZG, Lin YZ. Antitumor effects of vaccine consisting of dendritic cells pulsed with tumor RNA from gastric cancer[J]. World J Gastroenterol, 2004,10(5):630 - 633.

[61] 宋振川,肖建伟,李勇,等. 携带 4-1BBL 基因的胃癌细胞总 RNA 转染树突状细胞疫苗的研究[J]. 中华实验外科杂志, 2011,28(3):343 - 345.

[62] 钱磊,崔久嵬. 肿瘤浸润淋巴细胞过继免疫治疗黑色素瘤进展[J]. 中华临床医师杂志, 2013,7(21): 9750 - 9752.

[63] 贺孟来. ClK 细胞制备方法的研究进展[J]. 中国医药指南, 2011,9(13):208 - 209.

[64] 钱磊,崔久嵬. 嵌合型抗原受体基因修饰的 T 细胞研究进展[J]. 中国免疫学杂志, 2014, 30(6):850 - 857.

[65] 曹玲,张毅. 嵌合抗原受体修饰 T 细胞治疗恶性肿瘤的研究进展[J]. 兰州大学学报, 2015,41(1):1 - 8.

[66] Wang S, Wang Z. Efficacy and safety of dendritic cells co-cultured with cytokine-induced killer cells immunotherapy for non-small-cell lung cancer[J]. Int Immunopharmacol, 2015, 28(1):22 - 28.

[67] Hall SJ, Klotz L, Pantuck AJ, et al. Integrated safety data from 4 randomized, double-blind, controlled trials of autologous cellular immunotherapy with sipuleucel-T in patients with prostate cancer[J]. J Urol, 2011,186(3):877 - 881.

[68] Buccheri S, Guggino G, Caccamo N, et al. Efficacy and safety of γδT cell-based tumor immunotherapy: a meta-analysis[J]. J Biol Regul Homeost Agents, 2014,28(1):81 - 90.

[69] Montagna D, Turin I, Schiavo R, et al. Feasibility and safety of adoptive immunotherapy with ex vivo-generated autologous, cytotoxic T lymphocytes in patients with solid tumor [J]. Cytotherapy, 2012,14(1):80 - 90.

[70] 施明,王福生,张冰,等. 自体 CIK 细胞治疗肿瘤的安全性和有效性评价[J]. 解放军医学杂志, 2004,29(4):333 - 335.

[71] 撒亚莲,华映坤,严新民,等[J]. 中国肿瘤临床与康复, 2006,13(6):494 - 497.

[72] 孙广荣，侯建峰. DC-CIK 细胞免疫治疗恶性肿瘤中不良反应的预防及护理[J]. 临床护理杂志，2012,11(1)：20－21.

[73] Nishino M, Jagannathan JP, Krajewski KM, et al. Personalized tumor response assessment in the era of molecular medicine：Cancer-specific and therapy-specific response criteria to complement pitfalls of RECIST[J]. AJR Am J Roentgenol，2012,198:737－745.

[74] Hoos A, Eggermont AM, Janetzki S, et al. Improved endpoints for cancer immunotherapy trials[J]. J Natl Cancer Inst, 2010,102:1388－1397.

[75] Malyguine AM, Strobl SL, Shurin MR. Immunological monitoring of the tumor immunoenvironment for clinical trials[J]. Cancer Immunol Immunother,2012, 61:239－247.

[76] Schenk EA. Words of wisdom. Re：overall survival analysis of a phase II randomized controlled trial of a Poxviral-based PSA-targeted immunotherapy in metastatic castration-resistant prostate cancer[J]. Eur Urol, 2010,58:632－633.

[77] Kirkwood JM, Lee S, Moschos SJ, et al. Immunogenicity and antitumor effects of vaccination with peptide vaccine＋/-granulocyte-monocyte colony-stimulating factor and/or IFN-alpha2b in advanced metastatic melanoma：Eastern Cooperative Oncology Group Phase II Trial E1696[J]. Clin Cancer Res, 2009,15:1443－1451.

[78] Wolchok JD, Hoos A, O'Day S, et al. Guidelines for the evaluation of immune therapy activity in solid tumors：Immune-related response criteria[J]. Clin Cancer Res，2009,15(23):7412－7420.

[79] Hoos A, Parmiani G, Hege K, et al. A clinical development paradigm for cancer vaccines and related biologics[J]. J Immunother, 2007,30(1):1－15.

[80] Ribas A, Chmielowski B, Glaspy JA[J]. Do we need a different set of response assessment criteria for tumor immunotherapy Clin Cancer Res，2009,15(23):7116－7118.

[81] Ratain MJ, Eckhardt SG. Phase II studies of modern drugs directed against new targets：If you are fazed, too, then resist RECIST[J]. J Clin Oncol, 2004,22(22):4442－4445.

[82] Dougan M, Dranoff G. Immune therapy for cancer[J]. Annu Rev Immunol, 2009,27:83－117.

[83] 单婵婵，吴昌平，蒋敬庭. 抗肿瘤细胞免疫治疗肿瘤患者的疗效评价[J]. 现代肿瘤医学，2013,8:1882－1884.

[84] 任秀宝，于津浦. 肿瘤免疫治疗疗效评价的新标准[J]. 中国肿瘤生物治疗杂志，2011,18(4):351－353.

[85] 罗荣城，尤长宣. 肿瘤树突状细胞疫苗治疗的研究进展[J]. 第七届亚洲临床肿瘤学大会暨第九届全国临床肿瘤学大会，2006.

[86] 张成磊，杨宝珍. 细胞因子诱导的杀伤细胞和树突状细胞联合治疗肿瘤的研究进展[J]. 宁夏医科大学学报，2015,37(3):352－356.

[87] Jiang JT, Shen YP, Wu CP, et al. Increasing the frequency of CIK cells adoptive immunotherapy may decrease risk of death in gastric cancer patients[J]. World J Gastroenterol, 2010,16(48):6155－6162.

[88] Jiang J, Wu C, Lu B. Cytokine-induced killer cells promote antitumor immunity[J]. J

Transl Med,2013,11:83.

[89] Li XD, Ji M, Zheng X, et al. Evaluation of tumor response to cytokine-induced killer cells therapy in malignant solid tumors[J]. J Transl Med,2014,12:215.

[90] 宁忠华，杨璟，蒋敬庭. 细胞因子诱导的杀伤细胞治疗消化道肿瘤的基础与临床研究[J]. 中华消化杂志，2014,34(12):847-849.

[91] 周怡，蒋敬庭. 细胞因子在 CIK 细胞抗肿瘤治疗中的作用[J]. 临床检验杂志，2014,32(2):115-117.

[92] 蒋敬庭. 细胞因子诱导的杀伤细胞抗肿瘤机制及应用[J]. 临床检验杂志，2012,30(10):837-841.

[93] 孔炯，蒋敬庭，吴昌平. CIK 细胞治疗胃癌患者的相关临床因素对其预后的影响[J]. 临床肿瘤学杂志，2010,15(4):295-298.

[94] 蒋敬庭，吴昌平，张学光. CIK 细胞治疗胃癌次数与患者死亡风险的相关性研究[J]. 第十二届全国临床肿瘤大会暨 2009 年 CSCO 学术年会，2009,319.

[95] Shi L, Zhou Q, Wu J, et al. Efficacy of adjuvant immunotherapy with cytokine-induced killer cells in patients with locally advanced gastric cancer[J]. Cancer Immunol Immunother, 2012,61(12):2251-2259.

[96] 石亮荣，蒋敬庭，吴骏等. CIK 细胞辅助治疗 III 期胃癌[J]. 肿瘤基础与临床，2012,25(3):240-243.

[97] 杨轩璇，蒋敬庭，石亮荣等. 自体 CIK 细胞联合化疗治疗晚期非小细胞肺癌[J]. 苏州大学学报(医学版)，2008,28(2):237-239.

[98] 郝佩佩，罗微，马骊. TCR 基因修饰 T 细胞研究进展[J]. 中华微生物学和免疫学杂志，2012,32(5):473-476.

[99] 陈杰，王宇环，罗成林等. 嵌合抗原受体 T 细胞介绍及抗肿瘤临床应用[J]. 中国细胞生物学学报，2014,36(2):1-8.

第八章

肿瘤的生物反应调节治疗

第一节　肿瘤的生物反应调节治疗的基本原理及发展史

肿瘤的生物治疗主要是通过调动宿主的天然防卫机制或给予机体某些物质来调节宿主与肿瘤的反应以取得抗肿瘤的效应。肿瘤的生物治疗涵盖的内容非常广泛，随着对肿瘤分子生物学认识的不断深入、现代生物技术的不断进步以及转化医学的迅速发展，促进了大量的用于恶性肿瘤生物和基因治疗药物的临床应用。生物治疗虽然仍处于发展的初期，但其理论探索与临床实践的初步成果足以激发人们将这一疗法继续向前推进。

1. 生物反应调节剂的概念

生物反应调节剂（biologic response modifiers，BRMs）的概念涉及范围较广。既包括一大类天然产生的生物物质，又包括能改变体内宿主和肿瘤平衡状态的方法和手段。虽然作用机制多种多样，但不外乎两大方面。一是通过干扰细胞生长、转化或转移的直接抗瘤作用，二是通过激活免疫系统的效应细胞所分泌的因子从而达到杀伤或抑制肿瘤的目的。

Mitchell 曾对 BRMs 有很具体的定义。一种物质只要具备以下条件之一的就可称为 BRMs：（1）直接增强宿主抗肿瘤的反应，经免疫刺激来增加效应细胞的数量或活性，或增加可溶性中介物，如淋巴因子或单核因子等的生产；（2）通过减少抑制性机制而间接增强了宿主对肿瘤的免疫反应；（3）增强宿主对细胞毒物质造成损伤的耐受能力，如通过增加骨髓的白细胞前体来提高化疗患者的耐受力；（4）改变肿瘤细胞细胞膜的特点以增强它们的免疫原性，改变转移方式或使瘤细胞对免疫杀伤机制或细胞毒药物更敏感；（5）预防或逆转细胞转化，或促进不成熟肿瘤细胞的成熟。Mihich 对 BRMs 的定义更为广泛：一种物质或方法，能通过调整宿主对肿瘤的反应使两者之间的相互作用朝向有利于治疗肿瘤的方向发展，均可称为 BRMs。根据这个定义，除某些药物、细胞因子外，凡是借助于生物学技术的一些新的方法和手段均可列入这个范畴。

2. 生物反应调节剂的种类

根据 BRMs 的定义，从目前的研究资料来看，BRMs 有下列种类。

2.1　天然或基因重组细胞因子

包括白细胞介素（interleukin）、干扰素（interferon，IFN）、肿瘤坏死因子（tumor necrosis factor，TNF）、集落刺激因子（colony stimulating factor，CSF）等。

2.2　抗肿瘤的各类免疫细胞和辅助性的造血干细胞

如淋巴因子激活杀伤细胞（lymphokine activated killer cells，LAK）、肿瘤浸润淋巴细胞（tumor infiltrating lymphocyte，TIL）、体外激活细胞（in vitro in vitro sensitized cells，IVS）、细胞因子诱导的杀伤细胞（cytokine induced killer，CIK）、树突状细胞（dendritic cell，DC）；利用异基因移

植物抗肿瘤细胞效应(graft-versus-tumor,GVT)的供体淋巴细胞输注;骨髓干细胞、外周血和脐带血干细胞等。

2.3 单克隆抗体

包括利妥昔单抗、曲妥珠单抗、贝伐单抗、尼妥珠单抗等。

2.4 肿瘤疫苗

如 Cervarix 用于预防导致宫颈癌的人类乳头状病毒感染和复制。

2.5 抗血管生成药物

包括一些小分子物质,如恩度(endostatin)、沙利度胺、抗血管内皮生长因子(vascular endothelial growth factor,VEGF)受体的单抗,如贝伐单抗。

2.6 酶制剂及酶抑制剂

如酪氨酸激酶的小分子抑制药甲磺酸伊马替尼(imatinib mesylate)、吉非替尼(gefitinib)、埃罗替尼(erlotinib)、泛素-蛋白酶体抑制剂硼替佐米(bortezomib,Valcade,万柯)。

2.7 细胞分化诱导剂

如砷制剂、维 A 酸。

2.8 基因治疗

如重组人 p53 腺病毒。

2.9 某些微生物及其有效成分的制剂

如卡介苗(bacillus calmette-guérin,BCG)、短小棒状杆菌(corynebacteriuum parvm,CP)、链球菌(OK432)、济南假单胞菌等。

2.10 植物药包括中药的有效成分

如香菇多糖、云芝多糖、刺五加多糖、扶正女贞素 LL-E、枸杞多糖、淫羊藿多糖、商陆多糖、人参总皂苷、冬虫夏草等。

2.11 有机酸及小分子合成剂

如左旋咪唑(levamisole)。

2.12 其他

如胸腺肽(Thymosin)。

各类 BRMs 在抗肿瘤作用中虽然机制有所不同,但不是孤立行动的,它们相互间有一定的关系和影响,形成了 BRMs 的作用网络。它们与免疫系统、内分泌系统、神经系统等相互影响与调节,共同维持生命机制的稳定与平衡。美国学者 Oldham 在 1984 年提出了 BRMs 理论后,这一领域发展极快,尤其是近年来单抗、小分子酪氨酸酶抑制剂等靶向药物,已经突破了发展的瓶颈,开始广泛应用于临床。本章主要介绍细胞因子、基因治疗、微生物及其有效成分的制剂、胸腺肽等 BRMs 的基本原理和临床应用。

3. 细胞因子

细胞因子(cytokines)是由免疫细胞(淋巴细胞、单核-巨噬细胞等)及其相关细胞(血管内皮细胞、成纤维细胞等)合成和分泌的调节其他免疫细胞或靶细胞功能的生物活性物质,属小分子多肽或糖蛋白。细胞因子治疗属于免疫治疗的范畴之一,其治疗肿瘤的作用机制主要是免疫激发作用和直接对瘤细胞的作用,它是一种由免疫细胞及其相关细胞产生的具有生物活性的细胞免疫调节蛋白。细胞因子种类繁多,现已知有 20 多个类群,功能各异。

一般具有以下共同特点:(1) 低分子量的分泌型蛋白质,分子量<8 000 Da;(2) 产生具有多元性,即单一刺激可使同一细胞分泌多种细胞因子,一种细胞因子可由多种细胞产生,并作用于多种靶细胞;(3) 正常静息状态细胞极少储存,需经激活后合成分泌;(4) 生物学效应极强,导致细胞行为的改变;(5) 以非特异方式发挥作用;(6) 大多通过自分泌或旁分泌方式短暂地产生并在局部发挥作用;(7) 需与靶细胞上的高亲和性受体特异结合发挥生物学效应;(8) 构成细胞因子网络相互诱生、调节和影响。

细胞因子的抗肿瘤机制主要包括以下几个方面:(1) 控制癌细胞的生长和促进分化;(2) 调节宿主的免疫应答;(3) 对肿瘤细胞的直接毒性作用;(4) 破坏肿瘤细胞血管和营养供应;(5) 刺激造血功能,促进骨髓恢复。

根据细胞因子的生物学活性可分为五大类:(1) 干扰素(interferon,IFN);(2) 白细胞介素(interleukin,IL);(3) 造血因子;(4) 转化生长因子(transforming growth factor,TGF);(5) 肿瘤坏死因子(tumor necrosis factor,TNF)。各类细胞因子与其靶细胞之间作用网络详见图 8.1。

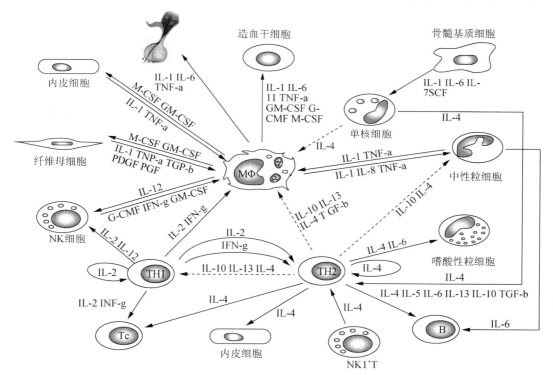

图 8.1　细胞因子作用网络

3.1　干扰素

1) 干扰素的基本概念及发展史

干扰素是人类发现的第一个细胞因子,有 3 种亚型,即 IFN-α、IFN-β 和 IFN-γ。IFN-α 和 IFN-β 具有相同的 Ⅰ 型受体,称为 Ⅰ 型 IFN,而 IFN-γ 连接在 Ⅱ 型受体上,称为 Ⅱ 型 IFN。1957 年 Isaacs 和 Lindcnmann 发现多种感染细胞能产生一种多肽,这种多肽可干扰和抑制病原体的繁殖。故当时将其命名为干扰素。1966—1971 年,Friedman 发现了干扰素的抗病毒机制,引起了人们对干扰素抗病毒作用的关注,而后,干扰素的免疫调控及抗病毒作用、抗增殖作用以及抗肿瘤作用逐渐被人们认识。1976 年 Greenberg 等首先报道用人白细胞干扰素治疗 4 例慢性活动性乙肝,治疗后有 2 例 HBeAg 消失。但是由于人白细胞干扰素原材料来源有限,价格昂贵,因此未能大量应用于临床。1980—1982 年,科学家用基因工程方法在大肠杆菌及酵母菌细胞内获得了干扰素,从每 1 升细胞培养物中可以得到 20~40 mL 干扰素。从 1987 年开始,用基因工程方法生产的干扰素进入了工业化生产,并且大量投放市场。1981 年初 Pestka 等合成并纯化了 IFNα-2a,并得到 FDA 批准进入临床试验。20 世纪 80 年代中期,第二代基因工程 IFNα-2b 问世,其分子结构与人 IFN 几乎一致,于 1986 年被 FDA 批准用于治疗慢性乙型肝炎。与此同时,中国侯云德等学者也在研究基因工程 IFN 的制备。21 世纪初,聚乙二醇干扰素进入治疗病毒性肝炎的临床试验。2005 年,聚乙二醇干扰素 α-2a 通过美国 FDA 批准,正式用于乙肝治疗。

2) 干扰素的作用机制

IFN 具有较强的抗肿瘤作用,其抗癌途径与多种因素有关,如 IFN 的类型及剂量、肿瘤类型、宿主状况等。IFN 的作用机制多种多样,对肿瘤细胞的直接作用表现为:(1) 减缓细胞增殖速度,抑制鸟氨酸脱羧酶的合成,从而减少多巴胺的生物合成,并通过调控原癌基因的表达影响细胞生长调节的途径,抑制细胞的 DNA 合成和分化。(2) 细胞毒作用,直接杀伤癌细胞。(3) 促进细胞分化,诱导肿瘤细胞向正常分化。(4) 改变肿瘤细胞表面性质,增加主要组织相容性复合体(major histocompatibility complex,MHC)Ⅰ 和 Ⅱ 抗原在肿瘤细胞的表达等。其对肿瘤细胞的间接作用表现为活化单核-巨噬细胞、活化 T 细胞和自然杀伤细胞(nature killer,NK)、调控抗体生成等。IFN-γ 的生物学效应详见图 8.2。

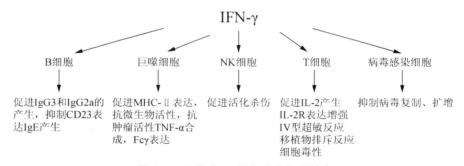

图 8.2　干扰素-γ 的免疫生物学效应

3.2　白细胞介素

白细胞介素,简称白介素,这一名称是特指由白细胞产生的可以调节其他细胞反应的任何可溶性蛋白质或糖蛋白物质,是一类天然产生的细胞因子家族,具有免疫调节、抗病毒和抗血管生成作用。作为免疫反应的激素,白介素是通过内分泌、自分泌和旁分泌三种方式来发挥功能。目前正式报道的有 29 种白介素(IL-1~29),其中,以白介素-2(IL-2)研究得最为深入,应用最为广泛。

1) IL-2

(1) IL-2 的基本概念及发展史

1976 年,Morgan 等发现小鼠脾细胞培养上清中含有一种刺激胸腺细胞生长的因子,由于这种因子能促进和维持 T 细胞长期培养,称为 T 细胞生长因子(T cell growth factor,TCGF),1979 年被命名为白介素-2(interleukin,IL-2)。IL-2 是单个核细胞或 T 细胞系在致分裂原或同种抗原刺激下产生。人 IL-2 为含 133 个氨基酸残基的糖蛋白,分子量为 15 420 Da。早在 20 世纪 80 年代即开始用于临床。1985 年 12 月美国国立癌症研究院(National Cancer Institute,NCI)的 Steven Rosenberg 在《新英格兰医学杂志》上首次报道了 25 例晚期黑素瘤和肾癌患者经大量 IL-2 加淋巴因子激活杀伤细胞(lymphokine activated killer cells,LAK)治疗后,有效率达 44%。这一成绩轰动了世界并开创了 IL-2 及其所诱导细胞治疗肿瘤的临床应用,90 年代初达到了它的顶峰,几乎将 IL-2 用于各种肿瘤的治疗。但是,随着对它深入的研究发现,IL-2 并非对所有的肿瘤均有效。经过十几年的临床实践和全世界各大研究所和医院的努力,对于 IL-2 治疗肿瘤的评价也日趋客观和冷静。目前在肿瘤临床应用方面,用 IL-2 治疗的瘤种主要是恶性胸腹水、肾癌和恶性黑色素瘤等。

(2) IL-2 抗肿瘤的作用机制

IL-2 具有多种生物学功能,在免疫调节中起中心作用:① 刺激活化的 T 细胞生长和分化,增强 T 细胞的杀伤活性;② 刺激 B 细胞的增殖和产生免疫球蛋白,促进 B 细胞表达 IL-2 受体;③ 刺激单核-巨噬细胞的细胞毒活性;④ 促进 NK 细胞增殖,增强 NK 细胞的杀伤活性;⑤ 是扩增和激活 LAK 细胞和 TIL 的必需因子;⑥ 对少突神经胶质细胞也有刺激增生和促进分泌细胞因子的作用。因此,IL-2 通过激活细胞毒性 T 细胞(cytotoxic T lymphocyte,CTL)、巨噬细胞、NK 细胞、LAK 细胞和 TIL 的细胞毒作用及诱导效应细胞分泌 TNF 等细胞因子而杀伤肿瘤细胞,也可能通过刺激抗体的生成而发挥抗肿瘤作用,如图 8.3 所示。

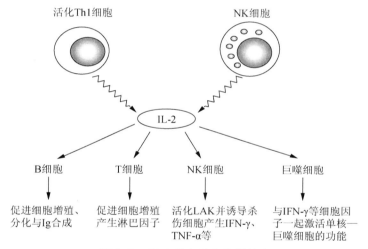

图 8.3 IL-2 的免疫生物学效应

2) IL-4

(1) IL-4 的基本概念及发展史

IL-4 是 20 世纪 80 年代初发现的,具有多种生物功能的一种细胞因子。IL-4 又名 B 细胞生长因子(B cell growth factor,BCGF),主要由活化的 T 细胞、单核细胞分泌,肥大细胞和嗜碱性粒细胞也可合成分泌。IL-4 不仅刺激 B 细胞的活化、增殖、分化,还与 B 细胞以外的淋巴细胞有着密切的关系。自 1982 年由 Howard 等人首次报道以外,人们对其分子结构和体内外生物学活性进行了广泛研究并取得了很大进展。人的 IL-4 是分子量约 20 kDa 的糖蛋白,成熟的 IL-4 分子由 129 个氨基酸组成,编码 IL-4 分子的基因位于第 5 号染色体上,由 4 个外显子和 3 个内含子组成。其基因长度约为 10 kb,是已知的人的淋巴因子中最长的。

(2) IL-4 抗肿瘤的作用机制

IL-4 刺激抗原特异性 T 细胞增殖,促进胸腺细胞增殖并向 CTL 分化,促进 TIL 生长,增强抗体依赖性细胞介导的细胞毒作用(antibody dependent cell mediated cytotoxicity,ADCC),诱导 B 细胞和单核细胞的 MHC-Ⅱ抗原,活化 B 细胞的生长因子,增加 Fc 受体的表达,激活其他免疫效应细胞,抑制肿瘤细胞的增生。当 IL-4 与 IL-2 同时给予时可抑制 NK/LAK 细胞的活性,但当用于 IL-2 治疗前后则可诱导 LAK 细胞的活性。体外研究证明,IL-4 能直接抑制黑色素瘤、B 细胞淋巴瘤、骨髓瘤、乳腺癌、肾细胞癌、神经胶质细胞瘤等细胞株的生长。

3)IL-6

(1)IL-6 的基本概念及发展史

IL-6 又名 B 细胞分化因子(human B cell differentiation factor,BCDF),是细胞因子的核心成员,最早于 1980 年被 Weissenbach 发现,1986 年被统一命名为 IL-6,相对分子量为 26 000 Da。它是由 212 个氨基酸组成的多功能糖蛋白,主要由单核-巨噬细胞、T 淋巴细胞和纤维母细胞合成。

(2)IL-6 抗肿瘤的作用机制

IL-6 具有多种生物学功能,在抗感染、肿瘤、免疫性疾病及免疫调节等诸多方面发挥重要作用。主要生物学作用:刺激 T 细胞增殖,促进 IL-2 生产及 CTL 分化,增加人 NK 细胞、LAK 细胞的细胞毒效应,增加 ADCC,促进 MHC-I 表达,协同其他生长因子促进集落生长,并诱导 B 淋巴细胞的终末期分化,使之成为具有分泌免疫球蛋白的免疫活性细胞。IL-6 对不同的肿瘤具有不同的作用。实验研究证实,IL-6 抑制肿瘤的生长,其作用机制与 $CD4^+$ 和 $CD8^+T$ 细胞有关。IL-6 不仅可促进肿瘤特异性 CTL 的生成,还通过改变血管生成影响肿瘤的生长。

4)IL-11

(1)IL-11 的基本概念及发展史

IL-11 是从灵长类动物骨髓基质细胞株发现的血小板生长因子,由原始骨髓基质细胞系产生,具有使干细胞和巨核细胞前体细胞增殖和刺激巨核细胞成熟、增加血小板数量的功能。1997 年 FDA 批准美国 Genefics Insfifute(GI)公司研制的重组人白介素 11(rhIL-11)上市(商品名:Neumega),用于预防和治疗放化疗引起的血小板减少症。

(2)IL-11 抗肿瘤的作用机制

IL-11 对造血系统的作用:① 促进造血干细胞的生长和分化,IL-11 与 IL-3、IL-4、及 G-CSF 等协同作用于干细胞,缩短细胞周期,促进干细胞的扩增,并与造血微环境其他细胞因子共同促进干细胞分化;② 促进巨核细胞及血小板生成,其与 IL-3、c-Kit、SCF 协同作用,对巨核细胞系和血小板不同生成阶段都有刺激作用;③ 促进淋巴细胞的生成,其与 IL-4 在体外可以逆转 IL-3 对早期 B 淋巴细胞产生过程中的抑制作用,故可以诱导体液免疫;④ IL-11 对骨髓纤维母细胞的生长也有调节作用。此外,IL-11 还具有影响非造血细胞活性的作用,包括调节肠道上皮细胞生长(胃肠道溃疡治愈),破骨细胞增殖,神经生成,刺激体内外急性反应,脂肪形成抑制,诱导发热反应等。

5)IL-12

(1)IL-12 的基本概念及发展史

IL-12 又称自然杀伤细胞刺激因子(natural killer cell stimulatory factor,NKSF)和细胞毒性淋巴细胞成熟因子(cytotoxic lymphocyte maturation factor,CTMF),是 1990 年由美国的 Stern 等人发现的一个细胞因子,最初根据其生物学基本功能将它称为自然杀伤细胞刺激因子或细胞毒性淋巴细胞成熟因子。1991 年 Gubler 等成功克隆表达了 CLMFcDNA,并将其命名为 IL-12。此后学者们研究发现 IL-12 具有多种生物学活性,在免疫调节、抗肿瘤和抗感染等方面具有很重要的作用,显示了它作为免疫佐剂应用于疫苗中的前景。

(2)IL-12 抗肿瘤的作用机制

IL-12 能促进细胞介导的免疫应答能力,包括增强 NK 细胞毒活性、扩增 CTL 细胞、激活巨噬细胞,因而在抗肿瘤免疫中发挥重要作用。动物实验表明,IL-12 全身应用或瘤内注射,对多种肿瘤模型都具有抗增殖和抗转移作用。其抗肿瘤作用主要与激活 T 细胞有关,可增加 NK 细胞的杀伤活性和 TIL 的细胞毒作用,还通过 IFN-γ 的作用间接抑制肿瘤血管的生成,与其他抗血管生成药物联合应用则效果更好,其毒性又远比 IL-2 小。IL-12 作为具有临床应用前景的抗肿瘤细胞因子而成为当今抗肿瘤研究的热点之一。

3.3 肿瘤坏死因子

1) 肿瘤坏死因子的基本概念及发展史

早在 1975 年,Carswell 等人首先在注射了大肠杆菌内毒素的卡介苗致敏小鼠血清中发现了 TNF。该物质在体内实验中能导致移植肿瘤的出血性坏死。故被命名为肿瘤坏死因子。TNF 包括 TNF-α 和 TNF-β 两种。1984 年 TNF-α 基因工程产品开始试用于临床,但是这种重组的野生型 TNF 在进行全身治疗肿瘤时,并未得到满意的效果,其主要原因是由于重组的野生型 TNF 的毒性强等因素而限制了其在临床的应用。20 世纪 90 年代,Eggerrnent 和 Lejeune 为首的 2 个临床研究小组分别对不能手术切除的 Ⅱ～Ⅳ 级软组织肉瘤患者和转移性黑色瘤患者,用 TNF-α 联合抗肿瘤药物美法伦或 γ-干扰素,进行隔离性肢体灌流治疗后,客观缓解率(CR＋PR)分别达到了 90％ 和 70％,由此在 1999 年第 35 届美国临床肿瘤年会上专家们指出:(1) TNF-α 被重新确认,肯定它对肿瘤治疗具有明显的疗效。(2) TNF-α 是具有潜力的抗肿瘤药物,今后对 TNF-α 的研究和治疗给予更多支持。同时,欧洲药物审评委员会(the european agency for the evaluation of medicinal products,EMEA)重新登记和接纳了 TNF-α 作为抗肿瘤药物。另外,美国的 FDA 批准了美国国立肿瘤研究院(National Cancer Institute,NCI)主导的 TNF-α 作为转移性黑色瘤患者治疗药物的临床Ⅲ期研究方案。从此 TNF-α 在肿瘤治疗和肿瘤研究的领域中掀起了新篇章。1992 年,第四军医大学张英起教授的课题组应用蛋白质工程技术,对天然人肿瘤坏死因子进行分子结构的改造,将其毒性与活性分离,筛选出一株高活性低毒性人肿瘤坏死因子的突变体。经过Ⅰ、Ⅱ、Ⅲ期 500 多例临床试验,证明改构的 TNF 疗效确切,不良反应明显减轻,从而于 2003 年获得国家药监局的批准证书,这是目前世界上第一个被批准生产的重组改构人肿瘤坏死因子药物。目前 TNF 在临床上主要用于恶性胸腹水、实体瘤局部注射、全身应用配合放、化疗以提高疗效。

2) 肿瘤坏死因子抗肿瘤的作用机制

TNF 是一种多功能蛋白,具有抗肿瘤、调节免疫效应细胞、调节机体代谢、诱导细胞分化、刺激细胞生长、诱导细胞抗病毒等多种生物学活性。其抗肿瘤作用主要通过以下方式:(1) 直接杀伤肿瘤细胞;(2) 通过巨噬细胞、NK 细胞、CTL 和 LAK 细胞的细胞毒作用对肿瘤细胞杀伤或抑制其增殖,引起肿瘤坏死、体积缩小乃至消退;(3) 诱导肿瘤细胞凋亡;(4) 逆转肿瘤细胞多药耐药;(5) 抗血管生成,通过阻断肿瘤的血液供应、促进宿主炎症反应、刺激产生肿瘤特异性细胞毒抗体等途径间接发挥抗肿瘤作用。TNF 的生物学活性如图 8.4 所示。

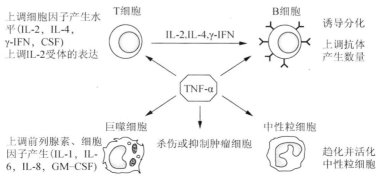

图 8.4 TNF-α 的生物学活性

3.4 集落刺激因子

集落刺激因子(CSF)是一类调节血细胞生成的高度特异蛋白质,包括粒细胞集落刺激因子(G-CSF),巨噬细胞集落刺激因子(M-CSF)、粒细胞-巨噬细胞集落刺激因子(GM-CSF),多能集落刺激因子(multi-CSF,即 IL-3),促红细胞生成素(erythropoietin,EPO),促血小板生成素(thrombopoietin,TPO),造血干细胞生长因子(stem cell factor,SCF)和巨核细胞集落刺激因子(Meg-CSF)。

CSF 具有多方面的功能:诱生 TNF-α、IFN-α 及其他 CSF 的分泌,刺激 c-Fos 和 c-Myc 癌基因的表达,协同其他细胞因子的作用,但其主要功能是对造血细胞的作用。CSF 对造血细胞具有刺激增殖、诱导分化、增强成熟细胞功能和维持成活等作用,但不同的 CSF 作用的细胞不同,如表 8.1 所示。

表 8.1 各类集落刺激因子的生物学特性与功能

名称	氨基酸残基数	分子量(kDa)	产生细胞	主要功能
G-CSF	174	19	单核-巨噬细胞 内皮细胞 成纤维细胞	刺激粒细胞前体细胞的分化成熟
GM-CSF	127	22	T 细胞 单核-巨噬细胞 内皮细胞	刺激骨髓各系前体细胞生长和分化 刺激骨髓前体细胞向粒细胞和单核细胞分化
M-CSF	222	40	单核-巨噬细胞 内皮细胞 成纤维细胞	刺激骨髓单核细胞前体细胞的分化成熟
SCF	–	24	骨髓基质细胞	激活多能干细胞
EPO	–	–	肾细胞	刺激红细胞前体细胞的分化成熟
TPO	332	60	平滑肌细胞 内皮细胞	刺激骨髓巨核细胞的分化成熟

1) 粒细胞集落刺激因子

(1) 粒细胞集落刺激因子的基本概念及发展史

粒细胞集落刺激因子(G-CSF)首先发现于 1980 年,Metcalf 等在研究中发现内毒素处理过的小鼠血清或者条件培养基中的一种活性成分具有诱导小鼠骨髓单核细胞白血病细胞集落分化的功能。作为造血生长因子类药物研发领域的先锋,美国 Amgen 公司生产的 G-CSF 于 1991 年率先通过 FDA 批准上市,其商品名为 Neupogen(Filgrastim),用于化疗的辅助治疗,减轻癌症化疗引起的中性粒细胞减少症。2002 年 1 月和 2002 年 8 月,由 Amgen 公司生产的 Pegfilgrastim(商品名 Neulasta)分别由美国的 FDA 和欧洲批准上市,它是造血生长因子药物的第二代产品,是长效形式的 Filgrastim。Filgrastim 作为一种蛋白质类药物,其半衰期短,需要每日给药。Pegfilgrastim 是在 Filgrastim 的 N 末端甲硫酰残基共价结合一个单甲氧基聚乙二醇分子,将聚乙二醇与蛋白质类药物结合后,改变了蛋白的药代动力学和药效动力学性质,主要通过降低肾清除率和减少细胞摄取和蛋白水解,使得 Pegfilgrastim 的半衰期延长,血浆浓度更稳定,生物稳定性增强,不易酶解,免疫原性与抗原性降低,疗效更强、更持久。

(2) 粒细胞集落刺激因子的作用机制

G-CSF 的作用机制:通过与粒系祖细胞及成熟中性粒细胞表面的特异性受体结合,促进前者的增殖分化并增强后者的功能(包括趋化性、吞噬和杀伤功能等)。重组人粒细胞集落刺激因子可促进髓系造血祖细胞的增殖、分化和成熟,调节中性粒细胞系的增殖与分化成熟,也可驱使中性粒细胞释放至血流,使外周中性粒细胞数量增多。

2)粒细胞-巨噬细胞集落刺激因子

(1)粒细胞-巨噬细胞集落刺激因子的基本概念及发展史

1977年Burgess等人首先从鼠肺组织上清中纯化了鼠GM-CSF。并对蛋白质的理化性质和生物学功能进行了研究。1984年,GM-CSF cDNA被克隆出,人GM-CSF也被从人胎盘组织中提取。后来发现经植物血凝素刺激的淋巴细胞上清或单核细胞上清也有GM-CSF。由于天然人GM-CSF来源有限,产量甚微,不能满足科研和临床的需要,1985年Wong和Lee等分别从单核细胞cDNA文库和ConA刺激的T淋巴细胞cDNA文库中克隆出人GM-CsF的cDNA,并实现了表达。1993年张智清等在国内首次克隆了人GM-CSF cDNA,并在大肠杆菌中获得表达。近年来,许多科研人员也致力于这方面的研究,并取得了成功。

(2)粒细胞-巨噬细胞集落刺激因子的作用机制

GM-CSF作用的靶细胞主要有:骨髓不同发育阶段的造血细胞,急性髓系白血病细胞、内皮细胞、单核-吞噬细胞、嗜中性粒细胞等。它的主要生物学活性表现为:① 刺激增殖:GM-CSF能刺激粒细胞、巨噬细胞和嗜酸性粒细胞系的所有细胞,对早期祖细胞具有多项潜能;② 对红系和巨核细胞的起始分裂也有刺激作用,它也可以影响造血细胞的生命过程,并激活它们的功能,例如分泌细胞因子,增强脱颗粒,抑制移动;③ 促进IgA介导的吞噬作用和增强ADCC效应及细胞表面黏附分子的表达等。

3)促红细胞生成素

(1)促红细胞生成素的基本概念及发展史

人促红细胞生成素(EPO),是一种高糖蛋白类激素,也是最早发现的细胞因子之一。·1989年美国FDA批准了Amgen公司生产的重组人促红细胞生成素(rHuEPO)上市,在临床上主要用于治疗肾性贫血以及肿瘤等各种慢性疾患所伴发的贫血。继rHuEPO出现之后,出现了很多新型的EPO,如新促红血球生成蛋白NESP(new erythropoietin stimulating protein,亦称高度糖基化Epo-Darbepoetin),CERA,EPO模拟肽EMP(EPO mimeticpeptide)等,为临床治疗提供更好的条件。rHuEPO可以减少患者输血次数,提高患者的生活品质,成为迄今为止用基因工程代替体液因子治疗人类疾病的一个最成功的范例之一。

(2)促红细胞生成素的作用机制

EPO主要是在肾脏合成分泌,进入血液循环系统,作用于骨髓中的红系祖细胞,促进红系祖细胞增殖、分化和成熟为红细胞。它能够刺激骨髓造血功能,及时有效地增加红细胞的数量,从而提高血液的携氧能力,增强机体对氧的结合、运输和供应能力,改善缺氧状态,是哺乳动物调节红细胞生成的主要调控因子。

4)促血小板生成素

(1)促血小板生成素的基本概念及发展史

促血小板生成素(TPO)又称为巨核细胞生长发育因子(megakaryocyte growth and development factor,MGDF)、血小板生成刺激因子(thrombocyt6poiesis stimulating factor,TSF)。早在1958年Kelemen等就提出血液中存在一种调节血小板生成的激素样物质,并将其命名为TPO。20世纪90年代人们在研究小鼠髓性白血病病毒癌基因v-mpl时,克隆了它的同源物C-MPL,发现C-MPL的表达产物是一种细胞因子,主要表达于血小板、巨核细胞和骨髓CD34$^+$细胞。1994

年 De Sauvage 等成功地克隆出 TPO 全基因。目前进入临床研究的重组 TPO 主要有两种,一种是全长分子的重组人促血小板生长素(rhTPO);另一种是聚乙二醇-重组人巨核细胞生长发育因子(pegylated recombinant human megakaryocytic growth and development factor,PEG-rHuMGDF)。

(2)促血小板生成素的作用机制

TPO 是一个新的造血生长因子,可与 c-Mpl 原癌基因编码的 c-Mpl 受体结合,在体内外均可刺激巨核系祖细胞的增殖和分化。TPO 能抑制造血祖细胞凋亡,也能促进造血祖细胞的增生。TPO 还能扩增造血干细胞,单独应用可在促进巨核系祖细胞增殖的同时促进巨噬系和红系在内的各系祖细胞增殖,与 EPO、G-CSF、SCF 及 IL-3 等细胞因子存在相加或协同作用,共同促进红系和粒系祖细胞增殖,促使造血细胞干细胞进入增殖周期。

4. 肿瘤基因治疗

肿瘤基因治疗是指将人的正常基因或有治疗作用的基因通过一定方式导入人体靶细胞以发挥肿瘤治疗作用的生物医学技术。随着 DNA 双螺旋结构的发现和以 DNA 重组技术为代表的现代分子生物学技术的发展,以及人类对疾病认识的不断深入,越来越多的证据表明,多种疾病与基因的结构或功能改变有关。肿瘤的形成是多种因素作用引起的多基因改变。肿瘤细胞中与增殖、分化、凋亡等功能相关的调控基因发生突变,会导致细胞的异常增殖、转移与侵袭。此外,肿瘤细胞与微环境(胞外基质、免疫细胞、血管生成等)的相互作用也在肿瘤的生长于转移中发挥重要作用。对肿瘤发生机制及肿瘤-机体相互作用机制的深入研究,为肿瘤基因治疗提供了有力的理论依据。

4.1 基因治疗的基本概念及发展史

早在 1968 年,美国科学家迈克尔·布莱泽在《新英格兰医学杂志》上发表了题为《改变基因缺损:医疗美好前景》的文章,首次在医学界提出了基因疗法的概念。在 40 年后,基因治疗已经在多种对人类健康威胁严重的疾病的治疗中得到应用,包括遗传病、恶性肿瘤、心血管疾病、感染性疾病等。自 1990 年 5 月美国国立卫生研究院(National Institutes of Health,NIH)批准了美国第 1 例基因治疗临床试验,截至 2009 年 12 月,基因治疗临床试验约有 1 579 个。基因治疗已从单基因遗传病扩展到多个病种范围,其中大部分用于恶性肿瘤的治疗(64.5%)。

基因治疗的发展经历了曲折的过程。1989 年,美国国立卫生研究所批准进行人类历史上的首次转基因临床试验。该试验在美国国立癌症研究院 Steven Rosenberg 博士的领导下进行,将携带新霉素磷酸转移酶基因的逆转录病毒转染 TIL,对 TIL 进行基因标记,用于检测 TIL 在体内的存活率及其在肿瘤中的分布(NIH-Neo-TIL-MM 方案)。这一试验只是采用示踪基因标记 TIL,并不是真正意义上的基因治疗。1990 年,美国国立卫生研究院正式批准 French Anderson 主持的 ADA 缺陷型重度联合免疫缺陷症(adenosine deaminase-deficient severe combined immunodeficiency disease,ADA-deficient SCID)基因治疗临床试验——NIH-ADA-PBL-SCID 方案,这是世界上首个基因治疗临床试验。患儿因腺苷脱氨酶基因缺陷(adenosine deaminase deficiency,ADA)造成免疫系统的 T 细胞与 B 细胞死亡,从而导致免疫力丧失。治疗小组从患儿外周血中分离出单个核细胞,用重组人 IL-2 和 CD3 单抗刺激 T 细胞增殖,采用携带人 ADA 基因的 LASN 逆转录病毒转染,数日后将扩增的 T 细胞回输患儿体内。该患儿在随后的 10 个半月中,共接受了 7 次上述的自体细胞回输。治疗后,患儿细胞和体液免疫功能明显增强,临床症状改善,随访 5 年仍可在患儿体内 T 细胞中检测到载体序列,其他免疫指标检测也证实其长期作用。这一研究作为世界上首个基因治疗的成功案例,证明了基因治疗的可行性,大大推动了临床基因治疗的发展,Anderson 本人也因此被誉为"基因治疗之父"。

但随后进行的多项基因治疗临床试验结果令人沮丧。1999 年 9 月,Jesse Gelsinger 在美国宾夕法尼亚州大学进行的基因治疗临床试验中不幸死亡,成为被报道的首例死于基因治疗的患者。这一事件促使 FDA 暂停基因治疗临床研究,并制订更加严格的监管程序。2002 年,逆转录病毒载体基因治疗导致患者出现白血病的严重不良事件,使基因治疗的发展遭受严重打击。但随后人们认识到基因治疗在治疗严重威胁生命的疾病中利大于弊,因此各国又相继开放基因治疗临床试验。2004 年,深圳市赛百诺基因技术有限公司研发的"重组人 p53 腺病毒注射液"(金又生™,Gendicine)获得中国国家食品药品监督管理局的生产批文,成为世界上首个获准上市的基因治疗药物。金又生™以复制缺陷的 5 型腺病毒为载体,携带正常人的 p53 基因,其适应证为"与放疗联合试用于现有治疗方法无效的晚期鼻咽癌的治疗"。在金又生上市 2 年之后,上海三维制药有限公司研发的"重组人 5 型腺病毒注射液"(安柯瑞™,H101),成为全球首个获准上市的溶瘤病毒类基因治疗药物。

4.2　肿瘤基因治疗的作用机制

肿瘤基因治疗的定义可概括为:通过将核苷酸转移到靶细胞中,或通过可以纠正靶细胞中基因或基因产物异常的其他物质和手段,来干扰或纠正肿瘤的某些病理生理过程。根据针对宿主病变细胞基因采取的措施不同,可分为基因置换、基因修正、基因修饰、基因抑制、基因封闭等方法。具体的基因治疗策略主要包括基因修正治疗、基因抑制治疗、自杀基因治疗、免疫基因治疗、耐药基因治疗、抗肿瘤血管生成基因治疗等手段。

1)基因修正治疗

恶性肿瘤发生发展过程是多种癌基因激活和抑癌基因失活的结果。基因修正治疗是利用替换、添加基因等手段,替代和修复突变或缺失的抑癌基因,从而达到抑制肿瘤生长的作用。

抑癌基因(tumor suppressor gene)又称为抗癌基因(antioncogene),指正常细胞内存在的、能抑制细胞转化和肿瘤发生的一类基因群。研究表明几乎 50% 的人类肿瘤都存在抑癌基因的失活,因此可将正常的抑癌基因导入肿瘤细胞,去补偿和替代突变或缺失的抑癌基因、逆转肿瘤细胞的表型、抑制癌细胞的增殖、诱导细胞凋亡,以达到治疗的目的。研究较多的抑癌基因有 p53、RB、p16INK/CDKN2 等。

2)基因抑制治疗

癌基因是指细胞基因组中具有能够使正常细胞发生恶性转化的一类基因。当这些基因改变时,就会导致基因异常活化而不断地激活细胞内调控细胞生长和增殖的信号传导途径,促使细胞异常生长。反义核酸技术用人工合成的 DNA 或 RNA 特异性地封闭癌基因、生长因子或受体基因、细胞周期调控因子的表达,抑制肿瘤细胞异常增殖。核酶技术是利用核酶特异性地封闭和切割癌基因的 mRNA,从而达到治疗肿瘤的目的。RNA 干扰(RNA interference,RNAi)是近年来发展迅速的一种新技术,运用 RNAi 技术可以有效沉默癌基因,促进细胞凋亡。以病毒载体介导 RNAi 的肿瘤基因治疗疗效更为明显。

3)自杀基因治疗

自杀基因治疗是将药物敏感基因转导入肿瘤细胞,此基因编码的特异性酶类能将原先对细胞无毒或毒性较低的前体药物在肿瘤细胞内代谢成毒性产物,达到杀死肿瘤细胞的目的,这类前体药物转换酶基因称为"自杀基因"。现在发现的自杀基因主要包括:单纯疱疹病毒胸苷激酶基因(HSK-TK)、胞嘧啶脱氨酶基因(CD)、水痘带状疱疹病毒胸苷激酶基因(VAV-TK)、大肠埃希菌硝基还原酶基因(NTR)、大肠埃希菌 GPT 基因和 DEO 基因等。

4) 免疫基因疗法

将免疫调节基因或抗原基因导入肿瘤细胞或效应细胞,而后将表达目的基因的细胞输入到患者体内,提高人免疫系统对肿瘤细胞的识别、抑制或杀死能力,抑制肿瘤的生长。

(1) 共刺激分子基因治疗:将一些与免疫识别有关的基因转染到体外培养的免疫活性细胞内使其在细胞表面高表达,再置入肿瘤患者体内,或以病毒或质粒 DNA 为载体直接将目的基因导入癌细胞内,以增强癌细胞对机体免疫系统的免疫原性,诱导宿主对肿瘤细胞的免疫反应常用的共刺激分子有 CD28、CD40、B7、MHC-I、细胞间黏附分子(intercellular cell adhesion molecule,ICAM)。

(2) 细胞因子基因治疗:是将某些细胞因子基因(IL、IFN-γ、TNF-α 和 GM-CSF)转染到机体免疫活性细胞(如 DC、TIL、LAK 细胞及 CTL 细胞)或肿瘤细胞内以提高机体免疫系统对肿瘤细胞的识别能力和增强机体免疫反应能力。

5) 耐药基因治疗

耐药基因治疗常采用 2 种方法:

(1) 利用反义寡聚脱氧核糖核酸、核酶和反义 RNA 技术等抑制异常活化的 MDR 基因。

(2) 将耐药基因 MDR1、DHFR 和 MGMT 等两两联合使用或将多种耐药基因转入造血干细胞,获表达后可使骨髓细胞产生对化疗药物的广谱耐药性,从而增加化疗药物剂量,进而提高化疗疗效。

6) 抗肿瘤血管生成基因治疗

(1) 针对血管生长因子及其受体的基因治疗,如血管内皮生长因子(vascular endothelial growth factor,VEGF)。

(2) 血管生成抑制因子基因治疗,包括血管抑素、内皮抑素、VEGF 单抗、血小板因子 4、IL-12、IL-18、单核细胞激活多肽-II(endothelial-monocyte activating peptide,EMAP-II)、金属蛋白酶组织抑制剂(tissue inhibitor of metalloproteinase,TIMPs)和 IP-10 等。

(3) 针对肿瘤血管内皮细胞的自杀基因治疗等。

7) 抗体基因治疗

抗体基因治疗是将抗体基因转入体细胞内部使其在肿瘤细胞内特定部位表达,通过与靶抗原 HER-2、p21、BCL-2、Ras 及突变的 p53 等结合,可有效地抑制肿瘤细胞的生长。采用两种方法:一是采用小分子细胞内抗体,二是将全长抗体基因导入细胞内。目前主要停留在实验室研究阶段。

5. 微生物及其有效成分的制剂

5.1 卡介苗

1) 卡介苗治疗肿瘤的基本概念及发展史

卡介苗(Bacille Calmette-Guérin,BCG)是强毒的牛型结核杆菌经过 13 年传种 230 代所得的减毒牛型结核杆菌悬液制成的活菌苗,最早用于结核病的预防。后来,人们发现机体接种瘤细胞后所出现的网状内皮系统的活跃,和接种 BCG 后的反应极其相似时,于是便将 BCG 和肿瘤治疗问题联系起来。1935 年,Holmgrea 首次报道用 BCG 治疗癌症。1959 年 Old 等确定了 BCG 对小鼠移植肿瘤的抑制效果。随后又发现 BCG 还是良好的免疫刺激剂,能加速对组织移植物的排斥,尤其引人注意的是 BCG 能增强宿主对原发肿瘤的抵抗力。于是,1960 年前后广泛开展了 BCG 抗癌的研究,证实 BCG 对白血病、结肠癌、肝癌、肺癌和黑色素瘤等都有治疗作用。但不久人们就发现,不解决有关的基础理论问题,这项研究难以进行。因此,对肿瘤免疫学本身的研究,很快就居于主导地位而取代了 BCG 抗癌作用的探讨。直到肿瘤免疫学取得了重大的进展——肿瘤特异抗原及宿主免疫监视机制的存在得到确认之后,为了寻求加强宿主免疫监视功能的方法,BCG 才再次得到重视。1969 年 Mathé 等首先用经射线照射的 L1210 白血病细胞加 BCG 对白血病鼠进行主动免疫,获得了良好的效果。Mathé 和 Morton 的研究组分别给急性白血病和恶性黑色素瘤患者使用 BCG 获得效果的报道,成为 BCG 在临床肿瘤免疫治疗复兴的先声。1976 年 Morales 等首先报道将 BCG 用于治疗膀胱癌。2002 年,Bassi 总结了 1496 例患者的临床研究资料,证明 BCG 治疗膀胱原位癌的完全缓解率为 60%～79%。目前认为 BCG 治疗膀胱癌是肿瘤免疫治疗最为成功的范例之一。

2) 卡介苗治疗肿瘤的作用机制

BCG 治疗肿瘤的确切机制尚不完全清楚,有研究证明 BCG 抗肿瘤是通过局部而起作用,但也有研究证明,机体完整的免疫系统是其发挥作用所不可缺少的。Ratliff 等研究发现 BCG 在去除胸腺的大鼠体内不能起到抗肿瘤作用,所以认为 BCG 是通过激活机体免疫机能而起到抗肿瘤作用的。目前通常认为 BCG 抗肿瘤机制有 4 种。

(1) BCG 具有纤维连接蛋白(fibronectin,FN)受体:BCG 具有高亲和力的 FN 受体,FN 是一种大分子非胶原蛋白,存在于血浆和各种体液、细胞表面及基质中。BCG 通过 FN 结合在膀胱壁上,这是 BCG 发挥抗肿瘤免疫效应所必需的第一步。当正常上皮被完整破坏时,基膜及黏膜下层暴露,BCG 上的 FN 受体与局部损伤处膀胱壁表面的 FN 结合,从而启动了机体免疫反应来杀灭肿瘤细胞。BCG 与肿瘤或黏膜上皮细胞 FN 结合,不仅是 BCG 黏附的分子生物学基础,也是 BCG 介导局部细胞免疫和直接细胞毒作用的中心环节。

(2) BCG 对肿瘤细胞的直接作用:BCG 不仅可以诱导肿瘤细胞表达能激发特异性免疫应答的抗原——肿瘤相关抗原和交叉反应抗原(如热休克蛋白),还可诱导肿瘤细胞表达黏附分子(如 ICAM-1)和 Fas 受体,从而增强免疫活性效应细胞与肿瘤细胞的结合,通过 Fas-fasL 和穿孔素等作用使肿瘤凋亡或死亡。在膀胱腔内灌注 BCG 治疗后,可诱导机体产生局部和系统免疫应答,刺激机体释放细胞因子,产生细胞因子包括 IL-2、IL-6、IL-12 和 IFN-γ,其中 IL-2 和 IFN-γ 对 BCG 杀灭膀胱肿瘤细胞起至关重要的作用。肿瘤细胞可以表达 MHC-Ⅱ类分子,MHC-Ⅱ可通过与巨噬细胞的结合,激活 CD4$^+$ T 细胞。BCG 还可以促进肿瘤细胞 HLA-DR 抗原的表达,从而增强肿瘤细胞的免疫原性,提高肿瘤细胞对免疫细胞的易感性、免疫细胞的识别与杀伤活性。

(3) BCG 对专职抗原提呈细胞的作用:在抗原提呈这一反应过程中,BCG 感染细胞的强烈抗原信号可诱导大量免疫细胞趋向 BCG 抗原部位,在免疫细胞识别、吞噬与清除 BCG 感染细胞的同时其自身进一步被 BCG 抗原激活,使相关静止的 NK 细胞直接或通过细胞因子激活,后者可直接杀伤多种变异细胞。DC 吞噬活化的分枝杆菌后可促进成熟,可分泌炎性细胞因子并上调其表面和 MHC-Ⅰ类分子的表达。BCG 热休克蛋 70(HSP70)是 BCG 细胞质的重要成分之一,可以使 DC 诱导同种异体淋巴细胞转化能力增强,淋巴细胞增殖加快,从而促进 DC 成熟,增强其抗原提呈能力。

(4) BCG 对抗肿瘤效应细胞的作用:BCG 对 T 细胞的作用抗肿瘤免疫是以细胞免疫为主,BCG 主要活化的是 CD4$^+$ 和 CD8$^+$ 的细胞毒性 T 细胞。BCG 和肿瘤细胞的特异性免疫反应,使 Th0 细胞向 Th1 型细胞转化,诱导 T 细胞活化和增殖,介导细胞免疫反应。BCG 灌注膀胱后,专职抗原提呈细胞和肿瘤细胞上表达的 MHC-Ⅰ或 MHC-Ⅱ类分子增高,T 细胞受体 TCR 和 CD3 复合物识别之,并在共刺激分子 B7.1 和 B7.2 的参与下活化 T 细胞。BCG 还可以直接通过 TLRs 激活 NK 细胞,也可以通过激活单核细胞释放细胞因子 IL-12 和 IFN-α 而诱导激活 NK 细胞,使其直接对肿瘤细胞进行杀伤。NK细胞通过识别肿瘤抗原与靶细胞结合,结合后微管插入细胞膜,释放NK细胞溶瘤因子(NKCF),NK细胞还可通过多次接触多个肿瘤细胞放大杀伤效应。

BCG抗肿瘤是个复杂的免疫过程,除以上的细胞免疫途径,还激活了体液免疫途径。研究发现BCG灌注膀胱后膀胱壁有B淋巴细胞浸润,提示体液免疫反应机制可能包括在其中,但由于BCG灌注后浸润的淋巴细胞太少及持续时间较短,通常认为处于次要地位。

5.2 短小棒状杆菌制剂

1)小棒状杆菌治疗肿瘤的基本概念及发展史

1958年Prevot发现短小棒状杆菌(*Corynebacterium parvum*,CP)能引起网状内皮系统的可逆性增生。1963年Halpern又发现它能增强吞噬细胞的活性,以后的研究陆续证实短小棒状杆菌能够增强动物对肿瘤的抵抗力,对人类肿瘤也有治疗效果。短棒状杆菌制剂(CPP)是一种非特异性免疫增强剂,它是用从健康人骨髓中分离的一种厌氧革兰氏阳性杆菌经甲醛灭活制成的死菌苗。CPP促进机体免疫反应和抗肿瘤疗效已被许多实验及临床研究所证实,具有良好的免疫调节及抗癌作用,尤其在消退癌性胸水方面具有独特疗效。

2)小棒状杆菌治疗肿瘤的作用机制

CPP的抗肿瘤机制为:① 通过表面类脂质刺激免疫系统,激活胸腔积液中淋巴细胞DNA的合成,提升巨噬细胞和T、B淋巴细胞等活性,杀伤癌变细胞。同时还可诱导生成干扰素、白细胞介素,激活肿瘤坏死因子,达到调节免疫、抗肿瘤的作用。② 强烈刺激胸膜,致化学性炎症,使胸膜自主产生纤维性粘连,达到闭塞胸腔,减少胸水的目的。

5.3 溶血性链球菌制剂(OK-432)

1)溶血性链球菌制剂治疗肿瘤的基本概念及发展史

1868年Busch报道了几例肉瘤患者丹毒发生肿瘤消退而自愈的事实。1882年Fehleisen分离出丹毒病原体——溶血性链球菌。于是人们想到,肿瘤的自发退缩可能和溶血性链球菌感染有关。1891年Coley将此菌培养物用于癌症治疗,曾名噪一时的Coley氏混合毒素即是溶血性链球菌和黏质沙雷氏菌的混合培养物。但因当时丹毒感染是一种严重的疾患,甚至可以致命,加之以后很多重复试验疗效不够稳定,遂使这项工作未能继续下去。20世纪40—50年代,冈本和越村相继发现了该菌能产生链球菌素S(即溶血素S),活菌与艾氏癌细胞一起温育后,癌细胞移植活力减退或丧失。60年代中期,冈本等给该菌培养液中加入青霉素,使其不产生溶血素,同时又保留了使混合温育的癌细胞裂解的抗癌活性。从这一溶血性链球菌的弱毒株——溶血链球菌Su株,相继制备了链球菌抗癌制剂OK-431和OK-432。OK-432经动物实验和临床应用证明均有一定的抗肿瘤效果,作为一种恶性肿瘤免疫治疗制剂,逐渐在临床上推广开来。OK-432对肿瘤细胞有直接杀伤作用,也可通过激活宿主杀伤性T细胞来增强抗瘤的免疫学抵抗力。

2)溶血性链球菌制剂治疗肿瘤的作用机制

溶血性链球菌制剂治疗肿瘤的机制是可以使OK-432直接激活中性粒细胞、巨噬细胞、NK细胞,也可以是由OK-432诱导产生INF-γ以及各种细胞因子,从而激活效应细胞。此外,OK-432还能降低化疗药物的不良反应,保护和提高机体造血、免疫等功能,从而增强化疗的疗效。

5.4 双歧杆菌

1)双歧杆菌治疗肿瘤的基本概念及发展史

(*Bifidobacteria*,Bb)是人和哺乳动物回肠末端及大肠内最主要的生理性菌群,于1899年被法国巴斯德研究所的Tissie在天然营养的婴儿粪便中发现,是一种革兰氏阳性菌,具有专性厌氧的特性。目前已知的存在于人的肠道中的双歧杆菌主要有:两歧双歧杆菌、婴儿双歧杆菌、短双歧杆菌、长双歧杆菌、青春双歧杆菌、角双歧杆菌、链状双歧杆菌、假链状双歧杆菌、牙双歧杆菌等。由于双歧杆菌在维持肠道微生态平衡中发挥着重要作用,并且与人类健康有着密切的关系,自20世纪80年代以来,受到越来越多研究人员的重视,双歧杆菌在调整肠道生态功能、防治肠道疾病方面的研究日益增多,而其用于抗肿瘤作用的研究相对少些。用活双歧杆菌作为肿瘤基因治疗载体的研究也是刚刚开始起步。但是,从目前的报道来看,将双歧杆菌应用于肿瘤治疗具有很多的优势:一是双歧杆菌自身可以通过影响肠道内细菌的生化代谢,减少肠道内致癌物的作用,诱导抗癌物质的形成和表达,激活机体的免疫系统等作用进而体现出抗肿瘤效果;二是双歧杆菌可应用于肿瘤的基因治疗,并且双歧杆菌应用于肿瘤的基因治疗与其他方法相比具有很多无法比拟的优点,例如:双歧杆菌能够选择性的富集到肿瘤组织的无氧区,具有高度的靶向性;此外,双歧杆菌是人体内固有的有益菌,没有致病性,不会对身体产生任何不良反应。可见,将双歧杆菌用于肿瘤的治疗具有非常好的应用前景和广阔的发展空间。

2)双歧杆菌治疗肿瘤的生物学机制:

(1)双歧杆菌可增强人体的免疫功能,非特异性增加肿瘤的局部反应,改善肿瘤患者淋巴细胞亚群分布及增强其杀伤活性,促进细胞免疫功能,激活巨噬细胞的吞噬活性,促进其分泌具有抗肿瘤活性的细胞因子,如 IL-1、IL-2、IL-6 和 TNF-α 等,间接发挥抑制肿瘤的作用。

(2)双歧杆菌能吸收和消除致癌物的毒害作用,抑制突变剂的致突变作用,肠道中的腐生菌在分解食物、胆汁过程中会产生酚类、吲哚、甲基吲哚、有机胺、氨、粪臭素和硫化氢等致癌有毒代谢产物,而双歧杆菌代谢时产生的乳酸和乙酸能加速肠道蠕动和通便,促使这些致癌物质迅速排出体外而解毒。同时,双歧杆菌能分泌一种降解 N-亚硝胺酶,使亚硝胺致癌物降解,降低了肠癌的发病率。肠道中的 β_2 葡萄糖苷酸酶和偶氮还原酶等细菌酶能催化致癌物质转化为粪便酶,可诱导肠道肿瘤的发生,而双歧杆菌则能抑制这些酶的活性,降低致癌率。婴儿双歧杆菌、分叉双歧杆菌和动物双歧杆菌发酵奶对乳腺癌细胞有直接杀伤作用,对乳腺癌细胞的抑制率可达85%。

(3)双歧杆菌活体、灭活菌体、完整细胞壁肽多糖(WPG)、胞外多糖及细菌素等还可诱导癌细胞凋亡而产生抗癌作用。如 WPG 可使结肠癌裸鼠移植瘤的 Bcl-2 基因表达下调,Bax 基因表达增强,最终诱导结肠肿瘤细胞凋亡而产生抗癌功效。

(4)诱导抗癌物质形成和表达:一氧化氮(NO)是在哺乳类动物体内具有广泛生物学活性的效应分子和信息分子,它能介导活化的巨噬细胞抑制和杀伤肿瘤细胞及多种病原微生物,诱导谷胱甘肽巯基转移酶基因的高效表达,阻断外来致癌物的亲核攻击。目前,有很多证据可以证明双歧杆菌可以通过诱导 NO 的产生,上调谷胱甘肽巯基转移酶基因的表达,从而预防肿瘤的发生。

(5)血管形成是肿瘤生长的关键因素,VEGF 具有增加血管通透性,促进血管内皮细胞增殖分裂的作用,是肿瘤血管形成的一个重要的促进因子。如青春型双歧杆菌即可通过抑制合成 VEGF 这一途径来抑制大肠癌血管的形成。

6. 胸腺肽制剂

6.1 胸腺肽制剂治疗肿瘤的基本概念及发展史

1965 年 Klein 从大鼠和小鼠的胸腺提取物中分离出了一种淋巴生成因子(lymphopoietic factor),但其稳定生物活性的组分胸腺肽(thymosin)是在 1966 年得到的,而纯化为均一组分则是到了 1972 年才实现,之后又陆续报道了一些改良方法。胸腺肽是一种生物活性物质,其主要作用是促进 T 细胞分化、成熟,能诱导前 T 细胞转化为 T 细胞,并进一步分化为 Th、Ts、Tc 等 T 细胞亚群,促进 IL-2 生成,提高 NK 细胞的活性。动物实验表明,它能使去胸腺小鼠部分或接近全部地恢复,能使萎缩的淋巴组织复生,淋巴细胞增殖,使幼淋巴细胞成熟,变为有免疫功能的淋巴细胞。胸腺肽制剂在肿瘤治疗中的应用主要有胸腺肽、胸腺肽 α_1、胸腺五肽三类。胸腺肽 α_1 是源于胸腺,由 28 个氨基酸组成的,分子量为 3 108 Da,具有免疫调节作用的生物活性多肽,最早由 Goldstein 等从牛胸腺肽 F5 中提取出来,机体内胸腺肽 α_1 主要是由在胸腺上皮细胞核内进行 DNA 复制和转录的胸腺素原 α_1 经酶解而产生。胸腺肽 α_1 作用于胸腺细胞分化早期和晚期,调节与增强机体的免疫功能,临床广泛应用于治疗各种原发性或继发性 T 细胞缺陷病、某些自身免疫性疾病、各种细胞免疫功能低下的疾病及恶性肿瘤的辅助治疗。

6.2 胸腺肽制剂的作用机制

1) 增强机体对肿瘤细胞的免疫应答能力:(1)诱导和促进 T 细胞分化、成熟。(2)调节 T 细胞亚群比例,使 $CD4^+/CD8^+$ 趋于正常。(3)肿瘤的发生常与免疫抑制或遗传性免疫功能低下有关,且肿瘤进展过程中会产生许多免疫抑制产物如 PGE_2、$TGF-\beta$、细胞因子($IL-6$、$IL-10$)等。胸腺素 α_1 在机体内能通过增强 NK 细胞等免疫相关因子的能力来对抗这些免疫抑制产物的作用,并在体内影响骨髓原始细胞向有溶细胞效应的 NK 细胞的成熟过程。在由环磷酰胺诱导的小鼠免疫抑制模型中可以看到,使用胸腺肽 α_1 联合低剂量的 IFN 或 IL-2 会产生协同作用而恢复 NK 细胞的活性。(4)提高 IL-2 的产生水平与受体表达水平。(5)增强外周血单核细胞 $IFN-\gamma$ 的产生。(6)增强巨噬细胞的吞噬功能。(7)增强红细胞免疫功能。(8)增强血清中超氧化物歧化酶(SOD)活性。

2) 提高肿瘤组织的免疫原性:MHC-Ⅰ型表面分子的表达丧失是大多数肿瘤的突出特征,影响了免疫效应细胞对靶细胞的识别能力,成为免疫治疗肿瘤的限制。因此在肿瘤治疗策略中还应当关注 MHC-Ⅰ型表面分子的表达,以增强肿瘤细胞的免疫原性,使其更易被免疫系统识别。胸腺肽 α_1 可以在 mRNA 的水平上提高 MHC-Ⅰ型表面分子的表达,这是首次发现胸腺肽 α_1 在分子水平上对基因表达的调节。

第二节 肿瘤的生物反应调节治疗的适应证及临床应用

肿瘤的生物免疫治疗已经有近百年的历史了,只是在 20 世纪 80 年代之后才有了飞跃发展。这是由于免疫学,尤其是分子免疫学、细胞生物学和生物工程技术的发展,给肿瘤的免疫治疗研究带来了新的转机。生物反应调节剂(biological response modifiers,BRMs)概念的提出,奠定了肿瘤生物治疗的理论基础,成为继肿瘤手术治疗、放射治疗和化学治疗三大常规治疗之后的第四种肿瘤治疗模式,树立了肿瘤生物治疗新的里程碑。

生物治疗的领域及面极广,几乎生物反应调节剂的所有方面都有不同程度的进展,以下就几个主要 BRMs 的临床应用作一代表性介绍。

1. 细胞因子治疗

1.1 干扰素

干扰素(IFN)是由细胞对病毒感染或双链 RNA、抗原、丝裂原的刺激起反应而诱导产生的一组蛋白,主要由 $IFN-\alpha$、$IFN-\beta$、$IFN-\gamma$ 三类分子及其亚型组成,具有广泛的调节作用,其生物活性主要有诱导细胞抗病毒、调节免疫系统和细胞生长分化等作用。IFN 是最早用于癌症治疗的细胞因子。实验研究表明,人 IFN 能有效抑制异种移植的人类肿瘤,但多数只能使病情稳定,延长荷瘤动物存活期,很少能达到肿瘤消退。临床应用研究表明,IFN 是一种重要的抗病毒、抗肿瘤治疗药物,其抗肿瘤疗效与 IFN 和肿瘤的类型有关。IFN-α 肌肉注射,可长期在血中存在,半衰期长。IFN-β 肌肉注射后在局部集中,血浓度低,因而采用静脉注射。IFN-γ 治疗肿瘤效率低,且不良反应比 IFN-α 和 IFN-β 都大。3 种 IFN 中,IFN-α 是第一个用于临床的重组基因细胞因子,使用最多,治疗效果也最好,可皮下或肌肉给药,血浆半衰期 4～6 小时,生物活性持续 2～3 天。于 1981 年开始临床试用,1986 年被 FDA 正式批准。

适应证:目前,美国和其他国家批准的临床应用病种包括:毛细胞性白血病、卡波西肉瘤、尖锐湿疣、丙型肝炎、慢性乙型肝炎、慢性肉芽肿、慢性粒细胞白血病、肾细胞癌、恶性黑色素瘤、多发性骨髓瘤、皮肤 T 细胞淋巴瘤、非霍奇金淋巴瘤、喉乳头状瘤和类癌 14 种疾病。

目前可供临床选用的干扰素种类很多,例如国产重组 IFN-α$_1$ 型和 IFN-α$_2$ 型,进口的干扰能(IFN-α2b)、罗扰素(IFN-α2a)、惠福仁(类淋巴母细胞干扰素)及组合干扰素等等。各种亚型的 IFN-α(含 α$_1$、α2a 或 α2b)疗效近似;IFN-β 也有相似效果,但它在肌肉组织中易被灭活。IFN-β 制剂进入血液后,稳定性差,确切疗效尚在观察中,但可作为 IFN-α 的替代制剂。当前国内对 IFN-α 各亚型制剂多采用皮下注射、肌注、脑脊髓腔内或腹腔内、局部灌注给药,一般剂量为(3～5)×10^6 IU/m^2,连续用 1 周后改为隔日或每周 3 次,可连用数月或更长,根据病情逐渐增减剂量。该药有时间依赖性,长时间保持有效浓度,抗癌效果较好(即连续治疗为佳)。

临床应用:

(1)毛细胞白血病:(2～8)×10^6 IU/(m^2·d),连用至少 3 个月。(2)慢性粒细胞白血病:(3～5)×10^6 IU/(m^2·d),肌内注射。可与化疗药物羟基脲、阿糖胞苷等合用。(3)多发性骨髓瘤:作为诱导或维持治疗,(3～5)×10^6 IU/m^2,肌内注射,每周 3 次,并与 VMCP 等化疗方案合用。(4)非霍奇金淋巴瘤:作为诱导或维持治疗,(3～5)×10^6 IU/m^2,肌内注射,每周 3 次,并与 CHOP 等化疗方案合用。(5)恶性黑色素瘤:6×10^6 IU/m^2,肌内注射,每周 3 次,与化疗药物合用。(6)肾细胞癌:6×10^6 IU/m^2,肌内注射,每周 3 次,与化疗药物合用。(7)喉乳头状瘤:3×10^6 IU/m^2,肌内注射或皮下注射,每周 3 次。(8)卡波氏肉瘤:50×10^6 IU/(m^2·d),连续 5 天,每次静脉滴注 30 分钟,至少间隔 9 天再进行下一个治疗期。

注意事项:

(1)心肌梗死、重症高血压、脑血管疾病慎用。(2)如发现冻干制剂萎缩、变色,液体制剂混浊、有异物或不溶性沉淀等均不宜使用。(3)1～4℃处保存。

1.2 白介素

1)白介素-2

IL-2 作为一种细胞因子,不仅能激活 NK 细胞和 CTL,而且能诱导其他免疫细胞产生 IFN、TNF、CSF 等协同增强 NK 细胞活性。自 20 世纪 90 年代初重组白细胞介素-2(rIL-2)在美国首次问世以来,目前 IL-2 都已经全部采用基因工程方法生产,在大肠埃希菌、酵母、昆虫细胞等中均可获得有活性 IL-2。伴随着 rIL-2 的批量生产,IL-2 在临床应用方面发挥着重要的作用。

适应证:

(1)用于肾细胞癌、黑色素瘤、乳腺癌、膀胱癌、肝癌、直肠癌、淋巴癌、肺癌等恶性肿瘤的治疗,用于癌性胸腹水的控制,也可以用于淋巴因子激活的杀伤细胞的培养。(2)用于手术,放疗及化疗后的肿瘤患者的治疗,可增强机体免疫功能。(3)用于先天或后天免疫缺陷症的治疗,提高患者细胞免疫功能和抗感染能力。(4)各种自身免疫病的治疗,如类风湿性关节炎,系统性红斑狼疮,干燥综合征等。(5)对某些病毒性,杆菌性疾病,胞内寄生菌感染性疾病,如乙型肝炎,麻风病,肺结核,白色念珠菌感染等具有一定的治疗作用。

临床应用:用灭菌注射水溶解,具体用法、剂量和疗程因病而异,一般采用下述几种方法。(1)全身给药:皮下注射:60～150 万 IU/m^2 用 2 mL 注射用水溶解,皮下注射 3 次/周,6 周为一疗程。静脉注射:40～80 万 IU/m^2,溶于 500 mL 生理盐水,滴注时间不少于 4 小时,每周 3 次,6 周为一疗程。③ 介入动脉灌注:50～100 万 IU/次,2～4 周 1 次,2～4 次为一疗程。(2)区域与局部给药:① 胸腔注入:用于癌性胸腔积液,100～200 万 $IU/(m^2 \cdot 次)$,尽量抽去腔内积液后注入,1～2 次/周,2～4 周(或积液消失)为一疗程。② 肿瘤病灶局部给药:根据瘤灶大小决定剂量,每次用量不少于 10 万 IU,隔日 1 次,4～6 次为一疗程。(3)IL-2 LAK 细胞的用法:IL-2 的剂量及用法与上述 IL-2 的静脉或皮下给药途径相同。在接受了 IL-2 静脉或皮下注射共 2 天,静脉抽血制备自体 LAK 并回输给患者,通过血细胞分离器分离血淋巴细胞制备的自体 LAK,个别病例接受异体 LAK 细胞回输。

注意事项:癫痫、严重低血压,心、肾功能不全,高热者禁用。孕妇、患有心脏病或肺部疾病、60 岁以上者慎用。用药期间应定期查肝、肾功能。

2)白介素-11

重组人白细胞介素-11(rhIL-11)是应用基因重组技术生产的一种促血小板生长因子,可直接刺激骨髓造血干细胞和巨核祖细胞的增殖,诱导巨核细胞的成熟分化,增加体内血小板的生成,从而提高血液血小板计数,而血小板功能无明显改善。临床前研究表明,体内应用 rhIL-11 后发育成熟的巨核细胞在超微结构上完全正常,生成的血小板的形态、功能和寿命也均正常。

适应证:用于实体瘤、非髓性白血病化疗后Ⅲ、Ⅳ度血小板减少症的治疗;实体瘤及非髓性白血病患者,前一疗程化疗后发生Ⅲ/Ⅳ度血小板减少症(即血小板数≤$50 \times 10^9/L$)者,下一疗程化疗前使用,以减少患者因血小板减少引起的出血和对血小板输注的依赖性。同时有白细胞减少症的患者必要时可合并使用重组人粒细胞刺激因子(重组人 G-CSF)。

为提高血小板减少症治疗水平,促进 rhIL-11 在血液病、实体瘤领域的合理用药,2010 年 4 月 17 日在北京举行了 rhIL-11 在血液病、实体瘤血小板减少症合理应用的专家共识研讨会。20 余位来自血液病、肿瘤学领域的知名专家与会并展开讨论,针对国内、外符合循证医学原则的高级别证据,参考 2010 年美国国家癌症网(NCCN)肿瘤临床实践指南、2009 年美国肿瘤护理学会(ONS)化疗和生物治疗临床实践指南、2001 年美国临床肿瘤学会(ASCO)癌症患者血小板输注临床实践指南,达成如下共识。

对于不符合血小板输注指征的血小板减少患者,实体瘤患者应在血小板介于$(20～75) \times 10^9/L$、白血病化疗患者应在血小板介于$(10～50) \times 10^9/L$时应用 rhIL-11。对于因血小板减少而非血小板功能缺陷发生显著出血的患者,为获得 rhIL-11 持续的后续升血小板效应,可以考虑在血小板输注的同时使用 rhIL-11。

临床应用:推荐剂量为 25～50 $\mu g/kg$,皮下注射,1 次/天,至少连用 7～10 天,至化疗抑制作用消失并血小板≥$100 \times 10^9/L$或至血小板较用药前升高 $50 \times 10^9/L$ 以上时停药,在下一周期化疗开始前 2 天及化疗中不得用药。

rhIL-11 的二级预防用药:rhIL-11 的二级预防用药是指在前一周期化疗后出现Ⅲ度和(或)Ⅳ度血小板减少的患者,为预防下一周期化疗再发生血小板减少而预防应用 rhIL-11 的方法。rhIL-11 的二级预防用药以预防化疗后血小板减少或保证化疗能够按照预定计划进行为目的。rhIL-11 的二级预防用药方法:前一周期化疗后发生Ⅲ度和(或)Ⅳ度血小板减少、下一周期化疗结束后伴有血小板下降趋势的患者,须在化疗后 6～24 小时皮下注射 rhIL-11,1 次/天,至化疗抑制作用消失并血小板≥$100×10^9$/L时停药,在下一周期化疗开始前 2 天及化疗中不得用药。

注意事项:

(1)肿瘤化疗患者应在化疗后使用,不宜在化疗前或化疗中使用。(2)使用过程中应定期检查血象(一般隔日 1 次),注意血小板数值的变化,在血小板升至 $100×10^9$/L 时应及时停药。(3)器质性心脏病患者,尤其充血性心衰及心房纤颤、心房扑动病史的患者慎用。(4)使用期间应注意毛细血管渗漏综合征的监测,如体重增加、浮肿、浆膜腔积液等。(5)肾功能受损患者须减量使用:rhIL-11 主要通过肾脏排泄,严重肾功能受损、肌酐清除率<30 mL/min 者需减少剂量至 25 μg/kg。(6)老年患者,尤其有心脏病史者慎用:有研究报道,rhIL-11 会增加中老年患者心房颤动的发生率,且呈年龄依赖性,40 岁以上的患者有可能发生心房扑动,65 岁以上患者心房颤动发病率有所提高。

1.3 肿瘤坏死因子

TNF-α是迄今发现的抗肿瘤活性最强的细胞因子。它对体外多种肿瘤细胞株有明显的细胞毒性。TNF-α可以促进肿瘤组织微血管损伤和抑制肿瘤血管形成,从而引起肿瘤组织出血、坏死,并通过多种机制促进肿瘤侵袭和转移。

适应证:用于胃癌、大肠癌、胆囊癌、B 细胞淋巴瘤、原发性肝癌伴腹水及晚期转移癌等多种恶性实体瘤的治疗,单独用药或与化疗、放疗、手术联合治疗。防止肿瘤细胞扩散,提高手术、放疗、化疗的成功率,改善恶性肿瘤患者一般状况,提高生活质量。

临床应用:

(1)全身用药:TNF-α 60～90 万 IU/(m²·d),用生理盐水稀释至 250 mL,静脉滴注 30 分钟以上,每天 1 次,连续用药 4 天;建议给药前 15～30 分钟,给予消炎痛或其他非甾体类消炎镇痛药,可以加用非那根或地塞米松。(2)局部用药:瘤内注射或胸膜腔、腹膜腔灌注 TNF-α 比全身用药疗效更显著、更安全,治疗黑色素瘤及肿瘤引起的腔内积液效果明显。在肿瘤局部给予大剂量的TNF-α,一方面避免全身用药的严重不良反应,另一方面能控制局部组织处于 38.5～40.0℃的高温中,使 TNF-α 保持较高的抗肿瘤活性。目前主要采用大剂量 TNF-α、小剂量 γ-干扰素(IFN-γ)、卡氮芥三药合用方案针对肝、肾、肺、头颈及肢端肿瘤的局部治疗。

注意事项:

(1)鉴于天然 TNF 对不同肿瘤细胞的作用不同(对于部分肿瘤细胞具有促进生长的作用),而重组改构 TNF-α 制剂与天然 TNF 具有结构和生物学功能相似性,所以为保证治疗效果及避免不良后果(加速肿瘤进展),必须在上述适应证范围内谨慎应用,不得随意扩大适应证。(2)过敏体质,特别是对肽类药品或生物制品有过敏史者慎用。(3)由于 TNF-α 的某些潜在不良反应尚无试验资料加以证实或排除,因此在用药期间,应密切观察肝肾功能、血液系统、神经系统的变化,如发现异常,应及时停药。(4)药瓶如有裂缝、破损者不能使用。药品溶解后应为透明液体,如有混浊、沉淀和不溶物等现象,则不能使用,药品溶解后应一次用完,不可多次使用。

1.4 集落刺激因子

1)粒细胞集落刺激因子

粒细胞集落刺激因子(G-CSF)主要作用于中性粒细胞系造血细胞的增殖、分化和活化。G-CSF临床主要用于预防和治疗肿瘤放疗或化疗后引起的白细胞减少症、治疗骨髓造血机能障碍及骨髓增生异常综合征、预防白细胞减少可能潜在的感染并发症,以及使感染引起的中性粒细胞减少的恢复加快。

适应证：

（1）恶性肿瘤化疗等原因导致中性粒细胞减少症；肿瘤患者使用骨髓抑制性化疗药物，特别在强烈的骨髓剥夺性化学药物治疗后，使用 G-CSF 有助于预防中性粒细胞减少症的发生，减轻中性粒细胞减少的程度，缩短粒细胞缺乏症的持续时间，加速粒细胞数的恢复，从而减少合并感染发热的危险性。（2）促进骨髓移植后的中性粒细胞数升高。（3）骨髓发育不良综合征引起的中性粒细胞减少症，再生障碍性贫血引起的中性粒细胞减少症，先天性、特发性中性粒细胞减少症，骨髓增生异常综合征伴中性粒细胞减少症，周期性中性粒细胞减少症。

临床应用：

（1）用于化疗所致的中性粒细胞减少症：成年患者化疗后，中性粒细胞数降至 1×10^9/L（白细胞计数 2×10^9/L）以下者，在开始化疗后 2～5 μg/kg，每日 1 次皮下或静脉注射给药。儿童患者化疗后中性粒细胞数降至 0.5×10^9/L（白细胞计数 1×10^9/L）以下者，在开始化疗后 2～5 μg/kg，每日 1 次皮下或静脉注射给药。当中性粒细胞数回升至 5×10^9/L（白细胞计数 10×10^9/L）以上时，停止给药。（2）急性白血病化疗所致的中性粒细胞减少症：白血病患者化疗后白细胞计数不足 1×10^9/L，骨髓中的原粒细胞明显减少，外周血液中未见原粒细胞的情况下，成年患者 2～5 μg/kg 每日 1 次皮下或静脉注射给药；儿童患者 2 μg/kg 每日 1 次皮下或静脉注射给药。当中性粒细胞数回升至 5×10^9/L（白细胞计数 10×10^9/L）以上时，停止给药。（3）骨髓增生异常综合征伴中性粒细胞减少症：成年患者在其中性粒细胞不足 1×10^9/L 时，2～5 μg/kg 每日 1 次皮下或静脉注射给药。中性粒细胞数回升至 5×10^9/L 以上时，停止给药。（4）再生障碍性贫血所致中性粒细胞减少：成年患者在其中性粒细胞低于 1×10^9/L 时，2～5 μg/kg 每日 1 次皮下或静脉注射给药。中性粒细胞数回升至 5×10^9/L 以上时，酌情减量或停止给药。（5）周期性中性粒细胞减少症、自身免疫性中性粒细胞减少症和慢性中性粒细胞减少症：成年患者中性粒细胞低于 1×10^9/L 时，1 μg/kg 每日 1 次皮下或静脉注射给药。儿童患者中性粒细胞低于 1×10^9/L 时，1 μg/kg 每日 1 次皮下或静脉注射给药。中性粒细胞数回升至 5×10^9/L 以上时，酌情减量或停止给药。（6）用于促进骨髓移植患者中性粒细胞增加：成人在骨髓移植的第 2 日至第 5 日开始用药，2～5 μg/kg 每日 1 次皮下或静脉注射给药。儿童在骨髓移植的第 2 日至第 5 日开始用药，2 μg/kg 每日 1 次皮下或静脉注射给药。中性粒细胞回升至 5×10^9/L（白细胞计数 10×10^9/L）以上时，停止给药。

注意事项：

有报告指出，再生障碍性贫血及先天性中性粒细胞减少症患者，应用粒细胞集落刺激因子后，有的病例发生了染色体异常，也有转变为骨髓增生异常综合征或急性白血病的病例。还有报告指出粒细胞集落刺激因子在体外或体内实验中，对多种人膀胱癌及骨肉瘤细胞株具有促进增殖的倾向。这些报告需引起医生的重视。既往有药物过敏史的患者或过敏体质者应慎重应用肿瘤坏死因子。

注意事项：

（1）本药限于中性粒细胞减少症患者。（2）本药应用过程中，应定期进行血液检查防止中性粒细胞（白细胞）过度增加，如发现过度增加，应给予减量或停药等适当处置。（3）虽然临床试验未发生过敏反应病例，但国外同类制剂曾发生少数过敏反应（发生率 1/4 000），可表现为皮疹、荨麻疹、颜面浮肿、呼吸困难、心动过速及低血压，多在用药 30 分钟内发生，应立即停用，经抗组织胺、皮质激素、支气管解痉剂和（或）肾上腺素等处理后症状能迅速消失。这些病例不应再次使用致敏药物。另外为预测过敏反应等，使用时应充分问诊，并建议预先用本药物做皮试。（4）给药后可能会引起骨痛、腰痛等,此时可给予非麻醉性镇痛剂等适当处置。(5)对癌症化疗引起的中性粒细胞减少症患者,在给予癌症化疗药物的前 24 小时内以及给药后的 24 小时内应避免使用本药。(6)对于急性髓性白血病患者(化疗和骨髓移植时)应用本药前,建议对采集细胞进行体外实验,以确认本药是否促进白血病细胞增多。同时,应定期进行血液检查,发现幼稚细胞增多时应停药。(7)骨髓增生异常综合征中,由于已知伴有幼稚细胞增多的类型有转化为髓性白血病的危险性,因此应用本药时,建议对采集细胞进行体外实验,以证实幼稚细胞集落无增多现象。(8)长期使用的安全有效性尚未建立,曾有报导可见脾脏增大。

2)促红细胞生成素

促红细胞生成素(EPO),是一种高糖蛋白类激素,也是最早发现的细胞因子之一。作用于骨髓中的红系祖细胞,促进红系祖细胞增殖、分化和成熟为红细胞,从而提高血液的携氧能力,增强机体对氧的结合、运输和供应能力,改善缺氧状态,是哺乳动物调节红细胞生成的主要调控因子。自 1989 年重组人促红细胞生成素(rHuEPO)上市以来,rHuEPO 可以减少患者输血次数,提高患者的生活品质,成为迄今为止用基因工程代替体液因子治疗人类疾病的一个最成功的范例之一。

适应证:

(1)肾功能不全所致贫血,包括透析及非透析患者。(2)外科围手术期的红细胞动员、自体供血输注:可以提高贮血质量,减少贮血数量。(3)治疗非骨髓恶性肿瘤应用化疗引起的贫血,不用于治疗肿瘤患者由其他因素(如铁或叶酸盐缺乏、溶血或胃肠道出血)引起的贫血。(4)慢性病贫血,如类风湿性关节炎、艾滋病(AIDS)患者贫血。(5)造血干细胞疾病的贫血,如骨髓增生异常综合征(MDS)、再生障碍性贫血等。

临床应用:肿瘤化疗引起的贫血,当患者总体血清红细胞生成素水平>200 mU/mL 时,不推荐使用。临床资料表明,基础红细胞生成素水平低的患者较基础水平高的疗效要好。起始剂量 150 IU/(kg·次),皮下注射,每周 3 次。如果经过 8 周治疗,不能有效地减少输血需求或增加红细胞比容,可增加剂量至 200~300 IU/(kg·次),皮下注射,每周 3 次。如红细胞比容>40%时,应减少用药剂量直到红细胞比容降至 36%。当治疗再次开始时或调整剂量维持需要的红细胞比容时,应以 25%的剂量减量。如果起始治疗剂量即获得非常快的红细胞比容增加(如在任何 2 周内增加 4%),也应该减量使用。肿瘤相关性贫血的 rHuEPO 临床实践指南如图 8.5 所示。

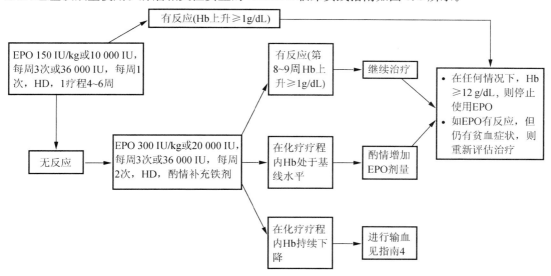

图 8.5　重组人促红细胞生成素临床实践指南

rHuEPO治疗特点：(1) 剂量依赖性的、持续性的红细胞压积增高。(2) 每周3次50～300 IU/kg范围内，红细胞压积增高率与rHuEPO的剂量有关，当超过300 IU/kg，并未有更大的生物学反应。(3) 由于红细胞制造需要一段时间(从红系祖细胞成熟再释放入循环系统需时数天)，一般在2周内观察不到具有临床意义的血细胞压积增高，有些患者可能需要长达6周才能观察到。

注意事项：

在慢性肾衰患者的临床研究中，rHuEPO给药后，当血红蛋白水平≥13 g/dL时，患者发生死亡、严重心血管事件和中风的风险增加。采用个性化给药方案，以达到并保持患者血红蛋白水平在10～12 g/dL范围内。临床研究中，对于血红蛋白水平≥13 g/dL的慢性肾衰患者给予rHuEPO治疗时，其发生死亡、严重心血管事件和中风的风险较高。对rHuEPO治疗应答不充分的慢性肾衰患者发生心血管事件和死亡的危险比其他患者高。在对癌症患者进行的临床对照研究中，rHuEPO可增加死亡和严重心血管事件发生的风险。这些事件包括心肌梗死、中风、充血性心力衰竭、血透血管通路血栓。这些风险的产生可能与血红蛋白水平在2周内升高超过1 g/dL有关。

在对乳腺癌、非小细胞肺癌、头颈癌、淋巴癌和宫颈癌患者进行的临床研究中，rHuEPO可缩短患者的生存期和/或增加肿瘤进展或复发的风险。为降低包括严重心血管栓塞事件在内的这些风险，应使用可避免红细胞输注的最小剂量。rHuEPO仅用于由骨髓抑制性化疗引起的贫血，不适用于骨髓抑制治疗患者贫血症状，化疗疗程结束后，应停止使用rHuEPO。

对围手术期未进行预防性抗凝处理患者应用重组人促红细胞生成素可增加患者发生深部静脉血栓的几率。应注意深部静脉血栓的预防。

对于单纯红细胞再生障碍性贫血和重症贫血的患者，伴有或不伴有其他血细胞减少，有报道伴有促红素中和抗体出现。上述报道主要见于皮下给予rHuEPO治疗的慢性肾衰患者。另有报道，单纯红细胞再生障碍性贫血也见于采用干扰素联合利巴韦林治疗丙型肝炎过程中给予rHuEPO的患者。若患者突然对rHuEPO失去反应，并伴重症贫血及网织红细胞计数降低，应立即评估失效的原因，包括促红细胞生成素中和抗体的出现。如怀疑为与抗促红细胞生成素抗体有关的贫血，则应停用rHuEPO。对抗体介导性贫血患者，应永久停用rHuEPO。因为抗体可能产生交叉反应，也不可换用其他rHuEPO药物。

注意事项：

(1) 生物制品的胃肠外给药，应注意过敏或其他不良反应的发生。(2) 用药期间应定期检查红细胞比容(用药初期每星期1次，维持期每2星期1次)，注意避免过度的红细胞生成(确认红细胞压积36%以下)，如发现过度的红细胞生长，应采取暂停用药等适当处理。还应定期检查血红蛋白(每1～2周检查1次)，当血红蛋白高于120 g/L时，不建议继续给药，如发现过度的红细胞生长，应采取适当措施。(3) 接受治疗的慢性肾衰患者中罕见有血卟啉病加重。对血卟啉病患者，应慎用。(4) 治疗期间，可能发生绝对性或功能性缺铁。功能性缺铁时，铁蛋白水平正常，但转铁蛋白饱和度降低，其原因可能是因为不能迅速动员和释放体内的储存铁以满足促红细胞生成素刺激作用下骨髓造血加快对铁的需求。转铁蛋白饱和度应≥20%，铁蛋白应≥100 ng/mL。治疗前和治疗期间，应对患者进行铁状态评估，评估指标包括：转铁蛋白饱和度和血清铁蛋白。实际上所有患者最终都需要补铁以提高或维持转铁蛋白饱和度，使其满足应用rHuEPO促进的红细胞生成所需。手术患者使用rHuEPO，应在整个治疗过程中补充足够的铁用以支持红细胞生成并避免储存铁的耗尽。此外，叶酸或维生素B_{12}不足会降低rHuEPO的疗效。严重铝过多也会影响疗效。(5) rHuEPO治疗期间会引起血压升高，因此治疗开始前患者血压应得到充分的控制。治疗早期，当红细胞压积升高时，约25%的透析患者需要开始或加强抗高血压的治疗。用药期间,需严格监测和控制患者血压。应告知患者进行抗高血压治疗和饮食限制的重要性。若血压难以控制,减少或停用 rHuEPO 会使血红蛋白降低。如果在任何 2 周的时间内,血红蛋白上升超过 1 g/dL,建议减少 rHuEPO 的使用剂量,因为高血压加重可能与血红蛋白增长速度过快有关。对于进行血液透析治疗的慢性肾衰患者,若临床上具有明显的缺血性心脏病或充血性心衰,应仔细调整使用剂量,使血红蛋白水平达到并保持在 10～12 g/dL 之间。(6)对具有癫痫发作或血液病(如镰刀型红细胞贫血症,骨髓增生异常综合征或高凝血症)病史患者的用药安全性和有效性尚未明确。鉴于治疗的前 90 天,癫痫发生的风险增加,应严密监控血压和先兆神经症状。在此期间,患者应避免从事有潜在危险的活动如驾驶或操作重型机械。(7)血液透析期间,使用 rHuEPO 的患者需要加强肝素抗凝治疗,以预防人工肾脏凝血栓塞。对伴有缺血性心脏病或充血性心衰的成年慢性肾衰患者治疗时,与达标红细胞压积为 30% 者相比,正常红细胞压积的患者发生血栓事件(包括血管通路血栓)的风险较高。对于先前就患有心血管疾病的患者,应严密监控。(8)对有心肌梗死、肺梗塞、脑梗死患者,有药物过敏症病史的患者及有过敏倾向的患者应慎重给药。(9)应用 rHuEPO 有时会引起血清钾轻度升高,应适当调整饮食,若发生血钾升高,应遵医嘱调整剂量。

3)促血小板生成素

重组人血小板生成素(rhTPO)是一种造血因子,主要参与巨噬细胞的增殖、分化与成熟,直接作用于骨髓造血干细胞,调控血小板生成的各个阶段,特异性升高血小板。

适应证:

(1)适用于治疗实体瘤化疗后所致的血小板减少症,适用对象为血小板低于 $50×10^9/L$,且医生认为有必要升高血小板治疗的患者。(2)用于特发性血小板减少性紫癜(ITP)的辅助治疗,适用对象为血小板低于 $20×10^9/L$ 的糖皮质激素治疗无效(包括初始治疗无效、或有效后复发而再度治疗无效的未接受脾切除治疗的患者。rhTPO 仅用于血小板减少及临床状态具有增加出血风险的患者,不应用于试图使血小板计数升至正常数值的目的。

临床应用:

(1)恶性实体肿瘤化疗时,预计药物剂量可能引起血小板减少及诱发出血且需要升高血小板时,可于给药结束后 6～24 小时皮下注射 rhTPO,剂量为每日每公斤体重 300 U,每日 1 次,连续应用 14 天;用药过程中待血小板计数恢复至 $100×10^9/L$ 以上,或血小板计数绝对值升高≥50 $×10^9/L$ 时即应停用。当化疗中伴发白细胞严重减少或出现贫血时,可分别与重组人粒细胞集落刺激因子(rhG-CSF)或重组人红细胞生成素(rhEPO)合并使用。(2)糖皮质激素治疗无效的特发性血小板减少性紫癜(ITP)糖皮质激素治疗无效时,可皮下注射 rhTPO,剂量为每日每公斤体重 300 U,每日 1 次,连续应用 14 天;若不足 14 天血小板计数已经升至≥$100×10^9/L$ 时则停止使用 rhTPO。若出现口、鼻或内脏等部位出血时,可给予输注血小板、抗纤溶止血药等应急处理。

注意事项:

(1)rhTPO 过量应用或常规应用于特异体质者可造成血小板过度升高;(2)rhTPO 治疗实体瘤化疗后所致的血小板减少症适用对象为血小板低于 $50×10^9/L$ 且医生认为有必要升高血小板治疗的患者;治疗糖皮质激素治疗无效的 ITP 适用对象为血小板低于 $20×10^9/L$ 或医生认为有必要升高血小板治疗的患者;即使应用 rhTPO 治疗,患者也应继续避免可能增加出血风险的状况或者药物的应用;(3)rhTPO 应用于实体瘤化疗后所致的血小板减少症应在化疗结束后 6～24 小时开始使用;(4)骨髓网硬蛋白形成或骨髓纤维化风险;文献报道,国外同类制剂(Nplate)可增加骨髓内网状纤维沉积出现或加重的风险。临床研究也并未排除骨髓纤维化伴随细胞减少症出现的风险,应用 rhTPO 前对外周血涂片进行仔细检查以建立细胞形态异常的基线水平。应用过程中建议定期检查外周血涂片和血常规,以便发现新的细胞形态异常或原有的细胞形态异常加重(如泪滴形和有核红细胞、幼稚白细胞或白细胞减少)。如果患者出现上述情况,应终止 rhTPO 治疗并考虑进行骨髓穿刺,包括纤维染色。(5)停药后血小板减少症的恶化:国外同类制剂文献报道,停药后可能会发生比治疗前更严重的血小板减少症。血小板减少症恶化会增加患者出血的风险,特别是在患者应用抗凝及抗血小板药物治疗过程中的停药。这种血小板减少症恶化可在 14 天内缓解。建议停药后每周进行 1 次包括血小板计数在内的血常规检查至少 2 周,并针对恶化后的血小板减少症根据现行治疗指南考虑修订治疗方案。(6)并发血栓形成/血栓栓子:血小板计数的过度升高可能会导致并发血栓形成/血栓性栓子。过量或错误使用 rhTPO 可能会使血小板计数升高到可导致并发血栓形成/血栓栓子的水平。为了使发生血栓形成/血栓栓子的风险降到最低,在应用 rhTPO 时不应试图使血小板计数达到正常值。(7)对低反应性或不能维持血小板应答者应进一步查找诱发因素,包括 rhTPO 的中和抗体或者骨髓纤维化。如果血小板计数不能升高到足以避免临床重症出血的水平,应停药。对 rhTPO 临床研究中的 74 名患者(包括 ITP 患者和肿瘤患者)的检查结果显示 3 例(4%,3/74)出现 1:5 滴度的抗 TPO 抗体,无中和作用。(8)恶性肿瘤和恶性肿瘤恶化:rhTPO 对造血细胞表面的 TPO 受体的刺激可能会增加恶性血液病的发生风险。除治疗糖皮质激素治疗无效的 ITP 外,rhTPO 不用于治疗脊髓发育不良综合征(MDS)或者其他原因引起的血小板减少症。(9)使用 rhTPO 过程中应定期检查血常规,一般应隔日 1 次,密切注意外周血小板计数的变化,血小板计数达到所需指标时,应及时停药。在用药之前,用药过程中以及用药之后的随访中监测包括血小板计数和外周血涂片在内的血常规。在应用 rhTPO 检查外周血分类,建立红细胞和白细胞异常形态的基线水平。定期检查血常规。(10)使用 rhTPO 过程中应定期检查血常规,一般应隔日 1 次,密切注意外周血小板计数的变化,血小板计数达到所需指标时,应及时停药,停药后定期监测至少两周。

2. 基因治疗

基因治疗中,无论哪一种方法,都必须采用一种能有效地将外源基因导入细胞的载体系统。

根据细胞因子基因载体细胞的不同分为 3 种:① 细胞因子基因转导于肿瘤细胞,也称为肿瘤疫苗方法。实际上是以主动免疫治疗为基础,即将细胞因子 IL-2、4、6、7、12、IFN、TNF、G-CSF 等基因转导入肿瘤细胞中,一方面制备出免疫原性更强的新型瘤苗,另一方面新型瘤苗在接种部位持续表达细胞因子,激活招引免疫效应细胞,从而起到主动免疫作用。② 将细胞因子基因转导入淋巴细胞,实际上是以过继免疫治疗为基础,这些淋巴细胞再注入荷瘤宿主后,选择性地聚集肿瘤组织中,不仅能在肿瘤组织中分泌产生细胞因子,而且长期在体内生存,发挥较强的抗肿瘤效应。③ 细胞因子基因传导入成纤维细胞或骨髓造血干细胞。成纤维细胞等易于获取和体外培养,并且是生命周期较长的细胞,能使细胞因子基因在体内持续表达,并维持较长时间。

2.1 肿瘤基因治疗药物

目前已进入临床试验阶段的肿瘤基因治疗药物,根据治疗策略及基因类型可分为:细胞因子、抗原、抑癌基因、自杀基因、黏附分子、溶瘤病毒、原癌基因调控因子、反义核苷酸、激素及细胞保护/耐药等;按照载体类型可分为腺病毒、逆转录病毒、裸/质粒 DNA、脂质体、痘瘤病毒、单纯疱疹病毒、RNA 转运、腺相关病毒等。以下对几种已经上市的肿瘤基因治疗药物的临床应用作一介绍。

1)重组人 p53 腺病毒注射液

2004 年,深圳市赛百诺基因技术有限公司研发的"重组人 p53 腺病毒注射液"获得中国国家食品药品监督管理局的生产批文,成为世界上首个批准上市的基因治疗药物。p53 腺病毒注射液以复制缺陷型的 5 型腺病毒为载体,携带正常人的 p53 基因,通过腺病毒感染将 p53 基因导入人肿瘤细胞,表达 p53 蛋白,从而发挥抑制细胞分裂,诱导肿瘤细胞凋亡的作用,对正常细胞无损伤。高表达的 p53 蛋白能有效刺激机体的特异性抗肿瘤免疫反应,局部注射可吸引 T 淋巴细胞等肿瘤杀伤性细胞聚集在肿瘤组织。

适应证:与放疗联合适用于现有治疗方法无效的晚期鼻咽癌的治疗。p53 腺病毒注射液对其他 40 余种人类主要实体瘤有明确疗效;国外已批准 52 个重组人 p53 腺病毒制品临床试验方案用于 26 种恶性肿瘤的治疗。术中、术后使用可消灭残留癌,预防复发;与放/化疗联合应用具有协同作用,提高疗效;对放/化疗无效的难治性患者,联合 p53 腺病毒注射液治疗后,疗效明显提高。对不能手术治疗的患者,术前与放/化疗联合使用,可创造手术机会。对不能耐受放/化疗的患者,单独使用有效。

临床应用:瘤内注射:每周 1 次,每次 1×10^{12} VP,4 周为 1 个疗程,根据病情可使用 1~2 个疗程。用前从 $-20\,℃$ 取出,待完全融化后,轻轻混匀,尽量勿使药液沾染瓶盖。对直径 ≥4 cm 的肿瘤用生理盐水稀释至 4 mL;对直径 ≤4 cm 的肿瘤稀释至 2 mL,瘤组织局部多点注射。瘤内注射可在直视、影像引导、内窥镜直视下进行。胸、腹腔灌注:先抽出适量的胸、腹水,根据病情,用适量生理盐水稀释,通常稀释至 500~1 000 mL 后灌注,并采取合适体位使药液与患部充分接触。动脉介入动脉插管;或经原有动脉药盒给药,用生理盐水稀释到 100 mL,30 分钟内给药完毕。静脉滴注:用生理盐水 100 mL 稀释,30 分钟内给药完毕。联合放疗,建议放疗前 72 小时给药;联合化疗,建议与化疗药物至少间隔 2 小时使用;联合手术,术前、术中、术后均可局部注射。

注意事项:

(1) 由于 p53 腺病毒注射液为瘤内注射用药,因此使用时应充分考虑肿瘤转移的可能性。(2) $-20\,℃$ 冷藏保存,用前拿出,防止反复冻融。(3) 操作时注意防止药液产生泡沫或飞溅出来。若发生手、脸等皮肤及物品污染,请立即用 75% 酒精擦拭,再用清水冲洗。若飞溅入眼睛、口、鼻等黏膜,即用清水反复冲洗。

2) 重组人 5 型腺病毒注射液

2006 年,在 p53 腺病毒注射液上市 2 年之后,中国国家食品药品监督管理局批准重组人 5 型腺病毒注射液上市,成为全球首个获准上市的溶瘤病毒类基因治疗药物。重组人 5 型腺病毒注射液是一种删除了 E1B 基因和部分删除 E3 基因的 5 型腺病毒,它利用肿瘤细胞内 p53 基因及其通路的异常,特异性地在肿瘤细胞中复制、包装及释放,最终导致肿瘤细胞裂解。受感染的肿瘤细胞裂解后释放出的病毒可感染、裂解新的肿瘤细胞。这种方法基于病毒的复制能力,病毒自我扩增,然后从初始感染的细胞开始在肿瘤中扩散,从而达到对肿瘤的连续杀伤作用,通过调动机体的免疫系统杀灭受感染肿瘤细胞及其周围尚未受感染的肿瘤细胞。

适应证:对常规放疗或放疗加化疗治疗无效并以 5-氟尿嘧啶(5-FU)+顺铂化疗方案进行姑息治疗的晚期鼻咽癌患者可试用重组人 5 型腺病毒注射液与前述化疗方案联合使用。

临床应用:瘤内注射。p53 腺病毒注射液的治疗方案为与化疗药物同步使用,直接瘤内注射;每日 1 次,连续 5 天,21 天为 1 个周期,最多不超过 5 个周期;注射剂量根据肿瘤体积大小及病灶的多少决定:(1) 只有 1 个浅表病灶:如病灶最大径 ≤5 cm,注射 0.5×10^{12} VP/日(1 支),如病灶最大径 5~10 cm,注射 1×10^{12} VP/日(2 支),如病灶最大径 >10 cm,注射 1.5×10^{12} VP/日(3 支)。(2) 有 2 个浅表病灶:如两病灶最大径之和 ≤10 cm,分别各注射 1 支,共 1×10^{12} VP/日(2 支);如两病灶最大径之和 >10 cm,注射 1.5×10^{12} VP/日(3 支),各病灶分配量应根据肿瘤病灶的大小,按比例注射。(3) 有 3 个或 3 个以上浅表病灶:注射 1.5×10^{12} VP/日(3 支),各病灶分配量应根据肿瘤病灶的大小,按比例注射。使用前将 p53 腺病毒注射液从 $-20℃$ 保存环境取出,室温下完全融化后,轻轻混匀。一般用生理盐水稀释至肿瘤总体积的 30%,也可根据具体肿瘤情况适度调整。从肿瘤边缘皮下进针,将药液均匀地注入肿瘤边缘及瘤内。如肿瘤体积 $\leqslant 10 \text{ cm}^3$,于整个瘤体内放射状均匀注射;如肿瘤体积 $> 10 \text{ cm}^3$,将瘤体平分为 5 个象限,每日向 1 个象限注射。

注意事项:

(1) 瘤内注射用药,使用时应考虑穿刺导致肿瘤转移的可能性。(2) 为乳白色混悬液,如遇浑浊、沉淀等现象或药瓶出现裂缝、破损时禁用。开启后应一次用完。(3) 需 $-20℃$ 冷藏保存,取出后应尽快使用,避免反复冻融或室温放置过久而导致药效下降。(4) 操作时避免使药液产生泡沫,如与皮肤或物品表面意外接触,应立即用 75% 酒精擦拭,再以清水冲洗。如溅入眼睛、口和鼻等黏膜,立即用清水反复冲洗。

2.2 基因治疗的几种给药方法简介

以肝癌为例,简要介绍几种特殊的基因治疗给药方法。肝癌的基因治疗常用的给药途径主要有静脉给药、经肝动脉给药、瘤内注射、经门静脉给药、脾内注射、逆行性内窥镜胆胰管造影(ERCP)等途径。

1) 静脉内注射:静脉内给药是较为常用的一种给药途径,通过静脉给药,使到达肿瘤部位的基因表达产物杀伤肿瘤细胞,增强机体抗肿瘤免疫力。以自杀基因治疗为例,静脉内给药就是较为常用的一种给药途径。自杀基因治疗就是将某些细菌及病毒中特有的自杀基因转导入肿瘤细胞,使肿瘤细胞产生某些酶类,将一些对正常细胞无毒性的抗病毒药物或化疗药物前体代谢成毒性产物,使肿瘤细胞自杀,是目前较为有效并具有临床应用潜力的基因治疗方法。人们发现和克隆的"自杀基因"有多种,包括单纯疱疹病毒胸腺嘧啶激酶(HSV-TK)基因、水痘带状疱疹病毒胸苷激酶(VZV-TK)基因、胞嘧啶脱氨酶(CD)基因、细胞色素 P-450 基因、黄嘌呤-鸟嘌呤磷酸核苷转移酶(XGPRT)基因等。Tof 等通过静脉注射一种表达胞嘧啶脱氨酶的腺病毒载体 Ad. CMV. CD,同时系统给予 5-FC 来研究肝脏结肠转移癌的自杀基因治疗。结果显示,通过注射 Ad. CMV. CD 能使大部分肝脏细胞表达 CD,而将 5-FC 转化为足量的 5-FU,从而发挥其自杀效应,抑制转移癌的生长。Gnant 等通过与门静脉注射、腹膜内给药两种方法比较亦得出同样的结论。众多试验证明通过静脉给药进行抗血管生成基因治疗的可行性。体内基因治疗需要高效转移基因及高效表达载体的发展,病毒载体的安全性是其临床应用的一个阻碍因素。非病毒载体诸如脂质体等具有低毒性、低免疫原性以及易于制备等优点,因此寻找一种合适脂质体载体的给药途径将非常重要。

2) 肝动脉内注射:静脉内给药 DNA-载体复合物进入全身血管内,由于肝脏和肺内的网状内皮系统吞噬和破坏了大量 DNA-载体复合物,因此基因转移的效率有所减低。而且由于 DNA-载体复合物的免疫原性,静脉内给药扩大了机体与载体间免疫反应的区域。所以肿瘤局部有效药物浓度低,作用不能持久,且全身反应、不良反应大。有实验证明,肝动脉内给药较静脉全身给药肝内药物浓度高 2~6 倍。因此,经导管选择性将 DNA-载体复合物精确和特异地运送到靶组织血管内将可能成为基因运送的较好方法。学者们建立了动物模型比较点注射、门静脉注射和肝动脉注射 3 种不同基因转移路线的基因转移有效率,结果证实肝动脉注射提高了肿瘤区的基因转移而减少了非肿瘤区的基因转移,是一种很有潜力的肝细胞癌基因治疗的输送途径。由于肝癌组织对某些栓塞剂如碘油具有特殊滞留作用,选择性肝动脉内注射结合栓塞技术,将目的基因与碘油等栓塞物质混合制成碘油药剂注入肝动脉后,使之相对特异地聚焦于肝癌组织,并缓慢释放出治疗基因,不仅提高了基因治疗的靶向性和减少了全身暴露,而且由于碘油阻止血流的冲刷,延长载体与靶细胞接触时间,增加靶细胞对载体复合物的摄取,提高了基因转移效率,待基因表达之后起到基因治疗与栓塞的双重作用,可高效持久地杀伤肝癌细胞。

3) 瘤内注射:瘤内注射是利用基因表达药物的毒性作用直接作用于肿瘤细胞,使肿瘤细胞变性坏死。瘤内注射还可通过改变正常细胞和肿瘤细胞的比例来提高宿主的免疫水平,间接作用于肿瘤。宿主免疫反应是重组腺病毒作为基因治疗载体的重大障碍。瘤内注射可减少机体与载体的接触面积,减少机体的免疫反应和载体的不良反应。瘤内注射在抑癌基因治疗、自杀基因治疗、反义基因治疗、免疫基因治疗及联合基因治疗中都得到广泛的应用。Pietersen 等将一种带有表达凋亡蛋白基因的腺病毒 Ad.MLPvp3 直接进行瘤内注射,结果显著减少了肿瘤的生长,表明带有表达凋亡蛋白基因的腺病毒载体是治疗实体肿瘤的强大工具,而瘤内注射是一种较为有效的给药途径。Kuriyama 等将带有 HSV-TK 基因的逆转录病毒载体直接注射进瘤体,同时给予 GCV,单独和重复瘤内注射都取得了满意的效果,肿瘤消退,生存期延长。此外,瘤内注射对于联合基因治疗亦是一种有效的途径。对于大肝癌,由于药物注射在大肝癌内不宜均匀弥散,注射剂量也受到限制,因此效果不佳,尝试联合经肝动脉给药和瘤内注射可能是一种较好的途径。

4) 门静脉注射:由于门静脉对少血供肝癌、小肝癌、门静脉癌栓、卫星结节、大肝癌的周边包膜的血供起重要作用,而且胃肠道肿瘤主要通过门静脉循环转移至肝脏,因此也不能忽视经门静脉途径注射基因治疗药物的辅助补充作用。有学者经门静脉注射携带 lac-Z 基因的重组缺陷病毒载体(Ad.CMVlacZ),结果显示,在 DENA 诱导的鼠肝癌模型中,尽管大的癌瘤转染效率很低,HSV-TK/GCV 系统还是有很好的破坏肿瘤的作用。对于自杀基因来说,门静脉给药是否合适或者是否有更好的替代方法尚有待进一步研究,有报道经门静脉将 wtp53 转染到切除肿瘤后的大鼠肝脏,经 DNA PCR 和 Western blot 法检测肝脏组织中 p53 的序列和表达,提示 wtp53 基因转染前后肝脏组织学、显微解剖学、综合性的功能无明显影响,证实了其门静脉途径的安全性。随着肝癌血供的深入研究,发现大部分肝癌细胞受肝动脉和门脉双重供血,门脉供应肿瘤周边血液,肝动脉则直接进入癌结节中心,两者之间形成细小的吻合,而癌周边又是生长最活跃的部位。尝试采用肝动脉和门脉双重注射,将是较有前途的方法。

5) 脾内注射:脾内注射是一种安全有效的肝癌基因治疗的新途径。其可能机制是 IL-12 激活脾内淋巴细胞,同时脾静脉血液均通过门静脉进入肝脏,脾内产生 IL-12 部分进入肝癌局部,直接激活肝癌组织浸润淋巴细胞对肝癌的杀灭作用。Hurford 将携带 IL-2 和 IL-4 的逆转录病毒载体(RVV)脾内注射转导小鼠实验性肝转移癌,IL-2 和 IL-4 的表达激发抗肿瘤免疫反应抑制肿瘤生长。Takeuchi 等在肝的胰腺转移癌细胞接种 5 天后进行 Ad.CEA-N116Y 脾内注射能有效地减少转移克隆的数量而没有任何并发症。脾内注射还常用于肝细胞移植基因治疗,有研究经皮注射转染有鼠 IFN-γ 基因的 BNL CL.2 细胞系的鼠肝细胞(BNL.IFN-γ)治疗感染日本血吸虫的鼠肝纤维化,各项指标显示脾内 IFN-γ 转染的肝细胞移植可作为治疗肝硬化的一种方法,预防肝癌的发生。

3. 微生物及其有效成分的制剂

3.1 治疗用卡介苗

卡介苗(BCG)是强毒的牛型结核杆菌经过 13 年传种 230 代所得的减毒牛型结核杆菌悬液制成的活菌苗,最早用于结核病的预防。直到 1935 年,Holmgrea 首次报道用 BCG 治疗癌症。

到了 20 世纪 50—60 年代,曾有研究报道 BCG 对白血病、结肠癌、肝癌、肺癌和黑色素瘤等都有治疗作用。1976 年 Morales 等首先报道将 BCG 用于治疗膀胱癌。目前认为 BCG 治疗膀胱癌是肿瘤免疫治疗最为成功的范例之一。

适应证:用于治疗膀胱原位癌和预防复发,用于预防处于 Ta 或 T1 期的膀胱乳头状瘤经尿道切除术后的复发。

用法用量:临床上 BCG 预防膀胱肿瘤复发和治疗残存癌、原位癌已取得了肯定的疗效。但仍然不能完全防止肿瘤复发,而且其局部和全身的副作用也限制了它的应用范围。为了更好发挥其抗肿瘤作用,并减少不良反应,应合理选择 BCG 的剂量与疗程。预防复发的剂量和疗程尚未统一。

临床应用:目前仍多采用 Morales 于 1976 年确立的治疗分案,治疗用 BCG 60 mg(6.0×10^7 CFU)/瓶,每 1 mg 卡介菌含活菌数应不低于 1.0×10^6 CFU。取 2 瓶(120 mg),溶于 40～50 mL 生理盐水并充分摇匀,按外科导尿手术,将导尿管插入膀胱腔,将稀释好的药液,经导尿管注入。注入后,患者不断变换体位,如左侧、右侧、仰卧和俯卧,各约 30 分钟,经 2 小时后自行排除药液。对高龄患者或体弱者 BCG 用量可减半(60 mg/次)。BCG 灌注一般在手术后 1～2 周待受损组织恢复后进行。给药周期为:开始每周灌注 1 次,共 6 次,为诱导期;继之每 2 周 1 次,共 3 次;以后每月 1 次,直至 1 年,总计 19 次。每半年 1 次检查膀胱癌有无复发。必要时每月 1 次再持续 1～2 年以巩固疗效。Lamm 等采用"6+3"方案,即诱导期为每周 1 次,共 6 次,第 3、6 个月以及以后每 6 个月行每周 1 次共 3 次的维持治疗,维持期为 3 年。其无肿瘤生存期为 76.8 个月,相对于单纯诱导治疗的复发时间 35.6 个月,两者差异有显著性($P < 0.001$)。该方法目前被认为是最佳治疗方案,其在降低复发率、延长复发时间方面比单纯诱导期治疗有明显优势,但由于其不良反应大,仅有 16% 的患者能完成全部疗程。

注意事项:

(1) 应区别 BCG 灌注后可能出现的不良反应是否由药物所引起,腔内 BCG 用药可以引起膀胱的炎症反应,且常伴有短暂的发烧、血尿、尿频、排尿困难等症状。这些反应可能是 BCG 的活性所发生的一定程度的反应,但应仔细检测尿指标。罕见相关的症状包括:细菌性尿道感染、膀胱痉挛、典型的肉芽状病理改变性前列腺炎、睾丸附睾炎、输尿管阻塞、肾脓肿。(2) 对膀胱腔小的患者,增加了膀胱痉挛的危险性,在进行治疗用 BCG 的治疗时应予以考虑。(3) 如果在治疗用 BCG 治疗过程中,发生了细菌性尿道感染,由于尿道感染和 BCG 引起的膀胱炎可导致泌尿生殖道更为不利的影响;由于 BCG 对广谱抗生素敏感,亦可能被消除,因此治疗用 BCG 的注入应当停止,直到细菌性尿道感染完全恢复。为此,对患者其他感染所进行的抗微生物的治疗,应确定治疗是否会消除 BCG 的作用。(4) 治疗用 BCG 腔内治疗可能导致对结核菌素纯蛋白衍生物产生的敏感性,该结果可能影响进行可疑性的分枝杆菌感染诊断时的判断,建议在用药前,对患者进行结核菌素的反应测定。(5) 进行治疗用 BCG 灌注的操作者,应当戴防护口罩和手套。溶解和稀释应在高度通风地方进行,并要减少人员通行。溅出或漏出的液体应用 5% 次氯酸钠液处理,再用水冲洗。所有的清洗物品应按生物性危险废品进行处理。(6) 治疗用 BCG 使用之后,器材应消毒或按其他生物危险性废品进行适当处理。注入后 6 小时内排出的尿,要用相同体积的 5% 次氯酸钠或其他消毒剂进行消毒处理,维持 15 分钟后冲洗。(7) 治疗用 BCG 腔内给药时,应小心操作,不要造成尿道感染和黏膜的损伤。(8) 建议经尿道切除术后不超过 1 个星期的患者,不要使用治疗用 BCG。(9) 如在腔内给药时曾造成尿道损伤,不应继续使用治疗用 BCG,应至少推迟 1 个星期进行治疗。随后的给药周期按原方案继续进行。(10) 不作为预防肿瘤发生的疫苗使用。

3.2　短小棒状杆菌制剂

短棒状杆菌制剂为近年来颇受关注的生物反应调节剂,具有良好的免疫调节及抗癌作用。

适应证:主要用于癌性胸水,结合手术治疗早、中期肺癌。可配合常规治疗方法进行乳腺癌、鼻咽癌、晚期肺癌、黑色素瘤以及癌症的体表转移灶的治疗。腹腔注射对癌性腹水也有治疗作用。

临床应用:

(1) 皮内注射:最好注射在淋巴结引流区内,每点 0.5 mg,共 8 点,后可增加到 12 点,两点相距 1~2 cm,每周 1~2 次。(2) 皮下注射或肌注:一般选择上臂三角肌处注射,每次 3.5~4.0 mg。注射前加等量的 2% 利多卡因以减轻疼痛。每周注射 2 次。(3) 静滴:常用 4~10 mg,加于 250~500 mL 等渗盐水或 5% 葡萄糖液中 1~4 小时内滴完。(4) 一般以 2~4 周为 1 疗程,如有效可较长时期应用。

注意事项:

(1) 治疗前后,宜作血、尿常规及免疫指标等检查,出现血、尿常规检查不正常或免疫指标持续下降者停用,注射当日勿过度疲劳。(2) 用前须充分摇匀,有摇不散的凝块时勿用。(3) 不良反应有寒战发热、氨基转移酶升高、血压波动等,患者寒战时可给热饮料,体温高于 39℃ 以上时可给解热剂或物理降温。必要时给予输液或其他支持治疗。在静滴前可给予氢化可的松 100 mg,以减轻不良反应。(4) 妊娠及哺乳期妇女禁用;在胸腔和腹腔手术后 10 天内,不得应用本品,因可增加对全身吸收量而加重不良反应;要防止本药液注入皮下组织内,会引起局部触痛;配成的溶液 24 小时内用完,过时弃去。

3.3　溶血性链球菌制剂(OK-432)

OK-432 制剂是用溶血性链球菌弱毒株 Su 制备的细菌制剂,具有多种复杂的免疫作用。在体外能激活中性粒细胞、巨噬细胞和 NK 细胞,发挥非特异性吞噬杀伤作用和抗肿瘤效应。在体内,可增强 NK 细胞活性。另外,OK-432 能改善肿瘤患者淋巴细胞对丝裂原的敏感性;促进多种免疫细胞产生 CSFS,刺激骨髓造血干细胞和各种祖细胞增殖和分化,使患者免疫状况明显改善。

适应证:在临床上,已将 OK-432 单独或与化疗、放疗联合应用,以改善多种癌症患者免疫状况,修复和增强细胞免疫功能,达到延长生存期目的。

临床应用:

(1) 肌内或皮下注射:起始剂量为 1 KE,逐日或隔日递增 1 KE,第 5 日增至 2~5 KE,第 6 日起每日均用 5 KE;视耐受情况,剂量可增至每日 10 KE(一般皮下注射量不宜超过 5 KE,充分摇匀后注射)。给药满 30 日为 1 个疗程,根据患者情况,可考虑第 2 个疗程,每周 2~3 次,每次 2~5 KE,连续 4 周。(2) 瘤内或肿瘤边缘注射:可先皮下注射每日或隔日 1 次,起始剂量为 1 KE,逐次递增 1 KE,第 5 天增至 2~5 KE;对体表肿瘤病灶视肿瘤大小和患者情况掌握,瘤内或肿瘤边缘多点注射,一次 5~20 KE,每周 1 次,视患者耐受情况可适当加大剂量,4 周为 1 个疗程,2 次瘤内注射间隔期间应继续肌内或皮下注射每日 1 次 2~10 KE。对腔内肿瘤病灶,瘤内注射可由有经验的专科医师借助器官镜慎重进行。稀释液量可根据患者情况由医生掌握。(3) 腔内注射:胸腔内注射:可先肌内或皮下注射每日 1 KE,逐日或隔日递增至每日 2~5 KE 后开始同时腔内注射,每次 5~10 KE,用 10~20 mL 生理氯化钠溶液溶解,每周 1~2 次,4 周为 1 个疗程。腔内注射后应让患者变换体位,以增加药液与病灶接触面积。浆膜腔内注射:第 1 次 1 KE,第 2 次 2 KE,第 3 次 5 KE,维持量每次 5~10 KE,用 10~20 mL 生理盐水或 5% 葡萄糖溶解,悬浮后进行注射,每周 2~3 次,2 周为 1 个疗程。

OK-432 的各种给药方法中,以口服效果最好,可能是 OK-432 口服时局部浓度高,并经消化道作用产生可溶性刺激物质的缘故(OK-432 临床计用单位为临床单位 KE,1 KE 相当于干燥菌体量 0.1 mg)。

注意事项:

(1)为避免过敏反应,用前应详细询问有关青霉素过敏史,并作皮试。(2)同一天同一患者不用两种途径给药。(3)静脉注射宜慎重,如发生过敏性休克,应立即停止用药,静脉注射肾上腺素或肾上腺皮质激素。(4)皮下、皮内及肌肉注射可引起注射部位疼痛、发红、硬结,应避免在同一处重复注射。

3.4 双歧杆菌

双歧杆菌活菌制剂通过磷壁酸与肠黏膜上皮细胞相互作用并紧密结合,与其他厌氧菌结合且占据肠黏膜壁表面,形成生物膜屏障,构成肠道的定向阻力,阻止致病菌的定植及入侵。其代谢过程中产生大量的乳酸和醋酸,降低肠道 pH 和电位来抑制致病菌生长,维持肠道菌群平衡。双歧杆菌活菌制剂可合成多种维生素如维生素 B_1、维生素 B_2、维生素 B_{12}、烟酸及叶酸等,补充人体营养。此外,双歧杆菌可激活机体吞噬细胞的吞噬功能,增强机体抗感染能力和非特异免疫反应。双歧杆菌还有控制内毒素血症的作用。

适应证:用于各种原因(如放、化疗)引起的肠道菌群失调性疾病(如急慢性肠炎、腹泻、便秘等肠功能紊乱)的防治。作为肠道菌群失调所致血内毒素升高性疾病(如急慢性肝炎、肝硬化、肝癌等)的辅助治疗。

临床应用:双歧杆菌制剂用于抗肿瘤治疗的用法目前尚无标准,用于腹泻、肠道功能紊乱的具体用法如下:每袋含药粉 1 g,含活菌数分别不低于 1.0×10^7 CFU。口服,用温水冲服。0~1 岁儿童,1 次半包;1~5 岁儿童,1 次 1 包;6 岁以上儿童及成人,1 次 2 包;1 日 3 次。

注意事项:

(1)为活菌制剂,切勿将本品置于高温处。溶解时水温不宜超过 40℃;(2)过敏者禁用,过敏体质者慎用;(3)开袋后应尽快服用,当药品性状发生改变时禁用。(4)药物相互作用:抗菌药与乳酸杆菌制剂合用可减弱其疗效,应分开服用。铋剂、鞣酸、药用炭、酊剂等能抑制、吸附或杀灭活菌,不应合用。

4. 胸腺肽

胸腺中包含多种激素,归属于 α、β、γ 三类。目前临床上常用的胸腺肽主要制剂包括胸腺肽、胸腺肽 $α_1$、胸腺五肽。胸腺肽 $α_1$ 是源于胸腺,由 28 个氨基酸组成的,分子量为 3 108 Da,具有免疫调节作用的生物活性多肽,作用于胸腺细胞分化早期和晚期,调节与增强机体的免疫功能,临床广泛应用于治疗各种原发性或继发性 T 细胞缺陷病、某些自身免疫性疾病、各种细胞免疫功能低下的疾病及恶性肿瘤的辅助治疗。

适应证:

(1)各型重症肝炎、慢性活动性肝炎、慢性迁延性肝炎及肝硬化等;(2)带状疱疹、生殖器疱疹、尖锐湿疣等;(3)支气管炎、支气管哮喘、肺结核、预防上呼吸道感染等;(4)各种恶性肿瘤前期及化疗,放疗合用并用;(5)红斑狼疮、风湿性及类风湿性疾病、强直性脊柱炎、格林巴利综合征等;(6)再生障碍性贫血、白血病、血小板减少症等;(7)病毒性角膜炎、病毒性结膜炎、过敏性鼻炎等;(8)老年性早衰、妇女更年期综合征等;(9)多发性疖肿及面部皮肤痤疮等,银屑病、扁平苔藓、鳞状细胞癌及上皮角化症等;(10)儿童先天性免疫缺陷症等。

临床应用:用前每瓶胸腺肽 α₁(1.6 mg)以 1 mL 注射用水溶解后立即皮下注射(不应作肌注或静注)。治疗慢性乙型肝炎的推荐剂量:每次 1.6 mg,每周 2 次,2 次相隔 3～4 天。连续给药 6个月(共 52 针),其间不应间断。临床试验提示胸腺肽 α₁ 与 α 干扰素联用可能比单用 α 干扰素或单用胸腺肽 α₁ 效果为好。如联用 α 干扰素,应参考 α 干扰素处方资料内的剂量和注意事项。一般胸腺肽 α₁ 在上午给药而 α 干扰素在晚上给药。作为免疫功能病者的疫苗免疫应答增强剂:每次 1.6 mg,每周 2 次,2 次相隔 3～4 天,连续 4 周(共 8 针)。胸腺肽 α₁ 作为恶性肿瘤患者的辅助治疗,其疗程目前尚未有明确规定。近年来,众多学者将胸腺肽制剂联合中成药抗肿瘤治疗或细胞免疫治疗也得到了很好的疗效,如苦参、华蟾素、艾迪注射液及自体 DC 细胞及 CIK 细胞回输治疗等。

注意事项:

(1)胸腺肽 α₁ 通过增强患者的免疫功能而发挥治疗作用的,故对正在接受免疫抑制治疗的患者(如器官移植受者)不应使用,除非治疗带来的裨益明显大于危险性时。(2)治疗期间应定期检查肝功能,包括血清丙氨酸转氨酶、天门冬氨酸转氨酶、白蛋白和胆红素等,尤其是慢性乙肝患者,治疗完毕后应检测乙肝 e 抗原 HBeAg、表面抗原 HBsAg、HBV-DNA 和丙氨酸转氨酶。由于患者可能在治疗完毕后随访期内出现反应,故应在治疗完毕后 2、4 和 6 个月定期检测。(3)18岁以下患者慎用。(4)动物生育研究显示,胸腺肽 α₁ 对胚胎异常影响无任何差异,目前尚不知胸腺肽 α₁ 是否对人胚胎有伤害,或是否影响生育能力,故只能在十分必要时才给予孕妇使用。尽管胸腺肽 α₁ 未证实经人乳排出,但用于哺乳期妇女仍应特别慎重。(5)在老年患者所作临床试验提示胸腺肽 α₁ 是安全的,不需减量。(6)药物相互作用:胸腺肽 α₁ 与许多常用药物合并使用,其中包括干扰素、消炎药、抗菌素、激素、镇痛药、降压药、利尿药、治疗心血管疾病的药物、中枢神经系统药物、避孕药,没有任何干扰现象出现;与干扰素合用,对于改善免疫机制有协同作用。

第三节 肿瘤的生物反应调节治疗的不良反应及禁忌证

传统的化疗是利用化学药物杀死肿瘤细胞、抑制肿瘤细胞的生长繁殖和促进肿瘤细胞分化的一种治疗方式。但化疗药物在作用肿瘤细胞的同时,也对正常组织干细胞造成损伤,损害患者的免疫系统,导致免疫功能缺陷或者下降。这些不良反应的直接表现就是患者出现身体衰弱、骨髓抑制、胃肠道反应、脱发等,给患者的生理和心理上都造成了很大的伤害,使患者的生活质量降低。

21 世纪的肿瘤治疗,抗癌药物的发展将从细胞毒性药物的攻击转向高效低毒、靶点明确的生物治疗。相对于传统的细胞毒性药物而言,生物治疗不仅拥有良好的抗肿瘤效果,而且更为安全,由于治疗后产生的不良反应比较轻,大大提高了肿瘤患者的生活质量。以下就各类 BRMs 临床应用中常见的不良反应和禁忌证作一介绍。

1. 细胞因子治疗

1.1 干扰素

不良反应:随着干扰素(IFN)的临床应用日益广泛,不良反应时有发生。有研究资料证明,IFN 本身对机体许多靶细胞和靶器官有一定不良反应,而不是由 IFN 制剂中的杂质引起的。IFN 的不良反应主要表现有如以下几个方面:(1)发热:治疗第一剂常出现高热现象,以后逐渐减轻或消失。(2)感冒样综合征:多在注射后 2～4 个小时出现。有发热、寒战、乏力、肝区痛、关节痛、背痛和消化系统症状,如恶心、食欲不振、腹泻及呕吐。治疗 2～3 次后逐渐减轻。对感冒样综合征可于注射后 2 小时,给扑热息痛等解热镇痛剂,对症处理,不必停药;或将注射时间安排在晚上。以上反应均为暂时性的,7～10 天后多可自行消失。(3)血液学毒性:出现白细胞及血小板减少、贫血,一般停药后可自行恢复。治疗过程中白细胞及血小板持续下降,要严密观察血象变化。当白细胞计数$<3.0×10^9/L$或中性粒细胞计数$<1.5×10^9/L$,或血小板计数$<40×10^9/L$时,需停药,并严密观察,对症治疗,注意出血倾向。血象恢复后可重新恢复治疗。但需密切观察。长期应用者可出现 IFN 抗体,降低 IFN 的疗效,故应慎重选择剂型、剂量和应用期限,并辅以敏感的中和抗体检查法。(4)神经系统症状:大剂量或长期使用 IFN 可引起抑郁、嗜睡、精神错乱、失眠、焦虑、兴奋、易怒、健忘、语言障碍,需减量或停药方可消失,出现抑郁及精神病症状应停药。(5)诱发自身免疫性疾病:如甲状腺炎、血小板减少性紫癜、溶血性贫血、风湿性关节炎、荨麻疹、红斑狼疮样综合征、血管炎综合征和 1 型糖尿病等,停药可减轻。(6)肝、肾及心血管系统毒性:可出现血清转氨酶水平升高,大剂量可致严重肝损伤;IFN 对肾脏常见的不良反应是蛋白尿,肾功能异常;心血管系统常表现为心动过速伴发热出汗或偶尔的低血压,也可加重心肌缺血或诱发心绞痛。(7)脱发:发生率亦较高,几乎 80% 以上的患者在长期用药超过 3 个月时有不同程度的脱发。(8)少见的不良反应有:如癫痫、间质性肺炎等,出现这些疾病和症状时,应停药观察。

治疗前要对患者进行认知教育和解释,说明治疗的目的和治疗过程中可能发生的种种问题,争取患者的理解和配合,提高治疗的依从性。治疗过程中严密监测和处理患者的不良反应,制定随访计划,定期随访不动摇。及时处理好各种不良反应,包括必要时减量、对症处理或终止治疗。

干扰素临床应用中出现不良反应具体处理策略包括:(1)流感样症状的处理:发热时可给予对乙酰氨基酚或其他解热镇痛药,干扰素用药时机掌握在就寝前或者傍晚给药或休息日给药;多饮水,平衡膳食。(2)头痛的处理:服用镇痛药,尽量避免强光和噪声,不饮酒,少食富含酪氨酸和苯丙氨酸的食物,限制咖啡因的摄入,保证每日足够睡眠及充足的水分。(3)发热、乏力、肌肉疼痛的处理:干扰素注射前口服对乙酰氨基酚,或其他非处方退热药,就寝前或者傍晚给药,使患者在睡眠中度地发热期;冷敷、热水浸泡或理疗、按摩。(4)失眠或兴奋的处理:保持良好的睡眠卫生习惯,规律的作息时间,睡前保持放松状态,有睡意时才睡觉,限制午睡时间;定期进行锻炼,限制咖啡因及乙醇的摄入。(5)脱发的处理:避免使用损伤头发的产品、电吹风机、束发带和每日洗发;使用柔和的洗发剂和护发剂;避免染发和烫发,留短发或者戴假发。(6)食欲减退的处理:保持良好的口腔卫生,适当的休息和锻炼;少量多餐,多食水果、蔬菜。(7)注射局部反应的处理:注射前冰敷注射部位至产生麻木感;注射部位消毒,待乙醇干燥后再注射;药物达到室温后注射,以 45°～90°进针;不要搓揉注射部位;交替部位注射。(8)抑郁症的处理:治前评估心理健康稳定性,预测治疗期间症状的强度,根据抑郁的严重程度,调整干扰素剂量或停止治疗,需要时可以酌情给予抗抑郁药。(9)甲亢的处理:暂停干扰素治疗,适当给予甲亢药物治疗,疾病稳定后可谨慎继续治疗。

禁忌证:

(1)绝对禁忌证:遇到以下这些情况,绝对不能使用 IFN 进行治疗,一旦硬性治疗可能会导致严重的后果,甚至于威胁到患者的生命。如:对 IFN 制剂的任何成分过敏者、有精神病史(如严重抑郁症)、未能控制的癫痫及其他中枢神经功能紊乱、未戒断的酗酒或吸毒者、未经控制的自身免疫性疾病(如干燥综合征等)、失代偿期肝硬化(晚期肝硬化,有过腹水、上消化道出血等并发症)、有症状的心脏病、治疗前中性粒细胞计数$<1.0×10^9/L$和治疗前血小板计数$<50×10^9/L$。

(2)相对禁忌证:相对禁忌证是指使用干扰素治疗有可能加重原发病,应用时必须谨慎。如:甲状腺疾病、银屑病、既往抑郁症史、未控制的糖尿病、未控制的高血压、总胆红素＞51 μmol/L,特别是以间接胆红素为主者。

孕妇用药经验有限,孕期内安全使用 IFN 的方法尚未建立。目前尚无资料显示 IFN 是否经母乳分泌,哺乳期妇女需要用药时应考虑 IFN 对母体的重要程度,来决定是否终止哺乳或终止用药。

1.2　白介素

1)白介素-2

不良反应:

(1) IL-2 的不良反应通常与剂量、用药间隔、输注速度和疗程长短有关。减少剂量可望降低其不良反应发生率。局部或静脉外途径用药的副作用多为轻至中度。(2) IL-2 最常见的一般不良反应包括:发热、畏寒、寒战、肌肉酸痛、乏力等,个别患者可出现恶心、呕吐、皮疹、类感冒症状。一般是一过性发热(38℃左右),亦可有寒战高热,停药后 3~4 小时体温多可自行恢复到正常。预防性给予扑热息痛或非类固醇类抗炎药可减少发热的发生率和减轻症状。皮疹可用抗组胺治疗。(3) 各系统不良反应:① 消化系统:恶心、呕吐、腹泻、结肠局部坏死或穿孔。② 呼吸系统:可致间质性肺水肿、呼吸性碱中毒。③ 神经系统:可发生行为变化、认知障碍。④ 心血管系统:可出现低血压、心动过速、心律失常等症状。⑤ 血液系统:可出现中性粒细胞上升,淋巴及单核细胞下降。⑥ 泌尿系统:出现少尿、体液潴留、氮质血症。可出现内分泌功能紊乱,血钙、血磷下降,维生素 C 缺乏。严重不良反应多见于大剂量 IL-2 治疗者,若有发生,及时停药,对症处理。(4) 皮下注射者局部可出现红肿、硬结、疼痛,所有不良反应停药后均可自行恢复。(5) 大剂量 IL-2 相关的剂量限制性不良反应最常为低血压、水肿和肾功异常。低血压系血流动力学改变所致,若平均动脉压下降 2.7~4.0 kPa,则需扩容治疗,只有少数患者需用升压药物。水肿原因与毛细血管渗漏综合征有关。肾脏损害表现为氮质潴留、血肌酐升高。IL-2 对肾细胞癌患者的肾毒性并不比其他肿瘤明显。(6) IL-2 加用 LAK 细胞时,并不增加单用 IL-2 所伴随的治疗相关毒性。静注 LAK 细胞可引起寒战、发热,静注度冷丁(1 次 25~50 mg)可奏效。一般不主张使用皮质激素,因其可影响 LAK 细胞的活性。

上述不良反应,患者多能耐受,且均为暂时性和可逆的,停止治疗后可很快消失。

禁忌证:

(1) 对 IL-2 制剂成分有过敏史的患者。(2)高热、严重心脏病、低血压者,严重心肾功能不全者,肺功能异常或进行过器官移植者。(3) IL-2 即往用药史中出现过与之相关的毒性反应:① 持续性室性心动过速;② 未控制的心率失常;③ 胸痛并伴有心电图改变、心绞痛或心肌梗死;④ 心压塞;⑤ 肾功能衰竭需透析＞72 小时;⑥ 昏迷或中毒性精神病＞48 小时;⑦ 顽固性或难治性癫痫;⑧ 肠局部缺血或穿孔;⑨ 消化道出血需外科手术。⑩ 孕妇慎用。

2)白介素-11

不良反应:国外临床研究报道:除了化疗本身的不良反应外,重组人 IL-11 的大部分不良反应均为轻至中度,且停药后均能迅速消退。约有 10% 的临床患者在观察期间有下列一些不良事件出现,包括乏力、疼痛、寒战、腹痛、感染、恶心、便秘、消化不良、淤斑、肌痛、骨痛、神经紧张及脱发等。其中大部分事件的发生率与安慰剂对照组相似,发生率高于安慰剂对照组的临床不良反应包括:(1)全身性:水肿,头痛,发热及中性粒细胞减少性发热。(2)心血管系统:心动过速,血管扩张,心悸,晕厥,房颤及房扑。(3)消化系统:恶心,呕吐,黏膜炎,腹泻,口腔念珠菌感染。(4)神经系统:眩晕,失眠。(5)呼吸系统:呼吸困难,鼻炎,咳嗽次数增加,咽炎,胸膜渗出。(6)其他:皮疹,结膜充血,偶见用药后一过性视力模糊。

此外,弱视、感觉异常、脱水、皮肤褪色、表皮剥脱性皮炎及眼出血等不良反应,治疗组患者中的发生率也高于安慰剂对照组,但统计处理不能确定这些不良反应事件的发生与重组人 IL-11 的使用有关联性。除了弱视的发生治疗组显著高于对照组外,两组间其他一些严重的或危及生命的不良反应事件的发生率大致相当。

实验室检查中治疗组患者最常见的化验指标异常为因血浆容量的扩张引起的血红蛋白浓度降低。血浆容量的扩张还引起白蛋白等其他一些血浆蛋白如转铁蛋白和 γ-球蛋白浓度的降低。血钙浓度也出现相应地降低,但无临床表现。

每日皮下注射给药,重组人 IL-11 可以引起血浆纤维蛋白原浓度升高 2 倍。其他一些急性期蛋白的血浆浓度也相应升高。停药后这些指标均可恢复正常。此外,健康受试者中,观察到重组人 IL-11 可以引起血浆中以正常多聚体形式存在的 Von Willebrand 因子(vWF)的浓度升高。

禁忌证:同类产品国外曾发生严重过敏反应。因此对重组人 IL-11 及其制剂中其他成分过敏者禁用,对血液制品、大肠杆菌表达的其他生物制剂有过敏史者慎用。对妊娠期妇女目前尚没有临床试验。因此,除非临床意义超过对胎儿的潜在危险,妊娠期一般不宜使用。尚不能确定重组人白介素-11 是否可以从母乳中分泌,因此哺乳期妇女应慎重使用。

1.3　肿瘤坏死因子

不良反应:在 TNF-α 的临床研究中,受试者短疗程应用的近期不良反应主要表现:(1) 静脉注射时可出现高热,并伴低血压反应。(2) 流感样症状,如寒战,关节及肌肉疼痛等。(3) 恶心、呕吐、腹泻、一过性转氨酶升高、血小板及白细胞减少等,停药后症状迅速消退。(4) 注射局部疼痛、局部红肿硬结。发生率在 80% 左右,极少数受试者因发热不能耐受而中止治疗。出现上述不良反应时,可采取相应的对症治疗措施。(5) 局部用药时若 TNF-α 外漏至全身血管>1%,也可出现全身炎症反应如:高热、低血压、呼吸抑制、血小板减少、肝肾损伤等症状。如出现严重不良反应,应及时停药。

在同类产品的临床研究中,曾出现有呼吸困难的不良反应,应引起注意。天然 TNF 为多效应细胞因子,改构后其性质和特点又可能会发生较复杂的变化,由此可能对造血系统、免疫系统及神经系统等产生不良反应和长期后续效应,特别对某些肿瘤可能具有有潜在的促进作用,发生与自身免疫性相关的疾病等。研究发现,TNF 水平升高与许多疾病的病理过程密切相关,如类风湿性关节炎、成人呼吸窘迫综合征(acute respiratory distress syndrome, ARDS)、肝肾功能紊乱等。其中 ARDS 的病情与支气管肺泡液中 TNF 水平正相关,所以不能排除过量 TNF 可引起 ARDS 并促使病情进一步恶化的可能。因此对 TNF-α 可能发生的远期和潜在不良反应需给予密切关注。

禁忌证:

(1) 对 TNF-α 制剂所含成分过敏者禁用。(2) 严重肝肾功能、心肺功能异常者禁用。(3) 患有其他严重疾患不能耐受 TNF-α 不良反应者禁用。

1.4　集落刺激因子

1) 粒细胞集落刺激因子

不良反应:

(1) 常见不良反应:① 皮肤:皮疹、潮红的不良反应发生率 1%。中性粒细胞浸润痛性红斑,伴有发热的皮肤损害(Sweet 综合征等)不良反应发生率不明。② 肌肉骨骼系统:骨痛、肌肉酸痛的不良反应发生率为 1%~5%。腰痛、胸痛、关节痛不良反应发生率 1%。③ 消化系统:有时会出现食欲不振的现象,恶心、呕吐不良反应发生率为 1%。④ 肝脏:肝功能异常、丙氨酸转氨酶、天门冬氨酸转氨酶升高发生率为 1%。⑤ 其他:LDH 升高,ALP 升高不良反应发生率为 1%～5%。发热、头痛、乏力、心悸、尿酸升高、血清肌酐升高、CRP 升高不良反应发生率 1%。(2) 严重的不良反应:① 休克:存在发生休克的可能,需密切观察,发现异常时应停药并进行适当处置。② 间质性肺炎:有发生间质性肺炎或促使其加重的可能,应密切观察,如发现发热、咳嗽、呼吸困难和胸部 X 线检查异常时,应停药并给予肾上腺皮质激素等适当处置。③ 急性呼吸窘迫综合征:有发生急性呼吸窘迫综合征的可能,应密切观察,如发现急剧加重的呼吸困难、低氧血症、两肺弥漫性浸润阴影等胸部 X 线异常时,应停药,并进行呼吸道控制等适当处置。④ 幼稚细胞增加:对急性髓性白血病及骨髓增生异常综合征的患者,有可能促进幼稚细胞增多时,应停药。(3) 药物过量:当使用超过安全剂量时,会出现尿隐血,尿蛋白阳性,血清碱性磷酸酶活性明显提高,但在 5 周恢复期后各项指标均可恢复正常。当注射剂量严重超过安全剂量时,会出现食欲减退,体重偏低,活动减弱等现象,出现尿隐血,尿蛋白阳性;肝脏出现明显病变。这些变化可以在恢复期后消除或减轻。

禁忌证:

(1) 对粒细胞集落刺激因子过敏者以及对大肠杆菌表达的其他制剂过敏者禁用。(2) 严重肝、肾、心、肺功能障碍者禁用。(3) 骨髓中幼稚粒细胞未显著减少的骨髓性白血病患者或外周血中检出幼稚粒细胞的骨髓性白血病患者禁用。

2) 重组人促红细胞生成素

不良反应:

(1) 一般反应:少数患者用药初期可出现头痛、低热、乏力等,个别患者可出现肌痛、关节痛等,绝大多数不良反应经对症处理后可以好转,不影响继续用药,极个别病例上述症状持续存在,应考虑停药。(2) 过敏反应:极少数患者用药后可能出现皮疹或荨麻疹等过敏反应,包括过敏性休克。因此,初次使用或重新使用 rHuEPO 时,建议先使用少量,确定无异常反应后,再注射全量;如发现异常,应立即停药并妥善处理。(3) 心脑血管系统:有 30%～50% 的患者在应用 rHuEPO 治疗过程中会出现高血压或加重原有的高血压,头痛、意识障碍、痉挛,甚至可引起脑出血或高血压危象,若高血压控制不当还可能引发癫痫。而且,rHuEPO 的用药剂量与高血压的发生率呈正相关。引起高血压的机制比较复杂,一般认为与血红蛋白升高及血液黏度、血管张力增加有关;也与内皮素释放增多、一氧化氮生成减少及血管对去甲肾上腺素敏感性增加相关。因此在 rHuEPO 治疗期间应注意并定期观察血压变化,必要时应减量或停药,并调整降压药的剂量。(4) 血液系统:应用 rHuEPO 治疗后,除由于红细胞增加导致血液黏度增加外,血小板计数也有明显增加,同时血小板的体积下降但成分保持不变,集聚功能得到改善;在 rHuEPO 治疗早期,总蛋白 S 及游离蛋白 S 的活性明显降低。因此,在应用 rHuEPO 时有发生血栓形成和栓塞的倾向,对行血液透析治疗的患者将增加动静脉阻塞及透析器的凝血。因此应注意防止血栓形成。(5) 消化系统:有时会有恶心、呕吐、食欲不振、腹泻的情况发生,偶有丙氨酸转氨酶和天门冬氨酸转氨酶的上升。(6) 神经系统:在应用 rHuEPO 过程中,神经系统方面的不良反应有头痛、暂时性肌痛、癫痫样发作、幻觉和高血压脑病等。由于血液动力学的变化,患者更易发生癫痫,其发生率为 6%。有文献报道,11% 的肾透析患者在应用 rHuEPO 治疗期间出现幻觉,且与用药剂量及患者的年龄、眼病(如糖尿病、视网膜病变)有关。(7) 对糖尿病患者的影响:Rigalleau 等报道了 2 例非胰岛素依赖性糖尿病合并中度慢性肾衰患者在应用 rHuEPO 治疗后血糖升高。1 例为 71 岁的男性患者,有 20 年的糖尿病史合并 2 年的糖尿病肾病。另 1 例为 62 岁男性患者,有 15

年非胰岛素依赖性糖尿病病史合并 4 年慢性肾衰。在其第 1 次注射 rHuEPO 后,其血糖急剧上升。这 2 例患者均须用胰岛素治疗,才能控制血糖。因此,临床医师应警惕在应用 rHuEPO 后可能发生的血糖升高。有学者回顾性地研究了接受和未接受 rHuEPO 治疗以及在应用 rHuEPO 前、后的行腹膜透析的糖尿病患者的外周血管疾病情况。结果应用 rHuEPO 治疗的患者比未应用者首次发生血管病变的时间显著缩短,比例增加,而且由于血管病变使住院的时间延长。经多因素统计分析显示,对外周血管病变产生有显著影响的因素有 rHuEPO 的应用及其用量和吸烟。28 例原来未应用 rHuEPO 的腹膜透析糖尿病患者在应用 rHuEPO 后,其血管病变发生率(包括截肢者)显著增加。(8)虹膜炎样反应:Beiran 等对 120 例慢性贫血行血液透析的患者进行观察发现,应用 rHuEPO 治疗的 30 例患者中有 13 例出现虹膜炎样反应,未应用 rHuEPO 治疗的 90 例患者中无 1 例出现虹膜炎样反应。因此 rHuEPO 的应用与虹膜炎样反应有因果关系,但其机制还有待进一步研究。(9)单纯性红细胞再生障碍性贫血(PRCA):在英国和加拿大已有慢性肾衰患者应用后引起 PRCA 的报道。患者通常在治疗开始的几个月到几年后贫血突然恶化,且即使增加剂量或改用其他红细胞生成素后也不能控制,形成输血依赖性。因此,患者一旦出现用药无效或贫血加重时,应分析其是否与铁、叶酸、维生素 B_{12} 的缺乏,铝中毒,感染或炎症,失血或溶血等原因有关。若疑为 PRCA 时,应作红细胞生成素抗体试验,并立即停用 α-rHuEPO,且不宜改用其他促红细胞生成素。(10)脱发:曾报道 3 位居住在东南亚的妇女的脱发可能与 α-rHuEPO 的应用有关。Reddy 等报道了 1 例 60 岁患肾病综合征的男性患者应用 α-rHuEPO 后出现大范围掉落毛发(包括头发和体毛)。患者无内分泌疾病症状,经全面检查也未发现有其他异常,所有实验室指标中仅锌浓度偏低,随后补充硫酸锌,但其脱发并没有任何改善。后来将 α-rHuEPO 换成 β-rHuEPO 治疗,患者的头和脸颊部开始有毛发生长,随后继续生长。(11)皮肤软组织疾病:有文献报道过 1 例行肾透的尿毒症患者在注射 rHuEPO 后,其右肩发生了癌性钙质沉着这种罕见的软组织钙化病。虽然目前人们已清楚这种疾病的临床表现及形态学特征,但其发病机制尚不明确。

禁忌证:

(1)未控制的重度高血压患者。(2)对 rHuEPO 及其他哺乳动物细胞衍生物过敏者,对人血清白蛋白过敏者。(3)合并感染者,宜控制感染后再使用 rHuEPO。(4)铅中毒。(5)孕妇及哺乳期妇女。

3)重组人血小板生成素

不良反应:

(1)较少发生不良反应,偶有发热、肌肉酸痛、头晕等,一般不需处理,多可自行成恢复。个别患者症状明显可对症处理。rHuEPO 在Ⅲ期临床试验中未见严重不良反应。在 311 例受试者中有 12 例(3.86%)共 18 例次出现与 rhTPO 用药有关的轻微不良反应,其中发热 4 例,寒战 2 例,全身不适 1 列,乏力 2 例,膝关节痛 2 例,头痛 2 例,头晕 3 例,血压升高 2 例,症状大多轻微,无需特殊处理。实验室检查 rhTPO 对化疗后血红蛋白和白细胞计数的恢复无影响,对血小板形态、血小板聚集功能、凝血功能、肝肾等脏器功能无显著影响。74 例患者在治疗周期接受了抗体动态检测,3 例患者(4%)于给药后第 21 天和第 28 天的血清中检测低滴度(1:5)非中和性抗 rhTPO 抗体,未发现对 rhTPO 升高血小板的作用造成影响。(2)糖皮质激素治疗无效的 ITP 临床研究中与 rhTPO 相关不良反应:在多中心、随机对照试验中(该实验共分两个阶段:第一阶段治疗 14 天,实验组给予 rhTPO+达那唑,对照组给予达那唑;第二阶段实验组治疗方案不变;对照组中血小板计数仍 $\leq 20 \times 10^9$/L 者再加用 rhTPO 治疗)。共有 138 例受试者纳入安全性分析集(试验组 73 例,对照组 65 例),试验期间试验组和对照组的不良事件发生率分别为 34.25% 和

26.15%。两个阶段共有 122 例受试者接受 rhTPO 治疗(试验组 73 例,对照组 49 例),其中不良事件导致脱落者共 4 例,对照组 2 例次(用药 9 天Ⅱ度颅内出血各 1 例次,用药 1 天Ⅳ度颅内出血 1 例次),试验组有 1 例出血死亡病例,经研究者判断与 rHuEPO 无关。

两个研究组接受 rhTPO 治疗的 122 例受试者中与 rhTPO 治疗相关的不良事件的发生率分别为 15.07% 和 4.08%。试验相关不良事件表现为轻度嗜睡 2 例,轻度头晕 2 例。重度阵发性视野破损 1 例,轻度过敏样反应 1 例,轻度皮疹 1 例,轻度无力 2 例,轻度腹泻 1 例。轻度高血压 2 例及注射部位疼痛 2 例;对照组相关不良事件表现为中度荨麻疹和轻度下肢疼痛各 1 例。rhTPO 对血红蛋白、白细胞计数、凝血功能的变化无明显影响。

禁忌证:

(1) 对 rhTPO 制剂成份过敏者;(2) 严重心、脑血管疾病者;(3) 患有其他血液高凝状态疾病者,近期发生血栓病者;(4) 合并严重感染者,宜控制感染后再使用 rhTPO。

2. 基因治疗

2.1 重组人 p53 腺病毒注射液

不良反应:

(1) 部分患者用药后出现Ⅰ/Ⅱ度自限性发热。一些患者会出现寒战、注射部位疼痛、出血。其他有可能偶尔出现的不良反应是恶心、呕吐、腹泻、出血和应激性过敏反应。如果热度较高,患者感觉不适时,可酌情使用一般退热药处理。(2) 如果能控制好临床注射剂量和患者的基础情况,采用局部给药的方式,金又生基本上是安全的。虽然在世界范围内,基因治疗的临床试验研究历史已有 13 年,由于现阶段的临床使用经验有限,人们对其安全性方面的了解仍很有限,尚不能肯定在此剂量范围内绝对不会引起其他较严重的不良反应。(3) 目前国内外有关初步研究结果表明,腺病毒载体具有较强的免疫原性及一定的细胞毒性,如使用剂量过大或给药方式不当,可引起严重的不良反应,但如控制好临床注射剂量和患者的基础情况,采用局部给药的方式则基本上是安全的,临床常见不良反应为发热、寒战和局部反应等。(4) p53 腺病毒注射液中存在一定量的复制型腺病毒(小于 1 RCA/3×10^{10} VP),该限量标准依据国外同类制剂的标准及国内相关指导原则制定。(5) 虽然腺病毒对于健康人来说是不会引起严重不良反应,但对于某些特殊患者(如处于免疫抑制状态)来说,则可能引起严重后果。因此,临床使用过程中仍应密切关注可能发生的各种不良反应,并准备好相应的救治及对症处理措施。(6) 过度超剂量使用可能引起比较强烈的发热及过敏反应。

禁忌证:

(1) 在患者有全身感染、发热等中毒症状时禁用。(2) 对 p53 腺病毒注射液过敏者禁用。(3) 目前尚无有关孕妇和哺乳期妇女应用的资料,考虑到 p53 腺病毒注射液为基因治疗产品,因此,孕妇和哺乳期妇女应禁止使用。

2.2 重组人 5 型腺病毒注射液

不良反应:

(1) Ⅰ、Ⅱ和Ⅲ期临床研究资料显示,在使用过重组人 5 型腺病毒注射液的 213 例受试者中,不良反应为注射局部反应、非感染性发热、白细胞粒细胞减少和包括寒战、头痛、肌痛、乏力在内的流感样症状。流感样症状一般持续 7~9 天后可自行消失,其他不良反应停药或对症处理后可恢复。(2) Ⅰ期临床试验 15 例晚期复发难治肿瘤受试者中,男 8 例,女 7 例,年龄范围 28~75 岁,主要不良反应为局部反应(5/15),按 NCI 毒性分级,1 级(4/5)、3 级(1/5);流感样症状

(3/15),均为 1/2 级。(3)Ⅱ期临床试验 106 例晚期复发或难治肿瘤受试者中,男 71 例,女 35 例,年龄 18～78 岁,主要不良反应为发热(19/106),其中,1/2 级(18/19),3 级(1/19);局部反应 (31/106),均为 1/2 级;流感样症状(16/106),均为 1/2 级。(4)Ⅲ期临床试验 160 例头颈部鳞癌 化疗初治受试者中,男 126 例,女 34 例,年龄 24～77 岁。接受注射的 92 例受试者中主要不良反 应为发热(42/92),其中,1/2 级(37/42),3 级(5/42);局部反应(26/92),均为 1/2 级;流感样症状 (9/92),均为 1/2 级。另外,重组人 5 型腺病毒注射液有可能增加化疗药物对白细胞的抑制作 用,但对症处理后可恢复正常。(5)国外类似药物临床研究表明,复制型腺病毒局部瘤内注射联 合 5-FU 加顺铂治疗复发难治性头颈部肿瘤的 37 例患者中,53%(20/37)出现局部注射疼痛,大 多数患者为 1/2 级,持续时间一般小于 24 小时。有 1 例患者因为局部疼痛停止治疗。少数患者 出现流感样症状,包括发热 34%(12/37),乏力 47%(17/37)和/或寒战 24%(9/37)。另外,不能 除外与该治疗有关的 3 或 4 级不良反应有注射部位疼痛 16%、黏膜病变 8%、晕厥 5%、肾功能衰 竭 5%、面部水肿 5%和食欲不振 3%。(6)根据国外腺病毒生物治疗的文献报道,5 型腺病毒注 射后可能的不良反应还有恶心、呕吐、腹泻、腹痛、支气管炎、胃肠炎、肝炎、膀胱炎和结膜炎,一般 为自限性,停药后可自行恢复。

禁忌证:

(1)有同类生物制剂过敏史者。(2)恶性血液系统疾病者。(3)有未经控制的活动性感染 者。(4)免疫缺陷和免疫抑制者。(5)哺乳、妊娠期妇女。(6)尚无儿童用药资料,不推荐儿童 使用。(7)重组人 5 型腺病毒注射液属于可复制型病毒,禁止与抗病毒药物、免疫抑制剂、大剂 量肾上腺糖皮质激素同时使用。

3. 微生物及其有效成分的制剂

3.1 治疗用卡介苗

不良反应:BCG 灌注的不良反应包括非特异性和特异性反应,非特异性反应控制相对较简 单,主要是与使用的导尿管的质量以及操作者的无菌原则把握程度有关,通常可以避免。特异性 不良反应中非细菌性膀胱炎和排尿困难占 80%,血尿以及发热分别占 40%和 30%。这些症状通 常在灌注后 48 小时内发生,仅仅给予少量解热镇痛药物对症处理即可,而不必中止治疗;如果症 状加重,则需要延长治疗间歇时间和/或减少药物剂量。(1)治疗用 BCG 在使用后可能发生"卡 介苗全身性反应",临床上多由于在 TUR-BT 术后 1 周内即行灌注,或灌注前插管致尿道损伤。 由于难以从感染的器官分离卡介菌,如果没有检查到引起该症状的其他病因,则该症状可认定为 "卡介苗全身性反应",临床症状包括:发烧 39.5℃或 39.5℃以上,持续 12 小时或 12 小时以上; 发烧 38.5℃或 38.5℃以上,持续 48 小时或 48 小时以上;肺炎、肝炎、外泌尿生殖器官机能异常, 有活体组织检查的肉芽肿性炎症;或脓毒血症、循环系统衰竭、急性呼吸窘迫综合征、播散性血管 内凝血。一旦出现,应足够重视,给予三联抗结核药物、大剂量糖皮质激素及针对 G-杆菌的抗菌 素。(2)治疗用 BCG 在使用后可能引起局部反应。灌注后,膀胱受药液刺激可出现尿频、尿急、 血尿、排尿困难等症状。(3)治疗用 BCG 在使用后可能出现低热。常在用药 2～3 小时出现,持 续数天不等。不需停药,也不需治疗,能自愈。发生率较高,常有半数以上的患者可发生这类症 状。(4)有少数患者使用治疗用 BCG 后可自觉不适乏力,关节疼痛,体温达 38℃以上。还有个 别患者由于卡介菌侵入局部组织,细菌生长繁殖,引起尿道炎、前列腺炎、睾丸炎或附睾炎。接受 BCG 灌注的患者肉芽肿性前列腺炎和附睾炎发生率是 1.0%和 0.2%,而且可能有更多的患者没 有症状,对于有症状的患者应给予 3 个月的利福平和异烟肼治疗。一旦证实有细菌性尿路感染,则应给予抗菌素治疗,但不能给奎诺酮类药物,以防降低 BCG 的抗肿瘤疗效。(5)极个别患者,因卡介菌经血液引起 BCG 性肺炎或肝炎。凡出现全身性反应的患者,均应立即停止用药,并用抗痨药,对症药等进行治疗。(6)1‰的患者会出现过敏反应,表现为关节疼痛和皮疹。只要出现上述症状,就必须停止灌注,并对症处理,以后是否继续灌注 BCG,必须由医生综合分析权衡利弊。如果下次再给予治疗,在灌注后的前几个小时内必须严密监测,以防出现更为严重的反应。(7)导致死亡报道:国外曾报告 2 例使用 BCG 致死的病例,都与全身性卡介苗反应有关。1 例与其前期肝脏酒精中毒,未注意导尿管创伤而腔内用药有关。第 2 例,可能与没有意识到全身性卡介苗反应,而继续进行 BCG 治疗有关。

禁忌证:由于治疗用 BCG 为生物免疫增强剂,由卡介菌活菌制成,需特别注意。(1)有免疫缺陷或损害者(如艾滋病患者)有可能引起全身性卡介苗反应的危险。(2)正使用免疫抑制药物、激素或放射治疗者,不应进行 BCG 治疗,否则有可能引起严重的后果。(3)对 BCG 过敏者,有可能引起强烈过敏反应。(4)发热及急性传染病患者,包括活动性结核患者,待疾病治愈后再行治疗。(5)严重的慢性疾病(如心、脑、血管疾病、慢性肾病)禁用。

3.2 短小棒状杆菌制剂

不良反应:注射局部常有肿痛、硬结,持续约 2 周,有时出现一过性发热。胸腔注射可有一过性反应加重及发热,可对症处理。

禁忌证:发热 38℃ 以上,重症心血管患者,肝、肾功能异常者禁用。

3.3 溶血性链球菌制剂(OK-432)

不良反应:少数患者用药后 2～3 日内恶寒、战栗、高热,一般在 38～39℃,高热易被退热剂控制。一些患者出现食欲不振、恶心、呕吐、腹泻,可能有轻度、暂时性的血色素或红血球减少,也可能有轻度、暂时性的白细胞增多,血清碱性磷酸酶、丙氨酸转氨酶、天门冬氨酸转氨酶升高,少数发生肾功能损害和肠梗阻。还有个别报告大量注入 OK-432 后导致发生休克者。一般在全麻下手术时,肿瘤内大量注射 OK-432,发热反应可不出现或减轻,这可能与机体反应受抑制有关。为避免过敏反应,用前应详细询问有关青霉素过敏史,并作皮试。如发生过敏性休克,应立即停止用药,静注肾上腺素或肾上腺皮质激素。此外,皮下、皮内及肌肉注射可引起注射部位不同程度疼痛、红肿硬结、水疱等不良反应,反复注射时应注意避开同一部位,疼痛剧烈时可用 2% 利多卡因稀释本品。

禁忌证:有青霉素过敏性休克史者为应用 OK432 的绝对禁忌证。以下为相对禁忌证:(1)心、肾疾患者,特别以往有风湿热和风湿性心脏病者应避免静注;(2)有青霉素、头孢菌素过敏既往史者;(3)本人或其直系亲属有支气管哮喘、荨麻疹等变态反应疾病史者。

3.4 双歧杆菌

不良反应:未发现明显不良反应。

禁忌证:过敏症者禁用,过敏体质者慎用。

4. 胸腺肽

不良反应:

(1)胸腺肽 α_1 的耐受性良好。个别可见恶心、发热、头晕、胸闷、无力等不良反应,少数患者偶有嗜睡感。部分患者可有注射部位疼痛不适,极少情况下有红肿,短暂性肌肉萎缩,多关节痛伴有水肿和皮疹。(2)慢性乙肝患者接受治疗时,可能出现丙氨酸转氨酶水平暂时波动至基础值两倍以上,如无肝衰竭预兆出现,仍可继续使用。(3)国家食品药品监督管理局提醒关注胸腺肽的注射剂的严重过敏反应:2003 年至 2011 年 4 月 30 日,国家中心共收到怀疑药品为胸腺肽的注射剂的不良反应/事件报告 5 459 例,其中严重病例 1 326 例,占 24.29%。严重不良反应主要涉及全身性损害(93.74%),包括过敏样反应、过敏性休克、高热等;其次是呼吸系统损害(5.13%),包括呼吸困难、喉水肿、哮喘、胸闷、窒息;皮肤及其附件损害(0.45%),主要为严重皮疹。上述严重不良反应均与过敏反应相关。

禁忌证:

(1)对胸腺肽制剂成份过敏者禁用;(2)因胸腺肽有增强免疫系统功能的作用,故正在接受免疫抑制治疗的患者,如器官移植者禁用。

第四节 肿瘤的生物反应调节治疗的临床收益评估

近年来,随着对机体免疫系统认识的不断深入以及生物技术的迅速发展,生物治疗已成为肿瘤治疗的重要手段,并且在肿瘤综合治疗体系中占据着越来越重要的位置。但是,当肿瘤生物治疗进入临床试验之后,仍然以传统的评价体系如世界卫生组织(world health organization,WHO)或实体瘤的疗效评价标准(response evaluation criteria in solid tumor,RECIST)标准去评价其疗效,导致最终不能确切地认识和评价其治疗效果,使部分进入Ⅲ期试验的生物治疗项目宣告失败。生物治疗在临床试验中遭遇的尴尬处境,使得国内外学者开始反思,套用传统肿瘤治疗疗效评价体系去评价生物免疫治疗这一新兴肿瘤治疗方法是否具有合理性和可行性。

1. 临床收益评价标准(见第七章第四节)

2. 各类 BRMs 治疗疗效的循证医学证据

2.1 细胞因子治疗

1)干扰素

临床应用表明,IFN-α 对部分肿瘤具有确切的疗效,尤在肿瘤负荷较小时作用更为明显。目前多主张 IFN-α 长期低剂量应用,瘤内或区域内给药,并与放疗、化疗联合应用。

(1)毛细胞性白血病(hairy cell leukemia,HCL)

虽然 20 世纪 80 年代早期的研究已经表明,IFN 对多种肿瘤有明显的抑制作用,但其效果均不足以获得美国 FDA 的批准。基于干扰素可引起高分化 B 细胞瘤的缓解,所以临床医师选择了一种罕见的 HCL 来进行治疗研究。结果表明,经人 IFN-α 治疗后,很快提高了抑制周围血细胞和血小板的能力,患者的免疫状况得到改进,骨髓和血液中的毛细胞下降,患者的机会感染消失,也不再需输入血小板和红细胞。低剂量 IFN-α 治疗也有效,在缓解后,内源性 IFN 的产生能力可恢复到正常。这一重大进展促使美国 FDA 于 1986 年 6 月批准干扰素 α2a 和 α2b 同时投放市场,随后全世界有数十家药品审批单位也批准 IFN-α 投放市场。虽然最近已有化学合成药可替代 α 型 IFN 治疗该病的部分作用,但 IFN-α 作为第一个重组 DNA 药物的研制成功,无疑对随后生物治疗的发展起了重要的推动作用。

IFN-α 治疗 HCL 大约有 90% 的疗效。但是,大约有 50% 的患者在停药后复发,不过大部分复发的患者对 IFN 重新治疗还是有效的。最近报道,IFN-α 长期治疗可使 82% 的患者有长达 6 年的存活期。为什么 IFN-α 对毛细胞白血病有如此明显疗效,目前尚不清楚,细胞分化、抑制细胞周期和细胞程序性死亡可能起重要作用。

(2)慢性骨髓性白血病(chronic myeloid leukemia,CML)

早在 20 世纪 80 年代早期,用部分纯化的白细胞干扰素治疗 CML,就发现有明显疗效;随后用重组高纯度 IFN-α 进一步研究表明,IFN 治疗可使患者骨髓的 Philadelphia 染色体阳性细胞减少,甚至消失。

IFN-α 抑制 CML 细胞的途径之一可能是通过下游调节 bcl-abl 的表达。在治疗前,bcl-abl 蛋白的表达可阻止细胞程序性死亡,以使肿瘤细胞积聚和超期存活。

IFN-α 对多发性骨髓瘤也有良好的疗效。对过去治疗过的患者,有 15%～20% 的治疗有效率;对过去未经治疗的患者,其治疗有效率要高得多。由于传统的化疗对多发性骨髓瘤也有好的疗效,所以,现在常将化疗与 IFN-α 联合应用,以增加其有效率或延长其缓解期。IFN-α 与化疗联合应用治疗非霍奇金淋巴瘤也获得良好疗效。

Hehlmann 等为评估羟基脲(hydroxyurea,HU)对 IFN 治疗 CML 的影响,进行了 IFN 与 HU 联合治疗和 HU 单一治疗的随机对比研究。自 1991 年 2 月至 1994 年 12 月,收集了 376 例新诊断的处于慢性期的 CML,进行随机分组。其中有 340 例 Ph/bcr-abl 阳性,可以作出评估。在 IFN/HU 联合治疗组,完全的血液学有效率比 HU 单一治疗组高,为 59% 对 32%。联合治疗的存活率也明显地优于 HU 组。结合过去的研究结果,联合治疗组的疗效也优于 IFN 单独治疗组。

(3) 黑色素瘤

临床试验数据表明,ⅡB 期和Ⅲ期黑色素瘤术后进行大剂量 IFN-α 辅助治疗,可显著降低复发,延长总体生存时间。在复发患者中,大剂量 IFN-α 治疗可延长生存期。低剂量 IFN-α 治疗对无瘤生存时间和总生存时间均无延长作用。对于中等剂量 IFN-α 辅助治疗,欧洲肿瘤研究和治疗组织(european organization for research on treatment of cancer) EORTC)在其Ⅲ期临床试验数据表明,在ⅡB 期和Ⅲ期黑色素瘤患者中,25 周疗法的患者 25 个月治疗组的无远端转移生存期比对照组高 7.2%,总体生存期高出 5.4%;而 13 个月疗法的患者无远端转移生存期高出 3.2%,总体生存期未有改善,因而不推荐中等剂量 IFN-α 用于黑色素瘤的辅助治疗。EORTC18991 项目比较了术后聚乙二醇化 IFN-α2b(PEG-IFN-α2b)治疗Ⅲ期黑色素瘤的效果,开始 8 周的剂量为每周 6 μg/kg,然后再调整至每周 3 μg/kg,治疗 5 年。已有的数据表明,PEG-IFN-α2b 治疗组患者的复发率低于观察组,4 年无复发生存率高于观察组。

英国肿瘤研究协调委员会对 10 项对照临床研究数据进行了 Meta 分析,提示 IFN-α 辅助治疗黑色素瘤可延长无瘤生存期,但不能延长总生存时间。Mocellin 等对从 1990—2008 年的 14 项随机对照临床试验进行了 Meta 分析,这些临床试验共有 8 122 例黑色素瘤患者参加,其中 4 362 例接收了 IFN-α 治疗。该分析总计进行了 17 项比较,在其中的 10 项比较中,IFN-α 治疗组患者的无病生存期延长(复发风险为 0.82,95%CI=0.77～0.87;$P<0.001$),14 项比较中总生存期延长(死亡风险为 0.89,95%CI=0.83～0.96;$P=0.002$)。

晚期恶性黑色素瘤的化疗效果并不满意,经典的化疗药物氮烯唑胺治疗黑色素瘤的总缓解率仅为 17%,完全缓解率为 4%,缓解期平均为 6 个月。单独 IFN-α 治疗黑色素瘤的缓解率为 16%,而 IFN-α 与化疗药物联合应用的疗效却报道不一。Ives 等对以 IFN-α 为基础的生物化疗(IFN-α 与化疗药物联合应用,加或不加 IL-2)的疗效进行了 Meta 分析,其中共 18 项随机对照临床试验,参加的转移黑色素瘤患者总数超过 2 600 例。结果显示,生物化疗组患者的 PR、CR 和客观缓解率(objective response rate,ORR)显著优于单纯化疗组,而且在 IFN-α 组和 IFN-α+IL-2 组,其 ORR 均优于单纯化疗组。生物化疗并未改善总生存时间,但在不同临床试验之间存在异质性。

Pittsburgh 大学医学院肿瘤研究所黑色素瘤研究中心的研究表明,800 例高危黑色素瘤患者,除均用常规治疗外,一半加用 IFN-α2b 治疗,一半加用 GMK 疫苗治疗。疗程 1～2 年后,

IFN-α 组死亡和复发均比疫苗组降低 33%。

Gray 等总结采用细胞因子治疗晚期黑色素瘤的经验认为:高剂量的 IL-2 治疗晚期(Ⅳ期)黑色素瘤仅产生有限的反应;但由于不良反应太大抵消了药物的有益作用。高剂量的 IFN-α 治疗,在临床上一贯地证明可以增加患者无病的存活率,但是毒性也很突出。总体上增加存活的益处是不一致的,存在争议。不同的细胞因子治疗都有过某些效果,但是都有明显的毒性反应。细胞因子治疗晚期黑色素瘤总的来说还不理想。细胞因子联合其他的免疫调节剂来治疗晚期黑色素瘤可能会获得较理想的效果。这涉及正确的剂量、次数、联合用药和疗程均有研究。

（4）肾癌

增殖速度较慢的肾细胞癌在单独用于 IFN-α 治疗后大约有 10%～20% 得到缓解。据 Wagstaff 等统计,有 31 篇报道,1 100 例转移性肾癌患者用重组人 IFN-α,天然白细胞干扰素,或类淋巴母细胞干扰素进行治疗,总缓解率为 14.6%。仅有肺转移的病例,缓解率可高达 34%(32/93)。在肾癌中,目前的临床证据不支持单独使用 IFN-α 进行辅助治疗,但对少数发生缓解的患者,其缓解可长期维持。肾癌 IFN-α 治疗需要选择中等剂量,且治疗时间应超过 12 个月。患者的肿瘤负荷是其疗效的影响因素,因此治疗前应先行肾切除术,即使已经发生了转移。大剂量和小剂量 IFN-α 治疗不能改善肾癌患者的总生存期,且其有不良反应,因而不推荐将其单独用于肾癌的治疗。

美国 Memorial Sloan Kettering 癌症中心采用 IFN-α 与维生素 A 类似物 13-顺式-维甲酸联合应用治疗 24 例晚期肾癌患者,29% 治疗有效,其中 1 例有完全缓解,6 例有部分缓解。美国 Houston MD Anderson 癌症中心的 Sella A 报道,IL2＋IFN-α＋氟尿嘧啶联合应用治疗转移性肾细胞癌的有效率可达 43%。在这 46 例 Ⅱ 期临床研究中,所有患者每日皮下注射 IFN-α 4×10^6 U/m²,共 29 天;连续输注 IL-2 $\times 10^6$ U/m² 和氟尿嘧啶 600 mg/m²,共 5 天。其中,4 例(8%)有完全缓解,15 例(35%)有部分缓解。法国学者的经验表明,皮下注射 IL-2 和 IFN-α 对转移性肾癌是有益的。美国 Genentech 公司首次采用特异性抑制 VEGF 的单抗贝伐单抗与 IFN-α2a 联合治疗肾癌,在 Ⅲ 期临床中有进展:可增加转移性肾癌的中位无进展生存时间。患者接受贝伐单抗加 IFN-α2a 治疗后,与单独 IFN-α2a 治疗对比,在无进展生存时间方面有 59% 的改进。

（5）肺癌

1996 年廖美琳等报道 210 例 Ⅰ 期非小细胞肺癌(non-small cell lung carcinoma,NSCLC)术后辅以 IFN 治疗,第 1、2、3 年生存率明显优于单纯手术组和术后化疗组。有 Ⅲ 期临床研究表明 IFN-α 与传统化疗药物联合应用,在小细胞肺癌(small cell lung carcinoma,SCLC)诱导的缓解率高于单纯化疗,但不能延缓复发。在放化疗诱导缓解后,给予 IFN-α 维持治疗并不能延长缓解时间、延缓肿瘤进展。但在发生进展的患者中,IFN-α 治疗组患者的生存时间更长。

（6）消化系统肿瘤

对于 IFN-α 治疗肝细胞癌的效果,各家报道并不一致。意大利米兰大学的科学家们发现,在早期和中期肝癌中,手术切除后应用 IFN-α(3×10^6 IU)不能改善总体生存期和复发。但在单纯 HCV 感染的患者中,IFN-α 的应用可降低复发率。在以 HBV 感染为主的肝癌患者中,手术切除病灶后给予 IFN-α2b[$(5\sim10)\times10^6$ IU]治疗可改善 pTNM 分期为 Ⅲ 期和 Ⅳ 期患者的总生存期,降低早期复发,但在 pTNM 分期为 Ⅰ 和 Ⅱ 期的患者中并无此疗效。香港中文大学的 Ⅲ 期临床试验对比了单纯多柔比星肝动脉灌注化疗与顺铂、IFN-α2b、多柔比星和 5-FU 联合化疗(PIAF)对不能手术切除的肝癌的疗效,结果发现,PIAF 方案的缓解率高于单纯多柔比星化疗,其总生存期亦有所延长,但其差异未达到显著水平。1992 年 Wadler 收集 IFN-α＋5-FU 治疗晚期直肠癌的病例,总结发现总有效率为 26%～63%。另一些作者认为 IFN-α＋5-FU 治疗晚期直肠癌并不能延长存活,联合应用 CPT-11+5-FU+CF 是当前治疗晚期大肠癌的较好的化疗方案。Bernhard 等应用 IFN-α+CF+5-FU 治疗晚期胰腺癌,14%部分缓解,14%稍有缓解,但疼痛控制率大于 60%。Ajani 等报道,应用 IFN-α+5-FU+DDP 治疗作为胃癌术前化疗,有效率达 40%。

(7) 其他肿瘤

有报道 IFN-α+5-FU+DDP 作为头颈部鳞癌的新辅助化疗手段,3 周后有效率达 93%,其中完全缓解率为 54%。Vokes 等报道 IFN-α+DDP+5-FU+CF 治疗晚期头颈部鳞癌,41 例可评价,结果 25 例完全缓解,16 例部分缓解。Medenica 等测定 18 例前列腺癌患者,发现血清 IFN 抑制因子均有不同程度增高;经 IFN-α+激素治疗 2 年后,10 例完全缓解,中位生存 6 年。IFN-α 治疗脑神经胶质瘤也有较好疗效;Paker 等报道,一组 32 例脑神经胶质瘤患者应用 IFN-β 联合超分割放疗,中位生存 8 个月。IFN-α+13-顺式-维甲酸治疗晚期皮肤癌有效率达 25%,局部晚期者有效率达 93%。IFN-α 对治疗表面膀胱癌、卵巢癌、原发性脑瘤等也有一定疗效。IFN-α 是一种骨髓生成抑制素,也用于治疗系统性肥大细胞增多症。IFN-α2b 局部应用治疗 5 例眼结膜黑色素瘤,有一定效果。

2) 白介素-2

IL-2 目前已被广泛应用于各种肿瘤的治疗,其应用策略多种多样,包括 IL-2 单独应用、体细胞治疗中细胞体外扩增、IL-2 与传统治疗方法联合应用、IL-2 与其他细胞因子联合治疗、IL-2 与肿瘤疫苗联合应用及 IL-2 与基因治疗联合应用。在这些治疗策略中,应用最早的是 IL-2 单独应用和体细胞治疗中细胞体外扩增。IL-2 被最早单独应用于肾癌的治疗,其次是黑色素瘤。目前 IL-2 在肾癌和黑色素瘤治疗方面得到了大量的临床数据,除此之外,在其他各种肿瘤的治疗方面,IL-2 也被广泛应用。

(1) 肾癌

上世纪 90 年代,美国针对大剂量 IL-2 治疗 RCC 的方案进行了 7 项相似 II 期临床试验,总共纳入 255 例转移性肾癌患者。研究者们统计数据后发现,接受单次剂量为(60～72 万 IU/kg)IL-2 治疗的 255 例患者缓解率为 15%,其中完全缓解为 7%,部分缓解为 8%,中位缓解期为 54 个月,中位总生存期为 16 个月。基于以上结果,FDA 于 1992 年批准将大剂量 IL-2 作为转移性肾癌的标准治疗方案。在之后的超过 10 年的随访中发现,上述完全缓解的患者中 60%仍然存活,各项检查无明显异常,几乎达到临床治愈。

美国肿瘤研究所(NCI)的科学家们比较了高剂量 IL-2 静脉注射、低剂量 IL-2 静脉注射与 IL-2 皮下注射的疗效。结果表明,高剂量组的缓解率(21%)高于低剂量组(13%)和皮下注射组(10%),且缓解持续时间较长,但毒性反应明显增大,三组总生存率相当。这些临床试验表明,大剂量静脉注射 IL-2 的疗效优于中等剂量和低剂量 IL-2 单独应用、低剂量 IFN-α 单独应用,以及低剂量 IL-2 和 IFN-α 联合应用。虽然大剂量 IL-2 方案治疗肾癌显示出了巨大临床价值,但其临床应用仍受到较多限制。首先,大量临床试验表明,大剂量 IL-2 疗法仅对一小部分患者表现出了明显疗效,因此接受 IL-2 治疗的所有患者中位总生存期并无明显改善。其次,大剂量 IL-2 治疗方案表现出了明显且较难控制的不良反应,包括发热、呕吐、腹泻、贫血、血小板减少、肝肾功损害等,一般停药以后消失;同时大剂量 IL-2 还有可能引起严重的毛细血管渗漏综合征(capillary leak syndrome),患者可能出现低血压、急性呼吸窘迫综合征和心肌梗死等严重并发症,有报道治疗的相关死亡率可达 4.0%。

目前已知一些因素可能影响 IL-2 治疗转移性肾癌患者的预后,这就要求临床医师应用 IL-2 治疗转移性肾癌时需对患者有所筛选:(1) 临床特征:在原发癌未切除、有骨或者肝转移患者,大剂量 IL-2 治疗缓解率较高。(2)组织病理学类型:透明细胞癌的缓解率高于非透明细胞癌,而在透明细胞癌中,腺泡状癌且无乳头或者颗粒特征者缓解率较高。(3)碳酸酐酶 IX(CAIX):CAIX 高表达者 IL-2 治疗后的缓解率和生存期均优于低表达患者。(4)其他分子标志物:Pantuck 等对 IL-2 治疗完全缓解与不缓解患者肿瘤组织进行了表达谱分子,发现 CAIX、PTEN 和 CXCR4 可作为 IL-2 治疗的预后指标。

尽管目前肾癌免疫治疗方案繁多,在美国国家综合癌症网络(National Comprehensive Cancer Network,NCCN)和欧洲泌尿协会(European Association of Urology,EAU)发布的转移性肾癌治疗指南中,IL-2 始终被列为一线治疗药物。

研究者们在部分临床试验中观察到将 IL-2 与 IFN-α 联合使用能提高患者的疾病缓解率。法国肿瘤防治中心免疫治疗研究室(French Cancer Centers Immunotherapy Group)的Ⅲ期随机临床试验共 425 例,3 组患者分别接受连续静脉注射 IL-2、低剂量皮下注射 IFN-α 及二者的联合治疗。结果显示,IL-2 和 IFN-α 联合治疗的缓解率(18.6%)显著高于二者的单独应用(IL-2 和 IFN-α 单药治疗组缓解率分别为:6.5% 和 7.5%)。但是患者总生存期却无明显差别,同时联合应用方案的毒性反应非常明显,且主要是由 IL-2 所引起。为此有学者尝试在联合方案中降低 IL-2 的用量,美国 Beth Israel Deaconess 医学中心细胞因子研究组的科学家们比较了低剂量 IL-2 和 IFN-α 皮下注射联合治疗与高剂量 IL-2 静脉注射的疗效,结果显示,高剂量 IL-2 组的缓解率高于联合组,但两组的总生存时间无统计学差异。就肾癌缓解率和缓解期持续时间而言,单独大剂量使用 IL-2 仍优于小剂量 IL-2 联合 IFN-α。因此,综合权衡临床疗效和不良反应,IL-2 联合 IFN-α 治疗方案的优越性仍待进一步研究。但需指出的是,日本学者发现小剂量的 IL-2 联合 IFN-α 对有肺转移的肾癌患者显示出了明显疗效,受试者 2 年总生存率达到了 82%,并且血钠水平正常的患者较血钠水平降低者总生存期明显延长,这也提示肺转移和血钠正常的肾癌患者可能是 IL-2 相关治疗的潜在受益人群,这为筛选适合 IL-2 相关治疗的患者提供了可能的标准。

(2)黑色素瘤

黑色素瘤是一种高度恶性肿瘤,其晚期治愈率较低。黑色素瘤之所以难于治愈,主要是黑色素瘤细胞缺少 MHC-Ⅰ类抗原,CTL 细胞难以识别,CTL 等免疫细胞对黑色素瘤不敏感。采用高剂量 IL-2 治疗黑色素瘤已经持续 20 多年。Powell 等在美国明尼苏达大学回归分析了 2000 年 1 月至 2008 年 10 月采用高剂量 IL-2 治疗黑色素瘤的成年患者,发现其 5 年存活率约为 20%。尽管治愈率较低,但由于注射高剂量 IL-2 对绝大部分患者有益,因此到目前为止这种方法依旧是临床中治疗黑色素瘤的首选方法。以此为基础,目前多数研究在此基础上进行治疗方法的改进。例如 Fateh S 等采用高剂量 IL-2 和替莫唑胺(TMZ)治疗黑色素瘤可有一定缓解,但预后仍不理想。由于注射高剂量 IL-2 往往伴随着不良反应,导致内皮细胞损伤,引起血管渗漏综合征等,因此有人对高剂量注射 IL-2 的不良反应做了一些后续研究。例如 Guan 等发现白藜芦醇可以防止高剂量 IL-2 治疗黑色素瘤造成的内皮细胞损伤。每日静脉低剂量 IL-2 注入已被开发,这种做法可以减少毒性,同时保持本剂的抗癌活性。IL-2 与其他化学药物联合,如法莫替丁、卡莫司汀、顺铂、达卡巴嗪或他莫昔芬联合治疗黑色素瘤也被证实具有较好的安全性。

(3)恶性胸腔积液

IL-2 作为一种重要的生物制剂,在恶性胸腔积液的治疗过程中有着重要作用,多项临床研究及观察表明 IL-2 对于恶性胸腔积液有效果,且治疗方法简单,不良反应轻,对于一般情况较差的不能耐受全身化疗的晚期恶性肿瘤的患者,通过胸腔内注射化疗药物是尤为重要的。除此之外,IL-2 价格相对低廉,患者经济负担较轻,更易接受。

郭红霞等探讨了胸腔内注射 IL-2 治疗不同组织类型的肿瘤引起的恶性胸腔积液患者的效果和毒性,胸腔内灌注生理盐水 20 mL 加 IL-2 200 万 IU,每 3 天 1 次,连用 4～6 次。结果 51 例中,CR 10 例,PR 27 例,NR 14 例,总有效率达 72%。邵银仙等探讨了胸腔内分别注入胸腔内注入IL-2、博莱霉素、顺铂治疗恶性胸腔积液疗效与不良反应,结果提示胸腔内注入白介素治疗效果较好。

贾春丽等对 122 例恶性胸腔积液患者胸腔内注入 IL-2 联合顺铂治疗恶性胸腔积液,观察胸水含量的变化,结果能有效控制积液,提高生存质量。有研究发现博莱霉素与 IL-2 联合腔内给药治疗恶性胸腔积液能有效预防恶性胸腔积液的再发生,对缓解病情有积极作用。

(4) IL-2 与其他肿瘤免疫治疗

Jahn 等证实了白血病患者体内存在可被 IL-2 诱导的 CTL 的前体细胞,从而开启了 IL-2 治疗白血病的研究时代。IL-2 同样在膀胱癌、大肠癌、骨肉瘤、胃癌、肝癌等的治疗中都有一定的辅助作用。日本广岛某医院在 2011 年首次报道了采用 rIL-2 成功治疗肝血管瘤的案例。此外,一些新的治疗方法也不断被研究开发。肿瘤融瘤病毒治疗作为一种新型的生物疗法,可以对 IL-2 的剂量进行有效管理,以便降低 IL-2 的不良反应。此外嵌合蛋白也有较多研究,这为肿瘤靶向治疗提供了一种参考模式。总之,IL-2 在抗肿瘤免疫调节中发挥着不可替代的作用。

3) 白介素-11

Gordon 等人对 rhIL-11 进行了 I 期临床研究,所选 6 例乳腺癌患者在接受环磷酰胺($1\,500\ mg/m^2$)和柔红霉素($60\ mg/m^2$)的化疗期间单独应用不同剂量的 rhIL-11[剂量分别为 10、25、50、75 和 100 $\mu g/(kg\cdot d)$],可见血小板分别增加了 76%、93%、108% 和 185%(10～75 μg 组)。结果显示,治疗后患者血小板数量呈剂量依赖性升高。该研究表明,IL-11 可以用于乳腺癌患者因加大化疗剂量所致的血小板减少症,这与 IL-11 刺激后引起的巨核细胞成熟核血小板产生增加有关。

孙晓非等开展的 rhIL-11 临床研究进一步证实了 rhIL-11 具有较明显的促血小板增殖作用,该研究采用多中心自身交叉随机对照方法,109 例患者随机分为 AB 组和 BA 组,每例患者均接受 2 周期化疗。AB 组第一周期化疗结束后使用 rhIL-11(A 周期),第 2 周期化疗结束后观察为空白对照(B 周期)。BA 组与 AB 组相反,即第一周期治疗结束后观察为空白对照(B 周期),第 2 周期化疗结束后使用 rhIL-11(A 周期)。rhIL-11 给药方法:化疗结束后 24 小时开始用药,50 $\mu g/(kg\cdot d)$ 皮下注射,连用 14 天或直到血小板从最低点恢复至 $\geqslant 400\times10^9/L$ 停药。结果 A 周期平均血小板计数为 $(246.49\pm88.64)\times10^9/L$,B 周期为 $(180.24\pm83.34)\times10^9/L$,$P<0.001$;Ⅲ、Ⅳ级血小板减少在 A 周期和 B 周期分别为 6.5%(7/107)和 14%(15/107),$P=0.04$;最低血小板计数分别为 $(136.46\pm74.64)\times10^9/L$ 和 $(107.77\pm61.33)\times10^9/L$,$P<0.001$;最高血小板计数分别为 $(381.28\pm150.39)\times10^9/L$ 和 $(207.44\pm113.32)\times10^9/L$,$P<0.001$。表明 rhIL-11 的促血小板增殖作用明显加速血小板数量的恢复,减轻肿瘤患者化疗引起的血小板下降。

4) 肿瘤坏死因子

近十余年来,肿瘤坏死因子(tumor necrosi factor,TNF)逐渐被纯化,基因克隆及均质重组产物不断被利用。对天然与重组 TNF(recombinant human tumor necrosi foutor,rhTNF-α)制剂已进行了人类临床试验。由于 TNF 的严重不良反应,单独使用 rhTNF 受到很大的限制。临床上采用不同方案和途径治疗肿瘤的Ⅰ、Ⅱ期结果表明,各种全身应用 TNF(静脉内一次性注射、短期静滴或连日持续滴注)疗效欠佳,且不良反应明显。而局部注射或瘤体内直接注射则疗效较好(尤其是皮肤恶性肿瘤、黑色素瘤、卡波西肉瘤),且不良反应较轻,患者易于耐受。

近年来,不少学者应用 TNF 治疗恶性胸腔或腹腔积液取得了良好疗效。Ⅰ～Ⅲ期临床研究表明,采用重组改构人肿瘤坏死因子(recombinant mutant human tumor necrosi factor.rmhTNF)

单药治疗恶性胸腹水总有效率为 69.23%,其中恶性胸水有效率为 74.47%,恶性腹水有效率为 42.86%。此外,以不同剂量的 rmhTNF 治疗胸腔恶性积液,结果显示,在有效率方面,大剂量 rmhTNF 组患者有效率为 92%,高于常规剂量组患者 75%,两组患者不良反应均可耐受。

5)集落刺激因子

(1)粒细胞集落刺激因子与粒细胞-巨噬细胞集落刺激因子

G-CSF 和 GM-CSF 的主要作用机制和临床作用特点有一定差异,但在促进粒细胞分化、增殖、成熟、释放以及对成熟粒细胞功能的影响等方面极为相近。因此,在肿瘤化疗粒细胞减少症的临床研究中,国内外学者均将两药视为同质物品对待。由于 GM-CSF 比 G-CSF 的不良反应重,人们认为 G-CSF 的耐受性更好,这是 GM-CSF 没有得到广泛应用的最主要原因。

国内外已有大量的随机对照的研究结果显示:G-CSF 或 GM-CSF 治疗发热性的中性粒细胞减少症可明显的缩短患者中性粒细胞数恢复正常的时间及发热患者体温降至正常的时间。

近年来,大量的文献均提示,对放疗和化疗等药物导致的非发热性的中性粒细胞减少,应用 G-CSF 或 GM-CSF 治疗可明显的缩短患者中性粒细胞数恢复正常的时间,并降低感染发生率。

长期以来,化疗前预防应用集落刺激因子被视为禁区。但 Bajorin 等曾经做过这方面的尝试,对乳腺癌患者采用随机抽样方法分为单纯化疗组和化疗前接受 GM-CSF 组,其中 6 例在每次化疗周期前的 4~6 天应用 GM-CSF[5 $\mu g/(kg \cdot d)$],连续在 12 个周期中的 11 个前应用。结果显示,中性粒细胞计数在每个周期的第 1 天和第 21 天持续在显著较高水平($P<0.001$),感染率也较不应用 GM-CSF 的对照组明显少;而单纯化疗组 22% 的化疗疗程被迫推迟,剂量强度相应降低。

大量的报道均显示 G-CSF 或 GM-CSF 可明显减轻化疗所致粒细胞下降程度,缩短粒细胞下降的持续时间,促进粒细胞早日恢复。化疗后预防应用 G-CSF 或 GM-CSF 一般于化疗或放疗后 48 小时开始,连续用药 5~7 天。停药的指标是外周血白细胞计数超过 $10 \times 10^9/L$ 或化疗/放疗后白细胞一直在正常范围。如果用药 7 天白细胞仍低于正常,应继续用药数日,待白细胞达到上述指标后再停药,以免停药后白细胞又再下降。

近年来,GM-CSF 的另一个研究方向是用于防治化疗引起的口腔黏膜炎。Hejna 等报告了一组前瞻性随机临床研究的结果,比较局部应用 GM-CSF 与局部应用抗菌药物(聚乙烯吡咯酮碘和二性霉素 B)治疗化疗引起的口腔黏膜炎。31 位接受含 5-FU 化疗的患者进入本研究,15 例随机分入 GM-CSF 组,16 例分入抗菌药物组。中位口腔炎症性损害在 GM-CSF 组为 1.5 ± 0.6(0.07~2.50)cm,抗菌药物组为 1.2 ± 0.5(0.5~2.5)cm,$P=0.08$。口腔溃疡的中位数量在 GM-CSF 组为 1.9 ± 1.1(1~4)个,抗菌药物组为 2.1 ± 1.2(1~4)个,$P=0.63$。与抗菌药物组相比,局部应用 GM-CSF 可以明显缩短口腔黏膜炎持续的时间,从化疗开始到口腔黏膜炎治疗结束的时间分别为(5.3 ± 2.5)天和(8.1 ± 1.1)天($P=0.0008$),口腔炎症开始治疗到溃疡愈合的时间分别是(2.8 ± 0.7)天和(6.8 ± 1.1)天($P<0.0001$)。与传统的抗菌药物疗法相比,GM-CSF 漱口可以明显缩短化疗所引起的口腔炎症的持续时间,解除症状,疗效优于传统疗法。

(2)重组人促红细胞生成素

2001 年在美国进行的一项大型开放性、前瞻性、多中心非随机研究中,入选 3 000 例患者全部为接受化疗的骨髓以外的恶性肿瘤患者。Epoetin alfa 用量为 40 000 U,每周 1 次,4 周后疗效欠佳者,可将用量增至 6 000 U,每周 1 次,治疗时间最长为 16 周。治疗后 Hb 浓度显著增加,减少了输血次数,患者的乏力、日常生活状态及总体生活质量(QOL)均有很大改善,说明 rHuEPO 用于接受化疗的肿瘤相关性贫血患者是有效的。

同年在加拿大进行的另外一项多中心、前瞻性、开放性研究则证实肿瘤相关性贫血患者无论接受化疗与否,使用 Epoetin alfa 最长达 16 周后,均可显著改善 QOL,提高 Hb 浓度,减少输血次数,该研究用 Epoetin alfa 的初始剂量为 150 IU/kg,每周 3 次,4 周后疗效不佳时剂量加倍。

（3）重组人血小板生成素

临床实验表明,重组人血小板生成素(rhTPO)能有效地减轻实体瘤及完全缓解的肿瘤患者化疗后血小板降低的程度,缩短血小板减少的持续时间,促进血小板计数恢复,并减少血小板输注需求。

在非清髓性治疗中的作用:在对因实体瘤接受非清髓性化疗的患者的研究结果显示,化疗前给予 PEG-rHuMGDF 或 rhTPO 可以产生剂量依赖性的外周血小板数量增加。和安慰剂组相比,化疗后给予 PEG-rHuMGDF 或 rhTPO 可以使血小板计数的平均最低值升高,缩短 TP 的持续时间,并且对血小板输注数量的需求明显减少。Harker 等的研究表明癌症患者化疗前给予 PEG-MGDF 巨核细胞的生长得到促进,外周血血小板数量显著增加并在最后一次给药 2～12 天达高峰。比较化疗前后给 PEG-rHuMGDF 的作用,发现二者均使血小板增加,且化疗后给药血小板增加的程度要高于化疗前给药。但在最低剂量时血小板数目的增加与对照组并无差异。因此,临床给予 TPO 时,要考虑给药时间及剂量。Murray 等关于 rhTPO 的研究也证实上述结果。1996 年,一个多中心的关于急性白血病(acute myelogenous leukemia,AML)的随机双盲对照研究中,在诱导化疗后给予 PEG-rHuMGDF,给药组患者血小板恢复至 20×10^9/L 的时间明显低于安慰剂组,而且血小板升高的持续时间长。Basser 等在 41 例接受化疗的不同类型晚期癌症患者,观察到 PEG-rHuMGDF 单独应用与 G-CSF 联合应用时的不同效果。两组均使血小板的恢复加快,但联合应用组周围血祖细胞的计数较单独应用组明显增多。

在清髓性治疗中的作用:一些研究评价了 PEG-rHuMGDF 和 rhTPO 在治疗急性髓系白血病(AML)强烈化疗和造血干细胞移植(hematopoietic stem cell transplantation,HSCT)后,骨髓抑制期所致的严重血小板减少性紫癜(thrombocytopenia purpura,TP)的疗效。对 AML 患者强烈化疗或 HSCT 预处理后的特发性血小板减少性紫癜(idiopathic thrombocytopenic purpura,ITP)的治疗,PEG-rHuMGDF 和 rhTPO 在升高血小板平均最低值、缩短血小板恢复至 $>20 \times 10^9$/L 的时间,以及减少对血小板输注的需求量等方面均无效。虽然还不清楚这种缺乏反应是否由于缺乏骨髓靶细胞,已经具有高水平的 TPO 或是其他不确定的因素所致,但发现改变给药剂量和时间疗效不改变。

2.2 基因治疗

基因治疗涉及的肿瘤包括黑色素瘤、乳腺癌、前列腺癌、胰腺癌、卵巢癌、鼻咽癌、胶质瘤、非小细胞肺癌、头颈癌、膀胱癌、皮肤癌、结肠癌、直肠癌、胃肠道癌、淋巴癌、宫颈癌、肝癌、肾细胞癌、白血病等绝大多数常见癌症。1995 年之前,人们对非病毒载体基因药物抱有极大的热情和期待,但是其转染效率低、缺乏靶向性等诸多缺点,一次又一次地让人们失望。因而研究热潮转向病毒类基因药物,主要包括重组腺相关病毒(rAAV)、重组腺病毒(rAd)、重组逆转录病毒、重组慢病毒、重组单纯疱疹病毒、重组痘病毒、重组痘苗病毒基因药物等。在肿瘤基因治疗中,以腺病毒应用最多。总体上,肿瘤基因药物中采用的治疗基因以肿瘤抗原基因、细胞因子/受体基因、抑癌基因、细胞周期相关基因、自杀基因以及癌基因的抑制因子如反义核苷酸、siRNA 等为主;药物剂型以注射剂居多;给药途径以局部注射为主,静脉注射较少;临床实验主要集中在 Ⅰ/Ⅱ 期。2003 年,世界首个基因治疗产品——重组人 p53 腺病毒注射液获中国 SFDA 颁发的新药证书,标志着第一个基因治疗药物问世。同时,该类药物的生产相关的质量控制方面也得到了规范,在该规范中对基因治疗药物也有了更加完善的定义。以下重点介绍重组人 p53 腺病毒(rAd-p53)

在临床应用的一些成果。

1) 重组人 p53 腺病毒(rAd-p53)

关于 rAd-p53 的诸多临床研究都证实其具有显著的抗癌活性,尤其对晚期癌症、如肺癌、头颈部癌、食管癌均有明确治疗效果。

(1) rAd-p53 在肺癌治疗中的应用

野生型 p53 基因的突变或缺失是目前发现的各类肺癌中最常见的基因改变。翁准等采用 CT 定位肺穿刺瘤内注射 rAd-p53 注射液的方法治疗晚期肺癌 15 例,治疗后 2 个月观察肿瘤缩小 5 例 (33.3%),无变化 7 例(46.7%),增大 3 例(20%);治疗后病理观察:癌组织坏死,癌细胞稀少 (6/11,54.5%);除自限性发热外,无明显不良反应。因此,rAd-p53 瘤内注射治疗肺癌,能较好地抑制局部肿瘤的发展,尤其对失去手术机会,不能耐受放化疗的患者,是一种可行的有前景的方法。

Swishar 等观察了放疗联合 rAd-p53 注射液治疗未转移的和接受过放化疗及手术的 19 例非小细胞癌患者的 Ⅱ 期临床试验结果,证明放疗联合 rAd-p53 注射液瘤内注射能使原发病灶消退更显著。

(2) rAd-p53 在头颈部鳞癌治疗中的应用

头颈部鳞癌患者 p53 基因变异发生率极高,有的甚至高达 95%。Clayman 等 17 例不能手术切除的头颈部鳞癌患者局部瘤内注射 rAd-p53 后进行评估,2 例患者的肿瘤达到部分消退,6 例患者肿瘤停止生长超过 3.5 年。在世界范围内的 34 个研究中心,应用 rAd-p53 联合化疗治疗 166 例复发性晚期头颈部肿瘤患者,顺铂及 5-FU 按常规剂量用药,同时进行 rAd-p53 局部瘤内注射,在 2 周内隔天注射 1 次,在完成的 6 次注射后 72 小时再加强注射 1 次。结果显示,有 60% 的患者肿瘤消退,疗效明显优于单纯化疗治疗头颈部肿瘤的疗效。陈英赛等采用 rAd-p53 注射液治疗头颈部肿瘤 30 例,方法:头颈部肿瘤患者 60 例分为观察组与对照组,每组 30 例,两组患者均接受放疗,观察组给予重组人 p53 腺病毒注射液。结果观察组 30 例中显效 21 例(70%),有效 9 例(30%),总有效率为 100%;对照组 30 例中显效 5 例(17%),有效 19 例(6%),无效 6 例 (20%),总有效率为 80%。观察组与对照组比,差异有统计学意义($P<0.05$)。

(3) rAd-p53 在鼻咽癌治疗中的应用

鼻咽癌 p53 基因的变异率为 40%~70%,王教成等观察放疗联合 rAd-p53 注射液治疗 16 例鼻咽癌患者的疗效,结果显示 rAd-p53 注射液能明显提高肿瘤的缓解率。陈传本等采用 rAd-p53 注射液配合放疗治疗的 29 名鼻咽癌患者,随机分成基因治疗＋放疗组(GTRT)16 例和单纯放疗组(RT)13 例,采用 rAd-p53 注射液治疗 4 周后,两组肿瘤平均缩小率分别为(71±18)% 和(49±23)%($P<0.001$);治疗 8 周后,两组肿瘤平均缩小率分别为(95±10)% 和(80±17)%($P<0.001$);治疗结束 4 周后,两组肿瘤完全消退率分别为 75% 和 15%($P<0.001$)。王晓红等评估放疗联合 rAd-p53 注射液治疗鼻咽鳞癌 50 例的疗效,与对照组相比,放疗联合 rAd-p53 注射液可显著提高疗效,两组有效率、生存率比较均有显著性差异($P<0.01$)。潘建基等对采用 rAd-p53 注射液治疗的 53 名鼻咽癌患者,5 年随访结果显示:治疗组的 5 年总体生存率、5 年无病生存率、5 年局部复发率分别为 65.0%、64.3%、4.4%,对照组为 51.9%、35.6%、47.6%,结果表明,rAd-p53 注射液能显著提高鼻咽癌患者放疗局部控制率,总生存率及无病生存率均明显延长。

(4) rAd-p53 在肝癌治疗中的应用

国外报道的资料显示肝癌中 p53 突变比率仅为 20%,但国内研究者的研究资料显示在 70% 左右。官泳松等采用 rAd-p53 联合肝动脉化疗栓塞(TACE)及 TACE 单用治疗 150 例晚期肝细胞癌,其中 82 例给予 TACE 治疗(对照组),其余 68 例接受 rAd-p53 联合 TACE 治疗。rAd-p53

给药方案为$(1\sim4)\times10^{12}$ VP/次,1次/周,共进行 3~4 次,CT 引导下瘤内多点注射。结果显示:rAd-p53 联合治疗组和对照组的总有效率分别为 67.6% 和 51.2%,二者间有显著差异($P=0.062$);联合治疗组患者 3、6、12 个月的生存率分别为 89.71%、76.13% 和 43.30%,

Yang 等评估了立体定向放疗联合 rAd-p53 注射液在治疗原发性肝癌中的可行性及疗效。结果显示,联合治疗组的总生存期为 85%,其中 7 例 CR(35%),10 例 PR(50%),3 例 SD(15%),而单纯放疗组的总生存期为 70%,其中 4 例 CR(20%),10 例 PR(50%),6 例稳定(30%),联合治疗组和单纯放疗组的 1 年生存率分别为 90%、70%,1 年无疾病生存率分别为 85%、65%。

（4）rAd-p53 在乳腺癌治疗中的应用

美国安德森癌症中心使用 rAd-p53 进行治疗乳腺癌的 Ⅱ 期临床试验,目的是观察 rAd-p53 与两种化疗药(多西紫杉醇、阿霉素)联合使用对局部晚期乳腺癌的疗效。经过 4 个月的治疗表明,rAd-p53＋化疗的联合使用是安全的,90% 的患者出现肿瘤完全消退或部分消退。病理检查显示,病灶处仅余下散在的肿瘤细胞,所有患者的病情不再恶化。

（5）rAd-p53 在食管癌治疗中的应用

食管癌组织中 p53 基因的变异率可高达 70% 左右。路平等采用 rAd-p53 瘤内注射联合放疗治疗 15 例不愿手术或不能手术食管癌患者,结果表明:治疗组 CR 5 例(33.3%),PR 9 例(60.0%),SD 1 例(6.7%),PD 0 例,有效率 93.3%,对照组 CR 2 例(13.3%),PR 9 例(60.0%),SD 4 例(26.7%),PD 0 例,有效率 73.3%,治疗组 CR 率是对照组的 2.5 倍。

（6）rAd-p53 在头颈部鳞癌治疗中的应用

宫颈癌具有较高的 p53 基因变异率。钱叶强等观察放疗联合 rAd-p53 注射液治疗宫颈癌的疗效,结果显示,治疗组有效率为 95%,高于对照组的 80%,差异有统计学意义($\chi^2=3.23$,$P<0.05$)。证明 rAd-p53 注射液联合放疗能明显提高中晚期宫颈癌患者的疗效。张珊文等观察放疗联合 rAd-p53 注射液治疗 7 例失去手术机会的 Ⅲ 期宫颈癌患者的疗效,结果显示,完全缓解率高达 100%,除 1 例死于肺转移外,其他 6 例达到长期无瘤生存疗效,证明 rAd-p53 注射液对中晚期宫颈癌患者具有显著的放疗增敏作用。当然,由于目前病例少,仍需扩大样本量行进一步研究。

（7）rAd-p53 在恶性浆膜腔积液治疗中的应用

刘都户等采用浆膜腔灌注 rAd-p53 联合热疗治疗 32 例恶性间皮瘤、消化道肿瘤所致的恶性浆膜腔积液,结果显示:8 例恶性间皮瘤患者 CR 2 例,PR 3 例,NC 3 例,临床有效率为 62%;24 例恶性消化道肿瘤 CR 5 例(其中食管癌 1 例,胃癌 3 例,结肠癌 1 例),PR 7 例(其中食管癌 1 例,胃癌 4 例,结肠癌 2 例),NC 12 例,临床有效率为 50%。有约 40% 的患者出现自限性发热,一般持续约 3 小时后可自动消退。

诸多文献报道采用 rAd-p53 联合常规放/化疗治疗其他恶性肿瘤,包括前列腺癌、结直肠癌、胰腺癌、胆囊癌、卵巢癌、脂肪肉瘤、横纹肌肉瘤、甲状腺癌和胸腹腔转移癌等,总体结果:联合 rAd-p53 治疗组的患者,一般状况好于单独放化疗组,除发热外,其他不良反应少见。

2）重组人 5 型腺病毒

重组人 5 型腺病毒注射液,Ⅲ 期临床试验为多中心、开放、随机、平行对照的临床试验,在中山大学附属肿瘤防治中心、江苏省肿瘤医院等 13 个研究单位进行。对 160 例头颈、食管鳞癌患者进行了治疗,患者分别为鼻咽癌 91 例、食管癌 16 例、舌癌 7 例、转移性鳞癌 6 例、颈部鳞癌 2 例、喉癌 11 例、腭癌 4 例、唇癌 1 例、会厌癌 1 例、牙龈癌 9 例、口底癌 3 例、颊癌 2 例、颌下腺癌 1 例、肺鳞癌 2 例、甲状腺癌 1 例、鼻窦癌 1 例、鼻腔癌 1 例和腭部腺样囊腺癌 1 例。本试验将局部肿瘤的客观疗效即肿瘤客观有效率作为主要评定指标,肿瘤进展时间作为次要评定指标。具体方案为,重组人 5 型腺病毒注射液($0.5\sim1.5$)$\times10^{12}$ VP/d,瘤内注射,联合静脉内注射 5-FU(500 mg/m^2)和顺铂(20 mg/m^2),连续 5 天,21 天为 1 个周期,共进行 $2\sim4$ 周期,与单纯上述化疗进行对照。结果显示,重组人 5 型腺病毒注射液联合化疗组,可评价受试者 52 例(均为一线病例,其中鼻咽癌 37 例),其中 CR 6 例、PR 35 例、MR 1 例、SD 9 例和 PD 1 例,有效率为 78.8%;单纯化疗组,可评价受试者 53 例(均为一线病例,其中鼻咽癌 32 例),其中 CR 2 例、PR 19 例、MR 5 例、SD 24 例和 PD 3 例,有效率为 39.6%;两组之间疗效有显著差异($P<0.01$)。其中鼻咽癌联合治疗组中 CR 6 例、PR 26 例、SD 5 例,有效率为 86.5%;单纯化疗组中 CR 2 例、PR 17 例、MR 3 例、SD 9 例和 PD 1 例,有效率为 59.4%;两组之间疗效有显著差异($P<0.05$)。

3)细胞因子基因治疗

IL-12 被认为是最强大的具有抗瘤作用的细胞因子之一。Schultz 等将 IL-12 真核表达质粒注射于肌肉内,发现可以明显抑制恶性黑色素瘤 B16-F10 的肺转移。Rodolfo 等将 IL-12 基因在体外转导自体或异体的纤维母细胞或肿瘤细胞制备成瘤苗,然后回输,同样显示出强大的抗瘤效应。Nasu 等将 mIL-12cDNA 以重组腺病毒为载体,实施瘤内直接注射,发现可显著抑制肿瘤生长以及促进肿瘤转移灶明显消退,显著延长患者存活时间,而且激发了机体持久的免疫力。Ogura 等将 IFN-γ 基因经逆转录病毒导入成纤维细胞,无论在体外共同培养,还是在裸鼠体内,都呈现出很强的抗慢性髓性白血病(chronic myelogenous leukemia,CML)肿瘤生长作用。Izquierdo 等证明将 IFN-γ 基因转入 CTL,对瘤细胞的杀伤活性可提高 $2\sim3$ 倍。近年来为提高抗肿瘤疗效,选择具有协同/互补作用的细胞因子联合应用。如 Wakimoto 等将 mGM-CSF 基因和 mIL-4 基因共转导入 B16 细胞,结果灭活后的瘤苗接种于小鼠脑内肿瘤模型中发现,两种基因共转导瘤苗比 GM-CSF 基因瘤苗诱导具更强的抗肿瘤免疫。Sun 等用基因枪将含 IFN-γ 基因的质粒和含 IL-2 基因的质粒同时打入瘤体内后,荷瘤鼠生存期显著延长,25% 受治小鼠超过 60 天不长瘤,提示诱导了强有效排除肿瘤的免疫和/或抗炎症反应。Vagliani 等将制备的 IL-12 瘤苗接种到体内后联合全身应用 rIL-2,获得了比单用 rIL-12 或 IL-2 瘤苗更为有效的抗瘤效果。Addison 等证明全身或局部应用 rIL-12 可以增强 IL-12 基因治疗的效果,而瘤内同时注射 IL-2 和 IL-12 腺病毒表达载体,比单独应用更有效。

4)以树突状细胞(DC)为基础的肿瘤基因治疗

目前有临床科学家将 DC 疫苗与放疗、化疗和生物靶向治疗联合运用,初步观察到了良好的效果。Antonia 等将 p53 基因转染 DC 形成 p53-DC 疫苗,联合化疗治疗小细胞性肺癌。患者化疗后行 DC 疫苗接种,29 例患者经联合治疗后,57.1% 的患者产生 p53 特异性 T 细胞,61.9% 的患者对化疗产生客观的临床反应,1 例患者部分缓解,7 例患者病情得到稳定。此外,有研究发现,经 γ 射线放射后的肉瘤不仅 MHC-I 类分子的表达增加以及重新合成了多种肿瘤共享抗原,更重要的是增强了肿瘤特异性 CD8$^+$T 细胞对肿瘤抗原的识别。Fadul 等利用恶性胶质瘤裂解产物装载 DC 制成的疫苗,联合放疗、化疗治疗恶性胶质细胞瘤,延长了患者的生存期。

5)肿瘤基因治疗存在问题和发展方向

从 1990 年开始,基因治疗的临床试验一直显示出上升态势,然而到 1999 年,美国宾夕法尼亚大学开展的腺病毒载体介导的基因治疗引起 1 例患者意外死亡,使本领域蒙受巨大的损失,相关临床试验均呈下降趋势。由此看来,基因治疗存在的问题不仅在于其是否有效,更重要的还是安全性问题。目前包括 p53 基因治疗在内的整体临床疗效尚不能令人十分满意,主要受到以下两方面因素的制约。首先,从肿瘤方面来说:(1)肿瘤的发生与多个基因的改变有关,或者与特定基因的多个位点发生突变有关;(2)肿瘤细胞内发生渐成的调节紊乱导致基因的异常沉默,例如,重要基因启动子 CpG 岛的甲基化状态、组蛋白乙酰化程度等对肿瘤细胞的表型产生严重的影响,导致特定的基因沉默或者过度表达。这提示肿瘤细胞内即使存在野生型基因,但是仍然不能保证其精确表达和相应的功能活性;(3)通过基因治疗方法导入外源野生型基因(例如 p53 基因)与肿瘤细胞内占优势的突变基因产物之间、它们与其他异常表达的突变基因产物(例如 p63、p73 等)之间可能产生相互抵消的作用;(4)有的肿瘤细胞表面缺乏足够的腺病毒受体以及整合素等辅助受体。这些因素影响了腺病毒载体基因治疗的效果。

其次,从基因治疗的载体来说,无论是病毒载体还是非病毒载体,下列 4 个方面因素也阻碍了基因治疗的疗效和大规模的开展:(1)在体外条件下,载体介导的基因转染效率很高,但是在人体内转染效率却很低;(2)靶向性较差,转导的基因不仅会进入肿瘤细胞,而且还会对邻近的正常组织细胞产生毒性作用;(3)载体转导的基因难以获得长期稳定的表达,有时外源基因不适当地整合到宿主细胞基因组中会产生严重后果;(4)基因治疗的前提是必须保证安全的原则,然而,目前发现载体本身安全性方面尚存在问题。总之,导致肿瘤发生的各种因素之间的复杂作用,仅仅依靠校正单个基因恐怕不是治疗肿瘤的合适方案。

当前,我们对肿瘤发生、发展的分子基础的认识取得了显著进展,甚至可以预期抗肿瘤基因治疗不仅在治愈肿瘤、而且在预防肿瘤发生方面有巨大的应用前景。值得一提的是,我国在肿瘤基因治疗方面也向前迈出了重要的一步。相信在今后,我国还会有新型抗肿瘤治疗方案不断出现。由于目前得到的临床试验结果并未显著地表明基因治疗优越于其他常规方案。因此,要使基因治疗成为肿瘤患者标准治疗方案,在靶基因筛选、基因载体以及治疗方案的选择等很多方面需要作进一步深入的研究,同时,伦理学上和诸多技术难题也有待于进一步克服,其中也需要我国医学科学家作不懈的努力。

2.3 微生物及其有效成分的制剂

1)卡介苗

1976 年 Morales 等采用卡介苗(BCG)灌注膀胱方法来治疗膀胱癌并取得成功。此后,世界各国对 BCG 抗肿瘤治疗进行了许多基础和临床研究,并证明 BCG 治疗膀胱原位癌的有效率为 60%～79%。因此,BCG 已成为治疗膀胱癌又一有效的手段,这也为 BCG 用于其他肿瘤的免疫治疗提供了理论依据。BCG 对黑素瘤、肺癌等恶性肿瘤也具有一定的治疗效果,采用肿瘤内注射 BCG 的方法治疗黑素瘤效果显著,患者经 BCG 免疫治疗后,肿块和皮下淋巴结明显缩小或消失。随着人们对 BCG 研究的深入,BCG 作为肺癌放疗的辅助治疗,可有效提高放疗的治疗效果。BCG 胸腔注射联合其他治疗可有效控制肿瘤患者的癌性胸水产生,提高患者的生存率。因此,BCG 可有效控制肿瘤生长,减少肿瘤复发,提高肿瘤患者的 5 年生存率。

Merz 等用 BCG 灌注方法治疗了 115 例原位癌患者,完全有效率为 78%～88%。Bohle 等曾对 9 项临床对照试验中的 2 410 例患者进行荟萃分析,其中 1 277 例接受 BCG 治疗,1 133 例接受 MMC 治疗,平均随访 26 个月。2 组肿瘤进展率分别为 7.67%(BCG 组)和 9.44%(MMC 组),无显著性差异。但对这些数据进行分组分析,发现以 BCG 序贯疗法进行膀胱灌注治疗的疗效优于 MMC 组。Lamm 等在 1992 年回顾分析了 5 项关于膀胱肿瘤术后行 BCG 灌注和单纯手术的对照研究,其中 4 项研究均提示前者明显降低肿瘤复发率,综合分析上述资料,术后 BCG 灌注组复发率为 31%,而对照组为 75%。

李伟东等用 BCG 加 IL-2 行膀胱灌注来治疗膀胱肿瘤,发现其复发率及不良反应发生率明显低于单用 BCG。临床上单独应用 IFN-α 有效率和复发率两项指标不如 BCG,但不良反应小。杜信毅等联合应用 IFN-α 和 BCG,对 56 例浅表性膀胱癌术后患者行膀胱灌注,平均随访 26.8 个月,发现复发率仅为 7%。Lamm 等对膀胱癌术后患者分别应用 BCG 或丝裂霉素进行膀胱灌注治疗,平均随访 27 个月,377 例肿瘤患者复发率分别为 19.4% 和 32.6%。谭政等用吡柔比星联合 BCG 对膀胱癌术后患者行膀胱灌注,平均随访 11 个月,发现其复发率仅为 7.7%。

Di Stasi 等对 212 例浅表性膀胱癌患者进行分组研究,一组接受常规剂量 BCG 灌注治疗,另一组以常规剂量 BCG 灌注 6 周后,再以 MMC 40 mg 每周 1 次进行灌注,发现 BCG 组平均肿瘤复发时间、复发率、肿瘤演进率为 21 个月、57.9%、21.9%,而 BCG+MMC 组分别为 69 个月、41.9%、9.3%。BCG+MMC 交替序贯疗法显示强大优势。

2) 短小棒状杆菌制剂

早在 20 世纪 60 年代,Mathe 等已将短小棒状杆菌苗用于白血病的治疗。1972 年,Israel 和 Halpern 把 141 例已有转移的各种类型癌症患者随机分为两组,一组接受联合化疗,另一组除接受同样的联合化疗外还加上每周皮下注射 4 mg 短小棒状杆菌,从开始治疗起,单独接受化疗组的中位生存期是 6 个月,而化疗加短小棒状杆菌注射组是 10.5 个月($P < 0.001$)。

Israel 及其同事采用短小棒状杆菌瘤苗内注射法($4 \sim 8$ mg/d,共 5 日)治疗 11 例有皮肤转移的恶性黑色素瘤患者,结果所有接受注射的肿瘤都消退了。

有研究表明,国产短小棒状杆菌菌苗治疗恶性胸腔积液患者,47.8% 达 CR,28.3% 达 PR,有效率(CR+PR)76.1%,其中初治患者有效率 94.4%,复治患者有效率 64.3%,单纯局部治疗者有效率 61.9%,联合全身化疗有效率 88.0%。林绍营等的研究也表明,短小棒状杆菌治疗癌性胸水完全缓解率为 61.6%,部分缓解率为 33.7%,总缓解率为 95.3%,KPS 评分提高 20 分以上者占 45.4%,临床受益反应改善者占 50%。由此认为短小棒状杆菌是控制癌性胸水较为理想的方法。

3) 溶血性链球菌制剂(OK-432)

(1) 溶血性链球菌制剂在胃癌治疗中的应用:Yagawa 等将胃癌切除术后患者随机分成两组,单独化疗组(MMC+5-FU)1 年生存率与 5 年生存率分别为 63.8%、37.7%,联合治疗组(OK-432+MMC+5-FU)1 年生存率与 5 年生存率分别为 70.0% 与 54.0%,差异有统计学意义。如仅分析Ⅲ期的病例,单纯化疗组术后第 22 个月时半数以上患者死亡,术后 40 个月存活率仅 25.4%,联合治疗组术后 22 个月无死亡病例,术后 40 个月的存活率为 68.2%,有显著差异。因而 OK-432 对肿瘤浸润浆膜层者,OK-432 的疗效更明显。有学者研究 OK-432 的给药途径与疗效之间的关系,认为 OK-432 的疗效与 Su-PS 皮肤反应的增强相关,为诱导、增强溶血性链球菌的致敏状态,延长患者生存期,以皮内注射为佳。给胃癌患者瘤内一次大剂量注射(100 KE),对以后的化疗或加用小量 OK-432 的免疫-化疗能产生能产生显著的增效作用。还有人将 OK-432 腹腔注射,治疗手术难以尽除、极易复发、预后较差的腹膜假黏液囊肿,获得了满意的效果。

(2) 溶血性链球菌制剂在肺癌治疗中的应用:有研究报告:22 例Ⅲ~Ⅳ期肺癌患者联合 OK-432 与化疗,以 26 例单纯化疗为对照,结果前者生存期显著延长,二者中位生存期分别为 6 个月与 4 个月。Watanabe 等对 211 例肺癌患者进行了观察分析,分为术前化疗联合 OK-432 组与术前单纯化疗组,两组在年龄、性别、病理类型、术式、分期等方面均无明显差异。结果联合治疗组的存活率在 4 年内的各时期均比单纯化疗组高 15% 以上,如 3 年存活率为(33.5% vs. 15.5%,$P < 0.01$)。从肺癌的分期来看,Ⅰ、Ⅱ期患者在两组之间存活率的差别自术后 12 个月开始显著,联合治疗组的存活率比单纯化疗组高 20% 以上($P < 0.05$),3 年存活率分别为 71.1% vs. 48.1%。Ⅲ、Ⅳ患者的生存差异出现更早(<1 年),两组的 3 年存活率分别为 19.6% vs. 7.3%。

(3) 溶血性链球菌制剂在乳腺癌治疗中的应用:大森等曾在 8 例Ⅳ期局部进展期乳腺癌予

以全身化疗的同时,每日或隔日向瘤内注射OK-432 10~20 KE,结果肿瘤变小,向胸肌及胸壁等处的浸润减轻,当认为可以进行手术时停止给药,手术切除。病理组织检查可见OK-432注射局部及其周围,癌细胞出现高度变性及崩坏,癌组织逐渐减少并为结缔组织所取代,瘤周围形成结缔组织层,临床所见到的肿块变小,与周围组织的粘连减轻,肿瘤周围间质以淋巴细胞浸润为主的细胞性反应明显,出现了淋巴细胞的滤泡样增生。表明OK-432增强了局部的免疫学抗癌作用。

(4)溶血性链球菌制剂在结肠癌治疗中的应用:吉川等报道OK-432作为结肠癌的术后辅助免疫疗法。将135例结肠癌根治切除病例分为两组:单纯化疗组(91例)与OK-432联合化疗组(44例),结果在Dukes A和B病例中,单纯化疗组9.1%(5/55)出现复发,联合治疗组无一复发(0/22)。Dukes C病例中,单纯化疗组的复发率为36.1%(13/36),联合治疗组仅4.5%复发(1/22),表明化疗同时给予OK-432(>6个月)可显著抑制肿瘤复发($P<0.05$)。

(5)溶血性链球菌制剂在宫颈癌治疗中的应用:Noda等将382例宫颈癌患者随机分为OK-432给药组和对照组,比较两组的复发率及复发的时间。结果OK-432显著抑制了宫颈癌的复发,3年内未复发率(OK-432给药组 *vs.* 对照组)71.9% *vs.* 58.6%,$P<0.01$。且抑制复发的作用在Ⅱ期及接受手术治疗的患者更为明显,而Ⅲ期及未经手术治疗的患者,OK-432给药与否,未见统计学差异。

(6)溶血性链球菌制剂在其他肿瘤治疗中的应用:Hayasaka等观察了黑色素瘤术后化疗联合OK-432的疗效,与单纯化疗组相比,化疗联合OK-432的3年存活率明显增高(46% *vs.* 20%,$P<0.05$)。有学者在肝细胞性肝癌手术中,借超声波引导向瘤内注射OK-432,治疗早期随着AFP的显著降低,CT检查提示90%的患者肿瘤发生坏死。高先华等回顾性分析了23例接受经尿道绿激光汽化术和OK-432膀胱灌注治疗的膀胱癌患者的临床资料,认为经尿道绿激光汽化术联合OK-432灌注治疗非浸润性膀胱癌疗效确切、安全、恢复快、复发率低,值得临床推广应用。有研究报道OK-432对头颈部肿瘤及鼻咽癌也有疗效。

(7)溶血性链球菌制剂在恶 性浆膜腔积液治疗中的应用:

刘华敏等比较了恶性胸腔积液患者在腔内化疗的基础上加用OK-432与单纯化疗的疗效差异。结果显示,OK-432与化疗联合腔内给药组(OK-432 5 KE+VP-16 0.1 g+DDP 60~80 mg)对控制胸水的有效率为85.7%(18/21),而局部单纯化疗组(VP-16 0.1 g+DDP 60~80 mg)仅57.2%,证实OK-432与化疗联用治疗癌性胸腔积液的疗效显著优于腔内化疗,且不增加不良反应。孙宝君等治疗高龄老年患者恶性胸腔积液72例,患者行胸腔穿刺术或胸腔置管引流术后胸腔内分别注射OK-432和IL-2,结果显示,沙培林组有效率为85.7%(36/42),明显高于IL-2组63.3%(19/30),$P<0.05$。董亮等也比较了OK-432与IL-2治疗恶性胸水的疗效,并评价了OK-432的免疫调节功能。结果显示,OK-432组(总量25 KE,分3次注入胸腔)与IL-2组(400万U,分4次注入胸腔)有效率分别为81.25%与75%,两组疗效无显著差异;OK-432治疗后,患者外周血$CD4^+$、$CD4^+/CD8^+$、NK细胞水平有显著性提高($P<0.05$),TNF-α、IL-1β、IL-6均有显著性提高。Torisu等应用OK-432治疗182例癌性腹水患者,有效率达61.5%,腹水在使用OK-432之后平均22.5日消失。王湘辉等对34例腹腔恶性肿瘤合并癌性腹水患者采用丝裂霉素(MMC)6 mg/m²、5-FU 0.5 g/m²、OK-432 5KE腹腔给药,治疗癌性腹水的总有效率为70.6%,其中CR为41.2%,PR为29.4%,患者的中位生存期为144天,腹水中癌细胞消失率为35.3%。

4)双歧杆菌

双歧杆菌用于肿瘤治疗的独特优势在于,首先双歧杆菌是一类革兰氏阳性的专性厌氧菌,具有趋低氧代谢的特点,能够选择性地富集到肿瘤组织的无氧区,具有高度靶向性;其次双歧杆菌本身是定植于肠道内的有益菌,无致病性,对抗生素敏感,即使发生双歧杆菌过度增殖只需小剂量的抗生素就可以控制,安全性得到保证;最后双歧杆菌可以影响肠道内细菌的代谢,减少肠道内致癌物质的产生,诱导抗癌物质的形成和表达,激活机体免疫系统等,具有抗肿瘤作用。双歧杆菌的种种优势使其作为一个可再循环的基因载体系统逐渐发展起来。双歧杆菌制剂的抗肿瘤研究尚未在临床开展,目前的相关研究主要集中在细胞和动物水平。

2.4 胸腺肽

多项体外实验显示,胸腺肽 α_1 通过刺激外周血液淋巴细胞丝裂原来促进 T 淋巴细胞的成熟,增加抗原或丝裂原激活后 T 细胞分泌的 IFN-α、IFN-γ 以及 IL-2、IL-3 等淋巴因子水平。同时增加 T 细胞表面淋巴因子受体水平。它还可通过对 CD4 细胞的激活,增强异体和自体的人类混合淋巴细胞反应。

Ⅱ期开放性试验评价 DDP 和 VP-16 联合胸腺肽 α_1、低剂量的 IFN 在进展期 NSCLC 两个周期后肿瘤的反应,发现 NK 细胞和淋巴细胞的活性被化疗物质抑制,但是在联合了胸腺肽 α_1 和 IFN 的治疗中其抑制效果不明显。试验结果提示化学—免疫联合疗法在进展期 NSCLC 中有一定疗效。联合疗法使 NSCLC 患者(其中Ⅳ期 58%,ⅢB 期 33%)有 66% 达到缓解,而单独化疗只有 10% 的缓解率。且化疗药物的毒性明显降低,与胸腺肽 α_1 的抑制作用有关。对这些患者的免疫监测结果显示,细胞毒性呈现循环性变化,化疗后免疫指标急速下降,免疫治疗后明显增高。采用细胞流式计数法,可以观察到 CD4$^+$ 在百分比或绝对数量上都有增加,CD8$^+$ 的数目也有增高,CD4$^+$/CD8$^+$ 的比率上升。先化疗,然后使用胸腺肽 α_1,再使用细胞因子,这种治疗方式是有效可行的,既发挥了各成分的功能,又不至于出现干扰。

雷金华等发现胸腺肽 α_1 联合放化疗可以提高患者免疫功能,减轻对肺组织的损伤,增强了治疗耐受性。

46 例有转移的黑色素瘤患者在第 1 天给予 DTIC(850 mg 静注),第 4~7 天给予胸腺肽 α_1(2 mg 皮下注射)。第 8~12 天给予 IL-2[18M U/(m^2 · d),静脉连续滴注]。每 3 周重复,观察患者的反应。36% 的患者对治疗有反应,2 例完全缓解。进展中位时间为 5.5 个月,中位生存率为 11 个月。不良反应多由 IL-2 引起。化疗和免疫治疗间没有发现干扰或毒性叠加。DICT 会引起 CD4$^+$ 细胞数量下降,相反地,联合免疫疗法的 DICT 则可使其数量上升。

蒋一玲等对晚期结直肠癌患者单用化疗和胸腺肽 α_1 联合化疗者进行对比,应用流式细胞学方法检测外周细胞免疫功能及体液免疫功能,结果发现化疗后细胞免疫功能如 CD3$^+$、CD4$^+$、NK 细胞比例均显著性降低,联合应用胸腺肽 α_1 组患者细胞、体液免疫功能均显著高于单纯化疗组,且联合组 PFS 及 OS 时间均显著高于单纯化疗组。另有学者也验证了结直肠癌患者接受化疗后外周血中 CD3$^+$、CD8$^+$、CD4$^+$/CD8$^+$、NK 细胞数值均明显降低,而通过化疗期间应用免疫调节剂胸腺肽后各项指标均显著改善。目前胸腺肽 α_1 用于治疗结直肠癌的临床试验多集中于其在肿瘤根治术后的辅助作用,即胸腺肽 α_1 可显著改善被化疗抑制的机体免疫功能,增加患者化疗的耐受性,从而提高进展期癌症患者的生存质量。

Cheng 等对比肝癌术后患者同时行肝动脉插管化疗栓塞和胸腺肽 α_1 治疗,发现胸腺肽制剂可延迟肿瘤复发及延长存活时间,且对根治性切除、合并肝炎肝硬化者疗效更好。除具有免疫刺激作用外,胸腺肽 α_1 有直接的抗病毒和抗肿瘤作用。Shuqun 等发现,对于存在慢性乙肝且 HBV 处于复制的原发性肝细胞肝癌患者,术后联合拉米夫定和胸腺肽 α_1 可延迟肿瘤复发时间及延长生存时间。

　　杨洋等评价了含胸腺肽免疫增强的自体 CIK 细胞联合 IL-2 方案治疗高龄弥漫 B 细胞淋巴瘤的有效性和安全性,观察治疗前后细胞免疫功能的改变,显示随着 CIK 细胞疗程数增加,β_2 微球蛋白水平逐渐下降;外周血淋巴细胞亚群 $CD3^+$、$CD3^+CD8^+$、$CD3^+CD56^+$ 治疗后均升高,安全有效。范伟等回顾性分析 40 例小肝癌患者,所得结果一致。陈方等观察 11 例初治老年 AML 的患者,探讨 CAG 方案联合胸腺肽 α_1 初治 AML 的疗效,结果有效率及不良反应均有改变。丁新梅等将 58 例肿瘤化疗患者随机分组,观察胸腺肽 α_1 对肿瘤化疗患者生活质量及白细胞的影响,结果同样肯定。郁昊达等将 40 例老年恶性肿瘤患者随机分组观察免疫水平,结果发现,治疗组患者的免疫细胞水平有明显变化。

　　王云侠等发现老年晚期恶性肿瘤患者在支持治疗上加用胸腺肽 α_1,生活质量评分明显提高,生存期明显延长,T 细胞亚群(CD4、CD8)及 NK 细胞百分率明显提高。张兴虎等的研究得到了与理论一致的结果,高龄老年人应用胸腺肽 α_1 注射剂 4 周后,其血清 $CD3^+$、$CD4^+$ 百分比,$CD4^+/CD8^+$ 值,血清 IL-2 和 IFN-γ 水平明显高于治疗前,IL-6 水平明显低于治疗前,NK 细胞数量无变化,证实了胸腺肽制剂可增加老年人免疫活性细胞数量,并能调节部分细胞分子水平。

　　林芳将 NSCLC 患者 200 例随机分组进行对照研究,评价胸腺五肽在 NSCLC 中的作用,发现治疗组免疫指标、消化道不良反应改善明显优于对照组,差异有统计学意义。龙霈将 38 例中晚期直肠癌患者随机分组,观察用药前后血象、肝功及治疗前后免疫功能,发现胸腺五肽组疗效明显优于对照组。张玺炜等将 60 例中晚期恶性肿瘤患者分成 3 组,观察胸腺五肽联合化疗治疗中晚期恶性肿瘤的疗效,得到一致结果。刘鹏辉等将 64 例晚期 NSCLC 患者随机分组,观察胸腺五肽对晚期 NSCLC 化疗患者免疫功能的影响,胸腺五肽对免疫功能的作用同样肯定。

参考文献

[1]　汤钊猷. 现代肿瘤学.(第 3 版)上海:复旦大学出版社,2011.

[2]　罗荣城,韩焕兴,等. 肿瘤生物治疗学. 北京:人民卫生出版社,2006.

[3]　Lotze MT,Rosenberg SA. The immunologic treatment of cancer. CA. Cancer J Clin,1998,38:68-94.

[4]　Rosenberg SA. Principles and practice of the biologic therapy of cancer. 3rd ed. Philadelphia:Lippincott Williams & Wilkins,2000.

[5]　deVita VT Jr,Lawrence TS. Rosenberg SA. Cancer:Principles and practice of oncology. 8th ed. Lippincott Williams & Wilkins,2008.

[6]　孔昭琰,成苑榕,陈映红. 细胞因子在肿瘤治疗中的应用. 现代肿瘤医学,2014,22(4):971-974.

[7]　Tagawa M. Cytokine therapy for cancer. Current Pharmaceutical Design,2000,6:681-699.

[8]　Royehowdhury S,Caligiuri MA. Cytokine therapy for cancer:antigen presentation. Cancer Treat Res,2005,123:249-266.

[9]　Asmana Ningrum R. Human interferon alpha-2b:a therapeutic protein for cancer treatment. Scientifica(Cairo),2014,2014:970315.

[10]　Lasfar A,Abushahba W,Balan M,et al. Interferon lambda:a new sword in cancer immunotherapy. Clin Dev Immunol,2011,2011:349575.

[11] Wang BX, Rahbar R, Fish EN. Interferon: current status and future prospects in cancer therapy. J Interferon Cytokine Res, 2011, 31(7):545 - 552.

[12] Sim GC, Radvanyi L. The IL-2 cytokine family in cancer immunotherapy. Cytokine Growth Factor Rev, 2014, 25(4):377 - 390.

[13] Bhatia M, Davenport V, Cairo MS. The role of interleukin-11 to prevent chemotherapy-induced thrombocytopenia in patients with solid tumors, lymphoma, acute myeloid leukemia and bone marrow failure syndromes. Leuk Lymphoma, 2007, 48(1):9 - 15.

[14] Weiss JM, Subleski JJ, Wigginton JM, et al. Immunotherapy of cancer by IL-12-based cytokine combinations. Expert Opin Biol Ther, 2007, 7(11):1705 - 1721.

[15] Wajant H. The role of TNF in cancer. Results Probl Cell Differ, 2009; 49:1 - 15.

[16] Lejeune FJ, Liénard D, Matter M, et al. Efficiency of recombinant human TNF in human cancer therapy. Cancer Immun, 2006, 6:6.

[17] Mocellin S, Pilati P, Nitti D. Towards the development of tumor necrosis factor (TNF) sensitizers: making TNF work against cancer. Curr Pharm Des, 2007, 13(5):537 - 551.

[18] Sesti C, Hale SL, Lutzko C, et al. Granulocyte colony-stimulating factor and stem cell factor improve contractile reserve of the infarcted left ventricle independent of restoring muscle mass. J Am Coll Cardiol, 2005, 46(9):1662 - 1669.

[19] Stockmeyer B, Els sser D, Dechant M, et al. Mechanisms of G-CSF-or GM-CSF-stimulated tumor cell killing by Fc receptor-directed bispecific antibodies. J Immunol Methods, 2001, 248(1 - 2):103 - 111.

[20] Farese AM, Yang BB, Roskos L, et al. Pegfilgrastim, a sustained-duration form of filgrastim, significantly improves neutrophil recovery after autologous marrow transplantation in rhesus macaques. Bone Marrow Transplant, 2003, 32(4):399 - 404.

[21] Buemi M, Donato V, Bolignano D. Erythropoietin: pleiotropic actions. Recenti Prog Med, 2010, 101(6):253 - 267.

[22] Milano M, Schneider M. EPO in cancer anemia: benefits and potential risks. Crit Rev Oncol Hematol, 2007, 62(2):119 - 125.

[23] Begley CG, Basset RL. Biologic and structural differences of thrombopoiefic growth factors. Semin hematol, 2000, 37(2 suppl 4):19 - 27.

[24] 夏建川. 肿瘤生物治疗基础与临床应用. 北京:科学出版社, 2011.

[25] Aagaard L, Rossi JJ. RNAi therapeutics: principles, prospects and challenges. Adv Drug Deliv Rev, 2007, 59:75 - 86.

[26] Arendt M, Nasir L, Morgan IM. Oncolytic gene therapy for canine cancers: teaching old dog viruses new tricks. Vet Comp Oncol, 2009, 7:153 - 161.

[27] Bonini C, Bondanza A, Perna SK. The suicide gene therapy challenge: how to improve a successful gene therapy approach. Mol Ther, 2007, 15:1248 - 1252.

[28] Gottesman MM. Cancer gene therapy: an awkward adolescence. Cancer Gene Ther, 2003, 10:501 - 508.

[29] Bassi P. BCG therapy of hish risk superficial bladder cancer. J Surg Oncol, 2002, 11(1 - 2):71 - 83.

［30］ Redelman-Sidi G，Glickman MS，Bochner BH. The mechanism of action of BCG therapy for bladder cancer-a current perspective. Nat Rev Urol，2014，11(3):153－162.

［31］ Kawai K，Miyazaki J，Joraku A，et al. Bacillus Calmette-Guerin (BCG) immunotherapy for bladder cancer: current understanding and perspectives on engineered BCG vaccine. Cancer Sci，2013，104(1):22－27.

［32］ Hill KS，Errington F，Steele LP，et al. OK432-activated human dendritic cells kill tumor cells via CD40/CD40 ligand interactions. J Immunol，2008，181(5):3108－3115.

［33］ Kontani K，Teramoto K，Ozaki Y，et al. Preparation of fully activated dendritic cells capable of priming tumor-specific cytotoxic T lymphocytes in patients with metastatic cancer using penicillin-killed streptococcus pyogenes (OK432) and anti-CD40 antibody. Oncol Rep，2007，17(4):895－902.

［34］ Tatsugami K，Tamada K，Abe K，et al. Local injections of OK432 can help the infiltration of adoptively transferred CD8$^+$ T cells into the tumor sites and synergistically induce the local production of Th1-type cytokines and CXC3 chemokines. Cancer Immunol Immunother，2000，49(7):361－368.

［35］ Fujimori M，Amano J，Taniguchi S. The genus Bifidobacterium for cancer gene therapy. Curr Opin Drug Discov Devel，2002，5(2):200－203.

［36］ 钟俐强，吴敬波. 双歧杆菌的抗肿瘤作用. 国际肿瘤学杂志，2008，35(6):414－417.

［37］ Garaci E，Pica F，Sinibaldi-Vallebona P，et al. Thymosin alpha(1) in combination with cytokines and chemotherapy for the treatment of cancer. Int Immunopharmacol，2003，3(8):1145－1150.

［38］ Garaci E. Thymosin α_1: a historical overview. Ann N Y Acad Sci，2007，11(12):14－20.

［39］ Brilot F，Strowig T，Roberts SM，et al. NK cell survival mediated through the regulatory synapse with human dendritic cells requires 1L-15Ralpha. J Clin Invest，2007，117(11):3316－3329.

［40］ 尚伟. 临床肿瘤生物免疫治疗. 天津:天津科学技术出版社，2005.

［41］ 张利萍. 干扰素及其临床应用(续)四干扰素制剂及其应用. 中华实验和临床病毒学杂志，2008，22(1):73－77.

［42］ 韩燕虹. 干扰素及其临床应用(续)五干扰素治疗肿瘤的疗效. 中华实验和临床病毒学杂志，2008，22(1):77－79.

［43］ Ammoury AF，El Sayed F，Bazex J. Delayed wound healing following treatment with low-dose interferon alfa-2b for cutaneous melanoma. Arch Dermatol，2007，143(10):1339－1340.

［44］ Arase Y，Suzuki F，Suzuki Y，Side effects of combination therapy of peginterferon and ribavirin for chronic hepatitis-C. Intern Med，2007，46(22):1827－1832.

［45］ Bannink M，Kruit WH，Van Gool AR，et al. Interferon-alpha in oncology patients: fewer psychiatric side effects than anticipated. Psychosomatics，2008，49(1):56－63.

［46］ Bektas M，Bektas H，G ren D，et al. Development of Myasthenia gravis due to treatment of chronic hepatitis C with a combination of interferon-alpha and ribavirin. Digestion，2007，75(4):208－209.

［47］ Borrás-Blasco J，Primo J，Rosique-Robles JD，et al. Severe stomatitis complicating treatment with pegylated-interferon alpha-2a and ribavirin in an HCV-infected patient. South Med J，2008，101(1):88－90.

[48] Carta MG, Hardoy MC, Garofalo A, et al. Association of chronic hepatitis C with major depressive disorders: irrespective of interferon-alpha therapy. Clin Pract Epidemiol Ment Health, 2007, 3:22.

[49] Cedar MA, Zancosky KL, Oliva LA, et al. Continued treatment of chronic hepatitis C despite development of interferon-associated retinopathy. Am J Gastroenterol, 2007, 102 (11):2612 - 2613.

[50] Geffen DB, Liel-Cohen N. Doxorubicin cardiomyopathy: underlying cause of interferon-induced cardiac dysfunction. Isr Med Assoc J, 2007, 9(9):690.

[51] Borden EC, Sen GC, Uze G, et al. Interferons at age 50: past, current and future impact on biomedicine. Nat Rev Drug Discov, 2007, 6(12):975 - 990.

[52] Clark JI, Mehrabi J, Sosman JA, et al. Phase Ⅰ/Ⅱ trial of outpatient PEG-interferon with interleukin-2 in advanced renal cell carcinoma: a cytokine working group study. J Immunother, 2007, 30(8):839 - 846.

[53] Culine S, Iborra F, Mottet N, et al. Subcutaneous interleukin-2 and interferon-alpha in metastatic renal cell carcinoma: results of a French regional experience in Languedoc. Am J Clin Oncol, 2006, 29(2):148-152.

[54] Finger PT, Sedeek RW, Chin KJ. Topical interferon alfa in the treatment of conjunctival melanoma and primary acquired melanosis complex. Am J Ophthalmol, 2008, 145(1):124 - 129.

[55] Hehlmann R, Berger U, Pfirrmann M, et al. Randomized comparison of interferon alpha and hydroxyurea with hydroxyurea monotherapy in chronic myeloid leukemia (CML-study Ⅱ): prolongation of survival by the combination of interferon alpha and hydroxyurea. Leukemia, 2003, 17(8):1529 - 1537.

[56] Gray RJ, Pockaj BA, Kirkwood JM. An update on adjuvant interferon for melanoma. Cancer Control, 2002, 9(1):16 - 21.

[57] Helbig G, Stella-Holowiecka B, Majewski M, et al. Interferon alpha induces a good molecular response in a patient with chronic eosinophilic leukemia (CEL) carrying the JAK2V617F point mutation. Haematologica, 2007, 92(11):e118 - 119.

[58] Rosenberg SA. IL-2: the first effective immunotherapy for human cancer. J Immunol, 2014, 192(12):5451 - 5458.

[59] Pasquali S, Mocellin S. The anticancer face of interferon alpha (IFN-alpha): from biology to clinical results, with a focus on melanoma. Curr Med Chem, 2010, 17(29):3327 - 3336.

[60] 徐兵河. 重组人白细胞介素-11 的临床应用及其研究进展. 中国新药杂志, 2001, 10 (10):735 - 738.

[61] Ludwig AT, Moore JM, Luo Y, et al. Tumor necrosis factor-related apoptosis-inducing ligand: a novel mechanism for Bacillus Calmette-Guérin-induced antitumor activity. Cancer Res, 2004, 64(10):3386 - 3390.

[62] Gerspach J, Pfizenmaier K, Wajant H. Improving TNF as a cancer therapeutic: tailormade TNF fusion proteins with conserved antitumor activity and reduced systemic side effects. Biofactors, 2009, 35(4):364 - 372.

[63] Nakamoto T, Inagawa H, Takagi K, et al. A new method of antitumor therapy with a

high dose of TNF perfusion for unresectable liver tumors. Anticancer Res, 2000, 20(6A): 4087-4096.

[64] 马杰, 李银平. 肿瘤坏死因子治疗恶性肿瘤的研究进展. 中国中西医结合急救杂志, 2013, 20(5):313-314.

[65] 陆琰君, 曹纬, 喻德洪. 肿瘤坏死因子在肿瘤研究和治疗领域中的新进展. 中国肿瘤生物治疗杂志, 2002, 9(4):297-299.

[66] Laufman L, Spiridonidis CH. Overlooking patient outcomes in a meta-analysis of trials of granulocyte colony-stimulating factor. Am J Med, 2002, 113(9):766.

[67] 胡晓桦. 刘志辉. 集落刺激因子防治化疗粒细胞减少的研究进展. 广西预防医学, 2003, 9(2):116-120.

[68] 吕晶. 重组人促红细胞生成素的不良反应. 中国药房, 2004, 15(10):624-625.

[69] 王杰军. 重组人红细胞生成素治疗肿瘤相关性贫血临床应用分析. 癌症进展, 2012, 10(2):104-110.

[70] 姜永生, 于世英. 重组人促红细胞生成素在肿瘤相关性贫血中的应用. 中国新药杂志, 2005, 14(8):961-964.

[71] Kuter DJ, Begley CG. Recombinant human thrombopoietin: basic biology and evaluation of clinical studies. Blood, 2002, 100(10):3457-3469.

[72] Vadhan-Raj S, Verschraegen CF, Bueso-Ramos C, et al. Recombinant human thrombopoietin attenuates carboplatin-induced severe thrombocytopenia and the need for platelet transfusions in patients with gynecologic cancer. Ann Intern Med, 2000, 132(5):364-368.

[73] Basser RL, Underhill C, Davis I, et al. Enhancement of platelet recovery after myelosuppressive chemotherapy by recombinant human megakaryocyte growth and development factor in patients with advanced cancer. J Clin Oncol, 2000, 18(15):2852-2861.

[74] Schiffer CA, Miller K, Larson RA, et al. A double-blind, placebo-controlled trial of pegylated recombinant human megakaryocyte growth and development factor as an adjunct to induction and consolidation therapy for patients with acute myeloid leukemia. Blood, 2000, 95(8):2530-2535.

[75] Nash RA, Kurzrock R, DiPersio J, et al. A phase I trial of recombinant human thrombopoietin in patients with delayed platelet recovery after hematopoietic stem cell transplantation. Biol Blood Marrow Transplant, 2000, 6(1):25-34.

[76] Ogata K, Tamura H. Thrombopoietin and myelodysplastic syndromes. Int J Hematol, 2000, 72(2):173-177.

[77] Peck-Radosavljevic M, Wichlas M, Zacherl J, et al. Thrombopoietin induces rapid resolution of thrombocytopenia after orthotopic liver transplantation through increased platelet production. Blood, 2000, 95(3):795-801.

[78] Kuter DJ, Goodnough LT, Romo J, et al. Thrombopoietin therapy increases platelet yields in healthy platelet donors. Blood, 2001, 98(5):1339-1345.

[79] 何祎, 韩忠朝. 血小板生成素及其促效剂临床应用研究进展. 国际输血及血液学杂志, 2008, 31(4):372-375.

[80] Wang S, Zhang C, Zhang L, et al. The relative immunogenicity of DNA vaccines delivered

by the intramuscular needle injection, electroporation and gene gun methods. Vaccine, 2008, 26(17):2100 - 2110.

[81] Serikawa T, Kikuchi A, Sugaya S, et al. In vitro and in vivo evaluation of novel cationic liposomes utilized for cancer gene therapy. J Controlled Release, 2006, 113(3):255 - 260.

[82] Malhotra M, Kulamarva A, Sebak S, et al. Ultrafine chitosan nanoparticles as an efficient nucleic acid delivery system targeting neuronal cells. Drug Dev Ind Pharm, 2009, 35(6):719 - 726.

[83] Bermudes D, Zheng LM, King IC. Live bacteria as anticancer agents and tumor-selective protein delivery vectors. Curr Opoin Durg Discov Devel, 2002, 5(2):194 - 199.

[84] Chang SM, Yan TR. Genetic engineering techniques for lactic acid bacteria: construction of a stable shuttle vector and expression vector for β-glucuronidase. Biotechnol Lett, 2014, 36(2):327 - 335.

[85] 徐祯祯, 权循凤. 放疗联合重组人 P53 腺病毒注射液治疗恶性肿瘤的研究进展. 安徽医学, 2014, 35(11):1621 - 1624.

[86] 关大刚, 郑旭. 重组人 p53 腺病毒注射液(今又生)临床研究进展. 现代肿瘤医学, 2011, 19(12):2560 - 2563.

[87] Pan JJ, Zhang SW, Chen CB, et al. Effect of recombinant adenovirus-p53 combined with radiotherapy on long-term prognosis of advanced nasopharyngeal carcinoma. J Clin Oncol, 2009, 27(5):799 - 804.

[88] Yamazaki Y, Chiba I, Hirai A, et al. Specific p53 mutations predict poor prognosis in oral squamous cell carcinoma. Oral Oncol, 2003, 39(2):163 - 169.

[89] Liu S, Chen P, Hu M, et al. Randomized, controlled phase II study of post-surgery radiotherapy combined with recombinant adenoviral human p53 gene therapy in treatment of oral cancer. Cancer Gene Ther, 2013, 20(6):375 - 378.

[90] Swisher SG, Roth JA, Komaki R, et al. Induction of p53-regulated genes and tumor regression in lung cancer patients after intratumoral delivery of adenoviral p53 (INGN 201) and radiation therapy. Clin Cancer Res, 2003, 9(1):93 - 101.

[91] Yang ZX, Wang D, Wang G, et al. Clinical study of recombinant adenovirus-p53 combined with fractionated stereotactic radiotherapy for hepatocellular carcinoma. J Cancer Res Clin Oncol, 2010, 136(4):625 - 630.

[92] Esuvaranathan K, Chiong E, Thamboo TP, et al. Predictive value of p53 and pRb expression in superficial bladder cancer patients treated with BCG and interferon-alpha. Cancer, 2007, 109(6):1097 - 1105.

[93] Saint F, Le Frere Belda MA, Quintela R, et al. Pretreatment p53 nuclear overexpression as a prognostic marker in superficial bladder cancer treated with Bacillus Calmette-Guérin (BCG). Eur Urol, 2004, 45(4):475 - 482.

[94] Lebret T, Becette V, Hervé JM, et al. Prognostic value of MIB - 1 antibody labeling index to predict response to Bacillus Calmette-Guérin therapy in a high-risk selected population of patients with stage T1 grade G3 bladder cancer. Eur Urol, 2000, 37(6):654 - 659.

[95] Zlotta AR, Noel JC, Fayt I, et al. Correlation and prognostic significance of p53, p21WAF1/CIP1 and Ki-67 expression in patients with superficial bladder tumors treated

with bacillus Calmette-Guerin intravesical therapy. J Urol, 1999, 161(3):792 - 798.

[96] Cormio L, Tolve I, Annese P, et al. Altered p53 and pRb expression is predictive of response to BCG treatment in T1G3 bladder cancer. Anticancer Res, 2009, 29(10):4201 - 4204.

[97] Palou J, Algaba F, Vera I, et al. Protein expression patterns of ezrin are predictors of progression in T1G3 bladder tumours treated with nonmaintenance bacillus Calmette-Guérin. Eur Urol, 2009, 56(5):829 - 836.

[98] Saint F, Patard JJ, Irani J, et al. Leukocyturia as a predictor of tolerance and efficacy of intravesical BCG maintenance therapy for superficial bladder cancer. Urology, 2001, 57(4):617 - 621.

[99] Saint F, Patard JJ, Maille P, et al. Prognostic value of a T helper 1 urinary cytokine response after intravesical bacillus Calmette-Guerin treatment for superficial bladder cancer. J Urol, 2002, 167(1):364 - 367.

[100] Watanabe E, Matsuyama H, Matsuda K, et al. Urinary interleukin-2 may predict clinical outcome of intravesical bacillus Calmette-Guérin immunotherapy for carcinoma in situ of the bladder. Cancer Immunol Immunother, 2003, 52(8):481 - 486.

[101] Kumar A, Dubey D, Bansal P, et al. Urinary interleukin-8 predicts the response of standard and low dose intravesical bacillus Calmette-Guerin (modified Danish 1331 strain) for superficial bladder cancer. J Urol, 2002, 168(5):2232 - 2235.

[102] Sagnak L, Ersoy H, Ozok U, et al. Predictive value of urinary interleukin-8 cutoff point for recurrences after transurethral resection plus induction bacillus Calmette-Guérin treatment in non-muscle-invasive bladder tumors. Clin Genitourin Cancer, 2009, 7(2):E16 - 23.

[103] Thalmann GN, Sermier A, Rentsch C, et al. Urinary Interleukin-8 and 18 predict the response of superficial bladder cancer to intravesical therapy with bacillus Calmette-Guerin. J Urol, 2000, 164(6):2129 - 2133.

[104] Simons MP, O'Donnell MA, Griffith TS. Role of neutrophils in BCG immunotherapy for bladder cancer. Urol Oncol, 2008, 26(4):341 - 345.

[105] Beatty JD, Islam S, North ME, et al. Urine dendritic cells: a noninvasive probe for immune activity in bladder cancer. BJU Int, 2004, 94(9):1377 - 1383.

[106] Ayari C, LaRue H, Hovington H, et al. Bladder tumor infiltrating mature dendritic cells and macrophages as predictors of response to bacillus Calmette-Guérin immunotherapy. Eur Urol, 2009, 55(6):1386 - 1395.

[107] Takayama H, Nishimura K, Tsujimura A, et al. Increased infiltration of tumor associated macrophages is associated with poor prognosis of bladder carcinoma in situ after intravesical bacillus Calmette-Guerin instillation. J Urol, 2009, 181(4):1894 - 1900.

[108] Mittal RD, Singh R, Manchanda PK, et al. XRCC1 codon 399 mutant allele: a risk factor for recurrence of urothelial bladder carcinoma in patients on BCG immunotherapy. Cancer Biol Ther, 2008, 7(5):645-650.

[109] Gangawar R, Ahirwar D, Mandhani A, et al. Impact of nucleotide excision repair ERCC2 and base excision repair APEX1 genes polymorphism and its association with recurrence

after adjuvant BCG immunotherapy in bladder cancer patients of North India. Med Oncol, 2010, 27(2):159 - 166.

[110] Gangwar R, Mandhani A, Mittal RD. XPC gene variants: a risk factor for recurrence of urothelial bladder carcinoma in patients on BCG immunotherapy. J Cancer Res Clin Oncol, 2010, 136(5):779 - 786.

[111] Ahirwar DK, Mandhani A, Dharaskar A, et al. Association of tumour necrosis factor-alpha gene (T-1031C, C-863A, and C-857T) polymorphisms with bladder cancer susceptibility and outcome after bacille Calmette - Guérin immunotherapy. BJU Int, 2009, 104 (6):867 - 873.

[112] Ahirwar DK, Agrahari A, Mandhani A,. Cytokine gene polymorphisms are associated with risk of urinary bladder cancer and recurrence after BCG immunotherapy. Biomarkers, 2009, 14(4):213 - 218.

[113] Chiong E, Kesavan A, Mahendran R, et al. NRAMP1 and hGPX1 gene polymorphism and response to bacillus Calmette-Guérin therapy for bladder cancer. Eur Urol, 2011, 59 (3):430 - 437.

[114] Srivastava P, Gangwar R, Kapoor R, et al. Bladder cancer risk associated with genotypic polymorphism of the matrix metalloproteinase-1 and 7 in North Indian population. Dis Markers, 2010, 29(1):37 - 46.

[115] Srivastava P, Kapoor R, Mittal RD. Association of single nucleotide polymorphisms in promoter of matrix metalloproteinase-2, 8 genes with bladder cancer risk in Northern India. Urol Oncol, 2013, 31(2):247 - 254.

[116] Chen M, Hildebrandt MA, Clague J, et al. Genetic variations in the sonic hedgehog pathway affect clinical outcomes in non-muscle-invasive bladder cancer. Cancer Prev Res (Phila), 2010, 3(10):1235 - 1245.

[117] Ikeda N, Toida I, Iwasaki A, et al. Surface antigen expression on bladder tumor cells induced by bacillus Calmette-Guérin (BCG): A role of BCG internalization into tumor cells. Int J Urol, 2002, 9(1):29 - 35.

[118] 李响,龚志勇,李虹等. 卡介苗诱导膀胱癌 T24 细胞表达钟声蛋白样受体和产生细胞因子的研究. 中华外科杂志, 2004, 42(3):117 - 181.

[119] Tsuji S, Matsumoto M, Takeuchi O, et al. Maturation of human dendritic cells by cell wall skeleton of Mycobacterium bovis bacillus Calmette-Guérin: involvement of toll-like receptors. Infect Immun, 2000, 68(12):6883 - 6890.

[120] 李晓强. 肿瘤抗原诱导的 T 淋巴细胞膀胱灌注预防膀胱癌复发. 中华外科杂志, 2001, 39(8):619 - 621.

[121] Suttmann H, Jacobsen M, Reiss K, et al. Mechanisms of bacillus Calmette-Guerin mediated natural killer cell activation. J Urol, 2004, 172(4 Pt 1):1490 - 1495.

[122] Martínez-Pieiro JA1, Flores N, Isorna S, et al. Long-term follow-up of a randomized prospective trial comparing a standard 81 mgdose of intravesical bacille Calmette-Guérin with a reduced dose of 27 mgin superficial bladder cancer. BJU Int, 2002, 89(7):671 - 680.

[123] 王军起,连保罗,谢叔良. IL-2 联合 BCG 膀胱灌注预防膀胱癌复发的机理研究. 中华泌

尿外科杂志, 1998, 4:221-223.

[124] Cheng CW, Ng MT, Chan SY, et al. Low dose BCG as adjuvant therapy for superficial bladder cancer and literature review. ANZ J Surg, 2004, 74(7):569-572.

[125] Luo Y, Yamada H, Evanoff DP, et al. Role of Th1-stimulating cytokines in bacillus Calmette-Guérin (BCG)-induced macrophage cytotoxicity against mouse bladder cancer MBT-2 cells. Clin Exp Immunol, 2006, 146(1):181-188.

[126] Di Stasi SM, Giannantoni A, Giurioli A, et al. Sequential BCG and electromotive mitomycin versus BCG alone for high-risk superficial bladder cancer: a randomised controlled trial. Lancet Oncol, 2006, 7(1):43-51.

[127] Punnen SP, Chin JL, Jewett MA. Management of bacillus Calmette-Guerin (BCG) refractory superficial bladder cancer: results with intravesical BCG and Interferon combination therapy. Can J Urol, 2003, 10(2):1790-1795.

[128] 丁国庆, 沈周俊, 陆静等. 膀胱内灌注纤维蛋白抑制药物对卡介苗预防膀胱癌复发的影响. 中华外科杂志, 2005, 43(22):1457-1460.

[129] 刘刚, 庞利群. 卡介苗免疫治疗肿瘤的研究进展. 江苏大学学报(医学版), 2008, 18(2):181-184.

[130] 梁朝朝, 刘骋. 卡介苗在防治膀胱肿瘤中的应用. 安徽医药, 2006, 10(5):323-325.

[131] 张栋, 金讯波. 卡介苗灌注治疗膀胱肿瘤的疗效预测标志物及其研究进展. 泌尿外科杂志, 2014, 6(2):33-37.

[132] 蔡晓珊, 张式暖, 李文通. 双歧杆菌在肿瘤治疗中的应用. 国际病理科学与临床杂志, 2008, 28(3):236-239.

[133] 肖凌, 余曦, 汪晓东, 李立. 胸腺肽 α_1 在恶性肿瘤综合治疗中的应用现状. 西部医学, 2010, 22(3):561-563.

[134] 胡婷婷, 史健. 胸腺肽制剂在肿瘤非特异性免疫治疗中应用进展. 药品评价, 2012, 9(18):16-19.

[135] 陈世灵. 胸腺肽制剂在肿瘤治疗中的应用. 中国医药导报, 2010, 7(15):9-10.

[136] Romani L, Bistoni F, Gaziano R, et al. Thymosin alpha 1 activates dendritic cells for antifungal Th1 resistance through toll-like receptor signaling. Blood, 2004, 103(11):4232-4239.

[137] Saha A, Chatterjee SK, Foon KA, et al. Therapy of established tumors in a novel murine model transgenic for human carcinoembryonic antigen and HLA-A2 with a combination of anti-idiotype vaccine and CTL peptides of carcinoembryonic antigen. Cancer Res, 2007, 67(6):2881-2892.

[138] 许哲, 陈彻, 刘福坤等. 胸腺肽 α_1 对结直肠癌术后化疗患者免疫功能的影响. 中华胃肠外科杂志, 2004, 7(1):52-54.

[139] You J, Zhuang L, Cheng HY, et al. Efficacy of thymosin alpha-1 and interferon alpha in treatment of chronic viral hepatitis B: a randomized controlled study. World J Gastroenterol, 2006, 12(41):6715-6721.

[140] Romani L, Bistoni F, Perruccio K, et al. Thymosin alpha1 activates dendritic cell tryptophan catabolism and establishes a regulatory environment for balance of inflammation and tolerance. Blood, 2006, 108(7):2265-2274.

[141] Shuqun C, Mengchao W, Han C, et al. Antiviral therapy using lamivudine and thymosin alpha1 for hepatocellular carcinoma coexisting with chronic hepatitisBinfection. Hepato-gastroenterology, 2006, 53(68):249 - 252.

[142] Antonia SJ, Mirza N, Fricke I, et al. Combination of p53 cancer vaccine with chemotherapy in patients with extensive stage small cell lung cancer. Clin Cancer Res, 2006, 12(3 Pt 1):878 - 887.

[143] Sharma A, Bode B, Wenger RH, et al. γ-Radiation promotes immunological recognition of cancer cells through increased expression of cancer-testis antigens in vitro and in vivo. PLoS One, 2011, 6(11):e28217.

[144] Fadul CE, Fisher JL, Hampton TH, et al. Immune response in patients with newly diagnosed glioblastoma multiforme treated with intranodal autologous tumor lysate-dendritic cell vaccination after radiation chemotherapy. J Immunother, 2011, 34(4):382 - 389.

[145] Manzur S, Cohen S, Haimovich J, et al. Enhanced therapeutic effect of B cell-depleting anti-CD20 antibodies upon combination with in-situ dendritic cell vaccination in advanced lymphoma. Clin Exp Immunol, 2012, 170(3):291 - 299.

[146] Nishino M, Jagannathan JP, Krajewski KM, et al. Personalized Tumor Response Assessment in the Era of Molecular Medicine: Cancer-Specific and Therapy-Specific Response Criteria to Complement Pitfalls of RECIST. AJR Am J Roentgenol, 2012, 198: 737 - 745.

[147] Hoos A, Eggermont AM, Janetzki S, et al. Improved endpoints for cancer immunotherapy trials. J Natl Cancer Inst, 2010, 102:1388 - 1397.

[148] Malyguine AM, Strobl SL, Shurin MR. Immunological monitoring of the tumor immunoenvironment for clinical trials. Cancer Immunol Immunother, 2012, 61:239 - 247.

[149] Schenk EA. Words of wisdom. Re: overall survival analysis of a phase II randomized controlled trial of a Poxviral-based PSA-targeted immunotherapy in metastatic castration-resistant prostate cancer. Eur Urol, 2010, 58:632 - 633.

[150] Kirkwood JM, Lee S, Moschos SJ, et al. Immunogenicity and antitumor effects of vaccination with peptide vaccine +/-granulocyte-monocyte colony-stimulating factor and/or IFN-alpha 2b in advanced metastatic melanoma: Eastern Cooperative Oncology Group Phase II Trial E1696. Clin Cancer Res, 2009, 15:1443 - 1451.

[151] Wolchok JD, Hoos A, O'Day S, et al. Guidelines for the evaluation of immune therapy activity in solid tumors: Immune-related response criteria. Clin Cancer Res, 2009, 15 (23):7412 - 7420.

[152] Ribas A, Chmielowski B, Glaspy JA. Do we need a different set of response assessment criteria for tumor immunotherapy. Clin Cancer Res, 2009,15(23):7116 - 7118.

[153] Ratain MJ, Eckhardt SG. Phase II studies of modern drugs directed against new targets: If you are fazed, too, then resist RECIST. J Clin Oncol, 2004, 22(22):4442 - 4445.

[154] Dougan M, Dranoff G. Immune therapy for cancer. Annu Rev Immunol, 2009, 27:83 - 117.

[155] 任秀宝，于津浦. 肿瘤免疫治疗疗效评价的新标准. 中国肿瘤生物治疗杂志，2011，18 (4):351 - 353.

第九章

肿 瘤 疫 苗

第一节　肿瘤疫苗的治疗原理及发展史

　　肿瘤疫苗是利用肿瘤细胞或肿瘤相关抗原,诱导机体产生特异性抗肿瘤免疫反应,从而达到预防肿瘤或者治疗肿瘤的目的。免疫系统是人体最重要的防御系统之一,正常的免疫应答赋予机体抵御感染,及时清除体内衰老、变性细胞,监视突变细胞并将之消灭的能力。肿瘤细胞来源于人体正常细胞,事实上是一种变异的人体细胞。肿瘤细胞通过逃避机体正常的免疫监视得以在机体内存活并增殖形成肿瘤原发灶及转移病灶。因此,理论上只要充分调动人体的肿瘤特异性免疫反应,就能达到清除肿瘤细胞的目的。20世纪初期,人们曾经利用经照射或病毒感染的肿瘤细胞或其溶解产物作为免疫原,探索其对荷瘤机体的治疗效果。结果一些患者在这种实验性免疫治疗后,实现了肿瘤的消退并长期存活。尽管肿瘤细胞能够表达一些特异性的肿瘤抗原,但是仍然可以逃避机体的免疫清除。事实上肿瘤发生时,机体往往处于一种免疫抑制状态。根据 R. D Schreibert 提出的"免疫编辑"理论,肿瘤与免疫系统之间存在着一种复杂的相互作用。免疫系统不仅具有排除肿瘤细胞的能力,而且还具有促进肿瘤生长的作用。癌细胞在机体内发生、发展是一个免疫系统与癌细胞相互作用的动态过程。在这个过程中,免疫系统在清除一些肿瘤细胞的同时,也对另一些肿瘤细胞的生物学特性(如肿瘤的抗原性)进行重塑(Reshape),也即所谓的"免疫编辑"。被免疫编辑过的肿瘤细胞恶性程度越来越高,对免疫攻击的抵抗力越来越强,直至最终摧毁机体的免疫系统,造成肿瘤细胞的恶性生长并扩散。此外,恶性肿瘤通过自身的适应性改变,也能逃避机体的免疫系统的清除。通过减低自身 MHC-I 类分子表达,分泌免疫抑制性细胞因子 IL-10、TGF-β 等,继而在肿瘤细胞周围形成一个免疫抑制的微环境。因此理想中的治疗性肿瘤疫苗可以激活、恢复或加强机体抗肿瘤的免疫反应,进而杀伤、清除残存和转移的肿瘤细胞。2006年6月8日美国 FDA 正式批准由美国默克公司(Merck)生产的 HPV 疫苗作为宫颈癌疫苗(Gardasil)上市。2010年4月29日,由美国 Dendreon 公司生产的 Provenge 成为首个被美国 FDA 批准正式上市的治疗性肿瘤疫苗;《Nature》近期报道了杜克大学学者在 DC 肿瘤疫苗的临床试验中的重要进展,该研究小组发现破伤风类毒素预处理技术能够显著增强 DC 肿瘤疫苗的治疗作用,并显著延长了胶质母细胞瘤患者的生存期,而且发现 CCL3 在其中发挥非常关键的作用。因此,2013年《Science》在总结国际十大科技进展时,将肿瘤免疫治疗置于首位。

　　从应用于晚期癌患者,扩展到现在的辅助治疗和预防领域,随着免疫学的不断发展,肿瘤疫苗的应用策略更加多样化。通过 Thomson Reuters Pharma 和 Thomson Reuters Integrity 两个数据库分析已上市的14种肿瘤疫苗,现在肿瘤疫苗应用疾病主要集中于黑色素瘤、宫颈癌、膀胱癌、非小细胞肺癌、肾癌、前列腺癌和结肠癌等,除 Gardasil、Cervarix 外,其余12种均为治疗性疫苗;有 5 种疫苗由美国的机构研发,7 种获得美国 FDA 批准,6 种疫苗提供了研发靶点(表 9.1)。

表 9.1　已经上市的肿瘤疫苗

疫苗名称	上市时间	研发公司	应用疾病	靶点
M-Vax	2005	Avax Technologies(美)	黑色素瘤、实体瘤	
Hybricell	2005	Genoa(巴西)	肾癌、黑色素瘤	
Melacine	2001	Corixa(美)	黑色素瘤	
Yervoy	2011	Bristol-Myers Squibb	黑色素瘤	CTL
Zelboraf	2011	Plexxikon(日)	黑色素瘤、实体瘤	protein-4
Gardasil	2006	Merck(美)	宫颈癌、肛门肿瘤	
Cervarix	2007	GSK(英)	宫颈癌	HPV L1 壳蛋白
Provenge	2010	Dendreon(美)	前列腺癌	前列腺酸性磷酸酶
OncoVax	2002	Intracel(美)	结肠癌、肾癌、黑色素瘤	
CimaVax	2008	Centro de Immunologica Molecular(古巴)	非小细胞肺癌	EGF 受体
ImmuCyst	2003	Sanofi Pasteur(法)	膀胱癌、肝癌	
PACIS	2001	Shire BioChem(英)	膀胱癌	
CreaVax-RC	2007	CreaGene(韩)	肾癌	
Oncophage	2010	Agenus(美)	肾癌、胃癌、肺癌等	Endoplasin

第二节　肿瘤疫苗的分类及适应证

由于肿瘤抗原在机体内的免疫原性下降,其激活特异性抗肿瘤细胞免疫的功能不足,并且存在外周免疫耐受等状况。因此,肿瘤疫苗设计策略的总体思路是应用各种技术,增强免疫系统对肿瘤抗原的识别能力,改善免疫微环境,从而引发强有力的特异性抗肿瘤细胞免疫反应,进而阻止肿瘤进展并最终消除肿瘤。目前的肿瘤疫苗包括多肽疫苗、肿瘤 DNA 疫苗、重组病毒疫苗、肿瘤细胞疫苗、多肽冲击的树突细胞疫苗等。

1. 多肽疫苗

传统的蛋白疫苗由于抗原成分复杂,在诱导免疫保护的同时,往往也导致非特异性免疫应答的发生,包括诱发复杂的过敏反应等。这是因为即使是单一蛋白分子的疫苗,其分子结构中仍然存在几十甚至数百个抗原表位,这些不同的抗原表位可激活多个免疫细胞克隆性增殖,从而引起非特异性的,甚至是有害的免疫应答。由此发展出肿瘤多肽疫苗。肿瘤多肽疫苗是通过提取高纯度的特异性抗原多肽,即所谓的抗原优势表位,来激发针对肿瘤的特异性的 T 细胞免疫。这些多肽疫苗往往含有 20～30 个氨基酸序列,形成特定抗原表位,从而在激活特异性免疫应答的同时,减少了过敏反应和其他非特异性免疫应答的产生。目前已经有针对胰腺癌、恶性黑色素瘤、非小细胞肺癌、肝细胞癌、T 细胞淋巴瘤和慢性细胞淋巴细胞性白血病等多种恶性肿瘤的肿瘤多肽疫苗处于临床研究阶段。

多肽疫苗的优点是:特异性高、过敏反应发生率低、价格低廉且易于制备、无潜在致癌性等优点。不足之处是多肽疫苗由于其分子较小，导致免疫原性差、半衰期短等问题，往往需要与免疫佐剂或者特殊的分子转运系统一起应用。近年来的研究发现，在多肽疫苗免疫过程中合用免疫佐剂可增强抗原肽引起的特异抗肿瘤免疫反应。

多肽疫苗的设计过程中，首先要考虑的是鉴定出能够诱导体液免疫和/或细胞介导的抗原表位。在机体的抗肿瘤免疫应答过程中，B 细胞产生的抗体及 T 细胞产生的细胞毒性作用均不可或缺，除此之外，辅助性 T 细胞的功能也非常重要。因此，抗原表位的选择需兼顾 B 细胞、细胞毒性 T 细胞及辅助性 T 细胞三者的功能。这是非常困难的一个过程，因为肿瘤异质性的存在，即使是同一肿瘤患者的不同个体之间，其抗原表位往往也存在区别，因此发现肿瘤患者共同的抗原表位，将是多肽疫苗研发过程中最重要的一项工作。

2. 重组病毒疫苗

随着 DNA 重组技术的进步，重组病毒疫苗出现了井喷式的发展，所谓重组病毒疫苗是以基因改造的病毒为载体，将编码肿瘤抗原的基因插入病毒基因组内，通过病毒的整合作用，将肿瘤抗原表达于被感染细胞内的一种疫苗。该疫苗具有肿瘤抗原和病毒抗原两种抗原分子，从而增强了其免疫原性。重组病毒包括腺病毒、腺相关病毒、逆转录病毒以及痘苗病毒、单纯疱疹病毒等。目前至少有 40 个临床实验与重组病毒疫苗治疗恶性肿瘤有关。在这些临床试验中，最常见的是表达肿瘤相关性抗原(tumor associated antigen，TAA)和免疫调节分子，例如癌胚抗原(carcinoembryonic antigen，CEA)、前列腺特异抗原(prostate specific antigen，PSA)的重组病毒。早期的重组病毒疫苗研究用复制缺陷型变异的 Ad2 的和 Ad5 编码携带 TAA 基因。然而，大多数人对这类病毒都有预先存在的免疫反应，因此动物模型的试验中结果良好，但是在人群中接种则获益较小。随后，人们又利用痘病毒进行试验。由于痘病毒有良好免疫原性和广泛的细胞亲嗜性，某些痘病毒与单核细胞和未成熟的树突状细胞亲嗜性强，因此可以激活并促进这些抗原递呈细胞的功能。临床试验表明，通过皮下或肌肉注射重组的牛痘病毒疫苗，具有良好的安全性。

3. 肿瘤 DNA 疫苗

肿瘤 DNA 疫苗的原理就是将编码肿瘤特异性抗原的裸 DNA 分子直接注入机体或者经载体携带后注入机体，肿瘤 DNA 被体内肿瘤细胞或正常细胞识别并摄入，在细胞内表达肿瘤特异性抗原，引发机体持久的细胞和体液免疫。肿瘤 DNA 疫苗由质粒 DNA 骨架、抗原 DNA 和真核细胞基因调控序列组成。肌注裸 DNA 表达质粒也可激发免疫反应，其机制在于 DNA 疫苗能够通过内源性途径将肿瘤抗原基因导入树突细胞(dendritic cells，DC)，然后递呈给引流淋巴结的细胞毒性 T 淋巴细胞(cytotoxic T lymphocyte，CTL)，或导入其他细胞后被 DC 交叉递呈。这种用编码肿瘤抗原的 DNA 进行直接接种的方法操作简单，产品费用低，与重组病毒疫苗相比，可避免病毒载体表位的竞争、病毒载体产生免疫反应导致的免疫效率降低以及与活病毒相关的潜在危险等。在 DNA 编码的抗原蛋白中融合细胞因子如 GM-CSF，或异种免疫球蛋白的恒定区，或已知的高免疫原性携带蛋白如破伤风毒素的 C 片段(FrC)都可提高疫苗的效力。

4. 肿瘤细胞疫苗

肿瘤细胞本身不能在患者体内产生足够的免疫反应，将细胞因子或共刺激分子基因导入作为疫苗的肿瘤细胞基因组，这样克服肿瘤细胞的免疫抑制状态。其中 GM-CSF 是最重要的细胞因子之一，它通过诱导树突状细胞成熟，从而加强体内的抗原递呈过程。目前患者自身肿瘤细胞转染 GM-CSF 作为疫苗进入了 I / II 期临床试验，用于治疗多种恶性肿瘤，包括恶性黑色素瘤、肾癌、前列腺癌，并已观察到针对肿瘤的特异免疫应答的产生。但是，制作这种疫苗过程较繁琐、费时,并且难度较大。此外,还有部分试验采用了异基因肿瘤细胞作为疫苗,体外建立用于肿瘤治疗的细胞株,经过基因修饰后作为单独的制剂使用。

5. 树突细胞疫苗

树突状细胞(dendritic cells,DC)是机体功能最强的专职抗原递呈细胞(antigen presenting cells,APC),它能高效地摄取、加工抗原,并将抗原信息提呈给初始 T 细胞,从而激活机体的免疫应答,是维持机体免疫应答的中心环节。DC 在体外用肿瘤抗原刺激激活后制备的疫苗称为 DC 疫苗,也已进入临床试验。用于激活 DC 的肿瘤抗原包括肿瘤抗原蛋白及多肽、肿瘤细胞裂解产物或肿瘤来源的 RNA 分子。其他方法包括表达肿瘤抗原的病毒载体转染 DC 或整个肿瘤细胞与 DC 细胞融合。用 DC 疫苗免疫动物已表现出对动物肿瘤模型的排斥。由于肿瘤患者产生的有功能的 DC 可在体外大量扩增,DC 疫苗已成为一个应用于人体临床试验的研究热点。Hsu 等报道了第一个 DC 疫苗临床试验,该试验针对的是滤泡型 B 细胞淋巴瘤患者。滤泡型 B 细胞淋巴瘤可表达独特的 B 细胞克隆受体,即独特型(idiotype,Id),此受体能将淋巴瘤细胞和正常淋巴细胞相区分。经肿瘤特异 Id 蛋白冲击的外周血 DC 疫苗治疗 10 例患者,2 例患者 CR,1 例 PR。后续研究增加了 25 例患者,其中 15 例出现特异性的抗肿瘤免疫应答。多发性骨髓瘤细胞也表达克隆性免疫球蛋白独特型,骨髓瘤细胞可被由人类主要组织相容性抗原(human leucocyte antigen,HLA)分子递呈的 Id 肽段的细胞毒性 T 细胞识别。在一项临床试验中,26 例多发性骨髓瘤患者经大剂量化疗和干细胞移植后,用 Id 冲击的 DC 疫苗治疗。有 4 例患者出现特异的免疫应答,其中 3 例 CR,移植后 30 个月所有患者中仍有 17 例存活。

自从 DC 疫苗诞生至今已过了 20 年,随着研究的深入,人们对 DC 疫苗的认识也逐渐清晰。目前的理论认为,DC 疫苗发挥抗肿瘤作用的关键是能够激活 CTL、Th1 细胞以及 NK 细胞。而激活这些免疫效应细胞,则需要不同的 DC 亚群、细胞因子及趋化性细胞因子。根据这个理论,人们陆续开发出 $CD34^+$ 前体细胞来源 DC、$CD14^+$ 单核细胞来源 DC 以及 Th1 极化的 DC 等,在前列腺癌及胶质瘤等临床试验中用于免疫接种。最近才发现的 $CD11c^+ CD141^+ XCR1^+$ DCs 亚群,是一类外周血中数量及其稀少的 DCs,需要利用细胞因子如 GM-CSF,SCF,VEGF 和 BMP-4 从干细胞中诱导产生。DC 疫苗发挥其免疫激活作用,需要克服的一个难题是肿瘤的免疫抑制状态,为了解除这种状态,一些最新的研究利用 DC 疫苗联合 PD-1 及 PD-L1 阻断性药物,达到了较好的临床疗效。这也为 DC 疫苗的未来发展指明了一条道路,即与现有的肿瘤治疗手段及方法联合应用,或许能够让患者获得更多的生存获益。

6. 预防性肿瘤疫苗

流行病学研究表明,某些肿瘤与病毒感染密切相关,如乙肝病毒与肝癌、人类乳头瘤病毒与宫颈癌、EB 病毒与鼻咽癌等。预防性肿瘤疫苗主要是预防某特定
病原体入侵与感染而达到预防与之相关肿瘤的发生。目前,已证明有效的且在临床应用的预防性肿瘤疫苗有乙肝疫苗和宫颈癌疫苗。乙肝病毒的表面抗原 HBSAg 和人类乳头瘤病毒 HPV216E6、HPV216E7 蛋白可刺激机体产生保护性抗体,从而能有效预防乙肝病毒和人类乳头瘤病毒感染达到预防肝癌和宫颈癌。但也有很多肿瘤与病毒感染没有直接关系,因此这种预防性肿瘤疫苗的研究也受到限制。

第三节　肿瘤疫苗的临床应用及评价

1. 肿瘤疫苗治疗疗效的评价标准

2004 年，Rosenberg 等人在《新英格兰医学》撰写综述，报道了在既往接受了各种肿瘤疫苗治疗的患者中，总的客观有效率仅 3.8%，其中获益最高的树突状细胞疫苗，也只达到了 7.1%。因此该文的作者认为，肿瘤疫苗的疗效甚微。但是随后多篇报道证实，造成肿瘤疫苗疗效"偏低"的原因，不在于肿瘤疫苗本身没有作用，而是传统的肿瘤治疗疗效评价系统，无法或不能真实地评价肿瘤疫苗治疗的疗效。因此新的评价标准的建立，对于肿瘤疫苗的发展至关重要。鉴于现有 WHO 和 RECIST 标准的局限性，Wolchok 教授 2009 年在《Clinical Cancer Research》发表了 "New criteria for evaluating efficiency of cancer immunotherapy"一文，提出了 irRC 标准，用以评价肿瘤免疫治疗疗效，具体请参考本书免疫治疗相关章节内容，这里不复赘述。

2. 肿瘤疫苗治疗疗效的循证医学证据

2.1 多肽疫苗

2004 年瑞士一项临床试验采用 Melan-A 多肽疫苗辅以 AS02B 免疫佐剂（含 QS21 和单磷脂 A）或 IFA 进行恶性黑色素瘤的免疫治疗，结果所有患者对疫苗的耐受性良好，49 例患者中虽然大部分出现病情进展，但仍有 4 例患者病情稳定，2 例患者出现皮肤、淋巴结及肺部转移灶的缩小。另外，Vantomme 等用 MAGE-3 的重组蛋白疫苗与免疫佐剂联合治疗 MAGE-3 阳性的转移性实体瘤患者。结果 24 例患者中，有 23 例在 4 次免疫后出现有意义的抗 MAGE-3 抗体反应，8 例出现针对 MAGE-3 的干扰素（interferon，IFN）水平升高。

2.2 重组病毒疫苗

改良的安卡拉痘苗（modified vaccinia Ankara，MVA）是一种较常用的病毒载体，MVA 中插入 TAA 蛋白 5T4 后，被称为 MVA-5T4，人类 5T4 蛋白表达于多种实体肿瘤表面，一项 Ⅰ/Ⅱ 期临床试验证实，在转移性肠癌中，MVA-5T4 疫苗能够诱导一定效果的体液免疫应答，且与患者的总生存及疾病进展有关。在前列腺癌及肾癌中，也观察到有相应的细胞免疫及体液免疫应答产生。目前一项有 733 名患者参与的 Ⅲ 期临床实验正在开始，目的是探讨 MVA-5T4 能否协同一线治疗药物舒尼替尼，IL-2 或者干扰素联合应用治疗肾癌。除此之外，将肿瘤相关抗原及免疫调节分子如 IL-2 共同插入病毒载体中的方法，也取得了一定的研究成果。例如 MVA-MUC1-IL2 就是将 MUC1 编码序列与 IL-2 编码序列共同插入到 MVA 载体中，并且在肺癌、乳腺癌、前列腺癌中开展了临床试验，表现出一定的临床疗效。

2.3 肿瘤 DNA 疫苗

Tagawa 等采用带有酪氨酸酶表位的质粒局部注射恶性黑色素瘤患者的腹股沟淋巴结，26 例患者经过治疗后，虽然没有观察到肿瘤的消退，但是能检测出针对新的酪氨酸酶表位的免疫应答，其中 16 例患者生存期比预期的生存期延长，经过 12 个月的随访仍然存活。另一项试验采用人酪氨酸酶基因疫苗对 Ⅳ 期自发黑色素瘤的狗进行免疫，结果出现临床缓解、肿瘤消退和生存期的延长，这证实异种 DNA 疫苗对晚期黑色素瘤有潜在的治疗效果。当然这还仅是动物实验，其疗效还需要进一步在人体临床试验中进行验证。

2.4 肿瘤细胞疫苗

一项随机 Ⅲ 期临床试验证实，在肿瘤细胞内导入卡介苗基因，用于治疗术后的 Ⅱ 期和 Ⅲ 期结肠癌患者,经过长期随访发现,虽然肿瘤大小没有明显的变化,但发生了免疫应答的患者,其无病生存期和总生存期均较对照组明显增加。另两项 I 期临床试验结果中,异基因成神经细胞瘤的肿瘤细胞结合淋巴细胞趋化因子和 IL-2 后,对复发难治的成神经细胞瘤患者进行接种,2 名患者获得完全缓解,1 名患者部分缓解。在肾癌患者的肿瘤细胞中导入 B7-1 基因,经皮下免疫后加 IL-2 注射,也取得了较好的临床疗效。最近,Jocham 等在 III 期临床试验中对根治术后肾癌患者进行自身肿瘤细胞疫苗的接种。随访发现免疫接种组 5 年无进展生存率达到 77%,而对照组为 68%,这表明对于能彻底切除的肾癌患者术后进行自身肿瘤细胞疫苗治疗是有益的。

2.5 树突细胞疫苗

DC 疫苗可应用于多种恶性肿瘤患者的治疗。21 例伴血清 PAP 升高的复发转移性前列腺癌患者,采用鼠前列腺酸性磷酸酶(prostatic acid phosphatase, PAP)激活的 DC 疫苗进行治疗,结果 10 例患者出现针对 PAP 的 T 细胞增殖反应。用肽段或肿瘤裂解物刺激的 DC 疫苗,直接注射 16 例转移性恶性黑色素瘤患者的淋巴结,结果有 11 例出现迟发性超敏反应,2 例出现持续的 CR。另外,用肿瘤裂解物刺激单核细胞来源的 DC,并用 TNF-α 孵育成熟后,治疗 20 例晚期胰腺癌、肝癌、胆管细胞癌或甲状腺髓样癌患者,同时每日给予皮下注射 IL-2。其中 18 例患者出现迟发性超敏反应,8 例出现血清肿瘤标志物下降,但未观察到 CR 或 PR。2015 年 3 月,《Nature》杂志报道了一项有关 DC 疫苗的研究,该研究发现将破伤风毒素与巨细胞病毒磷蛋白65(pp65)RNA 联合 DC 疫苗用于治疗人恶性胶质瘤,入组了 12 例患者,相比于对照组的 11.6 个月,接受破伤风注射的患者中一半人生存了 51～101 个月。来自破伤风组的一例患者在治疗 8 年后都没有任何的肿瘤生长,仍然存活。这极大地鼓舞了人们对 DC 疫苗的信心。

3. 目前已经上市或者进入临床试验的肿瘤疫苗

3.1 宫颈癌疫苗

1) Gardasil

Gardasil 是默克公司开发的人乳头瘤病毒(HPV)重组疫苗,是第 1 个由美国 FDA 批准的新型肿瘤预防疫苗。自 2006 年上市以来,已先后获批用于女性预防 HPV6、11、16 和 18 型病毒引发的宫颈癌、外阴癌、阴道癌及相关癌前病变,还可以预防由 HPV 6 型和 11 型引起的女性及男性生殖器疣,以及预防由 HPV6、11、16 和 18 型引起的肛门癌和相关癌前病变。作为一种 4 价疫苗,Gardasil 预防 HPV 感染的成功率 96%,且抗体有效时间可至少持续 4～5 年。患者对 Gardasil 耐受性好,主要不良反应为疼痛、肿胀、红肿、发热和瘙痒,仅有 0.1% 患者因不良反应停药。

2) Cervarix

葛兰素史克公司的 Cervarix 是另一个已上市的 2 价宫颈癌疫苗,用于防治 HPV-16 型和 18 型病毒引起的宫颈癌和癌前病变,也是首个适用于 26 岁以上妇女的宫颈癌疫苗。该疫苗于 2007 年首先在澳大利亚上市,随后在菲律宾、欧盟及美国上市。据一项涉及 14 个国家 18 000 多名女性的大型研究显示,在(34.9±6.4)个月的随访期内,该疫苗对 HPV-16 型和 18 型病毒相关宫颈上皮内瘤变 2+ 的预防有效率为 92.9%。主要不良反应为注射部位疼痛、红肿等局部反应,其他常见不良反应有疲乏、头痛、肌肉疼痛、消化道反应以及关节疼痛等。

3) V503(multivalent HPV L1 VLP vaccine)

V503 是默克公司开发的一个 9 价 HPV 宫颈癌疫苗,用来预防 6、11、16、18、31、33、45、52、58 这 9 型 HPV 病毒引起的宫颈癌,涵盖了 87% 的与 HPV 相关的宫颈癌。在关键的 III 期效能研究中,防止了大约 97% 的由 HPV31、33、45、52 和 58 型引发的子宫颈、阴道和外阴的癌前病变。

3.2 前列腺癌疫苗

1) Provenge(Sipuleucel-T,APC8015)

2010 年 04 月,美国 FDA 正式批准 Dendreon 公司的 Provenge 用来治疗激素无效的无症状或症状轻微的转移性前列腺癌,成为首个被 FDA 批准上市治疗性肿瘤疫苗。Provenge 是一种自体源性树突细胞疫苗,是前列腺酸性磷酸酶(PAP)抗原与粒细胞-巨噬细胞集落刺激因子(GM-CSF)融合剂。这种疫苗必须从每个肿瘤患者血液中提取 DC 细胞,然后在实验室内单独制备。当制备的疫苗输回患者体内后,通过激活效应性 T 细胞,进而辨识并杀灭表达 PAP 抗原的前列腺癌细胞。Ⅲ期临床试验证实,Provenge 可降低前列腺癌患者的死亡风险,总生存期平均延长 4.1 个月。患者普遍对该疫苗耐受性好,主要不良反应为轻度或中度的寒战、疲劳、发热、背痛、恶心、关节痛和头痛,3 级不良反应主要包括一些急性输注反应和中风以及包括出血性和局部缺血性中风等心血管事件,但是发生率较低(低于 3.5%),目前关于 Provenge 如何更有效发挥作用的研究正在进行中。

2) PPROSTVAC

PROSTVAC 是由 Bavarian Nordic 正在开发的一种治疗性癌症疫苗。PROSTVAC 使用病毒(痘苗病毒和禽痘)为载体将三个共刺激分子和 PSA 传递至肿瘤细胞。该病毒载体能够激活针对 PSA 抗原的免疫应答,进而导致免疫系统攻击前列腺癌细胞。根据从随机Ⅱ期临床试验的结果,在 122 例转移性去势抵抗前列腺癌患者中的研究结果显示,中位总生存期较对照组延长 8.5 个月,一项大型Ⅲ期临床试验 PROSTVAC-VF(PROSPECT trial;NCT01322490)于 2011 年 11 月完成志愿者招募。预计到 2016 年底或 2017 年初有初步的结果。

3) ProstAtak

ProstAtak 由美国 Advantagene 公司开发。ProstAtak 使用病毒作为载体来直接递送基因到肿瘤细胞,并随后进行口服抗疱疹药物伐昔洛韦(洛韦),该药物可以杀死含有该基因的癌细胞。ProsAtak 目前正在进行与放疗联合治疗局限期前列腺癌的Ⅲ期临床试验(NCT01436968)。

3.3 黑色素瘤疫苗

1) eltrapuldencel-T(NBS20)

近期,NeoStem 启动了 eltrapuldencel-T(NBS20)治疗 3 期复发或 4 期转移性黑色素瘤的Ⅲ期临床实验。NBS20 实际上是一种 DC 疫苗,其制备方法主要包括:获得患者肿瘤组织样本,分离肿瘤干细胞并体外扩增,射线灭活后配合 GM-CSF 用以刺激 DC 细胞活化。该项试验计划入组 250 位患者,预计在 2022 年 6 月完成所有试验对象的随访。在之前的Ⅱ期临床试验中,NBS20 在转移性黑色素瘤患者中的疗效惊人。其 2 年生存率达到了 72%,中位生存期为 5 年,而对照组为生存率 31%,中位生存期为 16.7 个月。因此,该药物获得 FDA 特殊试验方案评价(special protocol assessment)、快车道地位(fast track designation)、孤儿药(orphan drug)。

2) POL-103A

2012 年 6 月,Polynoma 制药公司与长江生命科技公司联合宣布,启动黑色素瘤疫苗 POL-103A 的Ⅲ期临床项目。该项全球性、多中心、双盲、安慰剂对照的(MAVIS)将招募 1 059 位黑色素瘤患者术后患者。POL-103AⅢ期研究的启动,是基于 2 项之前的Ⅱ期临床研究数据。这些研究的结果表明 POL-103A 显著地改善了无复发生存率(RFS)和总生存期(OS)。并且 POL-103A 安全性也较高。该项目将在 2018 年 10 月完成。

3) CDX-1401

CDX-1401 是一种完全人类单克隆抗体融合蛋白,能特异性结合 NY-ESO-1 肿瘤抗原。在初步的临床研究中,表现出良好的耐受性及抗体、T 细胞诱激活性。2012 年 10 月 Celldex 宣布 CDX-1401 合并 Toll 样受体激动剂雷西莫特和或 Poly ICLC(HiltonolTM)能够诱导广泛而强烈的免疫反应,在实体瘤中具有良好的临床疗效。该试验组中,45 名被证实现有治疗手段均无效的晚期恶性肿瘤患者,接受剂量递增的 CDX-1401 合并雷西莫特和/或 Poly ICLC 接种,2 年的随访及治疗过程中,其中有 13 例患者病情稳定,生存期最高为 13.4 个月,2 个患者肿瘤明显缩小,且无明显的不良反应。

4) HyperAcute™(dorgenmeltucel-L)

Dorgenmeltucel-L 是一种已转基因的黑色素瘤细胞系,在该细胞表面分子中表达 α-半乳糖苷酶。该疫苗注射入患者皮下后,α-半乳糖苷酶能刺激机体产生针对肿瘤细胞系中黑色素瘤抗原的免疫反应。患者的免疫系统随即产生攻击自身黑色素细胞的免疫应答,并摧毁他们。简单来说,即利用外源性黑色素瘤细胞来激活体内自身的抗黑色素瘤免疫应答。在一项 2 期临床研究中,与聚乙二醇干扰素 α 联合应用于ⅢC 期或Ⅳ期转移性病例以及渐进性、难治性或复发性恶性黑色素瘤,取得了较好的耐受性和不错的临床疗效。另外一项Ⅱ期临床试验是利用 Dorgenmeltucel-L 联合 Ipilimumab 对比单药 Ipilimumab 治疗 IV 期恶性黑色素瘤疗效差异,该试验 2014 年 6 月启动,2015 年 7 月完成随访。

5) Talimogene laherparepvec(T-Vec)

T-Vec 通过 2 种重要且互补的方式发挥作用:引发肿瘤组织溶解,同时激发一种抗肿瘤免疫反应。T-Vec 实际上是一种基因工程改造的 1 型单纯疱疹病毒,由于删除了 2 个关键基因 ICP34.5 和 ICP47,因此它不会在健康细胞中复制,但是却可以在肿瘤细胞中得以复制,还能表达 GM-CFS。当 T-Vec 直接注射入肿瘤组织后,能够在肿瘤细胞中复制直至细胞膜破裂导致死亡,同时 T-Vec 能够在肿瘤组织局部释放 GM-CSF,激活机体免疫反应。在最近的一项Ⅲ期临床试验中,163 例接受 T-VEC 治疗的Ⅲ期和Ⅳ期初期阶段的黑色素瘤患者平均存活了 41 个月。相比之下,接受对照免疫治疗的 66 例较早期阶段的患者平均生存期为 21.5 个月。

3.4 肺癌疫苗

1) Stimuvax(L-BLP25)/BLP-25

Stimuvax®(L-BLP25)是 Merk Serono 公司与 Oncothyreon 公司合作开发的一种 NSCLC 疫苗。MUC-1 是一种在多种腺癌中均有表达的肿瘤生物学标志物,具有高度表达、非 MUC 限制性活化细胞毒 T 淋巴细胞等免疫学特性,可作为超抗原与 T 细胞受体多价结合而活化 T 细胞。在晚期 NSCLC 维持治疗中疗效的Ⅱ期临床试验结果中,该疫苗可显著延长Ⅲ期患者生存时间。在 EMR 63325-005Ⅱ期研究中,一线化疗后疾病稳定的ⅢB 期局灶型患者随机分为 L-BLP25 联合最佳支持治疗组和单纯最佳支持治疗组,L-BLP25 治疗组的中位生存时间较单纯最佳支持治疗明显延长(30.6 个月 vs. 13.3 个月)且 L-BLP25 长期治疗的耐受性良好。有 16 例患者 L-BLP25 治疗时间超过 2 年(2.0~8.2 年),最常见的不良时间为注射局部红斑、结节、注射部位疼痛和恶心。所有不良事件均为轻度和中度。尚无证据显示长期接受 L-BLP25 治疗会诱发自身免疫损伤。

2) Belagenpumatucel-L(Lucanix)

Belagenpumatucel-L 由 NovaRx 公司研发,是一种经过基因改造转染了包含免疫抑制因子转化生长因子 β2(TGF-β2)反义转基因质粒的同型异体疫苗,可阻断 TGF-β2 的免疫抑制作用,阻止肿瘤细胞逃逸免疫监视。在 NSCLC 的 Ⅱ期临床研究中发现,Lucanix 无明显的不良反应;使Ⅲ B/Ⅳ期晚期患者的 1 年和 2 年生存率分别达到 68% 和 52%,但是该疫苗的Ⅲ期临床试验(STOP 试验)的结果却没有发现 Lucanix 与对照组之间有明显的差异。

3) TG4010

是利用基因工程技术将 MUC1 与 IL-2 的 cDNA 插入病毒载体制成的疫苗。该疫苗含有 2 个抗原表位,能过好地诱导特异性 T 细胞活化,增加机体的抗肿瘤免疫反应。一项评价 TG4010 与化疗联用的ⅡB 期临床研究结果显示,患者在接受化疗的同时还注射 TG4010 疫苗,与对照组 即单纯化疗组相比,客观缓解的患者中位 OS 明显高于对照组(23.3 个月 *vs.* 12.5 个月)。

4) 其他肺癌疫苗

NSCLC 疫苗还包括了 CIMAvax、MAGE A3、GM. CD40L、NY-ESO 等,均在进行相应的临床试验。在 SCLC 的疫苗中,BEC2/BCG 已被证实对患者无明显生存获益。另外一种疫苗 INGN-225 是一个树突状细胞为基础的 p53 疫苗,前期的临床试验证实对 SCLC 患者有一定生存获益。

3.5 胰腺癌疫苗

1) HyperAcute®-Pancreas(algenpantucel-L, HAPa)

Algenpantucel-L 是来源于两个异体的、经照射的胰腺癌肿瘤细胞系,经转染鼠类 α-1,3 半乳糖转移酶(α-GT)并表达于细胞表面。由于人体并不表达鼠 α-GT 抗原决定簇,当疫苗的鼠 α-GT 抗原簇与体内的抗 α-GT 抗体结合,触发"超急免疫排斥",引发抗体依赖、细胞介导的细胞毒作用 (ADCC)杀灭癌细胞。据一项多中心Ⅱ期临床数据显示,标准术后辅助治疗(含吉西他滨或含氟尿嘧啶方案)联合 Algenpantucel-L 和放射治疗的中位 DFS 为 14.1 个月,1 年的患者总生存率为 86%。该疫苗安全性良好,主要不良反应为注射部位红斑和硬化,未见 3~4 级反应。有趣的是,3 例接受 Algenpantucel-L 治疗后胰腺癌复发患者紧接着进行化疗后获得了影像学完全缓解。在 6~36 个月不等的缓解后时间内,这 3 例患者仍维持完全缓解状态。

2) GVAX vaccine

集落刺激因子因子 GM-CSF 是一种极强的巨噬细胞和树突状细胞活化因子,GM-CSF 基因修饰的肿瘤细胞可以作为一种肿瘤疫苗,称为 GVAX 疫苗。早起的 GVAX 疫苗是通过病毒载体直接感染手术标本获得,由于该方法制备疫苗的步骤繁琐,耗时较长。因此,现在通常采用肿瘤细胞株进行感染,再进行人体皮内注射接种。目前的研究结果证实,GVAX 瘤苗可不同程度地延长疾病进展时间和总体生存期,改善患者生活质量。在一项前列腺癌 GVAX 临床研究中,被注射 GVAX 的 8 例患者,有 3 例至今仍然存活,生存期最长的已超过 15 年。前列腺癌术后患者接受 GVAX 联合标准化疗方案的临床实验中,患者中位 DFS 达到 17.3 个月,中位 OS 达 24.8 个月,术后 2 年内的生存获益明显高于单纯化疗组。

3) NY-ESO-1 抗原疫苗

NY-ESO-1 抗原是近年来发现的一种肿瘤特异性抗原,在乳腺癌、前列腺癌、肺癌、食管癌等 20 多种肿瘤中异常高表达。肿瘤内产生的 NY-ESO-1 抗原能够诱导机体产生有效的抗肿瘤免疫应答,但是作用微弱。为了增强机体免疫系统对于 NY-ESO-1 阳性肿瘤细胞的识别及杀伤,研究人员通过体外基因改造 T 细胞,利用病毒载体将 NY-ESO-1 特异性的 TCR 基因导入患者自身 T 细胞内,从而获得 NY-ESO-1 特异性 T 细胞并回输体内。该方法极大地提高了免疫系统清除 NY-ESO-1 阳性肿瘤细胞的能力。目前 NY-ESO-1 基因改造后的 T 细胞联合 DC 和 IL-2 治疗进展期恶性肿瘤的Ⅱ期临床试验正在进行中,而另外一项 NY-ESO-1 基因改造后 T 细胞治疗多发性骨髓瘤的研究,取得了突破性的成果,结果发表于 2015 年 8 月的《Nature Medcine》。

3.6 肾癌疫苗

1)vitespen(HSPPC-96)

Vitespen 是由美国 Antigenics 公司研发的热休克蛋白 gp96 和患者肿瘤细胞纯化多肽的复合疫苗,于 2008 年在俄罗斯(Oncophage®)率先上市用于肾癌患者的术后辅助治疗,以降低复发风险,是全球批准的第一个个体化肾癌疫苗。全球多中心的Ⅲ期临床研究结果显示,肾癌术后的患者接受 Vitespen 治疗,能够显著改善无复发生存率。虽然,改善者尚未达到一半,但其中 25% 无复发存活期延长约 1.7 年。目前,Vitespen 应用于胶质瘤、恶性黑色素瘤等其他恶性肿瘤的临床试验正在进行之中。

2)AGS-003

AGS-003 是一种个体化的 DC 肿瘤疫苗,通过加载从患者肿瘤组织中扩增的抗原编码 mRNA。当这些树突状细胞被重新引入患者体内,可激发肿瘤特异性的细胞毒性 T 细胞增殖,从而杀伤肿瘤细胞。在前期的临床研究中,21 例接受舒尼替尼联合 AGS-003 治疗的患者中,13 例有临床获益(9 例 PR,4 例 SD);中位 PFS 为 11.2 个月,中位 OS 为 30.2 个月。其中 7 例患者生存达 4.5 年,5 例患者生存超过了 5 年,这包括了结果报道时仍健在的 2 例患者。AGS-003 耐受性良好,只有轻微的注射部位反应。AGS-003 联合标准治疗方案用于转移性肾癌的Ⅲ期临床试验于 2012 年 4 月开始,2016 年 4 月完成。

3.7 结直肠癌疫苗

1)OncoVAX®

OncoVAX® 由经放射处理的患者肿瘤细胞与卡介苗融合而成,通过激活患者免疫系统实现杀灭术后残余肿瘤细胞的目的。OncoVAX® 治疗Ⅱ期结肠癌的疗效显著,患者 5 年中位生存率和 5 年无复发生存率分别提高 25% 和 39%,18 个月内疾病进展率降低 64%。Ⅲa 期临床试验结果显示,在 5 年平均追踪期内,OncoVAX 与对照剂治疗组患者相比,总生存时间增加 33%,而死亡或复发率减少 40%。2015 年 5 月,Ⅲb 期临床试验启动,该研究目的是对比Ⅱ期结直肠癌患者中,单纯手术组与手术联合 OncoVAX® 组,其 PFS 和 OS 的差异。目前正在招募志愿者,初步预计 2022 年完成。

2)Imprime PGG

Imprime PGG 是一种 β-葡聚糖聚合物,目前往往与肿瘤特异性单克隆抗体(MAb)的联合应用,增强抗体介导致的肿瘤杀伤作用。Imprime PGG 主要是激活天然免疫系统,尤其是中性粒细胞的杀伤活性。

4. 结语

过去十多年间,肿瘤疫苗的研发形势喜人,陆续有数十个肿瘤疫苗进入Ⅲ期临床试,但到目前为止取得突破性进展的寥寥无几。大量研究已证明疫苗在肿瘤治疗方面的良好前景,但是疫苗的开发仍存在系列的核心问题。目前亟待解决以下问题:(1)缺乏特异性强的肿瘤特异性抗原(tumor special antigen,TSA)和 TAA;(2)难以进行有效性评价;(3)难以确定最大耐受剂量;(4)缺乏合适的临床Ⅲ期试验的临床终点;(5)需要调控被癌症搅乱的通路,激活癌细胞抑制的免疫通路;(6)如何克服肿瘤的免疫逃避;(7)晚期患者免疫功能低下、个体差异性大、先期治疗带来的免疫抑制问题、免疫应答起效慢;(8)长期安全性等。可以说,肿瘤疫苗要发展成为一个成熟的治疗体系,仍然是任重道远。目前的多种免疫因子以及混合疫苗的制作,或许可能是一个新的方向。同时肿瘤疫苗联合化疗的临床试验也已经陆续开展。我们相信,随着各种相关抗原、载体、佐剂以及技术的开发应用,肿瘤疫苗领域将会日新月异,成为一个进展更加迅速的新兴研究领域。肿瘤疫苗也将为肿瘤治疗提供一个新平台,并必然会在肿瘤的预防和治疗方面体现出优越性,成为肿瘤治疗的重要综合措施之一。

参考文献

[1] 方罗,林能明. 肿瘤疫苗临床研究的最新进展. 中国药房,2012,23(14):1253-1258.

[2] 赵莲君,李琳,邹征云. 恶性肿瘤个体化多肽疫苗的原理与临床研究. 现代肿瘤医学,2014,22(3):676-679.

[3] 彭枫,魏于全. 肿瘤疫苗的临床研究新进展. 癌症,2006,25(8):1059-1062.

[4] Pardoll D. Cancer and the immune system: basic concepts and targets for intervention. Semin Oncol,2015,42(4):523-538.

[5] Rosenberg SA,Yang JC,Restifo NP. Cancer immunotherapy: moving beyond current vaccines. Nat Med,2004,10(9):909-915.

[6] Ahmed MS,Bae YS. Dendritic cell-based therapeutic cancer vaccines: past,present and future. Clin Exp Vaccine Res,2014,3(2):113-116.

[7] Palucka K,Banchereau J. Dendritic-cell-based therapeutic cancer vaccines. Immunity,2013,25;39(1):38-48

[8] Melief CJ,van Hall T,Arens R,et al. Therapeutic cancer vaccines. J Clin Invest,2015,1;125(9):3401-3412.

第十章

肿瘤患者的营养支持治疗

第一节　肿瘤患者营养支持治疗原理及发展史

1. 肿瘤的葡萄糖代谢

正常细胞的葡萄糖代谢主要通过无氧酵解（glycolysis）、有氧氧化（aerobic oxidation）、磷酸戊糖途径（pentose phosphate pathway）、糖异生作用（gluconeogenesis）等 4 条主要途径进行分解代谢，而肿瘤细胞因为线粒体呼吸功能障碍，为了维持细胞生存和满足大分子合成的需要，细胞选择激活另一种能量代谢方式——有氧糖酵解（aerobic glycolysis）（Warburg 效应）。糖酵解是一种相对低效的代谢方式，而癌细胞具有很高的能量需求，这就要求癌细胞增加葡萄糖的摄取和利用。

1.1　肿瘤细胞糖酵解代谢活跃的机制

1）HIF-1α 的激活导致肿瘤细胞糖酵解增加

由于肿瘤组织生长快速、血管结构异常导致其供血减少，因此乏氧是肿瘤细胞普遍存在的状态。乏氧的微环境会激活细胞低氧诱导因子- 1α（hypoxia inducible factor-1α，HIF-1α）基因的转录和蛋白的表达，而 HIF-1α 的激活使葡萄糖转运子糖酵解酶的表达增加并加速糖酵解，结果使乳酸（lactic acid，LA）产生增多，增加肿瘤微环境的酸性进而促进糖酵解；此外，HIF-1α 也能激活丙酮酸脱氢酶激酶（pyruvate dehydrogenase kinase，PDKs），PDKs 使线粒体中的丙酮酸脱氢酶复合体（pyruvic acid dehydrogenase complex）失活，减少葡萄糖来源的丙酮酸（pyruvic acid）进入三羧酸循环（tricarboxylic acid cycle，TCA），因此使氧化磷酸化和氧消耗减少，使肿瘤细胞的糖酵解增加，并在低氧条件下节约氧，因此进一步促进了肿瘤的有氧糖酵解的发生。

2）基因表达的异常改变

糖酵解关键酶或载体活性或数量的改变也与基因的异常改变密切相关，如原癌基因 Ras、Myc 等异常活化，或是抑癌基因如 p53 突变等的失活。癌组织中普遍存在的乏氧微环境会进一步增加这些基因和酶的活性。乏氧和 Ras 蛋白也通过增加 HIF-1α 上调促进糖酵解。HIF-1α 的激活在癌细胞糖酵解相关酶或载体的转录和翻译过程中扮演重要角色。

p73 在人类的肿瘤细胞中，很少发生缺失或突变（小于 0.2%）；相反，它常常呈现为高水平表达。p73 促进了癌细胞中的戊糖磷酸途径，支持了肿瘤细胞的增殖。p73 通过转录调控磷酸戊糖途径上第一步反应的关键酶"葡萄糖- 6 -磷酸脱氢酶（glucose-6-phosphate dehydrogenase，G6PD）"，以此增强该酶的活性。在肿瘤细胞中，由于 p73 高表达，磷酸戊糖途径因此被激活，细胞中大量的葡萄糖通过这一旁路途径被消耗。但这一途径不能产生细胞生长所需要的能量，而只能进行大量的生物合成，产生大量戊糖（核苷酸的组分）和还原型辅酶Ⅱ（还原型烟酰胺腺嘌呤二核苷酸磷酸，曾经被称为三磷酸吡啶核苷酸，triphosphopyridine nucleotide，TPN 或 NADPH）（脂肪合成所需的一种辅酶），用以满足肿瘤细胞快速及无限的生长和清除对细胞有伤害的活性氧簇。

3）线粒体氧化磷酸化功能的损害

有氧糖酵解的另一个重要环节是线粒体功能缺陷，会造成线粒体氧化磷酸化功能的损害。引起线粒体氧化磷酸化功能损害的原因有多种，如线粒体 DNA 变异、电子传递链机能障碍、能量代谢相关酶类的表达异常等。葡萄糖经葡萄糖转运体（glucose transporter，GLUT）进入细胞后经糖酵解生成丙酮酸，在正常条件下丙酮酸在线粒体内进行氧化磷酸化，而在乏氧条件下丙酮酸被乳酸脱氢酶 A（1actate dehedrogenase a，LDHA）还原为乳酸，癌细胞即使在有氧条件下也能将丙酮酸转化成乳酸。癌细胞还具有大量摄入谷氨酰胺（glutamine，Gln）供其生长的能力，Myc 和 p53 分别在不同层面影响细胞能量代谢。Myc 激活或 p53 失活使癌细胞能量代谢向有氧糖酵解倾斜，某些癌细胞线粒体中高浓度的活性氧簇（reactive oxygen species，ROS）抑制了顺乌头酸酶（aconitase）活性，结果柠檬酸（citric acid）被运送到胞质，由三磷酸腺苷柠檬酸裂解酶（ATP citrate lyase，ACL）分解为草酰乙酸（oxalacetic acid，OAA）和乙酰辅酶 A（acetylcoenzyme a，Ac-CoA），OAA 被还原成苹果酸（malic acid）再被运回到线粒体中，在线粒体中苹果酸又被转换成 OAA，在此过程中产生的烟酰胺腺嘌呤二核苷酸（nicotinamide adenine dinucleotide，NADH）抑制三羧酸循环，与 AcCoA 反应生成柠檬酸完成三羧酸循环。AcCoA（包括来自线粒体的）主要用来合成脂肪酸（fatty acids）和胆固醇（cholesterol）。截短的三羧酸循环是不完全的三羧酸循环，几乎不产生能量，但它却为快速生长的肿瘤细胞提供了大量供生物合成的原料。

4）癌细胞能量代谢异常的实现途径

（1）癌细胞的葡萄糖转运载体的活性增高

癌细胞具有很高的能量需求，而糖酵解是一种相对低效的代谢方式，这就要求癌细胞增加葡萄糖的摄取和利用。癌细胞 GLUT 的表达水平明显高于正常细胞。

（2）糖酵解关键酶的活性升高

癌细胞糖酵解增强的重要原因是一些关键酶的基因表达增强，相应蛋白质的合成增加，活性增高。糖酵解的关键酶有已糖激酶（hexokinase，HK）、磷酸果糖激酶-1（phosphofructokinase-1，PFK-1）和丙酮酸激酶（pyruvate kinase，PK）等。

5）癌细胞进行有氧糖酵解的生理意义

（1）首先肿瘤细胞采用有氧糖酵解方式可以代谢更多的葡萄糖，为核酸（nucleic acid）、氨基酸（amino acid）和脂肪酸（fatty acids）等生物大分子的合成提供物质基础。

（2）其次，糖酵解产生的乳酸排出到胞外，使肿瘤细胞局部保持酸性环境，有利于肿瘤细胞对周围组织的侵袭。

（3）磷酸戊糖旁路途径活性增强导致烟酰胺腺嘌呤二核苷酸磷酸（nicotinamide adenine dinucleotide phosphate，NADPH）和谷胱甘肽（glutathione，GSH）的产量增加，两者将会增加肿瘤细胞对氧化损伤和一些化疗药物的抵抗。

（4）糖酵解路径比氧化磷酸化短，所以通过糖酵解方式产生 ATP 的速度比氧化磷酸化更快，更能满足肿瘤细胞快速分裂生长的需求。

葡萄糖是有氧酵解的底物，也是肿瘤组织唯一的能量来源，通过降低荷瘤机体环境的葡萄糖浓度、抑制有氧酵解的信号通路，从而达到干扰肿瘤生长的目的，将成为未来肿瘤治疗的研究方向之一。

2. 肿瘤的氨基酸代谢

氨基酸代谢是生命活动的基础。在肿瘤组织的恶性转化中,由于肿瘤细胞动力学的改变,肿瘤组织存在明显的代谢异常状况,主要表现在肿瘤组织的蛋白质合成及分解代谢增强,但合成代谢超过分解代谢,甚至可夺取正常组织的蛋白质分解产物,合成肿瘤本身所需要的肿瘤蛋白,如肿瘤特异性抗原、肿瘤相关抗原及肿瘤胚胎性抗原,结果可使机体处于严重消耗的恶病质(cachexia)状态。肿瘤的分解代谢表现为蛋白质分解为氨基酸的过程增强,而氨基酸的分解代谢则减弱,可使氨基酸重新用于肿瘤蛋白的合成,这可能与肿瘤生长旺盛有关。

随着代谢组学的兴起,肿瘤的代谢特点越来越受到重视。体内氨基酸是蛋白质合成的原料及其分解代谢的产物,其成分和浓度的改变可反映患者的代谢状况。肿瘤组织的快速生长和细胞无限制增殖需要不断地摄取并大量消耗多种必需氨基酸和非必需氨基酸为肿瘤细胞提供营养物质,从而导致机体氨基酸代谢缺陷,有学者将肿瘤对氨基酸的大量需求称为宿主的"氮陷阱"。随着代谢组学研究的发展,现已证实:

(1)肿瘤细胞摄取利用氨基酸的速度明显快于正常细胞,使宿主某些特定氨基酸的含量降低。

(2)肿瘤组织为满足生长代谢的需求,具有氮原子捕获器的功能,能主动与宿主竞争氮化合物。

(3)肿瘤组织的氨基酸代谢具有器官特异性,在食管癌、骨肉瘤、淋巴瘤、软组织肉瘤以及转移性肿瘤患者的血清氨基酸水平呈现了不一致性。

(4)体外实验表明,肿瘤细胞能选择性地从血浆中摄取某些特定氨基酸来满足自身快速生长的需求,导致机体某些特定氨基酸的含量降低。

在临床上,营养不良是恶性肿瘤患者的常见并发症,据统计 40%~80%的肿瘤患者存在不同程度的营养不良,15%的患者在确诊时 6 个月内体重下降超过 10%,尤其以消化系统或头颈部肿瘤最为常见,而营养不良可使该类患者对手术、化疗、放疗等抗肿瘤治疗的耐受性下降,不良反应增加,机体体力状态下降,重要脏器功能受到损害,生存时间缩短。

肿瘤患者常因伴有营养不良,机体蛋白质的损失引起全身性的组织损耗,而肿瘤却迅速增长,加速患者的死亡。因此营养支持对肿瘤患者非常重要。自从 Dudrick 等证实了完全胃肠外营养的安全性和有效性后,平衡氨基酸代谢广泛地应用于各种肿瘤患者,并取得了显著效果。但也有一些研究表明,如荷瘤动物给予静脉氨基酸营养支持后能够促进肿瘤生长。He 等实验发现,虽然维持机体氨基酸平衡可改善荷瘤鼠营养状况,但也加速了肿瘤的生长,其生长速度与提供氨基酸的量呈正相关。但肿瘤患者氨基酸营养支持后能够促进肿瘤生长尚还缺乏充分的证据。支持肿瘤患者平衡氨基酸营养治疗的依据主要表现在两个方面:

(1)某些特定肿瘤人群可以从营养支持治疗中获益。

(2)成分营养对肿瘤患者有治疗价值,相关报道显示给予谷氨酰胺、精氨酸、ω-3 脂肪酸等免疫、核苷酸等营养物质进行营养治疗,可以达到改善营养,提高免疫力和生活质量,延长患者的生存时间。

氨基酸代谢普遍存在于机体的各组织和细胞中,具有参与机体蛋白质的合成、能量代谢等重要的生理功能,其代谢动力学改变会诱发机体代谢功能的紊乱。肿瘤细胞的恶性发展与摄取氨基酸量有着正相关。理论和临床前期研究表明,无论是氨基酸代谢缺陷理论还是氨基酸衍生药物在肿瘤诊断与治疗中都存在很好的前景。

2.1 谷氨酰胺代谢与肿瘤

谷氨酰胺(glutamine,Gln)是体内最丰富的条件必需氨基酸,也是氨循环最主要的无毒载体,在各种组织中是重要的氮源和能量来源,它的代谢不仅可以提供能量而且为核酸、类脂及其他分子的合成提供前体,所以它是很多细胞生长所必需的,特别是对于快速生长的肿瘤细胞,谷氨酰胺是其能量供应的主要来源,由于肿瘤对谷氨酰胺的大量消耗,有人把肿瘤描述成"氮陷阱"(nitrogen trap)。对重症患者及手术患者补充谷氨酰胺有极大好处,因为谷氨酰胺在炎症反应、氧化应激、细胞保护和改善肠道屏障方面均有重要作用,另外,它还能通过减少胰岛素抵抗改善糖代谢。

1)Gln 与肿瘤生长

与正常组织或细胞一样,肿瘤组织细胞生长也需要丰富的营养,这种营养需要通过与机体竞争,甚至于"掠夺"。在肿瘤的生长中,Gln 是肿瘤细胞的关键能源,肿瘤细胞对 Gln 的转运速度明显高于正常细胞,它通过线粒体膜载体从胞浆转运到线粒体中代谢,在线粒体谷氨酰胺酶作用下产生大量能量供肿瘤细胞增殖分化,其摄取率高于其他任何一种氨基酸。Sandra 等体外培养人类乳腺癌细胞株发现谷氨酰胺合成酶 mRNA 表达水平增高,活性增大,大量的 Gln 被作为代谢燃料被消耗。Collins 等体外培养人类乳腺癌 TSE 细胞株,发现谷氨酰胺合成酶mRNA 表达水平降低,谷氨酰胺合成酶生成受抑制,细胞内谷氨酰胺量逐渐减少。在荷瘤状态下,肿瘤细胞对血浆中 Gln 的摄取率比无瘤机体的任何器官都高 45%,它与小肠黏膜竞争血浆中的 Gln,给小肠黏膜结构带来有害改变,从而导致菌群易位。肿瘤是 Gln 摄取和利用的重要靶组织,富含 Gln 的营养素对肿瘤的分化、增殖具有一定的影响。Charbonneau 等体外培养Sp2/0-Ag14杂交瘤细胞和P3x63-Ag8.653 杂交瘤细胞,分别在培养皿加入 L-谷氨酰胺,结果显示Sp2/0-Ag14杂交瘤细胞的存活能力及细胞总密度明显增加,同时细胞死亡率降低,而 P3x63-Ag8.653 杂交瘤细胞培养后变化较小,可能是由于 P3x63-Ag8.653 杂交瘤高表达 Bcl-xl,而 Sp2/0-Ag14 杂交瘤的 Bcl-xl 表达水平较低,这种抗凋亡基因的表达水平影响了 Gln 营养素的有效作用。

肝癌细胞对精氨酸、苏氨酸、牛磺酸、谷氨酰胺的消耗明显增加。此外,肿瘤的分期也可能影响体内氨基酸水平,随着肝脏储备功能的下降,肝癌患者的酪氨酸、蛋氨酸及苯丙氨酸的浓度升高。

2)Gln 的支持作用

(1)补充 Gln 改善机体代谢

肿瘤组织具有很高的谷氨酰胺酶的活性,大量的 Gln 被作为代谢燃料。有研究显示尽管荷瘤鼠机体 Gln 合成及精氨酸转变成 Gln 量增加,但血浆和肌肉组织中 Gln 水平仍降低,在化疗期间对荷瘤鼠予以全胃肠外营养补充 Gln 可降低机体蛋白质的分解代谢,对食道癌患者口服补充 Gln,可提高淋巴细胞的促有丝分裂功能,降低放化疗期间肠壁的通透性,提高肠道免疫屏障功能。富含 Gln 的饮食可刺激肠道上皮细胞 Gln 载体的活性,增加小肠细胞从肠道内摄取 Gln。

(2)补充 Gln 促进肿瘤细胞凋亡

Gln 是合成谷胱甘肽(glutathione,GSH)的前体之一,GSH 作为哺乳动物细胞内主要的抗氧化剂保护机体细胞免受氧化损伤,肿瘤细胞内 GSH 水平较周围组织高,从而使其具有极高的增值率并且对抗化疗药物,试验研究表明,给二甲基苯并蒽(benz[a]anthracene,7,12-dimethyl,DMBA)诱导的乳腺癌小鼠饮食补充 Gln,可以使机体 GSH 水平升高,而肿瘤细胞 GSH 水平降低,GSH 与氧化型谷胱甘肽(glutathione oxidized,GSSG)比例下降,同时上调促凋亡基因 Bax 和凋亡蛋白酶 caspase-3 的表达,下调凋亡抑制基因 bcl-2,从而促进肿瘤细胞凋亡,抑制其增殖。Liu 等认为给荷瘤鼠补充 Gln 引起肿瘤细胞凋亡是由于机体增多的 GSH 能够清除氧自由基,抑制脂质过氧化反应,这种抗氧化活性的提高抑制了肿瘤细胞的生长信号传导,阻抑自由基对癌细胞增殖的介导,另一方面,过量的 Gln 转变为谷氨酸,谷氨酸作为一种兴奋性氨基酸作用于 N-甲基-D-天门冬氨酸(n-methyl-d-aspartate,NMDA)受体,诱导 Ca^{2+} 进入胞内,当胞内 Ca^{2+} 达到一定浓度时,一氧化氮合酶(nitric oxide synthase,NOS)被激活而促进一氧化氮合酶(nitric oxide,NO)的合成,NO 能抑制肿瘤细胞的生长,甚至直接损伤肿瘤细胞,导致细胞凋亡。Todorova 等对荷瘤鼠管饲 Gln 混悬液,通过蛋白质印迹法(免疫印迹试验,Western blot)法分析肿瘤组织和非肿瘤组织中的胰岛素样生长因子-1(insulin-like growth factors-1,IGF-1)、IGF-1 受体、丝氨酸-苏氨酸蛋白激酶 B(serine/threonine protein kinase b,Akt)、B 淋巴细胞瘤-2(B-cell lymphoma-2,bcl-2)和促凋亡蛋白 Bad(bcl-xl/bcl-2 associated death promotor,Bad),结果显示非肿瘤组织的 IGF-1、IGF-1 受体、Akt、Bcl-2 表达水平明显降低,Bad 水平明显升高,而肿瘤组织上述指标均降低且较非肿瘤组织更低,认为补充 Gln 能够抑制 IGF-1 激活的磷脂酰肌醇—3—羟激酶(phosphatidylinositol 3-hydroxy kinase;PI3-K)/Akt 凋亡信号通路,而此通路为肿瘤生成和延长肿瘤细胞存活时间的重要通路。

(3) Gln 对免疫系统的影响

Gln 能够调节淋巴细胞及其他免疫细胞的活性,提高机体的免疫功能。研究发现补充 Gln 明显提高 IL-2 的生成,流式细胞仪显示淋巴细胞的分裂增殖及存活能力增强,同时 Gln 下调 CD95 和 CD95L 的表达,上调活化 T 细胞 CD45RO 和 Bcl-2 表达,使 CD95 介导的 caspase 活化受到抑制,活化 T 细胞的 caspase-3 和 caspase-8 活性降低,另外,Gln 明显增加活化 T 细胞的 GSH,降低活性氧水平,通过这一系列机制抑制活化 T 细胞的凋亡。单核巨噬细胞、淋巴细胞、肠上皮细胞在体外培养时均需要 Gln,接受 Gln 营养的动物肠相关淋巴组织中淋巴细胞数明显增加,IgA 水平升高,菌群移位率降低。同时 Gln 通过调节生长因子和细胞因子的产生而加强吞噬细胞和中性粒细胞的杀菌功能,Gln 促进巨噬细胞产生 NO,而 NO 在抗胞内病原体中是主要的细胞溶解效应分子。在体实验显示,肿瘤细胞对血浆中 Gln 的摄取量比正常细胞高 45%,它与机体小肠黏膜竞争血浆中的 Glu,造成小肠结构损伤,成为菌群易感染部位。

2.2 精氨酸代谢与肿瘤

精氨酸(arginine,Arg)是一种半必需氨基酸,它是尿素循环的中间产物和蛋白质、多胺、肌酸及 NO 生物合成的前体物质。精氨酸参与淋巴细胞内的代谢过程,在免疫防御及免疫调节、维持和保护肠道黏膜功能及肿瘤的特异性免疫方面发挥重要作用。

Harper 早在 1958 年就进行精氨酸抑制肿瘤增殖研究,通过结直肠癌荷瘤裸鼠 p53 基因研究发现:机体荷瘤状态下 Arg 的需求量明显增加,超过机体 Arg 的合成,导致 Arg 缺乏,影响机体的营养状态;补充精氨酸能抑制肿瘤细胞增殖和肿瘤生长,降低肿瘤细胞转移率和复发率,改善宿主细胞生存率。同时提出了"氨基酸平衡障碍"(aminoacid imbalance)的概念,并主张营养支持疾病的治疗。许多学者利用这一理论,通过人为地改变机体中氨基酸的量及比例,使机体某种氨基酸过量或减少乃至缺失,从而达到抑制肿瘤细胞内蛋白质合成以及发生氨基酸代谢紊乱,既抑制肿瘤生长,又能改善患者的营养状况。

1) 对机体代谢的影响

在机体荷瘤状态下精氨酸的需求量明显增加,超高机体精氨酸合成,导致机体精氨酸缺乏,从而给机体组织功能带来不良影响,包含精氨酸的营养物质可以提高机体"正氮平衡",刺激精氨酸在肝内运输。Sprayue-Dawley 大鼠经皮下接种 Walker256 癌肉瘤细胞后以 1% 精氨酸溶液代替饮用水饲喂大鼠,治疗后肿瘤体积和重量显著减少,肿瘤蛋白质合成率、分段生长率均显著减少,而肿瘤蛋白质分段降解率则无明显改变,精氨酸也影响宿主蛋白质代谢,肝脏蛋白质合成率以及整体蛋白质分段合成率也明显减少,但肌肉蛋白质合成则无明显改变,结果表明,补充精氨酸可减少肿瘤蛋白质的合成和抑制肿瘤的生长,同时也使宿主蛋白质代谢发生改变。精氨酸对机体其他方面的代谢亦具有一定影响。对荷瘤鼠予以富精氨酸的全胃肠内营养,结果显示肝、肾内酮体浓度降低,血液乳酸、丙酮酸盐水平下降,同时血糖及肝、肿瘤组织中葡萄糖浓度均降低,考虑可能与精氨酸促进胰岛素分泌有关。

2)提高荷瘤宿主免疫功能

荷瘤宿主往往存在免疫功能低下,精氨酸通过多种途径提高其免疫功能。精氨酸可增加 CTL 和 Th1 的产生和功能,促进淋巴细胞增殖,使淋巴细胞对有丝分裂原 PHA 的反应显著提高。宋京翔等对 40 例结直肠患者术后予以富含精氨酸的肠内营养物质,7 天后检测免疫功能显示,$CD4^+$ T 细胞数量增加,$CD4^+/CD8^+$ 上升,NK 细胞活性增强,脾单核细胞分泌的 IL-2 水平增加。有资料显示 NO 及富含精氨酸的饮食能提高荷瘤鼠吞噬细胞的吞噬功能。NO 促进巨噬细胞的游走、吞噬和激活,被激活的巨噬细胞可释放 TNF-β 和溶解体酶杀伤肿瘤细胞,抑制肿瘤细胞的线粒体呼吸,抑制三羧酸循环中顺乌头酸酶,破坏癌细胞的 DNA 合成。

3)对肿瘤的抑制作用

(1)通过 NO 诱导肿瘤细胞凋亡

精氨酸在体内经一氧化氮合成酶(nitric oxide synthase,NOS)催化生成一氧化氮(nitric oxide,NO),NO 在抑制肿瘤生长方面发挥重要作用。NO 触发肿瘤细胞凋亡通过多种机制:

① 诱导应激蛋白生成,使线粒体破裂,细胞色素 C 释放,激活 caspase-3、caspase-9,通过内源性途径诱导细胞凋亡。

② 促进 p21 蛋白及 G2/M 细胞周期"检查点"蛋白表达水平增加。p21 是细胞周期内通用性抑制物,通过抑制细胞周期依赖性蛋白激酶(cyclin-dependent protein kinases,CDK)的激活而阻滞 G1/S 的过渡。

③ 肿瘤存活素在大多数肿瘤细胞中表达,它具有抗凋亡和促有丝分裂的功能,NO 通过 p38MAP 激酶通路下调肿瘤存活素的表达。Cook T 等报道 NO 通过促进 p53 基因 15 位丝氨酸磷酸化而激活结直肠癌荷瘤裸鼠 p53 基因,使线粒体破裂,细胞色素 C 释放,通过内源性途径诱导肿瘤细胞凋亡。

(2)抑制肿瘤细胞的多胺合成

多胺(polya mine)是腐胺、精胺及亚精胺的总称。一些研究表明,多胺可促进 DNA 合成,当加入外源性多胺时,可逆转 DNA 合成的抑制,多胺在体内外均能促进肿瘤细胞蛋白质合成,这可能与多胺结合到 RNA 的核蛋白体上而稳定了其结构与功能有关。肿瘤细胞多胺代谢活跃,多胺是其迅速分裂、增殖所必需的。有研究证实,过量的精氨酸能通过抑制鸟氨酸脱羧酶活性来抑制多胺的生物合成。

2.3 支链氨基酸与肿瘤关系

支链氨基酸(branched chain amino acid,BCAA)(亮氨酸、缬氨酸、异亮氨酸)作为氮的载体,不仅在机体蛋白质合成和分解中发挥着重要的调节作用,同时也是供能底物和其他氨基酸(如 Glu)的合成底物以及维持机体氮平衡的关键因素,因为 BCAA 能维持机体蛋白质合成与分解的平衡,所以 BCAA 是肿瘤生长必需的一类氨基酸,其中缬氨酸(L-Val)的高摄取是肿瘤氨基酸代谢的特点之一。实验证明,肿瘤组织和细胞中缬氨酸代谢旺盛,肿瘤细胞中 BCAA 浓度高于周围正常组织。在肿瘤生长过程中,可利用这些氨基酸作为能源,在三羧酸循环中获得更多能量。

1)对荷瘤机体的营养支持

支链氨基酸在机体蛋白质合成和分解中发挥重要调节作用。BCAA 具有能量底物、糖元异生底物和肌蛋白调节剂的作用,BCAA 能在外周被氧化作为能源,可以在不增加肝脏负担的情况下增加能量的摄入,并可作为糖元异生的底物,其体内氧化与丙氨酸合成间有一个循环代谢机制,可以为机体提供大量的能量,补充 BCAA 可减少肌肉蛋白和肝脏等内脏蛋白的分解,促进蛋白合成,纠正负氮平衡。因此 BCAA 能够缓解肿瘤患者恶液质。需要指出的是,在正常机体、肿瘤患者及体外试验中均证实,Leu 还是调节机体蛋白合成,抑制蛋白分解的重要因素。荷瘤动物骨骼肌中的亮氨酸被高度氧化分解,饮食补充亮氨酸可减少荷瘤动物蛋白质的过度消耗。

2) 支链氨基酸与肿瘤生长

支链氨基酸的营养支持虽然能够改善机体负氮平衡,但也有促进肿瘤生长的危险。有报道显示结肠癌组织中支链氨基酸浓度高于周围正常组织,认为癌组织利用这些氨基酸作为能源,在三羧酸循环中获得更多能量。

支链氨基酸的不平衡状态对肿瘤细胞的生长和形态均有负性作用,有报道认为增加亮氨酸,限制缬氨酸(valine,Val)可以抑制肿瘤细胞的增殖,提高其对化疗药物的敏感性。肿瘤细胞生长对 Val 有大量需求,限制 Val 后引起相对不足可致肿瘤细胞结构蛋白和酶蛋白合成迟滞,能量代谢受阻,ATP 缺乏,细胞膜通透性增加,使抗癌药物更易进入细胞,进一步干扰细胞代谢,核酸代谢受阻,DNA 合成障碍。亮氨酸(leucine,Leu)和 Val 都是支链氨基酸,有类似的分子结构,使用共同膜转运系统和支链氨基酸转氨酶系,拥有类似的代谢途径。在跨膜转运、细胞内代谢等多个方面相互竞争。因此,Val 不足时增加 Leu 的量,使肿瘤细胞对 Val 的摄取和利用进一步减少,增强了肿瘤细胞内 Val 的缺乏状态。但作为必需氨基酸,Val 完全缺乏也会影响宿主的营养状况,出现体重减轻、腹泻、低蛋白血症、脂肪肝、骨髓抑制等不良反应。

另外,支链氨基酸与肝细胞代谢关系密切,在体外无血清的培养基中培养肝癌细胞,加入支链氨基酸可以抑制肝癌细胞的生长,促进培养基中白蛋白 mRNA 的表达,支链氨基酸与芳香族氨基酸摩尔比越高,对肿瘤细胞的抑制作用越强。

营养支持对于恶性肿瘤患者来说是一把"双刃剑",它能改善患者营养状况,也有促进肿瘤生长的危险。但越来越多的研究证实,诸多的免疫营养支持物质不但不会促进肿瘤增殖,甚至能够提高机体免疫功能,诱导肿瘤细胞凋亡,与化疗药物具有一定的协同作用。因此这些物质在肿瘤治疗中具有广阔的前景。

3. 肿瘤患者的脂代谢

3.1 肿瘤患者脂代谢异常

肿瘤患者的脂肪代谢改变主要表现为内源性脂肪水解和脂肪酸氧化增强,甘油三酯转化率增加,外源性甘油三酯水解减弱,血浆游离脂肪酸的浓度升高。脂肪分解和脂肪酸氧化增加导致机体体脂储存下降,脂肪动员增加,体重丢失。癌症患者在禁食和摄食状态下,内源性贮存脂肪和外源性摄入脂肪的清除率增加,葡萄糖摄入后也不能抑制脂肪分解,而且脂肪酸继续氧化。因此,脂肪消耗成为肿瘤恶病质的主要特征之一。研究发现,肿瘤患者的脂肪代谢变化在肿瘤发生的早期即已存在,肿瘤患者在体重丧失前就已经存在游离脂肪酸活动增加现象,即使给予外源性营养支持,也不能抑制体内脂肪的持续分解和氧化。事实上,脂肪酸是荷瘤状态下宿主利用的主要能源物质,宿主和荷瘤对脂类的利用均增加。脂肪分解增加时,部分由脂肪分解而来的脂肪酸再酯化为甘油三酯,表现为甘油三酯和脂肪酸循环增强,该循环过程需要消耗能量,导致机体的能量消耗增加,也可能是间接导致机体组织消耗的诱因。Wilson 等测定了结肠、直肠癌患者脂肪清除率以及手术和 TPN 对清除率的影响,结果发现多数癌症患者的脂肪清除率增加。在根治术后 12 周重新测定,多数患者的脂肪清除率接近正常,接受 TPN 的患者脂肪清除率下降。

肿瘤患者脂肪代谢改变与某些细胞因子和肿瘤代谢因子的作用有关,这些因子包括瘦素(leptin)、脂联素(adiponectin)、TNF-α、IL-6、IL-8 和脂裂素(脂肪动员因子,lipid mobilizing factor,LMF)等,具体作用机制目前尚未完全阐明。

人体储存于脂肪细胞中的甘油三酯(triglyceride,TG)的水解主要由激素敏感性甘油三酯脂肪酶(hormone-sensitive triglayceride lipase,HSL)控制,该酶是脂肪细胞内使 TG 逐步水解为甘油(glycerol,GL)和游离脂肪酸(free fatty acid,FFA)的限速酶,受激素调控。脂解激素包括肾上腺素、去甲肾上腺素及胰高血糖素等能直接激活 TG 脂肪酶,促进脂肪细胞内脂滴分解,生长激素、甲状腺素及肾上腺皮质激素具有协同作用,而胰岛素的作用则相反。肿瘤患者因为肿瘤组织生成的或刺激宿主体内生成的脂解激素水平升高、胰岛素耐受等因素,内源性脂肪分解加速,体内游离脂肪酸与甘油的转化和氧化加速,加快了内源性脂肪消耗。但也有不同的观点,有著者发现与饥饿、创伤等良性病变引起的营养不良患者相比,在脂肪代谢过程中,肿瘤患者甘油的更新率并没有显著变化,而甘油的廓清率显著下降,认为肿瘤患者脂肪丢失主要原因并非脂肪分解加速,而是脂肪从脂双层动员加速,超过机体的利用。

Korber 等人的研究显示,与胃肠道良性疾病患者相比,胃肠道肿瘤患者的脂肪氧化率有显著的升高,其中体重下降的肿瘤患者上升得尤其明显(92%),体重稳定的肿瘤患者则上升了42%,两者之间差异有显著性。他们的研究还发现对于外源性长链脂肪酸(long chain triglycerides,LCT)的氧化利用率显著增加,而中链脂肪酸(medium-chain triglycerides,MCT)和中长链脂肪酸(MCT/LCT)的利用率无明显变化。

脂蛋白脂酶(lipoprteinlipase,LPL)是体内一种重要调节脂肪分解的酶,被存在于乳糜颗粒(chylomicron,CM)和极低密度脂蛋白(very low density lipoprotein,VLDL)中的载脂蛋白 ApoC 激活后,水解循环中的 TG 水解成为 FFA 和 GL,使得循环中的 CM 的外源性 TG 以及由肝细胞生成释放入循环的 VLDL 中的 TG 下降。肿瘤患者的 LPL 活性下降从而导致循环中 TG 水解减少,引起 CM、VLDL 等血脂升高。LPL 下降程度与体重下降程度相关,乳腺癌患者,体重下降最不明显,其 LPL 水平基本正常,而肺癌患者体重丢失明显,LPL 的活性下降。因此肿瘤患者 LPL 活性下降,反映机体对外源性脂肪利用降低。Younes 等在荷瘤小鼠观察到血浆 FFA 清除率增加、TG 生成增加、肝脏分泌 VLDL 增多,血浆 VLDL、CM 清除率下降,他们认为是脂解作用增强所致。他们的实验结果还显示在肿瘤切除 7 天后上述异常改变恢复正常。

最近的研究显示许多肿瘤包括结肠癌、前列腺癌、卵巢癌、子宫内膜癌、乳腺癌表达脂肪酸合成酶的程度要远远高于正常组织,因此研究脂肪酸合成酶的抑制因子的抗肿瘤作用具有重要意义,但还有待进一步深入探讨。

3.2 醚脂刺激肿瘤生长

癌细胞以加快的速度分裂和增殖,为此它们需要脂质来装配细胞膜,癌细胞以不同于正常细胞的方式代谢脂质,生成并利用大量的脂质。脂质在细胞结构中发挥各种用途,脂质还能够发送信号,刺激癌症生长。在高度侵袭性肿瘤中醚脂(ether lipid,一类较难分解的脂质)的水平尤为升高。Daniel Nomura 靶向了一种已知对醚脂形成至关重要的酶:烷基甘油酮磷酸核酶(alkylglycerone phosphate synthase,AGPS),通过敲除该酶基因可大大削弱侵袭性癌细胞扩散及生长肿瘤的能力,证实了当正常细胞癌变时 AGPS 表达升高,失活 AGPS 大大地降低了癌细胞的侵袭性;AGPS 酶失活的小鼠体内不存在肿瘤,而该酶没有失活的小鼠快速地形成了肿瘤。从而为开发癌症治疗提供了一个有前景的新靶点——AGPS 抑制剂,AGPS 抑制剂可以抑制肿瘤形成和生长。

3.3 ω-3 脂肪酸与肿瘤关系

ω-3 系多不饱和脂肪酸,属必需脂肪酸,包括 α-亚麻酸(α-linolenic acid,ALA)、二十碳五烯酸(eicosapentaenoic acid,EPA)和二十二碳六烯酸(docosahexaenoic acid,DHA)。A-亚麻酸作为 ω-3 族脂肪酸的前体,在体内经去饱和与延长反应,生成 EPA、DHA 等。近年研究结果显示,ω-3 脂肪酸对抑制肿瘤发生、恶性增殖及促凋亡均具有重要作用。

1) ω-3 脂肪酸对机体代谢的影响

荷瘤机体均具有明显蛋白质分解代谢增加从而导致恶液质,体外实验也显示肿瘤细胞培养基中蛋白质分解增强。在恶液质状态下,ATP-泛素依赖蛋白水解通路在肌肉水解过程中发挥重要作用,EPA 通过抑制该通路而抑制骨骼肌蛋白质的分解代谢,从而延缓机体体重的下降;另外,荷瘤机体体重下降过程中,功能性蛋白酶体活性明显提高,补充 EPA 后,功能性蛋白酶体活性完全受抑制,同时 20 s 蛋白酶体 a 亚基和 P42 调节基因表达降低,肌球蛋白表达升高。

2) 抑制有丝分裂效应

ω-3 脂肪酸通过抑制肿瘤细胞的有丝分裂而降低肿瘤的增殖活性。Sung 等证实 DHA 可逆转 HepG2 肝癌细胞蛋白激酶 C 活动抑制细胞分裂。Ras 癌基因的产物 p21ras 蛋白能与 GTP 结合,向细胞内传递生长信号,有研究显示 ω-3 脂肪酸通过抑制 Ras 蛋白的表达与活性而抑制肿瘤的增殖。环氧化酶-2(cyclooxygenase,COX-2)是各种内源性前列腺素合成的限速酶,前列腺素 E2(prostaglandin e2,PGE2)通过自分泌或旁分泌途径作用于同种细胞或邻近周围组织其他类型的细胞,与细胞的内源性致热源(endogenous pyrogen,EP)受体通过 G 蛋白偶联途径及核内过氧化形酶增殖体激活受体(peroxisome proliferators-activated receptors,PPARs)促进细胞生长。ω-3 脂肪酸通过抑制 COX-2 的表达而抑制肿瘤细胞的增殖。

3) 促进肿瘤细胞的凋亡

Heimli 等在高表达脂酰 coA 合成酶(acyl-coa synthetase,ACS)的 Ramos 癌细胞株中加入 triacsin C(一种 ACS 抑制剂)进行体外培养,结果 EPA 减少 70%,EPA 活性降低,癌细胞凋亡数量减少 90%。ω-3 脂肪酸通过抑制花生四烯酸(arachidonic acid,ARA)及花生四烯酸代谢产物 PGE2 的合成,促进其凋亡。Hofmanova 在研究 DHA 对人类结肠癌细胞 HT29 发现,DHA 能够① 促进细胞内活性氧(reactive oxygen species,ROS)产生,引起细胞膜脂质过氧化;② 促进 caspase-3,8,9 激活;③ 抑制间质金属蛋白酶(matrix metalloproteinase,MMP)活性,通过上述机制促进细胞凋亡的发生,流式细胞仪显示 S 期细胞百分比降低,G0~G1 期细胞百分比升高,悬浮细胞和凋亡细胞数量增加。Bcl-2 家族在调节细胞凋亡中作用肯定。DHA 可促使 Bcl-2 家族凋亡抑制基因失活,同时增加促凋亡因子的表达,另外 ω-3 脂肪酸还通过阻断 NF-κB 活化促进凋亡。

COX-2 具有广泛的促肿瘤活性,它通过:① 产生的 PGE2 实现抗凋亡因子 Bcl-1、Bcl-2 和 Mch-1 表达亢进,抑制 Fas 配体所致凋亡;② 能抑制非典型蛋白激酶 C 活性的 par-4 表达;③ 通过抑制线粒体的细胞色素 C 的漏出及 caspase-3,9 激活而抑制肿瘤细胞凋亡。ω-3 脂肪酸中的 α-亚麻酸可以通过抑制 COX-2 的表达而诱导肿瘤细胞凋亡。

尽管 ω-3 脂肪酸能在体外诱导各种不同的肿瘤细胞凋亡,使其细胞周期停止,但并非对所有的肿瘤细胞均具有诱导凋亡作用。三种不同的肝癌细胞 HepG2(含野生型 p53)、Hep3B(含内源性 p53)、Huh7(含突变型 p53),在体外接受 EPA 处理,结果显示 HepG2 细胞活性降低,EPA 对细胞的作用具有时间-剂量关系,而另外两种细胞活性则无改变,在 HepG2 细胞内观察到 EPA 可使细胞核内 p53 短暂集聚,从而上调 Fas mRNA 和蛋白质的表达,EPA 诱导的 HepG2 凋亡几乎能够完全被 FasL 反义寡核苷酸所抑制,可见 EPA 的促凋亡是通过 Fas 介导的,而肿瘤细胞中野生型 p53 基因的存在是 EPA 发挥抗肿瘤作用的前提。

4)ω-3 多不饱和脂肪酸对肿瘤恶病质的治疗作用

ω-3 多不饱和脂肪酸(ω-3 polyunsaturated fatty acid,ω-3PUFA)对肿瘤及其恶病质具有一定的治疗效果,其可能机制在于:① 抑制促炎促增殖物质合成:ω-3 PUFA 可抑制促炎因子的产生和花生四烯酸衍生物的促炎作用和促进细胞增殖作用,可通过抑制 NF-κB 来减少 COX-2 的表达,还减少了由 NF-κB 诱导产生的其他细胞因子对肿瘤细胞的促进作用。② 调节癌基因的表达来抑制肿瘤细胞生长:ω-3 脂肪酸可通过降低肿瘤转录因子 Ras 和 AP1 的活性,影响基因表达和信号转导。③ 修复程序性细胞凋亡:ω-3 脂肪酸促进肿瘤细胞凋亡的可能机制包括改变细胞生物膜的特性,启动脂质过氧化,影响信号传导途径,改变基因蛋白和阻滞细胞周期等,最终导致肿瘤细胞的死亡。ω-3 PUFA 修复细胞功能性凋亡是通过下调 NF-κB,然后依次下调 COX2 的表达和 Bcl-2 家族基因的表达。④ 抑制肿瘤血管生成:ω-3 PUFA 可通过改变前列腺素产物和抑制蛋白激酶 C 来实现对肿瘤新生血管形成的抑制作用。⑤ 介导肿瘤细胞分化:已有研究表明 ω-3 PUFA 能引起乳癌细胞的分化。研究发现,二十碳五烯酸(EPA)可以干扰 PIF 对 NF-κB 的激活和蛋白降解,从而逆转骨骼肌的消耗。临床研究证实,ω-3 PUFA 能增加胰腺患者的瘦组织群,改善生活质量。

4. 食物纤维素

一般认为膳食纤维与肿瘤呈负相关,膳食物质主要以谷物、蔬菜及水果的摄取为主。2001年在法国里昂举行的欧州营养和癌症研讨会上,专家一致强调了食物纤维的防癌作用。9 个国家对 40 万人的调查结果显示,提高食物中纤维含量可使大肠癌(结肠癌、直肠癌)的发生风险降低 40%;有研究报告高纤维食物尚可减少食物中胆固醇吸收,使以胆固醇为原料的女性激素合成减少,使女性月经初期推迟,而月经初潮过早会促进乳癌发生,换句话说,摄食高纤维饮食可减少乳癌的发生率。

食物纤维分可溶性和不溶性两类。不溶性食物纤维主要是植物细胞壁的成分,不溶于水,能吸收水分,软化粪便,使粪便中有害物质不易与肠壁接触;可溶性纤维在胃肠道遇水后与葡萄糖形成粘胶,与胆汁酸结合,减少毒性胆汁酸的致癌作用。可溶性和不溶性食物纤维均可增加大便容量,并增加肠内有益菌数量,这些均有防癌作用。已有证明麸皮能降低某些化学物质的致癌作用,纤维素起保护作用,防止化学物质诱发肿瘤。

可溶性食物纤维主要有豆胶、果胶、树胶、藻胶和植物粘胶等,在豆类、水果、紫菜、海带中含量较高;不溶性食物纤维包括纤维素、半纤维素、木质素和甲壳质素,存在于谷类、豆类的外皮和植物的茎、叶和虾壳、蟹壳等。华人饮食中的"面筋"主要原料是麸皮,含有丰富的植物纤维,其他作为东方民族主食的玉米、黄豆,常食的水果如椰子、橄榄等,所含纤维量均在每 100 克中 5 克以上。美国医学研究所建议,成人每日摄取的食物纤维量在男性为 38 克,女性为 25 克。依此量计算,每人每日至少要食蔬菜 4 公斤。这实际上是不可能的,因此应了解哪些食物含纤维较多,食物多样化、粗细搭配、尽量选用含纤维多的食品,以有目的地增加饮食中纤维摄入量。

在食物纤维中,值得一提的是甲壳质(chitin)。该物质存在于蟹、龙虾和贝类的甲壳中,具有多种生理功能,被誉为人类继蛋白质、维生素、脂肪、碳水化合物、无机盐后的第六大生命要素。近年来发现,甲壳质,尤其是其多糖类成分壳聚糖,具有抗癌作用,表现在:

(1)直接杀灭癌细胞。将癌细胞移植给小鼠,使其生皮肤癌,然后分成两组,一组给壳聚糖,另一组不给,结果前一组癌消失,后一组全部死亡;

（2）抑制癌细胞释放的毒素，增加食欲，改善贫血；

（3）活化淋巴细胞，增强免疫功能。人体内淋巴细胞能杀灭癌细胞，其作用在 pH7.4 的环境下最活跃。壳聚糖能使体内 pH 增高，从而为淋巴细胞杀灭癌细胞提供良好条件；

（4）阻止肿瘤血管新生，抑制癌细胞转移。癌细胞转移必须经过血管。在血管壁表面有一种黏附分子，癌细胞首先与该分子附着、结合，再通过血管转移到他处。壳聚糖能与黏附分子竞争性结合，从而阻止癌细胞与黏附分子结合，也即减少癌细胞转移。

（5）壳聚糖有通便作用，预防结、直肠癌。

5. 维生素

5.1 维生素 A

对肿瘤的大部分研究是集中在早期发现恶性细胞并毁坏它们，或防止环境中的致癌因素与容易感染的组织接触，但很少有人企图在细胞与致癌因素接触后，以及细胞转变为恶性的阶段研究如何设法逆转。Maugh II 报告了美国国立卫生研究院（national institutes of health, NIH），以国立癌症研究所（national cancer institute, NCI）为主成立了一个研究小组，专门研究维生素 A 与肿瘤发生的关系，他们认为有效的逆转因子之一是维生素 A 及其衍生物。

一般肿瘤的发生与成长分三期，即开始，肿瘤前期与形成。肿瘤前期是从开始期向形成期转变，一般在人需要 20 年，肿瘤前期的细胞如何变化，人们了解不多，但有一点是清楚的，即肿瘤前期的细胞会进行修补，并自行恢复正常。维生素 A 的主要作用是使基因已改变的少数细胞发生逆转。

维生素 A 的功能之一是使上皮细胞分化成特定的组织。因为肿瘤细胞的发生与上皮细胞分化能力的丧失有关。所以维生素 A 在防止肿瘤的发生中起了重要作用。上述小组中的很多科学家发现在长期缺乏维生素 A 的动物中，致癌因子容易使这些动物发生肿瘤。

NCI 的 Sporn 与 Kaufman 发现维生素 A 缺乏的田鼠所分离的气管，在培养液中比正常健康田鼠气管，其 DNA 与各种致癌因子的结合更紧密。缺乏维生素 A 动物的肿瘤发生率比不缺乏的发生率要高。麻省理工学院（MIT）的 Newberne 与 Rogers 发现缺乏维生素 A 大鼠，因与致癌因子黄曲霉素 B_1 接触后，大肠癌的发生率比对照显著升高。虽然这些结果还是初步的，但非常重要。

此外，补充维生素 A 或它的衍生物能预防肿瘤。例如 Kaufman 发现在田鼠气管的培养液中，加入醋酸视黄酯（retinoic acid ester）能抑制致癌因子与 DNA 的结合，Chopro 发现视黄醇及衍生物加入到小鼠前列腺培养液中，能抑制致癌因子的作用，并使致癌作用逆转。

有些研究甚至证明维生素 A 及它的衍生物对已形成的肿瘤有治疗作用。发现 Swarm 大鼠移植软骨肉瘤以后，补充维生素 A 衍生物（1,3-顺式-视黄醇）能抑制肉瘤生长。Bollag 发现视黄醇能使小鼠因致癌因子诱发的乳头瘤的体积缩小。Bollag 还发现视黄酸类似物还能使人体的鳞状细胞与基底细胞癌消退。

关于维生素 A 抑制肿瘤生长的机制了解得很少。有人认为它可能抑制体内活化致癌因子的酶。但 Metzler 认为维生素 A 化合物能刺激对抗肿瘤的免疫系统。他发现棕榈酸视黄酯比另一对肿瘤有免疫反应的卡介苗（BCG）能产生强 100 倍的抗肿瘤作用。因此，有些科学家认为维生素 A 对肿瘤的防治作用，也许是防治肿瘤问题中最重要的发现之一。但服用大剂量维生素 A 会产生毒性反应。因此他们建议目前重要的课题是如何合成与筛选没有毒性作用的新维生素 A 衍生物，来预防与治疗肿瘤。在这一问题未解决之前，不宜过分宣传用维生素 A 来治疗肿瘤，以免大剂量的服用而引起维生素 A 过多或中毒。

5.2 B 族维生素

B 族维生素是一大类,包括 B_1(硫胺酸)、B_2(核黄素)、B_3(烟酸、PP、尼克酸)、B_6(吡多辛)、B_{12}(钴氨素)、维生素 B_{17}、泛酸、叶酸、肌醇、胆碱、生物素等。B 族维生素是水溶性,是构成体内辅酶的主要成分,影响机体的生化代谢。

20 世纪 40 年代,纽约皮肤病与癌症医院的专家发现复合维生素 B 可以使口腔软组织的癌前期病变的损害消失。不久,加拿大医学院学者又发现缺乏 B 族维生素的妇女易患生殖道癌症。

随着研究的深入和科学技术的发展,人们开始探索单个的 B 族维生素在防癌抗癌中的独特作用,并取得令人兴奋的结果。

1972 年,有人发现正常细胞里有烟酰胺,而癌细胞里却始终没有。实验时将烟酰胺加入癌细胞后,可以阻止癌细胞里不正常的蛋白质合成。1980 年,专家们发现维生素 B_6 对辅助治疗膀胱癌很有效,可以遏制癌细胞的发展和扩散。

近年来,专家们发现,叶酸、核黄素等都具有一定的防癌抗癌作用。荣获诺贝尔生理学和医学奖的沃伯格认为,维生素 B_2、烟酸和泛酸都是强大的抗癌武器。

B 族维生素的主要功能是调节生理代谢过程,如果严重缺乏,就会干扰机体的正常运转,从而诱发癌症。

维生素 B_1 是水溶性维生素。和所有 B 族维生素一样,多余的 B_1 不会贮藏于体内,而会完全排出体外。所以,必须每天补充。

值得注意的是,正常饮食中的维生素基本可满足人体需要,不必过多地服用补充片剂,否则可能引起不良反应。

5.3 维生素 C

全世界专家们的研究清楚地表明,每天吃新鲜水果,特别是柑橘类水果,胃癌、食管癌、口腔癌、咽癌及宫颈癌的发病率会大大降低,还有些研究指出含维生素 C 丰富的水果有助于预防结肠癌和肺癌。

在美国,20 世纪 30 年代胃癌在死亡病因中占第一位,近年来胃癌下降到第七位,研究人员意识到,这种超常的健康趋势并不是归功于任何医疗措施,事实上是由于食物有了冰箱冷藏,加以空运发达,人们能够吃到更新鲜的水果和蔬菜,而吃盐腌或渍的食物相对减少的缘故。日本北部胃癌发病率始终很高,那里人们喜欢食用盐腌渍的食品,喜欢大酱、腌菜和咸鱼。虽有冰箱,但饮食习惯没有改变。另外,伊朗部分地区的胃癌发病率也很高,没有什么其他解释,只是因为人们营养太差,能进的水果与蔬菜很少,维生素 C 摄入量严重不足。专家们早已证明维生素 A 与肺癌的密切关系,现在美国路易斯安那州立医学院的研究发现,维生素 E 和维生素 C 的水平降低,对肺癌有着更为重要的联系。此外,多项研究分别证实,摄入维生素 C 不足,与子宫颈癌、直肠癌的多发,均有密切关系。

维生素 C 能阻断致癌物亚硝酸铵的形成。盐腌、渍和熏制食品含亚硝酸盐(咸肉、香肠之类也一样),亚硝酸盐与胺在胃中结合形成致癌物亚硝酸铵。不少亚硝酸盐也来自新鲜食物,它们开始是以硝酸盐形式存在,那是植物生长的必需元素,唾液中的细菌使自然硝酸盐变成亚硝酸盐,在胃酸作用下,亚硝酸盐会合成亚硝酸铵。这些情况下不知不觉地在胃中进行,除非吃了含维生素 C 的食物。专家们的研究表明:将亚硝酸物与胺放在一起,同时加入维生素 C,维生素 C 能阻断亚硝胺的形成。

动物实验显示:小鼠喂以亚硝酸盐和胺后得了肿瘤,而在食物内加入维生素C,显示出肿瘤被抑制。这是因为亚硝酸物首先与维生素C反应,导致没有足够的亚硝酸物与胺结合成亚硝酸胺。在进食的时间时里,维生素C与亚硝酸物反应最佳,因为这时胃的酸度正好发挥维生素C催化剂作用。上述情况同样发生在胃里,蔬菜中虽天然地含有亚硝酸盐,但同时也含有足够的维生素C。因此,不必为食用蔬菜担心,问题是要注意蔬菜的保存和烹调,尽量减少维生素的损失。

临床研究发现,各类晚期癌症注射大剂量维生素C,每天10～30克,能明显地延长患者的生存期。大量摄入维生素C,可以制造大量免疫球蛋白,可以使抗癌的淋巴细胞高效率地发挥作用(但大量的维生素C有使吞噬细胞降低吞噬能力的作用)。英国科学家们也观察到,人们白细胞中维生素C的含量与年龄成反比。也就是说,随着年龄的增加,白细胞中维生素C含量呈下降趋势(也许,这也是老年人免疫功能较差、癌症易于在老年人身上发生的因素之一)。若给老年人每天补充维生素C 80 mg,9个月之后,其白细胞维生素C含量可恢复到年轻人水平。还有人认为血液中维生素C水平的高低,与老年人的寿命长短成正比例。一美国医生说,他发现血液中维生素C水平高的人寿命长。虽说这类研究目前还有待于进一步的佐证,但癌症患者体内维生素C的水平无一例外都很低。两者联系起来考察,无疑向我们提示着维生素C不容忽视的作用。此外,专家们认为维生素C还具有良好的抗氧化作用,能抑制某些化学物质氧化为致癌物;能阻断致癌物的活化;英国的研究人员测定补充维生素C(1 000 mg,每日4次,为期1周)前后受试者胃液中诱变剂的活力,发现补充后活力降低近半。

5.4　维生素D

心、脑、肝脏、肾脏、泌尿生殖器、甲状旁腺、胰腺、垂体、胎盘及各种免疫细胞中,都有维生素D的受体。维生素D可以直接作用于这些器官的受体,发挥极广泛的生理功能。

维生素D可抑制癌细胞生长。加拿大营养学家指出:缺乏维生素D可能是导致西方国家癌症发病率居高不下的一个重要因素。许多癌细胞都含有维生素D受体,维生素D可抑制癌细胞的生长。保持血液中维生素D的水平,可降低50％癌症的发病率。

芬兰医学专家的研究表明:缺少维生素D将明显增加患前列腺癌的风险,并会加速癌症的发展。特别是40至50岁的中年男子,如果体内维生素D的含量过少,其患前列腺癌的危险性就会大大增加。

美国医学专家研究发现:三四十岁时户外活动时间最长的人,乳腺癌危险降低26％;接受阳光最多的60岁以上参试者,乳腺癌危险降低50％。

维生素D和乳腺癌有何关系?维生素D能与乳腺细胞中的维生素D受体结合,对抗体内雌激素的作用,并减少乳腺中血管的病变,从而减少乳腺癌的发生。

维生素D有助于防癌,证据最充分的是防止结肠癌。其机制是:当人们食用高脂肪食物时,肝脏会排出胆酸进入肠道,使肠道能够吸收脂类食物,当胆酸完成它们的工作后,大多数的胆酸会被回收至肝脏中。

有一部分胆酸,在肠道细菌的作用下变成了"石胆酸",石胆酸会被CYP3A的酵素分解,与粪便一起排出体外。如果石胆酸没有被分解并排出,而被肝脏回收,在肝中会变成高毒性物质。当高毒性的石胆酸随胆汁一起返回大肠时,会有致癌作用。而细胞中的维生素D接受器和石胆酸连接时,会诱发基因表现制造CYP3A酵素,以中和石胆酸毒性,这样也就帮助机体避免罹患大肠癌。如果人体没有摄取足够的维生素D,这种平衡可能会被打破,也就提高了罹患大肠癌的危险。

维生素D能激活免疫细胞。研究发现,维生素D作用于免疫反应的多个环节。

感染:流行病学研究表明,维生素D缺乏,可使呼吸道、鼻腔、肺部、消化道、膀胱等部位的感染风险明显增高。人们秋冬为什么更易患病毒感染性疾病有个原因是,秋冬季节白天时间缩短,且日照相对较弱,日晒减少了,体内合成维生素 D 水平有所下降了。目前认为,人体存在一条依赖维生素 D 的抗感染途径。研究发现,当 T 细胞遭遇外来入侵者(病原体)时,会发出寻找维生素 D 的信号,如果 T 细胞在血液中没有找到足够的维生素 D,甚至不会开始采取行动。也就是说,维生素 D 是激活免疫系统必不可少的因素。再则,维生素 D 可改善免疫细胞的能量代谢。

自身免疫:美国对 187 500 位护士的调查显示:每天至少摄入 400 IU 维生素 D 的女性,多发性硬化症(自身免疫性疾病)发生率仅为摄入较少者的 60%。自身免疫性疾病在赤道附近很少发生,原因就可能与太阳紫外线强烈有关,太阳光照射人体皮肤产生的维生素 D,可使杀伤性 T 淋巴细胞失活,减少启动自身免疫性疾病的发生。

5.5　维生素 E

科学家研究发现,维生素 E 是一种潜在的细胞调节因子,能够在体内外阻止肿瘤细胞增生、调节分化、延缓或降低肿瘤发生。其大剂量、低毒性的特点,表明在临床进行肿瘤预防与治疗有着广泛前景。

维生素 E 抗肿瘤的作用机制虽然至今并不十分明确,甚至有相互矛盾的观点,但通常认为有以下作用:

1) 抗氧化作用

维生素 E 被公认为一种天然的抗氧化剂,能够通过阻断过氧化自由基链反应,成为细胞膜最重要的自由基清除剂,防止膜上的多不饱和脂肪酸氧化。

因此,普遍认为,维生素 E 的抗氧化能力在抗肿瘤细胞增生中起着重要作用。不过,科学研究表明,抗氧化作用只是维生素 E 抗癌作用之一,而不是全部。因为它还能够通过其他途径抑制肿瘤细胞的增生。

2) 免疫调节作用

已经有许多实验证明,维生素 E 是一种正向免疫调节剂。在正常和免疫抑制的疾病状态下,它能够提高体液和细胞免疫反应。

众所周知,机体免疫系统在维持自身稳定和免疫监视过程中起着重要作用,然而,机体免疫监视功能的减弱,却会使得异常分化细胞逃过免疫监视,从而发展成为临床上常见的肿瘤。

维生素 E 作为激活免疫系统的因子,它的重要作用之一,就是消灭正在形成病灶的肿瘤细胞,从而防止肿瘤的形成、降低肿瘤的发生率。

3) 影响肿瘤细胞的分化

肿瘤细胞与正常细胞最大的不同之处,就在于其生长失控和分化受阻。研究表明,维生素 E 能够有效影响细胞的生长和分化。大多数肿瘤细胞会在维生素 E 的作用下,由圆形变成长条形的纤维形态,而且这种分化不可逆转。这样,就有效地阻止了肿瘤细胞的分化。

4) 调节细胞周期,诱导细胞死亡

细胞生长和分化的调节,涉及到细胞周期中的许多因素。细胞周期调节涉及到多种途径,主要有多种正向和反向调节物的调节。

维生素 E 会通过调节某些细胞因子的产生,从而调节细胞周期相关蛋白的表达,促进肿瘤细胞生长抑制作用,促使细胞发生死亡。具体包括:影响细胞形态、控制细胞的复制、密码重排、特异基因异位、原癌基因变化等。

综上所述,维生素 E(主要是其中的琥珀酸酯)作为一种免疫调节剂和肿瘤细胞生长抑制剂,可以抑制多种肿瘤细胞的增生、促进细胞退化,主要包括:纤维母细胞瘤细胞、前列腺癌细胞、B-

16 黑色素瘤细胞、乳腺癌细胞、RLB 淋巴瘤细胞,以及其他 3 种转移性前列腺癌细胞等。维生素 E 能够抑制 DNA 的合成,从而诱导肿瘤细胞发生死亡。

研究表明,在有乳腺癌家族史的妇女中,她们在绝经前乳腺癌的发病率与维生素 E 的摄入量之间,存在着显著的负相关关系。也就是说,体内维生素 E 含量越高的人,其乳腺癌发病率越低。每日服用维生素 E 400 国际单位、β-胡萝卜素 300 mg,头颈部肿瘤放疗后的二次复发率会明显降低。

5.6 维生素 K

维生素 K 又叫凝血维生素,常见的功能是预防出血,维生素 K 有 K_1、K_2、K_3、K_4 等几种形式,其中 K_1、K_2 是天然存在的。

维生素 K 功能:

(1) 既然是凝血维生素,当然就有促进血液凝固的本事。有些人会出现流血不止的现象,此时维生素 K 就能很好地解决这个问题。

(2) 维生素 K 有调节骨骼中磷酸钙的合成的功效,对于老年人来说,经常摄取维生素 K 能有效降低骨折的风险。

(3) 维生素 K 辅助抗癌药物就目前而言,肝癌和胰腺癌的治疗以药物为主,抗癌药物的不良反应也相对比较明显,且对病患的身体有很大的伤害。

(4) 维生素 K 对多吉美(索拉非尼,sorafenib tosylate,nexavar)等抗癌药物的加强作用,能降低抗癌药物的使用剂量,从而降低不良反应,对于治疗上也有事半功倍的作用。平时生活中,甘蓝菜、荷兰芹、西兰花菜等都是富含维生素 K 的食物,可以多吃。

6. 无机盐与肿瘤

6.1 钙与肿瘤

当人体内钙的缺失,细胞之间对食物和氧气的争夺,取代了以往的合作。细胞开始快速进化,进攻性比较强的细胞开始控制资源,攻击其他组织,杀死其他细胞而自我繁殖形成了癌症。

为了细胞之间的沟通,人体内的细胞之间一直在用一种化学密码对话。它们之间经常传递信息帮助人体组织正常工作,钙对细胞之间的交流至关重要,细胞通过它们之间搭建的小桥来交换信息,这个信息管路称之为钙通道。

大部分钙通道位于被称作共同路口的结构里,细胞之间传递着各种各样的信息,最重要的信息之一就是告诉相邻细胞要不要分裂。人体组织里有一种上皮细胞,这种细胞存在于肠道和皮肤的内层和乳房的导管里,上皮细胞能决定是否从钙通道脱离相邻的细胞。

人体可以被看做一个大型的合作企业,数十亿的细胞朝着一个目标努力——人体的健康。很多人,重要组织的外层只有一个细胞那么厚。肠道壁里的细胞,肺里用来交换氧气和二氧化碳的细胞,还有人体很多内脏内壁的细胞,都是这样。拿小肠为例,只有一层细胞用来吸收营养物质,细胞之间通过向相邻细胞发送钙离子传递信息。如果细胞之间的交流被切断,细胞会认为失去了一个邻居,这会刺激细胞增殖形成新的上皮组织。

钙携带着细胞间重要的信息,防止他们不必要的分裂。当钙的数量非常少的时候,沟通系统会被切断。细胞不能从相邻细胞接受信号。如果过了一定时间没有收到其他细胞的信号,组成上皮的细胞就会发生分裂。如果分裂后形成的 2 个细胞不能收到其他细胞的信号,它们也会分裂这样就形成了 8 个细胞,以此类推。不久以后,就会有几代的新细胞,每一代的数量都比上一代翻倍。

如果这些细胞还不能从钙通道收到相邻细胞发来的停止生长的信号，它们还会继续增殖引起连锁反应。不久，细胞这种混乱的有丝分裂会堆在一起，奇形怪状，大小异常。堆积到一定数量的时候就形成了增生，增生证明了细胞间沟通系统的崩溃。

细胞间沟通中断后，在通常情况下，细胞堆积起来直到形成息肉，这是肠道内壁异常的延伸，还会进入内腔阻止食物通过。在显微镜下可以看出息肉里有许多无序的组织。大部分息肉刚开始并不是癌症，更像是身体处理因钙缺少而无序分裂的上皮细胞的尝试。通过沟通点向邻近细胞传达的信号通知它有另一个细胞在附近。这样的信号最后回到细胞核，细胞核可以决定细胞是否要复制繁殖。如果细胞连续不断地到达细胞壁，可以认为相邻的细胞还在。如果没有信号从细胞表面近来，细胞核就以为旁边的细胞不在了。

人们已经了解癌症表现，分为三个阶段：细胞脱离、癌变开始、癌症催化。而人体内的钙对第一个阶段影响最大，在第一个阶段细胞相互脱离，这发生在细胞外液钙含量不足的情况下。这是因为连接肠细胞、乳腺细胞和呼吸组织细胞的紧密接头不见了。

当细胞间交流失去的时候它们就开始分裂，组织会变得无序，细胞开始堆积。细胞堆积在一起形成的块状物叫做增生。如果细胞形状异常或者变得特别无序，就是言语障碍症。此时这还不是癌症，它通常会消失得无影无踪。细胞的脱离为增生奠定了基础，这又为癌症的形成奠定了基础。

辐射或有毒的化学物质可以通过攻击细胞中的 DNA，引起基因突变。大部分的突变细胞会死亡，但少数会茁壮成长。这些细胞比正常细胞得到更多的食物和氧气，因而能够更好繁殖。新的基因突变会出现在每一代发生变化的细胞上。

这时大部分变异的细胞会凋亡，但是还有很多幸存下来的变异细胞，这些细胞在获取食物和氧气方面有特别的优势。这些细胞就会茁壮成长和繁殖。如果这个过程持续了好几代，有高攻击性、繁殖迅速、变异细胞将会产生。这些细胞会成为正常细胞食品和氧气的有力竞争者，在许多情况下，他们失去了精细结构，甚至某些基因。这些增殖的细胞就是癌细胞。

如果干扰因素被除掉，这种过程可能在新一代癌细胞开始进化之前停止。这就是一个人戒烟后会发生的状况，烟草烟雾中的致癌物质主要是苯并 α-芘［Benzo(α)pyrene］。把它拿走后癌症细胞的进化通常会停止。如果癌细胞已经进化到一定程度，把干扰因素移除也不会有什么影响，此时木已成舟。这就是为什么在患癌症的时候，再去戒烟也无济于事。

癌症的第三个阶段，就是那些高度进化的癌细胞的扩散。某些化学物质并不是引起细胞变异的原因，但是会促进癌症的发展。有许多化学物质，如雌激素，似乎并没有诱发癌细胞，但能刺激他们成长。乳腺癌的扩散率可通过消除雌激素（激素替代疗法、避孕药、肉类和家禽等）大大降低。如果没有催化剂，癌组织将减慢其繁殖率。

这样看来，钙似乎可以在第一阶段预防癌症的发生。细胞即使不与其他细胞交流在一定时期内也是可以正常工作的，到最后还没有与其他细胞交流的时候细胞才会分裂。另一方面，如果钙的水平保持正常，细胞不会做不必要的分裂，细胞的进化也会放慢。摄取足够的钙会降低癌症细胞进化的速度也可以帮助预防正常细胞癌变。

6.2 镁与肿瘤

镁在生命活动中有着十分重要的作用，是细胞内液中居第二位的重要阳离子。它能激活体内多种酶，维持核酸结构的稳定性，抑制神经的兴奋，并参与体内蛋白质的合成、肌肉收缩和体温调节，是保证身体健康和预防疾病不可缺少的元素之一。

癌症缺镁致癌已被科学家的实验研究证明。人体缺镁，体内淋巴细胞的活动能力明显下降，机体抵抗力降低,以致体内癌细胞兴风作浪。1975年,美国衣阿法州立大学的专家用缺镁膳食饲喂大鼠,2个月后大鼠被诱发了肿瘤。而用含镁的食品饲养大鼠,明显提高了大鼠对肿瘤的免疫力。

有趣的是,本世纪初就有人提出埃及人癌症发生率极低的报告,引起法国医生的兴趣。巴黎一名医生发现,尽管欧洲人的营养条件较优越,但埃及人癌症发生率仅为欧洲的1/10;即使埃及人得了癌症,癌症的发展速度也较慢。经过进一步研究,他发现由于土质条件和其他因素,埃及人镁的人均摄入量是欧洲人的5~6倍。

7. 微量元素

随着微量元素与人体关系的研究一步步地深入,生命科学有了长足的发展。发现,微量元素与人体健康有很大的关系。癌症是人类最害怕的病症之一,癌症目前仍很难治疗,但是微量元素与癌症有着很重要的关系,这个是经过验证的。不同的微量元素对癌症有不同的作用,有的可以抗癌,有的可以防癌。

7.1 硒

国内外学者对硒的抗癌作用作了大量的研究。如肝炎、肝硬化与肝癌存在因果转化关系。体内缺硒时,使肝炎、肝硬化病情加重或向肝癌转化。补硒可预防肝癌,降低肝癌发病率,硒对白血病,致病物质引起的肉瘤、乳头状瘤及癌细胞的分裂、繁殖和生长均有显著的抑制作用。

7.2 锗

有机锗的抗肿瘤作用,受到国外普遍重视,无论是动物学实验还是临床研究均已取得显著成果,并广泛应用于临床。近年来日本、美国、瑞典等国家在临床应用有机锗对胃癌、肺癌、子宫癌、乳腺癌、前列腺癌、及多发性骨髓瘤等均取得较好疗效。近年来我国上海、天津、北京、吉林、河南等地先后报道了500例肺癌、肝癌、胃癌和骨髓瘤患者都获得了满意疗效。日本报道用有机锗治疗白血病取得显著疗效。

7.3 钼

钼是抑癌物质,钼可以减少机体对致癌物质的吸收,并加速其分解排泄。当致癌物质进入靶器官时,钼能起到与致癌物竞争的作用。植物缺钼时能导致硝酸盐在植物体内积累,而硝酸盐又可以被合成亚硝酸胺,亚硝酸胺被证实并公认为致癌物。缺钼能降低机体免疫功能,引发肿瘤疾病。世界卫生组织推荐每天摄取2 μg的钼,可预防肿瘤的发生。

7.4 锌

统计表明,高血铁、低血锌、低血锰是食管癌、胃癌的危险因素。低锌可导致亚硝基胺酸升高而促进肿瘤生长。

日本氏家重纪等研究表明,癌症患者血清锌的降低一般有三个原因:

(1)因血清锌有70%与蛋白质结合,所以可以认为血清锌的降低是继发于血清中白蛋白的减少(癌症后期产生恶液质,引起血清蛋白减少)。

(2)患癌机体酶中锌含量增加,因此血清锌值低是由于血清锌向肝转移增加的缘故。

(3)恶性肿瘤中含有大量锌,所以认为血清锌被聚积到肿瘤组织因而降低。白血病患者体内缺锌。

7.5 钴

白血病是造血系统的一种恶性肿瘤,特征为白细胞及其幼稚细胞在造血系统中异常增生,浸润各种组织周围,血液白细胞发生量和质的变化。近年来国际上对白血病的发病机制进行了大量的科学研究,已经有众多学者提出白血病可能与体内多种微量元素有关。钴对体内多种生物合成过程起重要作用,尤其是对核酸的生物合成作用,这是白血病的病因所在。

7.6 锰

流行病学调查资料表明,缺锰地区肿瘤发病率高。如我国河南林县等地区食管癌发病率高,这些地区的饮水及食物中锰含量低,能影响有致病性的亚硝酸盐不能还原成氨而致癌。

7.7 碘

缺碘不但可引起甲状腺肿症,而且可诱发乳腺癌、甲状腺癌、子宫内膜癌、卵巢癌等,原因是由于碘缺乏,引起甲状腺机能减退,从而伴随甲状腺激素、催乳激素,性激素等不平衡和紊乱而使癌症发病率增加。

7.8 铁

有学者将硒、钼、碘、铁 4 种微量元素称为"四大金刚"。现代医学资料表明,胃癌、食管癌、肝癌的发生与铁的缺乏关系紧密亲密。因此,维持人体内铁的正常量是防癌的重要措施之一。

7.9 铜

很多研究证实一,多种癌患者的血清铜明显增多。肺癌患者的血浆铜蓝蛋白的氧化酶活性增强,有辅助诊断价值。

7.10 铬

很多国家的研究证实,六价铬(铬酸盐)有强烈的致细胞突变的作用,使肺癌等肿瘤发病率增高。一般在空气含铬 $0.5\sim1.5$ mg/m^3 的情况下工作 $6\sim9$ 年,可发生肺癌。而三价铬则是人体必需的营养元素。

8. 肿瘤营养支持治疗发展史

8.1 营养学发展史

在我国五千多年的文明历史中,饮食文化和膳食营养学源远流长。在距今二千多年前的春秋战国时代,孔子就曾说过"食色性也",指出饮食与繁衍后代是人的本能。又说"食而,鱼馁而肉败,不食。色恶,不食。恶臭,不食。不时,不食"。注意到饮食卫生。其后继者孟子进一步提出"民以食为天"的论点。

西汉时代的中医经典著作《黄帝内经》中,集纳古代学派的先进观点,以朴素的辩证思想,提出了许多至今仍然有益的见解。《黄帝内经·素问·脏器法时论》云:"五谷为养,五果为助,五畜为益,五菜为充,气味合而服之,以补精益气。"这就是说,人们必须要以谷、肉、果、菜等类食物的互相配合以补充营养,增强体质。又提及:"谷肉果菜,食养尽之,勿使过之,伤其正也。"也就是说,谷、肉、果、菜等虽是养生之物,但若过食偏食,非但不能补益,反而有伤正气,于健康不利。上述论点可以看做是世界上最早的膳食指南。

成书于东汉的《神农本草经》中,记载了许多食物既可以食用,还可以药用。如上品中就有大枣、葡萄、海蛤等 22 种食品,可养命应天,轻身益气不老延年;中品中有干姜、海藻、赤小豆等 19 种,可养性应人,遏病补虚;下品中有 9 种食物,可治病应地,除寒热邪气。

李时珍在《本草纲目》中,将 350 种食物列入具有治疗作用的范围,并区分为寒、凉、温、热、有毒和无毒等物质,以便对症使用。

欧洲文艺复兴和工业革命使欧洲的实验科学有了突破。1777 年 Lavoisier 发现了氧,并证明呼吸是一种燃烧过程。1842年 Prout 将人体主要成分归类为蛋白、脂肪和糖三类,为食物的化学分析奠定了基础。1850年 Liebig 认为所有含蛋白质的食物均含有氮,而氮的多少与营养好坏有关。19世纪以后,有学者对人体内含有的矿物质进行了分析,如铁、钙、磷等。1850年 Chatin 从甲状腺中分离出碘,还进一步明确钙与人体骨质发育的关系。1912年 Fumk 通过对患者观察和动物实验,发现了"生命胺",这是第一个维生素,以后称之为硫胺素。至第二次世界大战结束后,已发现的维生素有水溶性和脂溶性两大类共16种。微量元素的问题同时提到日程上来。1953年 Underwood 发现牛羊的消瘦病是由于牧草中钴元素缺乏所引起。以后陆续在动物实验中发现多种机体所必需的微量元素。如 Richert 提出钼、Schwartz 提出硒,是人、动物所必需的,Mertz 证实铬是大鼠所必需的。在伊朗的缺锌地区观察到人体发育不良的缺乏病。1973年世界卫生组织已认定14种元素为机体所必需,称为必需微量元素。

在漫长的人类历史中,早期因为对营养知识的无知而付出过沉重的代价。最典型的是航海中发现的坏血病。1498年葡萄牙航海家 Vasco Da Gama 首先发现坏血病,航海中160人中有102人死亡。1740年英国海军上将 Anson 带领6艘战舰和1955名水手作环球航行,4年后返回英国时丧失了5艘战舰,死去1051名海军将士,均系患一种出血不止的疾病,即坏血病。但法国海军在同一年代,却因指定的口粮每人配给酸果汁一桶,而未发生同类事件,战士幸免于难。1928年 Gyorgyi 在柠檬中分离出维生素C,坏血病的致死原因才真相大白。其实早在1405至1433年间,我国郑和曾六次带领船队下西洋,人数多达2.7万人,最远的航程达今天的肯尼亚与坦桑尼亚,但未有死于坏血病的报道,其原因就在于沿途中停泊,随时补给蔬菜,及船队在甲板上有种植蔬菜的做法。这是当时中国海军的奇迹。

在18世纪末到19世纪初,因为维生素缺乏而引起大量人群病死仍然是惊人的。在地中海沿岸国家、美国南部种植园以玉米为主食的地区,癞皮病猖獗,以皮肤粗糙、腹泻及精神失常为特征,严重时引起死亡。当时认为是一种传染病,后来 Goldberger 发现这种疾病与病区的食物有关。1937年 Elvehjem 在酵母中提取出烟酸,才了解这也是一种维生素缺乏症。类似情况在亚洲也曾发生过。工业革命后,以蒸汽机为动力的大型碾米机出现,使米碾得很白,亚洲广大以米为主食地区即出现广泛的脚气病,患者数千万计,直到 Eijkman 在动物实验中证明米糠可治疗鸡或鸽子的软脚病,才得以突破,最后从米糠中分离出了硫胺素。

解放战争时期,渡江战斗中战士阴囊皮炎的流行,抗美援朝时期,部队中大批夜盲症的发生,均极大地影响了战斗力,但一经采用核黄素或维生素A补充,这些营养缺乏病就很快痊愈了。建国初期,新疆南部也流行过癞皮病,且发生在春耕时期,严重影响了当地农业生产。一方面向流行地区人群补充烟酸,一方面以研究结果指导当地采取了加碱处理的办法,使玉米中的结合型烟酸形成游离型而释放,能为人体利用,这种缺乏病就基本消除了。这些典型事例充分说明了营养缺乏对于国防建设和人民健康的重大影响。

杨光圻等人在人群首先观察到克山病与缺硒有关,并以亚硒酸钠预防取得成功。

由于我国有3.7亿多人生活在土壤缺碘的地区,因而大部分的省均有不同程度的地方性甲状腺肿流行,碘缺乏患者估计有3500万之多。孕妇缺碘还可危及胎儿,产生克汀病,造成生长滞缓,智力低下,重者可终身致残。这种患者估计也有20万之众。然而成人1天仅需150 μg碘,我国政府于1995年开始实施全民食盐加碘的措施,希望在2000年能基本消灭碘缺乏病,这是一个伟大的营养改善行动。

我国各地区经济发展不同,各民族生活习惯不尽相同,因此营养问题也不尽一样。例如缺铁性贫血目前仍存在于各类人群中,佝偻病也较多地出现在我国的幼儿中,尤以寒冷的地区为重。

但城市中也已出现了营养过多、体重超重和慢性病上升的趋向,如不及时引导正确的饮食观,宣传均衡营养的重要意义,将不可避免地发生西方国家因膳食结构不合理而造成的各种危害。因此,在迈向 21 世纪的宏伟征途上,对营养问题是绝不能掉以轻心的。

8.2 营养支持治疗发展史

20 世纪 60 年代末,肠外营养(PN)与肠内营养(EN)相继应用于临床,取得了明显的效果,使许多患者得到康复,同时对临床营养的输液技术和疾病的代谢有了广泛、深入的研究。40 年来,在营养制剂、输液方法和代谢理论上,都有着迅速的发展、进步,甚至有些概念也在改变。如在开始阶段提出要给予高热量,应用了"hyperalimenlation"一词,经临床实践证明,给予超高热量并不能被机体所接受。在机体应激状况下,即使是根据测定或计算的热量都难以给予,并且还有加重机体代谢紊乱的可能,从而提出了低热量(hypocaloric)的概念。其后又发现,长期低热量营养有损于机体的恢复,在应用上要有一定的时限性。社会的发展是在实践中反复改善而进步的。医学亦然,在实践中不断认识,不断提高。临床营养支持是一门新兴技术,人们对它的认识更是较频繁的在更改,逐步深入,不断发展。

1)营养输注途径的改变

在 20 世纪 70 年代,临床虽已重视营养的重要性,但在患者的胃肠道功能有障碍时,却难以达到。尽管已有葡萄糖、氨基酸、脂肪乳剂等静脉注射剂,但输注的途径未能解决。周围静脉难以耐受高渗、低 pH 值的液体,仍不能满足机体营养支持的需要,确有"心有余而力不足"之感。1968 年,Dudrick 与 Wilmore 采用腔静脉置管输注全营养混合液后,解决了这一难题,达到从肠外途径可以输注患者所需要营养的量与质。这一技术当时曾被誉为"人工胃肠(artificial gut)"。其后,认识到 PN 尚有不足之处,这一名词不再应用。但在当时,PN 的作用甚为显著,这一有效的措施对营养支持起了很大的作用。因而,在 70 年代,选择营养支持的"金标准"(golden standard)是"当患者需要营养时,首选是 PN"。在临床应用得很广,当患者不能经口进食时,即开始给予腔静脉置管输注 PN 制剂。但腔静脉置管有一定的并发症,穿刺可直接造成腔静脉损害,置管能导致感染,脓毒症。1978 年,统计 1 400 例因导管引起的静脉栓塞、气栓等并发症高达 5.5%。有文献报道,脓毒症(sepsis)发生率为 2%~12%。除此,尚有肝功能损害、淤胆等并发症。那时,人们对腔静脉置管输注营养液的利与弊产生了疑惑。希望改用周围静脉输注,以减少腔静脉置管而导致的并发症。等渗浓度的氨基酸、高浓度的脂肪乳剂、从周围静脉置管至中心静脉的穿刺置入中心静脉导管(peripheral insertion central catheter,PICC)随之创用、产生。选择营养支持的金标准也随之改为"当患者需要营养支持时,首选周围静脉营养。"

自 20 世纪 70 年代 PN 应用到临床后,一般因胃肠道不能进食患者的营养问题,都能得到满意的解决。然而,临床最需要解决的高代谢和严重应激患者的营养问题未能得到解决。而这些患者对营养却有着较高的需要性与迫切性。因此,在 80 年代末,对危重症和应激患者的营养支持问题,有较多、较深入的研究。有人试图从输注营养液的量与质来解决代谢支持(metabolic support)和从降低分解代谢与提高合成代谢的干预措施(metabolic intervention),但都未能从实质上解决应激患者的营养问题。由于应激患者的分解代谢高于合成代谢,输注的热量不能完全被应用,这就提出了低热量输入的问题(hypocaloric)。

20 世纪 80 年代,免疫学的研究有较大的发展,认识到肠黏膜具有屏障功能,阻断肠腔内的细菌、内毒素进入到肠黏膜下的淋巴管、门静脉。当肠黏膜屏障因缺氧、缺血或其他原因发生障碍时,肠内细菌、内毒素等即进入至淋巴管、门静脉,甚至全身。这一现象称为肠道细菌易位(enteric bacterial translocation)。由此可继发全身炎症反应综合征(SIRS),以至脓毒症(sepsis)或多器官功能障碍综合征(MODS)。同时,发现肠道系统含有全身淋巴细胞的 60%,是个重要的免疫器官。它直接参与了全身的炎性反应。Wilmore 称"肠是应激时的一个中心器官"。McFie 称"胃肠道是 MODS 的发动机",更重视了肠黏膜的屏障功能。肠黏膜具有需直接与食糜接触才能促进增殖、生长的生理特性,PN 却不具有这些作用,虽可用谷氨酰胺双肽,但效果不及 EN。为了维护肠黏膜的屏障功能和肠道的免疫作用,转而重视 EN 的作用。营养支持途径的金标准再次改为"当肠道有功能且能安全使用时,使用它"。20 世纪 70 年代,国际上使用 PN 与 EN 的比例为 9:1,90 年代转变为 1:9。应激患者的分解代谢明显增加,且有各种代谢紊乱、胃肠功能不正常,欲从胃肠道补给需要的能量与营养物质甚为困难。但为了维护肠黏膜的屏障功能,需坚持从肠道补给营养这一途径,且从实践中认识,肠黏膜功能的维护并不需要按机体预计的全量给予,达到 40%~60% 即可有维护肠黏膜屏障的效果,且供给的营养量过多,机体并不能加以代谢、利用。故有人提出低热量供给的理念,按 83.68~104.60 kJ(20~25 kcal/kg/d)给予。经一段时间的实践,发现低热量营养供给的时间稍长后,所产生的负平衡将增加并发症的发生率。营养支持途径选择的金标准再次更改为"全营养支持,首选肠内,肠内与肠外联合应用"。

至此,近 40 年中,营养支持途径的选择大约可分为四阶段,每 10 年更改 1 次。20 世纪 70 年代,"当患者需要营养支持时,首选静脉营养";20 世纪 80 年代,"当患者需要营养支持时,首选周围静脉营养";20 世纪 90 年代,"当肠道有功能,且能安全使用时,使用它";当前,"应用全营养支持,首选肠内营养,必要时肠内与肠外营养联合应用"。

1978 年,我国提出以"肠道为主静脉为辅"原则。但当时并无大宗临床实践对比的结果,仅是从临床直接体验而获。我们现用营养支持的程序如图所示。与国际文献介绍的相同。

2) 免疫营养应用的问题

营养支持除有供给营养的作用外,还有免疫调节的作用,其中谷氨酰胺(Gln)是组织特需的营养(tissue specific nutritient)。它是生长迅速的细胞如肠黏膜细胞生长、修复的特需能量,对淋巴细胞也甚为重要。精氨酸是 NO 的前体。1995 年,免疫营养制剂 Impact 首先问世,其中所含的精氨酸量是常用复方氨基酸制剂的 10 倍。2003 年,Bartonit 的多中心临床验证中期报告,免疫营养组的死亡率 3 倍于对照组,引起了极大的震动。究其原因是精氨酸的过量导致大量产生的 NO 有相反的作用。除精氨酸外,核苷酸的免疫调控作用得到肯定。近年来,人们对鱼油(二十碳五烯酸与二十二碳六烯酸)的抑制炎症作用得到普遍的关注。在 PN 和 EN 制剂中都有添加。在急性胰腺炎、急性肝损害等疾病临床应用中得到证实。现在,有大豆油(S)、中链脂肪(M)、橄榄油(O)、鱼油(F)相混合的脂肪乳剂(SMOF)产品,以求 Ω6:Ω3 的比值近似 2:1,从理论上使致炎与抑炎的烯类物质达到平衡。除此,对益生菌的作用亦加以重视,以求肠道微生态的平衡,协同肠黏膜屏障,以减少肠道细菌或内毒素的易位(bacterial translocation),减少因此而产生免疫功能紊乱。在临床实践中虽尚未获得有益的效果,但应用营养物质参与免疫调控,将是一个有前景的发展方向。

3) 营养作用的再认识

在治疗学中,营养的作用沿袭至今,均称之为"支持",亦即营养是身体必需的物质,对组织器官的生长、修复、功能以及人体的活动、人的思维无一不与营养有关。因之,有古代的哲学家 Engels 即称"生命是蛋白质活的形式"。在当代治疗学中,已认识到营养的供给不可缺少,但并未将它置于重要的位置,对疾病的治疗并不起主要、直接的效果,始终是起辅助作用。在 20 世纪 70 年代是以氮平衡、瘦肉体的量来衡定营养支持的效果。其后,认识到它直接参与到机体组织、器官的功能和修补、评定营养的效果,增加了有关患者康复的内容。随着人们对营养重要性的认识,还有某些氨基酸具有治疗疾病和调节免疫功能的作用,称之为"药理氨基酸(pharmacal amino acids)或药理学营养素(pharmaconutrients)"。随着免疫学的深入研究,认识到脂肪类有调节烯类介质的作用。鱼油具有抑炎、平衡助 Ω6/Ω3 比值的功能,起到治疗作用。EN 除供给营养外,对慢性炎性肠病有控制、延长缓解的效果,有预防 PN 引起肝损伤的作用。因此,近年来有学者认为,营养既然有免疫调控、减轻氧化应激、维护胃肠功能和结构、降低炎症反应、改善患者的生存率等作用,不应再称为"营养支持(nutrition support)"而宜改称"营养治疗(nutrition therapy)"更为合适。"支持"改为"治疗"虽仅是两个字的改换,但却是概念上的改变,其意义更加深远,作用更加确切,不仅是有辅助作用,而且有治疗的主导作用,更应得到重视。Bozzetti 等则认为,营养对正常健康人和患者都必需,而不是像药物一样仅为了疾病,支持(support)的含义更广,更合适。同时,营养在治疗中起主导作用的范围与病种尚有限,这一更改虽尚未得到共识。然而,这一认识已逐渐被推广。2009 年,美国肠外肠内营养学会发表的有关指南,都用上了"营养支持治疗(nutrition support therapy)"一词。而从 20 世纪 80 年代开始的指南,均未用这样的名称,而只是用肠内营养(enteral nutrition)和肠外营养(parenteral nutrition)。相信经过一段时间的酝酿、讨论,是否改称为"营养治疗"或"营养支持治疗"将会得到共识。

4) 对指南的认识

自 20 世纪 80 年代后,循证医学得到推广应用。临床治疗的各类指南不断增加、更新。对各系统疾病,各种治疗方法,以至于各个国家、各个地区、不同的学会都有各式各样的指南,有关临床营养支持的指南也较多。指南的出现帮助了临床实践的提高,指导了临床医师的治疗工作。近年来,经过临床的应用,对"指南"的价值产生了不同的观点。有人认为,指南的价值甚高,有实用性;有人则认为,根据"指南",临床应用的结果并不满意,甚至对指南的价值产生怀疑。这是涉及到如何认识"指南"的本质问题。初始,"指南"仅是指导实践的建议。美国肠外肠内营养学会(ASPEN)主席 Steven A Meclave 就指出,"指南不是法律,不是规定,它亦不保证有益于预后"。"指南从不替代临床判断"。指南虽是根据发表的文章,尤其是双盲、随机、多中心对比的资料、文章荟萃分析的结果,也经过了一批专家的筛选讨论,也还参照了专家的认识、经验制订而成,希望结果能接近临床实践。但实际上指南有它的局限性,很多"指南"都在前言中提到这一问题。由于报告的文章中选择的病例有一定条件,没有普遍代表性,所以提出的建议并不一定与将应用这一治疗患者的情况相似。因此,指南的建议是具有很好的普遍性,很强的共性,但具体应用时,应根据患者的情况而定。治疗措施的个体化,并不与当今倡用的循证医学矛盾,而恰是循证医学的一项基本原则。循证医学的经典定义是:"慎重、准确和明智地应用当前所能获得的研究依据,结合医师个人专业技能和临床理论,同时考虑患者的价值和愿望,将三者完整地结合,制订出患者最优的治疗措施"。指南虽有它的局限性,但它是经过很多临床实践、对比、筛选的结果。正如McClave 所说,"它具有不可估量的潜在价值"。在实践中,可依据、应用指南,同时为使指南有更多符合临床实践的客观数据,临床医师也应为指南做更多的工作。

8.3 肿瘤营养支持治疗发展史

1) 肿瘤患者营养不良常见

消瘦和恶液质在肿瘤患者极为多见,营养不良是肿瘤患者并发症发生率和死亡率增高的主要原因之一。早在 20 世纪 30 年代就有研究报道,约有 20% 以上的肿瘤患者直接死亡原因是因为营养不良。癌性恶液质是一类严重的蛋白质-能量型营养不良,不仅导致明显消瘦,也导致内脏和躯体蛋白质消耗,从而损害了机体组织结构和功能,损害了酶的生成,损害了免疫功能,增加了宿主的易感性。消化道肿瘤的患者约有 80% 的恶液质发生率,肺癌患者有约 60% 的发生率。

恶液质在老年及儿童中更为常见,且随病情的发展更为突出,消瘦是癌症患者存活期缩短的最准确的预后因素之一。恶液质的发病率在患者死亡前由50%上升至80%,是导致肿瘤患者直接死亡原因的20%。

恶性肿瘤患者能量、碳水化合物、脂肪及蛋白质代谢均有很大程度的改变。采用机体组成分析仪,以节段多频生物电阻抗法研究恶性肿瘤患者机体组成的变化,体重指数(BMI)≤18的患者各项机体组成指标皆明显低于健康志愿者,其中脂肪群、瘦肉群、蛋白质群、骨及矿物质、总含水量、细胞外液的含量及活动细胞群(ACM)含量更是有极显著的差异。恶性肿瘤患者瘦肉群的丢失,将导致患者的生活质量下降、器官功能障碍及生存时间缩短。因此,严密监测肿瘤患者营养状况的变化,及时有效的营养支持将改善患者的预后。

2)抗肿瘤治疗对机体营养的影响

各种抗肿瘤治疗均可影响机体的营养代谢。

手术是肿瘤综合治疗中的主要治疗方式,肿瘤患者对手术产生的立即代谢反应与良性疾病接受手术的患者基本相同,但肿瘤根治手术创伤大、失血多,术后机体多处于严重应激状态,体内促分解代谢激素分泌增多,同时体内出现胰岛素阻抗现象,葡萄糖的利用障碍,这与饥饿时发生的营养障碍有所不同。机体蛋白分解加剧,骨骼肌等组织的蛋白质释放出氨基酸。其中支链氨基酸是在肝外氧化供能的氨基酸,机体大量消耗支链氨基酸,血中支链氨基酸减少,其他氨基酸尤其是苯丙氨酸与丙氨酸增加,尿中尿素氮的排出量明显增加,出现负氮平衡等现象。由于这种分解代谢难以被外源性营养所纠正,故称之为自身相食(autocannibalism)。

化疗可在很大程度上改变机体的营养状态,这种影响可以是直接的(通过干扰机体细胞代谢或DNA合成和细胞复制),也可以是间接的(通过产生恶心、呕吐、味觉改变及习惯性厌食)。许多抗肿瘤药物可刺激化学感受器触发区(chemoreceptor trigger zone),导致患者恶心和呕吐。消化道黏膜细胞增殖更新快,对化疗极敏感,易发生炎症、溃疡及吸收能力下降,这些结果均可以导致营养物质的摄取及吸收减少。由于化疗可使患者免疫损伤进一步加剧,营养消耗进一步恶化,营养不良的癌症患者常不能耐受化疗。另外,在值得注意的一项研究中发现,体重下降的化疗患者与体重没有下降的化疗患者相比,前者的生存时间明显缩短。

放疗可通过作用胃肠道而影响机体的营养状态,放疗损伤的严重程度与放射剂量及组织被照射量有关。骨髓是另一个细胞增殖更新快的器官,化疗和放疗对其的不良反应表现为贫血、白细胞和血小板减少,导致患者免疫功能损害和对感染的易感性增加。有营养不良的肿瘤患者对放、化疗药物的降解和排泄功能常有障碍,更易发生伤口愈合不良、感染率增加、术后肠功能恢复延迟及住院时间延长等不良反应结果。

总之,抗肿瘤治疗的结果均可能加重患者的营养不良,使患者发生更严重的营养障碍。

3)营养支持与肿瘤生长的关系

对肿瘤患者进行营养支持时,人们担心营养支持可能会促进肿瘤细胞的生长。动物实验表明,营养支持在改善荷瘤宿主营养状况的同时,对肿瘤细胞动力学也产生影响,可导致肿瘤组织蛋白合成增加,肿瘤细胞DNA、RNA含量增高,致肿瘤生长速度加快。近年来一些研究证明,使用免疫营养物质,非但不会促进肿瘤细胞的生长,反而抑制其生长,取得了一定的抗肿瘤治疗效果。可能的解释是营养促进了肿瘤细胞的分裂,S期的细胞增多,有利于化疗、放疗的作用。实际上,人体肿瘤与动物实验的肿瘤有较大的差别。动物移植性肿瘤倍增时间短,增长迅速,死亡快,肿瘤占总体的30%以上,这些特点可能是实验性肿瘤对营养缺乏较为敏感的原因。而人体肿瘤增长速度相对较慢,一般不超过总体的5%,实体瘤的平均倍增时间较长。因此,必要的营养支持不可能在短期内对肿瘤的增长产生很大影响。另外,此类营养物在协同抗肿瘤治疗作用时,可减少化疗药物引起的严重不良反应,这也是激发人们越来越多地关注营养支持在肿瘤治疗中应用的重要原因之一。

肿瘤组织的代谢特点在于:即使外源性营养基质供给严重不足时,肿瘤仍能从宿主体内不断获取所需的营养物质,以满足肿瘤不断增长的需要,致使宿主进入恶液质状态;即使提供足够的营养支持,人肿瘤仍基本按其发生时的生物学特性而增殖;若限制荷瘤宿主营养基质的供应,对宿主机体产生的危害远远超过抑制肿瘤生长的好处。有研究观察了减少热氮量、提供标准TPN或特殊制剂等不同的营养方式处理后的荷瘤宿主营养状况和肿瘤细胞动力学改变,结果发现:(1) 减少或控制热氮量摄入时,可延缓或抑制肿瘤生长,但宿主出现蛋白质-能量营养不良、免疫功能受损;(2) 给予标准TPN后,荷瘤宿主的营养状况和免疫功能得以改善,同时肿瘤细胞动力学也出现改变,提示标准TPN可能刺激肿瘤生长,但研究结果仍限于动物实验,缺乏直接的、有说服力的临床研究证据;(3) 特殊营养制剂将是肿瘤营养支持的发展方向,有关研究很多,本期有多篇文章介绍。例如可促进肿瘤生长的标准TPN使用的是平衡氨基酸,根据某些氨基酸在肿瘤生长中的特殊作用和肿瘤细胞的代谢特点,人为地改变氨基酸的常规剂量,制成某种氨基酸过量或减少乃至缺失的氨基酸失衡液为肿瘤患者进行营养支持,以达到抑制肿瘤生长又能改善患者营养状况的目的。目前研究较多的有去L-缬氨酸失衡液、去L-蛋氨酸失衡液、去L-苯丙氨酸/酪氨酸失衡液,以及L-精氨酸增量失衡液等。右旋氨基酸不能被机体直接利用,故目前临床应用的均为左旋氨基酸,但近年的研究表明,某些右旋氨基酸能在体内转化为左旋氨基酸而被机体利用,转化的关键是右旋氨基酸氧化酶,由于肿瘤组织不存在这种酶,故右旋氨基酸可能为制造适用于肿瘤患者的氨基酸制剂开辟新的途径。

营养支持是近代医学的重大进展之一,对提高肿瘤综合治疗的疗效,改善患者生活质量均有显著作用。由此可见,营养不良直接影响了肿瘤患者的预后及生活质量。

近年来,应用于肿瘤患者营养支持的肠内及肠外营养制剂发展很快,免疫营养支持的概念正逐渐受到人们的重视,所谓免疫营养支持就是通过使用一些特异性免疫营养物质,不但改善肿瘤患者的营养,而且发挥改善免疫机制,调节机体炎性反应的作用。目前,研究及应用较多的免疫营养物质有:精氨酸、谷氨酰胺、核苷酸及n-3脂肪酸等。已有不少研究工作表明,免疫营养支持应用于肿瘤患者,既达到了改善营养、免疫及生活质量的目的,又有对肿瘤患者延长生存时间的作用。当然,这还需要在临床作大量、深入的工作。

对于肿瘤患者的营养支持应根据肿瘤的不同病理类型及不同的分级和分期,遵循个体化的原则。在接受手术、化疗、放疗的肿瘤患者中,使用营养支持的目的主要是帮助他们完成抗肿瘤的治疗方案,改善营养,促进机体的康复及愈合,减少并发症及不良反应,保持良好的体力及功能状态。对于不能接受进一步抗肿瘤治疗,处于姑息支持治疗阶段的患者,营养支持的主要目的是改善生活质量。生活质量的改善与否,是当今所有肿瘤治疗中均应进行评估的一个重要指标,无论从伦理还是从临床的需要来看,在机体处于饥饿状态下进行抗肿瘤的各种治疗,不但不能发挥抗肿瘤治疗的作用,反而会增加并发症及不良反应。

控制不适症状应视为肿瘤患者营养支持的第一线治疗,因为疼痛、恶心、呕吐、腹泻、焦虑等都将导致患者进食减少、代谢增加以及机体消耗。因此,要通过使用促进食欲、镇痛、镇吐、抗抑郁等多种药物,一般可以得到很好的治疗和控制。要在控制疼痛的同时,更应重视肿瘤患者的营养支持问题。

第二节 肿瘤患者营养支持治疗的适应证及临床应用

1. 肿瘤患者营养代谢异常普遍存在

肿瘤营养学是一门研究恶性肿瘤患者营养不良的发生机制、探讨适合肿瘤患者的营养风险和营养状况的评估方法,通过营养治疗以提高抗肿瘤治疗的疗效,并改善生存质量的新兴交叉学科。肿瘤营养学有异于一般意义的营养学,因为荷瘤机体的应激状态和肿瘤组织的不断增殖带来了晚期及终末期患者明显的异常代谢状态,而且营养治疗不同于手术、放疗、化疗、分子靶向药物治疗等抗肿瘤治疗方法,对肿瘤细胞没有直接杀灭作用。因此,需要肿瘤学家和营养学家携起手来,共同努力,不断推动其研究和发展,形成中国特色的肿瘤营养学科。

临床研究发现患恶性肿瘤者属于发生营养不良的高危人群。肿瘤患者发生营养不良的原因在于体内营养代谢异常,主要表现为碳水化合物、蛋白质及脂肪代谢的异常改变。首先,正常人乳酸循环占葡萄糖转换的 20%,而肿瘤患者乳酸循环可增加到 50%,占乳酸总量的 60%,最终导致碳水化合物大量丢失。此外,晚期肿瘤患者发生恶病质的主要原因是骨骼肌内源性氮丢失导致蛋白质代谢改变,继而炎性介质产生导致机体营养不良发生。肿瘤恶病质的主要特征之一是脂肪消耗,肿瘤患者脂肪代谢异常改变与某些细胞因子和代谢因子有关,但肿瘤患者确切的营养不良发生机制目前尚未完全阐明。

恶性肿瘤治疗技术和治疗方法的不断进步,延长了恶性肿瘤患者的生存时间,使得恶性肿瘤逐步成为一种可控可治的慢性疾病,因此,重视患者的生存质量应该成为现代肿瘤学的重要领域。近年来,大量临床研究资料显示肿瘤患者存在营养不良会显著危害着肿瘤患者的生存及生活质量,降低肿瘤治疗的有效性,并增加化、放疗的不良反应。因此,在肿瘤综合治疗的同时必须强调肿瘤患者的营养支持治疗,改善肿瘤患者的营养状态可以大大提高患者对化、放疗的耐受性、有利于完成既定的治疗方案并使肿瘤治疗措施发挥更有力的作用,肿瘤营养学这一新兴学科正受到临床学者的广泛重视和发展。

肿瘤患者的营养支持治疗已成为恶性肿瘤多学科综合治疗的重要组成部分,循证医学研究表明营养支持治疗在肿瘤手术、化疗、放疗过程中起着重要的作用。

目前,不认为单独通过饮食疗法能达到抗肿瘤的疗效,但能帮助改善患者营养状况,提高免疫功能,纠正器官功能不全,营养支持可成为肿瘤综合治疗中的重要组成部分。营养支持治疗的发展方向是免疫营养治疗,营养配方中某些免疫增强型成分的添加如谷氨酰胺、不饱和脂肪酸等逐渐受到关注。

2. 围手术期肿瘤患者的营养支持治疗

对非终末期肿瘤患者的手术治疗分为根治性手术和姑息性手术,目的是延长生存时间、改善生活质量。

非终末期手术肿瘤患者营养治疗的目标应该为提高患者对手术的耐受性,降低手术并发症发生率和手术死亡率。严重营养不良(不足)是影响外科手术患者临床结局的重要因素;而不适当的营养治疗同样会给患者带来危害。对围手术期患者而言,恰当的营养治疗十分必要。

2.1 围手术期肿瘤患者营养支持治疗的目标和效果

对于中、重度营养不良(不足)的大手术患者,术前 10～14 天的营养治疗能降低手术并发症的发生率。在 32 个 RCT 研究中,24 个研究表明肠内营养降低了术后感染相关并发症、缩短了住院时间、降低了住院费用；另外 8 个结果阴性。对营养不足的胃肠道肿瘤患者，早期肠内营养比全胃肠外营养降低了术后感染的发生率，但对营养状态正常的患者无这种作用。

术前 10～12 小时禁食，这一传统的准备措施可使患者过早进入分解代谢状态，不利于患者术后康复。

有证据表明术前 2～3 小时进食流食并不增加反流与误吸的风险，因此，许多国家的麻醉学会已将择期手术患者术前禁食时间改为 6 小时，而术前禁水只需 2 小时。给予大手术患者手术前夜 800 mL 与术前 2 小时 400 mL 碳水化合物饮料未增加误吸风险。结直肠手术患者，术前口服低渗性碳水化合物饮料，可减轻术后胰岛素抵抗，有助于减少骨骼肌分解，患者耐受性良好，且术后肌力的提高优于对照组。对于术前无法经口摄入碳水化合物的患者，术前可按 5 mg/(kg·min) 的速度静脉输注葡萄糖，可以减轻胰岛素抵抗，减少蛋白质消耗并保护心肌。

肠内营养与肠外营养相比，前者更符合生理、有利于维持肠道黏膜细胞结构与功能完整性、并发症少且价格低廉，因此，只要患者存在部分胃肠道消化吸收功能，应尽可能首先考虑肠内营养。许多手术肿瘤患者的胃肠道由于解剖或功能的原因无法承受肠道喂养，或单一肠内营养远不能满足代谢的需要，此时肠外营养成为实现机体代谢支持的必要手段。但一旦肠道功能恢复时，应尽早利用肠道。

结直肠手术患者术后早期进食或肠内营养有益。有证据表明术后早期进食或肠内营养（包括术后 1～2 天即开始进食流食），不影响结直肠吻合口愈合。但早期经消化道摄入营养对上腹部胃肠道大手术患者的影响尚不清楚。专家共识认为应根据患者的胃肠功能和耐受能力决定术后早期进食或肠内营养的开始时间和剂量。

直接停用与逐步停用肠外营养对患者的血糖水平的影响没有差异。目前没有证据可以证实肿瘤细胞的再生比机体其他体细胞的再生更加旺盛，也没有研究显示这种再生会产生有害的临床结果。因此，担心肠外营养对肿瘤的支持作用而放弃肠外营养治疗缺乏依据。术后出院患者如无法从正常饮食获取足够营养，肠内营养补充对患者的营养改善，并发症减少有益。

2.2 围手术期肿瘤患者营养支持治疗的适应证

多因素分析表明，营养不足是术后并发症发生率的独立危险因素，并与死亡率、住院时间及住院费用相关。存在中、重度营养不足的大手术患者，术前 10～14 天的营养治疗能降低手术并发症的发生率，对轻度营养不足患者术前肠外营养治疗无益处，还可能增加感染并发症，无营养不良或术后 7 天内可获取足量肠内营养的患者无法从肠外营养治疗获益。

接受肠内营养的患者其感染率和住院时间都较接受肠外营养者低，但需排除肠梗阻、血流动力学不稳定及肠缺血等肠内营养的禁忌证。目前尚无联合应用肠内外营养治疗的对照研究结果，但对于那些有营养治疗的适应证，而经由肠内途径无法满足能量需要（＜60% 的热量需要）时，多数专家认为可以考虑联合应用肠外营养。

2.3 肿瘤患者术前营养支持治疗

近年来，经过多中心、大样本的前瞻性观察，围手术期营养支持对降低手术死亡率和并发症发生率的效果已为临床医师所认识，并认为术前纠正营养不良其效果优于术后营养支持。研究认为术前营养不良可引起患者出现低蛋白血症，体液和细胞免疫功能障碍，组织修复能力下降，延缓术后伤口愈合，增加宿主对感染的易感性及并发症发生率，并延长住院时间、增加住院费用。早在 1956 年 Studley 就发现，术前体重丢失大于 20% 的胃溃疡患者，其术后死亡率高达 33%，相比之下营养较好的患者死亡率仅为 3.5%。因此，通过适当的术前营养和代谢支持，及时改善术前患者的营养状况,增加机体营养储备、满足体内营养需求,对降低术后并发症发生率和手术死亡率都具有重要意义。

1) 术前营养不良原因

(1) 摄入不足

在创伤、癌症、患消化系统疾病和接受化疗的患者,由于疾病及治疗带来的疼痛、食欲不振、厌食、恶心、呕吐等导致进食量减少;患有消化道梗阻、神经性厌食、吞咽困难及各种原因的禁食、偏食或限制某些食物供给的患者,常伴某种或某些营养素缺乏,均可引起营养不良的发生。相关原因包括:

① 疾病本身所致消化道梗阻,常导致消化、吸收障碍;

② 畏惧病痛所带来的心理因素;

③ 由肿瘤或单核细胞释放的恶液质素(cachectin)作用于下丘脑喂养中枢导致味觉改变;

④ 肝功能不足,肝脏对乳酸的清除下降引起恶心和厌食;

⑤ 大脑中 5-羟色胺浓度增高引起厌食。

(2) 需求增加

在伴有发热、感染,或合并甲状腺机能亢进的患者,机体的基础代谢率往往增高;而术前患者由于休息不足、身体疲劳、精神紧张等原因也可导致机体的代谢消耗加大,因此对能量、蛋白质、各种维生素和其他营养物质的需求量均相应增加,如果得不到及时有效的补充,很容易造成营养匮乏。

(3) 消化吸收障碍

消化系统疾病,可能因呕吐、腹泻、消化液和消化酶分泌不足,或消化吸收面积减少,导致机体消化吸收功能减弱或发生障碍,引起营养物质摄取利用困难,这时即使进食较多也会因难以吸收利用而发生营养不良。如慢性胰腺炎患者,常因胰酶缺乏,导致碳水化合物、蛋白质和脂肪消化吸收障碍,严重影响机体营养状况。

(4) 丢失过多

消化系统恶性肿瘤、慢性溃疡、慢性炎症等引起消化系统慢性失血,肠瘘、烧伤创面慢性渗出,各种原因引起的呕吐、腹泻以及大量腹水等,均可造成蛋白质和其他营养物质的大量丢失。

2) 术前营养支持适应证、时机和途径

术前给予营养支持的效果优于术后营养支持。术后机体处于应激状态,虽然各类患者的反应程度不一,但总体来说是分解代谢高于合成代谢。在术后短期内,营养支持难以达到改善机体代谢与营养状态的目的。

(1) 术前营养支持适应证

术前并非所有患者都需要营养支持,只有有明显营养不良的患者要求额外补充,而轻、中度营养不良患者和手术创伤不重者不需给予。很明显,对那些长期进食不足或不能进食的重症患者,营养物质补充至关重要。如外伤、严重感染或重症胰腺炎患者,患病后很快出现营养不良,术前准备的等待时间过长也可加重营养不良程度。相反,对于那些术前营养状况良好、患病时间不长的急性患者或接受简单择期手术的患者,机体完全能够耐受轻度、短期的营养补充不足,而不致影响术后恢复,而且对此类患者进行额外营养补充可能有害无益。然而,在临床实践中,很难将术前是否给予营养支持的界限区分开来。为了避免不适当的营养支持带来的浪费和负面影响,建立一套切实可行的营养状况评价指标实属必要。对外科患者的营养状况评定,国内外诸多学者都曾提出过许多指标及方法,过于简单或复杂使得可操作性差,不适用于临床。因此,不少作者提出了综合评定的方法，他们常将人体测量（anthropometry）、血浆蛋白以及氮平衡等作为评估参数。综合各种研究，有人提出营养支持的指征为：

① 因抗癌治疗（放、化疗）而致恶心、呕吐、厌食，不能摄取足够营养；

② 中重度营养不良，血浆清蛋白值＜35 g/L 或 3 个月内体重丢失＞5 kg 或营养不良指数（NRI）＜85；

③ 处于严重应激状态，合并 肠瘘、胃肠功能障碍、重症感染等并发症；

④ 术前术后辅助化疗；

⑤ 经消化 道摄食不能满足营养需要＞7 天。

（2）术前营养支持时间

一般来讲，术前营养支持时间为7～14 天，如果患者情况差，可予适当延长。对于术前已不能正常进食者，更应争取足够时间获得补充。研究报道，7～14 天的营养支持可使术后并发症下降10％。然而亦有人认为 3～4 天的营养支持即能满足需要。Hill 的研究说明 3～4 天肠外或肠内营养支持均可改善机体的生理功能，更长的时期如超过 10 天，只是导致骨骼肌增加，而生理功能没有得到进一步改进。不过多数学者的报告仍赞成术前营养支持应在 7 天以上。

（3）术前营养支持途径

外科患者术前的营养不良可能由于胃肠功能障碍、食欲不振、腹泻、消化道部分梗阻等，或营养素丢失过多造成。因此，术前营养支持途径可根据患者的情况而定，当胃肠功能健全或尚有部分功能时，仍应首先应用肠内营养。肠内营养多采用鼻胃管或鼻肠管灌注不同配方的营养液，根据患者的胃肠功能而定。如果出现胃肠功能障碍较重或患者不能耐受经肠营养，则可加用肠外营养以补充营养供给的不足。当胃肠道仍有部分功能存在时，还应尽可能从肠道供给一部分，以达到刺激肠道运动，维持肠黏膜屏障功能，减少肠内细菌、内毒素易位，促进门脉循环、激素分泌与免疫功能等作用。总之，选择营养支持的原则是：

① 根据每一个患者的具体情况来选择最 合适的营养支持途径；

② 以安全、有效和价廉为原则；

③ 肠内途径为首选，不足者辅以肠外途径；

④ 营养良好或轻度营养不良以及可自然饮食者，无须特殊营养支持。

3）营养需求和供给

术前就存在营养不良的患者，首先应该查明发生营养不良的原因，尽力纠正原发病；其次，根据营养状况评定，明确是何种营养物质缺乏，根据具体情况进行相应补充。

（1）高能量高碳水化合物

外科手术必然引起机体产生应激反应，给予患者高能量饮食可使机体获得足够能量储备，满足术中术后能量消耗，还可减少手术应激带来的蛋白质损耗，有利于创伤组织修复。能量供应量应该根据测得的实际能量消耗值来定。在临床上，为方便起见，也可根据基础代谢率估算。一般卧床患者或仅有轻微活动的患者，供给的能量不应超过基础代谢的110％；对于能作一般活动的患者，供给基础代谢的120％～125％即可满足需要；而对于发热患者，体温每升高 1℃，增加补充基础代谢的13％。另外摄入能量不宜过多，以免引起肥胖，而对手术和恢复产生不利影响。高碳水化合物饮食不仅可供给充足的能量，还能促进肝糖原合成和贮备，防止发生低血糖，并且保护肝细胞免受麻醉剂损害。碳水化合物供能一般应占总能量的 65％。

（2）高蛋白质

蛋白质不但是组织生长更新和修复的必需物质，也是维持正常代谢反应和血浆渗透压的重要物质。外科患者常因食欲不振、肝功能合成障碍、摄入量减少及消耗增加导致蛋白质缺乏,出现血浆蛋白下降和负氮平衡,引起营养不良性水肿,对术后伤口愈合及病情恢复不利。而高蛋白饮食摄入,可纠正病程长引起的蛋白质过度消耗,减少术后并发症,促进伤口愈合和组织修复,防止水肿发生,增强机体抗感染能力和手术耐受力,保护组织器官功能,缩短术后恢复时间。因此外科患者必须供给充足蛋白质。一般机体每日蛋白质的最低需要量为 35 g,但营养不良时应按 100～150 g 供给,或给予 1.5～2.0 g/kg,其中 50% 以上应是优质蛋白。

(3)高维生素

维生素是人体必不可少的,各种维生素均可对创面愈合产生促进作用。

人体维生素 A 主要来源于动物性食物和植物中的胡萝卜素,它有抗呼吸系统感染,维持免疫系统功能,促进组织新生,加速伤口愈合的作用,我国需要量为成人每日男 800 μg、女 700 μg。

维生素 C 可降低毛细血管通透性,减少出血,促进组织再生及伤口愈合,我国需要量为成人每日 100 mg。

维生素 K 主要参与凝血过程,促进凝血酶原合成、维持凝血功能,减少术中及术后出血。

B 族维生素与碳水化合物代谢关系密切,缺乏时代谢障碍,伤口愈合和失血耐受力均受到影响。维生素 B_1 是促进糖类代谢、维持神经功能不可缺少的物质,需要量为每日 5～10 mg。维生素 B_2 有促进黏膜健康的作用,每日用量 5～30 mg。

维生素 D 可促进钙、磷吸收,有助于骨骼生长恢复。

维生素也并非多多益善。过量服用维生素,对身体反而有害。如若进食大量维生素 A,可造成急性中毒。过量服用维生素 C,可使胃酸分泌增多,易患消化性溃疡;可能削弱机体免疫能力;还会转为草酸,诱发尿路结石。而维生素 D 服用过多则会产生"高钙尿症"。

(4)水份补充

术前充足的水分供应,不仅可以预防脱水发生,还可起到扩充血容量、稀释血液,减少术中失血、增强手术耐受力的作用。对于心肾功能良好,不要求限制液体补充的患者,每日饮水可达 2 L,如果经口摄入不足,可通过静脉输入。对于合并心肾功能障碍或要求限制水分摄入的患者,应控制饮水量;而对于循环功能低下或水肿、腹水患者则应进行脱水治疗。

4)术前营养要求

(1)胃肠道手术

应保证能量及各种营养素的供给。术前 3～5 天给予少渣半流质饮食,术前 1～2 天给予流质饮食。也可在术前 5 天给要素饮食,避免因进食流质引起营养不足,又减少了食物残渣及肠道内粪便积聚和细菌数量,降低术后感染。术前 1 天晚上禁食,4 小时开始禁水,以防止麻醉或手术过程呕吐或并发吸入性肺炎。

(2)有特殊疾病的患者

① 高血压:使用降压药物治疗的同时,应给予低盐、低胆固醇饮食,待血压控制到一定程度(并不要求降至正常)再手术,以防术中出血过多。

② 贫血和低蛋白血症:应及时进行输血、补充血浆及清蛋白,还应通过饮食给予足够蛋白质及能量,争取在纠正之后手术。

③ 糖尿病:除给予胰岛素治疗外,术前应调整饮食结构,按糖尿病饮食要求供给,尽量在血糖接近正常水平、尿糖定性转阴性后手术。

④ 肝功能不全:对于肝功能不全的患者,术前应通过各种途径尽力改善全身营养状况,增加肝脏糖原储备。可少量多次输入新鲜血液,纠正贫血、增强凝血功能;还可输入清蛋白液,改善血

浆蛋白水平。饮食上应给予高能量、高蛋白、低脂肪饮食,充分补给各种维生素,促进肝细胞再生,恢复肝功能,增强抵抗力。

因此,手术前给患者良好的饮食,使患者有较好体质以保证手术的顺利进行,是促进术后患者康复的必要条件。对于较消瘦的患者要给以高能量、高蛋白质、高维生素膳食,使患者能在短期内增加体重;对较肥胖的患者要给高蛋白、低脂肪膳食,以储存部分蛋白质并消耗体内脂肪,因为体脂过多会影响伤口愈合。对于不同部位的肿瘤患者亦要有针对性的安排膳食,如肝、胆、胰肿瘤的患者要用低脂膳食,而胃肠道肿瘤患者术前要安排少渣流食或半流食,以减少胃肠道内残渣。

总之,外科患者需手术者,应按不同病情作好术前营养支持,对手术成败及术后恢复均有益处。

2.4 肿瘤患者术后营养支持治疗

在手术创伤的打击下,机体处于严重应激状态,产生一系列神经内分泌变化和全身代谢反应,导致体内内环境稳态失衡,糖、脂肪和蛋白质代谢紊乱。这种反应以高代谢和高分解代谢状态为特征,一方面动员储备、修复损伤;另一方面,由于大量应激激素和细胞毒性因子分泌到血液中,导致组织细胞损害和功能丧失,并促进机体大量消耗糖原、脂肪储备和肌肉、内脏蛋白作为能量来源,从而造成机体营养障碍,如贫血、低蛋白血症、营养不良性水肿、维生素和微量元素缺乏等。如果进一步发展,将影响细胞代谢、生理功能,削弱机体免疫能力,导致器官功能障碍,甚至危及生命。事实上,许多外科手术患者最终并非死于疾病本身,而是由于得不到足够的营养补充而死于全身消耗衰竭。近三十年来,临床营养学的飞速发展已使其成为现代医学科学的重要组成部分,外科营养支持在临床上的广泛应用改变了无数患者的命运,也越来越为临床医生所重视,至今它已成为现代外科治疗中不可或缺的组成部分。众所周知,合理的营养支持对于改善术后应激状态下患者的营养不良状况,减少蛋白质丢失、增强免疫力、促进修复和维持器官功能具有重要作用。特别是在某些重症或经历大手术的患者,营养支持的效果确切而显著,如肠外瘘、短肠综合征、重症胰腺炎的患者。

1)术后患者代谢变化

术后由于应激反应,机体儿茶酚胺、甲状腺素、生长激素、糖皮质激素等浓度均升高,引起物质代谢产生相应变化。

(1)能量代谢

能量消耗明显增加,尤其是合并严重感染的患者,能量需求可增加50%。对于没有合并症的患者,此过程可能持续5~6天。机体能量消耗的来源初期来自于体内糖原储备,以后转为脂肪和蛋白质的分解代谢。

(2)蛋白质代谢

术后机体蛋白质分解代谢明显加强,分解产生的氨基酸除给糖异生提供原料外,主要用于合成新的蛋白质,以满足机体修复需要及为代谢反应提供酶、抗体等物质。这种蛋白消耗,多来源于骨骼肌分解,而内脏蛋白常常保存完好。持续的分解代谢,导致负氮平衡,常表现为尿氮排出增加,一般术后24小时即可查见明显增加并可持续1周左右,合并感染或损伤严重者的时间更长。蛋白分解代谢的程度和持续时间与术前营养状况、手术创伤程度成正比,因此手术创伤越大,负氮平衡程度越大,分解代谢越严重。

(3)脂肪代谢

当肝脏、肌肉糖原耗尽,脂肪逐渐成为术后的主要能量来源,占总能量需求的70%~80%。在应激激素的共同作用下,脂肪组织动员增加,分解代谢增强,其中游离脂肪酸大量进入血循环与血浆蛋白结合,并为组织摄取氧化供能,而甘油作为糖异生原料参与葡萄糖生成。在术后初期,每日体脂消耗可达200 g以上,而当机体处于恢复期、营养供给充足时,脂肪逐渐由分解转为储存,体重相应增加直到恢复至正常水平。

(4)糖代谢

术后儿茶酚胺大量分泌,并与糖皮质激素、生长激素等一同促进胰腺分泌胰高血糖素,抑制胰岛素的分泌和作用,从而出现胰岛素抵抗。肝糖原分解增加,外周组织葡萄糖利用障碍,糖异生作用加强,导致血糖升高,保证大脑的葡萄糖能量供应。

2)术后患者营养需要

营养支持对于已有显著营养不良的患者实际上是一场"代谢应激"(metabolic stress),营养不良越严重,支持强度越大,应激也越显著。因此营养的补充不宜过少或过多,过少不足以满足机体需要,过多则将加重器官负担而产生不良反应。对于那些长期饥饿或重度营养不良的患者更应注意避免发生复饲综合征(refeeding syndrome, RFS)。有人提出"低热量肠道外营养(hypocaloric parenteral nutrition, HPN)"或"允许的摄入不足"。但是迄今为止,尚未有一个统一的、被广泛接受的手术后短期内相对"低热量摄入"的标准,也无明确的范围、期限和限度的指标。

(1)能量

手术创伤可导致机体能量的过度消耗,因此给予术后患者足够能量,对于减少组织分解,促进创伤愈合有重要意义。在实施营养支持时,需要知道患者的具体能量消耗和能量需求量。临床上估算创伤应激患者的能量消耗常采用应激系数×Harris-Benedict公式估算值,应激系数按疾病严重程度分为不同等级。Harris-Benedict公式是临床上计算基础能量消耗(basal energy expenditure, BEE)的经典公式:男性BEE=66.4730+13.7513W+5.0033H−6.7750A;女性BEE=655.0955+9.5634W+1.8496H−4.6756A。但是近年来的研究结果却证实,Harris-Benedict公式过高地估计了正常人体的能量消耗值,并不适用于临床上各种疾病状态下的患者。疾病状态下,患者病情复杂多变,病理生理、代谢变化与常人迥异,其实际能量消耗变化大,个体差异也较大,很难用公式估算。而且应激系数的划分主观性较大,不能准确估算术后患者的能量消耗。因此,目前多数学者认为,应实际测定患者的每日能量消耗量,再根据不同患者的个体情况和疾病状态来实施营养支持。近年来一些研究发现,并非所有术后创伤患者均处于高代谢状态。对于危重患者的能量补充应避免过剩。盲目过多的能量供给会增加机体氧耗量和二氧化碳产生量,加重循环、呼吸系统负担,并导致代谢紊乱。美国肠内肠外营养协会(ASPEN)推荐:有条件作能量消耗测定时,提供1.25倍实际测得的静息能量消耗(resting energy expenditure, REE)给卧床的营养不良患者;提供1.5倍实际测得的REE给自主活动的营养不良患者,热卡:氮=100 kcal:1 g。

(2)蛋白质

正常人的氮日需量为0.15~0.20 g/kg,但在手术创伤应激条件下,蛋白质分解代谢亢进,机体失去保存体蛋白的机制,出现负氮平衡。研究表明,如果给予术后患者足够的能量、蛋白质和其他必需营养成分,体内蛋白质的净分解率将降低。然而,很多资料认为在应激状态下,高蛋白营养并不能逆转蛋白分解代谢、提高净蛋白合成率,但可促进蛋白合成代谢,改善氮平衡。对于那些高分解代谢的患者,在分解代谢高峰过去之前通过营养支持并不能达到正氮平衡。动态研究表明,按1.5 g/(kg·d)的量提供蛋白质能改善氮平衡,但超过该值只能增加蛋白质的合成与分解,对氮平衡并无影响。Wilmore也认为强化营养支持并不能阻止严重分解代谢时体内蛋白的大量丢失。一般建议蛋白质供给量每人每天以70~80 g为宜,其中大豆蛋白应占20%。补充蛋白质的同时应补充非蛋白热量,以免蛋白质作为热量被消耗。能量供给每日一般不超过105~125 kJ/kg(25~30 kcal/kg),能氮比约150~100 kcal:1 g,根据患者的实际情况定。同时注意加用一定特需的氨基酸,如 Gln、精氨酸、BCAA 等,以补充消耗、增强免疫。

(3)脂肪

脂肪是含能量最多的营养物质,也是术后患者的主要能量来源,通常应提供总能量的 20%~30%,脂肪还是机体吸收脂溶性维生素 A、D、E、K 的必需物质,因此应注意补充。脂肪的供给量应该结合患者的个体状况以及疾病程度和种类来考虑,对肥胖的患者应该适量减少,而体瘦患者则适度增加;胃肠道功能障碍和肝胆胰疾病时,应限制脂肪摄入。对肝病患者,最好选用中链甘油三酯,因其比长链甘油三酯容易消化吸收,无需经乳糜管、淋巴管系统而直接进入门静脉至肝脏,且在体内易于氧化分解代谢。对于较长时间依靠肠外营养支持(>7 天)的患者,除使用中链甘油三酯外,还应注意必需脂肪酸的补充。必需脂肪酸与前列腺素合成有关,尤其是 ω-3 脂肪酸,可以促进前列腺素 E-3(prostaglandin E3,PGE-3)合成,而 PGE-3 能增强机体免疫功能,有抗肿瘤作用。但是,全部依赖脂肪乳剂并不能达到节氮效应,与葡萄糖合用可提供更多能量并改善氮平衡。

(4)微量营养素

手术应激造成机体消耗增加、需求增大,以致电解质、微量元素缺乏,主要有钠、钾、镁、磷、氯、铁、锰、锌、铜、铬、碘、钴、硒等,其中任何一种缺乏都会影响机体功能。术后短暂的血清锌下降对创伤处早期肉芽的胶原积累有肯定的影响,导致创面愈合减慢,因此应补充外源性锌。Hallbook 等报告每日供应 25~30 mg。而硒缺乏不但影响愈合,且使抗感染能力下降,因此也应适当补充。维生素是人体必不可少的,维生素 A、B、C 缺乏均可延缓创面愈合。许多流行病学研究表明植物性食品中富含的具有抗氧化作用的营养成分,尤其是维生素 C、E 和类胡萝卜素发挥了重要作用。推荐的应用量是:维生素 C 60 mg,维生素 E 30 mg,β-类胡萝卜素 3 mg。

3)术后营养支持实施

营养支持的目的不仅在维持患者的氮平衡,保存瘦体质(lean body mass),更重要的是维持细胞、器官与组织的代谢,使之发挥正常功能;参与机体免疫、生理机能调控,加速组织修复和促进患者康复。

(1)适应证

① 多数术前接受营养支持的营养不良患者,术后仍需继续给予营养支持;

② 术前虽有营养不良但因各种原因未能进行术前营养支持者,术后应给予营养支持;

③ 因术后并发症,术后超过 7~10 天尚不能恢复正常饮食者,如胃大部分切除术后残胃排空障碍,腹腔手术后持久的吸收功能不良等;

④ 术前营养状况良好,但手术创伤较大或较严重的烧伤患者,术后恢复缓慢,也需要给予营养支持。但并不是每一个术后患者都需要进行营养支持,1 周内能恢复 60%饮食的患者或是没有营养不良的患者都不需要营养支持,仅给予水、电解质补充和输注 150~200 g 葡萄糖即可。即使是合并慢性呼吸、肾或肝功能障碍或是老年患者,除非有重度营养不良也不需要术后给予营养支持。

(2)途径

手术后营养支持途径有肠内和肠外营养两种。营养支持途径的合理选择通常根据疾病性、患者状况和医师判断而定。

① 肠内营养

优缺点:与 PN 相比,EN 的主要优点是能维护肠黏膜屏障功能,预防长期禁食所致的并发症,如肠道黏膜萎缩;淤胆与肝功能损害等;还可促进危重患者营养状态的改善,并发症减少。

Wilmore 等称肠道为机体应激时的中心器官之一。故 EN 应是首选的营养支持途径。"当肠道能工作时要使用它"。哪怕肠道仅有部分功能,只要条件允许,也应尽量利用。从营养补充的有效性来说,EN 至少与 PN 同样有效,而在维持机体免疫功能方面优于 PN,当前的免疫配方营养也多为 EN,故应是首选的营养支持途径。但缺点是有反流与吸入气管的危险,鼻肠管喂养则可避免此类情况发生。对那些管饲时间较长的病例,普遍应用手术造口特别是空肠造口术。

方法:临床 EN 实施多采用管饲方法,即通过手术、内窥镜或在 X 线下将喂养管置入消化道的任何一段,常用的是鼻胃/鼻肠插管、经皮内窥镜胃/空肠造口术和手术胃/空肠造口三种途径。鼻胃插管喂养的优点在于胃的容量大,对营养液的渗透浓度不敏感,适用于应用要素饮食、匀浆饮食、混合奶的 EN 支持。空肠造口管可长期放置,不影响活动,容易被接受,同时可经口摄食,更重要的是能较大幅度地减少食物反流而引起的呕吐和误吸,尤其适用于食管手术患者的营养支持。

实施时机:术后开始肠内营养支持的时间尚有争论。动物实验证明,营养支持开始的时间愈早,其效果愈好。有人提出术后早期(6 小时内)营养支持的观点,但多数学者认为,术后患者呼吸、循环、内环境尚未稳定;同时肠道功能受到抑制尚处于应激状态,过早应用营养制剂将加重机体的代谢紊乱和消化道负荷,不利于生理功能的恢复,更无助于实现治疗目的。因此,术后肠内营养支持应始于肠功能恢复,生命体征和内环境趋于稳定时。McCarter 等认为术后第 1 天的支持是安全有效的,Bower 等提出在 24～48 小时后。即使赞成早期营养支持的人也仅将支持的目的限于保护肠黏膜屏障(Intestinal mucosal barrier)及促进肠功能恢复,而并不追求改善营养状况,所以给予营养物质的量也较小。

② 肠外营养

优缺点:围手术期全肠外营养(total parenteral nutrition,TPN)对于长期禁食的危重患者的临床意义已经得到证实。TPN 具有可 24 小时不间断连续输液,可接受营养液量、浓度、速度范围较大,不易发生血栓性静脉炎等优点。同时,它可替代胃肠道为机体提供各种所需营养素,对于长时间不利用胃肠道,或经胃肠道营养不能满足需求的患者显示出独特的作用。但是,随着临床实践的增多,其不足之处渐为呈现,特别是在人们认识到肠黏膜屏障功能后,其应用范围已有缩小。

途径:肠外营养可以采用经中心静脉或周围静脉输入营养物质的途径。中心静脉营养可经颈内静脉、锁骨下静脉或上肢外周静脉置管于上腔静脉,必要时也可采用下腔静脉。适用于肠外营养>7 天、营养液渗透压> 1 200 mOsm/L 的患者。具有便于患者活动和护理,可接受营养液浓度高、对静脉刺激小的优点,在护理良好的情况下,可长期使用数周、数月甚至数年。对于肠外营养<7 天、营养液渗透压<1200 mOsm/L 的患者,以及各种原因不能行中心静脉营养(central vein nutrition/central venous alimentation,CVA/CVN)支持的患者,可以采用外周静脉营养(partial parenteral nutrition,PPN)。肠外营养液的应用最好采用"全合一"(all in one,AIO)输液系统,即在无菌条件下将每日所需肠外营养成分(葡萄糖、脂肪乳、氨基酸、电解质、维生素和微量元素)混合在一个输液袋中经一根管道输注。其优点是输入方便、易于管理,更符合生理及代谢模式,营养物质能得到更好地吸收和利用,并发症更少、安全性更高,目前应用日益广泛。它唯一的缺点是不能及时对已加入的营养素进行调整。过去常使用多瓶输液系统(multiple bottle system,MB),将多瓶营养液通过连接管同时或相继输入,操作简便灵活,但可能发生药物不相容以及内环境和代谢紊乱,且不利于营养素的吸收利用,因此不宜提倡。目前已有标准配方的肠外营养液成品袋应用于临床。不同的标准 PN 成分分隔于两腔或三腔袋中,使用时将营养袋撕开混合即可,并按照需要添加维生素、微量元素及其他成分,操作简单、避免了污染,但不容易做到个体化配方。

外科营养支持途径的选择:如果对胃肠道手术患者完全实施 EN,有效性和可行性差,因为这类患者消化道本身存在着多种病变,消化吸收功能已经处于紊乱状态。对危重患者而言,肠内营养的药理和治疗作用大于营养支持作用。因此,现在较为一致的观点是肠外肠内两种营养支持方法各有其优缺点和适应证,将长期并用、互为补充。对于胃肠道功能废弃,或经胃肠道营养不能满足需求的患者,必须实施 TPN。但应用 TPN 时,可能发生机械、感染、代谢并发症,因此在使用的时候需多加注意。应用 TPN 的最终目的,是对患者进行有力支持,让其渡过难关以后,尽快促使其接受 EN,当然这将是一个需要耐心、循序渐进的过程。而如果患者胃肠功能良好,则一般优先考虑 EN,因为 EN 符合生理、相对风险较小、价廉,更主要的是能防止肠道黏膜萎缩和细菌移位的发生。

时机:术前营养支持的时间一般为 7～14 天,如患者情况差,可适当延长。手术后的营养支持应始于生命体征、内环境趋于平衡时。具体讲即应依从个体化原则,当其胃肠功能许可时,哪怕只有部分功能,亦应首选 EN 或 EN 加 PN。对于不能使用 EN 的患者应先给予 PN 支持,然后逐渐从 PN+EN 过渡到 EN,最后经口摄食。待胃肠道功能恢复后,可以先给清流食或流食,逐步过渡到半流食、软膳食或普通膳食,并可采用少食多餐的方式增加营养摄入。由于手术创伤患者要补充大量的蛋白质和维生素,为了促进患者的早日康复或尽快接受其他治疗,术后原则上应进食高蛋白、高能量和高维生素的营养膳食,如多喝牛奶、藕粉和鲜果汁,多吃新鲜的蔬菜和水果,吃牛羊肉、瘦猪肉、鸡肉、鱼、排骨、虾、蛋及豆制品。

ASPEN 指南指出:对于中度或重度营养不良的手术患者,术后进行 7～14 天的营养支持是有益的。营养良好的手术患者无需常规预防性地进行 PN 和 EN,因二者都未显示出比鼓励口服进食获得更好的有效性。

2.5　加速康复外科

加速康复外科(fast track surgery,FTS)概念推动了围手术期营养支持治疗的发展。FTS 指术前不常规进行肠道准备,缩短禁食时间,口服碳水化合物进行代谢准备;术后早期恢复口服饮食,早期下床活动,使用硬膜外麻醉及术后止痛,不常规使用鼻胃管、腹腔引流管,尽早去除导尿管等诸多优化措施。

FTS 安全、有效,大多数患者术后 4～6 天可康复出院。FTS 使微创手术患者的术后康复加速。FTS 可以通过优化围手术期的处理减少术后并发症,减少创伤应激代谢,使患者快速康复,缩短住院时间。

3. 化疗患者的营养支持治疗

恶性肿瘤患者营养不良的原因是多方面的:肿瘤患者常合并厌食、味觉异常、恶心、呕吐、消化道吸收功能障碍甚至梗阻,导致营养物质摄入量明显减少;异常代谢导致底物代谢异常,能量及营养底物的无效代谢增加;免疫系统针对肿瘤状态产生大量的前炎性细胞因子,导致急性炎性反应增加;肠外营养制剂中所含的谷氨酰胺是合成谷胱甘肽的原料,具有清除自由基,抗氧化作用,能刺激 B 细胞和 T 细胞功能,促进免疫球蛋白合成增强免疫力。因此,化疗期间营养支持虽然以胃肠摄取营养为主,若条件允许时仍需要联合静脉营养治疗。

癌症本身是一种消耗性疾病,加之化疗药物引起的一些胃肠道反应:恶性、呕吐、厌食及肠吸收不良等导致摄入不足,造成营养状态低下不利于化疗的顺利进行,反复化疗引起的恐惧、焦虑、失望加上肿瘤本身可释放出氨基酸结构类似的副产物使味觉改变以及化学药物可导致口腔黏膜炎等,有的患者因此而拒绝治疗或终止治疗。必须千方百计督促患者加强营养,对有消化道症状的患者宜少食多餐,饮食宜清淡,每餐量不宜太多,以增强患者吃完食物的信心,花样品种要多样化,以使患者有较多的选择余地。

由于营养不良、血浆蛋白水平降低,机体对化疗药物的吸收、分布、代谢及排泄均产生障碍,明显影响化疗药物的药代动力学,导致化疗药物的不良反应增加,机体耐受性下降,抗肿瘤疗效也有明显影响。总之,化、放疗是治疗肿瘤的有效手段,绝大多数患者都有不同程度的营养失调,因此营养治疗是肿瘤患者总的治疗计划中不可缺少的一部分,通过纠正和改善患者营养状况,合理充分利用食物的抗癌因素,提高机体免疫功能,提高患者耐受化、放疗的能力,减轻治疗不良反应,提高患者的生活质量,改善预后。

有人认为营养支持对于恶性肿瘤患者来说是一把双刃剑,它既能够改善患者的营养状况和生活质量,也有促进肿瘤生长的危险。我们在临床上选择营养支持治疗时,要充分考虑患者的营养状况,制定个体化的治疗方案。由于缺乏较好的循证医学证据,目前对于化疗患者的营养支持治疗不像肿瘤的放化疗那样有明确的指征,而主要由医生的临床经验来决定,在下述情况下需要进行营养支持治疗:

(1)化疗前患者就存在明显的营养不良,估计患者对化疗的耐受力差,有必要在化疗前给予短期的营养支持治疗,以改善机体状况;

(2)化疗期间出现明显的恶心、呕吐、厌食、黏膜炎、感染、出血、发热等不良反应,严重影响患者进食和消化吸收功能,或者引起较为严重水电解质紊乱者,也应在化疗期间给予营养支持,直至上述症状明显减轻。

ASPEN 指南指出,营养良好的化疗患者无需常规预防性地使用肠外和肠内营养支持,因为PN 或 EN 支持都未显示出比鼓励口服进食获得更好的有效性。对有营养不良、长期不能进食或营养吸收不足的患者,进行抗癌治疗时应适时地给予营养支持。因此,对于当化疗患者每日摄入能量低于每日能量消耗 60% 的情况超过 10 天,或预计患者将有 7 天或以上时间不能进食,或患者体重下降时,可以考虑给予营养支持治疗。

4. 放疗患者的营养支持治疗

放疗引起营养不良的主要原因有:放疗早期因胃肠道黏膜放射性损伤会造成恶心、呕吐、腹泻等症状;晚期有可能发生消化道狭窄及肠瘘等严重胃肠道反应,无论是早期还是晚期均会造成肿瘤患者营养摄入不足或吸收障碍。同时营养不良也会影响治疗的耐受性,从而影响治疗疗效及患者的生活质量。

我国恶性肿瘤患者营养治疗专家共识指出:不推荐没有营养不足或营养风险的放疗患者常规使用肠外营养。肠外营养推荐用于不能耐受肠内营养且需要营养治疗的患者,如放疗后严重黏膜炎和严重放射性肠炎患者。

根据患者放疗后情况,可以从以下几方面进行饮食调养。

4.1 平衡饮食

1)高蛋白:蛋白质是修复机体组织的重要原材料,放疗后,机体消耗巨大,处于负氮平衡,更应充足补充,每日每千克体重需补充 1.5~2.0 g 蛋白质。富含蛋白质食物有瘦肉、蛋类、豆类、奶类等。

2)高热量:由于放疗造成的放射性食管炎、胃炎等影响,患者易出现消化吸收障碍,必须提高膳食的总热量,保证营养供给避免体重下降。

3)高无机盐:研究发现,硒、镁、碘、钼、铁等元素具有抗癌作用,有利于肿瘤术后康复及防止复发。含以上元素食物如香菇、芦笋、海带、紫菜、坚果、南瓜、大头菜、人参、枸杞、山药等。

4)低脂肪:脂肪超过人体正常需要储存于体内,容易变成有利于肿瘤生长的脂肪组织,因此应低脂饮食,一般以动物、植物脂肪混合食用为佳。

5)低盐:盐过多易引起水钠潴留,加重心肾负担,不利于患者康复。

4.2　粗细结合

1）维生素 A 类：维生素 A 能诱导癌细胞或癌前细胞分化为正常细胞，提高机体免疫力，阻止多种致癌因素诱发肿瘤。富含维生素 A 的食品有：动物肝脏、牛奶、鱼肝油、胡萝卜、白菜、韭菜、菠菜、番茄、芒果、杏等。

2）维生素 C 类：可减轻放射线照射带来的不良反应；能阻止透明质酸酶的产生，这种透明质酸酶是恶性肿瘤释放出来的物质，可破坏人体细胞之间的透明质酸，使组织脆化，从而增加肿瘤细胞的浸润能力；能合成胶原纤维，使胶质样物质坚韧化，有助于增强正常组织抵抗力，阻止肿瘤细胞的增殖和浸润；能阻止体内强致癌剂亚硝酸胺的合成。

3）膳食纤维：放疗后更应适当注意膳食纤维的摄入，不易吃得太精和过细，应多食富含纤维素的食品，如各种蔬菜、笋、糙米粗粮、野菜等。

4.3　饮食禁忌

忌食酒精、盐腌及烟熏食品；霉变的玉米、花生和棉籽；辛辣、温燥、煎炒等热性食物。

5. 终末期肿瘤患者的营养支持治疗

终末期肿瘤患者系指已经失去常规抗肿瘤治疗，包括手术、放疗、化疗和分子靶向药物治疗等指征的患者，一般来说，预计生存期不足 3 个月。

终末期恶性肿瘤患者往往伴随有严重的恶液质。恶液质是存在于癌症患者中的一种表现复杂的综合征，其特点为慢性、进行性、不知不觉的体重下降，经常伴有厌食症、饱腹感和乏力表现，且对营养治疗不敏感或部分敏感。恶液质的诱因通常有两类，一为营养摄入下降，可能因为肿瘤对消化道的直接侵犯，或是间接通过细胞因子及类似食欲抑制物等来干扰消化功能；二为机体促炎症因子激活引起的异常代谢状态，包括患者机体对肿瘤组织反应性产生的细胞因子，促分解代谢的激素和调节短肽，以及由肿瘤组织产生的肿瘤脂肪动员因子，又称为脂裂素（lipid mobilizing factor，LMF）和蛋白分解诱导因子（proteolysis inducing factor，PIF）等。这些因子均会向机体传递加强分解代谢的信号，而系统性的炎症反应则会削弱食欲，减轻体重。

最近，英国的 Kenneth Fearon 在《癌症恶液质的定义与分类国际共识》中首次提出，将恶液质诊断分为 3 期：恶液质前期，即体重下降≤5％并存在厌食或糖耐量下降等；恶液质期，即 6 个月内体重下降＞5％，或基础 BMI＜20 者体重下降＞2％，或有肌肉减少症者体重下降＞2％；以及难治期，即预计生存＜3 个月，PS 评分低，对抗肿瘤治疗无反应的终末状态。

终末期患者的治疗原则是以保证生活质量及缓解症状为目的，其中生活质量是营养治疗评估中最重要的内容。

3.1　终末期肿瘤患者营养支持治疗的适应证

终末期治疗患者的营养治疗是否给予不仅仅是一个医学问题，还更多地涉及到伦理、患者及家属意愿的层面。营养治疗可提高终末期恶性肿瘤患者生活质量，而能否延长其生存期尚无定论。有报道指出，重度蛋白质-能量缺乏型营养不良、恶液质患者中单纯的营养治疗既不能保持机体无脂体重，也未提高患者的平均生存时间及远期生存。但是，亚洲国家的许多终末期肿瘤患者在无希望延长生存期的情况下仍在接受营养治疗。日本、韩国的回顾性研究显示，终末期恶性肿瘤患者在死亡前 1 个月，仍有较高比例的个体在接受管饲、全胃肠外营养以及静脉输注白蛋白。目前这方面的决策仍缺乏高标准的循证医学依据。医生应以临床指征和社会伦理学理论为依据，对于每一个患者均应认真评估营养治疗的风险效益比，掌握营养治疗适应证，在尊重患者的权力，兼顾公平合理地使用有限的医疗资源的条件下，决定是否实施营养治疗。

3.2 终末期患者治疗原则

减除肿瘤负荷,联合胃肠功能调理、营养素及能量补充、代谢调理治疗,延缓恶液质进展,以达到改善生活质量的治疗目的。

第三节 肿瘤患者营养支持治疗的并发症及禁忌证

1. 肿瘤患者营养支持治疗的并发症及处理

1.1 导管穿刺并发症及处理

1) 穿刺即刻并发症及处理

在深静脉穿刺置管即刻并发症中,心律失常较为常见,但无明显后果。通常由于导引钢丝进入血管过深,钢丝远端刺激心房、三尖瓣环、心室所致,表现为房性早搏、室性早搏、短阵房性心动过速、短阵室性心动过速,回抽钢丝后心律失常可自行消失。心律失常一般多发生在操作医师行锁骨下静脉和颈内静脉穿刺置管的初期,但均无严重后果。对有经验的操作医师,导引钢丝进入静脉10 cm即刻成功置管,一般不会出现心律失常。

由于锁骨下静脉、颈内静脉、股静脉均有同名动脉伴行,在解剖不熟悉或患者体形、体位特殊时,容易误穿动脉。文献报道误穿动脉的概率为0.5%～26.7%。误穿动脉时表现为血液有节奏地从穿刺针涌向针管,颜色鲜红。一般情况下只要及时发现、及时退针,局部压迫5～10 min即可。如已置血管鞘或输液管,不宜直接拔除,可保留导管2～3周,待动脉与皮下组织建立窦道后再拔除置入的导管,局部压迫20～30 min往往可以止血,而不会发生难以控制的出血。如果未能及时发现或反复误穿动脉可能出现局部血肿,如误穿锁骨下动脉或颈内动脉可能导致纵隔血肿,压迫气管,影响呼吸。对肝功能损害、凝血功能异常、血小板降低的患者,应避免行锁骨下静脉穿刺,可先行颈内静脉或股静脉穿刺置管,待病情改善后再行锁骨下静脉穿刺置管。

穿刺点异常出血多见于反复穿刺、误穿动脉、皮下扩张管进入过深、扩到静脉壁和存在凝血功能下降的患者,主要见于服用华法林常规抗凝的患者。经局部加压止血,均无严重后果。

气胸多见于锁骨下静脉穿刺置管,往往为穿刺损伤胸膜顶和肺所致。文献报告其发生率为1.7%～2.9%。X线透视下行锁骨下静脉穿刺,可减少气胸的发生。如肺压缩小于30%,无呼吸困难,可随访观察;如肺压缩大于30%,伴呼吸困难,可行胸腔抽气减压或胸腔闭式引流排气。穿刺时,注射器回抽有气体是损伤胸膜和肺的最早的证据,但要注意注射器与穿刺针连接有无漏气;对COPD或机械通气患者行锁骨下静脉或颈内静脉穿刺较易发生气胸,可先行股静脉穿刺置管,待病情稳定后改锁骨下静脉或颈内静脉穿刺置管。

文献报告穿刺过程中可损伤后返神经、假性动脉瘤压迫交感神经致Horner综合征、压迫臂丛神经等并发症,多为局部解剖不熟悉,误穿神经或误穿动脉导致局部血肿所致。

2) 穿刺后期并发症及处理

临床上深静脉穿刺置管的另一主要用途为大量或长时间深静脉输液。由于导管留置深静脉内时间较长,容易发生导管相关的感染和导管堵塞等并发症。

深静脉导管感染较为常见,发生率为5.2%,占院内感染的60%以上。在深静脉置管输液时容易发生,留置时间越长,感染的可能性越大。局部感染表现为导管局部周围皮肤或组织发生红斑、触痛、硬结或脓点脓肿;导管相关的血流感染常表现为寒战、高热,血白细胞升高,可以引起严重后果,如心内膜炎、骨髓炎及化脓性血栓性静脉炎。对深静脉置管的患者,临床上有感染表现而无其他感染因素时,应高度怀疑中心静脉导管感染,应行血培养,拔除中心静脉导管,并留导管头端 2 cm 行细菌培养及药敏试验,以利于其后抗生素(antibiotic)的选择。感染原因并非置管穿刺操作造成,多为护士更换输液操作所致。因此,为防止深静脉导管感染,除要求操作医师严格无菌操作以外,更要强调护士更换输液操作时的无菌规程。此外,深静脉导管相关性感染与穿刺部位有关,股静脉穿刺置管的发生率最高,锁骨下静脉置管的发生率最低。建议尽量使用锁骨下静脉或颈内静脉置管输液;对重新置管困难,又必须使用股静脉置管者,除全身使用抗生素外,还可使用抗生素局部封管治疗。

导管堵塞是导管留置过程中较常见的并发症,堵塞可发生在导管顶端的血管壁,也可以发生在导管内,多与血栓有关,也可能为药物沉积所致。早期为部分堵塞,表现为导管输液缓慢,不能回抽血液,晚期为完全堵塞,表现为既不能输液也不能回抽血液。导管相关性血栓与穿刺部位有关,以颈内静脉穿刺置管发生率最低。Hryszko 等报告,股静脉穿刺置管并发导管相关性血栓的发生率是颈内静脉穿刺置管的 5.3 倍,且随着留置时间的延长这种差别更加明显。Salgado 等报告,右侧颈内静脉穿刺置管导管相关性血栓明显低于左侧,这可能与左右侧头臂干静脉走行及与上腔静脉的夹角不同有关。正确的封管和导管肝素化是减少导管相关性血栓发生的关键,但不能杜绝。导管堵塞早期可以使用肝素生理盐水或尿激酶冲洗,部分病例有效,也不会出现肺栓塞的临床表现;如果导管完全堵塞,唯一的办法是拔除堵塞的导管,重新置管。

总之,在临床上深静脉置管用途广泛,但与操作相关的并发症也时有发生。减少并发症的主要措施是根据患者的情况选择最适合的穿刺部位、熟悉穿刺部位的局部解剖、熟练掌握操作技术、严格遵守操作规程、争取患者的配合和警惕并发症的发生。

1.2 鼻饲并发症及处理

1) 胃肠道并发症及处理

胃肠道方面的并发症是肠内营养支持过程中最常见的并发症。主要表现为恶心、呕吐、腹胀、腹痛、便秘、腹泻等。其中,腹胀、腹痛、便秘、腹泻常交替发生。护理时应注意患者有无恶心、呕吐,呕吐物的性状;有无腹痛、腹胀以及其程度和持续时间。每次鼻饲前应了解有无胃潴留并抽吸胃液观察其性状,如有异常应及时送检。观察大便颜色、性状及量,腹泻时要进行常规检查和培养。调整好"三度"即鼻饲液的浓度、温度及注入速度。

(1) 出现恶心和呕吐发生率约为 30%。如有意识障碍,常造成误吸、肺部感染及败血症的发生。

原因:

① 胃潴留;

② 快速灌注高渗营养液;

③ 单次喂养量过多;

④ 营养液配方中脂肪成分过高;

⑤ 不耐受乳糖;

⑥ 肠内营养液的气味不佳。

预防及处理:

① 喂养后 2 小时,胃内残留 150 mL 以上,可考虑为胃潴留。观察患者口腔,鼻腔分泌物,分清是正常分泌物还是胃肠反流物,如是后者,需要严密观察,及时清除;同时调整体位,床头抬高,灌注速度由低到高,观察腹部有无腹胀,抽吸胃管观察胃液潴留量;如胃液潴留量超过 150 mL,应暂停滴注营养液 2~4 小时,并及时通知医生,必要时可给予胃肠动力药、减少滴注量或改变喂养途径;

② 尽量使用等渗营养液;

③ 调整单次喂养量;

④ 使用低脂营养液,脂肪热量 30%~40%;

⑤ 改用无乳糖营养液,尽可能用整蛋白营养液;

⑥ 添加调味剂,改善营养液的气味。

(2) 消化或吸收不良指营养物质吸收障碍,发生率约为30%。

原因:多样,如自身免疫病、短肠综合征等。表现为不明原因的体重下降、脂肪泻、贫血、手足搐搦、出血、皮炎和水肿等。

处理:临床上实施肠内营养时应密切监测,一旦出现消化或吸收不良症状,应改用肠外营养。

(3) 便秘发生率约为70%。

原因:长期卧床的老年患者大便秘结或次数减少,身体虚弱,肠蠕动减弱,或由于床上排便不习惯,或无力排便,使粪便在肠管内停留时间延长,致使粪便干燥;机体缺水;或鼻饲的流质中纤维素不足,易发生便秘。

预防及处理:应加强饮食指导,及时增加青菜和水果的量,以促进胃肠排空。协助翻身、拍背、抬高床头,鼓励适当活动四肢,腹部按摩,促进排便。同时注意出入水量的平衡,改用富含纤维素的肠内营养制剂。如仍不见效果要遵医嘱给予缓泻药、增加胃动力的药物,或给予灌肠。

(4) 腹泻发生率约为20%。

原因:多样,如纤维素摄入不足、速度太快(>150 mL/h)、喂养量太大(>500 mL/次)、微生物污染、冷的营养液、胃排空迅速等。

预防与处理:

① 注意调整食谱,应用含纤维素配方;

② 从小剂量及低浓度的肠内营养液开始实施,滴速由低到高;

③ 操作卫生、规范;

④ 鼻饲食物应加热至38~40℃;

⑤ 延缓胃排空。

(5) 腹胀与肠痉挛需与机械性或麻痹性肠梗阻鉴别,发生率约为20%。

原因:输注速度过快、营养液温度过低、高渗透压所致。

预防与处理:应通过调整畅内营养制剂、降低营养液浓度、减慢输注速度或注意营养液温度来减轻或调节。

2) 代谢性并发症及处理 代谢性并发症的发生与营养液的质量管理、监测系统是否完善有关。

(1) 水代谢异常高渗脱水,又称"管饲综合征",发生率约为5%。

原因:常见于使用高渗和高蛋白质的营养液而又严格限制入水量的患者。

预防与处理:

① 尽可能用等渗营养液或将营养液稀释至等渗;

② 适量增加水分;

③ 监测每日的出入水量和电解质平衡。

(2) 糖代谢异常

① 高血糖发生率约为30%。

原因:

使用的营养液中糖量较高;疾病急性期应激状态下糖耐量下降;糖尿病患者。

预防与处理:养液可改用糖尿病专用制剂或降低滴注速度,静脉滴入或皮下注射胰岛素;消除患者的应激因素;改用肠外营养。

② 低血糖发生率约为10%。

原因:见于皮下注射胰岛素而管饲饮食量不足;在治疗高血糖时突然停止喂养。

预防与处理:应调整胰岛素的注射量及保证管饲饮食量充足、搭配合理,或逐渐降减喂养速度。

3)维生素缺乏、电解质和微量元素异常及处理发生率为30%。

原因:多见于长期应用自制匀浆膳或低脂营养液的患者。

预防与处理:营养液改用肠内营养商品制剂或适当补充各种维生素、电解质和微量元素,适当补充必需脂肪酸。

4)机械性并发症及处理

(1)鼻咽部及食管黏膜损伤发生率约为25%

原因:鼻咽部黏膜充血糜烂,常因胃管放置时间较长、压迫损伤鼻咽部黏膜所致。

预防与处理:应保持口、鼻腔的清洁,避免感染,营养配置合理,增强抵抗力。由于患者鼻部出汗或分泌油脂、翻身活动,都有可能使胶布脱落,导致胃管滑出。故每日更换抗过敏胶布,更换胶布时注意调整胃管的角度,并固定于鼻翼一侧的上部、中部或下部,以减少压迫时间。留置胃管的前段时间,可适当使用呋麻液滴鼻,收缩黏膜血管,防止黏膜充血水肿。一旦发现黏膜充血、水肿、糜烂等,应立即拔出胃管,更换鼻孔重置胃管,正确使用抗生素及黏膜保护剂。

(2)鼻胃管堵塞发生率约为40%

常见原因:

① 鼻饲液未调匀;

② 药丸未经研碎即注入鼻饲管;

③ 鼻饲液浓度高、黏稠度大、流速缓慢,黏附于管壁造成堵管。

预防与处理:在鼻饲前后定时冲洗鼻胃管,连续输注肠内营养制剂时,每隔4~6小时用温开水冲洗胃管1次,防止营养物或食物沉淀于管腔内造成堵塞,应用高浓度肠内营养制剂时更需注意。通常,肠内营养制剂输注完毕后用30~50 mL温开水冲洗管道,减少鼻饲液附着管壁,保持管腔壁的光滑,以免造成堵塞;自配鼻饲液用两层纱布过滤后再注入。采用温热水加压冲洗导管的方法可排除堵塞,或用注射器试向外负压抽取内容物;若因鼻饲液黏厚堵管,应告之医生后,拔除胃管,更换新管插入。

(3)脱管及其预防发生率约为30%。

原因:患者自行拔管。

预防:在工作中要仔细观察患者的病情及情绪变化,做好耐心、细致的解释工作,尽量满足其需求,护理操作轻柔。由于鼻饲时间较长、留置胃管的不适,患者可能出现厌烦心理,护士应加强心理护理,采用语言和非语言沟通方式,使患者接受和配合鼻饲,防止自行拔除胃管。对焦躁不安,不配合管饲的患者,首先要做好思想工作,可酌情戴大小合适的棉布手套,以防自拔胃管。必要时给予约束带约束两上肢,同时观察局部血液循环情况。使用约束带前要向家属解释约束带使用目的及可能发生的并发症。

5)感染性并发症及处理主要与营养液的污染和误吸有关。

(1)吸入性肺炎及处理发生率约为80%,误吸致吸入性肺炎是鼻饲饮食中最常见的并发症。

原因:

① 意识障碍;

② 鼻饲管移位,体位不当,鼻饲液反流;

③ 咳嗽和呕吐反射受损;

④ 胃排空迟缓;

⑤ 应用镇静剂及神经肌肉阻滞剂等引起。

预防和处理:

① 取合适的体位:患者的体位是预防误吸的关键。床头角度＞30°的半卧位是减少反流的最佳体位,用此体位可借重力作用,加速胃的排空,减少胃内容物从扩张的胃向食管反流,还可使口咽部的分泌物向咽部聚积,以刺激吞咽、减少口咽部感染的机会。鼻饲后保持该体位30～60分钟再恢复原体位,以利于食物消化,防止因体位过低食物逆流发生误吸。

② 确保胃管位置正确,鼻饲前均需检查胃管位置,测量胃管长度,通过观察胃管穿出鼻孔或皮肤处的标记变化,可以及早发现胃管的移位。机械通气患者由于气管导管压迫、咳嗽反射减弱,对于异位置管不一定有强烈反应,通过回抽胃液、X线确认胃管位置,及早发现胃管移位。

③ 正确更换鼻胃管:每次更换胃管的前一天晚上最后一次喂食后,将管口折住,迅速拔出,以免胃管内残留食物误入气管引起呛咳。

③ 时判断误吸:采用多种方法判断是否误吸,以便及时发现和处理。观察患者有无咳嗽及痰液性状,如含肠内营养制剂,提示有误吸。如有误吸常表现为呕吐、剧烈咳嗽后憋喘、呼吸加快;发热、发绀;SPO_2降低。如昏迷程度较深往往症状不明显,误吸不容易被发现,需要仔细观察。如有脓性痰、体温高,说明有肺部感染,应及时处理。

⑤ 一旦发生误吸,立即停止鼻饲,保持呼吸道通畅,让患者取右侧卧位,吸出口鼻部反流物,尽早处理,以防发生意外。

⑥ 同时,遵医嘱静脉使用抗生素。

6）营养液污染及预防发生率约为5%。

预防方法:

① 注意鼻饲卫生。鼻饲液一定要现用现配,避免时间过长而发生腐败,管饲注入器每次使用后一定用开水冲洗干净备用。

② 仔细清洗双手,用酒精棉擦拭营养液瓶颈。

③ 每24小时更换一次性注射器。

1.3 代谢并发症及处理

1）高血糖

高血糖是营养治疗最危险的代谢并发症。患者可出现口渴、多尿、体重减轻、高度脱水、心慌、神志淡漠及昏迷等症状,可发生高血糖、糖尿、高渗性利尿,甚至可以出现高糖高渗性非酮性昏迷。高糖血症和高渗透压,可通过周密监测和使用胰岛素而避免。

2）低血糖

突然停止输入浓度恒定的葡萄糖会促使低糖血症的发生。患者可出现强烈的饥饿感、软弱无力、心悸、多汗、脉搏心率明显增快至130次/分钟以上,呼吸急促27次/分钟以上,甚至抽搐、昏迷等症状。合并脑外伤的患者如出现昏迷应警惕低血糖昏迷,以防误诊。治疗方法是在恢复中心静脉补给之前,先由外周输入5%～10%葡萄糖液达24小时。

3）乳酸血症及乳酸酸中毒

常见恶心、乏力、呼吸频速、运动耐量下降、体重减轻,严重者出现心律失常、肝功能衰竭,甚至死亡。

4）代谢性酸中毒

患者出现面色潮红、呼吸深快,呼吸频率达40～50次/分钟,呼出气体有酮味,表情淡漠,疲乏无力,嗜睡甚至神志不清,昏迷,休克。

5）水电解质紊乱及微量元素缺乏

低钠、低钾、低氯、低镁、低磷血症及微量元素缺乏。血清电解质和矿物质的异常情况,应在症状和体征出现之前即通过监测予以查明。对此情况的处理在于适当修改此后的输液配方,如需进行紧急纠正时,可进行适当的外周静脉输注。维生素及微量元素缺乏多发生于长期进行全胃肠外营养期间。

6) 肝胆系统损害

肝酶谱异常、肝脂肪变形和淤胆等。

7) 高渗脱水

与输入高渗葡萄糖有关,应用由脂肪供能 $30\% \sim 50\%$ 后,此并发症已很罕见,可通过周密监测和使用胰岛素而避免。

8) 与输氨基酸有关的并发症

(1) 高氯性代谢性酸中毒和高血氨症:现在已很少发生。

(2) 肝脏毒性反应:临床上常可发现肠外营养疗程中转氨酶、碱性磷酸酶以及血清胆红素升高等,在开始进行全胃肠外营养(total parenteral nutrition,TPN)时是常见的,不过这种升高通常短暂,通过定期检测可查出。迟发或持续升高可能与输注氨基酸有关,一般认为是由于患者对氨基酸的耐受性不良所致,因此氨基酸和蛋白质的补给应减少。但长期应用高糖,小儿较长期应用脂肪乳剂亦可发生,尤其缺乏必需氨基酸时;然而肝毒性反应是可逆的。肝肿大疼痛则表明有脂肪蓄积,应减少碳水化合物的补给量。由于有的氨基酸溶液中用二硫化钠作为色氨酸的稳定剂,其分解产物有毒性,可致肝损害。近已注意不用(少用)稳定剂,这种并发症即已较少发生。

(3) 谷氨酰胺缺乏:已有复方氨基酸静脉制剂含谷氨酰胺双肽。

9) 与脂肪乳剂有关的并发症

对脂肪乳剂产生的不良反应并不常见,但是由于呼吸困难,皮肤过敏现象,恶心,头痛,背痛,出汗和头晕等不良反应可出现在早期。一时性血脂过多可以发生,在肾、肝功能衰竭时尤为常见。

对脂肪乳剂的迟发性不良反应包括肝脾肿大,肝酶轻度增高,血小板减少,白细胞减少以及肺功能检查有改变,特别是患有呼吸窘迫综合征的早产儿。暂时或永久性停止输入脂肪乳剂可能是需要的。

10) 血尿素氮升高:也常出现在 TPN 期间,并可由高渗脱水引起,而这种高渗脱水通过外周静脉大量补给 5% 葡萄糖即可纠正。

11) 血氨升高:血氨过多对新近获得氨基酸溶液的成人来说并不成为一个问题。婴儿的体征则包括嗜眠,抽搐及全身性癫痫发作,纠正的方法是补给总量为每天每公斤体重 $0.5 \sim 1.0$ mmol 的精氨酸。

12) 代谢性骨病:某些患者因长期进行 TPN 可出现严重的关节周围痛,下肢痛和背痛,这种代谢性骨疾病与血清 $1,25(OH)_2D_3$ 过低有关。暂时或永久性停止进行 TPN 是已知的唯一治疗方法。

13) 脂肪超载综合征

脂肪超载综合征(fat overload syndrome,FOS)为脂肪廓清能力下降所致,可有嗜睡、发热、呼吸急促、心率加快、血压升高或降低、血小板减少、贫血、高脂血症、肝功能异常及昏迷等临床表现。停止输注脂肪乳剂后,上述症状多可消退,应引起临床医师的充分重视。

高龄患者由于对药物的代谢及排泄能力有所减弱,更容易在输注脂肪乳剂后出现不良反应。对于必须应用脂肪乳剂提供长期肠外营养支持的患者,应密切注意其脂肪廓清能力及肝功能,每周监测其血常规、血沉及 TG 等指标;对于有严重急性肝损害及代谢紊乱,特别是脂肪代谢紊乱(如严重高脂血症)的患者应禁用脂肪乳剂。

此外,对于重症患者,经胃肠道给予营养支持应是优先考虑的方式,因为通过此方式可获得与肠外营养相似的疗效,且在减少并发症(如全身感染)及降低费用方面较全肠外营养更具优势。因此一旦患者病情许可,应尽快过渡为肠内营养支持。

1.4 再喂饲综合征

随着肠内外营养治疗技术在临床的应用,与其相关的并发症也逐渐被认识和重视,再喂养综合征(refeeding syndrome,RFS)即为其中之一。再喂养综合征是指在长期饥饿后提供再喂养(包括经口摄食、肠内或肠外营养)所引起的、与代谢异常相关的一组表现,包括严重水电解质失衡、葡萄糖耐受性下降和维生素缺乏等。但多年来,除少数报道外,临床对再喂养综合征的认知还是不足,尤其是防治问题,故有必要进行讨论并提高认识。

1)易发人群及后果

发生再喂养综合征的高危患者再喂养综合征易发生于营养不良患者,尤其是数月内体重下降超过 10% 的患者;其他如长期饥饿或禁食(绝食)、长期嗜酒、神经性食、吸收不良综合征、体重明显下降的病态肥胖者、消耗性疾病如癌症和艾滋病、部分术后患者等亦为再喂养综合征的高危患者。据 Gonzalez 等报道,接受营养治疗的癌症患者中再喂养综合征发生率可高达 25% 左右,且肠内营养者更易引起并发症;有报告称营养不良的老年患者再喂养综合征的发生率高达48%。再喂养综合征的病理生理学基础严重营养不良者通常处于饥饿或半饥饿状态,碳水化合物摄入量明显减少,胰岛素分泌亦相应减少,但胰高糖素释放增加;体内脂肪和蛋白质分解取代外源性碳水化合物而成为能量来源;体内水电解质平衡失调和维生素贮备耗竭。

尽管在营养不良早期患者血磷水平仍可能维持于正常范围,但其细胞内磷可能已耗尽。当患者恢复摄食或接受肠内、外营养治疗后,外源性葡萄糖的供给使机体的供能由脂肪转为碳水化合物,随着胰岛素分泌增加,合成代谢增强,细胞对葡萄糖、磷、钾、镁和水的摄取增加,以致出现明显的低磷、低钾和、低镁血症和水电解质紊乱等代谢异常。

尤其是地震后受灾民众,吃的食物减少,甚至数日没有食物可吃,当重新开始摄食或营养治疗,特别是补充大量含糖制剂后,血糖升高,胰岛素分泌恢复甚至分泌增加,导致钾、磷、镁转移入细胞内,形成低磷血症、低钾血症、低镁血症;糖代谢和蛋白质合成的增强还消耗维生素 B_1,导致维生素 B_1 缺乏。上述因素联合作用,会损伤心脏、大脑、肝脏、肺等细胞功能,引起重要生命器官功能衰竭,甚至致人死亡。

2)症状表现

RFS的电解质代谢紊乱和心血管系统并发症等,通常在再喂养开始 1 周内发生,而神经症状通常在这些变化之后出现。主要有以下表现:心律失常、急性心力衰竭、心跳骤停、低血压、休克、呼吸肌无力、呼吸困难、呼吸衰竭、麻痹、瘫痪、谵妄、幻觉、腹泻、便秘等。

3)预防

再喂养综合征作为地震之后的一种次生灾害是完全可以预防的。其预防的关键在于逐渐增加营养素摄入量,包括口服及静脉途径。禁止摄入含糖量多的食物与饮品,可用少糖奶制品替代;禁止大量输入葡萄糖液,可用脂肪乳剂或氨基酸制剂,从而减少糖在热卡中的比例;还要进行补磷、补钾、补充维生素 B_1。

饥饿后的营养补充应该遵循"先少后多、先慢后快、先盐后糖、多菜少饭、逐步过渡"二十字原则,1 周后再恢复至正常需要量。

1.5 营养过剩

生命处于一种动态平衡的状态,物极必反。能量的摄入也不例外。如果机体摄入能量远超过机体消耗的能量,必定会造成能量的储备。这种能量的储备现象就是营养过剩的表现。过多的能量往往是以脂肪的形式储存在我们的皮下组织、内脏器官的周围以及腹部网膜上。

营养过剩引发便秘、肥胖、高血脂、动脉粥样硬化、冠心病、糖尿病、脑中风等疾病。多余的脂肪堆积起来,增加了身体的负担,使心肺机能减弱,并对身体尤其是下肢各关节造成极大的压力,继而出现身体退行性改变。同时,过多的脂肪还会妨碍其他营养素如蛋白质、钙、铁等的吸收。

过多摄入某些营养素,又不能及时在体内代谢掉,就有可能引起中毒。如脂溶性营养素的维生素 A、维生素 D、维生素 E 及维生素 K 不易排出体外,就会造成中毒,过多的蛋白质摄入也会增加肝肾代谢负担并阻碍铁的吸收。

2. 肿瘤患者营养支持治疗的禁忌证

2.1 肠外营养支持的禁忌证

1)无明确治疗目的,或已确定为不可治愈、无复活希望而继续盲目延长治疗者。如:已广泛转移的晚期恶性肿瘤伴恶病质的患者,生活质量很差、任何治疗方法均无明显改善作用,此时肠外营养支持已无明显益处。

2)心血管功能紊乱或严重代谢紊乱期间需要控制或纠正者。

3)患者的胃肠道功能正常或可适应肠内营养者。当胃肠功能正常或可利用时,肠外营养支持较肠内营养支持并无优越之处。在胃肠功能良好的情况下,应充分加以利用。如果消化道近端有梗阻,如位于食管、胃或十二指肠等,应于梗阻远端放置造瘘管,进行肠内营养支持。对所有接受肠外营养支持的患者,都应注意观察胃肠功能的恢复情况,适时安全地由肠外营养支持过渡到肠内营养支持。

4)患者一般情况好、只需短期肠外营养、预计需要的时间少于 5 天者。

5)原发病需立即进行急诊手术者。如:需手术引流的腹腔脓肿患者或需急诊手术的严重腹部创伤、完全性肠梗阻患者等,不宜强求于术前行肠外营养支持,以免延误对原发病的治疗。

6)预计发生肠外营养并发症的危险性大于其可能带来的益处者。

2.1 肠内营养支持的禁忌证

1)小肠广泛切除后应先采用肠外营养 4～6 周后,再逐步增量经肠营养制剂,以加速小肠的适应。

2)空肠瘘的患者不论在瘘的上端或下端喂养均有困难。由于缺乏足够的小肠吸收面积,不能贸然管饲,以免加重病情。

3)处于严重应激状态、麻痹性肠梗阻、上消化道出血、顽固性呕吐、或严重腹泻急性期均不宜给予经肠营养。

4)严重吸收不良综合征及长期少食衰弱的患者,在经肠营养以前应先给予一段时间的肠外营养,以改善其小肠酶的活动力及黏膜细胞状态。

5)急性胰腺炎患者在急性期不宜行经肠营养。

6)休克、昏迷的患者不宜应用经肠营养。

7)急性完全性肠梗阻或胃肠蠕动重度减慢的患者。

8)症状明显的糖尿病、接受高剂量类固醇药物治疗及糖耐量异常的患者,都不能耐受经肠营养的高糖负荷。

9)年龄小于 3 个月的婴儿不能耐受高张液体膳的喂养,应采用等张力的婴儿膳或应注意可能产生的电解质紊乱并补充足够的水分。

10)没有明显经肠营养适应证的患者。

第四节　肿瘤患者营养支持治疗的临床获益评价

研究表明,肿瘤患者诊断时约一半已有体重下降。客观评价肿瘤患者营养状况,分析已存在的营养不足和潜在的可能发展为营养不足的风险以及营养因素等对患者临床结局(如感染相关并发症、费用和住院天数等)发生不利影响的风险,正确评估患者的营养需求,并适时适度进行营养支持,对于提高肿瘤患者手术、化疗、放疗耐受性,改善预后,提高生活质量,延长生存时间十分重要。因此,对肿瘤患者进行营养风险筛查和评估十分必要。

1. 营养风险的临床概念和临床意义

尽管多年来的文献中常提及"营养风险(nutritional risk)"这个名词,但直到2002年,欧洲肠内肠外营养学会(European Society of Parenteral and Enteral Nutrition,ESPEN)以Kondrup为首的专家组才在128个随机对照临床研究(randomized controlled clinical trials,RCT)的基础上,明确"营养风险"的定义为"现存的或潜在的与营养因素相关的导致患者出现不利临床结局的风险"。根据营养风险筛查(nutrition risk screening,NRS)评分≥3分被认为有营养风险存在。

应特别强调的是,所谓"营养风险"并不是指"发生营养不良的风险(the risk of malnutrition)"。营养风险概念的一个重要特征是"营养风险与临床结局(outcome)密切相关"。只有改善临床结局才能使患者真正受益,即改善临床结局是临床营养支持的终点(endpoint)。

对营养风险与临床结局的关系可从两方面理解:即有营养风险的患者由于营养因素导致不良临床结局的可能性较无营养风险的患者大;同时,有营养风险患者有更多的机会从合理的营养支持中受益。已有随机对照研究表明有营养风险的患者可能通过营养支持改善临床结局。以蒋朱明为首的协作组于2006—2009年的队列研究的结果显示:有营养风险的患者,给予手术前或手术后的营养支持是改善结局的"保护"因素,体现在感染有关并发症减少的结局指标的改善。见图10.1:

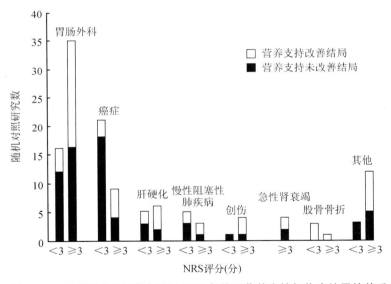

图10.1　128项RCT研究在不同NRS条件下营养支持与临床结局的关系

上世纪70~80年代,接受营养支持的病例几乎全是重度蛋白质能量营养不良(protein energy malnutrition,PEM)的患者。在1986年前,我国每年接受规范的肠外肠内营养的患者仅以千例计,故当年应用营养支持的适应证较严格,适应证问题并不突出。但目前肠外肠内营养支持的病例每年以数百万计,客观上必然需要重新判定肠外肠内营养的适应证。这就需要判定患者是否存在"营养风险"。存在营养风险的患者,应结合临床具体情况,制定和实施营养支持计划。有营养风险患者在接受营养支持后,大部分患者有改善结局的效应,包括减少并发症发生率、缩短住院时间等。有营养风险的患者若不能获得合理的营养支持,存在发生不利于患者临床结局的风险,影响患者的康复。如果不存在营养不足和(或)营养风险,营养支持可能不改善结局。因此,有必要对每一个入院患者进行营养风险筛查,评估其是否存在营养风险,并根据筛查结果,结合临床,采取相应措施,即给或不给肠外肠内营养支持。承担此项工作的应当是病区主管医生、经过培训的护士、营养医师和营养师。

　　2004 年 12 月 4 日中华医学会肠外肠内营养学分会第一届常委会决定成立"营养风险、营养不良、营养支持、结局与费用"协作组。并先后进行了第一阶段(大医院,13 个中心,15 098 例住院患者)和第二阶段(中、小医院,13 个中心,13 000 例住院患者)的营养风险发生率、营养不良发生率和营养支持应用状况的描述性研究工作。协作组的第一阶段调查结果显示:15 098 例三甲医院住院患者营养不良(不足)总发生率为 12.0%,远远低于前几年传说的有 70%患者营养不良(不足)。而营养风险总发生率达到 35.5%。在第二阶段调查结果显示(期中小结 5 690 例资料):中小医院营养不足和营养风险总发生率分别为 10.4%和 33.8%。上述调查中显示,在有营养风险的患者中,仅有 32.8%的患者接受了营养支持(即:应该用营养支持的患者仅有 1/3 使用);而同时却有 10.0%的不存在营养风险的患者,也接受了营养支持(即:不该用营养支持的患者也有 1/10 使用了营养支持)。

　　分析上述问题产生的可能原因有:

　　(1)有的患者或家属要求医师给予营养支持,认为营养支持用得"越多越好";

　　(2)有的患者没有医疗保险,虽然需要用营养支持,但患者无经济条件来支付营养支持的费用;

　　(3)也有的医生受药厂的"驱动",给不需要营养支持的患者用营养支持;

　　(4)有的医师根据个人有限的经验或"拍脑袋"来定是否给患者用营养支持,难免发生偏差。当然还可能有其他不确定因素的参与。

　　肿瘤患者临床营养风险是基于机体本身的营养状态,结合因荷瘤机体代谢异常等因素所造成营养功能障碍的风险定义的,是指与营养有关的增加不良临床结局的风险,而非指发生营养不良风险。

2. 肿瘤患者营养风险的筛查及评估

2.1　营养风险筛查的定义

　　美国营养师协会(American Dietetic Asociation,ADA)指出,"营养风险筛查是发现患者是否存在营养问题和是否需要进一步进行全面营养评估的过程。"美国肠外肠内营养学会(American Society for Parenteral and Enteral Nutrition,ASPEN)的定义为:"营养风险筛查是识别与营养问题相关特点的过程,目的是发现个体是否存在营养不足和有营养不足的危险。"欧洲肠外肠内营养学会(European Society for Parenteral and Enteral Nutrition,ESPEN)认为,"营养风险筛查是一个快速而简单过程,通过营养筛查如果发现患者存在营养风险,即可制订营养计划。如果患者存在营养风险但不能实施营养计划和不能确定患者是否存在营养风险时,需进一步进行营养评估。"

2.2　营养风险筛查现状

　　ASPEN 和 ESPEN 均建议应常规进行营养风险筛查。有关营养风险筛查实施状况的调查显示,目前临床实施营养筛查的实际情况尚不令人满意。Foltz 等研究显示,90.2%的医院或机构有营养筛查指南,但不同医院或机构实施的状况不同,其中 45.9%使用标准的评估表格,10.6%的医院对所有患者进行评估。Rasmussen 等对丹麦 857 名医务人员的调查发现,77%的调查对象认为患者在入院时应进行营养风险筛查,但真正实施的只有 24%;40%的调查对象感到发现患者是否存在营养风险有困难,同时 52%的调查对象认为需要有效的筛查工具。Corish 等指出营养风险筛查没能很好地实施是因为缺乏简单而有效的筛查工具,以及由谁来实施营养风险筛查尚未达成共识。

2.3　营养风险筛查的原则

1) 已有营养不良(营养不足)或有营养风险的患者接受营养支持有可能改善临床结局,包括减少并发症的发生率、缩短住院时间等。

2) 如果不存在营养不良(营养不足)和(或)营养风险,营养支持有可能增加并发症或增加费用。

3) 有必要对每一位入院患者进行营养风险筛查,评估其是否存在营养风险,并根据筛查结果,采取相应措施,如制定肠外、肠内营养支持计划。

4) 现阶段推荐每一个入院患者都接受营养风险筛查。承担此项工作的人员应当是病区护士或主管医师。

2.4　肿瘤患者营养筛查和评估

肿瘤患者要进行合理的营养治疗,首先需要正确评定每例肿瘤患者的营养状况,筛选出具备营养治疗适应证的患者,及时给予治疗;为了客观评价营养治疗的疗效,还需要在治疗过程中不断进行再评价,以便及时调整治疗方案。

评定恶性肿瘤患者的营养状况,需要明确如下两项基本概念:第一,营养不良,主要以患者体重指数(body mass index,BMI)$<18.5 \ kg/m^2$,并结合临床情况作为判定标准;第二,营养风险,是指因肿瘤及其他合并疾病以及手术、放疗、化疗等抗肿瘤治疗等现存的或潜在的与营养因素相关的导致患者出现不利临床结局的风险,而并非发生营养不良的风险。

营养风险的概念具有两方面内涵:① 有营养风险的患者发生不良临床结局的可能性大;② 有营养风险的患者有更多地从营养治疗中受益的机会。

评定恶性肿瘤患者的营养情况,一般分两个步骤:首先进行初步筛查,然后进行综合评定。二者是延续的过程,不能混为一谈。前者的主要目的是发现已发生营养不良(营养不足)或存在营养风险的患者,尤其是发现存在营养风险但尚未出现营养不足的患者,结合临床情况,制定营养治疗计划,这一步骤在就诊或入院时即应完成;而后者的任务广泛,要在任何需要时对营养状态的多种指标进行综合评定,预见和发现营养不良(营养不足)引起的并发症,估计营养需要量,制定营养治疗计划,评估营养治疗疗效等。

2.5　营养风险筛查和评估的工具和方法

人体营养状况的评价内容由两部分组成:营养评价和代谢评价。营养评价包括客观和主观指标的变化。前者主要通过体格检查、人体测量和实验室检查获知,后者则主要通过病史、主诉等获得。代谢评价包括对人体各脏器功能的检查和分析,及人体对营养干预后产生的代谢反应。营养评价也是对营养支持后临床效果评价的主要指标。

目前,在临床工作中应用的营养评定工具有十余种之多,包括使用单一指标和复合指标两类。单一指标如体重指数(BMI)、血清蛋白(ALB)、前清蛋白(PA)、血红蛋白(Hb)等,但单一指标评定营养状况局限性多,误差较大。近年来主要研究集中在探讨复合指标的筛查工具,以提高筛查的敏感性和特异性。目前有多个筛选工具,如主观全面评估(SGA)、营养不良通用筛选工具(MUST)、简易营养评估(MNA)、营养风险指数(NRI)以及营养风险筛查 2002(NRS 2002)等。

1) 单一指标

(1) 营养评价

人体测量是简便易行的营养评价方法,内容包括身高、体重、皮褶厚度、上臂围、上臂肌围等。

临床要注意的是:急性、饥饿性或消耗性疾病或创伤,体重下降达原来体重的30%时,是一个致死的界限,临床工作者不一定能注意到这一点;而当慢性体重丧失时,患者可耐受大于30%的体重丧失。

① 体重:大多数患者的体重(kg)是代表营养状况的直接指标,根据实际身高(cm),相应的理想体重,计算理想体重百分率(%)。

理想体重百分率(%)=实际体重(kg)/理想体重(kg)×100%,表示患者实际体重偏离总体标准的程度。

评价标准:评价肌蛋白消耗情况,理想体重百分率在80%～90%为轻度肌蛋白消耗,70%～80%为中度肌蛋白消耗,70%以下为重度肌蛋白消耗。见表4.1。

平时体重百分率(%)=实际体重(kg)/平时体重(kg)×100%,表示平常体重的改变;

评价标准:实际体重和平时体重百分率在85%～95%为轻度热能营养障碍,75%～85%为中度热能营养障碍,75%以下为重度热能营养障碍。

体重损失率(%)=[平时体重(kg)-实际体重(kg)]/平时体重(kg)×100%,表示短期内体重损失的程度。

② 体重指数(BMI):BMI=体重(kg)/身高²(m²)。

亚洲人正常值为18.5～23.0 kg/m²,<18.5 kg/m² 为偏瘦,23.1～25.0 kg/m² 为超重,>25.0 kg/m² 为肥胖。

BMI临床价值已被认可,因受年龄、性别、种族和疾病等影响,单纯的BMI评定营养状况存在局限性。BMI与人体组成和机体功能之间的关系难以确定,也难以反映近期体质量下降量、难以预见未来体质量变化趋势。

③ 肌力和握力:颞肌、三角肌、肩胛上和肩胛下肌、二头肌、三头肌和四头肌的大小及肌力测试,可早期提示肌肉强度和功能的衰退或变化情况。

④ 三头肌皮褶厚度(triceps skinfold,TSF):间接判断体内脂肪储备量。

正常值:男性11.3～13.7 mm;女性14.9～18.1 mm。

测量方法:为左上臂于肩胛骨的肩峰至尺骨鹰嘴突的中点上约2 cm处。测量者以二指紧捏受试者皮肤与皮下脂肪向上提,使肌肉与脂肪分开,以卡尺测量1cm左右处的皮褶厚度(mm),通常测定3次,取其平均值。

评价标准:肱三头肌皮褶厚度(TSF)是将测量值与理想值比较。为评价脂肪贮备状态的指标。理想值男性12.5 mm,女性16.5 mm;测量值>理想值90%为营养正常,80%～90%为轻度营养不良,60%～80%为中度营养不良,<60%为严重营养不良;若<5 mm,表示无脂肪可测,体脂肪消耗殆尽;如120%以上,则为肥胖。

⑤ 上臂中部肌围(mid-upper arm muscle circumstance,MAMC):用于判断全身骨骼肌群量。

上臂中部肌围(MAMC)是根据上臂围(mid-upper arm circumference,MAC)和TSF计算的结果。MAMC(cm)=MAC(cm)-3.14×TSF(cm);或MAC(cm)-[0.314×TSF(mm)]。

评价标准:MAMC是评价肌肉消耗程度的简便和快速的指标。我国男性正常值:22.8～27.8 cm,平均值为24.8 cm;我国女性正常值:20.9～25.5 cm,平均值23.2 cm。测量值>标准值90%为营养正常,80%～90%为轻度肌蛋白消耗,60%～80%为中度肌蛋白消耗,<60%为严重肌蛋白消耗。

上臂围测量方法:上肢自然下垂时,在上臂肱二头肌最粗处的水平围长。

⑥ 生物电阻抗(BIA)测定:根据各类组织不同的传导性能,测算人体总液量、细胞外液和细

胞内液量,利用所测体内液体量可算得脂肪和非脂肪组织(瘦组织群)含量。

⑦ 双能 X 线吸收法(dual energy x-ray absorptiometry,DEXA):根据不同密度的组织衰减光子程度不同的原理,应用两种不同能量的光子经横断面透过人体某一部位,记录能量的衰减程度计算出不同组织的含量。DEXA 主要用于骨密度测定、计算脂肪组织和骨骼外的非脂组织,是近年来人体测量学的一大发展。本仪器内的软件存有西方健康人群的参数,可作为患者测定值的对照(上述仪器也相同)。目前尚无国人的相关数据,临床应用时需同时测定健康对照者。

⑧ 肌酐身高指数(creatinine/height index,CHI):在肾功能正常时,肌酐-身高指数是测定肌蛋白消耗量的一项生化指标。

肌酐是肌酸的代谢产物(肌酸绝大部分存在于肌肉组织中,每百克肌肉约含肌酸 400～500 mg),尿肌酐排泄量与体内骨骼肌量以及体表面积和体重密切相关,不受输液与体液储留的影响,比氮平衡、血浆白蛋白等指标灵敏,可用于判断体内骨骼肌分解程度。在蛋白质营养不良、消耗性疾病和肌肉消瘦时,肌酐生成量减少,尿中排出量亦随之降低。

肌酐/身高指数(CHI)是观察肌蛋白消耗的指标。准确地收集患者 24 小时尿,先测受试者 24 小时尿中肌酐排出量,再根据与身高相应的理想体重及肌酐系数(男 23 mg/kg,女 18 mg/kg 理想体重)计算理想排泄量。

肌酐身高指数(%)=实际排泄量/理想排泄量×100%。

评价标准:CHI 在 90%～110% 为正常,80%～90% 为轻度营养不良,60%～80% 为中度营养不良,低于 60% 为重度营养不良。

该指标易受肾功能影响,当肾功能不全时,尿中肌酐的排泄量降低。进行测定时,24 小时尿收集要准确;此外 CHI 可能受饮食因素的影响,尿肌酐每天排泄量可能有波动。

⑨ 尿 3-甲基组氨酸:羟脯氨酸是胶原代谢产物,儿童营养不良和体内蛋白质亏损者,其尿中羟脯氨酸排出量减少。

因而可用尿羟脯氨酸指数作为评定儿童蛋白质营养状况的生化指标。测定 24 小时尿中的 3-甲基组氨酸排出量,可了解骨骼肌分解状况。

尿羟脯氨酸指数=尿羟脯氨酸(mol/mL)×kg 体重/尿肌酐(mol/mL)

评定标准(3 个月～10 岁儿童):尿羟脯氨酸指数大于 2.0 为正常;1.0～2.0 为不足;小于 1.0 为缺乏。

⑩ 血清蛋白:血浆蛋白是反映蛋白质-能量营养不良(protein energy malnutrition,PEM)的敏感指标。

由于疾病应激、肝脏合成减少、氨基酸供应不足以及体内蛋白的亏损等都可影响血浆蛋白的浓度。住院患者在应激情况下,分解代谢亢进,如不能进食,仅用 5% 葡萄糖生理盐水维持,短时间内即可出现血浆蛋白浓度降低。其中半衰期较长的血浆蛋白(如白蛋白和运铁蛋白)可反映人体内蛋白质的亏损,而半衰期短、代谢量少的前白蛋白和视黄醇结合蛋白则更敏锐地反映膳食中蛋白质的摄取情况。此外,血浆蛋白浓度与其代谢速度、利用、排出和分布情况以及水化程度有关。因而在评价时,必须考虑患者的肝脏功能是否正常,通过其胃肠道或肾脏有无大量丢失情况,对测定数值要作具体分析。如持续降低在 1 周以上,即表示有急性蛋白质营养缺乏。

不同的血清蛋白质的半寿期各不相同,白蛋白、转铁蛋白、前白蛋白和纤维连接蛋白的半寿期分别为 20 天、8 天、2 天和 15～20 小时。半寿期短的血清蛋白质水平的变化更有助于反映短期内营养状况的变化。

白蛋白 在血浆蛋白中含量最多 35～45 g/L,对维持血液胶体渗透压有重要作用。血清白蛋白和运铁蛋白的减少与患者发生并发症、死亡率、创伤愈合及其免疫功能都有密切关系。正常成人每天肝内合成白蛋白约 16 g，半衰期为 16～20 天。

运铁蛋白　正常含量为 2.0～4.0 g/L，主要在肝脏生成，对血红蛋白的生成和铁的代谢有重要作用。孕妇、体内缺铁及长期失血的人血清运铁蛋白浓度增高，而患恶性贫血、慢性感染、肝脏疾病、肠炎或补铁过多时，运铁蛋白浓度降低。半衰期为 8～10 天。

前白蛋白　正常血清含量为 150～300 mg/L。由于应激、传染病、手术创伤、肝硬化及肝炎可使血清中前白蛋白浓度迅速下降，但患肾脏病时，前白蛋白水平升高。半衰期 2～3 天。

视黄醇结合蛋白　代谢量少，正常含量仅为 26～76 mg/L，半衰期短（10～12 个小时），是反映膳食中蛋白质营养的最灵敏的指标。它主要在肾脏内代谢，当患肾脏病的可造成血清视黄醇结合蛋白升高的假象。

⑪ 细胞免疫功能：包括总淋巴细胞计数、NK、LAK 细胞活性，T 细胞亚群比例的变化和迟发性皮肤超敏反应。

细胞免疫功能是近年来临床上用于评价内脏蛋白质的一个新的指标，可间接评定机体的营养状况。它的测定方法很多，可根据技术设备、评价目的等选用。

淋巴细胞总数（又称淋巴细胞绝对值）：淋巴细胞一般占细胞总数的 20%～40%。患者营养不良、应激反应使其分解代谢增高、或不能进食仅靠输注葡萄糖生理盐水维持，都会使淋巴细胞的生成减少。

淋巴细胞总数/毫米^3＝白细胞计数淋巴细胞所占比例（%）/100

评定标准：

正常：淋巴细胞 1.7×10^9/L；轻度营养不良：淋巴细胞 $(1.2～1.7)\times10^9$/L；中度营养不良：淋巴细胞 $(0.8～1.2)\times10^9$/L；重度营养不良：淋巴细胞 0.8×10^9/L。

总淋巴细胞计数不是营养状况的绝对指标，在感染和白血病时可以增多；癌症、代谢性应激、类固醇治疗和外科手术后可减少。

皮肤迟发型过敏反应（skin delayed hyersensitivity SDH）：细胞免疫功能与机体营养状况密切相关。营养亏损时，免疫试验常呈无反应性。细胞免疫功能正常的患者，当在其前臂内侧皮下注射 0.1 mL 本人接触过的 3 种抗原，24～48 小时后可出现红色硬结，呈阳性反应。如出现 2 个或 3 个斑块硬结直径大于 5 mm 为免疫功能正常；其中仅 1 个结节直径大于 5 mm 为免疫力弱；3 个结节直径都小于 5 mm 则为无免疫力。

一般常用的皮试抗原（致敏剂）有流行性腮腺炎病毒、白色念珠菌、链球菌激酶-链球菌 DNA 酶（SK/SD）、结核菌素、纯化蛋白质衍生物（PPD）等，可任选其中三种作为致敏剂。

本试验结果虽与营养不良有关，但属非特异性的。因此，在评定结果时应注意一些非营养性原因对皮肤迟发型过敏反应的影响，如感染、癌症、肝病、肾功能衰竭、外伤、免疫缺陷疾病（如爱滋病）或接受免疫抑制性药物治疗等。

⑫ 主观症状：包括食欲、有无进食或吞咽困难、味觉和嗅觉的异常及腹胀、腹泻等。

（2）代谢评价

① 氮平衡和整体蛋白质更新速率的测定：有助于判断体内蛋白质合成与分解代谢程度。

正常情况下，生长发育期的儿童处在正氮平衡状态，老年以后为负氮平衡，成年到老年则处在氮平衡阶段。因疾病、创伤或手术的影响造成大量含氮成分流失而又未得到足够的补充，这是负氮平衡的重要原因。临床经氮平衡测定还可间接地了解在营养支持治疗中个体对外来含氮物质的吸收利用率。

氮平衡(g/d)= 24 小时蛋白质摄入量(g)/6.25－24 小时排出氮量,24 小时排出氮量可经凯氏定氮法测定 24 小时排出物中的含氮量,也可按[24 小时尿尿素氮＋3]计算。公式中 3 g 为日必然丢失氮值,作为常数计算,包括尿中的尿酸、肌酐及少量氨基酸以及粪便和皮肤排泄的氮量。

② 重要脏器功能:尤其肝、肾的代谢功能。

③ 葡萄糖和脂肪的代谢:当营养干预后,应严密监测血糖水平和脂肪廓清情况。

(2) 常用综合营养评价方法

① 主观全面评定法(subjective global nutritional assessment,SGA):亦称全面临床评定(global clinical assessment,GCA),ASPEN 推荐。由于人体组成改变与进食、消化吸收功能、身体活动能力的改变,肌肉消耗均相关,SGA 以病史与临床检查为基础,省略人体测量和生化检查。病史包括体重改变、进食改变、消化道症状、活动能力、患者代谢需求。身体评估包括皮下脂肪丢失、肌肉消耗、踝部骶部水肿及腹水。其理论基础是:身体组成改变与进食改变、消化改变、消化吸收功能的改变、肌肉的消耗、身体功能及活动能力的改变等相关联。此方法简便易行,适于在基层医院推广。SGA 的信度和效度已经得到检验,在重度营养不良时与人体组成改变有较好的相关性。存在更多反映疾病状况而非营养状况等局限性,更多侧重已经存在的营养不足,不能很好体现急性营养状况变化。

② 患者总体主观评分法(scored patient-generated subjective global assessment,PG-SGA):从 SGA 发展而来。1996 年提出,主要用于恶性肿瘤患者营养状况的评价。评估项目分两个部分,其一,过去体质量、疾病的症状、过去和目前的食物摄入情况、体力活动状态;其二,代谢状况、可以影响营养状况的疾病及其查体情况。依据上述指标进行分值的计算,最终营养状况分成良好、可疑(中度)营养不良和显著(重度)营养不良。分值越高,营养不良存在的危险性越大。2005 年西班牙学者 Segura 在临床营养学杂志(Clinical Nutrition)发文,运用该法评价 781 例恶性肿瘤患者,约 60%的患者患热量-蛋白质缺乏性营养不良。

③ 微型营养评定法(mini-nutritional assessment,MNA):20 世纪 90 年代,Guigoz 等创立和发展了专门评价老年人营养状况的微型营养评价法。此法也是从 SGA 发展而来,快速简单、易操作。新版本 MNA-SF 包括营养筛查和营养评估两部分,其内容包括:人体测量,体质量及体质量丧失等,与传统营养评定方法有较好相关性。微型营养评定法在国外已得到广泛应用,既是营养筛选工具,又是评估工具,且不需要进一步的侵袭性检查。适合 65 岁以上健康老年人/住院患者营养风险筛查和营养不足评估。

人体测量:BMI、臂肌围、小腿围、近 3 个月体重丢失等 4 项。

饮食评价:食欲、餐次、食物类型及液体摄入量、自主进食情况等 6 项。

整体评定:生活类型、医疗及疾病情况、用药情况、活动能力、神经精神疾病等 6 项。

自我评定:对自身健康及营养状况的评价 2 项。

2001 年 Rubenstein 等为更进一步简化 MNA,将 MNA 量表中 18 条项目与 MNA 结果进行相关分析,得到 6 条相关性很强的条目:BMI＜23 kg/m²;最近体重下降＞1 kg;急性疾病或应激;卧床与否;痴呆或抑郁;食欲下降或进食困难。

以上 6 条组成最简便的简化微型营养评定法(short-form mini-nutritional assessment,MNA-SF)。

因其与 MNA 有很好的相关性,有很好的灵敏度、特异度、指标、容易测量,可作为 MNA 的初筛试验,用于人群营养不良的流行病学检查。

④ 营养风险筛查 2002(nutrition risk screening,NRS 2002):据 128 项随机对照研究(共计 8 944 例研究对象)循证医学证据基础之上,2002 年欧洲肠外肠内营养学会(european society of parenteral and enteral nutrition, ESPEN)推出住院患者营养风险筛查工具方法。内容包括:原发疾病影响营养状态的程度;近3个月体重变化;近1周饮食摄入量变化;BMI。通过问诊和简单人体测量即可评定。同时将70岁以上年龄作为营养风险的因素之一。

NRS 2002包括初筛和终筛两个部分,据疾病严重程度和营养状况依次分为四个等级。有效性强,欧洲推荐为首选工具,推荐使用于住院患者营养风险筛查方法。

NRS 2002总评分包括三个部分的总和,即疾病严重程度评分+营养状态低减评分+年龄评分(若70岁以上加1分)。

NRS 2002对于营养状况降低的评分及其定义:

0分:定义——正常营养状态;

轻度(1分):定义——3个月内体重丢失5%或食物摄入为正常需要量的50%~75%;

中度(2分):定义——2个月内体重丢失5%或前1周食物摄入为正常需要量的25%~50%;

重度(3分):定义——1个月内体重丢失5%(3个月内体重下降15%)或BMI<18.5或者前1周食物摄入为正常需要量的0%~25%。

(注:3项问题任一个符合就按其分值,几项都有按照高分值为准)

NRS 2002对于疾病严重程度的评分及其定义:

1分:慢性疾病患者因出现并发症而住院治疗。患者虚弱但不需要卧床。蛋白质需要量略有增加,但可以通过口服补充剂来弥补;

2分:患者需要卧床,如腹部大手术后,蛋白质需要量相应增加,但大多数人仍可以通过肠外或肠内营养支持得到恢复;

3分:患者在加强病房中靠机械通气支持,蛋白质需要量增加而且不能被肠外或肠内营养支持所弥补,但是通过肠外或肠内营养支持可使蛋白质分解和氮丢失明显减少。

评分结果与营养风险的关系:

总评分≥3分(或胸水、腹水、水肿且血清蛋白<35 g/L者)表明患者有营养不良或有营养风险,即应该使用营养支持。

总评分<3分:每周复查营养评定。以后复查的结果如果≥3分,即进入营养支持程序。

如患者计划进行腹部大手术,就在首次评定时按照新的分值(2分)评分,并最终按新总评分决定是否需要营养支持(≥3分)。

目前,NRS 2002在欧洲已开始应用,在丹麦进行的两项研究显示,分别有93.5%和99%的患者可使用NRS 2002。2004年以来,NRS 2002在我国的应用性研究也正在积极开展,营养风险筛查中华医学会肠外肠内营养学分会主持了中国首次大城市大医院住院患者应用NRS 2002进行营养风险筛查,对大城市三级甲等医院15 098例住院患者进行筛查的报告显示,结合中国人BMI正常值,NRS 2002适用于99%以上的中国住院患者。陈伟等对住院患者进行了NRS 2002营养风险筛查的可行性研究,认为结合中国人群的BMI正常值,应用NRS 2002工具对患者营养风险进行筛查,并判断是否需要采用营养支持是可行的。

NRS 2002的不足之处在于患者卧床无法测量体重,或有水肿、腹水等影响体重测量,以及意识不清无法回答评估者的问题时。该工具的使用受到限制。同时,使用者也需经过一定的培训。近年国外的一些研究显示,不经过培训的使用者得到结果的信度较低。因此,推荐NRS 2002的使用者需进行专门培训。研究显示,NRS 2002的敏感性较低(48.1%)而特异性较高(87.3%),阳性预测值较低(46.0%),而阴性预测值较高(88.0%)。说明该工具可更多地将无营养不良的患者被正确区分,而较少地将有营养不良的患者被正确区分。

李莉等在住院患者中应用 NRS 2002 进行筛查,结果显示住院患者总营养不良发生率为7.5%,低于国内外调查结果。分析其原因,可能为调查中对住院患者营养不良评定标准是以符合 NRS 2002 评定方法中 BMI<18.5,且所调查的患者中内科多于外科。内科患者超重和肥胖的比率较高,从而在一定程度上导致患者营养不良的发生率较国内其他医院运用综合评定的营养不良发生率低。这也说明应用 BMI 对住院患者的营养状况评定具有局限性。

⑤ 营养不良通用筛查工具(malnutrition universal screening tool,MUST):是由英国肠外肠内营养协会多学科营养不良咨询小组开发的,适用于不同医疗机构的营养风险筛查工具,适合不同专业人员使用,如护士、医师、营养师、社会工作者和学生等。该工具主要用于蛋白质-热量营养不良及其风险的筛查,包括三方面评估内容:BMI;体重减轻者;疾病导致进食量减少的患者。

整合 BMI、最近体质量丢失和疾病对进食状态影响三方面资料,通过将患者三部分评分得出总分,分为"低"、"中等"、"高"营养风险状态。

Stratton 等研究显示,MUST 可预测老年住院患者的病死率和住院时间,即使是无法测量体重的卧床老年患者,MUST 也可进行筛查,并预测临床结局。将 MUST 与其他 7 个目前被使用的营养风险筛查工具进行比较的研究显示,MUST 与 SGA 和 NRS 有较高的一致性。MUST 在不同使用者间也具有较高的一致性。该工具的优点在于容易使用和快速。一般可在 3～5 min内完成,适用于社区患者营养状况评定,也适用于所有的住院患者,需定期进行重复筛查。总之,MUST 是新近发展的营养风险筛查工具,需进一步的研究证明其预测性和有效性。

⑥ 预后营养指数(prognostic nutritional index,PNI):

PNI 之一:Butby 等于 1980 年提出"营养预示指数",整合血清白蛋白、三头肌皮摺厚度、血清转铁蛋白、迟发性超敏皮肤反应实验四项评定指标,作为评价外科患者手术前营养状况,用于预测手术危险增加与术后并发症发生及病死率升高。

PNI 对 4 种营养状况评价参数与外科手术患者预后的相关性进行了分析统计之后提出来的一种综合性营养评价方法。

$$PNI(\%)=[158.00-16.60(ALB)-0.78(TSF)-0.20(TFN)-5.80(DHST)](\%)$$

式中 ALB 为血清蛋白(单位:g%);TSF 为三头肌肌皮褶厚度(单位:mm);TFN 为血清转铁蛋白(单位:mg%);DHST 为迟发性超敏皮肤反应试验(直径>5 mm 者,DHST=2;直径<5 mm者,DHST=1;无硬结反应者,DHST=0)。

评定标准:若 PNI<30%,表示发生术后并发症及死亡的可能性均很小;若 30%≤PNI<40%,表示存在轻度手术危险性;若 40%≤PNI<50%,表示存在中度手术危险性;若 PNI≥50%,表示发生术后并发症及死亡的可能性均较大。

PNI 之二:Onodera 等 1984 年提出,作为评价胃肠手术前营养状况和预测手术危险性的综合指标。

$$PNI=10ALB+0.005 Lymph \cdot C$$

ALB 为血清白蛋白(g/L);Lymph·C 为总淋巴细胞计数。

评价:PNI>45,手术是安全的;PNI 为 40～45,手术是有危险的;PNI<40,手术是禁忌的。

住院患者预后指数(hospital prognostic index, HPI)

$$HPI(\%)=0.92(ALB)-1.00(DH)+1.44(SEP)+0.98(DX)-1.09$$

ALB 为血清白蛋白(g/L);DH 为迟发型过敏皮肤试验,有一种或多种阳性反应=1、所有均呈阴性反应=2;SEP 为败血症,有=1,无=2;DX 为诊断,癌=1,无癌=2。

评价:-2 为 10%生存机率;0 为 50%生存机率;+1 为 75%生存率。

⑦ 营养风险指数(nutrition risk index,NRI):NRI 是由美国退伍军人协会肠外营养研究协作组于 1991 年开发的,主要用于临床腹部大手术和胸外科术前患者全肠外营养支持效果的评价。根据血清白蛋白浓度,体重减少百分比进行营养风险评估。

计算公式为:NRI=1.519×清蛋白浓度+41.7×目前体重/既往体重。

NRI 的敏感性和特异性很好,可测患者的并发症。有研究发现,NRI 与病死率和住院时间延长相关,但与感染率无关。主要不足的是,需要根据患者目前和既往体重,患者由于疾病原因出现水肿,则会影响测量结果。此外,应激对血清白蛋白浓度的影响也使 NRI 筛查方法应用受到限制。

⑧ 营养不良的综合评价方法

上文已对评定营养状况的参数进行了全面阐述,不难看出,这些参数是从不同的侧面反映患者的营养状况的,均有一定的局限性,临床实际应用时应综合测定、全面考虑。见表 10.1。

表 10.1　综合营养评定法

参数	轻度营养不良	中度营养不良	重度营养不良
体重	下降 10%～20%	下降 20%～40%	下降>40%
上臂肌围	>80%	60%～80%	<60%
三头肌皮褶厚度	>80%	60%～80%	<60%
血清白蛋白(g/L)	30～35	21～30	<21
血清转铁蛋白(g/L)	1.50～1.75	1.00～1.50	<1.00
肌酐身高指数	>80%	60%～80%	<60%
淋巴细胞总数	$1.2～1.7×10^9$/L	$0.8～1.2×10^9$/L	$<0.8×10^9$/L
迟发性过敏反应	硬结<5 mrn	无反应	无反应
氮平衡(g/24 h)	-5～-10*	-10～-15*	<-15*

注:*表示轻、中、重度负氮平衡。

⑨ 营养风险筛查工具的比较

2005 年西班牙的 Valero 等人用 SGA 和 NRS 2002 评价 135 例[男 58.8%,平均年龄(62.1±14.4)岁]住院患者的营养不良现况,了解二者相关性。结果显示两种方法所判定的结果存在显著相关($P=0.000\ 1$)。作者认为两种方法都能鉴别营养不良风险,NRS 2002 可能更客观。

曹伟新等评价 626 例消化系恶性肿瘤患者营养状况和预后评判,认为与血清蛋白水平和人体测量等单指标比,SGA 能更好地评判患者的营养状况。将 SGA 视为评价肿瘤患者营养状况和预后的较好工具。

于康等认为评估 153 例肺癌非手术患者营养不足的结论在 NRS 2002 和 SGA 间差异无显著性($P=0.1845$),NRS 2002 可同时行营养风险筛查。

Olivares 等比较 MNA、SGA 和 NRS 2002 行老年住院患者营养风险筛查,3 个工具的评估结果显示老年住院患者的营养状况均与 BMI 显著相关,而 MNA 的评估结果显示营养状况与临床转归密切相关。MNA 应为老年住院患者营养评估的首选工具,其次,建议使用 NRS 2002。

2005 年国内陈伟等调查中国协和医院 153 例新入院患者,应用 NRS 2002 评分标准者 139 例,33.8%患者具有营养不良风险,与美国 2004 年报告 31%相近,提示 NRS 2002 在国内应用可行。

由于缺乏能针对性用于恶性肿瘤患者营养评价"金标准"工具,肿瘤患者可依据筛查对象特点和评估目的选择适当工具。肿瘤科住院患者营养风险筛查和营养不足评估,推荐 PG-SGA 或 NRS 2002,门诊患者营养风险初级筛查,推荐 MUST。无论是否住院,老年肿瘤患者的营养风险筛查和营养不足评估均首先考虑选用 MNA。

肿瘤患者营养不足和营养风险问题十分突出,更应合理应用营养支持。营养风险筛查和营养状态评估是识别肿瘤患者营养问题,判断其是否需要营养干预的重要手段。由于国内罕见熟练掌握营养评定方法的肿瘤内科医务人员,普遍存在营养不足和有营养风险的肿瘤患者未接受营养支持的现象,因此,肿瘤内科领域推广普及营养筛查工具的使用并明确营养支持适应证是必要的和急迫的。

⑩ 营养评价实施要点

营养评价指标的选择和应用力度应与疾病的严重程度相一致。

病史应重视体重、饮食习惯和胃肠道功能的改变,基础疾病的性质、种类和严重程度,特殊的饮食习惯或限制。

体格检查除与疾病相关的临床检查外,应注意有无牙齿松动或脱落、口腔炎、舌炎、水肿、腹水、恶病质、皮肤黏膜和毛发的改变、伤口愈合的表现等。

将临床表现与生化指标相结合,综合分析和评价患者的营养状况。

书面总结:包括所收集的评价营养状况的主、客观数据,明确发生营养不良的危险程度,设定营养支持计划或特殊建议(热氮量和微营养素的需求、营养支持途径、营养治疗的短期和长期目标及监测指标)。

2.6 营养不良的分类和特征

1) 成人消瘦型营养不良(adult marasmus):为能量缺乏型。表现为人体测量指标值下降,但血清蛋白水平可基本正常。

2) 低蛋白血症型营养不良(hypoprotein malnutrition),又称水肿型或恶性营养不良(Kwashiorkor):为蛋白质缺乏型。主要表现为血清蛋白水平降低和组织水肿、细胞免疫功能下降,但人体测量指标值基本正常。

3) 混合型营养不良(mixed malnutrition):兼有上述两种类型的特征,属蛋白质-能量缺乏型。是一种重的营养不良,可伴有脏器功能障碍,预后较差。

3. 肿瘤营养支持的伦理问题

3.1 癌症患者营养状态与转归的关系

癌性恶病质是指癌症状态下机体组织被消耗的不良现象,临床上表现为营养不良、厌食、乏力、组织消耗和脏器功能损害。癌性恶病质常见于消化道肿瘤患者,大多发生于肿瘤进展期,但也可见于癌症早期。是导致患者死亡的重要原因之一。许多研究发现,恶病质与肿瘤负荷、疾病进程、细胞类型之间无恒定关系。恶病质的发生于疾病治疗效果及转归关系密切。Montazeri 总结了 1982—2008 年文献结果发现,大肠癌患者营养状态与预后直接相关,在对 501 例大肠癌病例的研究中发现,低于平均营养状态的患者 1 年生存率为 38.3%,而高于平均营养状态的患者 1 年生存率为 72.5%。另一项包含了 10 个国家 564 例进展期大肠癌患者的研究同样发现,生活质量评分每下降 10 分,死亡发生时间就提前 6%。针对大肠癌恶病质体质变化发现,临终前患者表现为肌肉和脂肪组织明显减少,肝脏和脾脏体积和重量增加。由此可见,癌性营养不良是导致大肠癌死亡的重要原因之一,有效控制患者的营养状态对提高疗效,改善生活质量,延长生存期具有重要意义。

3.2 癌性恶病质营养支持治疗的争议

在以往的临床实践中,肿瘤恶病质被认为是肿瘤进程中不可避免的结果,人们的注意力集中在最后的病理过程中,采取各种措施进行标准的营养支持,提供肿瘤患者适当的营养物质和热能。然而,在大量的临床实践总结中发现,单纯地提高营养摄入并不能有效改善恶病质患者的营养状态。于是有学者认为,营养支持不适合应用于癌症患者。从后果论上否定了营养支持的意义。随着对癌性恶病质的认识的逐渐深入发现,癌性恶病质的起因不单单是宿主厌食导致的,更重要的原因是宿主体内各营养物质代谢异常有关。由于代谢异常未能纠正,单纯给予营养支持对于治疗癌性恶病质收效甚微。随着对癌性恶病质发生机制不断被揭示,由于肿瘤生长和免疫系统作用导致细胞因子产生,然后细胞因子在不同靶器官的特殊受体上发挥协同作用。细胞因子可能通过自身分泌或旁分泌机制,影响宿主代谢,最终产生恶病质。基于该理论基础,提出了一系列防治措施,有目的有选择地调控细胞因子的合成与分解,纠正代谢异常,从而改善机体对营养底物的利用,改善恶病质患者的营养状态。同时,通过外科手段建立起通畅的营养通路,使不能进食的患者获得营养摄入的途径。随着现代科技的飞速发展,人们已经成功将各营养成分分离并形成商品,临床医生可以通过对患者的分析选择合理的营养成分配伍,对癌性恶病质患者施行个体化的营养支持治疗。从道义论和后果论两方面做到协调统一。从患者的客观实际出发,既符合医生主观治病救人的出发点,同时又能够达到让医患双方都满意的治疗效果。

3.3 医疗资源分配合理性的争议

让晚期癌症患者活得更长、活得更好,是医患的共同心愿。肿瘤治疗学的进步,的确让不少晚期癌症患者能够活得更长更好。但是,现代医疗技术并不能满足所有晚期癌症患者的愿望。对于病情严重的晚期癌症,积极抗癌治疗并非都能延长患者的生存,有时可能适得其反。然而,由于生命无价,临床上"不惜一切代价,尽力抢救",似乎成为规矩。即使在临近生命的终点,患者可能还在接受化疗,或接受具有创伤性的手术或放射治疗。例如,美国调查结果显示,终末期癌症患者接受细胞毒类药物化疗尽管无效,但是仍有 1/3 的患者接受化疗。34 131 例死于癌症的患者中,在生命的最后 3 个月,有 23% 患者接受化疗;在生命的最后 1 个月,仍然有 14% 患者接受化疗。显然,这些患者接受化疗几乎无法获益。卫生部在《中国癌症预防与控制规划纲要》中指出,"每年用于癌症患者的医疗费用达数百亿元。此外,由于中晚期癌症患者治疗效果尚不满意,其不良预后往往波及亲友及家庭,影响社会稳定。"生命无价,但医疗作用有限,医疗资源更是有限。WHO 在最新的预防与控制癌症报告(WHA58/16 号文件)中指出:抗癌治疗的目的是治愈疾病、延长生命和提高生活质量。大多数治疗效果好的癌症都是早期诊断的癌症,并且接受了基于循证医学证据的规范化治疗。对于抗癌治疗疗效好的癌症,积极治疗可以延长生命而获益。制定癌症规范化治疗指南可以为癌症患者提供标准的治疗方案,提高癌症治疗效果。而在制定和推行癌症治疗指南时,施行者应考虑到广泛的适用性和医疗资源消耗的公平性。

曾有学者认为,对于癌性恶病质患者进行营养支持治疗是医疗资源的浪费,发生营养不良的大肠癌患者中晚期较多,进行营养支持治疗并不能使患者获益。问题是临床如何判断抗癌治疗是否获益?

临床治疗针对疾病治疗的医疗决策需要遵循如下三个层面的原则:一是规矩原则,二是证据原则,三是美德原则。规矩原则要求治疗决策符合伦理道德、当地风俗习惯、法规、经验等。规矩能够让人容易决定一些事情的对错和费用。证据原则要求依据循证医学证据制定诊疗规范以决策治疗。证据是源于经过临床试验结果证明的、疗效肯定、安全性较好的治疗方法。严格设计的大样本随机对照研究所获得的科学证据,是制定临床医疗决策最重要依据。来源于群体大样本研究及经过统计学分析的证据,可以帮助判断治疗成败的几率。但这些证据数据毕竟是群体发生某事件的概率,因此还需要结合患者具体情况个体化决策。规矩原则和证据原则存在的较大缺陷是忽视了患者及家属的意愿,也忽视了社会的公平性。美德原则弥补了规矩原则和证据原则的不足,强调医疗决策需要尊重患者及家属的意愿,还应该考虑到社会的公平性,有限资源消耗的公平性。将规矩原则、证据原则和美德原则三个层面原则结合在一起,将有助于临床决策更加科学,更加合理。

WHO在2007年发布的癌症控制策略中提出抗癌治疗决策原则:基于循证医学证据、社会价值与意义、费用与获益、医疗资源与公平性。

当因抗癌治疗不再获益而终止抗癌治疗时,以让晚期癌症患者活得更好、甚至还能活得更长的姑息治疗策略就成为了主导。姑息治疗又称为舒缓治疗。姑息治疗的基本概念是对生命受到威胁的癌症患者进行积极全面的医疗照顾;承认生命是一个过程,死亡是生命的终点;主张既不加速死亡也不延缓死亡。癌症姑息治疗反对放弃治疗;反对过度治疗;反对安乐死;反对任何不尊重生命的做法。癌症姑息治疗的目的是改善癌症患者的生存质量;帮助癌症患者以较平静的心境和较强的毅力面对困难;帮助癌症患者积极生活直至死亡;帮助癌症患者家属面对现实,承受打击。姑息治疗的主要任务是缓解癌症本身和治疗所致的症状及并发症,减轻患者的躯体痛苦和心理负担。

癌症姑息治疗并不是只针对终末期癌症患者的临终关怀治疗。癌症姑息治疗应该贯穿癌症治疗全过程。根据癌症病变的进展,癌症姑息治疗大致分为三个阶段,各阶段的重点和任务不同。

第一阶段,抗癌治疗与姑息治疗相结合。治疗对象是可以或可能根治的癌症患者。此阶段的姑息治阶段,让人们坦然正视晚期癌症治疗主要缓解癌症及抗癌治疗所致的症状,对症支持治疗,保障患者治疗期的生活质量。

第二阶段,抗癌治疗可能不再获益时,应以姑息性治疗为主。治疗对象是无法根治的晚期癌症患者。其姑息治疗的主要任务是缓解症状,减轻痛苦,改善生活质量。

第三阶段,为预期生存时间仅几周至几天的终末期癌症患者提供临终关怀治疗及善终服务。

总之,无论癌症治愈可能性如何,合理的姑息治疗都可以为患者及家属提供既简便又经济的医疗服务,改善他们的生活质量。在晚期癌症患者的医疗决策时,抗肿瘤治疗与姑息治疗相结合,个体化综合治疗,将能够让癌症患者不仅活得更长,而且活得更好。

从以上对于姑息治疗的定义来看,营养支持始终属于姑息治疗范畴,其意义有两方面:第一,可以改善患者机体营养状态,为根治性治疗创造条件;良好的营养状态是保证良好的心、脑、肺、肾等重要器官功能的前提,患者只有在满足条件下才可以耐受手术、化疗、放射治疗。降低治疗风险,减少并发症。我们以往研究发现,营养不良的患者手术以后的并发症发生率明显高于营养正常的患者。而这些并发症的发生直接影响治疗效果,增加患者的经济负担,给患者造成更大痛苦。第二,改善患者的生活质量,尤其是恶病质患者,增强患者面对疾病和更好生活的信心。癌性恶病质患者往往出现厌食,体质下降,乏力等症状,直接影响患者的心理。造成患者对治疗失去信心甚至抵触和拒绝治疗方案的施行。相反,通过建立通畅的营养通道,选择合适的营养支持治疗方案,既可以改善患者营养状态又可以达到对抗疾病的目的。

综上所述,营养支持是肿瘤姑息性治疗的重要手段之一,对于改善恶病质患者营养状态,提高生存质量,增强战胜疾病的信心具有重要意义。从现代医学伦理学角度讲,肿瘤营养支持治疗从其目的性和结果性均符合患者的利益。而其可能对患者带来的负效应可以用双重效应概念来分析,而且随着现代医学的进步,其负面效应正在逐步减少,正面效应正在逐步被认识,我们也本着知情同意的原则行医,以现代医学伦理学的理论指导临床对肿瘤营养支持治疗方法的认识。

4. 营养支持治疗的获益与风险

营养支持治疗的目的主要是预防和治疗营养低下或恶病质,增强抗肿瘤治疗的依从性,改善某些抗肿瘤治疗的不良反应,提高生活质量。营养支持治疗的途径选择是实施营养支持治疗时必须正确掌握的基本要求:要考虑到患者的机体状况、代谢特点、器官功能状态、营养物质情况、设备条件、并发症级费用等多方面因素。目前常用的肠内营养和肠外营养两种方式。肠内营养首先应鼓励患者经口进食,对于胃肠道功能良好但不能经口摄入足够营养的患者应给予管饲肠内营养支持。肠内营养价格便宜,符合生理要求,而且与肠外营养相比,并发症更少。对于不适合口服营养或肠内营养的患者,全胃肠外营养支持仍是重要的选择。大量临床实践证明,对恶性肿瘤患者进行合理的营养支持治疗可减少各种不良反应和并发症的发生,改善患者生活质量和延长生存期,并且可以节省住院时间和治疗费用。但是在实际临床工作中,对于肠内肠外营养支持治疗尚存在一些误区:其一,最普遍的是认为只有中心静脉置管输注营养液才是营养支持,却忽略了肠内营养支持。营养学家蒋朱明等 2008 年曾对我国东、中、西部大城市 19 所三甲医院进行调查,在 15 098 个病例中,肠外营养应用比例为 20%,而肠内营养支持治疗仅为 3.4%。关于首选肠内营养支持治疗的使用原则、优势以及肠外营养支持治疗的诸多问题多有报道,其中就使用肠外营养易导致感染这一点来讲,风险最高的当属恶性肿瘤接受化疗的患者。因此无论是临床使用便利的因素,还是医保目录报销的原因,都不足以让我们摒弃首选肠内营养的治疗原则。其二,就是营养药物多用些、少用些没关系。这种误区最常表现在临床对营养药物使用指针和使用天数的把握上。蒋朱明等人在 2008 年的调查中还发现,在无营养不良风险的患者中,有 15.3% 的患者应用了营养支持治疗;而在有营养风险的患者中也只有 32.7% 的患者接受了营养支持治疗。并非所有恶性肿瘤的患者都具有营养不良或营养风险,对这些患者使用营养支持治疗,不仅是浪费医疗资源、加重患者经济负担,更严重的还可能会导致感染和并发症的增加。其三,就是营养支持治疗能够刺激肿瘤细胞快速增长。这方面的争议一直存在,理论上这种可能是存在的。在动物模型中,肠外营养(PN)可导致肿瘤体积增大、体重增加、有丝分裂活跃、转移灶数目增多。但在动物模型中的肿瘤重量/动物尸体重量为 10%～20%,而在人体中罕有超过 1% 的;荷瘤动物通常喂养 1～2 周,这就意味着人工喂养的时间是荷瘤动物自然生存时间的 2/3,实验肿瘤的细胞动力学通常与人类肿瘤有很大区别,增殖速度要快很多。因此用实验肿瘤模型中的数据来解释人体中的情况并不恰当。尽管理论上存在营养支持治疗可能刺激肿瘤细胞的增殖,目前尚缺乏令人信服的临床研究证据。所以在临床实践中,应该忽略这种理论上的担心,根据需要对患者进行合理的营养支持治疗。

若将营养支持应用于具有营养风险(NRS 评分≥3 分)的患者,有改善临床结局(并发症发生率降低、住院时间减少等)的 RCT 研究多于未改善临床结局的 RCT 研究;而在无营养风险(NRS 评分<3 分)的患者,结果则相反。表明不能认为给予营养支持对全部患者都是有帮助的,少部分有疑问的患者,尚需要进一步做营养评定。

对有营养支持适应证的患者,需建立营养液输入通道、各种处方的设计、安全的输入技术,需要监测多种指标、临床观察有无并发症,需要考虑如何贯彻肠外肠内营养的结合使用。出院时应评价有关结局的指标,同时还应分析药物经济学有关的资料。与营养风险相比,营养不良的范围与营养风险有所不同,不包括将要发生的手术打击等尚未发生的情况。我们在 6 个专科的大量临床实践中,在描述性研究阶段的工作中,观察到有营养风险的患者中近一半未接受营养支持,在无营养风险的患者中,有相当一部分患者仍然应用营养支持,在外科方面较为明显。

NRS 2002 是基于以往营养支持和临床结果分析的一种新型营养筛选系统。在一项前瞻性队列研究中,根据 NRS 2002 评价营养支持(PN 和 EN)对有营养风险患者感染性并发症发生率的影响,显示营养支持组总并发症发生率与无营养支持组相比明显降低,主要由于感染性并发症的发生率降低。以往研究表明营养不良导致一系列有害物质使免疫系统受损从而使感染性疾病的易感性增加。因此,营养不良患者给予必需营养物质的支持,有可能减少感染性并发症。

分别分析 PN 和 EN 效果时发现,接受 EN 患者与未接受营养支持患者相比,并发症发生率显著降低,甚至对两组腹部大手术分布不均调整后,PN 组和无营养支持组的并发症发生率无差异。与 Kondrup 等在 NRS 2002 验证研究方面结果一致,表明切割点(截断点)3 为 EN 研究、切割点(截断点)3.5 为 PN 研究提供了较佳辨别。

在约翰霍普金斯医院营养支持组并发症发生率显著降低。在两家中国医院发现感染性并发症有降低趋势,但差异未达到统计学意义,很可能这是由于 PN 在两家中国医院营养支持组中代表多数情况,而在约翰霍普金斯医院中 EN 比 PN 更为普遍。

另外,对入院前 1 周经口摄食少于需要量 75% 的有营养风险患者小组分析(根据 NRS 2002 摄食减少分数≥1),3 家医院各家营养支持组与无营养支持组相比,感染性并发症发生率显著降低。从 NRS 2002 组成上可以看出营养状况评分取决于明显的近期体重减轻和经口摄入量减少的患者,也可称之为"亚急性的营养缺失"。多数有营养风险的患者经口摄入量明显降低(688/827),但有些存在营养风险患者归为因疾病(尤其是癌症)引起体重减轻(139/827)营养状况受损,其体重减轻可能是激素水平改变和细胞因子异常而非营养问题引起的代谢改变,在这种情况下,患者可能很少从 PN 或 EN 支持中获益。Kondrup 等研究还显示多数营养支持后效果明确的研究报告的特点是经口摄入量减少而非体重减轻。

为评价存在营养风险患者营养支持对并发症发生率的影响与其他变量相对照,对 NRS≥3 分患者行多元对数回归分析,表明营养支持是一种保护性因素,而调整混杂因素后疾病严重程度和营养状态损害相对总并发症发生率和感染性并发症发生率是种危险因素。

这一结果证实营养支持对临床结局改善的效果,同时表明营养状况受损程度和疾病严重程度与临床结局有关,与 Kondrup 等研究结果一致。

无营养风险患者营养支持对并发症发生率的影响也进行了评价。有营养支持和无营养支持患者并发症发生率差异无统计学意义,即经 NRS 2002 确定的无营养风险患者,不给予 PN 或 EN 并不增加并发症的发生率,而节省了医疗费用。

患者在约翰霍普金斯医院比两家中国医院中患者的住院时间(length of hospital stay,LOS)短。在美国,LOS 缩短与保险政策、预支系统从住院到手术时间缩短、新技术的应用等有关。我国对营养支持对 LOS 的影响在各家医院分别进行了分析,结果显示有营养风险患者中,营养支持组和无营养支持组差异无统计学意义,可能由于 LOS 依赖疾病严重程度、营养状况、总的内科或外科治疗、患者选择权和医疗保险政策等的综合影响,有些经营养支持改变,有些未发生改变。因此,Kondrup 等建立了营养出院指数(nutritional discharge index,NDI)用来测定认为对营养支持敏感的部分 LOS,称之为 LOSNDI,在今后的研究中可以考虑应用。NDI 由 3 个客观条件组成,包括能大小便自理、无发热和无需静脉通路。满足这 3 个客观条件,患者定义为营养意义上的可以出院。可能 LOSNDI 在将来研究中可用来评价营养支持对 LOS 的影响。以上内容来自一项前瞻性队列研究,今后还需要更大的病例组的研究结果,更有说服力。进一步研究还将包括"营养风险、不良、支持、结局与成本效益比"等更加全面的内容。另外,计划中的"手术后患者用鱼油干预是否改善结局"的随机对照研究不存在伦理问题,过去已经有 203 例的研究结果。将来可能有更多的患者参加新的多中心研究,可以通过新的随机对照研究,得到"调整 ω-3 与 ω-6 比例"对"营养风险、营养支持、结局改善与成本效益比"的进一步证据。

　　肿瘤营养支持治疗作为一门新兴的学科越来越受到人们的重视,在恶性肿瘤综合治疗的价值日益获得体现。正确理解和应用营养支持治疗,对不同的恶性肿瘤患者,在延长生存期、改善症状、提高生活质量、以及配合手术、放疗、化疗等抗肿瘤治疗方面具有重要意义。总之,对有营养风险患者给予营养支持,有利于改善患者结局。

参考文献

[1]　Qin R, Smyrk TC, Reed NR, et al. Combining clinicopathological predictors and molecular biomarkers in the oncogenic K-RAS/Ki67/HIF-1α pathway to predict survival in resectable pancreatic cancer. Br J Cancer, 2015, 112(3):514 - 522.

[2]　Jiang P, Du W, Yang X, et al. A critical role of glucose-6-phosphate dehydrogenase in TAp73-mediated cell proliferation. See comment in PubMed Commons below Cell Cycle, 2013, 12(24):3720 - 3726.

[3]　Lee CW, Song JY, Um HD, et al. Knockdown of hepatoma-derived growth factor-related protein-3 induces apoptosis of H1299 cells via ROS-dependent and p53-independent NF-κB activation. Biochem Biophys Res Commun, 2014, 449(4):471 - 476.

[4]　Duckworth HW, Nguyen NT, Gao Y, et al. Enzyme-substrate complexes of allosteric citrate synthase: evidence for a novel intermediate in substrate binding. See comment in PubMed Commons below Biochim Biophys Acta, 2013, 1834(12):2546 - 2553.

[5]　Strain AJ. Cancer cachexia in man: a review. Invest Cell Pathol, 1979 Jul-Sep;2(3):181 - 193.

[6]　Dudrick SJ, O'Donnell JJ, Englert DM, et al. 100 patient-years of ambulatory home total parenteral nutrition. Ann Surg, 1984, 199(6):770 - 781.

[7]　He GF, Bian ML, Zhao YW, et al. Effects of 5-aminolevulinic acid photodynamic therapy on cervical cancer: in vivo experiment with nude mice. Zhonghua Yi Xue Za Zhi, 2008, 88(9):635 - 640.

[8]　Loeppen S, Schneider D, Gaunitz F, et al. Overexpression of glutamine synthetase is associated with beta-catenin-mutations in mouse liver tumors during promotion of hepatocarcinogenesis by phenobarbital. Cancer Res, 2002, 62(20):5685 - 5688.

[9]　Collins CL, Wasa M, Souba WW, et al. Regulation of glutamine synthetase in human breast carcinoma cells and experimental tumors. Surgery, 1997, 122(2):451 - 463; discussion 463 - 464.

[10]　Charbonneau JR, Furtak T, Lefebvre J, et al. Bcl-xL expression interferes with the effects of L-glutamine supplementation on hybridoma cultures. Biotechnol Bioeng, 2003, 81(3):279 - 290.

[11]　Liu SL, Shi DY, Shen ZH, Wu YD. Effects of glutamine on tumor growth and apoptosis of hepatoma cells. Acta Pharmacol Sin, 2000, 21(7):668 - 672.

[12] Lim V，Korourian S，Todorova VK，et al. Glutamine prevents DMBA-induced squamous cell cancer. Oral Oncol，2009，45(2):148 - 155.

[13] Todorova VK，Harms SA，Luo S，et al. Oral glutamine (AES-14) supplementation inhibits PI-3k/Akt signaling in experimental breast cancer. JPEN J Parenter Enteral Nutr，2003，27(6):404 - 410.

[14] Todorova VK，Harms SA，Luo S，et al. Oral glutamine (AES-14) supplementation inhibits PI-3k/Akt signaling in experimental breast cancer. JPEN J Parenter Enteral Nutr，2003，27(6):404 - 410.

[15] 宋京翔,卿三华,黄祥成,等. 精氨酸增强的胃肠外营养对结直肠癌患者术后免疫功能的影响。第一军医大学学报,2002 年 06 期

[16] Cook T，Wang Z，Alber S,et al. Nitric oxide and ionizing radiation synergistically promote apoptosis and growth inhibition of cancer by activating p53. Cancer Res，2004，64(21):8015 - 8021.

[17] Wilson RF，Tyburski JG. Metabolic responses and nutritional therapy in patients with severe head injuries. J Head Trauma Rehabil，1998，13(1):11 - 27. Review.

[18] Krber J，Pricelius S，Heidrich M，et al. Increased lipid utilization in weight losing and weight stable cancer patients with normal body weight. See comment in PubMed Commons belowEur J Clin Nutr，1999，53(9):740 - 745.

[19] Younes RN，Vydelingum NA，Noguchi Y，et al. Lipid kinetic alterations in tumor-bearing rats：reversal by tumor excision. See comment in PubMed Commons below J Surg Res，1990，48(4):324 - 328.

[20] Nomura DK,Benjamin DI，Cozzo A，et al. Ether lipid generating enzyme AGPS alters the balance of structural and signaling lipids to fuel cancer pathogenicity. See comment in PubMed Commons below Proc Natl Acad Sci U S A，2013，110(37):14912 - 14917.

[21] Sung M，Kim I，Park M，Whang Y，et al. Differential effects of dietary fatty acids on the regulation of CYP2E1 and protein kinase C in human hepatoma HepG2 cells. J Med Food，2004，7(2):197 - 203.

[22] Heimli H，Hollung K，Drevon CA. Eicosapentaenoic acid-induced apoptosis depends on acyl CoA-synthetase. Lipids，2003，38(3):263 - 268.

[23] Kaufman DG，Sporn MB，Saffiotti U et al. RNA metabolism in tracheal epithelium：alteration in hamsters deficient in vitamin A. Science，1972，177(4054):1105 - 1108.

[24] Newberne PM，Rogers AE. Rat colon carcinomas associated with aflatoxin and marginal vitamin A. J Natl Cancer Inst，1973，50(2):439 - 448.

[25] Kaufman B，Manna B，Lund M et al. Effect of retinoic acid on mucin gene expression in rat airways in vitro. Biochem J，1994，297 (Pt 2):309 - 313.

[26] Chopra DP，Wilkoff LJ. beta-Retinoic acid inhibits and reverses testosterone-induced hyperplasia in mouse prostate organ cultures. Nature，1977，265(5592):339 - 341.

[27] Bollag W,Toma S，Isnardi L，et al. Effects of all-trans-retinoic acid and 13-cis-retinoic acid on breast-cancer cell lines：growth inhibition and apoptosis induction. Int J Cancer，1997，70(5):619 - 627.

［28］ Peng LJ, Lu DX, Qi RB, et al. Therapeutic effect of intravenous high-dose vitamin C on implanted hepatoma in rats. Nan Fang Yi Ke Da Xue Xue Bao, 2009, 29(2):264 - 266.

［29］ Burden S, Todd C, Hill J, et al. Pre-operative nutrition support in patients undergoing gastrointestinal surgery. Cochrane Database Syst Rev, 2012, 11:

［30］ Wilmore D. Varying diet alone can reduce stool output and enhance fluid and nutrient absorption. JPEN J Parenter Enteral Nutr, 2011, 35(3):291.

［31］ Hallböök T, Hedelin H. Zinc metabolism and surgical trauma. Br J Surg, 1977, 64(4): 271 - 273.

［32］ Wilmore DW. From Cuthbertson to fast-track surgery: 70 years of progress in reducing stress in surgical patients. Ann Surg, 2002, 236(5):643 - 648.

［33］ McCarter MD, Gomez ME, Daly JM. Early postoperative enteral feeding following major upper gastrointestinal surgery. J Gastrointest Surg, 1997, 1(3):278 - 285; discussion 285.

［34］ Bower RH, Talamini MA, Sax HC, et al. Postoperative enteral vs parenteral nutrition. A randomized controlled trial. Arch Surg, 1986, 121(9):1040 - 1045.

［35］ Fearon K, Strasser F, Anker SD, et al. Definition and classification of cancer cachexia: an international consensus. Lancet Oncol, 2011, 12(5):489 - 495.

［36］ Hryszko T, Brzosko S, Mazerska M, et al. Risk factors of nontunneled noncuffed hemodialysis catheter malfunction. A prospective study. Nephron Clin Pract, 2004:c43 - 47.

［37］ Salgado OJ, Urdaneta B, Colmenares, et al. Right versus left internal jugular vein catheterization for hemodialysis: complications and impact on ipsilateral access creation. Artif Organs, 2004, 28(8):728 - 733.

［38］ Gonzalez A, Kohn MR, Clarke SD. Eating disorders in adolescents. Aust Fam Physician, 2007, 36(8):614 - 619. Review.

［39］ Jie B, Jiang ZM, Nolan MT, et al. Impact of nutritional support on clinical outcome in patients at nutritional risk: a multicenter, prospective cohort study in Baltimore and Beijing teaching hospitals. Nutrition, 2010, 26(11 - 12):1088 - 1093.

［40］ Foltz JL, Makumbi I, Sejvar JJ, et al. An Epidemiologic Investigation of Potential Risk Factors for Nodding Syndrome in Kitgum District, μganda. PLoS One, 2013 Jun, 8(6): e66419. Print 2013.

［41］ Rasmussen HH, Kondrup J, Ladefoged K, Staun M. Clinical nutrition in danish hospitals: a questionnaire-based investigation among doctors and nurses. Clin Nutr, 1999, 18(3):153 - 158.

［42］ Corish CA. Pre-operative nutritional assessment. See comment in PubMed Commons below Proc Nutr Soc, 1999, 58(4):821 - 829.

［43］ 陈伟, 蒋朱明, 张咏梅, 等. 欧洲营养风险调查方法在中国住院患者的临床可行性研究 [J]. 中国临床营养杂志, 2005, 13(3):137 - 141.

［44］ 李莉, 王毅, 王云海, 等. 营养风险筛查在新疆地区 1167 例住院患者中的应用. 中国临床营养杂志, 2008, 16(6):346348.

［45］ Stratton RJ, King CL, Stroud MA, Jackson AA, Elia M. Malnutrition Universal Screening Tool' predicts mortality and length of hospital stay in acutely ill elderly. Br J Nutr, 2006，95(2):325 - 330.

[46] Buzby GP, Mullen JL, Matthews DC, et al. Prognostic nutritional index in gastrointestinal surgery. Am J Surg, 1980，139(1):160 - 167.

[47] Onodera T, Goseki N, Kosaki G. [Prognostic nutritional index in gastrointestinal surgery of malnourished cancer patients]. Nihon Geka Gakkai Zasshi, 1984，85(9):1001 - 1005. Japanese.

[48] Valero MA, Díez L, El Kadaoui N, et al. [Are the tools recommended by ASPEN and ESPEN comparable for assessing the nutritional status]. Nutr Hosp，2005, 20(4):259 - 267. Spanish.

[49] 吴蓓雯,曹伟新,燕敏,等. 主观综合营养评价法评判消化系统恶性肿瘤患者营养状况和预后[J]. 外科理论与实践,2008,13(5):415 - 418.

[50] 于康,夏莹,王孟昭,等. 营养风险筛查和主观全面评定用于肺癌非手术患者营养筛查的比较[J]. 中国临床营养杂志,2008,16(6):349 - 352.

[51] Olivares J, Ayala L, Salas-Salvadó J, et al. Assessment of risk factors and test performance on malnutrition prevalence at admission using four different screening tools. Nutr Hosp, 2014, 29(3):674 - 680.

[52] Montazeri A. Quality of life data as prognostic indicators of survival in cancer patients: an overview of the literature from 1982 to 2008. Health Qual Life Outcomes，2009, 7:102.

[53] Kondrup J, Rasmussen HH, Hamberg O, et al. Nutritional risk screening (NRS 2002): a new method based on an analysis of controlled clinical trials. Clin Nutr, 2003, 22(3):321 - 336.

第十一章

肿瘤的局部治疗

第一节　肿瘤的外科手术治疗

1. 肿瘤外科手术发展史

外科手术是肿瘤局部治疗的重要手段之一，人类应用外科手术治疗肿瘤已有数千年历史。在公元前 1600 年埃及纸草文上就有关于肿瘤的记载，距今 2 500 年前西方医学之父——希腊人 Hippocrates 就描述了胃和子宫中的恶性肿瘤，并称之为"Cancer"。我国医学史上外科开始很早，公元前 14 世纪商代的甲骨文中就有"疥"、"疮"等字的记载，之后的《周礼》上载有"肿疡"，目前在日本、朝鲜和韩国，仍用"肿疡"表示肿瘤。在周代(公元前 1066—公元前 249 年)，外科已独立成为一门，外科医师称为"疡医"。秦汉时代的医学名著《内经》已有"疽篇"的外科专章。汉末，杰出的医学家华佗(141—203 年)就掌握了全身麻醉和手术割除腹部肿块的手术方法。公元 7 世纪《晋书》里写道："景帝目有瘤疾，使医割之"。这可能是最早明确记录采用手术切除眼部肿瘤的病例。近代随着消毒、麻醉、止血、输血等技术的产生和进步，外科学得以逐渐深化及完善。

近 200 年来，现代医学对肿瘤的认识迅速发展：19 世纪有了化学致癌说，20 世纪又提出过病毒致癌说和物理致癌说，上世纪中后期分子肿瘤学更是从 DNA 损伤、基因突变等方面提出了一系列癌症发生理论和学说。随着人类对肿瘤认识的不断深入，肿瘤外科手术不断取得划时代的进步。表 11.1 列举了其中的一些里程碑式的重大事件。根据这些代表性的事件，大致可将现代肿瘤外科的发展划分为如下四个阶段：萌芽阶段、单纯切除阶段、扩大切除阶段、适度切除阶段。而目前，肿瘤外科学正处于一个前所未有的与其他肿瘤治疗方法相互交叉的局面。肿瘤外科学已从过去仅有单纯肿瘤切除形式，发展为目前多学科渗入，导向微创技术应用的肿瘤治疗手段。根治性手术具有彻底切除肿瘤的作用；姑息性手术具有减少肿瘤负荷、改善生存质量的作用。肿瘤治疗实践证明，肿瘤外科手术是肿瘤综合治疗手段中不可缺少的最重要的组成部分。

肿瘤外科的第一阶段——萌芽阶段，人们对外科手术治疗肿瘤有许多负面评价。虽然早在公元前 1600 年就有手术治疗肿瘤的记载，后来又有烧灼法治疗体表肿瘤的描述，但效果欠佳。19 世纪中叶，用化学腐蚀剂(如砷剂)治疗皮肤溃疡的方法曾经在西方广为流行，但也只对少数病例有效。直到 1809 年，第一台有详细记录的肿瘤手术由 Macdowll 医生在厨房的桌子上完成，当时他从 Jane Todd Crawford 女士体内取出了约 10 千克重的卵巢肿瘤。受制于当时的医疗条件，既没有麻醉和有效的止血手段，也没有无菌观念及抗生素，那时候的外科手术即意味着疼痛、出血、各种致命的并发症，因此这一阶段人们对外科手术治疗肿瘤的评价多是负面的。

肿瘤外科第二阶段是单纯切除阶段。在这一时期，肿瘤外科逐渐发展为外科学的一个分支。

但当时人们对肿瘤的认识还停留在肉眼观察的直观层面,对肿瘤手术的认识与理解也多局限于单纯切除肿瘤。1846 年 William Morton 和 Crawford Long 创立了麻醉术、1867 年 Joseph Lister 提出了无菌术的概念,使真正意义上的现代手术成为可能。1860—1890 年间,Theodore Billroth 进行了第 1 例胃切除术、食管切除术和喉切除术。1878 年 Richard Von Volkmann 完成了直肠癌切除术。1909 年 Theodor Kocher 开创了甲状腺手术的先河,并因其在甲状腺生理及外科方面的成就而成为第一个被授予诺贝尔奖的外科医生。受制于当时对肿瘤的发生、发展、转移机制还没有清晰的认识,这一时期的肿瘤手术多以单纯切除肿瘤为主。在这一阶段,肿瘤外科获得了蓬勃发展,各种肿瘤手术层出不穷,相关基础学科也得到了发展,肿瘤外科逐渐发展为外科的一个分支。

表 11.1　肿瘤外科发展的重要事件及其开创者

时间(年)	重要事件	开创者
1809	卵巢切除术	Macdowll
1846	乙醚麻醉	John Collins Waren
1867	无菌术	Joseph Lister
1860—1890	胃切除术、食管切除术和喉切除术	Theodore Billroth
1878	直肠癌切除术	Richard Von Volkmann
1880	甲状腺手术	Theodor Kocher
1890	乳腺癌根治术	W. S. Halsted
1904	根治性前列腺切除术	Hugh H Young
1906	根治性子宫切除术	Brnest Wertheim
1908	腹会阴联合直肠癌根治术	W. E. Miles
1912	脊索切断止痛手术	E Martin
1910—1930	脑瘤手术	Harvey Cushing
1933	肺切除术	Graham
1935	胰十二指肠切除术	Whipple
1939	保留肛门功能的直肠癌切除术	Dixon
1954	早期乳腺癌局部切除+术后放疗	Mustkallio

　　肿瘤外科的第三阶段是以扩大切除为特征,并常伴有组织器官功能破坏。在这一时期,随着人们对肿瘤的病理机制的深入了解,以及对人体血管、淋巴结等精细化解剖的掌握,肿瘤外科进入了追求"根治"和"超根治"的时代。当时肿瘤外科流行的理念是:将肿瘤及其所在器官的全部或大部,以及其引流区域内的淋巴结全部切除。1890 年,W. S. Halsted 在深入研究乳腺癌及其转移规律的基础上,首先提出了"乳腺癌根治术"这一概念。他认为做乳腺癌根治术时须将乳腺、覆盖其上的皮肤、乳头、胸部肌肉、腋窝和锁骨上淋巴结一并整块切除。这一理念迅速影响了其他外科手术,宫颈癌根治术、颈部淋巴结清扫术、肺叶及全肺切除术、胰十二指肠切除术等"根治性手术"相继问世。上述以病理解剖为理念的根治手术,相比之前的单纯肿瘤切除手术大大提高了患者的生存率,奠定了现代肿瘤外科学的基础。但是扩大化的肿瘤根治手术,经常伴有器官功能的损害,给患者的生活质量造成了很大的影响,有时候偏离了医学造福人类的初衷。

　　肿瘤外科的第四阶段是以适度切除为特征,重视人文关怀。首先是对肿瘤手术的认识发生了改变。肿瘤手术的对象不再仅仅是"肿瘤"局部,而是患有肿瘤疾病的"人"。因此在治疗过程中,更加重视避免根治手术的并发症及提高患者的生存质量。肿瘤外科已从"扩大化"转向"微创化"、从追求"解剖切除"转向注重"功能保护的适度切除"。其次,放、化疗等手段的应用,一方面使部分原本丧失手术条件的患者,重新获得了手术的机会,另一方面显著提高了手术的生存率。

随着人们对肿瘤发生、发展、转移机制的深入认识,以及化疗、放疗、生物治疗、基因治疗的快速发展,人们已经不依赖于某种单一的治疗手段,而是采取综合治疗措施来解决复杂的肿瘤治疗问题,新辅助放、化疗及术后辅助放、化疗为适度切除的肿瘤手术提供了有力的支持。自本世纪中期以来,各种肿瘤手术的循证医学报道层出不穷。随着统计学的发展,各种前瞻性和回顾性的临床资料使人们对各种术式的疗效、并发症、死亡率、生存率等临床获益有了量化的评判标准。许多临床研究证明肿瘤的综合治疗要优于单纯的扩大根治手术。1939 年 Dixon 观察到在 Hartmann 手术后遗留的直肠远端很少有肿瘤局部复发,研究并报道了直肠癌的低位前切除术,其后发现直肠癌沿肠壁浸润很少超过 2 cm,又报道了保留肛门功能的直肠癌切除术。1954 年 Mustkallio 报道了早期乳腺癌局部切除＋术后放疗与乳腺癌根治术的比较研究,他们的结果表明:两种手术方法大体疗效相当,但乳腺癌局部切除＋术后放疗后局部复发率更低。1998 年,一项针对恶性黑色素瘤的前瞻性的随机分组研究表明:对病变不超过 2 mm 深度的黑色素瘤,早期病变施行较小切除范围的手术(切缘 1 cm)与较大切除范围手术(切缘 3 m)的疗效相当,从而修正了黑色素瘤手术的 Hardley 原则。

总体上看,未来肿瘤外科将会呈现多种治疗方式相互交叉、共同发展的形式,在提高治疗效果的同时,又能利用新的理念、微创技术缩小手术切除范围,有利于患者的功能恢复与身心健康。

2. 肿瘤外科手术的适应证及临床应用

肿瘤外科学是临床医学的一个分支,其主要使命是研究及治疗需要外科手术的肿瘤及肿瘤患者。根据肿瘤性质的不同,肿瘤手术的适应证也有所不同。一般来讲,良性肿瘤以手术切除为主,临界性肿瘤必须彻底切除,以防止复发或恶性变。恶性肿瘤则需要综合治疗,手术结合放、化疗等方法。一般认为Ⅰ期实体恶性肿瘤必须积极手术治疗,此时手术效果好,生存期长。有文献报道Ⅰ期食管癌的 5 年生存率可达 90%以上。Ⅱ期肿瘤以局部治疗为主,原发肿瘤切除或放疗,转移灶的治疗,再辅以全身化疗。Ⅲ期恶性肿瘤亦应积极争取手术治疗,结合手术前、后及术中放、化疗,Ⅳ期由于多有远处转移,很难通过手术而治愈,因此以全身治疗为主,辅以局部对症治疗。值得注意的是:目前肿瘤治疗的理念已发生了根本性变化,以往是"以疾病为核心",最大限度地杀伤肿瘤的治疗模式,目前是"患者为核心",追求最好的生活质量和人性化的治疗模式。

恶性肿瘤一直是外科治疗的重点与难点。对于恶性肿瘤来说,很难有绝对的手术适应证与禁忌证,其适应证与禁忌证是相对于某种肿瘤或肿瘤的某一阶段而言。在选择肿瘤手术方案时,应仔细平衡手术后局部肿瘤的控制情况与器官功能损害之间的关系,力争在根治肿瘤的前提下,将对外形和功能影响控制到最小,以提高肿瘤患者的生存质量,争取选择最佳的综合治疗模式或方案,控制局部病灶,防止远处转移。

2.1　肿瘤外科手术的适应证:

1) 无手术禁忌证的绝大多数良性肿瘤;

2) 多数早期头颈部恶性肿瘤,如甲状腺癌、口腔癌、唾液腺癌、舌癌等。

3) 早、中期乳腺癌、肺癌、纵隔肿瘤等。

4) 消化道肿瘤中的早、中期食管癌、胃癌、肠癌、胆道癌、早期肝癌等。

5) 泌尿生殖系统肿瘤,如早、中期肾癌、膀胱癌、阴茎癌等、宫颈癌、宫体癌、卵巢癌及外生殖器肿瘤等。

6) 早、中期皮肤癌、软组织肿瘤、骨肿瘤及神经系统肿瘤等。或虽不属于早、中期,但病变局限,有手术根治希望者。

7) 虽有淋巴结转移,但手术可清扫者。

8) 原发肿瘤病灶已侵及邻近脏器,如胃癌累及局部横结肠、肝左叶等,但可以同时切除者。

9) 肿瘤虽固定无法局部切除,但可连同受累组织器官一并切除者,如肢体恶性肿瘤的截肢术或关节离断术。

10) 肿瘤虽已属晚期不宜切除,但因严重并发症,如出血、梗阻、穿孔、呼吸困难等,可以用手术的方法来减轻症状者。

11) 可阻断肿瘤血供的血管手术及血管内插管用药物治疗等。

2.2 肿瘤外科手术的临床应用

在明确肿瘤的手术适应证后,应该根据患者的个体情况选择应用合适的肿瘤手术方式。肿瘤手术一般分为:根治性手术、姑息性手术以及饱受争议的预防性切除等。外科医生经常要在扩大还是局限切除中做出最有利于患者的选择,避免陷入治疗过度或治疗不足的困境。肿瘤外科切除的理念已从尽量做到根治性手术,转变为因人制宜,个体化治疗的新阶段。

1) 所谓肿瘤的根治性手术是指手术范围不仅包括肿瘤全部及其所在部位、器官的全部或大部分,还应包括其周围淋巴结及可能转移区的整块切除,如胃癌、肠癌、肾癌、食管癌等。如果肿瘤局限于原发部位及区域淋巴结,未发现其他部位转移灶,患者全身情况能耐受根治手术者,均应首选根治性手术。根治性手术操作过程中一定要彻底切除原发病灶,如胃癌根治术时应切除全部或大部分胃,连同胃大、小弯、幽门上、幽门下、胰包膜上、肝门以及胃左动脉旁的淋巴结。一般来说,只要临床上出现淋巴结转移,除了继发于某些对放疗高度敏感的肿瘤,如睾丸精原细胞瘤、鼻咽癌等之外,一般均应做淋巴结清除术。淋巴结清扫时,应将原发肿块做整块或分段切除。对于食管癌、胃癌、结直肠癌等患者,在做脏器切除的同时,应常规清扫其周围的区域淋巴结。而对于某些部位的肿瘤,如软组织肉瘤、部分皮肤癌、头颈部肿瘤、乳腺癌、睾丸癌、阴茎癌等,如没有已淋巴结转移的证据,要根据原发肿瘤的生物学特性等情况,综合判断是否需要做淋巴结清除术。如患者一般情况差、伴有严重的脏器功能障碍、基础疾病重不能耐受根治性手术时,可酌情采用姑息性手术或其他治疗。

2) 姑息性手术的价值正日趋显现。对于部分肿瘤晚期患者,切除原发或转移病灶已不能达到彻底治愈,为了防止危及生命和减少对机体功能的影响,提高生存质量,消除某些不能耐受的症状,或减轻可能发生的症状,如减轻疼痛、防止出血与感染、解除梗阻、预防穿孔、维持营养等而应用一些简单的手术称为姑息性手术。姑息性手术包括:肿瘤姑息性切除,胃肠改道术、膀胱等脏器造瘘术,脏器部分切除术、神经阻滞、血管结扎等。

3) 预防性手术一直是一个有争议的话题。尽管在具有高危家族史或者 Brca1/2 基因突变的患者中实行双侧乳房预防性切除可以减少 90% 的乳腺癌发生,但并未带来绝对的生存获益,以双侧乳房切除为代价的手术意义更多在于缓解患者对于未知癌症的恐惧,因此患者的意愿是是否实行这类手术的决定因素。

在肿瘤的临床诊疗过程中外科医生还应当注意防止医源性扩散。恶性肿瘤有局部扩散和远处转移倾向,因此当检查或手术操作不恰当时,会造成肿瘤的扩散,称为医源性扩散。在肿瘤的诊疗与手术的过程中,检查或手术操作要有无瘤意识与不接触理念,防止医源性肿瘤扩散。大量研究表明,无瘤技术与不接触理念可有效减少根治性手术后肿瘤的复发和远处转移,从而显著改善患者的预后,延长患者的无瘤生存期。肿瘤手术无瘤技术的应注意的原则有:肿瘤手术不可挤压原则、隔离肿瘤原则、锐性解剖原则、减少手术中扩散机会原则、整块切除原则等。

综上所述,在肿瘤手术前判断其手术适应证要做到二点:① 局部判断。在局部上对病变的良恶性作出大致正确的判断,如果是恶性肿瘤,还要对其分期有预判。② 把握全身。通过体格检查及实验室检查等方法,了解对患者的全身情况。综合局部与全身条件,以判断其是否有手术适应证,并进一步选择恰当的手术治疗方法。

3. 肿瘤外科手术的禁忌证

近年来,肿瘤传统的治疗方案逐渐完善,各种治疗的新手段不断涌现,使得恶性肿瘤的手术禁忌证与适应证不断变化。

3.1 肿瘤的手术禁忌证与适应证的主要变化

1)高龄已不再是恶性肿瘤手术治疗的绝对禁忌证之一。随着我国进入人口老龄化社会,许多患者检查出肿瘤时已是高龄。但只要患者一般情况好,心、肺、肝、肾等重要器官功能无明显异常,均可获得手术治疗的机会。

2)一些丧失了手术机会的中晚期肿瘤患者重新获得了手术机会。放射治疗、化学治疗、分子靶向治疗等综合治疗方法的广泛应用,使部分Ⅲ期或Ⅳ期肿瘤的体积缩小,一些亚临床型的转移瘤灶得以杀灭,区域内已有的淋巴转移得以控制,从而提高了手术切除和长期生存的比率,并使部分丧失了手术机会的中晚期肿瘤患者重新获得了手术机会。

3)姑息性手术越来越受到重视。姑息性手术能提高晚期肿瘤患者的生活质量,并为其他治疗手段赢得时间和创造条件。比如,恶性肿瘤的晚期已难以进行根治性手术,但姑息性手术的实施可以通过减少肿瘤体积,从而解除肿瘤压迫引起的梗阻,姑息性手术的实施还能改善患者的营养状况,为其他综合治疗赢得时间和余地。

4)重建和康复手术已发展为肿瘤外科的一项重要内容。随着恶性肿瘤患者术后生存期的延长,提高术后生存质量已经是肿瘤外科医生不得不面临、并需要解决的问题之一。因此,各种以改善功能为目的的重建手术已成为肿瘤外科的重要内容,如舌癌切除后的舌再造,喉癌术后的喉再造,乳腺癌术后的乳房再造、阴茎癌的阴茎再造,肢体肿瘤的保肢手术等。

3.2 肿瘤手术禁忌证的相对性

对于恶性肿瘤来说,很难有绝对的手术适应证与禁忌证,其适应证与禁忌证是相对于某种肿瘤或肿瘤的某一阶段而言。一般而言,肿瘤外科手术的禁忌证有:

1)恶性肿瘤合并有严重的心、肺、肝、肾疾患或严重的传染病及相关并发症,不能耐受手术者。

2)恶性肿瘤引起恶液质、重度贫血、胸腹水、重度脱水及营养代谢严重紊乱,在短期内无法矫正者。

3)恶性肿瘤广泛浸润固定,并且不能连同受累器官或肢体同时切除者。但这些禁忌证也是相对的,比如在肿瘤破裂大出血危及生命的时候,亦需要综合考虑,必要时进行急诊手术。

4. 手术治疗的临床受益评价

肿瘤是一类以"局部"病变为主要表现的"全身性"疾病,手术切除局部肿瘤一直是治疗肿瘤的重要手段。手术切除作为一种机械手段,以物理学的方式切除肿瘤,并且不存在耐药等问题。但手术本身也是一种创伤,有自身的适应证,并且对于微小的亚临床转移灶无法定位切除,对于广泛转移的晚期肿瘤无法彻底切除。在选择合适的治疗方案时,外科手术的利弊一直是肿瘤医生需要关注的重点。因此,有必要对肿瘤外科手术的临床获益作评价。

目前,肿瘤外科手术治疗疗效常用的观察指标包括总生存率、无病生存率、肿瘤缓解率等。不同的指标具有自身的优点和缺点,应根据治疗类别、肿瘤类型、临床状况等来综合考虑,选择合适的主要和次要疗效观察指标。目前,临床上肿瘤外科常用的指标是术后患者的生存期,因为生存期的改善能直接反映临床受益。所谓生存期,是指接受某种治疗的肿瘤患者中,经若干年随访(通常为1、3、5年)后,尚存活的患者数所占的比例。生存期是最可靠的肿瘤治疗终点指标,当研究能充分评价生存期时,它就是最佳的终点指标。常用来描述肿瘤治疗后生存期的有:总生存期(overall survival,OS)、无病生存期(disease free survival,DFS)、5年生存期、3年生存期等。5年生存率系指某种肿瘤经过各种综合治疗后,生存5年以上的比例。用5年生存率表达有一定的科学性,5年生存接近治愈,是远期疗效指标。肿瘤经过治疗后,部分患者可能出现转移和复发,另一部分患者可能因肿瘤进入晚期而去世。大约80%的转移和复发发生在术后3年之内,大约10%发生在根治后5年之内。所以,肿瘤术后5年内不复发,再次复发的机会就少了,故常用5年生存率表示手术治疗癌症的疗效。另外,也有用3年生存率和10年生存率表示疗效的。

然而评价外科手术对患者的临床受益,不能仅着眼于病理上彻底切除,还要评估术后患者生理、心理的获益,也就是说不仅要关注患者的生存期是否有改善,还要关注生存期内生活质量是否有提高。在外科器械和外科新材料不断进步的推动下,当代外科的手术方式与理念已发生巨大的改变,给肿瘤患者带来了福音。下面简述一些常见肿瘤疾病的外科治疗临床受益评价。

甲状腺癌既往的主要手术方式是患侧甲状腺腺叶+峡部+对侧甲状腺腺叶次全切除、全甲状腺切除或近全甲状腺切除,这些手术多需要患者颈部作"Y"或"H"形长切口,容易导致颈部瘢痕增生,而且术后有一定的声嘶、出血、抽搐等并发症发生率。各种新技术(内窥镜辅助手术、机器人手术、术中神经监测、术中甲状旁腺激素测定等)的出现减少了甲状腺癌的手术并发症、缩短了住院时间、减少了手术瘢痕,给广大甲状腺患者带来了福音。应用腔镜甲状腺的专用设备,在解除疾病并满足患者美容需求的理念下,可使甲状腺癌患者的临床受益最大化。相比传统的开放甲状腺手术,颈部无瘢痕的腔镜甲状腺手术具有切口隐蔽及美容效果好的优点,但也要注意把握好适应证,切忌盲目追求无瘢痕。自从2008年首例达芬奇机器人甲状腺手术报导以来,人们发现达芬奇机器人手术非常适合甲状腺手术这种精细外科操作,它可明显减少甲状腺肿瘤手术术中失血量、组织创伤和炎性反应导致的粘连,增加美容效果,缩短住院时间,术后患者康复快。

针对乳腺癌的临床循证研究、基础研究促进了乳腺外科治疗理念的更新。目前,乳腺癌改良根治术、保乳手术以及乳房重建术相结合的外科治疗模式已日趋成熟。超过20年的随访结果表明,保乳手术联合放疗可以获得与乳房全切手术相近的生存率。另一项临床证据显示,对于单侧乳腺癌患者,如果存在Brca1/2突变,在权衡患者的心理因素、手术创伤以及经济费用后,接受预防性乳房切除会带来一定的生存优势。从某种意义上说,这些改良、保乳、重建手术已在一定程度上违反了经典的肿瘤手术原则,但从近年来的大规模的临床试验中获得的证据来看,这些新的治疗模式在未降低患者的生存期同时,减少了术后并发症的发生,满足了患者功能与美观的需求,最终使患者获益。

D2(dissect regional lymph nodes outside the perigastric area,D2)根治术曾经是早期胃癌的标准手术。近年来,对早期胃癌分子生物学和病理学有了新的认识,逐渐出现了内镜下黏膜切除术、内镜下黏膜下层切除术、腹腔镜下楔形切除术、腹腔镜辅助胃癌根治术等手术方式。大量临床证据显示,这些微创肿瘤手术未增加早期胃癌的复发率,并且术中出血少,术后并发症轻,胃肠功能恢复快,从而使患者获益。2015年6月中国腹腔镜胃肠外科研究组(Chinese laparoscopic gastrointestinal surgery research group,CLASS)汇报了一项腹腔镜治疗局部进展期胃癌多中心前瞻性研究,他们对 2012 年 9 月至 2014 年 1 月期间 607 进展期胃癌患者(腹腔镜组 308 例,开腹组 299 例)进行了研究,结果显示:腹腔镜组和开腹组组 D2 淋巴结清扫完成率相似(97.4% *vs.* 98.3%;$P=0.591$),术中并发症(5.8% *vs.* 4.3%;$P=0.402$)、术后并发症(18.8% *vs.* 14.7%;$P=0.175$)和死亡率(0.6% *vs.* 0.0%;$P=0.499$)均无显著性差异。随访研究结果表明,有经验的外科医生实施腹腔镜远端胃癌 D2 根治术治疗局部进展期胃癌是技术可行、安全的。Huscher 等对进展期胃癌 D2 根治术的研究表明中,腹腔镜组与开腹组 5 年总生存率分别为 58.9% 和 55.7%,无病生存率分别为 57.3% 和 54.8%,两组患者术后 5 年生存率的差异无统计学意义。国内一项回顾性分析的结果显示进展期胃癌腹腔镜 D2 根治术术后 5 年总生存率为 58.4%,早期胃癌和进展期胃癌患者 5 年生存率分别为 96.2% 和 54.4%。以上这些研究数据提示腹腔镜胃癌根治术可以取得令人满意的中、远期疗效。

现阶段,外科手术切除仍然是唯一有望治愈结直肠癌的治疗方式,但结直肠癌多学科综合治疗逐渐已成为大肠癌治疗的主流模式。有研究证实,新辅助化疗联合手术能有效提高直肠癌疗效和术后生存率。目前,包括内窥镜下肿瘤局部切除术、经肛门内窥镜切除术、腹腔镜大肠癌根治性切除术手术、机器人手术等大肠癌的微创手术已经成熟。2010 年一项来自 CLASICC 的研究报道了对直肠癌患者术后 5 年随访的研究,结果显示:腹腔镜组与开腹组的 5 年生存率(57.9% *vs.* 58.1%)、无瘤生存期(55.3% *vs.* 58.6%)、局部复发率(10.8% *vs.* 8.7%)和远处转移率(21.0% *vs.* 20.6%)无明显差异,但腹腔镜手术相对于开腹手术,具有手术时间短,术中出血量少,术后胃肠功能恢复快等优点。而达芬奇机器人在结直肠癌手术中的优势更加明显,国内一项研究比较了达芬奇组与腹腔镜组的重要临床参数,其结果表明达芬奇组较腹腔镜组术中出血量显著减少、术后首次排气时间早、尿管拔除时间早、术后第 24 小时疼痛指数低、达芬奇组与腹腔镜组在淋巴结清扫数目、肿瘤远切缘距离及术后平均住院日等方面均无明显差别。

腹腔镜肝切除术是近年来发展最快的腹腔镜复杂手术之一,其适应证已从局部肝切除扩大到解剖性半肝切除,具有创伤小、恢复快、疼痛轻及住院周期短等优点。一项荟萃分析比较了腹腔镜肝切除和开腹肝切除术的患者的近期及远期疗效,发现腹腔镜肝切除的近期疗效显著优于传统的开腹手术,而两者的远期生存率和无瘤生存率无明显差异。对于直径<3 cm、病灶数<4个、无门静脉癌栓或肝外转移的肝癌患者可心选用射频消融术。最近的一项 Meta 分析显示,小肝癌患者行射频消融术治疗后 1、3、5 年存活率分别为 60%、49%、60%,肿瘤复发率分别为34%、56%、44%,与手术切除相比其存活率和复发率无显著差异,而射频消融术术后并发症明显减少,对小肝癌患者来说射频消融术有更佳的临床获益。对于不能手术切除的中晚期肝癌,经导管动脉化疗栓塞术可能是较好的治疗方法。现在临床上提倡对一些不能切除的原发性肝癌通过导管动脉化疗栓塞术治疗,造成肿瘤组织缺血、坏死,从而延长患者的生存时间和生活质量,并能为二次手术创造条件。动脉化疗栓塞术的主要缺点是栓塞不完全及术后侧支循环形成,因此该方法对肝癌患者的获益还需要更长周期的研究来进行评价。

根治性肾切除术一直是传统治疗肾肿瘤的"金标准"。但随着早期肾癌检出率的增高以及许多新技术和新观念的出现,为了减少根治性肾切除术对机体的影响,许多新的肾癌的治疗方式应运而生。1990 年 Cayalnnl 等首次在美国开展了腹腔镜下肾脏切除术,随着腔镜器械的不断发展及泌尿外科手术技能的不断进步,腹腔镜治疗肾肿瘤正在临床上普及。与传统开放手术相比,腹腔镜肾手术具有创伤小,术后痛苦小,患者术后愈合快等优点。随着影像学诊疗技术的进步,许多肾肿瘤在早期即可得到诊断,因此保留肾单位手术在局限性肾癌治疗中的作用日益凸显,正逐渐取代根治性肾切除术。许多临床证据显示,保留肾单位手术不仅保留了患肾功能,而且可获得与根治性肾切除术相当的肿瘤控制效果,其无瘤生存率与根治性肾切除术相同。保留肾单位手术已成为治疗小肾癌的"新金标准"。对于局限性肾癌的治疗,除上述治疗方式外,其他的微创手段如高能聚焦超声、微波热疗、激光间质热疗以及腔内脉冲超声等均处于试验阶段,需要进一步的研究来确定它们在局限性肾癌治疗中的肿瘤学和功能性作用。

在脑外科、五官科、胸外科、普外科、妇科、骨科等领域,在把握好合适的适应证前提下,肿瘤外科手术都可明显使患者获益。综上所述,以腹腔镜手术、机器人手术为代表的肿瘤微创手术开启了肿瘤外科的新篇章。目前看来,在减少术中出血、术后并发症和促进患者快速康复等方面,呈现出机器人手术优于腹腔镜手术优于传统手术的趋势。其实每一种手术理念与术式的改进,都程度不同地促进了肿瘤治疗水平的提高,增加了肿瘤患者的临床受益。

第二节　肿瘤的放射治疗

1. 肿瘤放射治疗发展史

放射肿瘤学(radiation oncology)是从放射学细化后分出的独立的二级学科。它是一门专门研究应用放射性物质或放射能在临床治疗疾病的原理和方法的科学。现代放射肿瘤学建立在 4个学科的基础上,它们包括:(1)放射物理学(radiation physics),研究各种放射源的性能特点、治疗剂量学、放射治疗的质量控制和质量保证和放射防护;(2)放射生物学(radiation biology),研究机体正常组织和肿瘤组织对射线的反应以及如何应用现代放射治疗技术改变这些反应的质和量;(3)放射技术学(radiation technology),研究具体运用各种放射源或设备治疗患者,包括射野设置、体位固定和定位、摆位操作等技术的实施;(4)临床肿瘤学(clinical oncology),包括肿瘤病因、病理组织学、诊断学、各种治疗方法以及它们的综合应用、预后和放射性损伤评价等方面的研究。

自从德国物理学家伦琴(W. C. Roentgen)在 1895 年向世界宣布发现了一种新的射线以后,"X线"立即引起了全世界的关注。1896 年 1 月 Grubbe 首次用 X 线治疗乳腺癌患者。Daniels 于1896 年 4 月报道了 1 例患者经照射后出现脱发,这就是电离辐射的生物效应应用于临床的开端。1898 年居里夫妇(Marie 和 Piere Curie)成功地从沥青中分离出天然的放射性元素镭(^{226}Ra),并首次提出了"放射性"的概念。1899 年贝克勒尔(H. Becquerel),在实验中把放射性元素铀放在衣兜里,接触铀的皮肤被灼伤而引起经久不愈的皮肤溃疡,从而成为人类首次近距离放射性照射的开始。1903 年哥柏加(Goldberg)等首次用镭盐管直接贴近皮肤表面治疗皮肤基底细胞癌,并取得意想不到的效果,为人类开创近距离治疗的先河。此后,放射线被用于各种癌症的治疗,并取得一定的疗效。1922 年 Regaud 等人在法国巴黎国际耳鼻喉科大会上首次报告了一组喉癌患者的放射治疗效果,从而确认了放射治疗是一种控制癌症的有效措施。

放射治疗设备的发展源自认识电离辐射在肿瘤治疗中的应用以后,1920 年研制出第一台200 kV 的深部 X 线治疗机并应用于临床,为肿瘤治疗开拓了除手术以外的另一种治疗手段。1950 年科学家用重水型核反应堆获得人工放射性同位素钴-60。1953 年加拿大研制出第一台钴-60治疗机并应用临床,同年英国研制出第一台直馈型行波加速器并在 Hammer smith 医院安装应用,20 世纪 60 年代后期以来更研制出各种具有不同能量光子线和电子线的直线加速器。时至今日,从最原始的浅层、中层和深部 X 线治疗机到钴-60 治疗机、直线加速器,这些放疗设备已使用了八十多年。计算机的问世和不断发展,为放疗设备注入强大的生命力。从简单的电子、机械设备发展到全数字化的计算机控制设备和能适应使用各种现代放疗技术(SRT、3-DCRT与IMRT)、质量控制和质量保证(EPID)的现代放疗设备,为放射治疗的临床应用开拓了广阔的前景。

放射生物学的认识源自人们因缺乏放射防护知识,而受到过量照射的不良后果。例如,居里夫人患白血病、贝克勒尔的放射性皮肤溃疡和放射工作人员的皮肤改变以及患白血病和癌症等。这些不幸后果引起生物学界和医学界的重视,于是人们对射线的生物效应和致病作用机制进行了深入的研究。

放射生物学在经历从细胞形态生物学到分子生物学的发展过程中,有几项重要发现为现代放射生物学研究奠定了坚实的基础。1906年Bergonie和Tribondeau在研究射线对睾丸的生物效应时首先提出了有关细胞和组织放射敏感性的概念,即"细胞和组织的放射敏感性与其增殖能力成正比,与分化程度成反比"定律。20世纪20年代以后欧洲的许多研究者对组织中的生物物理变化以及射线的直接作用和间接作用的探讨促成了靶学说的发展,对以后放射细胞效应的研究有着深刻的影响。40年代由于核武器的研制、发展和使用,全身急性放射性损伤和放射病理学的研究得到了迅速发展。50年代由于放射生物学基础理论研究的深度和广度的发展,细胞学技术更推动了放射生物学的进步。尤其是体外细胞培养技术的日趋完善,使放射生物学产生了惊人的突破,进入了定量细胞放射生物学的研究时期。例如,1953年Howard和Pelc使用放射自显影技术揭示了细胞生活周期各时相;同年Gray通过对氧效应的描述,阐明了缺氧具有提高细胞放射抵抗力的作用。1955年Thomlison和Sray根据肺癌组织学的研究阐明了供血、供氧条件对肿瘤生物学行为的影响,认为在实体肿瘤内存有乏氧细胞,从而推断这是放疗失败的原因之一。1956年Puck和Marcus首次报告了哺乳动物细胞受照射后细胞集落计数的实验结果,确定了照射剂量与细胞存活的关系。1959年Elkind和Sutton证实了哺乳动物细胞具有修复亚致死性损伤的能力,加深了射线对细胞效应规律的认识。60年代以后对DNA损伤与修复的研究获得较大的进展,人们对分子水平的放射生物效应有了更深的理解。随着分子生物学技术的不断发展,90年代以来放射生物学已进入到基因水平的崭新研究领域,包括基因水平肿瘤放射敏感性的预测;通过转染目的基因的手段改变正常组织、细胞对射线耐受性而提高对肿瘤的照射剂量;基因调控细胞周期使肿瘤细胞集中在细胞敏感时相和促进肿瘤细胞凋亡,以利于射线的杀灭等等。这些领域至今仍是放射生物学研究领域的重点。

放射治疗的临床应用有一百多年的历史,自20世纪80年代后发展较快。在第二次世界大战结束之前的年代里,何杰金氏病被视为不治之症,经使用200 kV X线大体积淋巴系统照射治疗后,其5年生存率从5%上升到35%;20世纪50年代采用超高压射线治疗,生存率上升至70%以上。

20世纪50年代,出现了乳腺癌局部切除加放疗的改良治疗,取得了与Halsted根治术同样的疗效,一时在学术界引起了轰动。随之出现了Lumpectomy(肿块切除术)或Quadrantectomy(扇形或区段切除术)的新名词。这一缩小手术范围的局部切除治疗加术后放射治疗,不减低生存率,但提高了生存质量,在肿瘤治疗上进入了功能保存性肿瘤根治术的时期。随后在肺癌、直肠癌、膀胱癌和喉癌等的治疗中均试用了这种手术结合放疗的功能保存性手术治疗,并获得良好的效果。放疗和手术综合治疗的临床应用是在五六十年代以后,高能射线的出现使放射治疗的疗效提高;同时由于高能射线对皮肤及皮下组织创伤减少,有利于手术解剖和组织愈合,促进了放疗与手术的综合模式的形成。近年来,放疗和手术综合治疗头颈和胸腹部肿瘤均显示出5年生存率的显著提高。

在我国 70% 以上的恶性肿瘤需要用放射治疗。其中除早期鼻咽癌、早期喉癌和皮肤基底细胞癌等部分恶性肿瘤可采用单纯放疗治愈外,更多其他肿瘤都把放疗作为综合治疗的一种有效手段。除上述放疗与手术综合治疗以外,放疗结合化疗对提高疗效也有显著意义。以淋巴瘤为例,尽管化疗使恶性淋巴瘤的疗效有了明显提高,但单纯化疗的复发率仍较高。然而化疗结合放疗后其 5 年生存率可达到 85% 以上。放、化疗结合的临床应用已从 20 世纪 70 年代的单纯辅助化疗发展到现在的新辅助化疗、同期放化疗和诱导化疗＋同期放化疗＋辅助化疗等多模式治疗,对提高放疗对肿瘤的局控率和生存率,减低远处转移的发生起到积极的作用。在晚期肿瘤中,适当地采用放疗可起到止血、止痛和/或减轻压迫等有效的姑息治疗作用。随着放疗设备的进步和技术的改进,放射治疗的疗效已有显著的提高。鼻咽癌的 5 年生存率已从 20 世纪 70 年代的 45% 提高到现在的 70%。由于放疗对恶性肿瘤治疗疗效的提高,患者生存的时间延长,如何减少放射性后期损伤已是当今放射肿瘤学的重要研究课题。

随着放射物理学、放射生物学、放射技术和影像学的进步,近 20 年来的放射治疗有了很大发展。提高临床放射治疗疗效途径的研究主要有以下几个方面:

(1) 改变分次放射方法:改变分次放射方法是区别于常规每天照射 1 次(2 Gy)、每周照射 5 天(周剂量 10 Gy)的标准方法而言。较常使用的包括以下几种:① 超分割放射治疗(hyperfractionation radiotherapy)方法是每天照射 2 次,每次 1.15～1.25 Gy,间隔 4～6 小时,总疗程与常规方法相似,但总量需增加 15%～20%。其分次量减少、间隔时间 6 小时均有利正常组织亚致死性损伤(sublethal damage,SLD)修复,虽急性反应重但不增加远期合并症,总剂量增加有助于肿瘤的杀灭。一般报告可提高头颈癌疗效 10%～15%,但对放射敏感的淋巴瘤、精原细胞瘤则没有采用此法的必要。② 加速分割(accelerated fractionation)每次照射量和总剂量与常规方法相似,但总疗程缩短,每周照射次数需增加至 6～7 次。正常组织急性反应加重,从肿瘤增殖动力学研究表明常规分次放疗中残存肿瘤细胞的再增殖现象是局部控制失败的主要原因。Withers 等指出中断放疗每天需补偿 0.5～1.0 Gy 才能获得较好的局部控制率。因此加速分割可以因缩短疗程而减少肿瘤的倍增机会,例如对 Burkits 淋巴瘤、炎性乳癌、增大迅速的转移癌等。③ 加速超分割(accelerated hyperfractionation,AHRT)和连续加速超分割(continous hyperfractionated accelerated radiotherapy,CHART)前者是每天 2 次,每次 1.25～1.60 Gy,疗程中间休息两周,总疗程缩短;后者是每天 3 次,每次 1.5 Gy,间隔 6 小时,连续 12 天,总量 54 Gy,对中晚期头颈部癌和非小细胞肺癌的局部控制率有提高,急性反应虽增加但尚能耐受。

(2) 立体定向放射治疗:立体定向放射治疗最早由 Leksell 于 1949 年报道。它是利用立体定向技术(立体定位和立体摆位)进行放射治疗,目的是提高定位和摆位的精度。开展 X(γ)线、电子束和质子束的三维适形放疗,必须要使用立体定向技术。该技术目前常用两种方式治疗:立体定向放射手术(stereotactics radiation surgery,SRS),单次立体照射;立体定向放射治疗(stereotactics radiation therapy,SRT),分次立体照射。

① 立体定向放射治疗技术的共同特点:用于治疗小体积病灶。通常采用单次大剂量照射,但目前也已开始采用分次照射技术。需要精确定位的设施和可靠固定患者体位的方法。治疗野边缘剂量下降梯度非常陡峭,使靶区外的组织受照剂量很少。靶区和等剂量面的适形程度对靶区外组织受照的程度有极大的影响。射线束在体内相交于同一点,三维分布的射线照射方式使正常组织免于接受较高剂量的照射。可对计划进行评估和作必要的修改。SRS 指使用立体定向的体外放射线聚焦于照射靶区,给局限性小病灶一次大剂量放射而取代手术。正常组织的放射耐受性取决于照射的体积和剂量,例如全脑照射 15 Gy/次,有 5% 的脑坏死发生率,若只用 3 mm×5 mm 限光

筒照射,剂量可增至 120 Gy/次。利用这种剂量~体积等效线性关系,使用很小范围的一次大剂量照射去摧毁病灶,既不发生正常组织的放射损伤又免去了手术出血和感染的危险。

② 立体定向放射手术的分类:SRS 根据所用治疗设备和放射源不同分为两类。伽玛刀(gamma knife unit)为一个半球形头盔装置,有 201 个 60 钴放射源窗口,201 个 γ 线入射点聚焦于一个靶点上,以短时间、大剂量(16~30 Gy/次)一次照射而不损害邻近正常组织为其特点。X刀(linear radio surgery unit)是利用直线加速器装上不同孔径限光筒,在专用头颅固定器和立体定向治疗计划系统上定出靶区等中心点后进行多个角度的非共面旋转照射。SRS 最常用于颅内动静脉畸形(AVM)的治疗使病灶血管闭合。听神经瘤照射可以比手术治疗保留更多的听力,对小灶脑膜瘤的局部控制率高达 96% 以上。此外也用于垂体腺瘤、小范围的脑转移瘤和原发胶质瘤,还有止痛等治疗。但临床必须强调 SRS 只适用于颅内局限性小病灶治疗,大于 40 mm 直径时仍以手术疗效好。临床治疗中需组织包括有放射治疗医师、放射物理师、放射技术员和脑外科医师等专业人员的小组,以严格掌握适应证,准确定位和照射,防止脑坏死或颅神经损害等严重并发症发生。

③ 高能重粒子射线放射治疗:高能重粒子射线,高能重粒子指质子、中子、π 介子及低原子序数的高能重粒子等,称为高 LET 射线。利用其射程终点产生的电离吸收峰(Bragg 峰)和对含氧状态依赖小并引起 DNA 双链断裂多的优点,尤其适用于对放射不敏感的肿瘤,但因造价高、适应证范围窄且疗效仍不尽人意,目前国内外仅少数单位使用。高能重粒子射线的物理特性带电重粒子射线共同的一个物理学特性就是它们在介质中都有一定的射程。这些粒子(中子除外)在介质中运动的开始阶段,能量损失较小,而在接近射程终末时,能量突然发生大量释放,在该处形成陡峭的电离吸收峰,称为 Bragg 峰,并在达到该电离吸收峰的最高值时,由于能量几乎全部损失而静止。这种射线的物理特性更有利于对肿瘤的杀伤作用和对正常组织器官的保护作用。质子放射治疗的临床应用:质子射线放疗始于 20 世纪 50 年代,由于高能加速器的发展使近年出现了医用的质子放疗系统,能量范围为 70~250 MeV。质子射线 Bragg 峰的深度位置和宽度,可根据病灶靶区的位置和大小通过调节射线能量来进行调节。质子的单野照射可得到 X(γ)线多野共面或非共面照射一样的剂量分布和治疗增益;质子束的单平面旋转可得到 X(γ)线立体定向[即X(γ)刀]治疗一样的治疗增益很高的剂量分布,其适形效果好于至今所有的放疗方法。因质子射线在组织中引起的部分核反应会产生正电子发射,从而可以被正电子发射断层扫描(PET)所追踪,为放射治疗提供追踪射线在体内的穿透定位。质子治疗主要用于眼部肿瘤,其次是中枢神经系统肿瘤、头颈肿瘤、前列腺癌和肺癌。

④ 三维适形放射治疗:适形治疗(conformal therapy)是一种提高治疗增益较为有效的物理措施。我们通常把利用适形技术使得高剂量区分布的形状在三维方向上与病灶(靶区)的形状一致的治疗,称为三维适形放射治疗(3-dimensional conformal radiation therapy,3-DCRT)。实现三维适形放射治疗的基本条件是:在照射方向上,照射野的形状必须与病灶靶区投影的形状一致;要使靶区内及表面的剂量处处相等,必须要求每个射野内诸点的输出剂量率能按要求的方式进行调整。在临床应用中可以通过剂量体积直方图(dose volume histograms,DVH)和肿瘤控制概率(tumor control probabilities,TCP)以及正常组织并发症控制概率(normal tissue complication probabilities,NTCP)等参数评价治疗计划的优劣。

⑤ 调强适形放射治疗(intensity modulated radiation therapy,IMRT):"调强"的概念最早由瑞典的放射物理学家 Brahme 提出。它启发于 CT 成像的逆原理,即当 CTX 球管发出强度均匀的 X 线束穿过人体后,由于其组织厚度与组织密度不同,其强度分布就变成了不均匀的射线束,

反向投影后形成了组织的影像。反之,如果放射治疗时给予一个不均匀的射线束照射,则出来的射线束就变得均匀而投射到靶区中。临床利用该技术可以对靶区的适形照射和剂量强度进行调节,来提高肿瘤靶区的照射剂量而有效减低邻近正常组织器官照射剂量,期望进一步提高肿瘤控制率和生存率,最大限度减少正常组织的放射性损伤,以提高患者的生存质量。

⑥ 现代放射治疗新技术的进展和发展趋势:放射治疗设备和技术的更新过去是十几年一次,现在已发展为5~6年甚至更短时间进行一次更新。随着现代科技的进步,特别是计算机的发展,设备和技术的更新换代正在以越来越快的速度和步伐发展。近几年来,在放射治疗领域涌现了许多新设备和新技术。放射治疗计划技术(RTP技术)的其中一个重要发展趋势是已经从"PC机"和"DOS型"技术走向"Working-Station"技术。许多RTP更配以具有高超的处理图形能力的软、硬件工作站。其功能特征方面正朝着如下方面发展:

从单一计划功能走向多元化功能:所谓多元化的工作平台,即可通过多维治疗计划系统单一地开展外照射、内照射和立体照射,又能三位一体同时运行于一个工作站平台,有利于临床医生应用和评价多元化治疗技术。

治疗计划的图像化:许多放射肿瘤学家预测今后的放射治疗技术是图像化的时代。其主要体现在:靶区确定的影像从解剖影像(CT/MRI)进入到生物影像(MRS/PET)和解剖影像与生物影像的结合(CT-PET);在常规放疗(X线模拟机),适形和调强放疗(CT模拟机/MR模拟机)的靶区定位;三维和/或四维治疗计划系统的计划设计;每次照射前的超声波定位。近年来放射肿瘤学领域的最新信息提示,影像引导放射治疗(image guidelined radiation therapy,IGRT)的趋势已成为必然。

放疗科的网络化:现代化的放疗科已进入高度网络化的时代。从患者资料的注册登记、模拟机定位、图像资料的获取、治疗计划的设计到实施,每次的放射治疗都是通过网络系统完成。RTP技术可以与各种放疗工具和环节进行网络连接,例如:与其他工作站之间进行网络连接,共享资源和开展多用户、多平台工作。与加速器、模拟机和后装机等联网,进行自动参数传输和电子自动控制。与各种物理工具,如补偿器(compensator)、挡块切割机(blockcutter)、体模(phantom)等联网。总之,现代放射治疗技术的发展趋势已经明显地从过去的"单一化"走向"体系化"、"精细化"。

2. 肿瘤放射治疗适应证

随着放射物理、放射生物及相关学科的进展,放疗在肿瘤治疗中的作用日益提高,目前的统计表明,约70%的肿瘤患者在病程中需要放疗,但对于一个具体的患者来讲,是否采用放疗则应具体问题具体分析,按照肿瘤治疗的原则,以及肿瘤治愈的可能性、放射性损伤发生几率及患者的全身情况,制定合适的治疗方案。在一般的情况下,绝大多数肿瘤患者均可接受放射治疗。只要掌握得当,其疗效还是比较满意的。由于放疗的目的不同,可采用单纯放疗(根治或姑)、综合治疗(手术前、中、后放疗及其与化疗配合)、急诊放疗等,这就使放疗适应证很广,兹列举如下。

1) 头颈部鳞癌:鼻咽癌首选放疗。其他部位肿瘤早期放疗效果与手术相同,但从保留器官功能与美容角度上考虑,放疗优于手术,如皮肤癌、声带癌等。中晚期则以放疗、手术综合治疗为宜。

2) 胸部肿瘤:非小细胞型肺癌以手术治疗为主,不适合手术时或患者拒绝手术可行根治性放疗。小细胞型肺癌施以化疗＋放疗为主的综合治疗。中上段食管癌首选放疗,中段食管癌术前放疗为宜,下段食管癌以手术为主。胸腺瘤可行术后放疗,纵隔恶性淋巴瘤可行放疗。

3) 乳腺癌:早期(Ⅰ、Ⅱ期)现倾向小手术＋大放疗,疗效与根治术相同,可保持乳房外形。中晚期常规术后放疗,不能手术的局部晚期乳癌可行单纯放疗。

4）淋巴系统肿瘤：Ⅰ、Ⅱ期以放疗为主，恶性程度高者与化疗综合，晚期以化疗为主，辅以局部放疗。

5）消化道肿瘤：胃、肠、肝、胰腺癌均以手术治疗为主，放疗只能起到姑息作用。直肠癌放疗配合手术可提高切除率和生存率。

6）泌尿道肿瘤：以手术治疗为主，术后放疗有一定作用，精原细胞瘤应行常规术后放疗。

7）神经系统肿瘤：大部分脑瘤需做术后放疗。髓母细胞瘤、松果体瘤或脑干肿瘤可以放射治疗为主。

8）骨肿瘤：以手术治疗为主，配合放疗、化疗可提高疗效。

9）某些良性疾患：嗜酸性肉芽肿、瘢痕疙瘩、某些血管瘤、脊髓空洞症、眼球突出症、眼眶假瘤、前列腺肥大、经久不愈的外科瘘道、强直性脊柱炎等，放疗指征应严格掌握。

3. 肿瘤放射治疗禁忌证

1）患者有严重合并症，如心衰、糖尿病应控制后再放疗，白细胞低于 $3.0 \times 10^9/L$，血小板低于 $50 \times 10^9/L$ 者，应慎重考虑是否放疗。

2）恶病质、昏迷患者，有大量胸水，有可能导致穿孔、大出血者不宜放疗。

3）放疗中度敏感肿瘤，经足量照射后又原位复发，估计正常组织不能耐受再次放疗者；但高度敏感肿瘤如淋巴瘤、精原细胞瘤等仍可再次放疗。

4）放疗对中度敏感肿瘤已有远处转移者，应视为放疗相对禁忌证。

5）凡放疗不敏感肿瘤应列为放疗相对禁忌证。

4. 肿瘤放射治疗收益评估

肿瘤放射敏感性是指肿瘤局部对放射线的敏感程度，临床上表现为治疗后肿瘤体积变化情况，有完全消退（complete remission，CR）、部分消退（partial remission，PR）、无变化（no change，NC）、增大（progressive disease，PD）等几种，前二种情况多提示肿瘤放射敏感性较高。肿瘤放射治愈性是指肿瘤经放射治疗后治愈的可能性。肿瘤的放射敏感性和放射治愈性既有区别又有联系，一方面某些肿瘤放射敏感性高但治愈性低，如弥漫性高度恶性淋巴瘤经几次放疗后就可能完全消退但却很难治愈，另一方面某些肿瘤的放射敏感性影响着放射治愈性，如食管癌放疗后 CR、PR、NC、PD 的 5 年生存率分别约 17.5%、10.0%、7.5%、2.0%。影响肿瘤放射敏感性的因素很多，有的较为清楚，有的尚未明确。现就已知因素介绍如下：

1）肿瘤的组织起源：是影响放疗疗效最重要的因素之一，对射线较为敏感的肿瘤有鼻咽癌、喉癌、食管癌、淋巴瘤、宫颈癌、小细胞肺癌等，不敏感的肿瘤有骨肉瘤、软骨肉瘤、畸胎瘤等。应当指出：敏感与不敏感是相对的，随着放疗技术的改进也是可变的，原来常规放疗不敏感的黑色素瘤经低分割放疗亦显示一定的敏感性，X 刀治疗体积小的脑膜瘤、听神经瘤的疗效已接近手术。

2）肿瘤的病理形态：肿瘤的大体形态对放射敏感性有影响，外生菜花型比溃疡型、浸润型、龟裂型敏感；放射敏感性与分化程度成反比，同一种肿瘤分化程度越低（病理分级越高）放射敏感性越高；间质含血管成分多的肿瘤亦相对敏感。

3）肿瘤细胞增殖动力学：繁殖力强的肿瘤对放射线更敏感。目前临床上采用的反映细胞增殖动力学的指标为潜在倍增时间、DNA 含量、DNA 合成期细胞所占的比例等。

4）分期：是影响肿瘤放射敏感性的重要因素之一，早期肿瘤体积小，氧供良好，乏氧细胞少，故对射线敏感，同时小肿瘤周围正常组织容易保护，故总体疗效好。晚期肿瘤体积大，血供差，乏氧细胞多，对射线抗拒，较难根治。

5）生长部位：血供丰富部位肿瘤所含乏氧细胞少，周围正常组织的放射损伤容易修复，故疗效好，如头颈部鳞癌比小腿鳞癌敏感。

6）并发症：皮肤、内脏肿瘤局部并发感染都将降低肿瘤的放射敏感性及周围正常组织的修复能力，从而降低疗效。并发感染的皮肤鳞癌、头颈部肿瘤放疗前及放疗中均应及时处理局部感染，以期提高疗效。肿瘤患者如并发贫血、肺结核、甲亢、糖尿病等全身性疾病时也应当及时调整，以降低乏氧细胞含量、提高正常组织的修复能力，否则患者很难接受全程放疗，而延长疗程或减少剂量都将直接影响疗效。健康指数是迄今为止与放疗远期疗效关系最为密切的指标。

7）医疗水平：统计资料表明宫颈癌Ⅱ期正规治疗后5年生存率约83％，不正规治疗相应数字约为40％，因此放射肿瘤科医生应有全面的基础、临床知识，不断钻研新技术，提高业务水平。

肿瘤治疗的疗效可分为近期疗效和远期疗效，如前所述，前者通常以治疗结束时患者的情况作为判定依据，分为CR、PR、NC、PD四个级别，后者通常以治疗后患者的1、3、5、10年生存率为判定依据。出于放疗的疗效相对较好，一般认为应以远期疗效为最终标准，国际通用的是卡-迈曲线，但考虑到部分肿瘤的近期疗效与远期疗效有一定的相关性，临床实际工作中判定近期疗效远比远期疗效快捷、容易，所以介绍放疗近期疗效判定标准介绍如下：

CR：所见肿瘤病变完全消失并至少维持4周以上。

PR：肿瘤病灶的最大直径及其最大垂直径（两径）的乘积减少50％以上，维持4周以上，无新病灶出现。

NC：肿瘤病灶的两径乘积缩小50％以下或增大25％以下，无新病灶出现。

PD：肿瘤病灶的两径乘积增大25％以上或出现新病灶（包括转移）。

上述标准自1979年WHO提出以来，得到了广泛应用，但也发现了其弊端，1998年欧洲癌症研究与治疗协会（EORTC）、美国国立癌症研究所（NCl）及加拿大国立癌症研究所（NCIC）提出抗肿瘤药对实体肿瘤客观疗效评定新标准（response evaluation criteria in solid tumors，RECIST），它与WHO标准的比较，主要修改在于：（1）以最大单径测量肿瘤大小。（2）明确界定了可测量和不可测量病灶能够测量的病灶是指能够正确测量肿瘤长轴的病灶，通常要＞20 mm；除此之外为不可测量的病灶，骨转移、脑脊膜转移、各种浆膜腔积液、炎性乳腺癌、癌性淋巴管炎、明显钙化或囊性/坏死性病灶和放射野内的病灶均被规定为不可测量的病灶。（3）增加了靶病变（target lesions）和非靶病变的概念。例如，在肺癌脑转移的情况下，肺癌病灶和脑转移灶都是可测量的，化疗药物能对肺的病灶起作用，脑转移灶由于存在血脑屏障则可能无效，不能根据用药后脑病灶的大小变化来判定药物的效果。因此，肺癌病灶属于靶病变，脑病处属于非靶病变，骨转移通常属于非靶病变。药物对非靶病变的效果可以评价，但只分为CR、非CR和PD三种。CR为所有病变均消失，且肿瘤标记物滴度转为正常；非CR为持续存在一个或一个以上病变，或各种肿瘤标记物滴度持续上升；PD为有一个或一个以上的新病变出现。（4）规定了应测量肿瘤病灶的数目：靶病灶在一个器官中可以多达5个，如果有几个脏器同时受累，应选择至少2个至多10个作为评价对象。在选择评价对象时，应优先选择大的病变或能够反复测量的病变。（5）对测量肿瘤大小的手段给出了具体的建议。CT或MRI是评价病灶变化大小最有用的方法，但应注意有照片，检查条件要一致，测量应在同一个窗口。用CT检查时，病灶不能少于两张层厚。CT机的类型对结果判断很重要，至少应该为螺旋CT；超声检查易受检查者的经验等主观因素影响，可重复性差，即使有照片一般也不作为评价手段。但是如果有可以触及的病变，例如浅表淋巴结和甲状腺、乳腺的肿瘤，超声检查可作为触诊的补充；口服钡剂X线摄片可用于胃肠肿瘤病灶的测量；内镜及病理检查也容易受制于检查者的主观感觉，对药物抗肿瘤效果的评价意义不大，但它们可用以证明肿瘤完全缓解;PET 等判定抗肿瘤效果的价值还没有十分明确。

任何治疗措施都是有利有弊的,放射治疗亦不例外,但总体来讲放射治疗的不良反应较小,比手术、化疗易接受。放射线作用于肿瘤患者的正常组织后总有一定的生物效应,人为地将效应分为两部分:一部分为允许范围内的,称为放射反应,如咳嗽、轻度腹泻等;另一部分后果比较严重,甚至危及患者生命,称为放射性损伤,如放射性脊髓炎、放射性脑炎等等放射肿瘤科医生对放射反应、放射损伤要有正确的认识:(1) 这两部分的区别是相对的,无严格界限,是否允许应视临床具体情况而定,对于放疗后出现放射性损伤可能性较大而又不得不采取放疗时,医生对放射性损伤要有充分的估计,要向患者家属正确交代病情,晓之利弊,避免纠纷,同时应精确设野,争取较好疗效的同时把放射性损伤降低到最低限度。(2) 有些放射性损伤是个体差异所致,难以预测。如常规分割脊髓受量在 40 Gy 以内时绝大多数不会出现放射性损伤,但个别患者低至 20 Gy 时亦出现截瘫。

放疗后并发症按照出现时间的长短,可分为近期并发症和远期并发症,前者的评价标准可参照美国国立癌症研究所(National Cancer Institute,NCI)和美国放射治疗肿瘤协作组(Radiotherapy Oncology Group,RTOG)联合制定的常用毒性标准(Current Toxicity Criteria)3.0 版,对全身各器官系统的不良反应进行分级。0 级:无毒性;1 级:轻度毒性;2 级:中度毒性;3 级:重度毒性;4 级:危及生命或致残的毒性;5 级:死亡。减少放射反应、放射损伤等放疗并发症的关键在于预防,主要措施包括:(1) 放疗野内局部做好准备,如拔除严重龋齿,控制病灶局部感染等等。(2) 注意可能增加正常组织放射因感性的因素,如曾接受化疗、糖尿病、动脉硬化等。(3) 精心设计放疗计划是关键,特别应注意相邻野间热点问题及各种正常组织的耐受剂量。(4) 放疗期间应密切观察病情变化,及时处理放射反应,避免放射损伤。

放射损伤的主要治疗原则是:(1) 大剂量激素,放射损伤病理上多为无菌性炎症,皮质激素可以减少渗出,防止炎症进一步扩散。(2) 抗生素,对于开放部位(如肺)的放射损伤,多伴有细菌感染,而细菌感染又会促进病变扩散,抗菌有助于控制放射损伤。(3) 大量维生素以促进代谢。(4) 对症处理,如放射性肺炎的止咳、化痰等。美国的流行病学调查发现近 30 年来心血管病的病死率已大幅度下降,而癌症病死率变化不大,说明 30 年来癌症研究并没有取得实质性突破,如果不能治愈癌症,我们至少可以防治并发症。

放射治疗部门应建立随访制度,由放疗医生对患者进行定期复查,及时评价疗效,并将本部门的疗效与采取类似治疗方针和方案的文献报告的结果进行比较。这样既有助于评价疗效,又有助于安全地引进和完善治疗方案。如果本部门的疗效相差明显,则应分析原因,尽可能完善或改变本部门的治疗方案。疗效判定和统计学分析处理应采用国际统一的方法,并取得统计专家的参与或帮助。病例资料的收集、储存、随访、分析整理等都应按文件形式登记保存。

第三节　肿瘤的近距离放射治疗

近距离治疗(brachytherapy)又称内照射,与远距离治疗(teletherapy)相对,是指放射源距离肿瘤很近的放射治疗。其基本特征是,放射源贴近肿瘤组织,肿瘤组织可以得到有效的杀伤剂量,而邻近的正常组织由于辐射剂量随距离增加而迅速跌落,受量较低。从照射方式上讲,近距离照射大致可分为腔内照射(intracavitary irradiation)、组织间插植照射(interstitial irradiation)、管内照射(intraluminal irradiation)和表面敷贴照射(surface muld)。传统内照射多用于妇科肿瘤领域,20 世纪 70 年代,随着后装(after loading)技术的应用,内照射治疗范围也扩展到其他多处肿瘤,包括头颈部肿瘤,乳腺癌,食管癌、直肠癌、胰腺癌,膀胱癌等。

1. 肿瘤近距离放射治疗的发展史

近距离放疗至今已有一百多年的发展历史,其发展历程大致如下:

1898 年,居里夫人发现放射性镭。

1905 年,进行了首次镭针插植治疗。居里夫人把镭元素用铂金封成管状线源,治疗皮肤癌和宫颈癌,是最早的敷贴治疗和近距离腔内治疗。

1919 年,Regelld 和 Lacassayme 创造和发展了巴黎法。此法以宫腔管含镭 33.3 mg,穹隆部阴道宫器各含镭 13.3 mg,治疗 120 小时。被称低剂量长时间治疗。

1932 年,Paterson 和 Parker 建立了曼彻斯特(Manchester)系统。该系统将伦琴剂量概念引入到近距离照射中来。创立了 Paterson-Parker 剂量计算法,制定镭针插植规则:在宫颈腔内镭疗中提出了 A 点、B 点作剂量参考点的剂量学概念。

1935 年,小居里夫妇发现了人工放射性同位素。

1953 年,Hinschke 在介绍放射性金籽植入治疗时,描写了后装技术,使用了 Afterloading 这一词,被广泛接受,并沿用至今。

1965 年 Pierquin 和 Dutrex 发展了巴黎系统。现代近距离治疗均沿用巴黎系统,出现了远距离控制的后装治疗机。

上世纪 80 年代中期后,现代近距离治疗技术的迅速发展,安全性、可靠性、灵活性显著提高,逐渐取代了传统的近距离治疗。

2. 近距离放射治疗的剂量学

2.1 近距离放射治疗的放射源

放射性同位素放射 α、β、γ 三种射线。放射治疗主要使用 γ 射线、β 射线,γ 射线的应用多于 β 射线。近距离照射常用的辐射源是 γ 辐射源,有镭-226、铯-137、铱-192、钴-60、碘-125 等放射源。各种放射源的基本特征如下。

1)镭-226 源,一种天然放射性同位素,平均能量 0.83 Mev,半衰期 1 590 年,用于腔内或组织间放疗。在防护方面有四大缺点:① 镭的能谱复杂;② 半衰期长;③ 衰变过程中产生氡气;④ 生物半衰期长,因此在医学上已经不使用。

2)铯-137 源,为人工放射性同位素。γ 域能量为单能,0.662 Mev,半衰期为 33 年,用于中低剂量的腔内照射。

3)铱-192 源,是一种人工放射性同位素。γ 域的平均能量为 0.350 Mev,在距离源 5 cm 的范围内任意一点的剂量等于与距离平方的乘积,近似不变。铱-192 粒状源很小。(活性尺寸只有 Φ0.5~3.5 mm,活度 10~12 Ci),等效性好,便于剂量计算,半衰期为 74 天,用于高剂量的组织间插植和腔内照射。国内 98% 用的是铱-192 源。

4)钴-60 源,是人工放射性同位素。γ 域的平均能量为 1.25 Mev,半衰期为 5.27 年,剂量分布与镭相似,可用于镭的替代物。其放射性活度高,多用于高剂量腔内照射。

5)碘-125 源,是人工放射性同位素。半衰期为 60.2 天,其衰变过程中约 93% 的能量转化为 X 射线和电子线。7% 等能释放 γ 射线,能量为 35.5 kev,易于防护。碘-125 具有剂量率低,作用时间长,治疗比高的特点,因此,可减少正常组织的损伤,而不降低对肿瘤的杀灭作用。

2.2 近距离放疗剂量率分类

低剂量率<2~4 Gy/h;中剂量率<4~12 Gy/h;高剂量率>12 Gy/h。

值得一提的是,传统近距离放疗多使用低剂量率,具有较好的疗效;而目前大量使用的中、高剂量率照射的生物学效应尚不明确。但使用高剂量率照射时应采用分次放疗,且单次剂量和总剂量均小于低剂量率治疗。

2.3 近距离放疗的剂量学基本特点。

近距离放疗基本剂量学规律包括:平方反比定律,剂量率效应。

1) 平方反比定律

平方反比定律:放射源周围的剂量分布,按照与放射源之间距离平方倒数的比例下降。在近距离照射条件下,平方反比定律是影响放射源周围剂量分布的主要因素,基本不受辐射能量的影响。根据平方反比定律,近放射源处的剂量随距离变化要比远源处大得多,靶区内剂量相差很大。正是基于这一特点,近距离照射剂量学与外照射剂量学相比有很大的不同。首先,因单一点源或线源的照射范围有限,如选择放射源外某一点为剂量参考点,那么与该点相比近源点的剂量要比该点剂量高,会形成一超剂量区,而且参考点距源越远,剂量的差异就越大。管内照射时通过施源器的使用,可调整剂量的变化,以防止局部剂量过高。组织间插植照射,施源器直径趋于零,需用单平面或多平面插植。

随着近距离照射技术的发展,相继建立了一些剂量学系统,如曼彻斯特系统(Manchester system)、巴黎系统(Paris system)等。这里"系统"指为在治疗体积内获得处方剂量分布,必须遵循的一系列放射源分布的规则;如使用放射源的类型、强度、应用的方法和几何设置;同时"系统"也规范了剂量表示和计算的方法。

2) 剂量率效应

近距离照射另一个特点是不同剂量率的近距离照射具有不同的剂量效应。经典的近距离照射,参考点的剂量率为 $0.4 \sim 2.0$ Gy/h,这种剂量模式称为低剂量率照射。近距离照射参考点的剂量率大于 12 Gy/h,则称为高剂量率照射,介于两者之间的为中剂量率照射。目前在国内,随着后装治疗机的广泛使用,传统的低剂量率治疗已基本被高剂量率治疗所取代(国外情况不完全如此)。高剂量率后装治疗有显而易见的优点,如治疗时间短,往往几分钟至十几分钟即可完成一次治疗,这可减轻患者行动上的不便,甚至不住院亦可接受治疗;施源器在短时间内固定方便,在治疗过程中易于防止几何位置的改变;按照放射生物学原理,肿瘤组织和晚反应正常组织的生物效应对剂量率的响应不同。即对一给定的总剂量水平,剂量率增加,正常组织晚期效应的增加幅度要大于肿瘤控制率的增加;剂量率降低,正常组织晚期效应的减弱幅度也要大于肿瘤控制率的减少。为防止高剂量率治疗可能引起的治疗增益比的下降,当前主要有两种方式:一是改变治疗模式,如利用脉冲式剂量率治疗(pulsed dose rate,PDR);一是采用分次大剂量治疗。

高剂量率照射不同于经典低剂量率连续照射,一般采用分次照射方式,分次剂量多为 6 Gy 左右。当前高剂量率照射在妇科宫颈癌腔内照射方面已有较为成功的经验。这主要是宫颈癌低剂量率腔内照射,已积累了丰富的临床经验和资料,便于比较;再就是解剖部位的独有特点,即宫颈部位的辐射耐受剂量高和正常组织如直肠和膀胱距放射源相对较远。而对其他部位肿瘤的治疗,尤其是高剂量率照射可能引起的远期损伤,仍有许多问题需进一步研究和探讨。值得注意的是,由于肿瘤组织和晚反应正常组织对分次剂量有不同生物反应,因此,在临床应用中常出现一些很矛盾的现象。

近距离照射临床实践中应用高剂量率方法,应该特别注意两点:利用空间几何因素,充分拉开放射源与正常组织之间的距离,或附加屏蔽物以降低正常组织的受量;如果临床治疗中可能,应增加分次数,即降低分次剂量。

3) 放射源周围的剂量分布

近距离照射所使用的放射源,多为点状源和线源。近二十年来,为便于后装技术的开展,放射源更趋向于微型化,以近乎粒(seed)源来模拟线源。放射源形状上的差异,使周围的剂量分布显示不同的特点;现代近距离照射中,基本都采用后装技术。为适应这一技术要求,所使用的放射源一般为点源或微型线源,并将其按特定方式组合和排列,如计算机化后装治疗机所使用的步进源,控制其在不同驻留位置停留一定时间,以模拟治疗所需长度的线源。

近距离照射剂量学遵循平方反比定律是受到放射源形状限制的。对于相同核素的点源和线源,其周围的剂量变化在邻近放射源处的情况会有所不同。对点源,照射量率随距离的变化,遵循平方反比规律。而线源,在近源处,由于放射源轴向不同位置,特别是两端点的光子辐射到计算点的路径较长,和斜滤过厚度的增加,剂量衰减要大于按平方反比规律的衰减。当距源距离增加且大于线源长度的 2 倍以上时,线源与点源趋于一致,基本都按平方反比规律衰减。

另外,当将放射源植入人体后,源周围组织对辐射的吸收和散射,会直接影响放射源周围的剂量分布,其程度取决于不同的核素。不同核素的点源在水中和空气中照射量衰减的相对比值,在距离较近时,原射线在水中的衰减基本被散射线的贡献所补偿,其结果是在同一位置,水中与空气中的照射量几乎相等。而在距离较大时,原射线的组织衰减逐渐要大于散射线的剂量。

2.4 不同近距离放疗的剂量学方法

1) 腔内照射剂量学

腔内照射应用最广泛的是对妇科宫颈癌的治疗,且疗效显著。根据妇科肿瘤放射治疗学原则及妇科骨盆的解剖特点,腔内照射宫颈癌的范围应包括宫颈、宫体及宫旁组织,而盆壁两侧用外照射。

(1) 腔内照射的经典方法

从治疗方式和施源器的不同物理特点,腔内照射的经典方法基本分为三大剂量学系统,即斯德哥尔摩系统(Stockholm system)、巴黎系统(Paris system)和曼彻斯特系统(Manchester system)。

斯德哥尔摩系统的特点是,使用较高强度的放射源,分次照射。巴黎系统的特点是用低强度放射源连续照射。

曼彻斯特系统是基于巴黎系统发展起来的。根据宫腔的不同深度和阴道的大小,分为长、中、短三种宫腔管和大、中、小三种尺寸的阴道卵形容器。该系统强调:阴道源的分布要尽量宽;宫腔及阴道源强度为不同的比例;对某些特定点的剂量要准确,特定点为 A 点和 B 点。按解剖位置确定,A 点为宫颈口上 2 cm,宫腔轴线旁 2 cm 的位置;B 点为过 A 点横截面并距宫腔轴线旁 5 cm 的位置。治疗方式为分 2 次照射,每次约 72 小时,间隔一星期,总的照射时间约 140 小时。

(2) 腔内照射的 ICRU 方法

上述宫颈癌治疗的各个系统,为众多放疗中心采用,并根据各自的特点,不断有所改进和发展。随着后装技术的发展和计算机在腔内照射领域的应用,使得快速而准确了解每个患者腔内照射的剂量分布成为可能。

腔内照射的吸收剂量模式不同于外照射。外照射要求整个靶区内的剂量变化不超过±5%,靶区外的剂量迅速跌落。腔内照射邻近放射源附近的剂量最大,而随离放射源距离的增加剂量持续下降。因此,腔内照射的剂量学模式应与外照射有所区别。腔内照射的剂量学模式,除像外照射那样定义靶区、治疗区等以外,国际辐射防护委员会(International Commission on Radiation Units,ICRU)建议需根据临床治疗要求,定义参考区。参考区是指由参考等剂量线面所包括的范围。参考等剂量线面定义为处方剂量所在的等剂量线面。根据经典低剂量率的治疗经验,宫颈癌治疗参考剂量值为 60 Gy。在内外照射合并治疗时,腔内照射的参考剂量值不应包括外照射的剂量。如全盆腔外照射 20 Gy,则腔内照射参考剂量值应为 60 Gy 减去 20 Gy,等于 40 Gy。如果采用中、高剂量率治疗,对该值应考虑不同时间-剂量因子的影响。

治疗技术:应包括放射源的各项技术参数,如放射源的强度参考空气比释动能率、形状及滤过材料和厚度。如使用步进源,需说明源的运动类型、间距、驻留时间、总长度等。施源器的类型,如宫腔源的曲率、与阴道源的联结方式、阴道源的排列方式、源的形状以及屏蔽材料。

总参考空气比释动能:腔内照射中,它为所有放射源的参考空气比释动能率与照射时间的乘积之和。该值正比于患者所接受的积分剂量。同时也可以作为工作人员的辐射防护指数,特别是对接受低剂量率长时间照射患者的护理人员尤为重要。

参考区的概念:宫颈癌患者的腔内照射,在宫腔源和阴道源合并使用,或宫腔源在宫颈处有较大的剂量份额时,宫颈的剂量一般约为 2 倍的参考剂量值,则参考区是一沿宫腔源长轴分布的梨形体,其范围往往从三个方向考虑。高度:过宫腔源纵轴线的冠状平面、沿其长轴方向的最大长度。大小基本取决于宫腔源的长度。宽度:与上相同平面、垂直于宫腔源方向的最大长度。它取决于阴道源之间的距离,而宫腔源与阴道源之间的夹角基本没有什么影响。厚度:过宫腔纵轴线的矢状平面、垂直于宫腔源方向的最大长度。它基本不随放射源的几何排列而变化,而取决于阴道源的长度。在对具体患者的治疗过程中,除应详细描述参考体积外,有条件的情况下,还应至少绘出冠状和矢状两个平面内完整的剂量分布。

参考点剂量:宫颈癌腔内照射,参考点是指相关的重要器官和盆腔淋巴引流区。相对重要器官的参考点剂量主要为膀胱和直肠的剂量。

2) 组织间照射剂量学

组织间照射或称插植照射,是近距离照射中应用较为广泛和灵活的一种治疗方式。它的基本做法是,根据靶区的形状和范围,将一定规格的多个放射源直接插植入人体组织,对肿瘤组织进行高剂量照射。为使治疗部位获得满意的剂量,必须根据放射源周围剂量分布特点,按一定的规则排列这些放射源。

(1) 组织间照射的概念

ICRU 于 1997 年发表了第 58 号报告,对组织间照射的概念给予概括和归纳。在保持与外照射使用概念的一致性的同时,强调并明确了组织间照射的一些特殊要求,以期规范不同放疗中心对组织间照射的描述,便于在技术上的相互理解和交流。

组织间照射可分为暂时性插植(temporary implants)和永久性插植(permanent implants)。根据放射源的排列方式,又可分作单平面插植或双平面、多平面插植,以及直接用插植的几何形状如圆柱形插植等予以叙述。一般不使用所谓体积插植(volume implant)来描述特定的插植方式。组织间照射使用的放射源长度通常相等,且相互平行排列。通过各放射源的中心点并与放射源相垂直的平面,定义为中心平面(central plane)。在临床实践中,由于局部解剖位置的限制或操作难易程度的影响,放射源实际分布并非等长度而又相互平行,对于较为复杂的情况,治疗范围分为 2 个或多个子体积,中心平面需分别定义。

近距离照射剂量学的基本特点之一,是剂量分布不均匀,即剂量梯度大和每一放射源周围存在有高剂量区。但在组织间照射的插植平面内,也有剂量梯度近似平缓的区域,即坪剂量区(plateau dose)。

最小靶剂量(minimum target dose,MTD):是临床靶区内所接受的最小剂量。一般位于临床靶区的周边范围。在巴黎剂量学系统中,MTD 即为参考剂量;曼彻斯特剂 MTD 约等于 90%

的处方剂量。

平均中心剂量(mean central dose，MCD)：是中心平面内相邻放射源之间最小剂量的平均值，它一般可通过以下三种方法确定。一是对于单平面平行线源插植和三角形插植，每两个相邻放射源之间中心点剂量，或三角形三边中垂线的交点剂量，即为放射源之间最小剂量。取所有最小点剂量的平均值，就是平均中心剂量。二是利用截面剂量分布，估算平均中心剂量。第三种方法是对于较为复杂的插植照射病例，画出中心平面的剂量分布图，在中心部位剂量变化值为5%～10%，找出局部的最小点剂量，即可计算平均值。

高剂量区(high dose volumes)：高剂量区定义为中心平面内或平行于中心平面的任何平面内的50%平均中心剂量曲线所包括的最大体积。

低剂量区(low dose volumes)：是在临床靶区内，由90%处方剂量曲线所包括的任一平面中的最大体积。

在组织间照射中，暂时性插植照射可分为以下几类方式：连续照射、间断照射、分次照射、超分割照射和脉冲式照射。

照射时间是指放射源对患者直接照射的持续时间。总治疗时间是指从第一次照射开始，到最后一次照射结束的总时间。瞬时剂量率是指在分次照射或脉冲式照射时，剂量与照射时间的比值。治疗平均剂量率是总剂量与总治疗时间的比值，这一概念主要应用于没有或仅有短暂中断的连续低剂量率照射和一些脉冲式照射中。低剂量率照射时，若间断时间超过总治疗时间的10%时，则间断照射被认为是分次照射。分次照射时，照射时间被分为若干次，总治疗时间远大于总照射时间。分次照射的瞬时剂量率定义为单次照射的剂量与单次照射的时间之比，不使用平均总照射剂量率。若分次照射的分割时间少于1天，变成1天2次或2次以上时，并且间隔大于等于4小时时，称为超分割照射。当间隔小于4小时，以多次高剂量率照射模拟连续低剂量率照射的方式称为脉冲式照射。

(2) 组织间照射的剂量学系统。

组织间照射的剂量学系统，当前在世界范围内有较大影响的是曼彻斯特系统(或称 Paterson-Parker 系统)和巴黎系统。

曼彻斯特剂量学系统是20世纪30年代以镭-226直线源设计的平面插植剂量计算系统。单平面插植，距辐射平面0.5 cm为参考剂量平面，该平面的最高剂量比"规定剂量"高10%，最低剂量比"规定剂量"低10%。治疗的组织厚度为1 cm。如治疗厚度大于2.5 cm，需要用双平面插植。

巴黎剂量学系统始于20世纪60年代，是依据铱-192线状放射源的物理特性所建立的。巴黎系统使用的是等强度放射源，为保证参考等剂量曲线面包括整个临床靶区，要求各点基准剂量率之间的差别不能超过平均值的±10%，这一条件实际限制了使用放射源的数量。单平面插植最多使用9根放射源，三角形双平面插植最多也使用9根放射源，正方形排列为10根放射源。巴黎系统的剂量计算方法是，以中心平面各放射源之间的中点剂量率之和的平均值，即平均中心剂量为基准剂量(basal dose，BD)；根据临床经验和理论计算，定义85%的基准剂量为参考剂量(reference dose，RD)；治疗时间 T，应为 T=DG/RD，DG 为照射是指将放射源直接放入人体天然管道如食管、直肠等部位进行治疗。采用后装技术，具体操作是，首先将一特制的施源器插入治疗部位，位置确定无误并经剂量计算后，再将放射源植入特定位置实施照射。管内照射的剂量学方法与妇科宫颈癌腔内照射和组织间照射的不同，有其独特的地方，在临床应用时应给予注意。根据巴黎系统的定义，治疗厚度为施源器表面至参考点的距离；超剂量区 (hyperdose sleeve，HD)为接受剂量等于或大于2倍参考剂量的范围。参考点距放射源的距离0.3～4.0 cm，超剂量区的半径基本不随参考点的位置而变化,也不完全依赖于放射源的长度,其比值基本在 0.5～0.7 之间。管内照射选用施源器,用于固定放射源并撑起照射部位的管壁。从剂量学角度考虑,施源器的大小将直接影响剂量参考点的选择。因此,管内照射,如食道、直肠等部位的治疗,不应机械地确定黏膜下某一点,或距放射源某一位置为剂量参考点,应该因具体情况而异,做到个别对待。管内照射另一突出问题,是如何根据剂量分布特点,选择合适的适应证。根据上述的分析可以看出,管内照射的临床靶区的厚度应在超剂量区 HD 和参考剂量区 RD 即最小靶剂量之间,这样可以使整个靶区所接受的剂量不低于临床所要达到的处方剂量。也就是说,对于管内照射,只使用单一直线源的治疗范围是有限度的。

3. 近距离放疗的临床应用

3.1　近距离放疗临床应用范围:

　　① 腔内或管内照射:广泛用于鼻腔、鼻烟、口腔、气管、支气管、食管、胆管、肝管、阴道、宫颈、宫体、直肠、肛管的自然腔道恶性肿瘤。② 组织间照射广泛应用于包括脑、头颈部、肺、胸膜、肢体软组织恶性肿瘤。③ 术中置管照射:用于术中照射、术后分次照射。该方法克服术中单次照射的缺点,可在术后分次放疗。④ 模照射:用于不同部的体表肿瘤,可以制成不同的模(施源器)治疗不同部位肿瘤。

3.2　近距离放射治疗适应证和禁忌证

　　适应证:① 外照射后残留或复发的病灶;② 小病灶界限清楚、局限;③ 没有淋巴结转移或淋巴结转移已控制,没有远处转移。

　　禁忌证:① 靶体积过大,易发生照射后组织坏死,② 肿瘤界限不清,③ 肿瘤累及骨组织,治愈机会小且易引起骨坏死,④ 肿瘤体积难以确定,容易形成局部超量或低剂量。

3.3　近距离放射治疗实例

　　1) 宫颈癌的近距离治疗

　　上世纪 50 年代始美国 Memoril 医院开始使用遥控后装技术治疗宫颈癌。我国在上世纪 80 年代后后装治疗逐渐普及,目前已取代传统腔内放疗。自上世纪 60 年代末以来,美国、英国、前苏联等开始应用锎-252 近距离治疗宫颈癌,取得了优于传统腔内放疗的疗效。1999 年第三军医大学大坪医院率先在国内开展锎-252 中子后装治疗宫颈癌,统计结果示 50 例中完全缓解率 100%,1 年局部控制率 100%,1 年生存率 100%,肿瘤平均消退时间(25±2)天,1 年内未出现明显膀胱、直肠不良反应。锎-252 近距离腔内照射,剂量集中于肿瘤组织,正常组织出现的并发症较少。

　　宫颈癌的腔内放射治疗需要与传统体外照射相配合,先体外照射的优点在于改善局部情况、使肿瘤缩小,消除感染、利于腔内治疗,但可能减少阴道弹性,甚至阴道狭窄而影响腔内治疗。先腔内照射可以使肿瘤消除、止血、改善肿瘤局部情况、纠正贫血等合并症,但过早腔内治疗易引起盆腔感染、局部肿痛等情况有时不利于宫腔、阴道放射源的合理布置。腔内照射与体外照射同时进行,治疗疗程相对缩短,可兼及两者优点。通过总结近年来国内外后装治疗的经验,临床上主要有以下方案。

　　(1)高剂量率腔内后装治疗＋部分全盆照射＋部分盆腔四野照射:先从全盆照射开始,盆腔中心肿瘤量 25～30 Gy,每次 1.8～2.0 Gy,每天 1 次,每周 5 次。全盆放疗结束后,腔内后装与盆腔四野照射同时进行,四野照射宫旁剂量为 20～25 Gy,每次肿瘤量同全盆。后装治疗 A 点剂量每次 5～7 Gy,每周 1 次,A 点总剂量 40～45 Gy,腔内后装治疗当日不行体外照射。

（2）中剂量率腔内后装治疗＋部分全盆照射＋盆腔四野垂直照射：先从全盆照射开始，盆腔中心剂量 20～30 Gy，每周照射 5 次，1.8～2.0 Gy/次，每天 1 次。全盆照射完成后，开始腔内后装及四野垂直照射，二者同期进行，腔内治疗每周 1 次，宫腔及阴道可同时或分别进行。A 点剂量每次 5～7 Gy，总剂量达 45～50 Gy，四野垂直照射宫旁总剂量 20～25 Gy，每次肿瘤量同全盆照射。

（3）高剂量率腔内后装治疗＋立体调强全盆照射：腔内后装治疗与体外照射同期进行，后装治疗当日不行体外照射。立体调强全盆照射，肿瘤量 45 Gy，每次 1.4～1.8 Gy，每天 1 次，每周 4 次。后装治疗 A 点剂量每次 5～7 Gy，每周 1 次，A 点总剂量 40～45 Gy。

高剂量率（A 点剂量率超过 20 cGy/分钟）后装治疗是当前最普及的治疗方法，具有下列优点：治疗时间短，每次治疗时间仅数分钟，一般不超过 30 分钟；护理方便，减少了患者的精神负担和长时间治疗所致疲劳和痛苦；治疗能力大，治疗数量大的肿瘤中心，一台机器即可解决问题；治疗中容器变位可能性小，从而为减少直肠、膀胱并发症提供了保证；疗效确切，已达到或超过传统腔内放疗与低剂量率后装治疗。高剂量率照射对生长快的肿瘤及晚反应组织的作用都很强，单次剂量过大及分次数较少时，可能引起较严重的晚期并发症（放射性直肠炎、膀胱炎）。许多研究发现每周 6～8 Gy/次，共 6～7 次的治疗方式可获得较好的治疗效果，晚期并发症也未见明显增加。同时应强调在治疗操作时尽量推开膀胱、直肠，以减少其受量。

1991 年后，脉冲剂量率近距离治疗（pulsed dose rate brachy therapy，PDRR）在许多国家逐步推广与运用。基本原理和高剂量率后装治疗相似，即在计算机控制下，运用一个高活度、具有步进特点的放射源照射，放射源插植时运用导管，可以调节停留时间，从而获得需要的剂量分布，当放射源不作步进时，应回复到安全位置。近距离腔内治疗时，剂量分布遵循反平方定律，施源器周围的正常组织易受过量照射，而宫底区域则因为距源较远往往受量不足，所以有学者开始尝试采用立体调强腔内放射治疗来克服上述缺点。Low 等研究了以施源器引导的调强放射治疗（applicator-guided intensity-modulated radiation therapy，AG-IMRT）替代高剂量率近距离腔内治疗的可行性。通过置入 CT 相容的施源器，定位穹隆、子宫颈和子宫，并以此为基准重新定位其他邻近器官，然后利用 CT 对 3 个宫颈癌患者进行靶区扫描，比较了 AG-IMRT 与应用铯管的近距离腔内放射治疗 2 种方法剂量分布的差异。因为肿瘤区域不能在 CT 上良好地成像，靶区是由等剂量面确定的，包括传统意义上的 A 点，结果显示 AG-IMRT 计划的靶区剂量分布相对均匀，既涵盖了 A 点等剂量面，又减少了膀胱和直肠的受照体积，而近距离放射治疗的靶区中则存在较多的剂量不足区域。

2）前列腺癌的插植放疗

超声引导下的经会阴插植技术最初由 Holm 等在 1983 年提出，经过不断完善，形成了现在的西雅图方法。该方法通过治疗前的经直肠超声检查，以计算前列腺体积，再利用超声横断面影像，通过计算机绘出等剂量分布，并计算出理想化的放射源的位置，然后根据治疗计划所提供的进针点，在超声的监控下通过会阴部的模板进行插植，最后利用施源器将放射性颗粒通过源导管逐个植入前列腺内。为减少中心区剂量以减少晚期尿道并发症，目前多采用沿前列腺外周区植入方法，中心区剂量不足部分补充少量放射性同位素，而且 30%～40% 的放射性颗粒位于前列腺外，以补充前列腺周围组织的放射剂量不足。放射性同位素植入后，一般要求行膀胱镜或膀胱造影检查，以确认没有放射性颗粒误入膀胱和尿道。

以 CT 为基础的经会阴插植方法开展得相对较晚。治疗前患者行治疗体位的 CT 扫描，然后勾画前列腺、尿道、直肠和膀胱。勾画后的图像经数字化仪输入治疗计划系统，逐层计算放射源的位置和剂量分布。插植时患者取截石位，尿道内插入尿管，内置不透射线的细金属管，以便透视下观察尿道走向和更加精确确定前列腺尖部的位置,然后在会阴部安装插植模板,透视下插入放射源引导管,如果发现导管位置与尿道的关系和治疗计划不符,则拔出重新插入。确认无误后,按照治疗计划确定的位置,利用施源器通过导管植入放射性颗粒。同样,大部分的放射源位于前列腺外周区,中心部分植入少数的放射性颗粒以补充剂量的不足。

最近有学者提出改良超声引导的经会阴前列腺癌插植方法,该方法无需插植前的治疗计划,而是在插植时根据超声检查所获得的前列腺体积,计算出达到处方剂量分布所需要的放射性活度和需要的放射性颗粒的数量和位置。该方法在插植时进行治疗计划,更能准确反映前列腺的真实位置和大小,临床初步使用表明,该方法可以提高靶区剂量而不增加尿道和直肠的照射剂量。联合放射治疗中心(Joint Center for Radiation Therapy)的学者提出利用 MRI 取代超声,进行前列腺癌的插植治疗。在他们的研究中,临床靶区仅仅包括前列腺外周区,2 级或以上的尿道放射性并发症有所降低。该技术的疗效有待临床进一步验证。

根据采用的放射性同位素种类不同,处方剂量有所不同。碘-125(^{125}I)的初始剂量率为 7 cGy/h,半衰期为 60 天;而钯-103(^{103}Pd)的初始剂量率为 19 cGy/h,半衰期为 17 天。从放射生物学角度上看,似乎^{125}I 更适合 Gleason 分数较低的肿瘤,而^{103}Pd 更适合 Gleason 分数较高、生长快的前列腺癌。通过对早期的经耻骨后插植方法治疗前列腺癌的疗效分析发现,前列腺癌插植治疗具有明显的剂量-反应关系。如 MSKCC 对淋巴结阴性的前列腺癌患者经^{125}I 插植治疗的研究结果表明,剂量为 140 Gy 的 5、10 年和 15 年生存率分别为 78%、56% 和 30%,而剂量<140 Gy 患者的 5、10 年和 15 年生存率分别为 64%、38% 和 21%。采用经会阴前列腺插植技术,利用生化控制为观察终点,同样发现照射剂量是局限性前列腺癌的重要的预后因素。Stock 等对 132 例经会阴^{125}I 插植治疗的早期(T1/T2)患者随访发现,照射剂量为 140 Gy 或以上的患者,4 年无 PSA 复发生存率为 92%;而照射剂量小于 140 Gy 的患者,4 年无 PSA 复发生存率仅为 68%。

现代插植技术低剂量率治疗的疗效:由于经会阴插植技术开展的时间较短,关于肿瘤临床控制的资料比较少,但早期治疗患者的生化结果表明,对于预后良好的局限性前列腺癌患者,插植治疗可取得比较满意的疗效。最早从事前列腺癌插植治疗的西雅图经验表明,以 ASTRO 1997 年的 PSA 复发标准统计,插植治疗后 10 年无 PSA 复发生存率为 66%,大部分患者的 PSA 复发发生于治疗后 5 年以内,5 年后每年 PSA 复发的可能性仅为 1.5%。PSA 控制率与治疗前血清 PSA 水平密切相关,治疗前血清 PSA≤4 ng/mL、4~10 ng/mL 和>10 ng/mL 的 7 年无 PSA 复发生存率分别为 87%、83% 和 72%。同样,Brachman 等报道了 695 例局限性前列腺癌单纯近距离治疗的结果,治疗前 PSA≤4 ng/mL、4~10 ng/mL 和>10 ng/mL 的 5 年无 PSA 复发生存率分别为 87%、74% 和 48%。Prestige 等对 201 例插植治疗的前列腺癌进行系统性活检,治疗后活检结果为阴性、中等程度的放射性反应和阳性的可能性分别为 80%、17% 和 3%。多数研究结果表明,近距离治疗的效果取决于前列腺癌本身的生物学特性、治疗技术和照射剂量。

目前缺乏可靠的前瞻性随机分组试验比较插植治疗、外照射治疗和前列腺癌根治术的治疗效果。D'Amico 等回顾性比较了 818 例前列腺癌根治术、218 例插植治疗和 766 例传统外照射治疗的效果。根据不同的预后因素分为预后良好型和预后不良型,预后良好型包括临床分期为 T1c~T2a、血清 PSA<10 ng/mL 和 Gleason 分数<7,一项或一项以上指标大于预后良好型者为预后不良型。结果对于预后良好型患者,3 种治疗方法无显著性差异;而对于预后不良型患者,单纯插植治疗的效果不如外照射治疗和前列腺癌根治术。其他许多学者得出了相似的结果。

因此,单纯前列腺癌近距离放射治疗适应于肿瘤局限于前列腺内、分化较好以及血清 PSA 较低的患者。临床应用上,一般认为临床分期≤T2、Gleason 分数<7 以及治疗前血清 PSA≤10 ng/mL 的

患者经插植治疗能取得比较满意的疗效,同时治疗前至少应行 MRI 检查,以确定前列腺包膜的完整性,并计算前列腺的体积。

第四节　肿瘤的放射介入治疗及局部化疗

1. 肿瘤放射介入治疗发展史

　　介入放射学是源于放射诊断学的微创医学,在医学影像设备的引导下,利用穿刺针、导管等器械,经皮或经腔进行疾病的诊断和治疗。

　　德国物理学家 Roentgen 于 1895 年发现 X 线后,介入放射学先驱们在 20 世纪上半叶做了积极的探索。1910 年 Franck 和 Alwens 将造影剂注射到活体狗和兔的动脉内行动脉造影。1912 年 Bleichroeder 则探索了长时间留置导管在狗和人动脉内的可行性。1953 年瑞典 Sven-IvarSeldinger 医师采用穿刺针、导丝和导管置换来完成过去繁杂的血管内操作,完全替代了以往手术切开暴露血管的方法,该技术很快被广泛采用和推广。Seldinger 技术奠定了现代介入放射学的基石。1976 年 Wallace 在 Cancer 杂志上以"Interventional Radiology(IR)"为题系统地阐述了介入放射学的概念,此后该命名逐渐为国际学术界所共识。

　　20 世纪 50 年代 Bierman 采用颈总动脉和肱动脉切开的方法作选择性内脏动脉造影,并第一次进行了动脉灌注化疗,从此动脉灌注化疗治疗恶性肿瘤逐步开展起来,在头颈部肿瘤、肺癌、肝癌、胃肠道肿瘤等得到了广泛的应用。肝脏肿瘤动脉灌注化疗在 20 世纪 70 年代逐渐得到开展,起初是外科术中经胃十二指肠动脉插管。1980 年代 Bachward 采用植入输液泵灌注化疗药物,该方法简便、可重复动脉灌注化疗。

　　肿瘤血管栓塞治疗是将栓塞剂经导管注入肿瘤的供血动脉内,使之闭塞从而切断肿瘤的血供。1968 年 Newton 首先报道了栓塞血管治疗脊柱血管瘤,1974 年 Doyou 报导肝动脉栓塞治疗肝脏恶性肿瘤。1981 年日本学者 Kato 提出动脉化疗栓塞术,明显提高了治疗疗效,该方法成为肝脏等部位恶性肿瘤的主要介入治疗手段。

　　1970 年代后,我国各地的大中型医院逐步开展了介入放射学技术。1979 年林贵教授发表了肾动脉狭窄造影诊断和扩张治疗,以及选择性造影诊断原发性肝癌的论文,标志着我国介入放射学事业的开始。1980 年代后,恶性肿瘤的动脉灌注化疗/栓塞相关的基础研究和临床技术,在全国各地得到了广泛开展和应用。

2. 肿瘤放射介入治疗适应证

　　一般来说动脉灌注化疗/栓塞适合于局部侵犯或已有远处转移而不适合外科手术切除、放疗的晚期恶性肿瘤患者;手术后、放疗后或化疗后复发的患者;肿瘤较大,难以切除,通过动脉灌注化疗/栓塞使得肿瘤缩小,提高手术切除机会;某些良性肿瘤,通过动脉化疗栓塞,可以使肿瘤明显缩小、控制肿瘤生长,或为手术创造条件,减少术中出血。各个部位常见肿瘤动脉化疗/栓塞的适应证如下。

2.1 脑肿瘤

1) 脑胶质瘤

　　脑内肿瘤一般由颈内动脉、椎-基底动脉的分支供血。广泛浸润的脑胶质瘤或要害部位的脑胶质瘤难以完全手术切除者,可行动脉灌注姑息性化疗。较大肿瘤手术未能全部切除者,可于术后动脉灌注化疗,以杀死残存的肿瘤组织。术后复发的患者也属于动脉灌注化疗的适应证。

2）脑转移瘤

各种病理类型的转移瘤都属于动脉灌注化疗的适应证。多发转移瘤难以全部手术切除的患者，要害部位单发转移瘤不能手术切除者，以及手术后出现的新瘤灶都适用于动脉灌注化疗。

2.2　头颈部恶性肿瘤

头颈部的恶性肿瘤一般由颈外动脉的分支供血。常见的头颈部恶性肿瘤如上颌窦癌、口腔癌和口咽癌等，如果肿瘤的血供丰富，一般都可行动脉灌注化疗。动脉灌注化疗可用于上颌窦区、软腭、咽部、舌和舌下等部位肿瘤术前治疗，以及术后残余或复发肿瘤的治疗，也可以用作失去外科手术机会、且对放化疗不敏感的肿瘤的治疗。对于导管能够超选择插入肿瘤供血动脉的头颈部肿瘤，也可以行化疗栓塞治疗。化疗栓塞术可以更加有效地发挥抗肿瘤药物的化疗作用，阻断肿瘤的主要供血动脉，促进肿瘤组织坏死，有可能使肿瘤组织与正常组织产生清楚的分界，便于手术分离切除。肿瘤供血动脉的栓塞，也可以减少外科手术中出血，减少肿瘤细胞转移扩散的机会。

2.3　胸部肿瘤

1）肺癌

肺癌主要由支气管动脉供血。支气管动脉灌注化疗可用于肺癌手术切除前局部化疗以增强疗效；对于晚期肺癌患者，可行动脉灌注化疗，使病灶缩小，肿瘤降期后，再行外科手术切除；有外科手术禁忌证和各种原因而不能行外科手术切除的患者，可行动脉灌注化疗；手术后复发和肺内转移的病例，可行支气管动脉灌注化疗；肺癌伴有大咯血的患者，可行支气管动脉化疗栓塞止血，同时对肿瘤行动脉化疗。支气管动脉灌注化疗/栓塞也可以和放疗、全身静脉化疗结合应用。

2）食管癌

颈部食管多由锁骨下动脉的甲状颈干发出的分支供血，胸部食管一般由主动脉弓、胸主动脉和右侧肋间动脉的分支供血，腹部食管常由胃左动脉的分支供血。不能手术或放疗的食管癌患者，行动脉化疗栓塞后使肿瘤缩小，再行手术切除或放疗；外科手术后有局部肿瘤残留的患者，手术切除后、放疗后局部复发的患者，动脉灌注化疗可与放疗、全身静脉化疗结合运用，以提高疗效。

3）乳腺癌

乳腺癌主要由胸廓内动脉、胸外侧动脉供血。动脉灌注化疗可用作乳腺癌术前辅助治疗；失去外科手术机会的晚期乳腺癌；炎性乳腺癌；局部复发或转移性的乳腺癌。

2.4　腹部肿瘤

1）肝癌

肝癌主要由肝动脉的分支供血。肝功能储备良好的肝癌患者，都可以行肝动脉灌注化疗/栓塞。不能手术切除的原发性肝癌和转移性肝癌，术后复发或其他方法治疗效果不好的肝癌，伴有肝破裂出血的肝癌患者，都可以行肝动脉化疗栓塞治疗。肝癌术前行动脉灌注化疗栓塞，可以减少术中出血的风险，避免播散。肝动脉造影也可以了解肿瘤的大小、部位及血供情况，有助于制定手术切除方案。

2）胆囊癌和胆管癌

胆囊癌和胆管癌的血供来自于肝动脉以及胆囊动脉的分支。失去外科手术切除机会的胆囊癌和胆管癌患者，可行动脉灌注化疗。伴有肝脏转移的患者，可经肝动脉同时行胆囊癌/胆管癌和肝内转移瘤的灌注化疗/栓塞。

3）胃癌

胃癌的血供来自于胃左动脉、胃右动脉、胃网膜左动脉和胃网膜右动脉。动脉灌注化疗可用于不能手术切除的晚期胃癌患者；有肝脏转移、临近脏器浸润、淋巴结转移的胃癌患者；胃癌根治术后复发的患者。

4）大肠癌

结肠癌由肠系膜上动脉、肠系膜下动脉的分支供血。直肠肛管的肿瘤由直肠上、中、下动脉及骶正中动脉供血。大肠癌外科手术切除前行动脉灌注化疗，可以杀伤肿瘤细胞，减少术中转移的几率。外科手术后局部复发的患者，不能手术切除的大肠癌患者，可行动脉灌注化疗以控制肿瘤生长，延长生存期。伴有肝脏转移的大肠癌患者也适合行动脉灌注化疗。

5）胰腺癌

胰腺癌的血供来源复杂，由胰十二指肠上、下动脉、胰背动脉、胰横动脉、肠系膜上动脉、胰大动脉和胰尾动脉供血。失去外科切除机会的晚期胰腺癌患者可行动脉灌注化疗。术前行动脉灌注化疗，可使肿瘤缩小，有利于手术切除。手术切除后的胰腺癌，术后行动脉灌注化疗可以控制复发和转移扩散。伴有肝转移的胰腺癌患者，可同时经腹腔动脉行肝脏转移瘤和胰腺癌的灌注化疗。伴有梗阻性黄疸的胰腺癌，可先行胆管引流术，待黄疸下降后，再行动脉灌注化疗治疗胰腺肿瘤。

6）肾癌

肾癌主要由肾动脉的分支供血。肾癌外科手术切除前行动脉化疗栓塞，有利于术中切除，减少术中的出血风险，减少、防止肿瘤细胞扩散。肾癌侵犯周围组织不能手术切除者，或者因为合并全身其他疾病而不宜手术切除者，可行肾动脉灌注化疗栓塞。

2.5 盆腔肿瘤

1）膀胱癌

膀胱癌血供来自于膀胱上动脉和膀胱下动脉。失去外科手术切除机会的晚期膀胱癌可行动脉灌注化疗，也可在手术切除前后行辅助性的动脉灌注化疗。动脉灌注化疗可用于手术后复发的膀胱癌患者，也可与放疗、全身静脉化疗结合使用。膀胱癌大出血可行动脉灌注化疗治疗肿瘤，同时行动脉栓塞治疗止血。通过动脉化疗可以增加外科手术切除时保留膀胱的机会。

2）子宫癌和宫颈癌

子宫癌、宫颈癌主要由子宫动脉供血。子宫癌、宫颈癌外科手术切除前或者放疗前，可以行动脉灌注辅助化疗。失去外科手术机会和放疗机会的子宫癌、宫颈癌患者，可行动脉灌注化疗/栓塞治疗，肿瘤缩小后，有再行手术切除或放疗的机会。手术切除后局部残留或复发的子宫癌或宫颈癌，可行动脉灌注化疗/栓塞。动脉灌注化疗/栓塞也可以和全身静脉化疗、放疗结合使用治疗子宫癌和宫颈癌。肿瘤伴有出血，可行动脉灌注化疗，同时行动脉栓塞治疗出血。

3）阴道恶性肿瘤

阴道恶性肿瘤包括阴道癌、阴道肉瘤、阴道恶性黑色素瘤、阴道内胚窦瘤等，一般经髂内动脉的肿瘤供血分支行灌注化疗。介入动脉灌注化疗和栓塞治疗，可以使肿瘤缩小，提高手术切除率，提高手术或放疗的疗效。阴道恶性肿瘤外科手术切除前可以行动脉灌注辅助化疗。失去外科手术机会的阴道恶性肿瘤患者，可行动脉灌注化疗/栓塞治疗。手术切除后局部残留或复发的阴道恶性肿瘤可行动脉灌注化疗/栓塞。

4）卵巢癌

卵巢癌由卵巢动脉和子宫动脉的卵巢支供血。晚期卵巢癌手术前行动脉灌注化疗，缩小肿瘤体积，可为手术创造条件。如卵巢癌出现肝脏转移、侵犯直肠等失去外科手术切除机会，可行动脉灌注化疗。

5）骨骼软组织恶性肿瘤

四肢骨骼软组织恶性肿瘤、转移瘤，如成骨肉瘤、软骨肉瘤、软组织的肉瘤等，一般都可以经相应部位的供血动脉行灌注化疗/栓塞治疗。

3. 肿瘤放射介入治疗禁忌证

一般来说，造影剂过敏、甲状腺功能亢进；严重的凝血机制障碍；严重的心、肺、肝和肾功能衰竭；全身衰竭、恶病质患者；体内有重度感染的患者；粒细胞、血小板减少的患者，不宜行动脉灌注化疗/栓塞。各部位肿瘤动脉化疗栓塞的禁忌证如下。

3.1 脑肿瘤

严重脑水肿、颅内压过高者，频繁癫痫发作、尤其是大发作的患者不宜行动脉灌注化疗。颈内动脉超选择插管须至眼动脉的远端，以免灌注化疗损伤视网膜。椎-基底动脉超选择插管，应避开脑干的分支。

3.2 头颈部肿瘤

头颈部肿瘤外科根治性手术中可能需要大块软组织移植，术前不宜行动脉化疗，以免影响术后的组织修复。对于伴有脑水肿而颅压升高者，频繁癫痫发作者，不宜行动脉灌注化疗，以免加重病情。

3.3 胸部肿瘤

1）肺癌

血管造影显示支气管动脉与脊髓供血动脉有交通可能的患者，不宜行动脉灌注化疗/栓塞，以免损伤脊髓引起严重的并发症。中央型肺癌伴有阻塞性肺炎肺不张时，如有严重的感染，应先控制感染，再行动脉灌注化疗，以免化疗造成粒细胞减少而进一步加重感染。肺癌伴有大量胸腔积液，应先处理胸腔积液，再行动脉灌注化疗。

2）食管癌

食管溃疡有出血和穿孔倾向的患者，或者已经有食管瘘的患者，不宜行动脉灌注化疗。食管重度狭窄进食困难，而营养不良重度恶液质患者，应先植入鼻胃管或胃造瘘解决营养问题，再行动脉灌注化疗。吞咽功能障碍的食管癌患者，如伴有较严重的吸入性肺部感染，应先给予充分的抗感染，待感染控制后再行动脉灌注化疗。

3.4 腹部肿瘤

1）肝癌

严重的肝功能不全，(Child-Turcotte-Pugh)CTP 分级，C 级的患者不宜行肝动脉化疗/栓塞。门静脉主干癌栓，门静脉主干完全阻断的患者，不宜行肝动脉化疗栓塞。

2）胆囊癌和胆管癌

伴有梗阻性黄疸的患者，需先行胆管引流，待血胆红素下降后，再行动脉灌注化疗。

3）胃癌

胃癌溃疡出血和穿孔风险高的患者，不宜行动脉灌注化疗。晚期胃癌伴有胃窦严重狭窄和梗阻的患者，进食困难而全身衰竭，应先给予胃肠减压和静脉营养，再给予鼻饲十二场营养管植入，待患者全身营养状况改善后，再给予动脉灌注化疗。

4）大肠癌

大肠癌引起的肠梗阻，或外科手术后吻合口狭窄引起的肠梗阻患者，需先行胃肠减压、补液，手术造瘘或解除梗阻后，再行动脉灌注化疗。伴有穿孔、腹膜炎、消化道出血的患者，需进行相应的处理，待病情稳定后，再行动脉灌注化疗。

5）胰腺癌

伴梗阻性黄疸的患者应先行胆管引流，待胆红素下降正常后，再行动脉灌注化疗。胰头肿瘤压迫或侵犯十二指肠引起消化道梗阻，需先植入鼻饲营养管或十二指肠支架，解除梗阻，改善患者营养状况后，再行动脉灌注化疗。

6）肾癌

对侧肾脏肾功能不良的患者，伴有泌尿系严重感染的患者不宜行动脉灌注化疗栓塞。

4. 肿瘤放射介入治疗收益评估

4.1 脑肿瘤

1）脑胶质瘤

经颈内动脉灌注嘧啶亚硝脲治疗首次确诊的恶性胶质瘤，1年存活率为 58.5%，2年为 32.8%，对术后复发性肿瘤效果较差，中位生存期仅 6.1 个月。卡氮芥与顺铂合用，经超选择插管动脉灌注治疗复发性脑胶质瘤，有效率可达到 83.3%。嘧啶亚硝脲动脉灌注化疗联合放疗治疗胶质瘤，中位生存期可达到 81.7 周。有研究报导 58 例脑胶质瘤（Ⅱ～Ⅳ级）患者于术后 10～15 天行颈内动脉灌注盐酸尼莫司汀，2～3 周为 1 周期，4～6 周期后，随访 3 年，CR11 例（19.0%），PR25 例（43.1%），SD20 例（34.5%），PD2 例（3.4%），中位生存期为 20.8 个月。

2）脑转移瘤

有学者以卡铂＋依托泊甙动脉灌注，结合放、化疗治疗脑转移瘤，24 个患者中，CR6 例，PR6 例。有研究报导 18 例脑转移瘤患者，其中 14 例原发肿瘤为肺癌者采用支气管动脉、颈内动脉或椎动脉造影、灌注化疗术，4 例原发肿瘤为原发性肝癌者采用肝动脉、颈内动脉或椎动脉造影、灌注化疗术＋肝动脉栓塞术，化疗药物采用卡氮芥＋替尼泊苷＋顺铂，结果 CR 5 例，PR 11 例，SD 2例，有效率为 88.9%，全组无严重化疗相关不良反应及手术并发症。

4.2 头颈部恶性肿瘤

有学者认为，高分化及中等分化的鳞状细胞癌和横纹肌肉瘤对动脉灌注化疗有较好的反应性；骨肉瘤、纤维肉瘤、囊腺癌敏感性稍低；恶性淋巴瘤和低分化鳞状细胞癌对放疗较敏感，一般不采用动脉灌注化疗。动脉灌注化疗治疗头颈部恶性肿瘤，顺铂的有效率可达 81%，其他依次为丝裂霉素（79%）、博莱霉素（66%）、多柔比星（51%）、氟尿嘧啶（51%），而这些药物经静脉给药的有效率仅为 20%。有研究采用多种药物联合化疗治疗口腔癌患者，动脉灌注化疗组和静脉化疗组的 CR＋PR 分别为 92.3% 和 81.8%，动脉化疗组的全身不良反应较轻。有研究报导单药氟尿嘧啶治疗 30 例口腔癌患者，CR＋PR 达到 66.6%；治疗舌癌 15 例，CR＋PR 达到 86.6%，用药后 3～4 周行舌癌切除术，5 年无瘤生存率达 78.5%。Fen 等观察侵犯颅内的鼻咽癌 12 例，首先给予顺铂＋表柔比星 2 个周期的动脉灌注化疗，原发病灶缩小 42.76%，颅内肿瘤缩小 55.63%，然后再进行放疗，2 年存活率达到 83.30%。

4.3 胸部肿瘤

1）肺癌

肺癌动脉灌注化疗近期疗效较为显著，有效率可达到 68.0%～93.4%。有报导以吉西他滨＋顺铂经支气管动脉灌注治疗 40 例Ⅲ期非小细胞肺癌患者，3 个周期后，有效率为 47.5%。顺铂支气管动脉灌注化疗 40 例非小细胞肺癌和 9 例小细胞癌，非小细胞肺癌的有效率可达到

76％，小细胞肺癌有效率可达到89％。有学者用卡铂经静脉滴注、支气管动脉灌注以及支气管动脉和肺动脉双重灌注，治疗中晚期非小细胞肺癌132例，近期有效率分别达到41.6％、73.1/％和80.0％，支气管动脉灌注化疗优于全身静脉化疗，中位生存期分别为7.6、11.0和11.5个月。由报导43例小细胞肺癌患者，依立替康100～160 mg/m²，第1天经支气管动脉灌注化疗药物，第8天静脉滴注；顺铂100 mg/m²，第1天支气管动脉灌注，第2、3天静脉滴注。43例患者CR＋PR 29例（67.4％），SD 7例（16.3％），PD 7例（16.3％），中位生存期为13.2个月，1年生存率46.5％，2年生存率23.3％。

2）食管癌

有报导80例食管癌患者行动脉灌注化疗，化疗药物用顺铂80～160 mg，氟尿嘧啶750～1 000 mg，丝裂霉素8～20 mg或表柔比星30～60 mg，CR 26例，PR 42例，NC 11例，PD 1例，总有效率（CR＋PR）为85％，1、2、3、5年生存率分别为87.5％、38.8％、21.3％、15.0％。动脉灌注化疗联合放射治疗是治疗晚期食管癌的一种安全、可靠、疗效满意的治疗方法。叶宏勋等报导90例晚期食管癌患者，对照组单纯放射治疗，治疗组采用顺铂＋氟尿嘧啶动脉灌注化疗联合放射治疗，治疗组的1、2、3年生存率分别为68.9％、44.4％、35.6％，对照组分别为46.7％、24.4％、15.6％（$P < 0.05$）。

3）乳腺癌

单独应用多柔比星动脉灌注化疗治疗乳腺癌，近期有效率为48％～77％。联合应用多柔比星和丝裂霉素，近期有效率为74％～80％。多柔比星＋丝裂霉素＋内分泌治疗，近期有效率可达到91％。ADM动脉灌注化疗治疗乳腺癌，Ⅲa、Ⅲb、Ⅳ期5年生存率分别为100.0％、37.5％和40.0％。周韬等观察60例乳腺癌患者，采用吡柔比星60 mg＋紫杉醇120 mg动脉灌注化疗，再以明胶海绵颗粒栓塞肿瘤供血动脉，60例患者经数字减影血管造影（digital subtraction angiography，DSA）共发现112条明确的供血动脉，其中单支供血8例，多支供血52例，完全缓解率为25.0％（15/60），部分缓解率为73.3％（44/60），稳定率为1.7％（1/60），总有效率为98.3％（59/60），中位生存期40个月。

4.4　腹部肿瘤

1）肝癌

肝动脉化疗栓塞术治疗肝癌的1年生存率在34.6％～66.9％，2年生存率在33.8％～42.0％。肝癌患者术后行预防性动脉化疗栓塞可明显提高患者的生存率，有报导预防性肝动脉灌注化疗栓塞组1、2、3年生存率分别为85.1％、56.8％、56.8％，中位生存时间为39个月；对照组分别为65.2％、43.4％、30.4％，中位生存时间为21个月。全身化疗联合肝动脉栓塞化疗治疗转移性肝癌有较好的疗效，有报导62例乳腺癌肝转移患者采用全身化疗或全身化疗联合肝动脉栓塞化疗，62例患者中总有效率（OR）为51.6％，其中全身化疗组的客观有效率（RR）为37.0％，全身化疗加肝动脉栓塞化疗的患者客观有效率（RR）为62.9％，联合治疗组的疗效明显好于单纯化疗组（$P < 0.05$）。总中位生存期为17个月，其中全身化疗组中位生存期为15个月，全身化疗加肝动脉化疗栓塞组中位生存期为22个月，两者的生存期有显著差异（$P < 0.05$）。

2）胆囊癌和胆管癌

Boehm等复习20项研究作荟萃分析，经动脉介入治疗肝内胆管癌，总生存期：动脉灌注化疗22.8个月、Y90微球栓塞13.9个月、动脉化疗栓塞12.4个月、载药微球肝动脉化疗栓塞12.3个月，治疗的反应率（CR＋PR）：动脉灌注化疗56.9％、Y90微球栓塞27.4％、动脉化疗栓塞17.3％。有学者以氟尿嘧啶＋丝裂霉素动脉灌注治疗11例胆管癌或胆囊癌患者，CR 1例，PR 6

例,中位生存期 12.5 个月。有报导 24 例确诊为肝门部胆管癌合并梗阻性黄疸的患者,行经皮经肝胆管引流减黄 1~2 周后行肝动脉灌注化疗,同期 23 例肝门部胆管癌患者单纯行经皮经肝胆管引流,动脉灌注化疗组平均存活 11 个月,单纯引流组平均存活 5 个月。

3) 胃癌

Shchepotin 报导动脉灌注化疗治疗胃癌的有效率为 81.2%,1 年生存率为 100.0%。静脉化疗联合肝动脉化疗栓塞治疗胃癌伴肝转移,较单纯静脉化疗疗效明显增加。黄和等观察 30 例胃癌伴肝转移患者,经肝动脉化疗栓塞治疗后行静脉化疗,第 1 天给予多西他赛 60 mg/m² 静脉滴注、奥沙利铂 80 mg/m² 静脉滴注,第 1~5 天氟尿嘧啶 500 mg/m² 静脉滴注,另外 30 例作为对照组,按上述方案单纯行静脉化疗,2~6 个周期,治疗组总有效率 53%,对照组为 37%($P<0.05$),治疗组中位生存时间为 13 个月,对照组为 8 个月($P<0.05$)。术前动脉介入化疗能提高进展期胃癌患者的手术切除率和术后生存期。李东等将 105 例临床诊断为 Ⅱ 期以上胃癌患者在术前接受动脉灌注化疗,氟尿嘧啶 750 mg/m²、丝裂霉素 10 mg/m²、顺铂 60 mg/m²,7~10 天后行胃癌根治术,91 例(86.6%)获得根治性切除,1、3 和 5 年生存率分别是 96.2%、68.6% 和 52.4%,而作为对照的常规手术组 65 例(68.6%)获得根治性切除,1、3 和 5 年生存率分别是 88.4%、38.9% 和 28.4%。

4) 大肠癌

许健等将 114 例大肠癌手术患者分为 4 组,A 组 62 例术前行动脉灌注化疗,B 组 19 例术前行静脉化疗,C 组 12 例以氟尿嘧啶保留灌肠,D 组 12 例为对照组;术后肿瘤标本切片病理组织学观察发现,A、B、C 组肿瘤细胞变性坏死明显高于对照组,A 组明显高于 B 组和 C 组,说明术前以动脉灌注化疗疗效最好。Miura 等研究 74 例不能切除的大肠癌患者,31 例进行动脉灌注化疗,中位生存期 10.5 个月,平均生存期 11.6 个月,1 年生存率 39%。肝动脉介入联合全身静脉化疗近期可有效预防大肠癌术后肝转移的发生。吴庆宇等对 48 例大肠癌患者,术后 3 周行肝动脉灌注化疗联合全身静脉化疗 6 个周期,药物为奥沙利铂 130 mg/m²、亚叶酸钙 300 mg/m²、氟脲苷 FUDR 500/m²、羟基喜树碱 15~20 mg/m²,对照组 38 例患者仅予以同样药物全身静脉化疗 6 个疗程,所有病例术前、术后、化疗前后均行影像学检查,随访 48 个月,治疗组肝转移率 4.17%(2/48),对照组肝转移率 28.95%(11/38)。

5) 胰腺癌

胰腺癌区域化疗可提高胰腺区域的化疗药物浓度,而体静脉血中的化疗药物浓度可保持在较低水平,从而增强胰腺癌化疗的效果并相对减轻药物的毒性反应。有研究对 15 例手术不能切除的胰腺癌患者行转流术后,分别经区域动脉或体静脉快速推注氟尿嘧啶 1 000 mg,用反相高效液相色谱法测定门、体静脉血中氟尿嘧啶的浓度,结果提示区域化疗组门静脉血中的氟尿嘧啶浓度在 60 min 以内显著高于体静脉血中氟尿嘧啶的浓度,也显著高于同期全身化疗组门静脉血中氟尿嘧啶的浓度,而体静脉血中的药物浓度略低于同期全身化疗组。动脉灌注化疗可以减轻胰腺癌的临床症状,有研究以多柔比星+顺铂+氟尿嘧啶动脉灌注治疗 22 例胰腺癌,75%(15/20)的患者疼痛减轻或消失,45%(9/20)的患者肿瘤缩小。皮下植入动脉药盒,可以对胰腺癌患者行序贯动脉灌注化疗,有报导 24 例患者行经皮动脉植入导管药盒,经药盒行区域动脉化疗,对照组 22 例采用全身化疗,两组均给予吉西他滨+奥沙利铂联合化疗方案,结果药盒组和全身化疗组临床受益率分别为 62.5% 和 36.3%($P<0.05$),总有效率(CR+PR)分别为 58.3% 和 31.8%($P<0.05$),药盒组生存期 4~18 个月、中位生存期 9.5 个月、全身化疗组生存期 2~10 个月、中位生存期 4.6 个月。动脉灌注化疗可作为晚期胰腺癌一线治疗失败后的二线治疗,具有较好的疾

病控制率和疼痛缓解率。

6）肾癌

有学者以丝裂霉素微球囊＋明胶海绵术前经肾动脉化疗栓塞肾癌 43 例,与 52 例单纯手术作对照,栓塞＋手术组 5 年生存率为 77％,单纯手术组为 55％;进一步分层分析发现,Ⅰ 期患者两组之间的生存率无差异,Ⅱ 期患者栓塞＋手术组 5 年生存率达到 83％,而单纯手术组为 49％,Ⅲ 期患者栓塞＋手术组 5 年生存率达到 68％,而单纯手术组为 28％。超选择性肾动脉化疗栓塞可以提高小肾癌保肾手术切除率,降低并发症和复发率。有报导 29 例直径小于等于 3 cm 的肾癌患者,随机对其中 13 例先行超选择性肾动脉化疗栓塞,后再行保肾手术,另 16 例直接行保肾手术作为对照组,研究组肾脏手术切除率 92％、术中平均出血量 110 mL、术后无出血、尿漏并发症率 8％、3 年复发率 0、3 年生存率 100％,对照组分别为肾脏手术切除率 37％、术中平均出血量 235 mL、术后出血 25％、尿漏并发症率 31％、3 年复发率 18.9％、3 年生存率 93.8％。

4.5 盆腔肿瘤

1）膀胱癌

Takahashi 等以甲氨蝶呤＋顺铂＋多柔比星动脉灌注治疗 15 例不能手术切除和 10 例术后局部复发的膀胱癌患者,平均治疗 6 个周期,获得 PR 18 例,中位生存期 23 个月。动脉灌注化疗和全身静脉化疗结合治疗膀胱癌可获得较好的疗效。有学者以环磷酰胺＋多柔比星＋顺铂先行全身静脉化疗,3 周后再行动脉灌注化疗,每 4 周 1 次,连用 2 次以上,21 例伴有淋巴结转移的膀胱癌患者,CR 14 例,PR 4 例,有效率达到 85.7％。

2）子宫癌和宫颈癌

Kigawa 等动脉灌注顺铂和博莱霉素治疗局部复发性子宫颈癌 21 例,获得 71.4％的有效率（CR＋PR）。动脉化疗栓塞治疗可为晚期子宫癌Ⅱ期手术创造条件,有研究观察 48 例子宫癌,其中宫颈癌 35 例,宫体癌 13 例,经子宫动脉选择性化疗药物灌注和栓塞,21 例治疗后Ⅱ期手术,动脉化疗栓塞＋手术者 1 年及 3 年生存率分别为 100.0％和 90.5％（19/21）,单纯介入治疗者 1 年及 3 年生存率分别为 100.0％和 88.9％（24/27）。

3）阴道恶性肿瘤

动脉灌注化疗对中晚期阴道恶性肿瘤近期疗效明显,不良反应轻,可以为手术或放疗创造了条件。张玉勤等对 14 例中晚期阴道原发性恶性肿瘤患者行双侧髂内动脉灌注化疗,上皮性肿瘤和肉瘤灌注顺铂 80 mg、表柔比星 70 mg,黑色素瘤加用氮烯咪胺 800 mg,间隔 2 周重复,每例患者化疗 2～4 次,根据病灶消退情况选择进一步的手术或放射治疗,结果动脉灌注化疗后 CR 2 例,PR 9 例,3 例肿瘤缩小在 50％以下,有效率（CR＋PR）为 78.6％,5 例行手术治疗,肿瘤完全切除,7 例行补充放疗,除 1 例介入治疗后无效行放疗有肿瘤残留外,其余 6 例放疗后肿瘤完全消退。

4）卵巢癌

卵巢癌术前行动脉灌注化疗栓塞治疗可以缩小肿瘤体积、缩短手术时间、减少术中出血量。有学者用顺铂 100 mg 和多柔比星 40 mg 动脉灌注治疗 32 例晚期卵巢癌患者,2～4 个周期后外科手术,共 81 次灌注化疗,获得 CR 16 例,PR 13 例,NC 2 例,PD 1 例,有效率达到 90.6％,平均生存时间 21.8 个月,明显高于静脉化疗 12.3 个月,1 年生存率为 71.9％,2 年生存率为 58.8％。有报导 137 例卵巢癌患者,63 例行术前动脉化疗栓塞治疗,74 例行单纯手术治疗,术前动脉化疗栓塞治疗总有效率为 57.14％,手术时间及术中出血量与单纯手术组相比显著减少（$P<0.05$）。

4.6 骨骼和软组织肿瘤

Carrasco 以大剂量顺铂 120～150 mg/m² 对骨肉瘤行术前动静脉化疗,4 年生存率达到

91%。Jaffe 术前动脉灌注化疗治疗骨肉瘤,5 年生存率达到 60%～80%,且 80% 以上的病例进行了保留肢体的外科手术而不是截肢手术。有学者观察 38 例软组织肉瘤行术前动脉化疗,10 年生存率达到 69.5%。有研究对 28 例经病理证实的骨与软组织肿瘤患者行动脉内灌注化疗栓塞治疗,其中骨肉瘤 14 例,骨巨细胞瘤 8 例,软骨肉瘤 3 例,尤文肉瘤 2 例,转移瘤 1 例。肿瘤部位:上肢 5 例,下肢 17 例,躯干 6 例。原发性骨肿瘤选择卡铂 0.3～0.8 g,表柔比星 30～70 mg 等,转移性肿瘤氟尿嘧啶 0.5～1.5 g 以及丝裂霉素 10～20 mg 等联合用药方案,23 例疼痛缓解或消失,19 例软组织消肿,肿瘤缩小,22 例在介入治疗后 1 周内又接受手术治疗并经病理检查,显示瘤细胞不同程度变性、坏死、液化,以并用栓塞治疗者更为显著。

第五节 肿瘤的消融治疗

1. 肿瘤消融治疗的原理及发展史

肿瘤消融包括物理和化学两类消融技术。物理消融技术是将能量通过冷冻或过热的方式应用于肿瘤,从而破坏肿瘤细胞。尽管冰冻组织本身不会使蛋白质变性或细胞结构破坏,但反复快速冻融可有效的裂解细胞膜并导致肿瘤大范围坏死。加热比冷冻能更有效地破坏肿瘤,组织加热到超过 60℃ 几乎可使蛋白质达到瞬时凝固及变性,并使所有的细胞和细胞内容物产生完全并且不可逆转的损害。高于 100℃ 时,组织发生汽化及炭化。在涉及肿瘤的区域使组织均匀加热到超过 60℃,将导致肿瘤完全破坏。然而,认识各种方法的基本物理是非常重要的,因为在不均匀组织中实现均匀加热这一目标是不容易的,比如肝脏。理想情况下,肿瘤和肿瘤周围的适当边缘应被加热至 60℃ 到 100℃ 之间的温度。然而,加热不包含特定区域,并不传导至 60℃ 区域以外的组织。由于热传导,所有在消融区域周围的组织应在 45℃ 至 60℃ 之间,从而减少热损伤程度或凝固性坏死的范围。由于在器官中各种结构的热传导性质不同,癌细胞可能在热传导区存活。预测消融区和传导区的准确大小在很大程度上取决于所施加的能量的类型和能量形式的物理学。化学消融技术是将破坏肿瘤蛋白的化学药物直接注入肿瘤内,使癌组织坏死,灭活癌细胞,消融癌组织的治疗方法。充分理解物理消融的过程,实时影像引导的消融针放置,以及透彻的解剖知识,是物理消融成功的关键掌握注射技术。影像引导下准确地穿刺命中靶灶,将药物均匀地注射到肿瘤内部,是化学消融成功的关键之一,影像监控整个治疗过程,把握注射剂量和药物分布,都是尤为重要的。目前常用的消融系统有射频消融(radiofrequency ablation,RFA),微波消融(microwave ablation,MWA),冷冻消融(cryoablation),激光消融(Laser ablation therapy,LAT),以及高能聚焦超声(high intensity focused ultrasound,HIFU),化学消融(chemo-ablation)。

1.1 冷冻消融

最早用于消融治疗的是冷冻消融。冷冻治疗的历史可追溯到 3500 年前,当时有学者应用冷冻方法治疗皮肤病。但现代冷冻医学的建立,则是最近几年的事。19 世纪中叶即有冷冻消融治疗癌症的报道,James Arnott 医生使用含有碎冰的盐溶液(−18℃ 至 −24℃)冷冻乳腺癌,子宫颈癌和皮肤癌。他观察到肿瘤发生的萎缩,疼痛显著下降。虽然冷冻消融已被用于治疗各种器官的恶性肿瘤,但在目前的实践中最常见的应用在肝、肾、肺、前列腺和乳腺癌。

冷冻消融的基本原理是通过一根插入瘤体的冷却杆(消融针)利用液氮或其他冷却剂迅速冻结肿瘤。再当灌入氦气使瘤体发生融解时,产生瘤体的破坏。通过使用多个冻结-融解循环(Joule-Thompson 效应),来增强破坏的效应。目前在治疗大肿瘤或者邻近重要血管、胆管结构时仍有应用。然而由于血管内血液的持续流动导致冷冻的能量被带走,尽管血管结构得以保存,但也造成肿瘤的残留,从而成为复发的根源。

在肝脏肿瘤中冷冻治疗的一大优势是冷冻形成的冰球在超声上可清晰显示,并且可安全地应用于主要的管道结构周围。但是冷冻后肝脏变脆以及可能发生的冷休克(cryoshock)造成了这种方法在肝脏中的应用越来越少。

1.2 射频消融

d'Arsonval 于 1891 年最早提出了射频能量及其热效应,他报道了射频波通过组织时组织被加热的现象。1928 年 Bovie 刀(即电刀)的出现,射频才正式进入医学领域。Bovie 刀通过改变电流发射的模式来产生切割(持续发射)或止血(脉冲发射)的功能。实际上 Bovie 刀是当代单极射频的雏形。1992 年,McGahan 及 Rossi 分别独立报道了利用射频能量治疗肝肿瘤,他们所使用的消融电极是改良的 Bovie 刀。从此射频消融才成为正式的医学名词。

射频消融(RFA)的基本原理:射频是一种频率达到每秒 15 万次的高频振动。人体是由许多有机和无机物质构成的复杂结构。高频率(460~480 kHz)电流通过组织时,在高频振荡下,两电极之间的离子沿电力线方向快速运动,由移动状态逐渐变为振动状态。由于各种离子的大小、质量、电荷及移动速度不同,离子相互摩擦并与其他微粒相碰撞而产生生物热作用。由于肿瘤散热差,使肿瘤组织温度高于其邻近正常组织,加上癌细胞对高热敏感,高热能杀灭癌细胞。根据欧姆定律(I = V / R),电流(I)是取决于电压(V)和电阻(R)(或称为阻抗)。体内阻抗是影响消融的主要因素,并且随着消融的进行,由于组织发生凝固及脱水,阻抗会不断升高。电流会自发地沿阻抗最小的部分传导。血管的阻抗较小且可带走热量,当血管穿过或绕行肿瘤时,可导致局部温度较低而使肿瘤细胞残存。一般来说,血管的阻抗比周围的肿瘤可低 10 倍,胆管的程度略小。在消融过程中,电流优先从阻抗低的部分流动,从而电能转化为热能减少。这种效应称为电流沉降效应(current sink),从而构成射频消融的主要问题之一。某些设备使用功率输出模式的主机来使输出的功率保持恒定,以及使用多极消融针来强制大范围区域加热。然而尽管采用了多种调节,消融区域也可能不均匀,并且范围很小。消融区域的最终大小在很大程度上取决于热传导。在热传导区,类似于冷冻消融的血流冷却效应也会发生,称为热沉降的效应(heat sink),并且影响消融的效果。但只要小的消融区和大的热传导区具有足够大的重叠,肿瘤仍可被完全破坏。然而,消融电极放置的不精确,或未预料到的大的电流沉降效应,可导致肿瘤内或边缘的细胞残留。

电流从消融电极发出,经过人体传导至负极板,其强度逐渐减弱,因此消融电极周围的发热量非常高,一旦过高则会使组织产生炭化,从而使局部的阻抗迅速上升到非常高(通常大于 900 Ω)。一旦发生炭化,在阻抗模式下电流迅速下降,而在功率模式下电极则过度发热。目前有许多技术被用于减少过度发热,如水冷循环系统,局部注射生理盐水,阻抗反馈等。射频消融的电极设计有多种,包括:单极针、双极针、多极针。单极针消融范围较小,一般需要多针同时使用,可用于较小肿瘤的消融,或用于体表肿瘤的消融;双极针的电流回路在针尖完成,减少了通过人体的电流,单针消融范围也较小(<2 cm),但双极针可用于体内有金属植入物以及起搏器的患者;多极针,又可分为集束针(通常为 3 根单针集成在一起),以及伞形针(针尖为 8 或 10 根弧形细针打开时犹如一把打开的伞)。使用时可以单针使用,也可以多针组合使用。通过多针技术,电流在不同的针尖(2~3 根针)之间完成回路,通过一定的逻辑组合,针尖交替发热,同时配合循环水冷,也可减少针过度发热,最终提高消融的效率及范围。

RFA 是几种消融技术中最有效的消融方式。该技术能够消融 5 cm 的肿瘤,通过多针以及多模式的组合还可消融更大的肿瘤。然而由于存在消融区的电流沉降效应以及传导区的热沉降效应，实际的消融范围可能受到限制。

1.3 微波消融

1994年Seki等首次报告超声引导下经皮穿刺将微波天线置入瘤体内治疗小肝癌获得成功；1998年，江苏省肿瘤医院实施微波肿瘤消融手术，取得成功；2002年，上海东方肝胆外科专家报道61例小肝癌经一次性微波治疗后，随访1年，有57例未见复发。

微波（microwave）也是电磁波，微波消融指的是将一根特制微波针，经皮穿刺到肿瘤中心区域，在微波针的某一点上释放的频率900 MHz（包含900 MHz）微波磁场，在微波场辐射范围的组织内的极性分子（主要是水分子）会发生高频振荡（2.45 G次/秒），水分子高速旋转运动并摩擦升温，当温度升高到60℃以上时，肿瘤细胞的蛋白质变性凝固，导致其不可逆性坏死。灭活的肿瘤组织可生产热休克蛋白，刺激机体的免疫系统，提高机体的免疫功能，起到抑制肿瘤细胞扩散的作用。当前微波消融术主要用915 MHz和2 450 MHz两种频率。具有热效率高，升温速度快，热场均匀等优点。水循环内冷却天线的研制成功，解决了微波天线杆温度过高的难题，使大功率、长时间、高能量级的消融得以实施，且消融区的形态更趋于球形。

微波的空间传导不依赖于组织的电阻，只与组织的电磁特性有关，因此微波消融时中央组织的脱水炭化并不影响微波的传播，消融的范围只与组织的性质、微波的功率、发射的时间有关。因为微波的发热效率高，消融的区域会显著增大并且局部肿瘤复发可能显著降低。然而，由于微波没有物理屏障，肿瘤的邻近正常组织和结构可能会受到影响，因此需要仔细保护。与射频一样，大血管的热沉效应也是影响微波消融后肿瘤复发的一个因素，尽管有研究显示这种现象在微波要更少一些。目前由于消融针的设计不断改进（循环水冷、陶瓷涂层），单针消融3 cm已经非常成熟。如果通过阻断肝门血流，以及使用多针同时消融，可产生更大的消融范围，最大甚至可达8 cm以上。与射频消融相比，微波有2个显著的优势：（1）不需要形成回路，消融时微波是以针尖为中心向周围扩散。因此可以用于体内有金属植入物或安装起搏器的患者。（2）不受电流传导影响、受碳化及血流灌注影响小、温度上升快、消融范围大。

目前全球的微波消融系统临床使用主要集中于中国，不仅可用于肝癌治疗，还可用于肺癌、乳腺癌、胰腺癌、前列腺癌、骨癌、子宫肌瘤等实体瘤的治疗；可以广泛联合其他治疗，如经肝动脉栓塞化疗术（transcatheter arte-rialchemoembolization，TACE）将有助于加强对微波消融肿瘤的有效控制和扩大其适应证。

1.4 激光消融疗法

在1983年，Bown第一次使用激光来消融肝脏肿瘤。激光器件将电能转化为光能（激光），它作用于组织产生热并造成细胞死亡。激光可以精确地且可预测地传递到组织的任何位置。因为激光是相干和单色的，它可以高度准直和聚焦，并且大量的能量可以在长距离无显著损耗被传输。激光在组织渗透的程度由其波长所决定。由于近红外光谱中的光渗透最佳，具有1 064 nm波长的掺钕钇铝石榴石（Nd:YAG激光）激光和800～980 nm波长的二极管的激光是最佳的经皮消融光源。光性质（散射、反射和吸收）、热传导（电导率和蓄热）和组织的血液流动特性支配了组织中热扩散过程，并最终确定激光暴露区域内的温度分布图。肿瘤坏死的完整性和范围取决于施加功率和组织炭化之间的平衡。

激光通过柔性光纤经特别设计的扩散器传输到患者体内。光纤的形状、大小和设计是非常重要的。目前最常使用的纤维类型是裸露尖端的圆柱漫射石英纤维。对于大肿瘤或位于不同部位的多个肿瘤的消融,可使用光束分离装置,它允许将激光同时经多根纤维传递到多个部位。多纤维系统具有协同效应并可减少纤维的热耗散。采用水冷护套可使消融在更高的功率下进行,从而更快地使大病灶坏死。消融直径接近 5～8 cm 的病灶时可产生最小中心结痂和炭化。因为纤维不会被破坏,消融长的病灶非常容易,只需要回撤或前伸纤维即可。

1.5　高能聚焦超声

第一个 HIFU 治疗试验于 1942 年。Fry 兄弟首先应用 HIFU 治疗神经系统疾病。早期通过完整的颅骨治疗脑病变的尝试都是失败的。脑内的毁损灶很小,但头皮却有很大的损伤。虽然有人声称治疗后帕金森症状被消除了,但该治疗并没有被推进,可能是因为同期开发出了左旋多巴(L-Dopa)。需要除去一部分颅骨以及缺乏精细的成像工具限制了 HIFU 在神经外科的研究。在 20 世纪 70 年代,超声被用来使整个肿瘤体积产生高温(组织温度升高至约 43℃)并保持较长时间(约 1 小时)。重新发现 HIFU 对肿瘤的治疗作用发生在 20 世纪 90 年代,因为随着现代技术的发展,出现了新的换能器设计,能量输送的方式,以及实时成像技术。现代超声和磁共振成像技术提供了精确的定位以及良好的随访技术(解剖和功能成像),它们为实现 HIFU 的全部潜能提供了有力保障。

HIFU 与诊断性超声的差别在于其声功率要高几个数量级,诊断性超声的最大允许功率为 720 mW/cm²。而 HIFU 焦点区域的强度则为 100～10 000 W/cm²,峰值压缩压力高达 70 MPa 并且峰值稀疏压力达 20 MPa。HIFU 消融主要使用超声的 2 个效应:热效应以及机械效应。热效应是组织吸收声能而产生的。在大多数组织中如果温度升高超过 60℃并持续 1 秒,组织将会产生即时且不可逆的死亡,也就是凝固性坏死,这是 HIFU 治疗肿瘤的主要机制。然而 HIFU 的消融区域较小仅局限于焦点区域(一般来说宽约 1 mm,长约 10 mm),但这也最大限度地减少了焦点区域外组织热损伤的可能性。HIFU 的机械效应与声学脉冲有关,包括空化、微流和辐射力。空化是指在声能传播路径上由于声波的膨胀及压缩的交替进行,组织内气体空腔的产生或运动。有两种形式的空化:稳定性空化和惯性空化。稳定空化是暴露于低压声场中气泡,其尺寸稳定的振荡。惯性空化是气泡的剧烈振荡,在稀疏相时气泡可迅速增大并达到共振的大小,最终导致气泡的剧烈塌陷和破坏。剧烈的塌陷会在微环境中产生高压(20～30 000 bar)和高温(2 000～5 000 K)的冲击波。稳定空化的气泡振动会导致气泡周边流体的快速运动,这就是所谓的"微流"的效果。微流产生的高剪切力,可以引起细胞膜的短暂损害,因此可以起到增强药物或基因递送的作用。与此同时,声波被吸收或反射时均可产生辐射力。如果介质为液体并可以自由移动,液体的运动将导致微流的形成,这也可以诱导细胞凋亡。凋亡可能是 HIFU 的一个重要的迟发效应,特别是在一些在组织暴露于高强度聚焦超声的重要延迟生物体作用,尤其是像神经元这样再生不良的细胞类型。在临床应用中,由于单个消融点较小,治疗时需要多个消融点重叠才能将肿瘤消融完全,这就使治疗时间非常长,往往需要数个小时。

1.6　化学消融

很早以来,人们期望注射药物直接杀灭癌细胞,1983 年日本首创经皮注射乙醇治疗肝癌,称之为"化学之刀(chemical knife)"。1994 年日本再次报导经皮乙酸注射治疗肝癌。2002 年我国首次报导经皮注射稀盐酸治疗肝癌,并进一步完善了 CT 引导穿刺和微米注射技术。

实体肿瘤的化学消融(chemo-ablation)是在影像引导和监控下,经皮穿刺肿瘤,将破坏肿瘤蛋白的化学药物直接注入肿瘤内,使癌组织坏死,灭活癌细胞,消融癌组织的治疗方法。2000 年巴塞罗那肝癌会议上将经皮乙醇注射治疗肝癌定位为治愈性手段。

用于化学消融的药物:(1)无水乙醇:无水乙醇使癌细胞脱水、蛋白质凝固,从而破坏肿瘤细胞,且肿瘤组织中的血管壁内皮细胞变性、坏死,继而血栓形成,导致肿瘤缺血坏死,称为经皮乙醇注射疗法。(2)冰醋酸:与乙醇相比,醋酸(乙酸):乙酸具有更强的渗透能力,容易穿透癌组织的纤维间隙而均匀弥散,且有注射总量少、次数少的优点,因而有更强的杀伤癌细胞的能力。主要用于孤立性原发性肝细胞肝癌和转移性肝癌。(3)稀盐酸复方消融合剂:稀盐酸复方消融合剂,注射 1 mL 可使 15 cm³ 的肿瘤完全凝固坏死,其凝固癌组织蛋白的效力是 50% 冰醋酸的 5 倍、无水乙醇的 15 倍,实验研究表明,复方消融合剂凝固组织的范围呈球体,界面细腻,凝固坏死区与正常组织界限清晰,明显优于无水乙醇和冰醋酸。

2. 肿瘤的消融治疗的临床应用

消融治疗主要应用于实体瘤,最早取得成功的是肝脏肿瘤的热消融,目前小肝癌的热消融治疗已经成为与手术切除等效的治疗方法。随着治疗方法的丰富,经验的积累、设备的改进,以及对肿瘤生物学的认识不断深入,目前消融治疗已经活跃在各种实体肿瘤的治疗中,主要包括肝、肺、肾、骨等,简述如下。

2.1 肝脏肿瘤

肝脏的原发肿瘤及转移瘤均是化学消融和热消融适应证。在中国,肝脏肿瘤的主要消融方法是化学消融和微波;而在其他国家,射频消融是主要方法。消融的途径可以是在超声或 CT 引导下经皮穿刺消融,或是开腹直视下消融,或者最近在外科比较流行的腹腔镜下消融。

适应证:对于原发性肝肿瘤,目前中国的专家共识推荐下列情况可以行消融治疗:(1)单发肿瘤最大直径≤5 cm,或者肿瘤数目≤3 个,最大直径≤3 cm;(2)没有脉管癌栓和邻近器官的侵犯;(3)肝功能 CTP 分级 A 或 B 级,或经内科治疗达到该标准;(4)不能手术切除的直径>5 cm 的单发肿瘤,或最大直径>3 cm 的多发肿瘤,局部消融可作为姑息性治疗或联合治疗的一部分。

禁忌证:对于肝癌患者伴有下列情况者禁忌使用消融治疗:(1)肿瘤巨大或弥漫型肝癌;(2)伴有脉管癌栓或邻近器官侵犯;(3)肝功能 CTP 分级 C 级,经护肝治疗无法改善;(4)治疗前 1 个月内有过食管(胃底)静脉曲张破裂出血;(5)不可纠正的凝血功能障碍及严重的血象异常,有严重出血倾向;(6)顽固性大量腹腔积液,恶液质;(7)活动性感染,尤其是胆管系统炎性反应;(8)严重的肝、肾、心、肺和脑等主要脏器功能衰竭者。

第一肝门区肿瘤为相对禁忌证;肿瘤紧贴胆囊、胃肠、膈肌或突出于肝包膜为经皮穿刺路径的相对禁忌证;伴有肝外转移的病灶不应视为禁忌,仍然可以采用局部消融治疗控制肝内病灶情况。

2.2 肺肿瘤

肺癌消融治疗,是肺癌局部治疗的手段之一,对于手术不能切除的肺癌,化疗放疗效果不理想的肺癌,患者体质条件许可的情况下,消融治疗是选择之一。

适应证:由于肺组织的特殊性,根据肺癌生长的部位和大小可以采取根治性消融或姑息性消融不同的消融方法。

(1)根治性消融:是指通过射频消融术的治疗,能够使肺部肿瘤病灶组织完全坏死,并有可能达到治愈和延长生存的目的。下列情况适应于根治性消融:原发性肺癌:周围型早期 NSCLC(肿瘤最大径≤3 cm,无淋巴结转移及远处转移),因心肺功能差、高龄或拒绝手术的。肺转移瘤:原发病变得到有效控制者,同时单侧肺部转移瘤总数≤3 个,双侧肺转移瘤总数≤5 个,肿瘤最大径≤3 cm。

(2)姑息性消融:是指通过射频消融术治疗,最大限度地诱导肿瘤凝固性坏死,达到减轻肿瘤负荷、缓解症状的目的。下列情况可做姑息性消融治疗:原发性肺癌:肿瘤最大径＞3 cm,进行多针、多点或多次治疗;原发性肺癌术后肺内孤立性复发。周围型肺癌放化疗或分子靶向药物治疗后肺部肿瘤进展或者复发。周围型小细胞肺癌经过放化疗以后肿瘤进展或者复发。合并恶性胸腔积液的周围型肺癌在胸膜活检固定以后。中晚期中心型非小细胞肺癌(NSCLC)。肿瘤侵犯肋骨或胸椎椎体引起的难治性疼痛,对肿瘤局部骨侵犯处进行消融,可达到止痛效果。肺转移瘤:数量和大小超过根治性消融限制者。

禁忌证:根据患者的体质条件可以分为绝对禁忌证和相对禁忌证。(1)绝对禁忌证:有严重出血倾向、血小板＜$50×10^9$/L 和凝血功能严重紊乱者(凝血酶原时间＞18 秒,凝血酶原活动度＜40％)。抗凝治疗和/或抗血小板药物应在消融前至少停用 5～7 天。(2)相对禁忌证:有广泛肺外转移者,预期生存＜3 个月;有严重合并症、感染期、免疫功能低下、肾功能不全者;心脏起搏器植入、金属物植入者;对碘剂过敏,无法通过增强 CT 扫描评价疗效;美国东部肿瘤协作组(eastern collaborative oncology group,ECOG)体力状态评分＞2 分者。

2.3 肾脏肿瘤

肾癌消融治疗是不适合外科手术者肾癌患者的治疗手段之一。

适应证:孤立肾、多发病灶、肾功能不全、移植肾,以及有基础病的老年肾肿瘤患者。

禁忌证:预期生存＜1 年;伴有远处转移;肿瘤直径＞5 cm;肿瘤位于肾门或紧邻集合系统。

2.4 骨肿瘤

适应证:原发性骨肿瘤、转移性骨肿瘤。消融治疗与骨水泥硬化治疗结合可以保护局部骨骼的完整性,并且可以消除或缓解骨转移灶引起的剧痛。

适应证:包括原发性骨肿瘤,骨样骨瘤、成软骨细胞瘤、嗜酸性肉芽肿(骨)、恶性骨肉瘤、转移性骨肿瘤。目前几乎所有有症状的转移性骨肿瘤均可在影像的引导下进行消融治疗。

禁忌证:全身广泛骨破坏、体质差、ECOG 体力状态评分＞2 分,生命预期不足 3 个月者。

3. 肿瘤消融治疗的疗效评估

肿瘤消融治疗,是肿瘤的局部治疗,肿瘤往往是全身性疾病,消融治疗只能起到减少局部瘤负荷,减轻因肿瘤局部侵犯而产生的症状。其疗效的评价包括两个方面。

3.1 肿瘤消融技术成功率的评估

由于消融后局部产生凝固性坏死,消融区(肿瘤)的大小不再是评估的一个重要指标。对于单发肿瘤,消融的技术成功率即消融的完整性,定义为在对比增强的影像上,肿瘤有无残留。对于多发肿瘤,技术成功率定义为指示肿瘤的消融完整性。

技术成功率分为近期成功率以及长期成功率。消融后第 1 个月的评估为近期成功率。3 个月以上进行对比增强影像复查则为长期技术成功率。进行长期复查的目的在于发现复发病灶以及新发病灶。

技术成功率的评估是通过影像学来评估。目前可用的影像学方法有:超声、CT、MRI 以及 PET-CT。常用的方法是:CT 及 MRI。超声对操作者的经验依赖非常大,PET-CT 的假阴性及假阳性干扰,目前不是常用的方法。

3.2 肿瘤消融生存获益评估

生存获益评估需要综合局部肿瘤进展、消融的并发症、患者的生存时间延长来综合评估。目前还没有一个较好的方法。一般通用的方法是通过局部疗效来推断整体疗效,但这种方法没有考虑治疗的并发症风险。因此生存获益评估需要进行个体化考虑,技术成功并不代表患者生存获益。

有文献报道：乙醇注射治疗小肝癌，几乎达到根治的疗效。1、3、5、7 年生存率分别是 97.7％、70.3％、51.6％、30.6％。常见的反应有局部疼痛、吸收热和醉酒现象。对肝功能有一定损害，出现一过性转氨酶增高。董宝玮等对 216 例直径≤5.0 cm 的原发性肝细胞癌患者的 275 个结节进行了经皮穿刺微波凝固治疗肿瘤(percutaneous microwave coagulation therapy, PMCT)，95.64％(263/275)的肿瘤被完全灭活，患者 1、2、3、4、5 年的累计生存率分别为 94.87％、88.81％、80.44％、74.97％和 68.63％。Gervais 等对 85 例肾癌患者采用经皮消融治疗，肿瘤平均直径为 3.2 cm，治疗后进行了 2～3 年的随访，90％的肿瘤被成功消融。Natharn 等对 45 例肺癌患者的 78 个病灶行 CT 引导下 MWA，病灶大小平均为 2.9 cm。研究发现其凝固直径可达4.8 cm，对于＜3.0 cm 病灶，单电极一次即可完全灭活。随访 24 个月时，41 例患者病情得到控制，4 例患者病情缓解，治疗成功率达 91.1％。陈浩高明宏报道 78 例骨肿瘤患者均在 CT 引导下成功实施射频消融术，手术成功率、术后随访 6 个月生存率 100％。观察组患者健康知识掌握情况显著优于对照组，SAS 评分明显低于对照组(P 均＜0.01)；观察组术后并发症发生率明显低于对照组 (2.4％ *vs.* 16.7％，P＜0.05)。Shibati 等将 30 例结直肠癌多发性肝转移患者随机分为两组，对比观察手术切除和 PMCT 的疗效，结果发现 PMCT 组 1、2、3 年生存率和平均存活时间分别为 71％、57％、14％，与手术切除无明显差异。

参考文献

[1] 张天泽. 现代肿瘤外科的概念[J]. 中国肿瘤临床,1986,6:345.

[2] 徐光炜. 肿瘤外科历史回顾及未来憧憬[J]. 国外医学. 肿瘤学分册,2000,1:000.

[3] 徐忠法,徐兆龙. 肿瘤外科的过去,现在和将来[J]. 中华肿瘤防治杂志,1994(2):148 - 151.

[4] 林洪生,张英. 中医药防治恶性肿瘤回顾与展望[J]. 环球中医药,2009,2(5):321 - 326.

[5] 牛红梅,刘嘉湘. 中医药抗肿瘤转移临床研究进展[J]. 中医杂志,2002,43(2):150 - 150.

[6] 邵令方,高宗人,卫功铨,许金良,陈明耀,程金华[J]. 食管癌和贲门癌的外科治疗. 中华外科杂志,2001,39(1):44 - 46.

[7] 顾晋,杜长征. 肿瘤外科的新进展[J]. 中国医学前沿杂志(电子版),2010,2(2):1 - 4.

[8] 周启军. 乳腺癌手术治疗的演变与进展[J]. 右江医学,2010,38(3):353 - 355.

[9] 杨后圃,王殊. 当今乳腺外科热点问题与发展趋势[J]. 肿瘤防治研究,2015,42(5):427 - 431.

[10] 张修稳,张义胜. 结肠癌外科治疗新进展[J]. 国际肿瘤学杂志,2012,39(11):861 - 861.

[11] 董淑晓,亓健. 高龄进展期胃幽门部癌外科治疗及临床意义[J]. 中国现代普通外科进展,2012,15(8):662 - 664.

[12] 刘勤江. 肿瘤外科治疗的原则及展望[J]. 甘肃医药,2008,27(5):9 - 12.

[13] 赵紫罡,王卫,杨瑞,等. 多学科合作模式及快速康复外科理念在胃肠道肿瘤围术期中的应用研究[J]. 中国全科医学,2012,15(15):1772 - 1774.

[14] 张一楚. 肿瘤外科的治疗原则[J]. 中国现代手术学杂志,2001,5(3):243 - 245.

[15] 王平,王勇. 腔镜技术在甲状腺癌治疗中合理应用[J]. 中国实用外科杂志,2015,35(6):

639 - 642.

[16] Kang S-W, Lee SC, Lee SH, et al. Robotic thyroid surgery using a gasless, transaxillary approach and the da Vinci S system: the operative outcomes of 338 consecutive patients. Surgery, 2009,146(6):1048 - 1055.

[18] Brunaud L, Germain A, Zarnegar R, et al. Robotic thyroid surgery using a gasless transaxillary approach: cosmetic improvement or improved quality of surgical dissection Journal of visceral surgery, 2010,147(6):e399 - e402.

[19] Veronesi U, Cascinelli N, Mariani L, et al. Twenty-year follow-up of a randomized study comparing breast-conserving surgery with radical mastectomy for early breast cancer. New England Journal of Medicine, 2002,347(16):1227 - 1232.

[20] Metcalfe K, Gershman S, Ghadirian P, et al. Contralateral mastectomy and survival after breast cancer in carriers of BRCA1 and BRCA2 mutations: retrospective analysis. Bmj, 2014,348.

[21] 杨后圃, 王殊. 当今乳腺外科热点问题与发展趋势[J]. 肿瘤防治研究, 2015,42(5):427 - 431.

[22] Strong VE, Devaud N, Karpeh M. The role of laparoscopy for gastric surgery in the West. Gastric Cancer, 2009,12(3):127 - 131.

[23] 季加孚, 陕飞. 胃癌综合治疗的研究进展与评价[J]. 中华外科杂志, 2011,49(3):193 - 197.

[24] Huscher CG, Mingoli A, Sgarzini G, et al. Laparoscopic versus open subtotal gastrectomy for distal gastric cancer: five-year results of a randomized prospective trial. Annals of surgery, 2005,241(2):232.

[25] 余佩武, 钱锋, 郝迎学. 腹腔镜胃癌根治术 726 例的疗效分析[J]. 中华消化外科杂志, 2011,10(1):44 - 47.

[26] Martijnse IS, Dudink RL, Kusters M, et al. T3+ and T4 rectal cancer patients seem to benefit from the addition of oxaliplatin to the neoadjuvant chemoradiation regimen. Annals of surgical oncology, 2012,19(2):392 - 401.

[27] 朱正杰, 李猛, 余昌俊, 等 大肠癌现阶段治疗进展[J]. 安徽医学, 2015(4).

[28] Jayne D, Thorpe H, Copeland J, Quirke P, Brown J, Guillou P. Five-year follow-up of the Medical Research Council CLASICC trial of laparoscopically assisted versus open surgery for colorectal cancer. British journal of surgery, 2010,97(11):1638 - 1645.

[29] 王勉, 李前进, 郑建勇, 等. 达芬奇机器人与腹腔镜手术在直肠癌根治术中的病例对比研究[J]. 中华结直肠疾病电子杂志, 2015,1:010.

[30] 冯文贵, 吴伟, 龚建平. 肝细胞癌治疗的研究进展[J]. 中国现代普通外科进展, 2013,16(7):583 - 585.

[31] Li N, Wu YR, Wu B, et al. Surgical and oncologic outcomes following laparoscopic versus open liver resection for hepatocellular carcinoma: A meta-analysis. Hepatology Research, 2012,42(1):51 - 59.

[32] Xu G, Qi F, Zhang J, et al. Meta-analysis of surgical resection and radiofrequency ablation for early hepatocellular carcinoma. World J Surg Oncol, 2012,10(1):163.

[33] 韩振华,张晓阳,涂果,等. 32例肾癌根治术采用腹腔镜与开放方式的临床效果比较[J]. 重庆医学,2009,38(17):2167-2168.

[34] 王晓朦,申吉泓. 腹腔镜治疗肾肿瘤的探讨[J]. 中国医药指南,2013,11(18):476-477.

[35] 柯鑫文,成建军,张建东,等. 局限性肾癌的外科治疗进展[J]. 临床泌尿外科杂志,2014,7:029.

[36] 张天泽. 现代肿瘤外科的概念[J]. 中国肿瘤临床,1986,6:345.

[37] 徐光炜. 肿瘤外科历史回顾及未来憧憬[J]. 国外医学. 肿瘤学分册,2000,1:000.

[38] 刘勤江. 肿瘤外科治疗的原则及展望[J]. 甘肃医药,2008,27(5):9-12.

[39] 杨后圃,王殊. 当今乳腺外科热点问题与发展趋势[J]. 肿瘤防治研究,2015,42(5):427-431.

[40] 赵紫罡,王卫,杨瑞,等. 多学科合作模式及快速康复外科理念在胃肠道肿瘤围术期中的应用研究[J]. 中国全科医学,2012,15(15):1772-1774.

[41] 季加孚,陕飞. 胃癌综合治疗的研究进展与评价[J]. 中华外科杂志,2011,49(3):193-197.

[42] 柯鑫文,成建军,等. 局限性肾癌的外科治疗进展[J]. 临床泌尿外科杂志,2014,7:029.

[43] 倪才方主编. 介入放射学[M]. 北京:科学出版社,2015,3(1).

[44] Fen X, Qin W, Bao W, et al. Arterial interventional chemotherapy and IMRT with concurrent chemotherapy for nasopharyngeal carcinoma with intracranial involvement. Oncol Lett,2013,6:427-431.

[45] Yuan Z, Li WT, Ye XD, et al. Intra-arterial infusion chemotherapy for advanced non-small-cell lung cancer:preliminary experience on the safety, efficacy, and clinical outcomes. J VascInterv Radiol,2013,24:1521-1528.

[46] 黄和,孙维建,卢明东,等. 静脉化疗联合肝动脉化疗栓塞治疗胃癌伴肝转移[J]. 中华普通外科杂志,2014,29:693-696.

[47] Ali Raza, Gagan K Sood. Hepatocellular carcinoma review:Current treatment, and evidence-based medicine. World J Gastroenterol,2014,21,20:4115-4127.

[48] 丁以锟,吕维富,周春泽,等. 术后预防性肝动脉化疗栓塞对肝癌患者生存的影响及预后相关因素分析[J]. 介入放射学杂志,2014,23:299-302.

[49] 饶智国,高建飞,章必成等. 全身化疗联合肝动脉栓塞化疗治疗乳腺癌术后肝转移的临床疗效观察[J]. 现代肿瘤医学,2013,21:1994-1996.

[50] Boehm LM, Jayakrishnan TT, Miura JT, et al. Comparative effectiveness of hepatic artery based therapies for unresectable intrahepatic cholangiocarcinoma. J Surg Oncol,2015,111:213-220.

[51] 俞修坤,施长杲,吕维富,等. 经皮动脉药盒系统植入在胰腺癌区域动脉化疗中的应用[J]. 安徽医药,2013,17:1381-1383.

[52] 吴庆宇,倪克樑,孙杰,等. 肝动脉介入联合全身静脉化疗预防大肠癌术后肝转移的临床研究[J]. 胃肠病学和肝病学杂志,2012,21:144-146.

[53] 高义胜,王莹,张玉海,等. 肾动脉化疗栓塞术治疗肾癌的临床应用及疗效观察[J]. 中华临床医师杂志(电子版),2012,6:729-731.

[54] 杨超,金泳海,邹建伟. 术前介入性化疗栓塞治疗卵巢癌63例疗效评估[J]. 介入放射学

杂志，2011,20:385-388.

［55］ Goldberg SN, Grassi CJ, Cardella JF, et al. Image-guided Tumor Ablation：Standardization of Terminology and Reporting Criteria. Radiology, 2005,235(3):728-739.

［56］ Ahmed M，Solbiati L，Brace CL，et al. Image-guided Tumor Ablation：Standardization of Terminology and Reporting Criteria-A 10-Year Update. Radiology, 2014,273(1):241-260.

［57］ Eisenhauer EA1，Therasse P，Bogaerts J，et al. New response evaluation criteria in solid tumours：revised RECIST guideline (version 1.1). Eur J Cancer, 2009,45(2):228-47.

［58］ David Sindram，Lau，N. Martinie，B. et al. Hepatic Tumor Ablation. Surg Clin N Am, 2010,90:863-876.

［59］ Lubner，M. G. Brace C L.，Hinshaw J. L et al. Microwave Tumor Ablation：Mechanism of Action, Clinical Results, and Devices. J VascIntervRadiol, 2010,21:S192-S203.

［60］ Erinjeri J. P.，Clark. T. W. I. Cryoablation：Mechanism of Action and Devices. J Vasc Interv Radiol, 2010,21:S187-S19.

［61］ Kelvin Hong，Christos Georgiades. Radiofrequency Ablation：Mechanism of Action and Devices. J Vasc Interv Radiol, 2010,21:S179-S186.

［62］ Di Costanzo GG，Francica G，Pacella CM. Laser ablation for small hepatocellular carcinoma：State of the art and future perspectives. World J Hepatol, 2014,6(10): 704-715.

［63］ Zhou YF. High intensity focused ultrasound in clinical tumor ablation. World J Clin Oncol, 2011,2(1): 8-27.

［64］ 肝癌局部消融治疗规范的专家共识[J]. 肿瘤, 2011,31(5):385-388.

［65］ 影像引导射频消融治疗肺部肿瘤专家共识(2015年版)[J]. 中国肺癌杂志, 2015,18(5): 251-258.

［66］ Shah DR，Green S，Elliot A，et al VP. Current oncologic applications of radiofrequency ablation therapies. World J Gastrointest Oncol, 2012,5(4): 71-80.

［67］ Venkatesan AM，Wood BJ，Gervais DA. Percutaneous Ablation in the Kidney. Radiology, 2011,261(2):375-391.

［68］ Foster RCB，Stavas JM. Bone and Soft Tissue Ablation. Seminars in Interventional Radiology, 2014; 31(2):167-179.

第十二章　肿瘤的姑息治疗

第一节　肿瘤姑息治疗的发展史

目前全球范围内恶性肿瘤的发病率越来越高，许多肿瘤患者就诊时已属中晚期，并已出现各种因疾病引起的并发症。大样本的研究显示：1/3 以上的肿瘤患者在晚期都出现了中到重度的并发症，如疼痛、恶心、焦虑、抑郁、气急、困倦、厌食、乏力等，许多晚期肿瘤患者得不到合理的治疗和妥善的安置，因而遭受极大的身心痛苦、经济损失和家庭不安，也为社会和医疗机构增加了负担。许多晚期肿瘤患者临终前得不到合理的关怀而痛苦地离开人世。因此姑息治疗在恶性肿瘤综合治疗中至关重要。

随着对肿瘤认识的不断深入，缓解率和生存期已不再是肿瘤疗效评价的唯一指标，以提高患者及其家庭的生活质量作为目标的姑息治疗越来越得到人们的重视。早在 2006 年，第四届中国临床肿瘤学术大会(chinese society of clinical oncology，CSCO)就提出了"规范肿瘤治疗，提高生命质量"的主题。美国临床肿瘤协会(american society of clinical oncology，ASCO)和欧洲肿瘤内科学会(european society for medical oncology，ESMO)也于 2006 年共同发布了"改善癌症医疗质量的共同意见声明"，强调关注癌症患者生存质量及癌症姑息治疗的问题。近年来，世界卫生组织(world health organization，WHO)对肿瘤工作者的要求，也已由过去的"早预防、早诊断、早治疗"三个重点转变为"肿瘤预防、早期诊断、综合治疗、姑息治疗"四个重点，并认为姑息治疗在大多数常见的肿瘤治疗中占有重要地位。

1. 姑息治疗的发展

姑息治疗(palliative treatment/care)最早起源于公元 4 世纪古罗马拜占庭 Christain 社会机构发起的临终关怀运动。公元 12 世纪，出现了开展姑息治疗的安宁院(hospice)，原指朝圣途中的驿站。1879 年柏林的一位修女玛丽. 艾肯亥将其修道院主办的安宁院作为收容晚期癌症患者的场所。1905 年伦敦的修女办的一家圣约瑟安宁院，也专门收容癌症晚期患者。后来逐渐地安宁院就从驿站变成了一个专门收治晚期患者的照顾机构。1950 年西西里的一位护师桑德丝女士，倡导成立更为人性化的安宁院。1967 年西西里桑德丝女士遵从患者的愿望，进修心理、医学，终于在 1967 年于伦敦建立了世界第一座现代化兼医疗科技及心理照顾的圣科利斯朵夫安宁院。桑德丝女士亲自带领医疗团队着手进行一系列的癌症的镇痛研究及灵性关怀。

现代姑息医学的模式就此确立。其后，这种模式逐渐地被世界各发达国家和地区接受和推广。1976 年在美国康涅狄格州成立了美洲的第一家安宁院，此后圣科利斯朵夫模式的善终照顾的安宁院在欧美各地建立。上世纪 90 年代初期，亚洲的日本、新加坡及我国香港、台湾地区也开始发展姑息治疗服务。目前美国有 3 000 余家，英国有 700 余家，其他欧美及第三世界国家也陆续建立起姑息治疗机构。

　　1982年,世界卫生组织(WHO)提出:到2000年使癌症患者无痛,在世界范围内推广应用癌痛止痛原则。1993年英国和加拿大学者编写了牛津大学教科书《姑息医学》,并于1998年再版。我国的姑息医学事业起始于20世纪80年代,李同度教授于1985年首次提出"晚期癌症患者收治是个社会问题",并于1987年筹建了我国第一个以收治晚期肿瘤患者为主的安徽肿瘤康复医院。1990年,我国卫生部和WHO联合召开全国癌痛专题研讨会,并把癌痛三阶梯止痛方案向全国推广。此后,在全国范围内举行多次癌痛及姑息治疗学习班、临终关怀学习班,使姑息治疗的理念在一定程度上得到了推广和普及。1994年8月,中国抗癌协会肿瘤康复与姑息治疗专业委员会正式成立,随后各省市也相继成立了省市级的肿瘤康复与姑息治疗协会。

　　2010美国麻省总医院发表了非小细胞肺癌患者抗肿瘤治疗加入早期姑息治疗,提高患者生活质量及总生存的研究。关于早期姑息治疗的研究的报道相继发表,早期姑息治疗和全程管理理念在全球范围内得到认可与推广。

2. 姑息治疗的定义

　　姑息治疗对于患有肿瘤及其他慢性疾病的患者来说,是一种迫切的人道主义需求。2002年WHO对姑息治疗的定义为:姑息治疗是通过对患者疼痛等症状以及其他生理、心理和精神方面问题的早期诊断和正确评估,帮助癌症患者治疗疼痛及心理、生理、精神等不适症状,从而改善面临致命疾病威胁的患者及其家庭的生存质量的学科。姑息治疗目的是提高癌症患者生活质量,帮助患者及家庭面对与威胁生命疾病相关的各种问题。WHO对姑息医学作了进一步解释:姑息治疗是要坚定生命的信念,并把死亡看做一个正常的过程,既不促进也不推迟死亡,把心理和精神治疗统一在一起,提供一个支持系统,使患者在临终前过一种尽可能主动的生活,同时对患者家属也提供一个支持系统,使他们能在正确对待患者生存期间的一切情况,并应付最后所承受的伤痛。并将2005年10月8日定为世界第一个姑息治疗和临终关怀日。

　　2015年美国国立综合癌症治疗网络(national comprehensive cancer network,NCCN)发布的第二版姑息治疗指南中对姑息治疗的定义为:姑息治疗是一种以患者及其家庭为中心的特殊治疗模式,旨在有效的控制疼痛和其他症状,同时依据患者及其家庭的需求、价值、信仰和文化给予社会心理和精神关怀。姑息治疗的目标是预测、预防和减少痛苦,使患者及其家属在整个肿瘤的病程和治疗的过程中,获得最佳的生活质量。姑息治疗在恶性肿瘤一经确诊时就应开始,并贯穿整个以疾病为指导、以延长生命为目标的治疗过程中,帮助患者主动获取信息、自主选择。当积极的抗肿瘤治疗不再有效、不再合适、或患者不愿继续进行时,姑息治疗则成为主要的治疗方式。姑息治疗应当由肿瘤基础治疗团队开始,并在多学科专家组成的团队合作下继续进行。应该讲,肿瘤的综合治疗中除了抗肿瘤的手术、放疗、化疗等主要治疗手段外,其他控制或改善症状的所有手段都可以归结为姑息治疗,所以,姑息治疗伴随肿瘤治疗的全程,只是在肿瘤的不同阶段姑息治疗参与的程度不同而已。姑息治疗不仅关注肿瘤患者的躯体症状还要关注患者的心理疾患,不仅关注患者还要关注其家庭,在这些方面我们医务人员做得还不够。

　　医疗机构应当将姑息治疗纳入常规的抗肿瘤治疗中,对所有的肿瘤患者,在首次就诊时都应当进行是否需要姑息治疗的筛选,并且在治疗过程中或者有临床指征时进行再次评估。医疗机构应当告知患者及家属,姑息治疗是肿瘤综合治疗中必不可少的一部分。临床医生应当接受培训,以便具有必需的姑息医学知识、技能和思维。姑息医学专家和多学科姑息治疗团队,包括经认证的姑息治疗医师、护师、助理医师、药师、社会工作者等。姑息治疗团队应为患者及其家属提供直接或间接的姑息治疗。

肿瘤基础治疗团队(多学科合作的医师团队、助理医师、精神科专家、护士、药师、营养师、社会工作者、神职人员等)能提供肿瘤患者及其家属所需的大多数姑息治疗,而难治性的症状或复杂的社会心理问题可以由姑息医学专家解决。在疾病进展过程中,基础治疗团队和姑息医学专家应当根据需要进行合作,使姑息治疗贯穿患者的整个肿瘤综合治疗过程。此外,姑息治疗并不仅限于肿瘤患者本人,还应当包括患者的家庭成员和照料者。随着病情进展,当继续进行积极的抗肿瘤治疗弊大于利时,姑息治疗将成为患者的主要治疗方案。在病程的终末期,患者的姑息治疗可能转变为家庭临终关怀或院内临终关怀。

3. 姑息治疗的范畴

姑息治疗主要针对三种人群进行:(1) 肿瘤患者,尤其是中晚期及合并癌痛的患者;(2) 患者家属,面对病重甚至即将死亡亲人,要承受来自经济、社会、生理及心理等各方面的痛苦;(3) 医护人员,经常与肿瘤患者及家属相处,容易造成心理及精神道义上的压力。

目前针对肿瘤患者的姑息治疗大致可以分为三个阶段。

第一阶段是将抗肿瘤治疗与姑息治疗相结合,治疗对象是可以或可能根治的肿瘤患者,此阶段的姑息治疗以缓解肿瘤及抗肿瘤治疗所致的症状为主,对症支持,保障患者治疗期间的生活质量。

第二阶段是当抗肿瘤治疗可能不能治愈肿瘤时,应以姑息治疗为主,治疗对象是无法根治的晚期肿瘤患者,其姑息治疗的主要目的是缓解症状,减轻痛苦,改善生活质量。

第三阶段是临终关怀,对象是预期生存时间仅几周甚至几天的终末期肿瘤患者,为其提供临终关怀治疗及善终服务。

4. NCCN 姑息治疗指南

为了更好地将姑息治疗纳入肿瘤的综合治疗,NCCN 制定了姑息治疗指南。专家组将教材及文献中的内容提炼出来写成指南的形式,详述了姑息治疗的筛选、评估、治疗干预、再评估和死亡后干预措施,以便医师在治疗过程中作出合适的临床决策。最初的姑息治疗指南着重于关注预期寿命少于 12 个月的患者,而近年来,随着姑息医学的发展,新版的指南已经将内容扩展到所有的肿瘤患者及其家属,内容涵盖肿瘤病程的每个阶段。本章将依据最新的 2015 年第二版指南,针对姑息治疗的适应证、基本内容和临床收益评估,作进一步阐述。

第二节　肿瘤姑息治疗的适应证

1. 姑息治疗的筛选标准

肿瘤基础治疗团队应当对所有肿瘤患者的每一次就诊进行评估,是否具有以下一项或多项:

1) 无法控制的各种痛苦的临床症状;

2) 与肿瘤诊断或治疗相关的中至重度的精神压力;

3) 并存严重的生理、心理或社会问题;

4) 预期寿命≤6 个月;

5) 广泛转移性实体肿瘤;

6) 患者或家属对疾病进程或治疗选择感到焦虑;

7) 患者或家属要求进行姑息治疗。

对所有出现以上情况的患者都应当进行完整的姑息治疗评估;对不符合以上筛选标准的患者,应在以后的每一次就诊时行再筛选。

此外,肿瘤治疗团队应将姑息治疗的概念和内容详细告知患者及其家属,在治疗过程中预测和讨论患者对姑息治疗的需求,以便合理地制定下一步治疗方案。所有从事肿瘤相关的医务人员都应熟练掌握姑息治疗的内容,目前的工作主要由肿瘤/血液内科医师在承担,参与肿瘤诊治的外科及放疗科还有提升的空间。另外,我国心理治疗师参与肿瘤患者及其家属的心理干预还远远不够。

2. 姑息治疗前的评估

符合上述筛选标准的患者应当接受基础治疗团队全面的姑息治疗评估,权衡抗肿瘤治疗的利弊,对临床症状、精神或心理压力、个人目标和期望、教育和信息需求、影响治疗的文化因素以及预期寿命进行评估。

2.1 抗肿瘤治疗利弊的评估

大多数由肿瘤引起的症状都可以随着抗肿瘤治疗起效、肿瘤得到控制而缓解。治疗前应根据现有的肿瘤 NCCN 指南,对每一位患者进行抗肿瘤治疗利弊的评估,评估内容包括:该肿瘤的自然病程,治疗可能出现的反应,抗肿瘤治疗对患者及其家属的意义,治疗可能带来的毒性反应(包括重要脏器的损伤和体力评分的下降),合并的其他严重疾病等。

2.2 患者目标和期望能否实现的评估

应当询问患者及家属的目标和期望,了解他们对治疗的选择倾向,评估他们的治疗目的,判断他们对抗肿瘤治疗与生活质量孰重孰轻的理解。因此,决定在怎样的情况下告知患者其疾病的严重程度和预期生存时间,是非常重要的。

2.3 需要姑息治疗的症状的评估

最常见的躯体和精神症状有近二十种,包括:疼痛(80%),消化系统的恶心呕吐、纳差厌食、便秘腹泻、肠道梗阻等,呼吸系统的呼吸困难(50%),神经精神方面的焦虑、忧郁、失眠、谵妄、绝望等,疲乏/无力,营养不良及恶液质,皮肤、口腔、泌尿等部位的病症需要进行姑息治疗。

对于每一种症状,都应当进行以下三方面评估:(1) 可能导致该症状的病因;(2) 症状的严重程度;(3) 治疗可能的效果。

2.4 需要姑息治疗的社会精神压力的评估

精神压力是一种多因素引起的心理(认知、行为、情绪)、社会和/或精神上不愉快的体验,会对肿瘤症状和治疗产生不良影响。

根据 NCCN 精神压力治疗指南,可以采用精神压力指示计对精神压力的严重程度进行评估:让患者用 0~10 的数字描述最近 1 周以来状态,0 代表没有精神压力,10 表示能想像的最大精神压力。小于 4 分提示轻度精神压力,大于等于 4 分提示中到重度精神压力。

除此之外,还应当评估关于社会支持和资源(包括家庭、社区、经济等)的特殊问题。

2.5 教育和信息需求以及影响治疗的文化因素

肿瘤治疗团队应当评估患者及其家属对于信息和沟通的需求和倾向,并且询问影响治疗的文化因素,了解患者及家属的生活环境、教育背景、宗教信仰、对病情的理解程度以及面对死亡的心理准备。

2.6 预期寿命的评估

对于肿瘤有远处转移的患者,国外称之为进展期(advanced)肿瘤,国内统称为晚期肿瘤,其实晚期与终末期是不同的概念,晚期肿瘤绝大多数意味着不能治愈,但是不等于立即就有生命危险,比如发生皮肤、软组织及骨转移的患者可以带瘤生存较长时间,当然也与原发疾病肿瘤有关;

但是出现重要脏器如脑、肝、肺、骨髓、腹腔种植转移,尤其是多发或弥漫性转移,极易导致相应器官功能衰竭,直接威胁患者生命,此时应评估全身状况和最薄弱的脏器,有无挽救或改善的可能,尽量延长患者的生命。

根据预期寿命的不同,可以将肿瘤患者分为三类:(1)预期寿命为几个月至几年者;(2)预期寿命为几周至几个月;(3)预期寿命仅几天至几周的临终患者。这三类患者分别需要不同类型的姑息治疗,其中预期寿命仅几个小时的患者被认为是即将死亡者,需要特殊的干预。虽然有时对患者预期寿命的判断会不够准确,但是这种分类方法有助于使患者接受相对应的最合适的姑息治疗。患者及其家属的个人目标及期望,以及文化和宗教信仰,都会随着预期寿命的缩短而变化,因此不断的再评估,修正治疗策略,与患者、家属及其他合作团队定期沟通,是最佳姑息治疗必不可少的条件。

预示患者预期寿命少于等于6个月的指标包括:体力评分的下降(ECOG≥3分,KPS评分≤50,参见表12.1、表12.2),持续性高钙血症,中枢神经系统转移,谵妄,恶病质,上腔静脉综合征,脊髓压迫症状,恶性积液,肝功能衰竭,肾功能衰竭,以及合并其他严重疾病。许多Ⅳ期的肿瘤患者,尤其是转移性肺癌、胰腺癌、胶质母细胞瘤患者,由于预期寿命很短,因此在确诊时就开始姑息治疗是十分有益的。

表 12.1 美国东部肿瘤协作组(Eastern Cooperative Oncology Group, ECOG)体力状况评分标准 Zubrod-ECOG-WHO(ZPS,5 分法)

级别	体力状态
0	活动能力完全正常,与起病前活动能力无任何差异。
1	能自由走动及从事轻体力活动,包括一般家务或办公室工作,但不能从事较重的体力活动。
2	能自由走动及生活自理,但已丧失工作能力,日间不少于一半时间可以起床活动。
3	生活仅能部分自理,日间一半以上时间卧床或坐轮椅。
4	卧床不起,生活不能自理。
5	死亡。

表 12.2 卡氏(Karnofsky Performance Status, KPS)体力状况评分标准

体力状况	评分
正常,无症状和体征	100 分
能进行正常活动,有轻微症状和体征	90 分
勉强进行正常活动,有一些症状或体征	80 分
生活能自理,但不能维持正常生活和工作	70 分
生活能大部分自理,但偶尔需要别人帮助	60 分
常需要人照料	50 分
生活不能自理,需要特别照顾和帮助	40 分
生活严重不能自理	30 分
病重,需要住院和积极的支持治疗	20 分
重危,临近死亡	10 分
死亡	0 分

对于预期寿命为几个月至几年以及几周至几个月的患者，确定患者及其家属需要并且需要了解多少病情是十分重要的。一项对肿瘤患者的调查问卷显示：绝大多数的患者希望了解病情的预后以及病情的细节，指导进一步的治疗，并预测可能发生的死亡过程。了解患者及家属的决策，能有助于将他们的目标与治疗的目标统一起来。临床医生还应当了解患者对于生存时间和生活质量孰轻孰重的考量，从而帮助患者制定和修正治疗的优先级，帮助将其生活等各项事宜安排妥当。

对于预期寿命仅几天至几周的临终患者，医生应当帮助其作好面临死亡的准备，并正确引导家属的悲伤情绪；详细了解并妥善安排有关死亡的宗教信仰和文化问题，从而确保患者及家属的要求和目标得到尊重；安排资源，提供社会及精神支持，以保证患者得到一个安全的临终环境、合适的照料者以及必需的医疗资源。

2.6 姑息治疗的会诊标准

出现以下一种或多种情况者，考虑进行姑息治疗的会诊：

1）对于抗肿瘤治疗方案选择有限，症状负担重，非疼痛症状予常规治疗无效，疼痛症状控制不佳者；

2）对多种姑息治疗干预措施有过敏史或不良反应史的患者；

3）快速进展的器官功能衰退，经常出现急诊病情或反复住院，或者出现需要收住重症监护病房（intensive care unit，ICU）的复杂病情（如：多器官功能衰竭或长期机械通气）的患者；

4）姑息性支架植入术或胃肠道造口术的患者；

5）体力状况评分低，ECOG≥3 分，KPS 评分≤50 分，心理痛苦评分高（如 NCCN 心理管理指南心理痛苦评分≥4 分）的患者；

6）认知损伤，需要明确治疗目标的患者；

7）合并其他严重疾病的患者；

8）交流障碍者，拒绝参与进一步治疗计划者，要求加速死亡的患者。

此外，提示需要姑息医学专家会诊的社会情况包括：家庭或照料者具有局限性、社会支持不足、经济紧张、无法得到应有的治疗、家庭不和以及精神紧张等。另外，在治疗小组意见不统一导致合作困难、工作人员心理及道德压力过大或出现职业倦怠等情况时，也需要姑息医学专家进行会诊。

第三节　肿瘤姑息治疗的基本内容

肿瘤基础治疗团队应当对需要姑息治疗的患者积极开展治疗，对合并有其他生理或社会心理状况者，应转诊至相应的临床专科医生处。为了提高患者的生存率和生活质量，可以请姑息医学专家会诊或与其他治疗团队进行合作，必要时还需要临终关怀专家、心理健康和社会服务人员、专业的医学翻译人员以及其他专业人士的共同协作。此外，肿瘤治疗团队还可以借助宗教团体、学校、社会机构等调动社区服务。下面将逐一讨论肿瘤的各类姑息治疗干预措施。

1. 抗肿瘤治疗

对于预期寿命为几个月至几年，体力状况较好的患者，一般可以继续进行抗肿瘤治疗，包括化疗、靶向、免疫、生物治疗以及手术、放疗等局部治疗以减少瘤负荷、减轻肿瘤引起的症状、延长生命。在相关肿瘤的 NCCN 指南和临床试验中，抗肿瘤治疗是有循证医学证据的常规治疗方案。例如,在一些进展期肿瘤中,化疗较最佳支持治疗更优且能延长患者生命。对于不能耐受全身化疗的进展期肿瘤患者,使用分子靶向药物可以缓解症状、维持病情稳定、提高生活质量,而不发生细胞毒性化疗药物带来的不良反应。临床医生、患者及其家属应当对治疗的意义、目标、利弊,以及对生活质量可能产生的影响进行详细的讨论,以便做出治疗决策。

对于预期寿命为几周至几个月的患者,应当根据对病程发展的预测制订治疗方案。随着病情的进展,临床医生应当重新评估患者对治疗目标和疾病预后的理解。这类患者通常会对治疗产生厌倦情绪,恋家,更关注治疗的不良反应,这类患者的治疗重点可以从延长生命转变为提高生活质量。通常这类患者应当考虑停止抗肿瘤治疗,提供最佳支持治疗,包括姑息治疗和临终关怀。为了避免低估终末期肿瘤患者的治疗价值,姑息治疗不能认为仅仅是临终关怀。

对于预期寿命仅有几天至几周的患者,不应当继续抗肿瘤治疗,而应当给予姑息治疗,着重于控制症状,为病程的终末期做准备。

许多中药有诱导肿瘤细胞凋亡、预防肿瘤复发和转移的作用。其中,人参对肿瘤的生长有抑制作用已经有明确证据,人参皂甙 R93(SPG-R93)是重要的血管内皮生长抑制剂。有学者通过对 145 例胃癌患者的前瞻性研究,发现健脾中药组、四君子汤组的胃癌患者肝转移率和肝转移灶均数均低于对照组;健脾中药组的腹膜种植转移灶和腹水率亦均低于对照组。另外,还有学者报道过健脾化瘀中药配合手术能降低肝癌复发,并能够减轻治疗的不良反应,提高患者的生活质量,延长患者生存期。

2. 症状控制治疗

姑息治疗中更强调对症状关注,如疼痛、厌食、便秘、疲乏、呼吸困难、呕吐、咳嗽、口干、腹泻、吞咽困难等影响生活质量的症状控制。同时重视精神心理问题和心理护理。症状控制的总原则是:在合适的情况下,应当采取能缓解多种症状的姑息治疗手段。

目前用于姑息治疗相应的药物,国际姑息与临终关怀协会(international association for hospice & palliative care,IAHPC)界定了 33 种姑息治疗的基本药物(参见表 12.3),国内大多数药物都有,少数没有的也有相应替代药物。

表 12.3　IAHPC 姑息治疗基本药物表

双氯芬酸	布洛芬	对乙酰氨基酚	曲马多
吗啡	羟考酮	芬太尼透皮贴剂	美沙酮
卡马西平	加巴喷丁	左美丙嗪(类似氯丙嗪)	氟哌啶醇
地西泮	劳拉西泮	咪达唑仑(安眠药)	唑吡坦(安眠药)
阿米替林	曲唑酮(抗忧郁)	西酞普兰(抗忧郁)	可待因
地塞米松	泼尼松龙	米氮平	苯海拉明
奥曲肽	口服补液盐	洛哌丁胺丁	溴东莨宕碱
甲氧氯普胺	番泻叶	比沙可啶	醋酸甲地孕酮
矿物油灌肠剂			

2.1 疼痛

疼痛是最常见的肿瘤相关症状之一,其定义为"与实际或潜在的组织损伤或损伤相关联的感觉和情绪体验"。约 1/4 新诊断恶性肿瘤的患者、1/3 正在接受治疗的患者以及 3/4 晚期肿瘤患者合并疼痛。1998 年 WHO 将解除癌痛提升为每个肿瘤患者的基本人权的高度,政府和医务人员有义务做好镇痛工作。让患者无痛是完全可以做到,疼痛是能够避免的。

1) 疼痛的评估

疼痛的临床评估是癌痛治疗的第一步,临床常用的疼痛评估方法有以下两种:

数字评分量表(numerical rating scale,NRS):将一条 10 cm 长的直线划为 10 等分,从左到右依次标有 0、1、2、3、4、5、6、7、8、9、10,0 代表无痛,10 代表患者能想像的最剧烈疼痛,患者根据自己的疼痛体验在直线上标记。

面部表情疼痛评分量表:图中的面部表情反映疼痛程度,0 代表无疼痛,从左向右依次表示疼痛加重,10 表示极度疼痛,请患者指出反映其疼痛程度的面部表情图(图 12.1)。

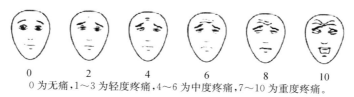

0 为无痛,1~3 为轻度疼痛,4~6 为中度疼痛,7~10 为重度疼痛。

图 12.1　面部表情疼痛程度图

2) 癌痛治疗的基本原则

1982 年,WHO 起草的一份癌痛治疗指南中指出:应用现有为数有限的药物解除大部分癌痛患者的痛苦是现实可行的,经过数十年国内外研究及实践表明,WHO 的三阶梯镇痛原则和疗法在全世界达到了广泛的认可和应用,通过合适的药物、合适的剂量、合适的给药途径及方法,能使 80%~90% 的癌痛患者获得满意缓解。WHO 于 2004 年将每年 10 月 11 日定为世界镇痛日。

WHO 的三阶梯镇痛疗法是指:根据疼痛的不同程度、性质及原因,单独和/或联合应用以阿司匹林为代表的非甾体类抗炎药(non steroidal anti-inflammatory drugs,NSAIDs)、以可待因为代表的弱阿片类药物、以吗啡为代表的强阿片类药物,配合其他必要的辅助药,能使绝大多数的癌痛获得满意缓解。但在实际临床工作中,癌痛的治疗远比三阶梯原则复杂。

3) 疼痛的非药物治疗

癌痛的非药物治疗包括无或低创伤性疗法和创伤性疗法两类。

无或低创伤性疗法包括物理疗法和认知训练。物理治疗包括:提供睡眠、沐浴和行走支持,指导患者调整体位,节约生命能量,放慢活动步调,按摩,冷热敷,经皮神经电刺激,针灸或穴位按压,超声刺激。认知训练包括:想象及催眠,分散注意力训练,放松训练,积极应对训练,认知行为训练、精神关怀等。

创伤性疗法主要是一些介入治疗,一些疼痛可能通过神经阻滞得到缓解。常用介入手段包括:局部输注(如:硬膜外、鞘内、局部神经丛),经皮椎体成形术/椎体后凸成形术,神经毁损疗法(如:头颈部:外周神经阻滞;上肢:臂丛神经松解术;上腹痛:腹腔神经丛阻滞、胸腔内脏神经切除术;盆腔中线疼痛:上腹下神经丛阻滞;直肠痛:鞘内神经松解术、脊髓后正中切开术、上腹下神经丛阻滞;单侧痛综合征:脊髓前侧柱切断术;鞘内腰/骶苯酚阻滞),神经刺激疗法,骨病灶的射频消融等。

4) 疼痛的药物治疗

参见表 12.4。

表 12.4　IAHPC 疼痛的基本药物

疼痛分类	基本药物
轻、中度疼痛	对乙酰氨基酚、布洛芬、双氯芬酸、曲马多、可待因
中、重度疼痛	吗啡、芬太尼、羟考酮、美沙酮
神经病理性疼痛	地塞米松、阿米替林、卡马西平、加巴喷丁
内脏疼痛	丁溴东莨菪碱

1）对于未使用过阿片类药物的患者轻度疼痛：考虑给予不含阿片类的非甾体类抗炎药和对乙酰氨基酚，或考虑进行短效阿片类药物剂量滴定；中度疼痛：进行短效阿片类药物的剂量滴定，初始应用短效阿片类药物；重度疼痛：进行短效阿片类药物快速剂量滴定，初始应用短效阿片类药物。目前弱化二阶梯药物，对于中度及以上疼痛，可以从小剂量三阶梯药物开始应用，这样不涉及二阶梯药物控制不佳需要三阶梯药物从头开始滴定，对于有特殊疼痛综合征（如合并焦虑/忧郁或神经病理性疼痛等）的患者考虑增加辅助镇痛药物。神经病理性疼痛的特点，具有自发痛、诱发痛、痛觉过敏、伴有感觉异常、疼痛呈牵扯样、电击样、针刺样、撕裂样、烧灼样、麻木样。骨关节附近的疼痛多数不是神经病理性疼痛。

2）对于阿片类药物耐受的患者轻度疼痛：重新评估并调整方案，使不良反应最小化；中度疼痛：继续阿片类药物滴定；重度疼痛：再评估阿片类药物滴定。对于有特殊疼痛综合征的患者考虑调整辅助镇痛药物。

3）非阿片类药物的用药原则和处方

NSAID 对有肾脏、消化道或心脏毒性高危因素、血小板减少或血液系统疾病的患者，慎用。

布洛芬，400 mg 每日 4 次，每日最大量 3 200 mg；酮咯酸，每 6 小时静脉给药 15～30 mg，最长使用 5 天；非乙酰基水杨酸，胆碱＋水杨酸镁复合制剂，每日 1.5～4.5 g，分 3 次给药；双水杨酯，每日 2～3 g，分 2～3 次给药；对乙酰氨基酚，650 mg，每 4 小时 1 次或每 6 小时 1 次，每日最高剂量每日 4 g。选择性用环氧化酶-2（cyclooxygenase-2，COX-2）抑制剂，塞来昔布胶囊，200 mg，每日 1 次口服或 100 mg 每日 2 次口服。

4）阿片类药物的用药原则、滴定和维持

适当的镇痛剂量是指在整个用药期间既能充分镇痛，又无不可耐受的不良反应的剂量。一般来说，口服为最常见的给药途径，有指征时也可考虑其他给药途径，使患者最大程度的感觉舒适，在中国，芬太尼透皮贴剂是常用的无创给药途径（表 12.5）。需要加量时，根据前 24 小时内使用阿片类药物的总剂量计算增加剂量，剂量增加的速度应参照症状的严重程度。如果患者出现难治的不良反应，疼痛评分小于 4 分，考虑阿片类镇痛药减量 25%，然后再评估镇痛效果。如果疼痛控制不佳或不良反应持续存在，考虑从一种阿片类药物转换为另一种阿片类药物。

阿片类药物转换时，需先计算出有效控制疼痛所需服用的目前阿片类药物的 24 小时总量，然后换算成新阿片类药物的等效剂量（表 12.6）。考虑到不同阿片类药物之间的不完全性交叉耐药，如果疼痛得到有效控制，应减量 25%～50%，如果之前的剂量无效，可给予 100% 的等效镇痛剂量或加量 25%。对于口服阿片类药物，将每天需要的新阿片类药物剂量按所需的给药次数平分。

表 12.5　由其他阿片类药物转化为芬太尼透皮贴剂的推荐剂量换算

芬太尼透皮贴剂	吗啡		羟考酮	氢吗啡酮		可待因	
	静脉/皮下	口服	口服	静脉/皮下	口服	静脉/皮下	口服
25 μg/h	20 mg/d	60 mg/d	30 mg/d	1.5 mg/d	7.5 mg/d	130 mg/d	200 mg/d
50 μg/h	40 mg/d	120 mg/d	60 mg/d	3.0 mg/d	15.0 mg/d	260 mg/d	400 mg/d
75 μg/h	60 mg/d	180 mg/d	90 mg/d	4.5 mg/d	22.5 mg/d	390 mg/d	600 mg/d
100 μg/h	80 mg/d	240 mg/d	120 mg/d	6.0 mg/d	30.0 mg/d	520 mg/d	800 mg/d

表 12.6　不同阿片类药物口服及肠外给药的等效剂量及相对效能换算表

阿片受体激动剂	肠外剂量	口服剂量	镇痛持续时间
可待因	130 mg	200 mg	3～4 小时
芬太尼	100 μg		1～3 小时
氢可酮		30～45 mg	3～5 小时
氢吗啡酮	1.5 mg	7.5 mg	2～3 小时
左吗喃	2 mg	4 mg	3～6 小时
吗啡	10 mg	30 mg	3～4 小时
羟考酮		15～20 mg	3～5 小时
羟吗啡酮	1 mg	10 mg	3～6 小时
曲马多		50～100 mg	3～7 小时

＊不推荐哌替啶、丙氧氨酚、混合激动-拮抗剂。

5）辅助镇痛药物

使用抗抑郁药和抗惊厥药可联合治疗神经病理性疼痛。

抗抑郁药：三环类抗抑郁药（如阿米替林、丙米嗪、去甲替林、地昔帕明），小剂量开始，如果能够耐受每 3～5 天增加 1 次剂量；度洛西汀，初始计量每天 30～60 mg，增加至每天 60～120 mg；文拉法辛，初始计量每天 50～75 mg，增加到每天 75～225 mg；安非他酮，初始计量每天 100～150 mg，增加到每天 150～450 mg。

抗惊厥药：加巴喷丁，初始计量每晚 100～300 mg，增加到每天 900～3 600 mg，分 2～3 次给药，每 3 天剂量增加 50%～100%；普瑞巴林，初始计量 50 mg tid，可增加到 100 mg tid。

6）局部用药

5%利多卡因贴片，每日用于患处；1%双氯芬酸凝胶，每日 4 次；双氯芬酸贴剂 180 mg，1 贴每日 1～2 次。

7）皮质类固醇

神经或骨侵犯时疼痛危象的急诊处理，可用地塞米松 5～10 mg 静脉推注。

此外，应当指出的是，临终患者在生命的最后几周内常有一些特殊需求。例如，当需要足量的阿片类药物控制呼吸困难或疼痛症状时，不应该单纯的因为血压降低、呼吸频率减少或意识水平减退而减量，应当维持阿片类药物的治疗，滴定至最适宜的剂量。另外，经过疼痛科医师或姑息医学专家会诊后，姑息性镇静可以用于难治性的疼痛。

2.2　呼吸困难

呼吸困难又叫呼吸窘迫，是呼吸功能不全的表现，主观感到空气不足，客观表现为呼吸费力。严重则出现鼻翼扇动、发绀、端坐呼吸，常有呼吸频率、深度和节律的改变。呼吸困难是进展期肺癌患者最常见的症状之一，有时也是临床最难以改善的症状。美国胸科协会将呼吸困难定义为一种主观的、强度不等的明显呼吸费力感觉。对每位患者都应当评估呼吸困难症状的轻重。轻度：可平地行走，上楼时气急，中重度体力活动时出现呼吸困难；中度：平地慢走时需要停歇休息，轻度体力活动时出现呼吸困难；重度：休息时感到呼吸困难，日常生活不能进行，完全依赖他人。对预期寿命仅几天至几周的无法交流的患者，应当使用其他生理指标进行呼吸困难的评估。

1）呼吸困难的病因

治疗呼吸困难的病因包括上呼吸道病变：常见于喉部水肿、咽喉及支气管内异物、白喉、咽喉壁脓肿、喉癌等；气管及支气管病变：常见有肿瘤、甲状腺肿大、主动脉瘤压迫、支气管炎、支气管哮喘、慢性阻塞性肺疾病等；肺脏病变：肺炎（包括细菌性、病毒性、真菌性、衣原体及支原体性）、肺栓塞、肺气肿、肺纤维化、急性呼吸窘迫综合征、肺水肿、肺结核等；胸膜病变：常见有气胸、大量胸腔积液、间皮瘤、严重胸膜肥厚等；纵隔病变：常见于纵隔肿瘤、纵隔炎症、胸内甲状腺肿、畸胎瘤、气肿等；胸壁限制性疾病：常见于肋骨骨折、呼吸肌麻痹、重症肌无力、周期性麻痹、硬皮病、过度肥胖、胸廓畸形、膈肌麻痹等。

　　对于呼吸困难处理之前，明确可能的病因十分重要（图 12.2）。一要明确的是呼吸系统病变还是其他系统病变所致，前者是大气道还是小气道或是胸腔、胸膜、肋骨、肌肉、肺动脉等部位病变；对于非呼吸系统病变应注意心血管、血液、中枢神经抑制及内环境紊乱等。二要鉴别是肺源性还是心源性疾病所致，可以借助肺功能、心功能、B 型尿钠肽（B type natriuretic peptide，BNP）等化验检查。三要识别危及生命的重症呼吸困难，比如血液动力学不稳定、意识障碍、呼吸频率过快或过慢等，应引起足够重视。导致呼吸困难的病因或其他合并症状应当进行化疗或放疗，治疗心包腔、胸腔或腹腔穿刺，支气管镜或给予支气管扩张剂、利尿剂、类固醇激素、抗生素、输血或抗凝剂治疗肺栓塞。经过处理后仍表现为顽固性呼吸困难，最好请胸外科、呼吸科、心内科、血液科甚至 ICU 等多科室会诊协助处理。

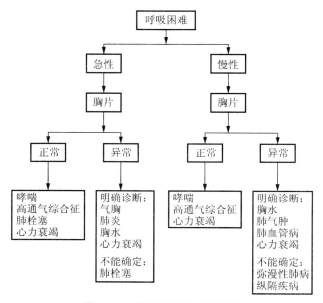

图 12.2　呼吸困难的诊断流程

2）呼吸困难的控制症状治疗

　　治疗呼吸困难有药物和非药物手段。非药物治疗措施包括吸氧，一项随机交叉对照试验显示：这样做可以有效地缓解呼吸困难症状。在有临床指征情况下使用机械通气和/或氧疗对治疗呼吸困难有效。在一项可行性研究中，200 位实体肿瘤患者随机接受无创正压通气（CPAP，Bi-PAP）或氧疗，结果显示，接受无创正压通气的患者呼吸困难症状改善更明显，且需要阿片类药物的剂量更小。但是，另一项小型的 II 期随机临床试验比较了高流量氧疗和 BiPAP 对进展期肿瘤患者持续性呼吸困难的疗效，发现两者无显著差异。高流量鼻导管吸氧和 BiPAP 可以暂时性的缓解低氧血症，但是不便在院外使用。

　　随着患者对预期寿命的缩短，机械通气和氧疗的使用逐渐减少，而药物的使用相对增加。如果患者出现容量超负荷，应减少或停止肠内和肠外液体的摄入，考虑使用低剂量的利尿剂。在所有阿片类药物中，吗啡被证明是治疗呼吸困难最有效的，目前芬太尼和羟考酮的治疗作用也在研究中。研究显示：对伴有呼吸困难症状的患者使用芬太尼雾化吸入能增加氧合、改善呼吸困难的症状,其对 79% 的患者有效。目前关于芬太尼治疗呼吸困难的个案报道较多,但仍需进一步有安慰剂对照的临床试验进行验证。一项小型的随机对照研究显示,在运动试验后给予皮下芬太尼治疗,能有效预防呼吸困难和乏力症状的发生。目前认为芬太尼雾化吸入治疗不仅对肿瘤患者有效,还可以用于治疗对其他治疗措施反应不佳的患者。另外,一项针对 136 位终末期肿瘤患者的观察性研究发现,持续性皮下羟考酮泵注有助于缓解患者呼吸困难和疼痛症状。

治疗与呼吸困难有关的分泌物过多时,可选用东莨菪碱、阿托品、莨菪碱和格隆溴铵。格隆溴铵不能透过血脑屏障,因此较其他药物不易引起谵妄。东莨菪碱可以皮下注射或经皮吸收,其透皮贴剂的起效时间约为 12 小时,因此临床上不适用于即将死亡的患者。在使用东莨菪碱透皮贴剂的同时,还可以加用东莨菪碱皮下注射来即时止痛或补充剂量不足。

非药物治疗包括氧疗;对患者及其家属的教育、社会精神及情绪支持;吸氧,降低温度、控制紧张情绪、放松治疗等;在有临床指征时可使用非侵袭性正压通气,如持续正压通气(continuous positive airway pressure,CPAP),双水平正压无创通气(bi ievel positive pressure ventilation,BiPAP)。

药物治疗包括减少或停止肠内肠外补液,使用小剂量利尿剂;未使用过阿片类药物者,可使用吗啡,$2.5 \sim 10.0$ mg 口服,必要时每 2 小时 1 次或 $1 \sim 3$ mg 静脉注射,必要时每 2 小时 1 次;未使用过苯二氮卓类药物者,可使用氯羟去氧安定,$0.5 \sim 1.0$ mg 口服,必要时每 4 小时 1 次,;东莨菪碱,0.4 mg 皮下注射,必要时每 4 小时 1 次,或 1.5 mg 东莨菪碱透皮帖,$1 \sim 6$ 片,每 3 天 1 次;阿托品,1% 滴眼液 $1 \sim 2$ 滴,舌下,必要时每 4 小时 1 次;格隆溴铵,$0.2 \sim 0.4$ mg 静脉注射,必要时每 4 小时 1 次。

2.3 恶病质

恶病质是肿瘤患者常见的症状之一,表现为长期的消耗和骨骼肌及肠道肌肉重量减少。通常把体重下降 5% 或体重指数(body mass index,BMI)< 20 kg/m² 或已经出现骨骼肌量减少者体重下降 2% 界定为恶病质。很多肿瘤患者出现厌食,这也导致了恶病质的发生。由于促炎细胞因子和肿瘤衍生因子可以直接导致肌肉蛋白质水解,因此在不发生厌食的情况下也可能出现恶病质。恶病质会导致无力、低蛋白血症、消瘦、免疫系统受损、代谢障碍和自主神经功能衰退。肿瘤相关性恶病质还和抗肿瘤治疗失败、治疗药物毒性蓄积、治疗不及时、治疗提前终止、生存时间缩短、社会精神压力增大有关。一项针对 1 473 名恶病质患者的队列研究显示,肌肉消耗导致的体重减少是肿瘤患者的不良预后因子,与 BMI 无关。临床上将恶病质分为三期,恶病质前期:体重下降 $< 5\%$,伴有厌食症、代谢改变者;恶病质期:6 个月内体重下降 $> 5\%$ 或 BMI < 20 kg/m² 者出现体重下降 $> 2\%$,或四肢骨骼肌指数与少肌症相符(男性 BMI < 7.26 kg/m²,女性 BMI < 5.45 kg/m²)者出现体重下降 $> 2\%$;难治性恶病质期:晚期肿瘤患者出现分解代谢活跃,对抗癌治疗无反应,WHO 体能状态评分低(3 或 4 分),生存期不足 3 个月者。

1)病因的治疗:导致进食减少的病因包括味觉障碍、口腔干燥、口腔白色念珠菌病、消化道黏膜炎、呼吸困难、抑郁及厌食、便秘、疼痛、无力、进食障碍等,应根据不同的病因采取对应的治疗措施。

2)内分泌异常的治疗,如性腺功能低下,甲状腺功能异常应予以相应的激素治疗,代谢异常如高钙血症、代钾血症等,应予以纠正。

3)改善食欲的治疗:醋酸甲地孕酮每天 160 mg;醋酸甲羟孕酮,每天 $400 \sim 800$ mg;地塞米松,每天 $2 \sim 8$ mg;奥氮平,每天 5 mg。

4)针对可能存在的抑郁症的治疗:米氮平,$7.5 \sim 30.0$ mg 每晚睡前。

5)给予社会及经济的支持。

6)给予营养支持,包括充分的肠内及肠外营养。

一项最近的综述和荟萃分析显示:醋酸甲地孕酮可以提高 1/4 的肿瘤恶病质患者的食欲,并对

1/12 的患者有轻微的体重增加作用,但同时 1/6 的患者可能出现血栓栓塞病情,1/23 可能会死亡。

针对恶病质患者,联合治疗措施疗效更好。一项Ⅲ期随机临床试验表明,在 332 例肿瘤恶病质患者中,使用醋酸甲羟孕酮、醋酸甲地孕酮、二十碳五烯酸和左旋肉碱、沙利度胺联合用药较以上每一种药物单药使用疗效更好。另一项针对 104 例进展期妇科肿瘤伴恶病质患者的Ⅲ期临床研究同样显示了联合用药的优点,与醋酸甲地孕酮单药治疗相比,联合使用醋酸甲地孕酮、左旋肉碱、塞来昔布和抗氧化剂能更好地改善患者的食欲、增加患者的体重、提高患者的生活质量。

尽管大麻类药物(如屈大麻酚、大麻)为基础的治疗对化疗引起的恶心呕吐以及获得性免疫功能丧失综合征(acquired immune deficiency syndrome,AIDS)相关性厌食有效,但这类研究的证据仍十分有限。一项随机临床试验显示,与安慰剂相比,大麻提取物和 D-9-四氢大麻酚对食欲和生活质量的提高并没有显著作用。同样,另一项随机临床试验比较了醋酸甲地孕酮和屈大麻酚对肿瘤相关性恶病质的治疗效果,结果显示醋酸甲地孕酮在增加体重和改善食欲方面效果更好。但是屈大麻酚对治疗肿瘤相关性厌食是十分有效的。在用药时需要注意的是,老年患者使用屈大麻酚可能导致谵妄。

尽管有研究显示营养学干预对肿瘤性恶病质无效,但必要时仍可以考虑请营养学专家会诊,因为补充热量和蛋白质对体重的稳定十分有效。一项荟萃分析显示:营养学干预虽不能有效增加体重或能量摄入,但能一定程度上提高生活质量,包括改善情绪功能、呼吸困难和饥饿症状。当病情或治疗影响患者进食功能和/或营养吸收,而患者的预期寿命仍有几个月至几年时,可以考虑使用肠内和肠外的营养支持。这种营养支持治疗的目标和强度应当随着患者预期寿命的缩短而改变,过于积极的肠内或肠外营养治疗会增加终末期患者的痛苦。另外,一项针对临终关怀患者的最新的随机对照临床研究显示肠外补液对疲劳、幻觉、脱水等症状无效,且对生活质量和生存时间没有影响。因此,对预期寿命仅几周的患者,更应当着重于加强治疗口干等症状的姑息治疗措施,以及对患者及其家属提供停止营养支持治疗的教育,告知患者家属对临终患者治疗的其他方法。

2.4 恶心呕吐

化疗导致的恶心呕吐是影响患者生活质量的重要因素,除了放化疗引起的恶心呕吐之外,患者还可能因为幽门梗阻、肠梗阻、便秘、阿片类药物不良反应以及高钙血症导致恶心呕吐。应当分辨清楚导致恶心呕吐的原因,再进行治疗。

1)胃瘫:盐酸甲氧氯普胺,5~10 mg 口服每日 4 次;饭前 30 分钟或睡前。

2)肠梗阻:行胃肠减压,必要时手术治疗。

3)中枢性呕吐:地塞米松 4~8 mg,每天 2~3 次;姑息性放疗。

4)腹腔内肿瘤或肝转移病灶导致的胃出口梗阻:皮质类固醇、质子泵抑制剂或盐酸甲氧氯普胺,内镜下支架置入,胃管插入减压。

5)胃炎,胃食管反流:使用质子泵抑制剂、H_2 受体拮抗剂。

6)代谢异常出现的恶心呕吐:治疗高钙血症、尿毒症、脱水。

7)药物导致的恶心呕吐:停止不必要的药物,检查某些药物的血药浓度(如地高辛、苯妥英钠、卡马西平、三环类抗抑郁药),考虑阿片类药物的减量或更换;治疗药物导致的胃炎使用质子泵抑制剂、盐酸甲氧氯普胺等。

8)心理性呕吐:如患者存在进食障碍、躯体化障碍、恐惧症或惊恐发作,请精神科专家会诊。

9)非特异性恶心呕吐:多巴胺受体拮抗剂(如氟哌啶醇、盐酸甲氧氯普胺、奋乃静);如果因焦虑症状引起,加用氯羟去氧安定 0.5~1.0 mg,必要时每 4 小时 1 次;如果无法口服,改用舌下、直肠、皮下或静脉给药。

10)非药物治疗如针灸、催眠疗法、认知行为治疗。

持续性的恶心呕吐可以使用多巴胺受体拮抗剂滴定至有效的最大耐受剂量。对于持续性恶心,可以考虑加用 5 - HT₃ 受体拮抗剂和/或抗胆碱能药物和/或抗组胺药、皮质类固醇、持续性静脉或皮下注射止吐剂、抗精神病药(如奥氮平或氟哌啶醇)和/或大麻类药物,阿片类药物也可以帮助缓解症状。大麻类的药物如屈大麻酚和大麻隆,对治疗难治性化疗引起的恶心呕吐有效。其他可以采用的治疗还包括针灸、催眠、认知行为治疗等。姑息性镇静被认为是当专业姑息治疗和临终关怀治疗无效时的最终处理手段。

2.5 便秘

50%的进展期肿瘤患者和大多数使用阿片类药物的患者都会发生便秘。尽管许多药物如制酸剂、副交感神经抑制剂和止吐药都可能导致便秘,但阿片类镇痛药是最常见的引起便秘的药物。治疗者应当停止使用任何不必要的治疗便秘的药物。除了生理不适,便秘还会导致患者产生继续使用阿片类药物的心理压力和焦虑情绪。治疗措施包括:

1) 评估原因和严重程度,停用不必要的导致便秘的药物。

2) 排除粪石阻塞,尤其是当腹泻便秘交替时:甘油栓剂、矿物油保留灌肠,手工解除阻塞。

3) 排除肠梗阻(查体、腹部 CT 或腹部 X 线平片)。

4) 治疗可能存在的其他疾病,如高钙血症、低钾血症、甲状腺功能减退、糖尿病等。

5) 比沙可啶,10～15 mg 口服,每天 1～3 次,使患者能每 1～2 天 1 次不费力的排便。

6) 如果便秘持续存在,重新评估病因和严重程度;增加缓泻剂:比沙可啶栓剂 1 片直肠给药每天 1～3 次,聚乙二醇 1 瓶盖加 250 mL 水口服每日 2 次,乳果糖 30～60 mL 口服每日 2～3 次,山梨糖醇 30 mL 口服必要时每 2 小时 1 次,氢氧化镁 30～60 mL 口服每日 1～2 次;对于阿片类药物导致的便秘,排除手术后肠梗阻和机械性肠梗阻,可用甲基纳曲酮 0.15 mg/kg 皮下注射隔日 1 次;清水灌肠;胃肠动力药如盐酸甲氧氯普胺 10～20 mg 口服 1 日 4 次。

应当提前预见到阿片类药物可能导致的便秘并且预防性地使用刺激性缓泻剂或粪便软化剂,以增加肠蠕动。目前对于最佳的便秘治疗起始药物研究证据很少,一项小型研究比较了番泻叶单药和番泻叶加多库酸钠联合用药的疗效,结果显示加用粪便软化剂多库酸钠没有必要。应当鼓励患者增加液体和膳食纤维的摄入,并且多运动。

2.6 腹泻

肿瘤患者的腹泻可能因一系列原因引起,包括抗肿瘤治疗的不良反应、感染、抗生素使用、饮食变化或粪石嵌顿等。腹泻是许多化疗药物(如氟尿嘧啶、伊立替康)、酪氨酸激酶抑制剂以及生物制剂(如伊匹单抗、西妥昔单抗、帕尼单抗)的常见不良反应。腹腔和盆腔放疗(单独或化放疗结合)也有胃肠道损伤可导致腹泻。在处理腹泻之前,需要明确腹泻发生的时间长短、大便常规化验、肠鸣音活跃程度等,特别是鉴别感染性腹泻还是非感染性腹泻,这涉及抗生素使用与否而不是单纯的对症治疗问题。当然对腹泻严重程度的评估也很重要。

美国国家癌症研究所发布的毒性评估标准可以用来评估腹泻的严重程度。1 级:大便次数较平日增加,<4 次/天,造瘘口排出物较平时轻度增加;2 级:大便次数较平时增加,4～6 次/天,造瘘口排出物较平时中度增加;3 级:大便次数较平时增加,>7 次/天,大便失禁,有住院指征,造瘘口排出物较平时严重增加,自理能力受限,日常活动能力受影响;4 级:导致威胁生命的严重后果,需要紧急处理。

1) 对于预期寿命为几周至几个月、几个月至几年的患者

1 级腹泻:口服补液、补充电解质;洛哌丁胺首次 4 mg 口服,以后 2 mg 每次解稀便后口服,直至 1 日总量不超过 16 mg;未服用过阿片类药物者,苯乙哌啶/阿托品 1～2 片口服,必要时每 6 小时 1 次,最多每日 8 片;阿片酊(10 mg/mL)10～15 滴口服必要时每 4 小时 1 次;BRAT 饮食疗法:面包(bread)、米饭(rice)、苹果泥(apple butter)、吐司(Toast)。如果由化疗引起,减量或停止化疗。

2 级腹泻：如果患者不能耐受口服补液，可选择静脉补液；抗腹泻治疗，同上；加用抗胆碱能药物：莨菪碱 0.125 mg 口服、含化、舌下，必要时每 4 小时 1 次，每天不超过 1.5 mg；必要时阿托品 0.5～1.0 mg 口服、皮下注射、肌肉注射、静脉推注，每 4～6 小时 1 次；如果由感染引起伪膜性肠炎：甲硝唑 500 mg 口服，静推每 4 次，连续 10～14 天，万古霉素 125～500 mg 口服，每 4 次，连续 10～14 天；非伪膜性肠炎：合适的抗生素；如果由化疗引起，减量或停止化疗；伊匹单抗引起的腹泻：皮质类固醇 0.1～1.0 mg/(kg·d)；改用英利昔单抗(Remicade)5 mg/kg 每 2～6 周 1 次。

持续性的 2、3、4 级腹泻：住院治疗(4 级腹泻需 ICU 治疗)；静脉补液，抗腹泻、抗胆碱能药物治疗；奥曲肽 100～500 μg/d 皮下注射，静脉推注每 8 小时 1 次或持续静脉输注。

2) 对于预期寿命为几天至几周的患者：

以上治疗持续进行；可在在家中静脉补液；不间断的阿片类药物治疗，或增加目前阿片类药物剂量；必要时东莨菪碱 0.4 mg 皮下注射每 4 小时 1 次；奥曲肽 100～200 mcg 皮下注射每 8 小时 1 次。

2.7 肠梗阻癌性肠梗阻

肠梗阻癌性肠梗阻是腹盆腔肿瘤晚期的常见并发症，发生率最高达 43%，常见原发肿瘤为卵巢癌、结直肠癌和胃癌；少见的如胰头癌、肺癌、乳腺癌腹腔转移等引起。小肠以消化吸收为主要功能，小肠长 5～7 米，所以小肠梗阻(50%～61%)较大肠(1.5 米)梗阻(33%～37%)更常见，而且更容易发生吸收障碍导致营养不良；同时发生大肠和小肠梗阻占 20% 以上。

1) 癌性肠梗阻的诊断

癌性肠梗阻多数缓慢发病，开始常为不全性肠梗阻，逐渐发展为完全性肠梗阻。常见症状包括恶心、呕吐、腹痛、腹胀、排便排气消失等，其临床表现与肠梗阻部位及程度相关。

诊断的要点包括：

(1) 恶性肿瘤病史；

(2) 既往曾行腹部手术、放疗或腹腔内灌注药物治疗；

(3) 间歇性腹痛、腹胀、恶心、呕吐等症状，伴或不伴肛门排气或排便；

(4) 腹部体检可见肠型、腹部压痛、肠鸣音亢进或消失；

(5) 腹部 CT 或 X 线腹部平片可见肠腔明显扩张和多个液平面。

X 线腹部平片检查是诊断肠梗阻常用检查方法。有条件的情况下，推荐腹部 CT 扫描作为肠梗阻影像学诊断的首选方法。胃肠道 B 超有其自身优势和特点，可以与上述检查互补进行。

2) 癌性肠梗阻的分类

癌性肠梗阻分为肠腔内肿瘤所致和肠腔外肿瘤相关的肠粘连两大类。

肠腔内肿瘤所致肠梗阻多见于大肠肿瘤，如果体质和病情允许，尽可能行姑息性切除肿瘤术或短路吻合术；如果体质或病情不允许，可考虑胃肠减压或梗阻部位放置支架来解除梗阻，此类肠梗阻较少见于小肠肿瘤，因为小肠肿瘤仅占胃肠肿瘤 2%。

肠腔外肿瘤相关的肠粘连导致的肠梗阻分为癌性和非癌性两类。癌症侵犯和播散是导致机械性肠梗阻主要原因。非癌性占 3%～48%，非癌性病因包括手术或放疗后肠粘连、低钾血症、体弱衰竭所致粪便嵌塞等，由于没有肿瘤进展的影响，预后相对较好。

3) 癌性肠梗阻处理原则

先评估，除了评估全身状况及合并症外，针对肿瘤进行的专科评估包括肿瘤的诊断是否明确，目前分期是否准确，除了肠梗阻病变之外还有哪些部位有肿瘤侵犯或转移，特别是如脑、肝、肺等重要脏器，然后针对癌性肠梗阻进行评估。

首先判定有无肠道梗阻；其次判定肠梗阻的性质：机械性、麻痹性、血管源性；再次判断肠梗阻的病因：是否与恶性肿瘤相关；入院及时评估有无短期内发生死亡或出现并发症可能，如肠穿孔、消化道出血、感染等。

如果是有手术指征的肠梗阻应予以手术解除肠梗阻。无手术指征的肠梗阻,积极处理,尽可能解除肠梗阻;如无可能则积极控制症状如恶心呕吐、腹胀、腹痛、疲乏等,并根据病情和患方意见决定是否积极给予肠内、肠外营养。

4) 癌性肠梗阻治疗

肠梗阻的治疗方法分为手术与药物两类:

1) 手术:开放手术,腹壁肠造瘘术、腹腔内肠改道成形术;内镜治疗:经皮内镜下胃造瘘管或内镜下放置支架;放射介入治疗:超声引导下胃造瘘管引流。对于预期寿命为几个月至几年的患者,首选治疗方案为 CT 确诊后手术治疗。虽然手术治疗可以提高患者的生活质量,是肠梗阻的首选治疗,但是存在一定风险,进展期肿瘤患者通常一般状况太差而无法耐受手术,需要选择其他方案来缓解症状。手术预后不佳的因素包括腹水、肿瘤扩散、明显的腹腔内肿块、多发性肠梗阻、既往曾行腹腔放疗、进展期肿瘤和一般情况差等。

2) 药物治疗:肠梗阻的药物治疗可以分为两类:一类针对需要维持胃肠道功能的患者,另一类针对无法维持胃肠道功能的患者。对于需要维持胃肠道功能的患者,可以使用阿片类药物、止吐剂、皮质类固醇单药或联合用药。当胃肠道功能已无法维持,可以使用生长抑素(如奥曲肽)和/或抗胆碱能药物。止吐剂如甲氧氯普胺这类可以增加胃肠道动力的药物,不能用于完全性肠梗阻的患者,但是不完全性肠梗阻的患者使用效果较好。由于奥曲肽的有效性和耐受性较好,因此建议在肠梗阻诊断的早期即开始使用。皮质类固醇地塞米松 4～12 mg,静脉注射 qd,3～5 天无效停药;抗胆碱能药物如东莨菪碱每次可给予 0.3～0.6 mg。静脉注射应以注射用水稀释;格隆溴铵 0.2～0.4 mg 静脉注射或肌肉注射;奥曲肽 100～300 mcg,每天 2 次,皮下注射或每小时 10～40 mcg 持续静脉输注;如果有脱水,予以静脉补液(图 12.3)。

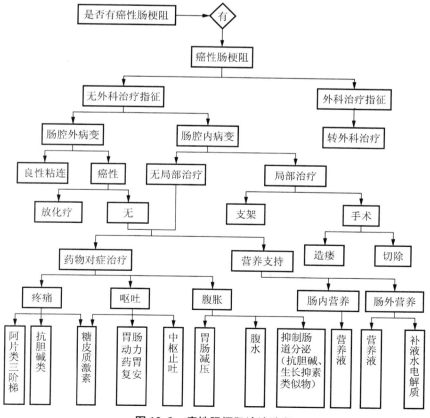

图 12.3 癌性肠梗阻诊治流程

其他可以缓解肠梗阻症状的治疗手段还包括：放置胃肠减压管、鼻胃管或胃管引流、全肠胃外营养等。对于预期寿命为几个月至几年的患者，全肠胃外营养可以提高患者的生活质量。虽然这些治疗措施不能改善生存，但是能提高患者的生活质量。

2.8 癌症相关性疲乏

癌症相关性疲乏（cancer-related fatigue，CRF）是临床肿瘤常见症状之一（高达 70%～100%），它与肿瘤或肿瘤治疗有关，是一种持续性、主观性疲倦劳累的体验，能长期存在并影响患者日常生活，导致病情加重，严重影响其生活质量，并很可能致使抗癌治疗终止。

癌症相关性乏力确切发病机制至今尚不明确。可能的机制包括肌肉代谢产物的异常堆积、细胞因子如 IL-1、TNF 等异常产生与分布、神经肌肉功能改变、三磷酸腺苷合成异常、5-羟色胺调节异常、以及迷走神经传入冲动异常、昼夜节律失调、骨骼肌肉萎缩、皮质醇水平降低、神经内分泌免疫功能异常等。癌症相关性乏力常与疼痛、抑郁、贫血、低蛋白血症、营养不良、恶病质等病变并存。

由于乏力是患者的主观感受，评估乏力时要充分信任和依赖患者。乏力的评估包括筛查、初次评估、干预中动态评估。在评估中了解乏力的开始时间、严重程度、伴随症状、缓解/加重因素以及对功能的影响；分析乏力与肿瘤、抗肿瘤治疗及合并症治疗的相互关系；还应注意与乏力发生密切的相关因素如疼痛、抑郁、焦虑、睡眠障碍、贫血、营养不良、运动水平和其他合并症，因为这些因素经过干预是可以改善乏力症状的。

根据 NCCN 癌症相关性疲乏治疗指南，将其分为三度：用 0～10 数字量化评估乏力，0 表示无乏力，10 表示患者所认为的最严重乏力，乏力评分 1～3 为轻度乏力，4～6 为中度乏力，7～10 为重度乏力。

癌症相关性疲乏的干预分为基本干预措施和特殊干预治疗：

基本干预措施：包括能量储备和分散注意力。能量储备包括制定规律的日常作息时间，保持身体力所能及的活动；根据患者的体力状况，制定相应日常能量储备计划；在精力最佳时安排活动，尽量只参加一项活动，保证睡眠不受干扰。分散注意力的主要方法是娱乐活动，如听音乐、阅读、社交及游戏等。

特殊干预措施：分为非药物治疗和药物治疗两类。

1）非药物治疗教育（乏力程度的自我监控），锻炼，休息和睡眠，社会心理行为干预。

2）药物治疗肿瘤患者常因贫血、骨髓移植、疼痛、抑郁等因素引起疲劳，因此治疗上首先尽可能消除与乏力有关的病因：

纠正贫血：促红细胞生成素，如果血红蛋白低于 70 g/L，可考虑输全血或成分输血；

抗抑郁、抗焦虑药物：硫苯酰胺、阿莫沙平、氟伏草胺、帕罗西汀、安非他酮、丁螺环酮等；

纠正水电解质紊乱，补充足量维生素、微量元素、能量等；

孕酮类：甲地孕酮可促进食欲，改善恶液质患者的厌食；

皮质醇类：为避免不良反应，泼尼松使用量为 20～40 mg/d。

传统医学与现代医学有不同的理论体系，其主要着眼于调理人体机能。针对癌症相关性疲乏治疗的中医药有其独特之处，主要包括包括扶正固本的方剂及补气的中草药治疗。一项随机对照临床试验发现，服用补中益气汤（该组方由黄芪、人参、当归、甘草、升麻等组成）可有效缓解患者疲乏症状，该中药复方可显著改善肿瘤患者癌性疲乏及生活质量。

Barton 等 2012 年 ASCO 报道花旗参随机对照安慰剂治疗癌症相关性乏力的Ⅲ期临床试验。入组 364 例患者，治疗组每日口服花旗参 2 g，连续服用 8 周。结果花旗参治疗组乏力症状显著减轻($P=0.008$)。

综上所述,针对癌症相关性乏力目前尚无特效药物,首先应对医疗干预有效的相关因素进行积极处理,同时注重能量储备、分散注意力等非药物干预。乏力仍不能纠正时,可选择中枢兴奋剂、糖皮质激素、花旗参等药物治疗。

2.9 失眠

根据《美国精神障碍诊断与统计手册(第四版)》(diagnostic and statistical manual disorders, fourth Edition,DSM-Ⅳ)失眠被定义为难以入睡、睡眠维持困难、早醒及醒后不清醒感,并且伴有明显的日间功能障碍。

晚期癌症疼痛、焦虑抑郁、化疗不良反应、经济负担和死亡的恐惧是影响睡眠的几个主要因素。

对于预期寿命为几个月至几年的患者治疗:进行化疗的患者尽量在日间进行,做好化疗前疾病健康教育及心理疏导。治疗与护理操作尽量安插于患者自然觉醒时间集中进行,以减少对患者睡眠的干预。

进行睡眠卫生教育;认知行为治疗,刺激控制法,渐进式肌肉放松法。

祛除导致失眠相关的因素:治疗疼痛、抑郁、焦虑、谵妄、恶心;对于药物不良反应或停药综合征(皮质类固醇、阿片类药物、抗惊厥药、咖啡因、激素类药物、中草药、巴比妥类药物、苯二氮卓类药物、酒精类、三环类抗抑郁药)导致的失眠可以减少或停用相关药物或使用替代药物。

治疗难治性失眠:可选择以下药物试用:曲唑酮 25～100 mg 睡前口服;奥氮平 2.5～5.0 mg 睡前口服;唑吡坦 5 mg 睡前口服;米氮平 7.5～30.0 mg 睡前口服;氯丙嗪 25～50 mg 睡前口服;喹硫平 2.5～5.0 mg 睡前口服;氯羟去氧安定 0.5～1.0 mg 睡前口服。

治疗难治性白天嗜睡:可选择以下药物试用:咖啡因 100～200 mg 口服,必要时每 6 小时重复,最后 1 次不晚于下午 4 点;哌甲酯起始 2.5～20.0 mg 1 天 2 次口服,第 2 次不晚于睡前 6 小时;右旋安非他命 2.5～10.0 mg 1 天 2 次口服,第二次剂量不晚于睡前 12 小时;莫达非尼 100～400 mg 每天早晨口服。

对于预期寿命为几天至几周的患者治疗:临终患者的失眠治疗应当参考患者的意愿,根据情况调整药物的剂量,正确使用镇静催眠药物及止痛药物。可以考虑睡前使用氯丙嗪 25～100 mg 口服或肌肉注射。米氮平对于伴有抑郁和厌食的失眠患者有效。老年患者和有认识损伤的患者禁用苯二氮卓类药物,因为此类药物会降低认知能力。唑吡坦的推荐剂量降低(即释片由 10 mg 减为 5 mg,缓释片由 12.5 mg 减为 6.25 mg)。

2.10 谵妄

谵妄表现为急性意识模糊、精神错乱。往往显示进行性功能减退和认知能力障碍。认知欠缺包括定向障碍、记忆缺失和语言障碍,有幻觉或错觉,精神运动障碍,活动减少或增多,睡眠周期颠倒,情绪障碍包括间断恐惧、偏执、冷漠、愤怒等症状。谵妄的评估可以按精神疾病诊断与统计手册第四版(diagnostic and statistical manual of mental disorders, fourth edition criteria,DSM-Ⅳ)进行评估。

谵妄的发生可能存在多重致病机制:① 胆碱能缺乏,多巴胺能过量及其他神经递质紊乱引起;② 细胞因子有可能增加血～脑屏障的通透性和改变神经传递;③ 疾病或外伤激活交感神经系统和下丘脑—垂体—肾上腺皮质轴,导致细胞因子水平升高和慢性皮质醇增多,导致谵妄。

瞻妄易在肿瘤患者合并肺感染、肺心病、心功能不全、冠心病、脑血管病、营养不良、电解质紊乱、卧床、制动、失眠、抑郁、焦虑、贫血、抗胆碱能药物治疗、精神活性药物治疗时发生。

1）谵妄的病因治疗

当存在可逆性病因时应当明确诊断并针对病因进行治疗。

（1）应避免多种药物的合并应用，如正在服用多种药物特别是抗胆碱能药物则应予停药或减量。

（2）患者原先维持脑代谢的氧供能力已很低，应迅速解除他们原有的心力衰竭或呼吸道感染等因素，一旦脑缺氧减轻急性谵妄便可取得迅速改善。为了防止心力衰竭和减轻心肺功能负荷，保证睡眠与控制兴奋不安显得颇为重要。

（3）提供支持性治疗和预防合并症。支持性治疗包括保护患者的气道通畅，注意患者的体位和运动，预防褥疮和深静脉血栓，使用产生提醒感应的物品，创造宁静舒适的环境，使患者晚上在低噪音和暗环境中连续睡眠，鼓励患者在白天起床活动以形成正常睡～醒周期。

2）药物的对症治疗

当谵妄发生时应予以适当的药物控制症状。

（1）严重的谵妄：氟哌啶醇 0.5～2.0 mg 静脉推注，必要时每 4 小时 1 次；奥氮平 2.5～7.5 mg/d 口服，舌下含化必要时每 4 小时重复，最大 30 mg/d；氯丙嗪 25～100 mg 口服、直肠给药、静脉注射，必要时每 4 小时 1 次；对大剂量的精神抑制药耐药，可加用氯羟去氧安定 0.5～2.0 mg 皮下注射或静脉注射；阿片类药物减量或换药；

（2）轻至中度的谵妄：氟哌啶醇 0.5～2.0 mg，口服，1 天 2～3 次；利培酮 0.5～1.0 mg，口服，1 天 2 次；奥氮平 5～20 mg，口服，1 天 1 次或富马酸喹硫平 25～200 mg 口服、舌下 1 天 2 次。

治疗谵妄的药物如类固醇激素、抗胆碱能药物应尽量少用且尽量低剂量使用。由于静脉使用氯丙嗪可能存在低血压的不良反应，因此一般仅用于卧床患者。治疗同时应注意抗精神病药物引起的锥体外系症状及肝肾功能的不良反应和地西泮、抗抑郁药引起的呼吸抑制及过度镇静等不良反应。

谵妄可能缩短预期寿命较短的进展期肿瘤患者的生存时间。对于这类患者应当尽量避免所有可能的医源性因素。如果谵妄是因病情进展导致的，姑息治疗的重点应在于控制症状，可以根据病情增加安定类和苯二氮卓类药物的剂量或改变给药间隔。

2.11 精神压力

精神压力是一种多因素引起的心理（认知、行为、情绪）、社会和/或精神上不愉快的体验，会对肿瘤症状和治疗产生不良影响。

肿瘤患者由于疾病特殊、治疗复杂，其焦虑抑郁等负性心理明显高于普通患者。在疾病本身、放化疗过程、并发症、免疫过程及心理反应共同作用下，会引发病患者的乏力和衰竭感，出现劳累、精力不济、虚脱感和肢体沉重感，精力难以集中，对事物失去兴趣，除此之外肿瘤患者焦虑抑郁的主要心理社会因素包括：① 缺乏肿瘤疾病知识；② 缺少家庭人际关系支持；③ 疼痛影响情绪；④ 医患关系也直接影响患者的心理变化。

根据 NCCN 精神压力治疗指南，采用精神压力指示计对精神压力的严重程度进行评估：

对大于等于 4 分的患者提示中到重度精神压力，需要心理干预和治疗。

社会心理治疗应当纳入常规治疗中，贯穿每位门诊或住院患者整个病程的每个阶段。对于预期寿命为几个月至几年的患者，应当提供社会资源和社会支持的管理。患者应当在一个安全的环境里接受合适的治疗。对照料者和患者家属应当进行支持和教育，让患者充分享受亲情的温暖。应当充分考虑到与病情和预后有关的患者个人、精神、宗教及文化因素进行开导，以减轻精神压力。如果存在语言沟通问题,还应有相应专业的翻译人员。

在心理支持治疗的同时可以予以给予抗焦虑抑郁的药物治疗,这些药物是:

① 氟西汀(Fluoxetine),1 次 20 mg,1 日 1 次,如疗效欠佳,2 周后逐渐加至最大量 60 mg。老年人减量或减少给药次数。氟西汀的口服吸收良好。② 帕罗西汀(Paroxetine)20 mg,1 日 1 次,最大量 1 日 50 mg。老年人或肝肾功能不全者,从 1 日 10 mg 开始,1 日最高剂量不得超过 40 mg。③ 西酞普兰(Citalopram),1 次 20 mg,1 日 1 次,早晚服用,最大量为 1 日 60 mg。长期用药者应根据疗效调整剂量,并维持在最低有效治疗剂量。老年人及肝肾功能不全者应适当减少剂量,最大量为 1 日 40 mg。

对于预期寿命仅几天至几周的临终患者,应当评估并尊重患者的意愿,将可能出现的情况和可能发生的死亡充分告知患者、家属及其照料者,对患者及其家属在姑息治疗过程中存在的家庭矛盾给予情感支持。最后,应当为患者选择合适的专业姑息治疗或临终关怀机构。

3. 中国传统医学在姑息治疗中的作用

中国传统医学是从疾病的临床表现探讨疾病发生规律,用八纲辨证论治疾病的科学,几千年的积累,有许多对症治疗的经验,国家食品药品监督管理总局(China food and drug administration,CFDA)也批准了许多用于姑息治疗的中成药,目前中医中药已成为肿瘤姑息治疗的重要组成部分。

肿瘤姑息治疗中成药使用专家共识 2013 年版列出了用于肿瘤姑息治疗的中成药,现介绍如下。

用于疲乏的中成药:参附注射液、生脉注射液、参芪扶正注射液、参芪扶正胶囊、参一胶囊、补中益气丸、八珍颗粒(丸)、十一味参芪片、参芪十一味颗粒、十全大补丸(颗粒)。

用于疼痛的中成药:气滞胃痛颗粒(丸)、血府逐淤口服液(胶囊)、复方苦参注射液、元胡止痛片、新癀片。

用于咳嗽咳痰的中成药:川贝枇杷糖浆、克咳胶囊、痰热清、二陈丸、橘红化痰丸、百合固金丸、清气化痰丸。

用于厌食的中成药:大山楂丸、健脾消食片、参苓白术散、枳术丸。

用于恶心呕吐的中成药:香砂六君丸、柴胡舒肝丸、越鞠丸、小半夏合剂、藿香正气口服液、保和丸、柴胡疏肝丸。

用于口疮的中成药:口腔溃疡散、复方珍珠口疮颗粒、口炎清颗粒、一清颗粒。

用于腹泻的中成药:参苓白术散、附子理中丸、四神丸、补中益气丸、乌梅丸、葛根芩连丸(片)、保和丸、固肠止泻丸。

用于便秘的中成药:当归龙荟丸、通便灵胶囊、麻仁润肠丸、芪蓉润肠口服液、六味安消胶囊、四磨汤口服液、通幽润燥丸。

用于发热的中成药:清开灵注射液(胶囊/软胶囊/颗粒)、局方至宝丹(散/丸)、紫雪散、牛黄清热胶囊、安宫牛黄丸、小柴胡颗粒。

用于失眠的中成药:七叶神安片、柏子养心片(丸)、枣仁安神液、交泰丸、解郁安神颗粒。

用于多汗的中成药:玉屏风颗粒(胶囊/口服液)、虚汗停颗粒、知柏地黄丸、复芪止汗颗粒。

用于脱发的中成药:七宝美髯丸(冲剂/口服液)、养血生发胶囊。

用于口干的中药:生脉散、六味地黄丸。

4. 特殊姑息治疗干预

4.1 要求加速死亡

特殊姑息治疗干预措施包括如何应对患者对于加速死亡的要求,如医生帮助死亡、医生协助自杀、安乐死等。对于这类要求最合适的措施是加强姑息治疗,所有这类患者应当转介至姑息治疗专家处。患者的加速死亡要求往往有其他更重要的含义,明确这些含义有助于扩大有效的治疗选择范围。可以和患者及其家属讨论替代选择,如停止生命支持治疗、镇静等。请精神科专家会诊可以帮助诊断和治疗可逆性的精神病病因。尽管在特定条件下,安乐死在世界某些地区是允许的,但是目前在我国是不合法的。

4.2 姑息性镇静

姑息性镇静可以有效地控制临终(预期寿命几小时至几天)患者的难治性症状。如果决定要进行姑息性镇静,必须有至少两名医生确认该患者已接近死亡。关于患者病情、治疗目标、预后及可能发生的情况的知情同意书,须得到患者和/或授权委托的家属的签字确认。姑息性镇静的"双刃剑效应"有其伦理学合理性:即一项措施可能带来的害处(如呼吸抑制、饥饿感、加速死亡)是其治疗作用(如缓解难以忍受的疼痛症状)可以接受的不良反应。一项前瞻性研究比较了肿瘤晚期接受和不接收姑息性镇静患者的生存时间,发现姑息性镇静并不缩短患者的生存时间。

姑息性镇静最好由姑息医学专家实施,最常用的药物是咪达唑仑(起始速度 $0.4\sim0.8$ mg/h,范围 $20\sim102$ mg/h)和丙泊酚[起始速度 $5\sim10$ mg/(kg·min),滴定至最佳剂量]输注,此外也可以选择氯羟去氧安定和异戊巴比妥静脉输注。对于选择在家中死亡的患者,姑息性镇静也可以在家中实行。

4.3 临终关怀

临终患者是指预期寿命仅几个小时,且生命体征不稳定不适合转院者。临终关怀对于患者、家属及治疗团队都十分重要。研究证据表明,现有的终末期肿瘤患者治疗都显得过于积极。在全球各地,即使是在综合性医院,对于终末期肿瘤患者的治疗方案区别都很大。通常,预后不佳的肿瘤患者都会接受高强度的治疗,对终末期患者进行化疗的现象越来越常见。而姑息治疗的开展降低了终末期肿瘤患者的住院率,减少了高强度的抗肿瘤治疗。研究显示,接受临终关怀的晚期肿瘤患者正在逐年增加。临终关怀包括一系列生理性的、社会心理性和操作性的干预措施。

其中,生理性干预措施包括:加强继续治疗,调整药物剂量以达到最优舒适度,停止不必要的治疗(如诊断性检查、输血、人工营养支持、补液、透析、有创性操作等),口服给药困难则改用其他给药方式以达到症状控制,使用减压床垫并定时翻身以到达生理舒适状态,眼部及口腔护理保持湿润,保留导尿,保持大便通畅,关闭植入性心脏除颤器,姑息性镇静治疗临终前不安和烦躁情绪,减少呼吸道及胃肠道分泌物(包括翻身,减少肠内及肠外补液,加用莨菪碱、东莨菪碱、阿托品或格隆溴铵),为患者及家属的尸体捐献和/或器官捐献做准备。

社会心理干预措施需要综合考虑患者个人及其家属的目标、喜好、文化及宗教信仰等因素。治疗计划应当包括:与社会工作者和神职人员的合作来满足其精神需求,与患者、家属及治疗团队进行病情及预后的讨论等。

操作性措施包括:动员院内的临终治疗政策和措施;保证患者的治疗意愿得到满足,如果患者要求不进行心肺复苏,签字确认并依照完成;为患者提供一个单独的房间,让患者家属能全天候的陪伴。

4.4 无痛苦死亡

NCCN 指南首次将死亡总结为一个可以预期的结果,对患者家属的死亡后照料是肿瘤治疗中必不可少的一部分。有研究发现,患者、家属及医生对于无痛苦死亡的概念是十分相似的:无疼痛、精神平静、与家人在一起是构成无痛苦死亡的最主要的三个方面。临终治疗应当保证患者的无痛苦死亡。NCCN 姑息治疗指南将无痛苦死亡定义为：患者、家属及照料者没有可以避免的痛苦，大致上符合患者及家属的意愿，与临床、文化及伦理标准相一致。

4.5　死亡后干预

完整的姑息治疗应当延续到患者死亡之后。按照当地习俗，妥善处理遗体，去除所有导管、引流管、电线和导尿管（除非需要进行尸体解剖），提供家属与患者遗体相处的时间，处理与器官捐赠或尸体解剖相关的事宜，完成相关的文书工作。

肿瘤治疗团队应当对患者家属进行随访，帮助他们摆脱丧亲痛苦。患者的子女是发生社会心理障碍的特殊高危群体，如果患者家属存在复杂或长期的悲伤抑郁情绪的，应当接受治疗。

第四节　肿瘤姑息治疗的临床收益评估

1. 姑息治疗的意义

研究发现，早期进行姑息治疗不仅可以提高晚期肿瘤患者的生活质量，还能延长生存时间。及早开始姑息治疗的患者由于对其病情有准确的认识，在生命的终末期选择继续化疗者较少。姑息治疗的开展是患者总生存的积极预后因子，尽早开始姑息治疗者生存时间更长。

晚期肿瘤患者的姑息治疗可以减少不必要的治疗数量和强度。研究显示，以社区为基础的姑息治疗服务降低了终末期患者急诊就诊率和院内死亡率。此外，晚期肿瘤患者在死亡前 3 个月内接受姑息治疗，能降低临终治疗的强度，减少进入 ICU 治疗的几率、急诊治疗的次数和临终前住院的次数。同样的，缺乏姑息治疗会导致肿瘤患者终末期的无效积极治疗增加。姑息治疗能降低肿瘤患者的症状，提高生活质量，使患者最后的时间能够与亲人在一起，在家中无痛苦死亡。

2012 年 2 月，ASCO 发布了一项依据 7 个随机对照研究和专家意见的临床意见，认为有大量的研究显示，姑息治疗结合标准的抗肿瘤治疗或以姑息为主的治疗对患者和照料者都起积极作用。ASCO 专家组总结说，对晚期肿瘤患者或者症状较重的患者，应当尽早将姑息治疗整合入标准的肿瘤治疗流程中。

2. 姑息治疗的收益评估

姑息治疗的收益评估较其他疾病的收益评估更为困难。良好的姑息治疗应当达到以下要求：(1) 疼痛及其他症状控制良好；(2) 患者及其家属的痛苦减少；(3) 对病情的控制感；(4) 照料者的负担减轻；(5) 关系加强；(6) 最佳的生活质量、个人成长、价值提升。目前全世界的学者正在进行更多的研究以确定什么才是"更好的死亡"。

对所有的患者在治疗过程中都应当经常进行再评估，患者、照料者及治疗者之间应当维持有效的信息沟通和共享。对于肿瘤自然病程及预后的不间断的清晰、一致的讨论，能使患者及其家属获益更多。肿瘤治疗团队还应当根据患者的实际情况，向姑息医学专家、临终关怀机构或伦理委员会咨询。如果需要评估或治疗未经明确诊断的精神疾病、药物滥用、应激障碍等，则应请精神科专家或心理学家会诊。

患者的治疗目标和期望应当根据疾病的进展不断变化和发展。在治疗过程中，随着预期寿命的缩短，姑息治疗应当继续进行并不断修正，此过程中根据情况再评估，直到患者死亡或痊愈。

参考文献

[1] National Comprehensive Cancer Network. NCCN Clinical Practice Guidelines of Palliative Care, Version, 2015,2.

[2] National Comprehensive Cancer Network. NCCN Clinical Practice Guidelines of Adult Cancer Pain, Version, 2015,2.

[3] National Comprehensive Cancer Network. NCCN Clinical Practice Guidelines of Cancer-Related Fatigue, Version, 2015,2.

[4] National Comprehensive Cancer Network. NCCN Clinical Practice Guidelines of Distress, Version, 2015,2.

第十三章

肿瘤患者的人文关怀

癌症已经证实是身心疾病,在各种疾病中,很少有如肿瘤这类疾病一样给患者以巨大的精神压力,肿瘤不仅影响一个人的正常生活,还危及家庭,造成社会负担;不仅破坏机体的正常功能,也可造成患者精神上的改变,由于患者在家庭中角色的转换,加重了患者恐惧、忧郁、绝望等情绪反应。纪德说过"相信疾病是一串钥匙,可以为我们打开某些门户",面对愈加严酷的癌症发病率增高的趋势,如何展现人生最后优雅的身影,留下尊贵离席的那一份庄严? 死亡是人类共同的话题,无论是儒家、道家、佛教还是基督教、伊斯兰教,都有各自的死亡观。以佛教而言,认为人死后可以转世轮回和涅槃之说,有专门的临终看护的礼仪,以保证临终者能够安静、平和、心持正念,往生极乐世界。也有一些经文,比如一些"渡亡经"。这些都属于人文关怀的范畴。其他的宗教中也有一些经典论述,基督教有人死后会接受神的审判,进入天堂或地狱之说。癌症不等于死亡,但癌症确实是最为复杂的一类疾病,对肿瘤患者一定要给予人文关怀,帮助他们建立应对疾病的积极情绪。坚强的意志、对生活的希望和生命的信心是战胜癌症的重要支柱。

第一节　肿瘤患者人文关怀的主要内容

1. 人文归来的呼唤

在著名权威的《剑桥医学史》的前言中有:"医学确实已经征服了许多严重疾病,缓解了疼痛,但它的目标已经不再如此清楚,它的授权已变得混乱。它的目的是什么? 它在哪里停止? 它的主要责任是无论在什么情况下都尽可能的维持人们活着吗? 它的变化已经使人们更健康地生活吗? 医学有时似乎主要由发展它的技术能力感兴趣的精英所领导,而他们很少考虑医学本身的目的和价值,甚至个体的痛苦。"我们可以从四个反问句:所谓医学的目的、医学的边界、医学的责任及其变化,去思考医学的本质。医学不仅要治疗身体的疾病,还要纠正心理的障碍和情感的困惑,医学应该是修复身心缺失的科学。医学应包括精糙的技术、先进的设备和人文精神。

癌症目前是最令人恐惧的一组疾病,国际抗癌联盟(Union for International Cancer Control, UICC)一项针对全球 42 个国家、约 4 万人参与的调查发现:面对癌症,发展中国家接受调查者更容易持悲观消极态度。中国有 43％的患者恐惧肿瘤,低收入国家是 33％,中等收入国家是 31％,而高收入国家仅为 14％。高收入国家生活水平高,应该对生活比较眷恋,但他们并不惧怕肿瘤和死亡,原因在于他们能够去面对,去了解肿瘤,而低收入国家的恐惧是因为老百姓平常就回避这个话题,或者了解以后又觉得无能为力。肿瘤患者是特殊的群体,也属于弱势群体,尤其晚期患者要经受死亡前漫长的精神、身体折磨,例如紧张、疲惫、沮丧、抑郁等,而死亡是人生必须面对的终极问题。仅依靠科学技术来战胜肿瘤、治疗肿瘤远远不够,人文关怀必须贯穿肿瘤诊治的全过程。

2. 肿瘤患者的特点及期待

肿瘤患者是特殊人群,有着自身的特点:经受死亡前漫长的精神、肉体折磨,紧张、疲惫、沮丧、抑郁等。第一,影响生命质量:坐卧不安的感觉使生活全无乐趣,生命失去意义;第二,影响生活质量:打乱患者本人和亲友的生活轨道,难以正常生活;第三,影响医疗质量:肿瘤使人免疫能力降低,癌症扩散加速;第四,影响人的尊严:痛不欲生的感觉使患者失去生活信心,情绪低落,自杀率提高;第五,累及亲友,向周围环境"辐射"痛苦。

癌症是全身疾病在局部的反映,不只是一个器官的机能障碍或异常,它会波及全身而无处不在。因此,任何一个症状,无论对机体是否有害,都可能预示着患者已被绝症缠身。癌症一经诊断,患者在其所处的社会环境中的地位就会随之发生变化。癌症患者希望心里明白:渴望信息对称,了解真实病情和相关知识;希望治疗正确:得到适宜的、效价比最高的治疗;希望亲情依依:在生命关怀、生活的支持方面得到亲友的关心、重视;希望友情浓浓:医护人员及社会的理解、关心与辅导,与周边人群形成友好的互动与交流;希望贡献社会:部分"带瘤生存"的患者期待摘掉"肿瘤"帽子,对社会及家庭有所贡献,得到酬劳和承认。

在生命临终这段时间内,癌症患者精神心理和躯体经受着双重煎熬:疼痛、乏力、贫血、恶心、呕吐、呼吸困难、胸腹水、营养不良、水肿、人工造口和经久不愈、发出恶臭的感染创面等,都使其本人和家属心力交瘁。

3. 人文关怀在癌症诊治中的实践

人文关怀和肿瘤预防、治疗一样,是癌症研究中不可忽视的方面。通过人文关怀的实践,至少可在以下几个方面为癌症防治工作作出有益的贡献:① 研究影响癌症发生与扩散的心理及社会因素;② 提高癌症患者的生活质量;③ 缓解症状与控制癌痛;④ 帮助患者度过病危死亡的过程。

为了实现现代医院的管理目标及处理好患者的人文关怀,需要有相对独立或专门的关怀机构,目前国内外已发展起来的几种形式是:① 附属于医院的人文关怀;② 附属于基层保健网的人文关怀;③ 社会及家庭护理项目中的人文关怀;④ 独立的人文关怀机构。但无论哪一种,其宗旨与任务是相同的。

人文是人类优秀的历史遗产,是人类智慧、道德、艺术和优秀思想品质的集中体现;是探讨人类自身存在的思想体系(人性、人本、人道),它共用一个英语词汇 humanism;是一个除了自然学科的人类学科体系,包括语言、文字、哲学、艺术、历史、宗教等。对医护人员来讲,人文修养的核心强调两个字"利他"。不懂利他是缺乏教养,天性利他是本性善良,被动利他是职业本能,主动利他靠人文修养,所以对从医者提出来要本性善良,要进行心理测试、职业训练,要有一定的社会实践,要有自身的修炼和感悟,人文修养是我们每个人必须进行的修养,而修养的前提是必须了解患者。

恐惧是肿瘤患者早期普遍存在的心理反应,如对疾病的恐惧,对疼痛的恐惧,对与亲人分离的恐惧,对孤独的恐惧,因而产生消极情绪。首先,要使患者摆脱对癌症未知的恐惧,通过医生、护士与患者家属沟通达成一致后决定是否告知患者。多数患者得知患癌时会有一段震惊时期,对于失去理智的患者,要多予以理解和照顾,引导其正确认识癌症,并注意保护好患者。

肿瘤患者的治疗大多是有创性的,在进行各种治疗前,医护人员应认真做好解释工作,使患者理解治疗的作用、简要步骤,可能出现的不良反应,和需要患者及其家属配合的事项,是肿瘤心理护理不可忽视的环节。

晚期肿瘤患者的情绪非常复杂,有一种脱离社会的孤寂感,表现为害怕被淡漠和被抛弃。如病情许可,应鼓励患者尽可能起床活动,不要过早的卧床不起,既可延缓身体机能的衰退,患者也可从自理中增强信心。癌症患者的孤独感在白天尚能忍受,到了夜间却寻求注意,医务人员不要认为患者在找麻烦而表现出厌烦和冷漠,还是要多巡视患者,主动解决患者的需求,或允许家属陪住,使患者感到慰藉,终末期患者可能像儿童一样寻求依赖和保护,医务人员不应过多考虑价值观,要重视患者的微小愿望,尽可能满足患者的生理、心理、社会需要,给予更多的关怀和照护;当病情迅速恶化,各种治疗失效时,患者出现愤怒和绝望的情绪反应,甚至会有轻生的意向,医务人员更要多加留意,防止意外发生;癌症患者多伴有一定程度的痛苦,这种痛苦还会辐射到家人和朋友,有时患者和家属都需要支持和帮助,家属不在时医护人员要主动照顾患者,也要为家属提供便利,在条件允许的情况下,适当安排家属休息,任何情况下都不应放弃对患者及其家庭的支持。采取各种有效措施,控制肿瘤发展,减轻患者痛苦,精心护理和精湛的技术可清除患者精神上的痛苦,增加患者对医护人员的信任感和安全感是做好肿瘤患者人文关怀的基础。

当生命无法挽回、死亡无法避免时,临床上不要追求猛烈的、可能给患者增添痛苦的或无意义的治疗,但还是要以熟练的业务和良好的服务来控制患者的症状。人在临死前精神上的痛苦大于肉体上的痛苦,患者的状态开始为心理否认期,不承认自己病情的严重;当患者得知病情确无挽救希望,就进入死亡恐惧期,表现为恐惧、烦躁、易怒;当患者确信死亡已不可避免,而且瞬间即来,患者反而平静地等待死亡的来临,一般说来,濒死者的需求可分三个水平:① 保存生命;② 解除痛苦;③ 没有痛苦地死去。患者最大的需求是安宁、避免骚扰、亲属的陪伴、精神上的安慰和寄托,对美(如花、音乐等)的需要,或者有某些特殊的需要,如写遗嘱,见见最想见的人等等。医护人员要了解患者临终状态生理上的变化和心理上的需求,尽量减轻患者痛苦,听觉是最后消失的感觉,不想让患者听到的话即便在最后一刻也不要随便出口,患者亲属也要尽量给予患者精神上的安慰和照料,使患者的人生倒数时刻在微笑中消逝。

4. 人文关怀的内涵

卢梭曾经说过"学习怎么死",生和死都是自然现象,有生就有死,这是无法抗拒的自然规律。人的一生花很长的时间和心力处理生的问题,却很少有时间处理老病死,甚至有人至死都不愿意面对这人生的终极问题。人文关怀不仅是医护人员的工作,还应包括社会工作者、家属、志愿者以及营养学和心理学工作者等多方面人员共同参与,不再停留在医学层面上,还涉及心理学、社会学、护理学、伦理学和宗教。自古以来宗教信仰一直就伴随着人类社会的发展,从人类开始了解自然的时候,对神的崇拜和敬畏也就开始了。近年来,有研究发现宗教信仰可通过调节需要、兴趣、理想和世界观而影响个体心理活动,对心理健康具有重要的保护作用。宗教信仰是一种意识形态,它作为一种精神风俗,是极其复杂的,与人类的生产、生活、工作和学习等各个方面有着千丝万缕的联系。宗教信仰的本质是信奉某种特定宗教的人们对所信仰的神圣对象由崇拜认同而产生的坚定不移的信念及全身心的皈依。世界三大宗教包括基督教、伊斯兰教、佛教,而中国宗教徒信奉的主要有佛教、道教、伊斯兰教、天主教和基督教,这些宗教各自的精髓在潜移默化中影响着教徒的思想、行为,甚至渗透到生活中的方方面面,包括对待疾病的态度。

癌症作为一种难以治愈的疾病,给患者的身体带来了极为严重的损害,而癌症治疗过程中的痛苦对患者的精神也造成巨大创伤,晚期肿瘤患者面临死亡的威胁,患者心理上背负沉重的负担。有宗教信仰的患者,宗教信仰作为一种心理上的"止痛剂"或是"安慰剂",在抗癌治疗中的积极作用也越发凸显,对没有宗教信仰的无神论者,生命科学知识的普及有助于患者坦然面对死亡。

现代人对癌症的认识上还存在着许多误区,有很大一部分人认为癌症就等于死亡,有着癌症就是绝症的恐惧,癌症给个人、家庭和社会都带来沉重的负担,所以癌症并不仅仅是健康问题,它具有广泛的社会、经济、发展和人权影响。癌症对全球发展构成了重大挑战,阻碍了社会和经济进步。有效的癌症防控需要所有人包括政府部门的参与(不只是卫生主管机构),而投资于癌症的预防和早期诊断要比治疗癌症本身更具经济效益,对癌症患者进行人文关怀符合人道主义精神也符合科学精神。

第二节　道学文化对生命的认识及人文关怀

1. 天道与人道

由于历史、地理环境、人种等诸多因素的影响,一个民族往往形成有别于其他民族的生产、生活方式,在此基础上形成属于自己对待死亡及人生问题的死亡态度和死亡智慧。中华民族是世界上唯一具有连续性文化传统而没有中断的民族,其处理死亡的方式也有其独特性,从老子的"道法自然"。在人的生死问题上,他认为生死乃是自然变化的必然轨迹,视生死为一种很普遍很平常的"自然"现象。"人之生,皆由无而至有也;由无至有,必由有而返无也。"到毛泽东关于死亡意义的思考,"人类者,自然物之一也,受自然法则之支配,有生必有死,即自然物有成必有毁之法则。"无不彰显了死亡的自然属性和伦理化特征。

由于死亡的神秘性、不可逆性、不可知性及宗教理论对死后世界的恐怖渲染,再加上亲历临死者的痛苦神态及死后的"狰狞"面目,人们总是对死亡充满一种本能的恐惧感。中国传统文化中重要的组成部分"关于死亡的思考"往往被人们所忽略。死亡观是中国传统文化的重要组成部分,而中国传统文化中的死亡观具有伦理化、政治化、神秘化的特征,对现代人善待人生有启发意义。

"道"是中华传统文化中的核心理念之一,道的本意是道路,引申为宇宙人生的基本法则。古代的道学基本将其引申为"天道"和"人道"两大领域。"天道"涵盖了大自然奥秘的方方面面,而"人道"则是关于社会和人自身的道理,即社会和人的价值标准。"人文"则是"文明"的同义语,含人的道德情操和社会制度。

道学始祖老子在《道德经》中,将"天之道"与"人之道"相提并论,阐述了独特的思想。《道德经》赞扬"天之道",认为"道"演化为万物,没有神力,自然而然。"天道"不争、不言、不骄,没有制物之心,它像无形的巨网那样广大无边,将世界上的一切都囊括在其中。与此不同,"人之道"自私、偏狭、不公,"损不足以奉有余"。为克服这种社会弊病,老子倡导"人道"效法"天道"。《道德经》关于"天道"与"人道"的论述,展示出中华古代辩证思维的绚丽画卷,充满智慧和洞察力。以"天道"统摄"人道",更与作为"群经之首"的《周易》不谋而合。

老子是将文化层面的人文思考带进哲学领域的第一人,而以宇宙规模来把握人的存在意义。翻开《老子》的第一页,就可看到它由文化而进入到哲学的理论思维。作为中国哲学之父的老子,从"物"的世界中建立起"道"论,"道生一,一生二,二生三,三生万物"。以道作为人文世界的本原和本根,从而开创了中国的本根论和宇宙论。

2. 道教与道家的区别及其生死观

道教和道家是有区别又有紧密联系的。道教产生于东汉末期,整个社会到了"生民百遗一,千里无鸡鸣"的悲惨境地,生存成了首要的危机,人们迫切需要寻找解脱和祐护之途,道教于是应运而生。道教教义本于道家哲思,把老子尊为教主,称为"太上老君",把庄子尊为"南华真人";把《老子》和《庄子》二书称为《道德经》和《南华真经》;在理论上吸收并发挥了道家的清静无为,抱素守朴的养生理论,特别是尊奉"道"为道教的基本信仰和基本教义。在生死观上,道家和道教也有同有异。虽然相同的是修道以求长生久视,但道家认为死是自然规律,对死亡基本上采取不患不哀的态度;而道教则把神仙之术发展开来,明确提出"我命在我不在天地",给人类指出了得道成仙,超越普通生命的道路。

1) 道家的死亡观是飘逸的、潇洒的,确实是一种容易被常人所接纳的平民死亡观。它主张顺应天理和自然之道,它要求人们不执著于生死、顺其自然,以一种安身立命、本真的态度来体验人生,寻找一种积极的人生态度。与儒家相比,道家对待死亡的态度是出世的,要自由、任性得多,表现出一种浪漫主义的色彩。如果说儒家是努力在"生"中探寻"死",那么道家主张的就是"出生入死",把万物归结于"道",而"道"法自然。凡事不能强求,要顺其自然,主张"无为"。"无为"并不是消极不去为的意思,而是说要顺应自然之理,国家的治理是这样,人的生死也是这样。对人来说,生也自然,死亦自然,没什么可高兴和惊奇或悲伤的。只有那些超越"生死"的人才能真正享受到人生的幸福和快乐。所以面对死亡不必要有生存的危机感和紧迫感,也不需要去执着于现实的事务,而是应该按照天理和自然的法则调养好自己。既然生死是"天道"所定,所以既不要悦生,也不要恶死,要"生死齐一"。

2) 道教则更为注重通过实际的修炼,来达到出离生死的高妙境地。比如,道教徒的死亡别称有如下几类,可以看出与凡俗人士死亡的不同:

(1) 羽化升天:"羽化"本指昆虫由幼虫蛹化为成虫,长出翅膀,后借此意指变化飞升成仙,"升天"即飞升登天。"遐升"即升天,指死亡。"化升"即羽化飞升。骑鹤化道教称安坐而死为"骑鹤化"。由于道教的影响,民间也广泛采用了这些别称遗世"遗"意为"遗弃",本指"避世",道教谓羽化升仙,后泛指去世。

(2) "蜕解"即所谓先死后蜕,谓之尸解仙者。

"蜕"指蜕皮,引申为变形变质。如"蜕化变质"。道教说先死后蜕,认为死亡就像蝉蜕去其外壳一样,修道者死一般称为"蜕"。"蝉蜕"本指蝉蜕去的外壳,道教则指先死后蜕为尸解仙者。"遗形"也是尸解成仙的一种说法。"形"即形体,指身体。道教认为道人死就是遗弃了身体,而本人已得道成仙。

道教认为修道者不会死,而是修炼到一定程度之后魂魄脱离形骸而成仙。比如"尸解"。"尸"指人的形体,"解"即解脱。如《花月痕》第四十八回:"生死者人之常事,就像那草木春荣秋落一般,成仙的尸解,成佛的坐化,总是一死。"

形解:"(燕人)为方仙道,形解销化。""解化"指舍弃肉身,修行成道。蜕解"人孰不死,富贵何为? 秦人徵之,蜕解其尸。"蜕骨、蜕化、解形也是死亡的别称。解骨尸解还有分类,借木而解蜕成仙者谓之"木解",死于兵刃者谓之"兵解",死于水中者谓之"水解"。"就化"指道士和僧人去世。遁化"遁化"是专用于道士的死亡婉称。

从这些别称中,我们也可以看出,道教之士通过数千年的伟大探索,为人体生命之学积累了宝贵的知识财富和实践经验,为今天人类探寻生死奥妙做出了巨大的贡献。

3. 道学思想中的人文理念

1) 老子天才地揭示了道这个抽象的概念,五千多言《道德经》,以道为核心,论述了有无、动静等概念,从此形成了一套完整的思想理论体系,这也标志着中国哲学的正式形成。老子曰:有物混成,先天地生。寂兮寥兮,独立不改,周行而不殆,可以为天下母。吾不知其名,字之曰道,强为之名曰大。大曰逝,逝曰远,远曰反。故道大,天大,地大,王亦大。域中有四大,而王居其一焉。人法地,地法天,天法道,道法自然。老子深刻阐明了人类生存的方向、方式,人要和自然融合一体的本质。而"域中有四大之王亦大"是道学思想对人类生存能否超越生命的有限性而获得无限的自由的一种精神境界,充满着温暖的人文关怀。

在道家的观念里,人文关怀不是抽象的概念,而是可交感的形态。81篇的《道德经》包罗科技、经济、信仰、文艺和政治等五种文化形态,诠释老子道学的人文关怀,从中可以找回中华民族的文化底气。

哲学家在人文世界中的理想便是体现"内圣外王之道"。"内圣"在于提高人的精神境界,"外王"要成就人的社会功能。庄子所标示的这一理想,由内到外,由个人修养到社会职能,深为历代儒者所憧憬。自汉以后,以儒道为代表的社会文化中,主要成就在"内圣"方面,而"外王之道"则千载难逢。道家讲究"和谐",强调顺应自然,过好今生,死亡是一种自然的归宿。

2)人与天合也是养生的最高境界,是几千年来我国传统历代医学经验与智慧的结晶,属于哲理层面上的关怀,就是遵从自然规律,顺应以下原则:

(1)顺应天地自然原则:人生活在天地之间、六合("东南西北天地"之合称)之中和自然环境之内,是整个物质世界的一部分,也就是说,人和自然环境是一个整体。所以,当自然环境发生变化时,人体也发生与之相应的变化,如《内经》所说:"人与天地相应也"。这个原则要求养生以天地为法则,观察日月的运行,分辨星辰的位置,顺从阴阳的消长,根据天地自然四时气候的变化来调养身体,吐故纳新,养精守神,使心神、形体应和于阴阳的变化,调适于四时气候的递迁,优哉于天地之间,以求强身、祛病、增寿。

(2)顺应人体生物钟原则:我们如何与大自然保持和谐,如何调节人身之小宇宙以适应大宇宙?那些看似简单的道理,却蕴含着深刻的哲理,有着极深的科技含义。人体的机能其实是随大自然在一起变化的。人与自然密切相关,人依赖于自然界才得以生存。我们应懂得"以自然之道,养自然之身"。就人文关怀而言,凡事都应顺应生物钟,简单地说,就是应该适应日节律、月节律、年节律之大环境,使吃喝拉撒睡、行动坐卧与节律合拍、和谐。

(3)融入生活关怀原则:《内经》说的"不妄作劳",就是提醒人们,适当的劳动锻炼对促进身体健康是有益处的。关怀不能刻意行之,要顺乎自然,法于自然。之所以要把关怀融会贯通到日常生活中,这就是顺应生活的原则。即便是饮食,也不是非讲究山珍海味,而是用好常见食物,比如:主食与副食的平衡,酸性食物与碱性食物的平衡,杂与精的平衡,寒与热的平衡,干与稀的平衡,摄入与排出的平衡,情绪与食欲的平衡等。

道家的人文关怀是更高层次上的哲理,涉及每个人的人生观、世界观,它要求人们不执著于生死、顺其自然,以一种安身立命、本真的态度来体验人生,寻找一种积极的人生态度,对于现代人首先考虑的是过好自己的生活,没有必要去为无法抗拒的死亡和根本不存在的死后世界忧虑、烦恼。简单地说,就是你要悟透了人生的道理。道学思想蕴含了科学精神,有更为深刻的人文关怀,具有巧妙的应世智慧,除了对生命的思考,还有对自然的崇尚和超越的精神。

中华民族文化能够延续数千年,在历史长河中不断自我提升和发展,这在世界范围内是一个难得的奇迹。而这个奇迹的出现离不开道学提倡的人文关怀,是这种人文关怀为中华民族文化注入了生机和活力,使其永葆新生。

第三节　儒学文化对生命的认识及人文关怀

1. 儒家思想

儒、道、佛是中国的传统文化。道和佛是中国两大最主要的宗教。儒家思想虽然不能归入宗教，但经过汉代独尊儒术，成为中国数千年封建历史的主流哲学思想。

春秋末期孔子创立儒学，直至清代，儒学一直在不断发展和扩大。孔子思想："仁者爱人，无信不立，自强不息，天下为公。"孔子讲："君子和而不同，小人同而不和。""君子有三戒：少之时，血气未定，戒之在色；及其壮也，血气方刚，戒之在斗；及其老也，血气既衰，戒之在得。"孔子整理而成的《春秋·左传》中有"太上有立德，其次有立功，其次有立言；虽久不废，此之谓不朽。"立德是指做人，立功是指做事，立言是指做学问。

汉代以后的儒学，不仅仅局限于心性之学或者考据之学的范围，而是在社会政治事务、教育师道、经史博古、文章子集的各方面沿着先秦儒的博大范围扩张，渗透到全社会，适应并指引人们的生活。儒学落实在政治制度、社会风尚、教育宗旨以及私人修养之中，是两千五百多年来中国人的生活方式、行为方式、思维方式、情感方式和价值取向的结晶，是朝野多数人的信念信仰或所谓安身立命之道，乃至到了百姓日用而不知的程度。

2. 儒家的生死观

在茫茫宇宙中，生命的诞生是自然史上的伟大事件，伴随生命诞生的同时便是死亡问题。生死问题是一个重大的问题，人生的意义和价值就蕴藏在生死之间。世界上各种哲学、宗教都热衷于探讨这一问题，代表中国古代文化之一的儒家在生死观问题上有独特的见解。

春秋战国时期，孔子站在岸边望着滚滚东逝水，发出逝者如斯乎的感叹，这也表现出他对人生必死的无可奈何。所以当子路向他提出关于死亡问题的终极关切时，他表现出不高兴，脱口而出"未知生，焉知死"。这体现出他对生命的深切感悟。深意在于：生命是有限的，应把精力首先放在有价值的问题上，思考生比研究死更有意义，把生活的问题安排好了，死的问题就容易解决了。值得注意的是，孔子的这句话并不表示他对死的问题的放弃，而只是一种理性的暂且搁置，但隐含了关于生死关系的思考。其实孔子也并没有放弃对死亡问题的思考，只是觉得如果你真正地认识了生，也就认识了死。

儒家"亚圣"孟子也说："夭寿不贰，修身以俟之，所以立命也。"不必过于关注和计较寿命之长短，只需致力于一己之修身立命。孟子还提出"正命"与"非正命"的观点，"尽其道而死者，正命也；桎梏而死者，非正命也"。主张为自己的道德理念和信念而死，而不应因逆道非道而死。这和孔子所说"朝闻道，夕死可矣"大体是一个意思。这种"知生"、"尽道"、"闻道"的观念表现出儒家生死观的鲜明的人本主义特色。

生时应尽自己的责任，以努力追求实现"天下有道"的和谐社会的理想。人虽是生活在现实社会中的有限之个体，但却能通过道德学问之修养（修道进德）而超越有限之自我，以体现"天道"之流行，"天行健，君子以自强不息"。孟子说："存其心，养其性，所以事天，夭寿不贰，修身以俟之，所以立命。"一个人如果能保存自己的本心，修养自己的善性，以实现天道的要求，短命和长寿都无所谓。儒家认为，虽然人的生命有限，但其精神可以超越有限以达到永存而不朽，明朝的儒者罗伦有言："生必有死，圣贤无异于众人。死而不亡，与天地并久，日月并明，其惟圣贤乎！"圣贤不同于一般人只在于他生前能在道德、事功和学问上为社会有所建树，虽死，其精神可"与天地并久，日月并明"。这种不朽只是精神上的，它只有社会、道德上的意义，而和自己个体的生死没有直接联系。宋代张载《西铭》的最后两句说："存，吾顺世；没，吾宁也。"人活着的时候应努力尽自己的社会责任，那么当他离开人世的时候是安宁的、问心无愧的。

儒家认为，如果"德之未修，学之未讲"是个人的痛苦，而更大的痛苦是来自其社会理想之未能实现，南宋的文学家陆游在他临终前写了一首诗留给他的儿子："死去元知万事空，但悲不见九州同。王师北定中原日，家祭无忘告乃翁。"陆游在死前的痛苦不是为其将死，而是没有能看到宋王朝的统一。南宋末还有一位儒者文天祥,在他临刑时的衣带上写着:"孔曰成仁,孟曰取义,唯其尽义,所以至仁,读圣贤书,所学何事,而今而何,庶几无愧。"文天祥视死如归,因为他以践履孔孟的"杀身成仁"、"舍生取义"的道德理想而无愧于天地之间。因此,对于儒家说,痛苦不在于如何死,而在于是否能做到"成仁"、"取义"。在儒家的生死观念中,所感到痛苦的是"苦在德业之未能竞"。

同时,儒家未曾偏离生而喜、死而悲的情感套路,据《论语》记载:颜渊死,孔子深叹:"天丧予!天丧予!"感到痛苦万分。就个体生命而言,人的生命只有一次,人死而不能复生,故儒家非常注重和讲究对死者的哀思和丧祭。对死者的悲哀,是人的感情的自然流露,但又不能沉浸于对死的悲哀不能自拔,孔子主张"丧致乎哀而止"(《论语·子张》),即丧事表达了悲哀就行了。儒家哀死,所以主张厚葬,并规定天子棺椁七重,诸侯五重等等,每一等级都有陪葬与各种不同的礼的规定。儒家的人生态度和价值取向,无疑是有益于人生有益于社会的,是儒家思想的精华。儒家的哀死也符合人之常情,但厚葬会造成社会财富的浪费。

儒家关于死亡问题的议论都是围绕通过思考生而超越死展开的。既然死亡是最大的不幸,儒家干脆搁置难以证明的死亡世界,而在现实生活中另立终极关怀的对象,把人们对永恒的追求与现实建构统一起来,儒家建立了一系列以道德价值为核心的死亡观,通过树立一种死后的崇高目标来给生命确立一整套的价值标准,提供理想和规范,促使人为民、为国、为他而去忠、去孝、去悌、去友,立功、立德,杀身成仁,舍生取义。

3. 儒学思想中的人文理念

3.1 儒学生死观对注重生命的价值

儒家十分强调人在宇宙间的崇高地位,认为人是万物之灵,人是天地之心。孔子就旗帜鲜明地指出:"天地之性,人为贵。"(《孝经·圣治章》)尊重生命、敬畏生命是儒家学说的基本思想,儒家文化就是围绕着人而展开的,儒学即人学。生命是宝贵的,必须给予重视。据《论语·乡党》记载,有一次孔子回来,得知马厩失火,急忙问道:伤人否,不问马。马厩失火,自然应该问及马,但孔子首先关心的是人,不是马。孔子对战争特别反感,因为战争会造成双方人员的伤亡,当卫灵公向他请教如何安排军阵时,孔子一口回绝"俎豆之事,则尝闻之矣;军旅之事,未之学也",并在第二天就离开了卫国。(《论语·卫灵公》)孔子的重生思想反映在他的鬼神观上,就是重事人轻事鬼;重人事轻鬼神之事。子路询问事奉鬼神,孔子说:"未能事人,焉能事鬼?"(《论语·先进》)儒家的第二代表人物孟子对生命也同样倍加爱护,孟子弹劾失政,指责庖有肥肉,厩有肥马,而百姓有饥色,野有饿莩的情景是"率兽以食人"。(《孟子·梁惠王上》)孟子不能容忍宝贵的生命因饥饿而死。《孝经》第一章还明确规定"身体发肤受之父母,不可毁也",任何人都不能轻易作践其肉身。

3.2 儒学生死观注重道德的建设

儒家重礼仪,讲道德,强调个体对群体对社会的责任和义务,自然就会从伦理道德的角度来讨论生与死,用道德规范来衡量生与死的意义、价值。儒家认为生命固然珍贵,但还有比生命更为珍贵的东西,那就是仁义或道义,儒家的生死观是以道德为核心的。孔子明确指出:"志士仁人,无求生以害仁,有杀身以成仁。"(《论语·卫灵公》)就是说,不能为了求得活命去损害仁义,干不仁不义的事。相反,为了仁义的事业,宁可牺牲自己的生命。只要获得仁义,死也是值得的,"朝闻道,夕死可矣。"(《论语·里仁》)孟子也宣称:"生亦我所欲也,义亦我所欲也。二者不可得兼,舍身而取义者也。"(《孟子·告子上》)儒家的另一代表人物荀子进一步论证说:"人之所欲,生

甚矣;人之所恶,死甚矣;然而人有从生成死者,非不欲生而欲死也,不可以生而可以死也。"(《荀子·正名》)

儒家把个体生命与伦理道德完全融为一体,让人们从出生到老死,都要以儒家道德为指导。生时为道义努力奋斗,死时为道义献出生命。人固然有选择生死的意志自由,但这一抉择务必以符合群体利益、符合道义为取向。人应该向往道德的生命,道德的生命比肉体的生命更为重要。

在武王革命推翻商朝统治后,伯夷和叔齐这两个商朝的遗老,绝食抗议周武王的胜利,饿死在首阳山上。《论语》里有四处赞誉他们,誉之为古之贤人,称他们的死是"不降其志、不辱其身"的道德行为。儒家这种理论以道德价值为核心。

儒家的生死观,为历代文人学者所继承、发展,屈原的"闭心自慎,终不失过兮。秉德无私,参天地兮",司马迁的"人固有一死,或重于泰山,或轻于鸿毛",文天祥的"人生自古谁无死,留取丹心照汗青",周恩来的"面壁十年图破壁,难酬蹈海亦英雄",都可以从儒家道德主义的生死观中找到渊源关系。

第四节　佛教对生命的认识及人文关怀

1. 佛学空与苦的世界观

佛教是公元前五世纪或六世纪由释迦牟尼所创。释迦牟尼原名悉达多,姓乔答摩,是古印度迦罗姓罗卫国(今尼泊尔境内)的王子,他不受魔鬼撒旦关于万国荣华的诱惑潜入山林苦修行,菩提树下冥思苦想七天七夜关于人生的痛苦和解脱之道,终于悟出生的本质就是痛苦的真谛,从而开创了"四圣谛"为核心要义的佛教生死观。佛教对死亡的基本观念是:人不只是有一"生",而有无数的生死轮回,死是这种轮回不已的生的中介。人生的痛苦在于人的肉体,肉体最大的痛苦是死亡。肉体可灭,而灵魂可以转生或转型。人一生要与自己的肉体做斗争,只有战胜自己肉体的人才能享受到来世的快乐,达到"涅槃"。

佛教于西汉初传入中国,后经过西天东土历代祖师的传播,经过皇权政权的推崇和运用,原始佛教理论与汉地环境、习俗、学术等迅速融合,形成了汉传佛教,并得到了快速发展,经过三国、两晋、南北朝到隋唐达到鼎盛时期。至今佛教传入中国已有一千九百多年,对中国的哲学、文学、艺术和思维形态等都有相当影响。

佛教的世界既不同于道教,也不同于儒家。它反对长生不死的道教观念,也反对儒家的积极入世的人生哲学。佛教的世界观是建立在"空"与"苦"的基石之上的。

佛教认为人的本质就是"空",人是由"五蕴"在一定的条件下暂时和合而成。并且在一定的因缘关系中轮转不息,没有永恒常在的自体,所以说人是"空"。"蕴"是"聚集"、"类别"的意思。"五蕴"指构成现实人的五种事物和现象,即色、受、想、行、识。"色蕴"指构成身体和世界的物质,与我们平常指的颜色等不是一回事。"受蕴"指由人的感觉器官所生出的苦、乐、不苦、不乐等感受。"想蕴"是认识直接反映的影像及形成的感觉、表象、概念等。"行蕴"指一切精神现象的生起和变化活动,如计划、目的、判断等。"识蕴"指统一前几种活动的意识。"五蕴"是佛教研究的重点。派别不一,识见不同,解释也有所差异。

五蕴中,色蕴属于物质现象,其余四蕴则属精神现象。五蕴和合则成人,但这种和合是暂时的,时刻变化的,不能自我决定的,失去了五蕴和合,即不能成为人,还是"空"。色是物质现象,佛教讲世上万物是由地、水、火、风"四大"组成的。就像中国古代五行说构成世界的物质是金、木、水、火、土一样。"四大"也叫"四大种"或"四界"。"四大"的属性和作用：地大以坚为性，能载万物；水大以湿为性，能包容万物；火大以暖为性，能成熟万物；风大以动为性，能生长万物。人以皮肉筋骨为地大，血液唾精为水大，体温暖气为火大，吸气呼气为风大。人死了骨肉归地，湿气归水，暖气归火，呼吸归风，是"四大皆空"。即使人活着，"四大"也不断变化，地大不调则肌体筋骨出毛病；水大不调则畏寒；火大不调则发热，风大不调则气喘。轻则伤身，重则死亡，也是"四大皆空"。佛教认为世间万物就是色，世间万物都在变化之中。所以佛教有"色即是空，空即是色"之说。

在受、想、行、识等精神方面也是如此。人生三十年河东，三十年河西，沧海桑田，不断变换，没有一种永恒的东西，人的需要和欲望也永无满足之时，只能永远陷于不满足的痛苦之中。其实人们追求的幸福也是虚幻不实、变化无常并且是短暂的，因而也是空。人对此认识不清，招致烦恼痛苦，所以空是人生必须求得解脱的根本原因。人也只有认识了人的本质是空，才能脱离苦海，达到永恒的涅槃境界。

佛教还认为人生就是苦，即所谓苦海无边，释迦牟尼初传道时所传播的"四谛说"也是佛教生死观的基础。"四谛"的"谛"是真理的意思。四谛即苦谛、苦集谛、苦灭谛、证苦灭道谛，可简称为苦、集、灭、道四谛。苦谛说人生一切皆苦，从肉体到精神都是如此，而且过去、现在、未来也是苦。集谛的"集"是"因"的意思，即招致这些苦果的业因。业因的"业"包括一切身心活动，佛教认为业发生后不会消除，它将引起善恶报应。灭谛讲要脱离苦海，只有除去烦恼业因而达"寂灭"为乐的"涅槃"境界，所以叫灭谛。道谛讲要达到涅槃境界必须修道，所以叫道谛。上述四谛，苦、集二谛为人世间的因与果，集谛为因，苦谛为果；灭、道二谛为出世间的因与果，道谛为因，灭谛为果。在苦谛中，佛教把人生之苦概括为八苦，这八苦可以分为三类：第一类是生、老、病、死四种生理上的痛苦，老、病、死为苦较易理解。所谓"生苦"，佛教说人在母腹之中时暗无天日，如蹲监狱，出生时又骤然受冷寒袭击，并进入人生痛苦的历程，所以生是人生痛苦之始。第二类是"爱别离"、"怨憎会"和"求不得"三种心理和感情上的苦。"从来难剪是离愁"，"爱别离"就是指相爱的亲属好友、恩爱夫妻等之间"相见时难别亦难，东风无力百花残"的愁苦。"恨结愁萦，风刀难剪几千缕"，怨恨已深，相互怨恨憎恶的人偏偏狭路相逢，这就是"怨恨会"。"人生万事无缘足，待足是何时"，"蚊蚋睫中争小利，蜗牛角上窃虚名，一点气难平"，这就是"求不得"。佛教认为人的欲望永无满足之时，总有求之不得之事。这也是人生一苦。第三类叫"五盛阴苦"，也叫"五阴盛苦"。"五阴"就是五蕴。"五阴盛苦"指人由五蕴组成，生灭变化无常，盛满各种身心痛苦，所以人就是诸多痛苦的综合体。《大涅槃经》第十二："何等为五阴盛苦？生苦、老苦、病苦、死苦、爱别离苦、怨恨会苦、求不得苦。"

佛教说苦，不仅指今生，而且是永远的，只要不能成佛，人是生生世世轮回转生的，还要痛苦。"轮回"也叫"沦回"、"生死轮回"、"轮回转生"、"流转"、"轮转"等，就是说人根据他生前的善行恶行，在六五道中轮回转生。

有空、苦二论和因果报应之说，佛教顺理成章地指出了人生的唯一正确目标——涅槃。"涅槃"是由梵文翻译过来的名词，音译为"涅槃"、"泥洹"、"泥亘"、"般涅槃"等，意译为"灭"、"灭度"、"寂灭"、"圆寂"等。

2. 佛教的生死观

佛法对生死的看法中，有"分段生死"，好像我们的生命从出生到衰老，到死亡，这都是看得见、摸得着的平等的生死。还有"变易生死"，只要你念一转，就是一番生死。

佛教认为世界上所有的事都没有常性，万法都是因缘所生，没有常性才是世界的根本性质。所以持"常"的观点，就会生起诸多烦恼和欲望。因此我们要看破始终沉浸在悲欢离合之中的情感,看透众生因无明而轮回的实质。不要落入六道轮回中而不得解脱,所以我们既然知道有生必有死,就不要执着、贪恋。要去超脱生死。

有生必有死,佛教生死观的积极意义就在于它看到了人的生命的脆弱性,肯定人有生老病死之规律,以及整个世界没有永远存在的常性,只有瞬息万变的无常性的实质。佛教说:"众生可愍,常处闇冥,受身危脆,有生有老,有病有死,众苦所集。死此生彼,从彼生此,缘此苦阴,流转无穷。我当何时晓了苦阴,灭生老死。"这是在说,世俗众生都在愚昧黑暗之中,看不见我们的生命是非常脆弱与危险的,有生有老,有病有死。又由于与生聚来是苦,所以众生都在苦中生活,从生到死,永远流转之中,不能出离。所以既然生命是如此的脆弱,那么我们当然就要好好地珍惜生命了,后来的佛教称"人身难得",就是让人好好地活下去,要信徒们珍惜来之不易的今生。

一个迷的问题、一个悟的问题。这两个问题的存在和表现不受时空的限制,不受一切条件的限制。迷就是有烦恼。觉者能够把烦恼转化为菩提,转生死为涅槃。这一点,在佛典上,有时叫做"灭除烦恼"、"断烦恼"。觉者不以烦恼为烦恼,就是断了烦恼。

《佛般泥洹经》的"般"字,就是佛教所说的"般若"简称。"般若"是梵语,意译是智慧。佛教认为,智慧是很重要的,它是佛教与其他印度宗教哲学的区别。佛教讲智慧,是要人用佛教的智慧来指导生活。释迦牟尼本人就是大智慧的代表,他用智慧来看待人生,所以才指出了人身的幻化不实和愚痴所在。人们之所以不能脱离生死的束缚,皆在于一个"痴"字,消灭了"痴"就能得到了"慧"。把"痴"作为生死的认识根源,把"痛"作为生死的依据,把"慧"作为生死的解脱,这是佛教特有的生命认识理论。同时佛教又在对人生解构之后,而得出了一个互相依赖、不能分开的生命一体观,鼓励信徒在生死中超脱出来,这也就超越了以往那种过去的有生必有死的逻辑因果关系,而把生命的过程上升到一个不能分开的整体,强调超越生死,使之更具有哲学的意义,无疑提高了人对生命的看法,让生命活在一个整体之中,生死不相分离,因此在具体的生活中,就能正确地对待生死,不执著于生或不执著于死,而是将生死看作统一的有机结合体,不管是当生或死来临之际,都不会生起恐惧与喜悦,以一颗平常心来看待。

3. 佛教修行的最高境界

"涅槃"是佛教修习所要达到的最高境界,一般指彻底熄灭了无明、贪欲、烦恼和痛苦,从而从生死轮回中永远解脱出来的一种精神境界。在佛教中"涅槃"就是死亡和成佛。佛教修行的最高目标是"灰身灭智"、"捐形绝虑"、证得"阿罗汉"。"阿罗汉"也叫"罗汉",而罗汉就是佛。据《大毗婆沙论》解释,达到此目标有三个要义,而最后一义即达到涅槃境界,不再进入生死轮回。他们认为人生是苦海无边,而死亡则是极乐。最好是焚骨扬灰(即灰身)绝灭思维和烦恼、痛苦,从而证得"罗汉果",进入极乐世界。所以说,生不可灭,死不可怖,肉体虽灭,而灵魂犹在,其生死观可称之为"灵魂不灭"的生死观。法国哲学家蒙田说:"哲学就是学死。"真可以搬过来说"佛学即是学死"。佛教中对死亡的称呼,与佛教教义紧密相连,不了解佛教教义,就很难理解佛教众多的死亡别称。这一类中有很多别称是音译词,但在长期地与中国文化交融过程中,已经表现出中国佛学所特有的特色来。前人也有总结,如《释氏要览·送终·初亡》:"释氏死谓涅槃、圆寂、归真、归寂、灭度、迁化、顺世,皆一义也。"但总不完善,现总结如下。

"涅槃"是梵语 nirvana 的音译,意为"灭度"、"寂灭"等。或从梵语 Parinivana 意译为"圆寂",指佛教修习的最高境界,也就是成佛。但对"涅槃"的解释由于派别的不同也不尽相同。小乘佛教,即以释迦为教主的原始佛教,以"灰身灭智、捐形绝虑"为涅槃,即彻底的死亡的代称。而大乘佛教主张"二空"即不仅"人空",而且"法空","法"是指一切事物和现象,包括物质的和精神的、未来的、过去的和现在的。既然人和一切事物都是空的,因而涅槃与"生死"世间没有区别。

涅槃的意义是指清凉寂静,恼烦不现,众苦永寂;具有不生不灭、不垢不净、不增不减,远离一异、生灭、常断、俱不俱等等的中道体性意义;也即成佛,指经过几年或则几十年的修养,调理自己的思想,断除大脑里面不好的思想、程序、情感,最终达到没有烦恼,超脱生死的境界,也就是无所得,无执着,随缘而不变的圆满境界。佛教认为,轮回是一个必然过程;人死去以后,"识"会离开人体,经过一些过程以后进入另一个刚刚出生的新生命体内,只有到达涅槃的境界方可摆脱轮回。

第五节　西方文化(基督教)对生命的认识及人文关怀

1. 基督教在西方文明中的作用

不可否认,宗教信仰具有独特功能,一旦被人们所接受,其影响力之巨大,绝不是纯理性的文化所能比及的。西方文明自近代以来便一直遥遥引领着世界的潮流,各种思想及理念至今仍以高蹈的气度占据着当代的制高点。而作为一个拥有两千多年历史、全球最多信徒的主流宗教,基督教在西方文明形成的过程中扮演了相当重要的角色。

基督教,它是一个相信耶稣基督为救主的一神论宗教。基督教、佛教、伊斯兰教是世界三大宗教,估计现在全球共有 15 亿至 21 亿的人信仰基督教,占世界总人口 25%～30%。最早期的基督教只有一个派别,但在基督教的历史进程中却分化为许多派别,主要有天主教、东正教、新教三大派别,以及其他一些影响较小的派别。基督教对西方文化的影响是多方面的,它渗透到西方哲学、法学、教育、艺术以及科学等各个领域。

基督教对西方近代文化的创造和发展具有极其重要的影响。在西罗马帝国灭亡以后的一千多年的时间里,基督教作为西方社会的一种唯一的和绝对性的宗教信仰,对于塑造西方文化的基本特征起到了难以估量的重要作用。现代西方社会中许多典章制度、节庆习俗、礼仪规范、思想信念,无不与基督教有着密切的渊源关系,以至于可以这样说,没有基督教就没有现代西方文化。

2. 基督教中的重要思想

基督教雏形原是由犹太教发展起来的一个派别,它从犹太教继承了一神论思想并逐渐与各种东方宗教以及希腊哲学思想相融合,最后与犹太教分离,形成了独立的一整套思想体系,即"神学"。基督教神学主要包括神论、人论、救赎论和末世论四个基本教义。基督教的经典是《圣经》,《圣经》在中世纪欧洲各民族从野蛮走向文明的进程中发挥了重要的作用。《圣经》不仅是宗教的书,也是政治、文学、哲学的书,同时还是当时人们必须日常遵循的法律和道德标准。基督教"原罪～赎罪～死亡～永生"的观念深深地渗入到西方人的生命意识中。反映到文学作品中,由灾难和不幸导致的死亡是人们进入来世的幸福天堂或得到精神永生的必由之路。如莎士比亚的悲剧,虽都以主人公的死亡告终,但死亡换来的是精神的永生。哈姆雷特不仅抒发了"人是一件多么了不起的艺术品"的人文主义思想,同时又高呼"灵魂永恒",因为他深信上帝存在,灵魂不朽以及"原罪说"等基督教教义;再如艾略特在《四首四重奏》中展示了基督教的救赎思想,提出了有关谦卑、祈祷、炼狱等一系列走出荒原,奔向上帝国度的拯救途径,表达了诗人对如何拯救荒原世界的新认识与展望,从而展现了灵魂净化的过程,同时,也展示了诗人博大精深的宗教思想。

基督教文化思想哺育并深刻影响着西方文化的发展和繁荣。基督教起源于耶路撒冷,然而却在欧洲兴盛,并由欧洲向世界各地传播。它集中精神层面的思想及世俗层面的组织架构,对西方文明各方面都产生了影响。

基督教思想中有着一种人文主义传统,有着贯穿两千年历史的自由、平等、博爱精神。这也是它在创办初期得到广大中下层人民支持的原因。

"你们若单爱那爱你们的人，有什么赏赐呢？就是税吏（古罗马时期税吏在犹太人中最遭厌恶）不也是这样行的吗？"（《圣经·马太福音》第五章第四十六节）

"我们应当彼此相爱，这就是你们从起初所听见的命令。"（《圣经·约翰一书》第三章第十一节）

"在此并不分希腊人、犹太人、受割礼的、未受割礼的、化外人、西古提人、为奴的、自主的，唯有基督是包括一切，又住在各人之内。"（《圣经·歌罗西书》第三章第十一节）

"主的灵在哪里，那里就得以自由。"（《圣经·哥林多后书》第三章第十七节）

"真理必叫你们得以自由。"（《圣经·约翰福音》第八章第三十二节）

"你们是重价买来的，不要做人的奴仆。"（《圣经·哥林多前书》第七章第二十三节）

以上这些字句，我们可以对基督教中的人文主义思想略窥一斑。它的实质是承认有一位造物者，所有的人都是自他所出，因此所有的人都是平等的，所有的人都是自由的，所有的人都应该相互友爱。正是这些以自由、平等、博爱为中心的人文主义思想，正是这种与东方式无情的专制帝国架构——如波斯、亚述、中国等——相抗衡的人文思想，影响了之后西方与东方截然不同的历史发展。亚当与夏娃的故事使人相信，人人都是由上帝而来，上帝面前人人平等，人与上帝之间无须中介而可直接沟通。源自希伯来传统的这一伟大思想，成为后来西方民主政治一个长远的精神推动力。

基督教的另一个重要的思想就是其原罪思想。《圣经》记载亚当与夏娃偷吃禁果而被逐出伊甸园的故事，从此人类便有了原罪。原罪意识宣告了人人都有罪，没有任何一个人生来是完人。人性是恶的，哪怕是最伟大的人，依旧带有人性本原的罪恶。这种性恶论，看似刺伤了人类的自尊，却比温情脉脉的性善论优越得多。只有正视人性中的恶，我们才能尽力去塑造一个真善美的社会。

基督教在西方伦理道德体系形成中起了重要作用，在东方，以佛教、印度教为代表的时空观是一种圆周式时空观，相信轮回、转世。而以儒家为代表的中国文化则是一种现世文化。"子不语怪、力、乱、神。""子曰：'未知生，焉知死。'"都体现了这一点。基督教则是一种直线式时空观，特别强调"末日审判"。"头顶三尺有神灵"，基督教在强调世上有鉴察人心的神，且神最终将审判众人的前提下，成为警醒人心、使人向善的重要力量。

"救赎文化"也是基督教的一个闪光点，以耶稣基督为救世人苦难而上十字架感化着众多信徒。

3. 基督教中的人文理念

西方文明是内涵相当宽广而丰富的概念，作为其主流的，则是基督教信仰和人权、民主思想。西方人多数信仰基督教。他们认为，一个人一旦出生，上帝就赋予以做人的基本权利，即称天赋人权。人权的主要内容是自由权和平等权。自由包括思想信仰自由、言论自由、出版自由等。平等即指任何社会成员在人格尊严和法律地位上一律平等。除了自由权和平等权外，人权还包括生存权、财产权等。基督教所信奉的上帝之道，其内涵和实质就是上帝的仁爱、公义之道。基督教所提倡的，就是希望人们能遵循上帝的意志，尊重人、爱护人，秉行公义，做到正直、公平、公正。

1）提倡爱人如己。耶稣基督把爱人如己提高到了与爱上帝几乎同等重要的程度，把它作为律法的总纲来加以谈论，从中足见基督教对人的重视和关爱。

2）提倡公义、公正、公平。《箴言》是圣经中专门谈论为人处世之道的经卷。所罗门王做箴言的目的，是"使人处事领受智慧、仁义、公平、正直的训诲"，"明白仁义、公平、正直，一切的善道"。在圣经先知书中，先知们对违背公义的行为多次进行谴责和警告，预言上帝将派耶稣基督来建立公义,拯救世人。

3) 提倡自由。基督教很早就看到了自由的重要性。圣经的《出埃及记》、《利未记》、《申命记》、《耶利米书》、《约翰福音》、《加拉太书》等经卷,都有谈及自由的内容。

4) 提倡善待穷人,帮助弱者。圣经多次强调要善待穷人,仅在《箴言》中,就有九次以上。如:"你手若有行善的力量,不可推辞,就当向那应得的人施行。""戏笑穷人的,是辱灭造他的主;幸灾乐祸的,必不免受罚。""怜悯贫穷的,就是借给耶和华,他的善行,耶和华必偿还。""周济贫穷的,不至缺乏;佯为不见的,必多受咒诅。""你当为哑巴开口,为一切孤独的申冤,你当开口按公义判断,为困苦和穷乏的辩屈。"基督教提倡善待穷人是十分难能可贵的。无疑,只有那种对待穷人也能一视同仁的爱人如己和公正公平,才是纯洁而真实的。

5) 提倡重视每一个人。基督教提倡尊重并爱护人,不仅仅是对人类的整体而言,而且是对每一个人而言,即对每一个人都要给予尊重和关爱。

基督教追求的是永生,我们要珍惜生命的存在,尽可能使人生过得有价值、有意义。我们无法获得生命的永恒,但我们可以通过生命创造许多有价值的东西传予后人,使己不朽。

第六节　伊斯兰教对生命的认识及人文关怀

1. 伊斯兰教的产生与发展

伊斯兰教是世界性宗教之一,与佛教、基督教并称为世界三大宗教。

伊斯兰教的代表人物是先知穆罕默德,他出生于麦加,是个文盲,是真主为教化世人而选派的使者,公元 610 年受命传教。号召人们信仰、崇拜真主安拉。古兰经是真主的语言,真主在 23 年间把古兰经零星启示给先知穆罕默德,穆罕默德圣人用毕生的言行来践行古兰经,阐述古兰经。《古兰经》是伊斯兰教唯一的根本经典,是穆斯林社会生活、宗教生活、道德行为的准绳,也是伊斯兰教各学科和各派别学说赖以建立的理论基础。在哈里发奥斯曼时代整理成册,形成世界统一版本——奥斯曼版本。

2. 伊斯兰教对生命和生死的观点

在伊斯兰教基本信条里就有"信前定"和"信后世"两款,即命运福祉的先天安排和死后复生的还报。前定似海,行为如舟,舟可以自由地行驶在海上,但不能超越海的边界。因为相信后世,每个人都会积极向善,人人止恶,为赏善罚恶的永久后世做好准备工作。生命的过程古兰经中有描述:"人是何等忘恩啊,真主曾用什么创造他的呢? 是用精液。他曾造化他,并预定发育的程序。然后使他道路平易。然后使他死,并安葬他。然后,当他意欲时,使他复活。"(古兰经第 80 章:第 17～22 节)"真主造化了死和生,以便考验你们谁的工作最优美。"(古兰经第 67 章:第 2 节)"如果真主因为世人的不义行为而惩治他们,那么,他不会留一个人在大地上。但是,他让他们延迟到一个定期,当期限来临的时候,他们不得延迟一霎时,当其未来临时,他们也不能提前一霎时。"(古兰经第 16 章:第 61 节)古兰经的理论基础形成了穆斯林积极向上的人生观和世界观,以及不以物喜,不以己悲,乐于接受真主之前定,得福感恩,遇难忍耐,不狂、不傲、不骄不躁、不悲观、不绝望的高尚人生价值取向;积极行善,乐于见主,暨视死如归的坦荡胸襟。

在穆斯林看来,死亡只是意味着今世生活的结束,后世生活的开始,并不是生命的终点,而是以另外一种生命形式的存在——灵魂,以便接受自己今世生活行为的审判。善有善报恶有恶报,行善者入乐园,作恶者进火狱。死亡是人生之法则,真主之规定,不可逾越,是每个人的必经之路。古兰经第3章第185节："凡是有生命的都要尝试死亡的滋味。"因此,面对死亡,穆斯林显得尤为平静、甚是坦然,这个人类最为困惑和烦恼的问题,在穆斯林看来却最简单、最明白不过了,人生如过客,生是死的开始,死是生的总结,生来自于真主,死归依于真主,然后享受生前行为的果报,行善之人进天堂,作恶之人下火狱。"当大难来临时,那一日,每个人将会记起自己所做的行为,火狱将为能见的人显现。悖逆且选择今世生活的人,火狱必为他的归宿。至于怕站在主的御前受审问,并戒除私欲的人,乐园必是他的归宿。"(古兰经第79章第34～40节)

3. 伊斯兰教生死观的现实意义与价值

伊斯兰教认为万物的存在是有其意义和价值的,而不会漫无目的和盲目的存在。古兰经指出:造化人类和神类的目的是为了崇拜真主,以"代治者"的身份治理好大地。生如过客,死似归依,对生死的本质阐释的较为透彻。因此,穆斯林认为福利和灾难只是真主的一种考验形式,并乐于接受真主先天的一切安排,得福感恩,遇难坚忍,而不会陷入浮华、傲慢、悲观绝望之中;并以希望慈悯、畏惧惩罚、敬畏真主之心投入生活,积极行善,杜绝罪恶,尽可能的谋取后世的最大褒赏。

现实生活证明,没有目标和希望,人生就会失去前进的动力,无所畏也就无所惧。只有对死看得清清楚楚,才能对生活得明明白白。伊斯兰的信仰体系指明了人生态度、为人准则、终极目标等。纵观当今社会,伊斯兰的人生观是积极向上的,不是消极的,有利于社会发展,有利于道德建树的。

4. 伊斯兰教的人文理念

信仰后世符合人类的道德良知。由于伊斯兰教引导人们信仰后世,所以遇到任何艰难困苦,都确信可以克服,因为生命是真主赐予的,我们要好好利用短暂的生命,做好事奉真主的工作,执行其"代理者"的职务,所以伊斯兰的人生观是积极的,而对任何困难,都应忍耐,绝不应自我结束生命,因为生命本来就是真主付托我们的。

自唐永徽二年(公元651年)伊斯兰教传入中国开始,中国的穆斯林也开始了自己的形式和发展史。中国的穆斯林在与国家同呼吸共命运的发展历程中,升华了对死的认识,生死是自然之道,不应怨死和惧死。主张要死得其所,死得有意义。在对死的理解和把握上加进了新的内容,将生死观提升到一个全新的层次和境界,使生死获得了更为完美的诠释。

第七节 现代科学对生命的认识及人文关怀

自有生物产生以来,就有了死亡的现象,但动物只有存与亡的问题,唯人类才有所谓死亡问题。当死亡的状态、死亡的事件和死亡的性质与我们人类期待的状态与性质不符,有差距或差距甚大时,才构成了死亡的问题。现代人面临着复杂的死亡问题,它强烈地影响到人们的生存与发展。

死亡是相对于生命体存在(存活)的生命现象,意指维持一个生物存活的所有生物学功能的永久终止。死亡的前四位原因是癌症、心脏疾病、急性传染病及睡眠中的呼吸暂停(鼾症)。

从哲学上来说,个体的死亡并不代表事物的结束。个体死亡,但是他的遗产问题、社会关系等等并没有消失,而是被继承,或者被瓜分。中华传统文化强调社会伦理,偏重的是人与人、人与社会的关系。而当中国科学技术开始落后的时候,人们开始反思,文化究竟有没有科学精神? 现代科学的诞生,应该说对死亡现象有了较为明确的解释,生物科学是研究生命现象和生命活动规律的,人是由生物细胞组成的社会,所有的细胞都经历着新生、成熟、衰老、死亡的新陈代谢过程,生物都有新陈代谢作用,新陈代谢是生命体不断进行自我更新的过程,如果新陈代谢停止了,生命也就结束了。可以说没有生物是不死的,虽然生物没有什么物质能不朽,但是 DNA 上保存的遗传信息能一代一代传下去,这就是所谓物质的东西终会毁灭,但精神(信息)长存。

由于死亡过程,尤其是死后的不可知性或客观检测的高难度性,人们大多偏爱于从哲学角度对死亡的解释,宗教也仍占有一定的位置,有些观点与科学并不矛盾。现代对于死亡的认识已经到了生物科学领域,人体的生老病死本来就是自然运行的一部分,也就是物质的生灭和能量的转换。长生不老是不存在。科学对人自身生命的研究过程,实质上就是对死亡之谜破解的过程。生物学、生理学、医学等研究人体的学科日益进展,借助其他现代科学的成果和工具,对人身的认识从宏观的整体器官系统,深入到微观的细胞、分子、电子层次,基因的发现、蛋白质的合成、无性繁殖(克隆)、试管婴儿、器官移植的成功等,使得人类在自身的生命机制得到详尽揭示的同时,死亡现象也得到客观的、辩证的揭示与确证。

由于死亡的神秘性、不可逆性、不可知性及宗教理论对死后世界的恐怖渲染,再加上亲历临死者的痛苦神态及死后的"狰狞"面目,人们总是对死亡充满一种本能的恐惧感。在临终阶段,癌症患者除了生理上的痛苦之外,更重要的是对死亡的恐惧。对临终患者,一定要在控制和减轻患者机体上的痛苦的同时,在实践工作中尊重科学,做好患者的心理关怀,临床工作转换为:

1. 以照料为中心

对临终患者来讲,治愈希望已变得十分渺茫,而最需要的是身体舒适、控制疼痛、生活护理和心理支持,因此,目标以由治疗为主转为对症处理和护理照顾为主。

2. 维护人的尊严

患者尽管处于临终阶段,但个人尊严不应该因生命活力降低而递减,个人权利也不可因身体衰竭而被剥夺,只要未进入昏迷阶段,仍具有思想和感情,医护人员应维护和支持其个人权利;如保留个人隐私和自己的生活方式,参与医疗护理方案的制订,选择死亡方式等。

3. 提高临终生活质量

有些人片面地认为临终就是等待死亡,生活已没有价值,患者也变得消沉,对周围的一切失去兴趣,甚至有的医护人员也这样认为,并表现出面孔冷漠,态度、语言生硬,操作粗鲁,不知该如何面对患者。但临终也是生活,是一种特殊类型的生活,所以正确认识和尊重患者最后生活的价值,提高其生活质量是对临终患者最有效的服务。

4. 共同面对死亡

有生便有死,死亡和出生一样是客观世界的自然规律,是不可违背的,是每个人都要经历的事实,正是死亡才使生显得有意义。而临终患者只是比我们早些面对死亡的人。死赋予生以意义,死是一个人的最终决断,所以,我们要珍惜生命、珍惜时间,要迎接挑战、勇敢面对。

其实假如人类没有死亡,这个世界也会变得非常的空虚、无聊甚至可怕。只要我们觉悟到死亡对人生的真谛,认识到日益逼近的死亡所造成的生命的有限性,那么这种"恐惧"不但不会引起我们心理上的恐慌,相反会给予我们对未来希望的某种启示和提醒。正因为生命的有限性和死亡的渐近性,我们必须抓住生命历程中的种种机遇,最大限度地利用生命,赋予生命存在的意义和价值。

佛教强调的是个体的精神解脱,而道学则蕴含了科学精神。诺贝尔物理学奖获得者李政道博士有一次在香港大学发表演讲,致辞说量子力学的"测不准"定律与老子"道,可道,非常道;名,可名,非常名"的思想是相一致的,这说明老子学说与科学理论的相通之处。量子宇宙学认为宇宙是有起点的,在宇宙的"零点"爆发了无限的创造力,从而产生了宇宙万物。而老子提出"天下万物生于有,有生于无"。用有、无两个概念囊括了古今中外所有事物的方方面面,这体现了我们古代先哲的伟大智慧,《道德经》中的许多论点现在仍可以指导人类生存的方向、方式、方法。

诺贝尔物理奖获得者菲因曼讲过:科学技术既可以打开天堂之门,也可以打开地狱之窗。究竟它打开哪里,取决于人文。人类不可以选择是否死亡,因为死亡是人的可能性中最有可能的可能性。但人类可以选择属于自己的死亡观念,一个没有死亡意识、忧患意识的民族肯定是一个没有希望的民族。任何历史不可能不影响现在,现实总是历史的延续,不可能不打上历史的烙印,就像人脱离了母体必然留下永久的瘢痕一样。死亡观也是这样。它的确遇到了前所未有的挑战。人类失控是因为忘记了死亡这把悬挂在自己头上的达摩克利斯之剑,不再去体验人生的终极意义,所以一旦死亡之剑突然从头上掉下来的时候,人们是那样的措手不及、无可奈何。

科学已经在很大程度上延长了人类的寿命,但死亡是一种宿命,是每个人生命的终点。两千多年前,曾子说"慎终追远,民德归厚矣",这个论点并未过时,至今仍然有现实的教化意义。人生的经历千差万别,而死亡却把人类绝对统一起来。

面对死亡这条不归之路,人类曾经犹豫、彷徨,因为没有更多权威的点化,也没有过来者的引导。一切只有靠自己去体验。于丹教授说过:儒家给了我们立根的土地,道家给了我们飞翔的天空。人类可以在思考死亡的过程中感悟人生、善待人生,从而让心灵在另一种境界中得以升华。

参考文献

[1] Torre LA, Bray F, Sieqel RL, et al. Global cancer statistics, 2012[J]. CA Cancer J Clin, 2015,65(2):87-108.

[2] Jenkins RA, Pargament KI. Religion and spirituality as Resources for coping with cancer [J]. Journal of Psychosocial Oncology,1995(13):51-74.

[3] Prakash B, Behere, Das, et al. Religion and mental health[J]. Indian J Psychiatry, 2013,55 (2): 183-194.

[4] 张彦虎,江华. 癌症患者压力应对能力现状调查[J]. 中华护理杂志,2006,41(10):898-901.

[5] 周晖,陈小红,章星琪. 也谈医学与宗教[J]. 医学与哲学,2012,33(2A):16-17.

[6] Religiosity After a Diagnosis of Cancer Among Older Adults[J], 2014,26(4):357-369.

[7] Khoramirad A, Mousavi M, Dadkhahtehrani T, et al. Relationship Between Sleep Quality and Spiritual Well-Being/Religious Activities in Muslim Women with Breast Cancer[J]. J Reliq Health, published online, 2014.

[8] Shaheen AI Ahwal M, AIZaben F, Sehio M G, et al. Religious beliefs, practices, and health in colorectal cancer patients in Saudi Arabia[J]. Psychooncology, published online, 2015.

[9] An-Fu Hsiao, Mitchell DW, Melissa F, et al. Role of religiosity and spirituality on complementary and alternative medicine use among cancer survivors in California[J]. Integrative Cancer Therapies,2008,7(3):139-146.

[10] Tracy AB, Lauren C. Religiousness and spiritual support among advanced cancer patients and associations with end-of-life treatment references and quality of life[J]. J Clin Oncol,

2007,25(5):555 - 560.

[11] Caterina M,Kathleen G,Shannon RP. Spiritual pain among patients with advanced cancer in palliative care[J]. Journal of Palliative Medicine,2006,9(5):1106 - 1113.

[12] Peter V,John R. Religion,risk,and medical decision making at the end of life[J]. Aging Health,2008,20(5):545 - 559.

[13] Branco K J. Religiosity and depression among nursing home residents:results of a survey of ten states[J]. Journal of Religious Gerontology,2000,12 (5):43 - 61.

[14] Moreira-Almeida A,Neto FL,Koenig HG. Religiousness and mental health:a review[J]. Rev Bras Psiquiatr,2006,28(3):242 - 250.

[15] 嵇承栋,崔明,钱洁,等.佛教在临终关怀中应用的探索[J].医学与哲学,2014,35(6A):37 - 39,47.

[16] 王明丽,张京平.临终关怀的发展形式[J].中国医学伦理学,2011,24(1):13 - 14.

[17] 梁挺,张小远.国外宗教健康关系的研究述评[J].医学社会学,2010,31(12):33 - 35.

[18] Nalini T,Lauren CV,Elizabeth P,et al. Religious coping is associated with the quality of life of patients with advanced cancer[J]. Palliat Med,2006,9(3):646 - 657

[19] 曹艳梅,张瑗琳,牛怡,等.有无宗教信仰的慢性疼痛患者疼痛、依恋和应对方式差异[J].中国健康心理学杂志,2014,22(11):1620 - 1622.

[20] 石红伟.癌症患者宗教应对体验的质性研究[D].泰山医学院,2012.

[21] 政府白皮书.中国的宗教信仰自由状况.国务院新闻办公室,1997.

[22] 魏德东.一家医院的宗教文化自觉[J].中国民族报~宗教周刊论坛,2015,15(6):1.

[23] 钟添萍,汤黎明.中国心理素质评估技术的现状和进展[J].医学研究生学报,2012,25(7):781 - 784.

[24] 张爱琴,李琳琳,刘云.国内外护理安全管理的研究进展[J].医学研究生学报,2012,25(6):664 - 667.

[25] 朱继英.儒家、道家生死观之比较[J].青海师范大学学报(哲学社会科学版),2000,84(1):30 - 32.

后　记

　　恶性肿瘤是生命密码发生错误的表现,数千年来人类为了克服这一严重威胁健康的疾病,做出了艰苦卓绝的努力,积累了丰富的经验。人们从远古的巫医,到传统医学以毒攻毒理论的形成,到近代细胞毒药物治疗,再到现代分子靶向治疗、基因治疗不断地取得进步。特别是近年来,分子生物学、蛋白基因组学研究的深入,使得人类对生命的认识有了新的进步,肿瘤的治疗手段也有了新的突破。如今,各种学派、各种理论百花齐放,百家争鸣,但是,从根本上来讲,肿瘤的发生机理尚未能完全阐述清楚,肿瘤的治疗更没有最佳的方案。临床医生为治疗肿瘤、延长患者的生存做了各种艰难的探索,然而只有极少数肿瘤能够治愈,而在现代医学条件下,绝大多数肿瘤患者只能尽可能减轻症状,改善生存质量。恶性肿瘤的治疗仍是当今世界性难题。

　　在 2015 年的人间最美四月天,值《肿瘤内科相关事件临床处理策略》成功出版发行之际,蒙生了写作《恶性肿瘤相关治疗临床应用解析》一书的念头,以从更高的层面来论述肿瘤及其临床治疗。经深思熟虑拟定了写作大纲。大纲定好后,立即与江苏省肿瘤化疗与生物治疗委员会主任委员、江苏省肿瘤医院冯继峰教授,江苏省人民医院束永前教授商讨,并报告了中国临床肿瘤学会前主席秦叔逵教授,得到了肯定与支持,于是请束永前教授为共同主编,请冯继峰教授、秦叔逵教授为本书的荣誉主编,请南京医科大学临床医学院副院长殷咏梅教授、常州第一人民医院副院长吴昌平教授、江南大学附属医院副院长华东教授、南京市第一医院肿瘤中心主任陈锦飞教授、江苏省肿瘤医院沈波主任医师、苏州大学第二附属医院庄志祥教授、东南大学附属江阴人民医院茅卫东教授、江南大学附属医院茆勇副教授为副主编,组织了南京医科大学附属江苏省人民医院、江苏省肿瘤医院、无锡普仁医院、苏州大学第二附属医院、常州第一人民医院、江南大学附属医院、南通大学附属南通肿瘤医院、南京军区总医院的肿瘤学家组成编写委员会。具体地,各位专家的分工为:江南大学附属医院的茆勇编写“基因突变与肿瘤”、“肿瘤疫苗”,南通肿瘤医院王建红、何向峰、张磊编写“自然因素对肿瘤的作用”,江苏省人民医院缪苏宇编写“恶性肿瘤的发生趋势”,江苏省肿瘤医院李伟兵、李志鹏、周玫编写“肿瘤的传统医学治疗”,无锡普仁医院钟皎编写“肿瘤的细胞毒治疗”,江苏省人民医院刘怡茜编写“肿瘤的分子靶向治疗”,常州市第一人民医院吴昌平、耿一婷编写“肿瘤的生物反应调节治疗”、“肿瘤的细胞免疫治疗”,苏州大学第二附属医院的庄志祥编写“肿瘤的营养支持治疗”,常州市第一人民医院的许妍洁编写“肿瘤的姑息治疗”,夏加增、陈义钢编写了“肿瘤的局部治疗”中的“肿瘤的外科治疗”,江苏省肿瘤医院陈骏编写了其中的“肿瘤的放射介入治疗及局部化疗”,江苏省人民医院郭卿、孙新臣编写“肿瘤放射治疗”,宋亚欣、孙新臣编写“肿瘤近距离放射治疗”,江苏省人民医院范伯强编写“肿瘤消融治疗”,南京军区南京总医院于正洪、江苏省肿瘤医院沈波编写“肿瘤患者的人文关怀”。

　　从“人间四月芳菲尽,山寺桃花始盛开”的四月,经“接天莲叶无穷碧,映日荷花别样红”的夏日,再到"揉破黄金万点轻,剪成碧玉叶层层"的秋季,各位专家挑灯夜书,查找大量的资料,经过了辛苦的写作,笔者对每份稿件都认真地研读、仔细的修写和补充,有些章节经过了多次修改,有些章节作了重大调整。此外,南京医科大学附属江苏省人民医院的束永前教授,南通大学附属医院的茅国新教授、江苏省中西医结合医院的廖世兵,解放军第101医院的李相勇主任,无锡妇幼保健医院的周敏教授、朱学新主任,普仁医院的承婷、徐妍、朱莎、王雯、王文蓉、张春晓等也参与了本书部分章节的审阅、修改、校对工作。本书涉及宗教文化的部分特别请教了无锡市宗教委员会薛玉民主任,涉及基督教文化请基督教会潘荣华牧师审阅修改,涉及伊斯兰教文化请大清真寺陶良松阿訇审阅修改,道学部分则请无锡道教学会赵军道长、上海道教学院王驰教务长审阅修改。大家几个月的共同努力是为了一个目标,成就一本高质量的具有实用价值的参考书。

最终,于丹桂飘香的金秋十月全部完稿,并交东南大学出版社出版。

希望本书的出版发行,能够全面展现恶性肿瘤各种相关治疗的临床发展过程,临床药理毒理机制、应用范围、注意事项、临床疗效受益评价,以及肿瘤的人文关怀,为临床医生制定肿瘤治疗方略提供参考。

2015年10月18日于紫金山麓